2013年国家执业医师资格考试

中医助理医师

…应试指导（含助理医师）（配光盘）

…

…题集（配光盘）

…

◎ 中医助理医师应试指导

◎ 中医助理医师应试习题集（配光盘）

◎ 中医助理医师模拟试卷

中国协和医科大学出版社

…全国唯一指定京师网校 ● 读者交流论坛，全国唯一指定杏林论坛

抓紧必考点 医考易通过

2013年医考25天京师大讲堂 协和北医博士教您抓住“必考点”

A笔试高频考点精讲班

【药理作用】结合新大纲和新命题规律，系统讲解高频考点、重点、难点。

【此班疗效】帮助考生有的放矢、搞定考点、夯实基础，避免地毯式复习，漫天撒网。

【用法用量】全程100课时，80小时，1-3月周末开课。

B笔试试题精讲班

【药理作用】讲解每道题目的题干、答案选项和备选项，所涉及到的知识点，系统讲解相关知识点，特…讲解解题思路和解题技巧。

【此班疗效】通过试题记忆考点，找到考试的题眼，提高应试能力，能牢固记忆考点。避免今天看完…，明天忘记。

【用法用量】全程70课时，56小时，6-7月周末开课。

C冲刺串讲班

【药理作用】串讲考试重点和难点，构建网状知识结构图，短期掌握考试重点。

【此班疗效】帮助考生用最短的时间掌握最有含金量的考点，对基础好的同学，疗效更佳。

【用法用量】全程30课时，24小时，8月周末。

D实践技能班

【药理作用】根据2012年大纲及历年命题规律编写，贴近实际考试。

【此班疗效】带有详细评分细则，根据最新命题趋势，助您一次通过。

【用法用量】20课时2天集中授课。

使用方法：

1、在京师杏林网www.jsxlmed.com注册；

2、登录京师网校，输入卡号和密码充值；

3、选择课程，在线学习。

4、全国客服：010-62384662 010-57205556

卡号

密码

ISBN 978-7-81136-807-9

定价：90.00元

2013 国家执业医师资格考试指定用书

中医助理医师应试指导

中国协和医科大学出版社

图书在版编目（CIP）数据

中国医学科学院、北京协和医学院年鉴：2012版/《中国医学科学院、北京协和医学院年鉴》编委会编．—北京：中国协和医科大学出版社，2013.9

ISBN 978-7-81136-886-4

Ⅰ．①中… Ⅱ．①中… Ⅲ．①中国医学科学院-2012-年鉴②北京协和医学院-2012-年鉴 Ⅳ．①R-40

中国版本图书馆CIP数据核字（2013）第139087号

中国医学科学院
北京协和医学院 年鉴（2012）

编　　者：中国医学科学院北京协和医学院年鉴编委会
责任编辑：韩　鹏

出版发行：**中国协和医科大学出版社**
（北京东单三条九号　邮编100730　电话65260378）
网　　址：www.pumcp.com
经　　销：新华书店总店北京发行所
印　　刷：北京佳艺恒彩印刷有限公司

开　　本：787×1092　1/16开
印　　张：37.75
彩　　页：8
字　　数：900千字
版　　次：2013年11月第1版　2013年11月第1次印刷
印　　数：1—1000
定　　价：128.00元

ISBN 978-7-81136-886-4

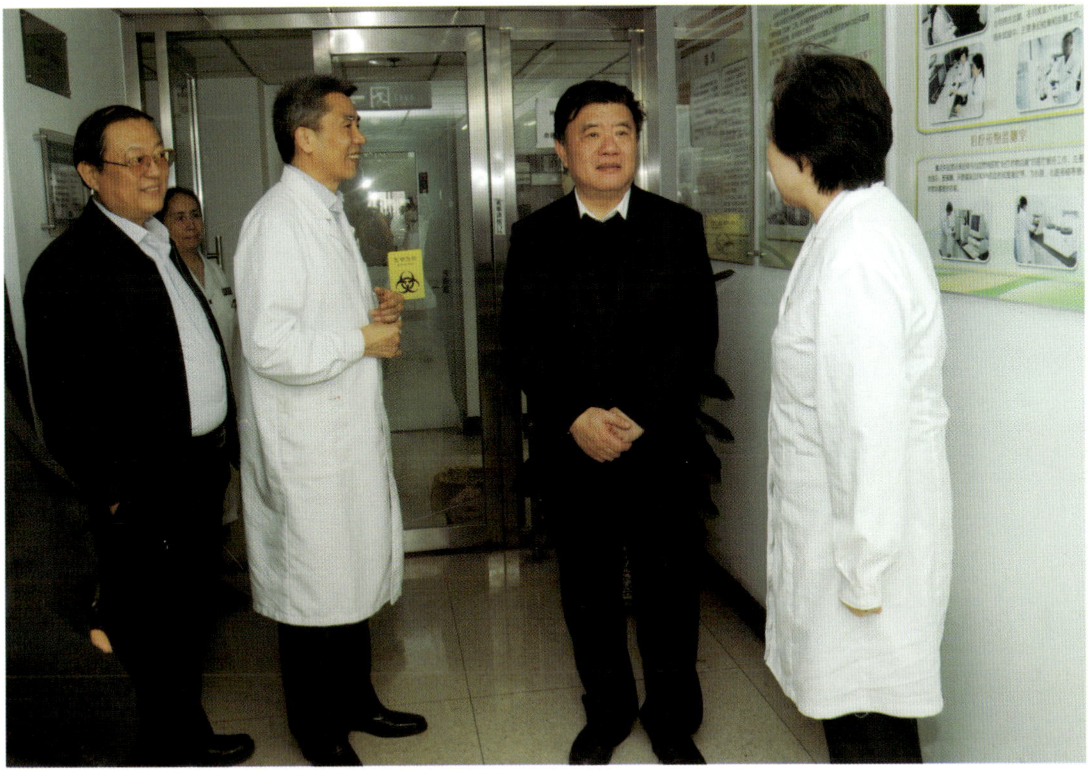

2011 年 11 月 3 日，卫生部陈竺部长带领主要司局长一行 10 人，莅临国家心血管病中心——阜外医院调研指导工作。中国医学科学院北京协和医学院党委书记、常务副院校长李立明陪同调研

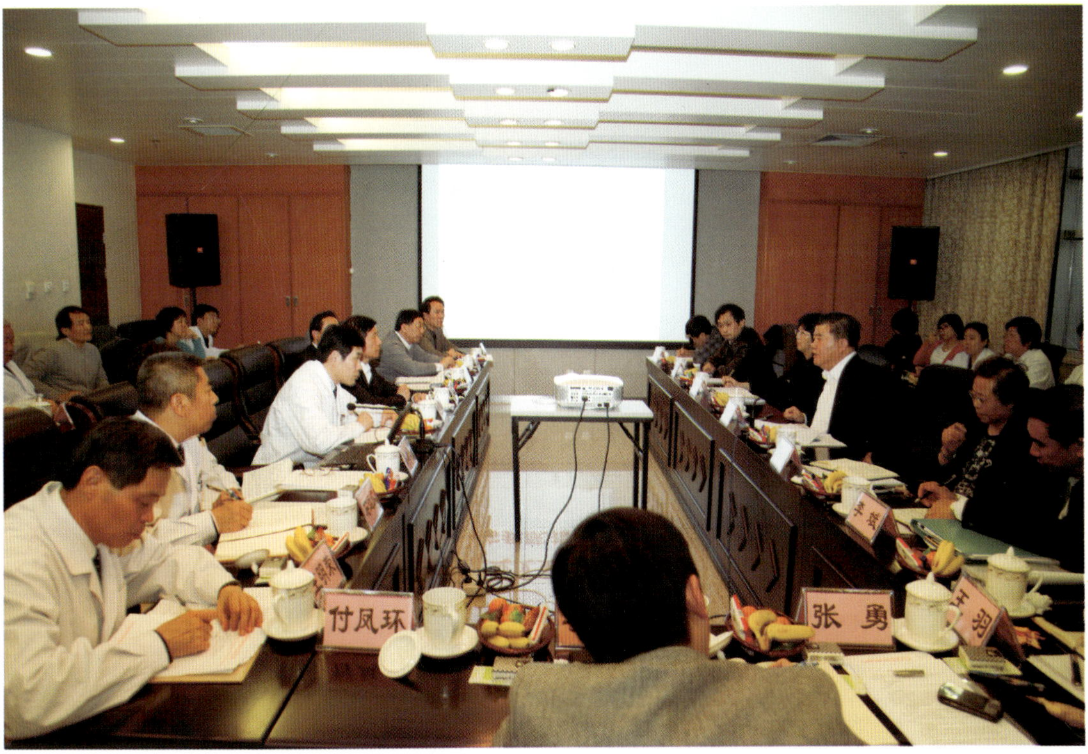

2011 年 12 月 23 日，卫生部陈竺部长到肿瘤医院院调研国家癌症中心筹建情况

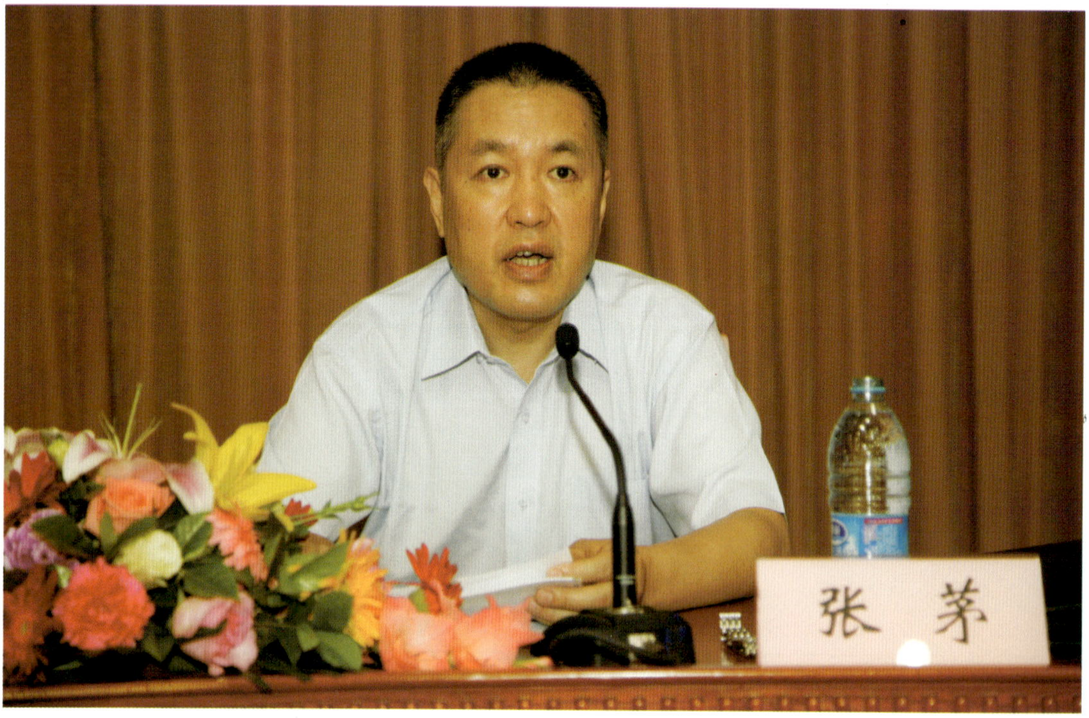

2011 年 6 月 21 日，卫生部党组书记张茅同志为院校师生作形势报告

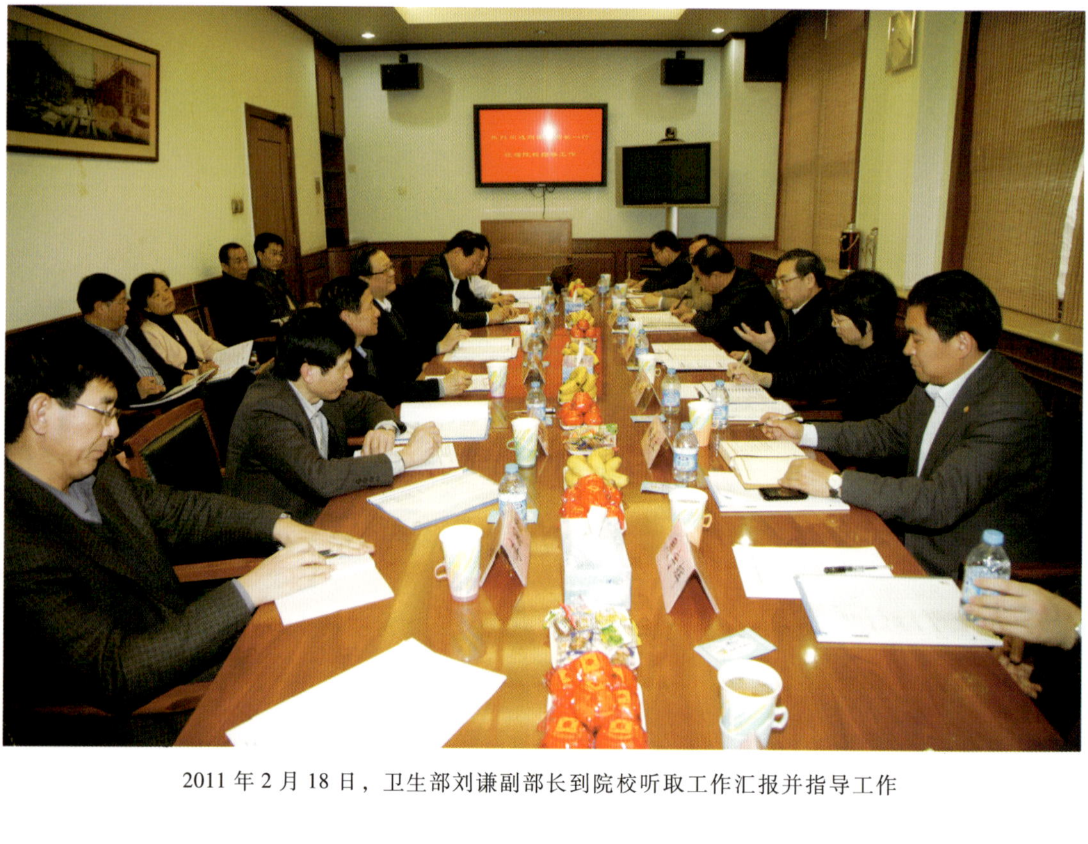

2011 年 2 月 18 日，卫生部刘谦副部长到院校听取工作汇报并指导工作

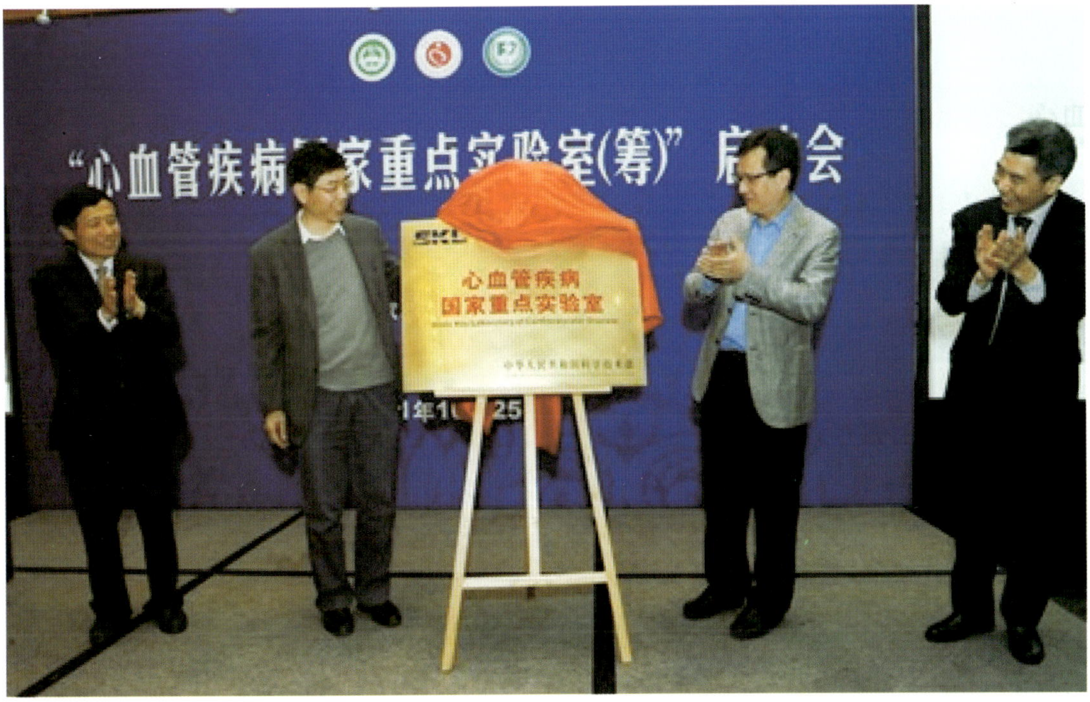

2011 年 10 月 25 日，心血管疾病国家重点实验室启动会在京举行。科技部基础司张先恩司长、卫生部科教司刘登峰副司长、医科院刘德培院校长、医院胡盛寿院长为心血管疾病国家重点实验室揭牌

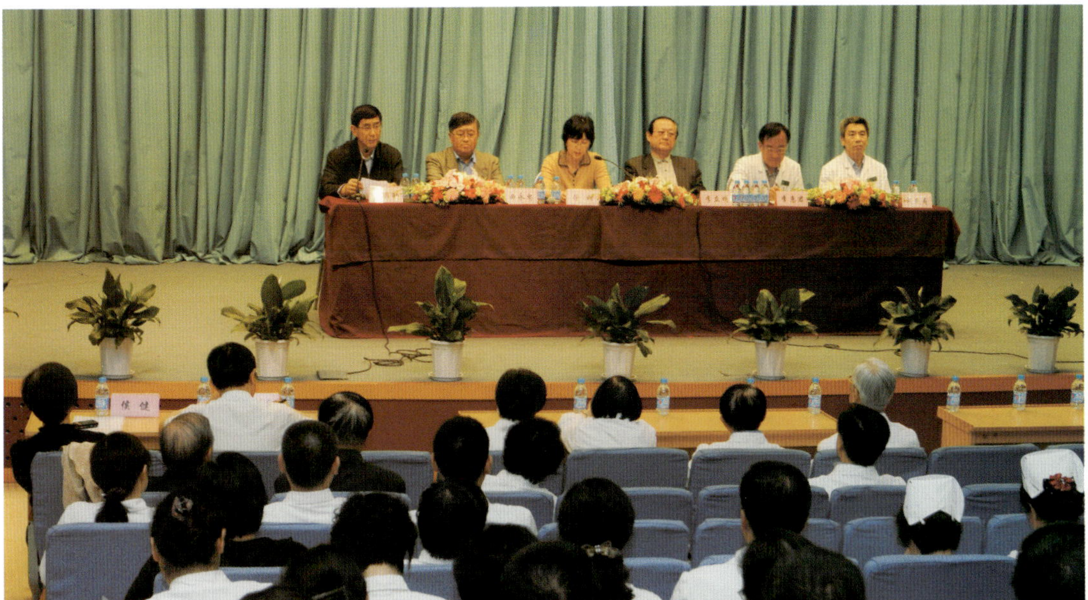

2011 年 5 月 11 日，卫生部人事司司长徐科、院校党委书记常务副院校长李立明等领导到阜外医院宣布李惠君同志任阜外医院党委书记

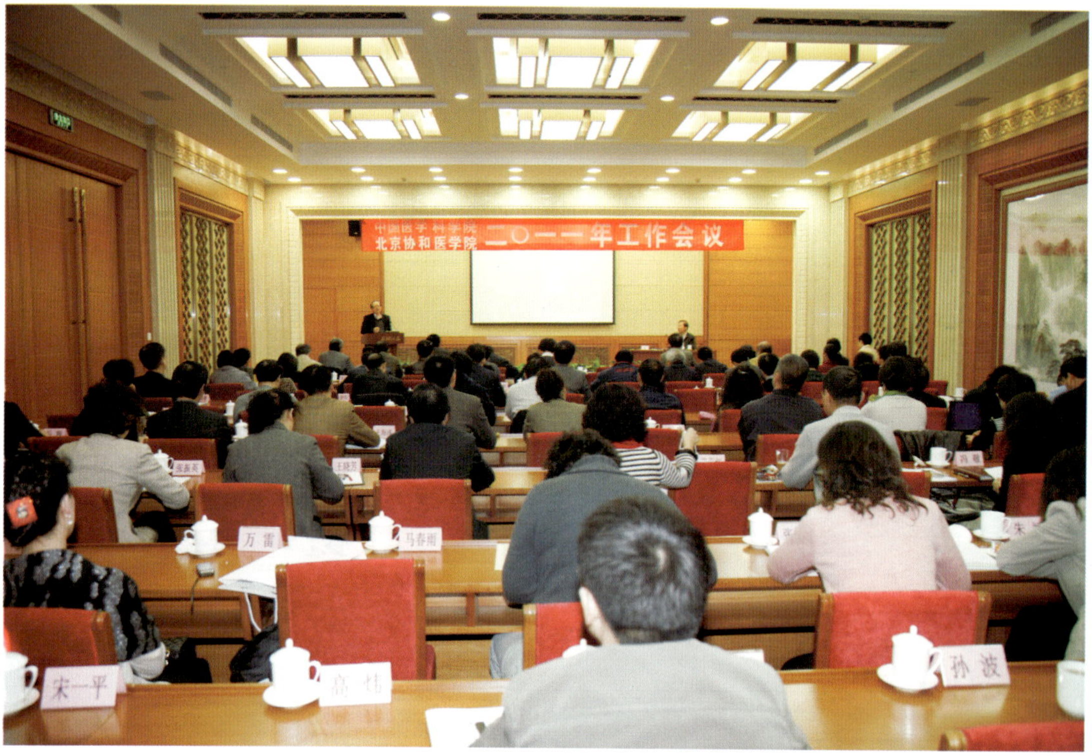

2011 年 1 月 20 ~ 21 日，2011 年院校工作会议在京召开

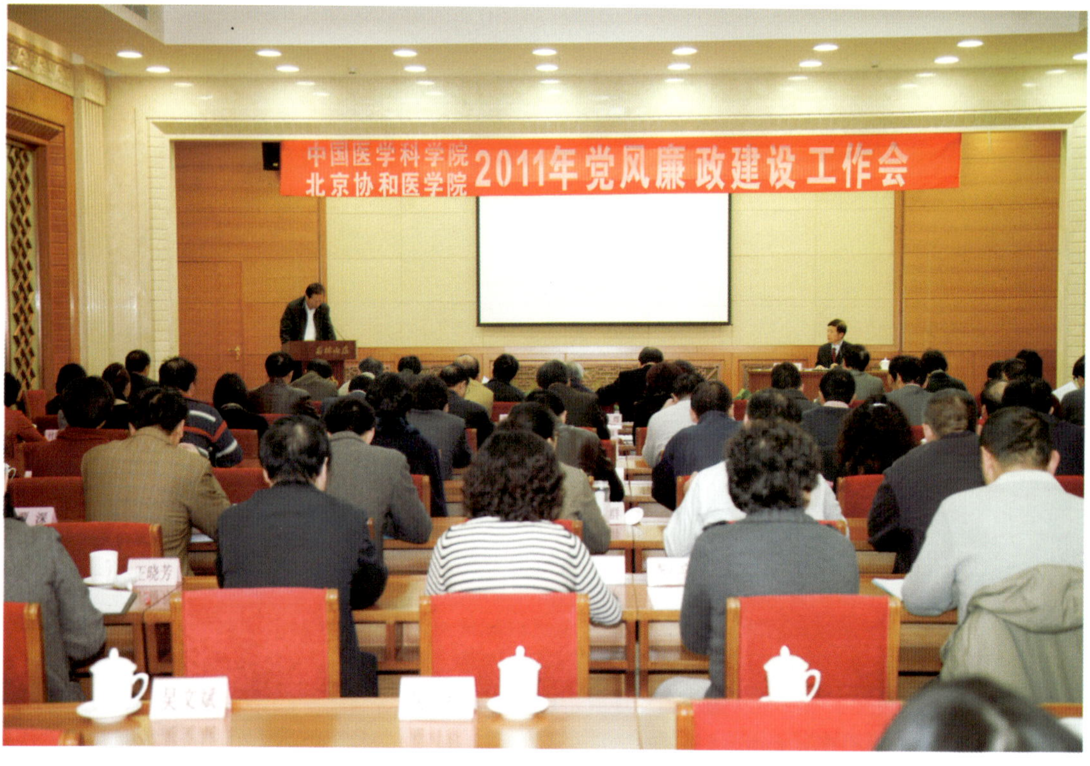

2011 年 1 月 21 日，院校 2011 年党风廉政建设工作会在京召开

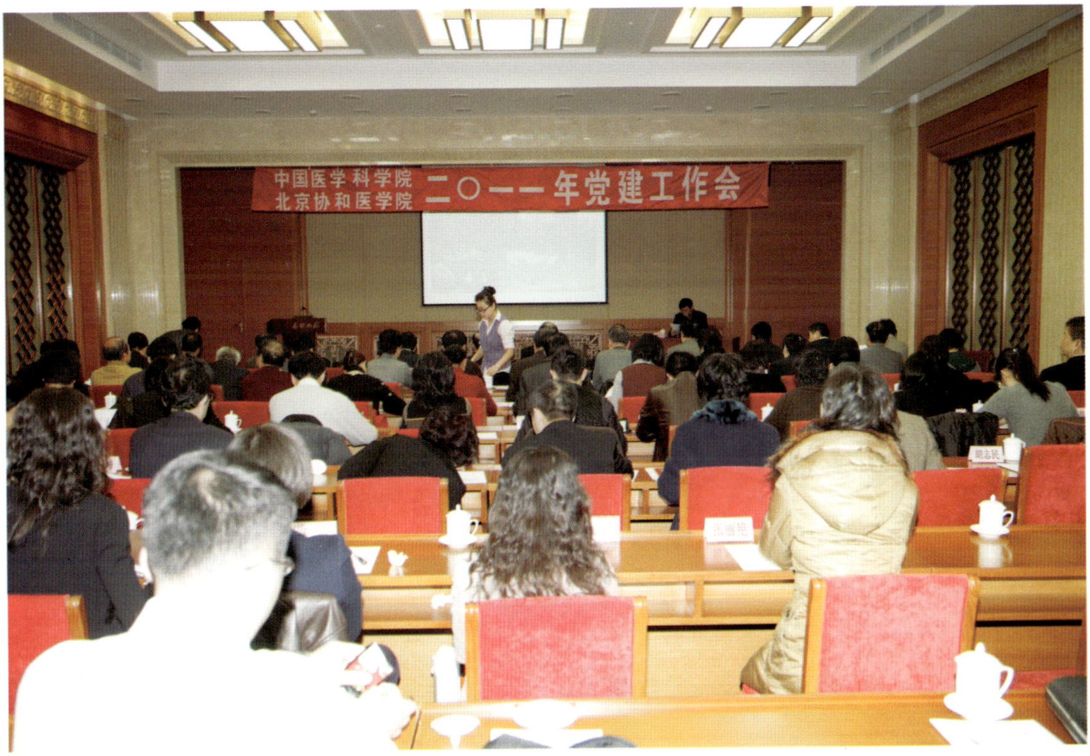

2011 年 1 月 22 日，2011 年院校党建工作会在京召开

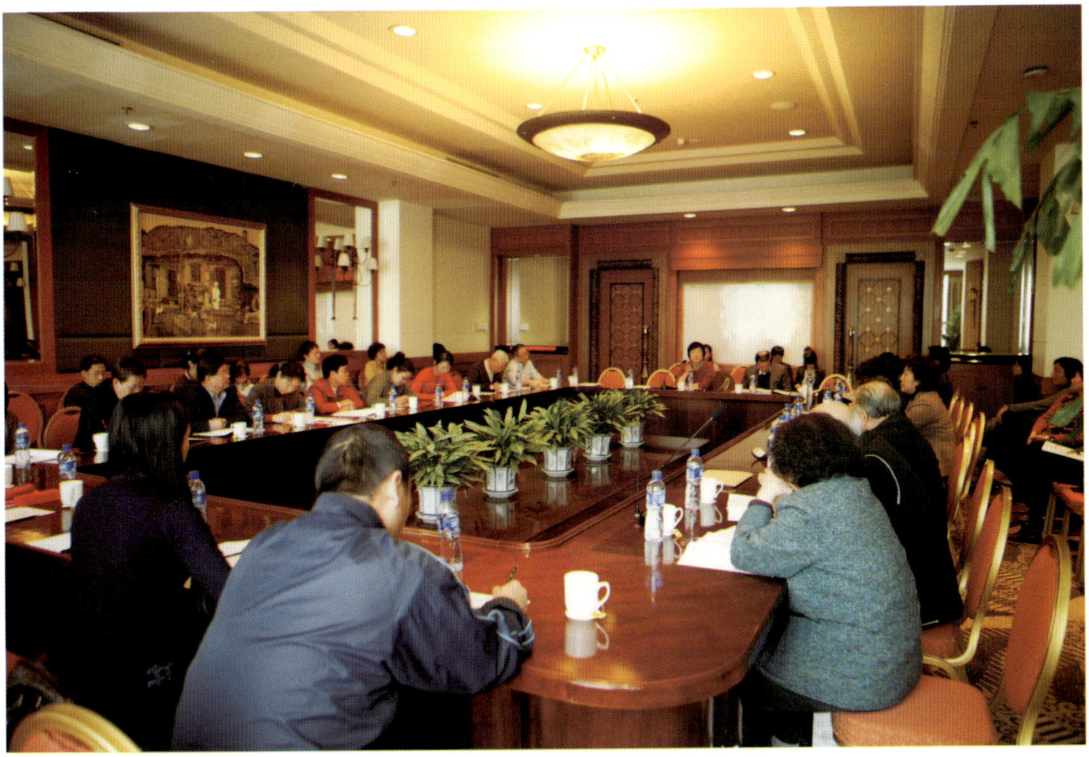

2011 年 2 月 25 日，院校 2011 年教育工作会议在京召开

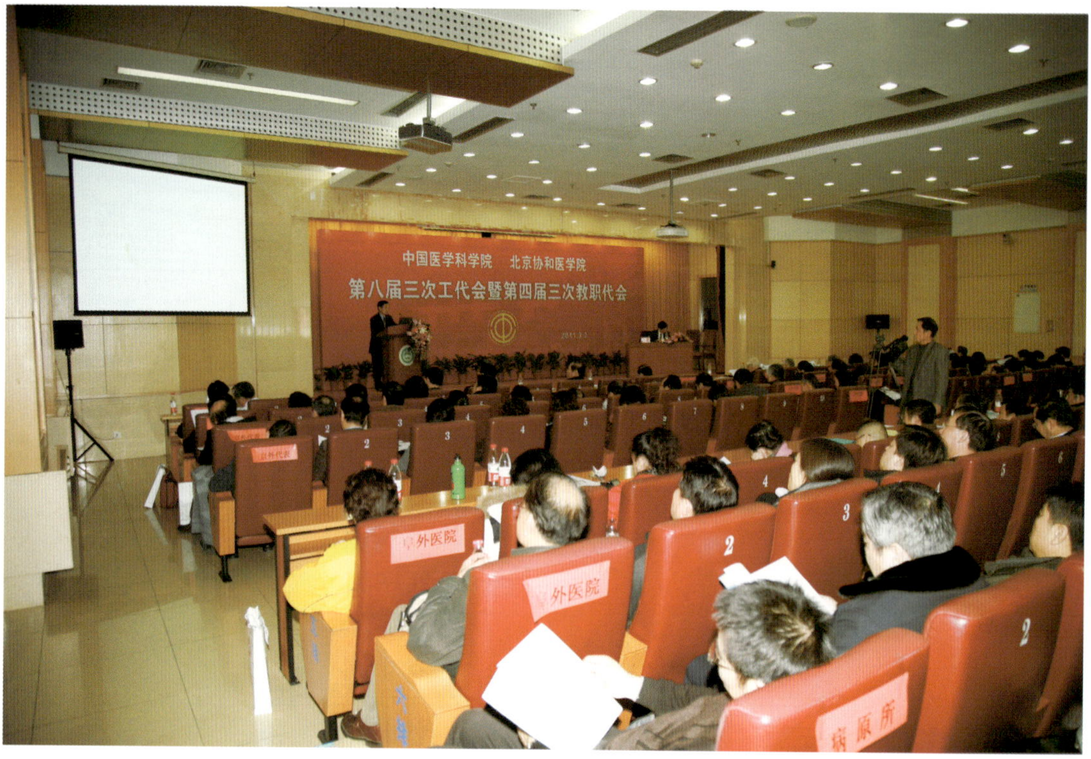

2011 年 3 月 2 日，院校第八届三次工代会暨第四届三次教职代会在京举行

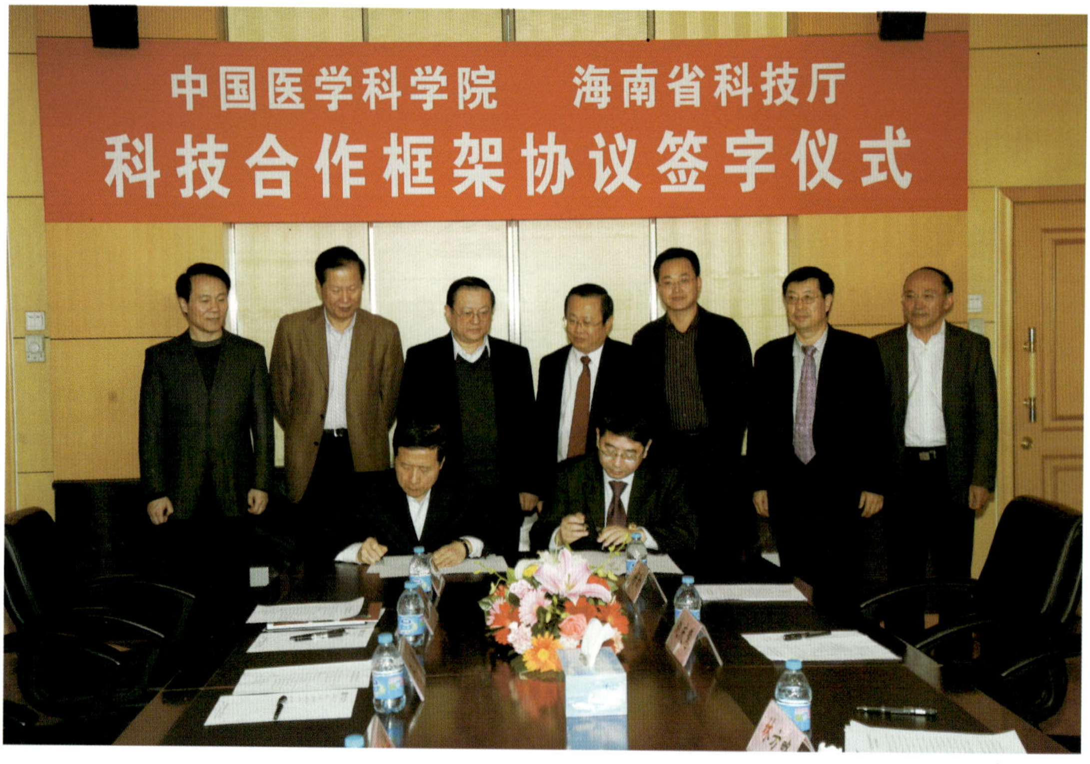

2011 年 3 月 9 日，中国医学科学院与海南省科技厅科技合作框架协议签字仪式在京举行

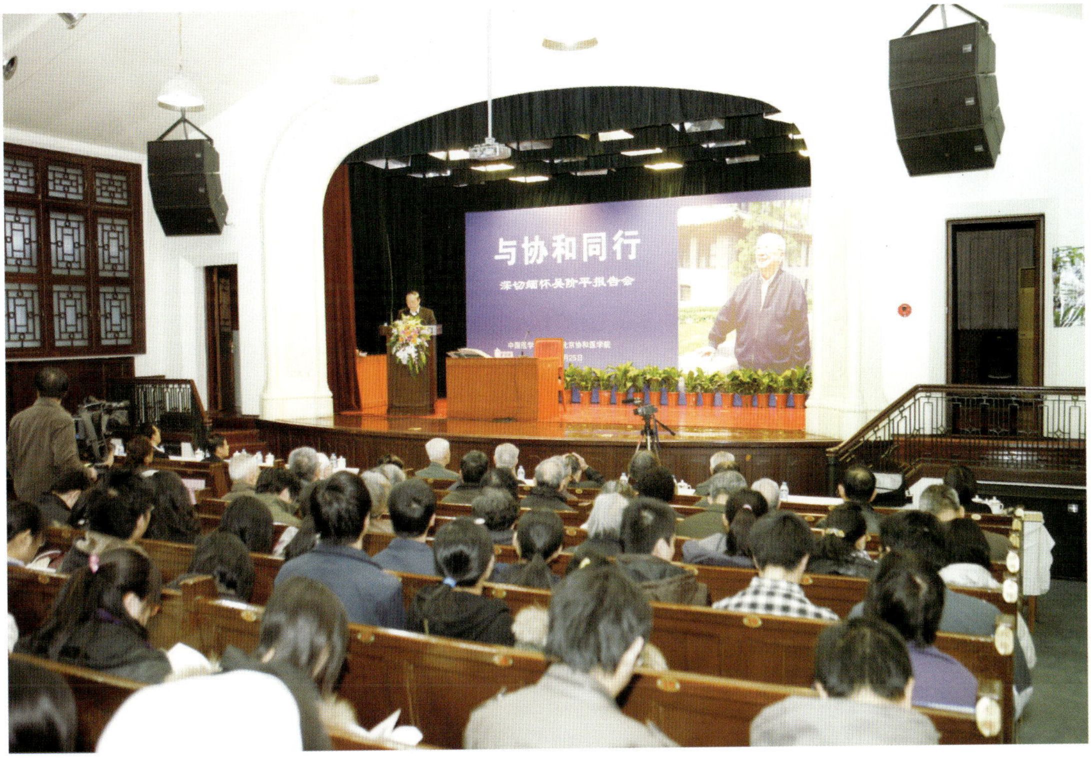

2011 年 3 月 25 日上午，“与协和同行——深切缅怀吴阶平同志报告会”在东单三条礼堂举行

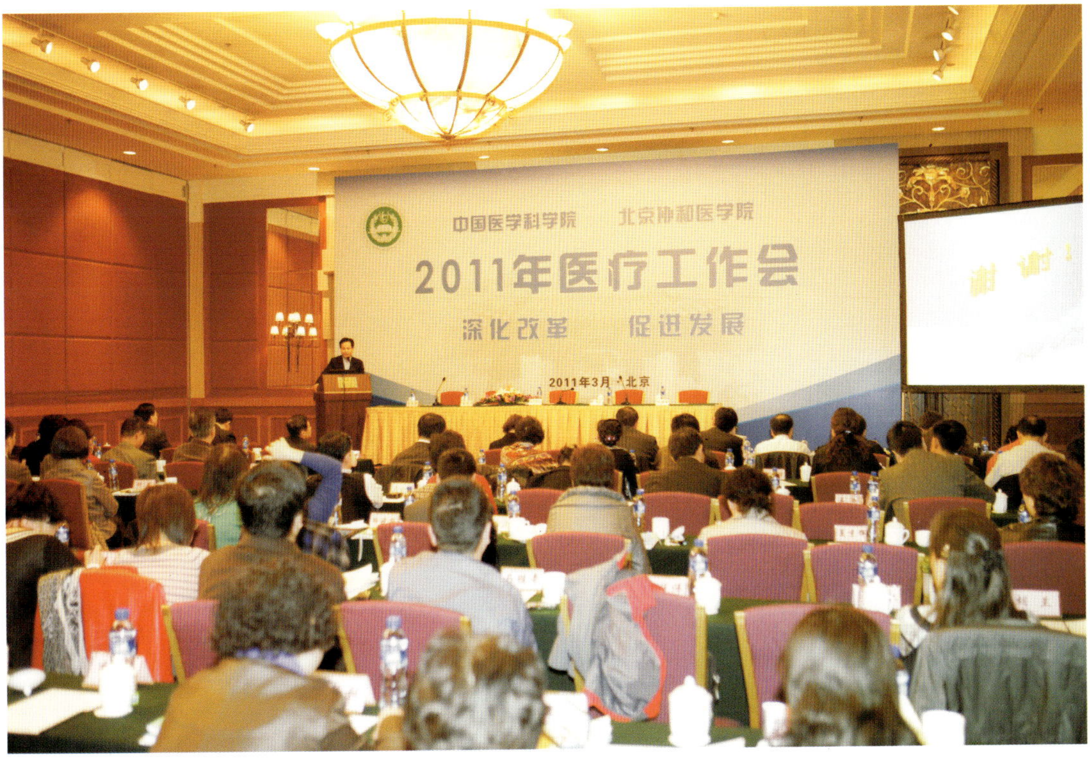

2011 年 3 月 27 日，院校 2011 年医疗工作会在京举行

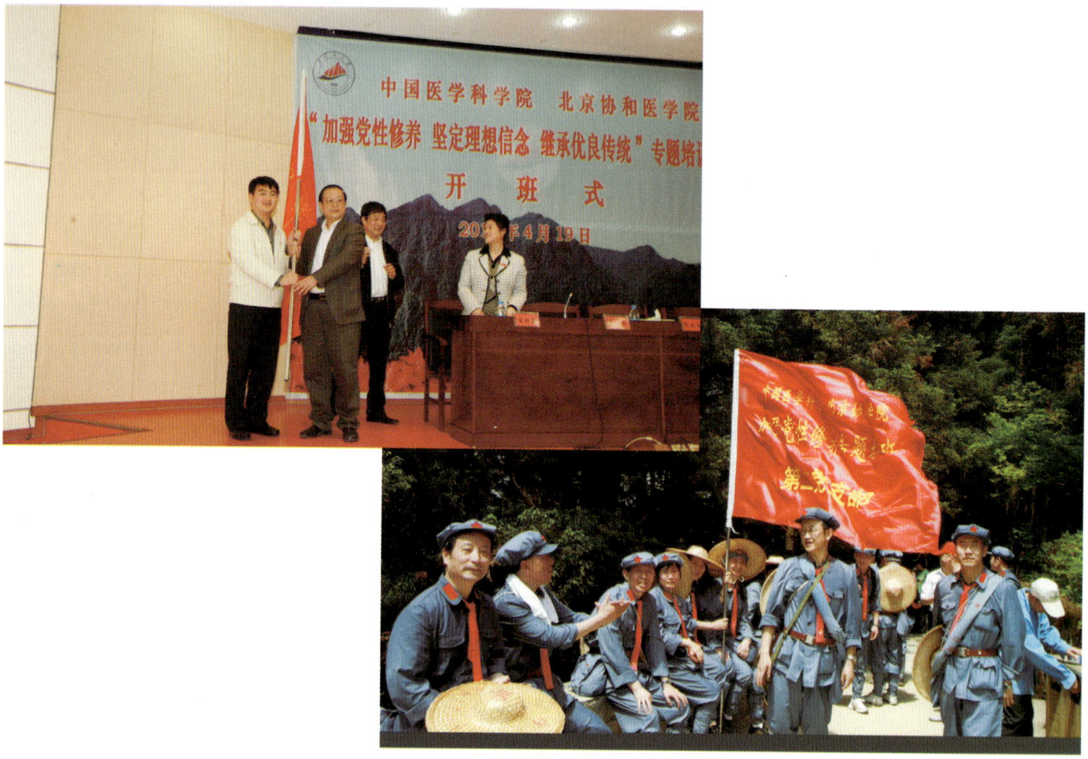

2011 年 4 月 19 日，院校 2011 年领导干部“加强党性修养、坚定理想信念、继承优良传统”专题培训班第一期在井冈山大学举行开班仪式

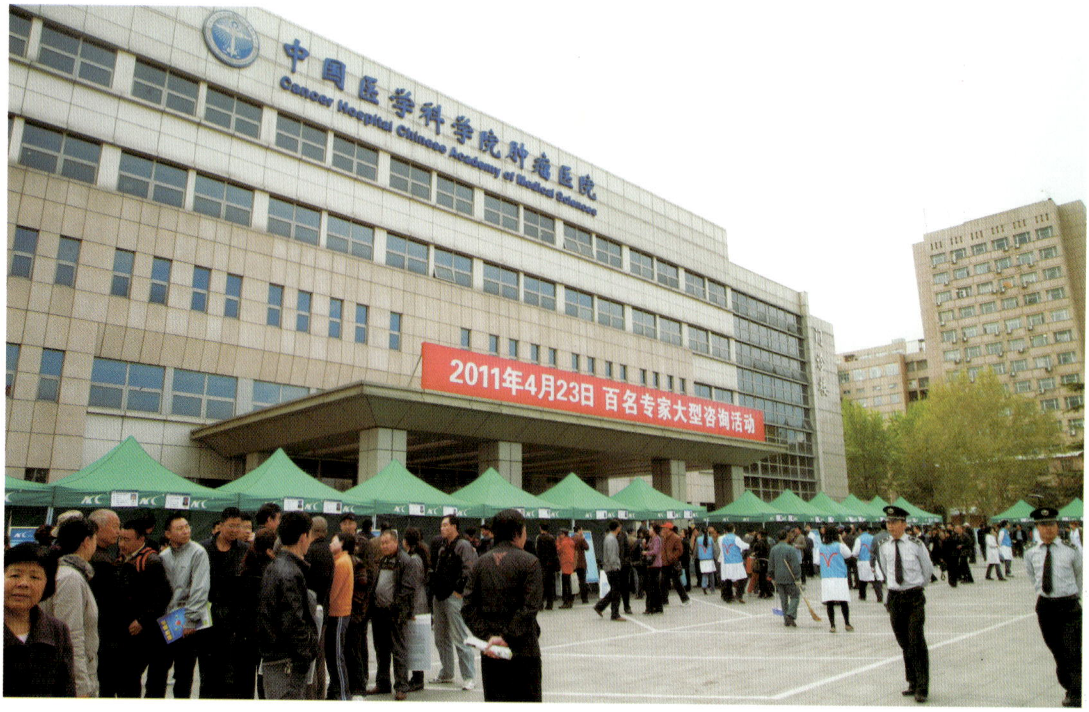

2011 年 4 月 23 日，肿瘤医院举办第十三届肿瘤防治宣传周

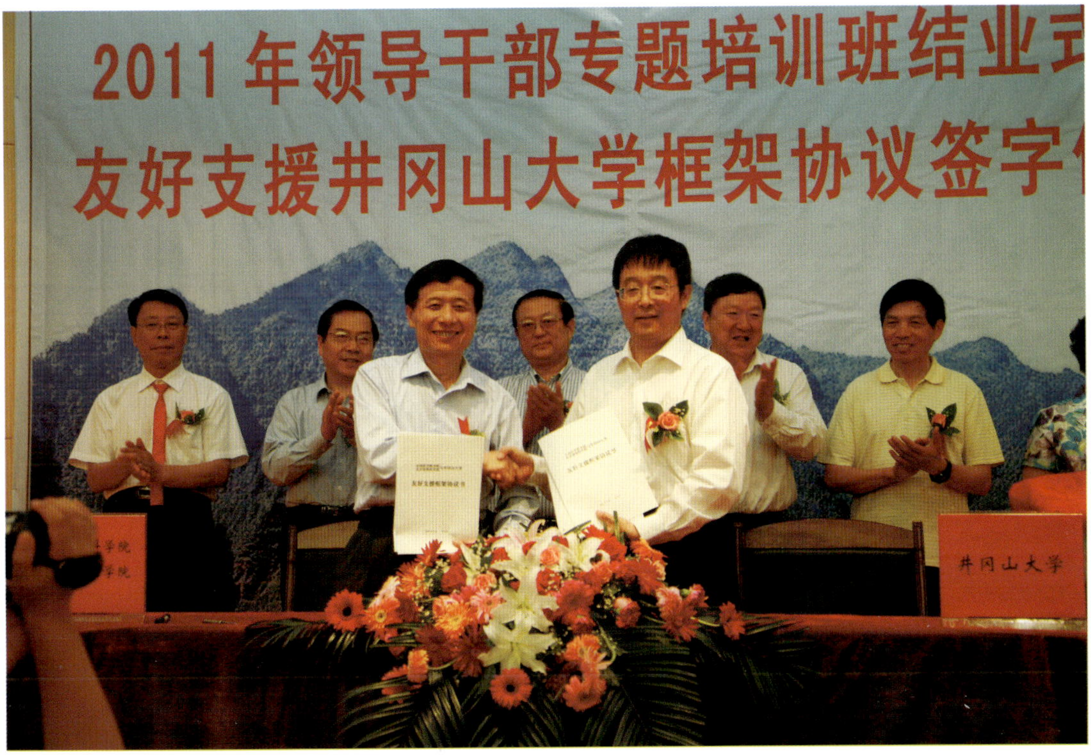

2011 年 5 月 28 日，院校友好支援井冈山大学框架协议签字仪式举行

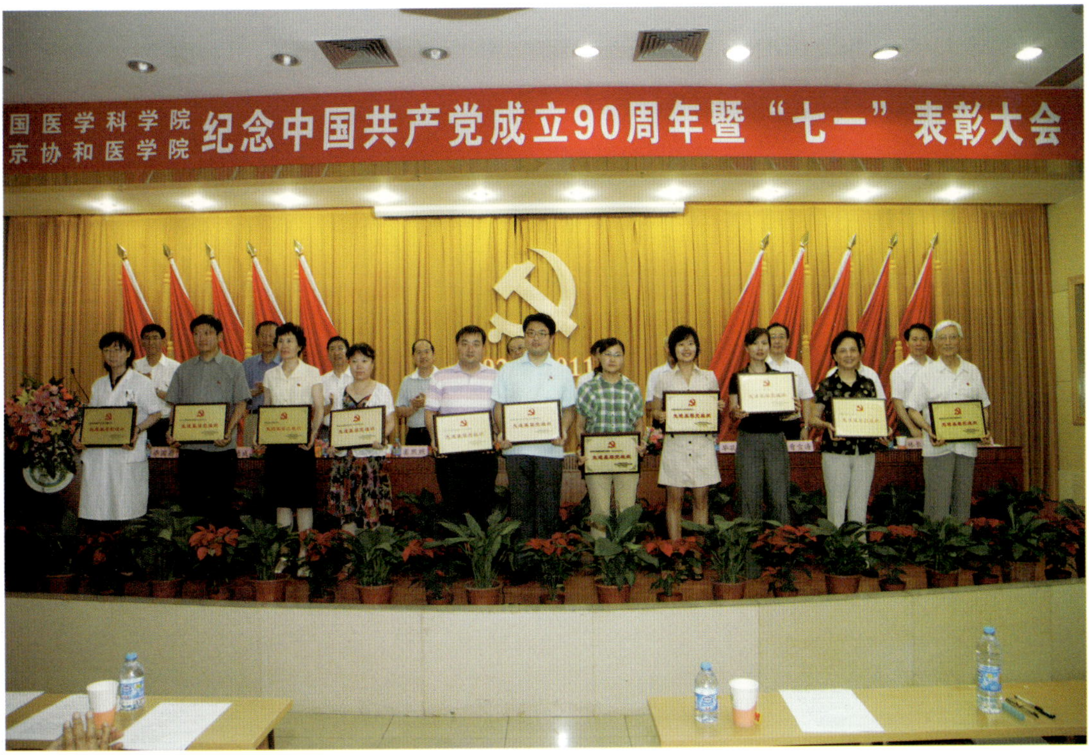

2011 年 6 月 28 日，院校召开纪念中国共产党成立 90 周年暨“七・一”表彰大会

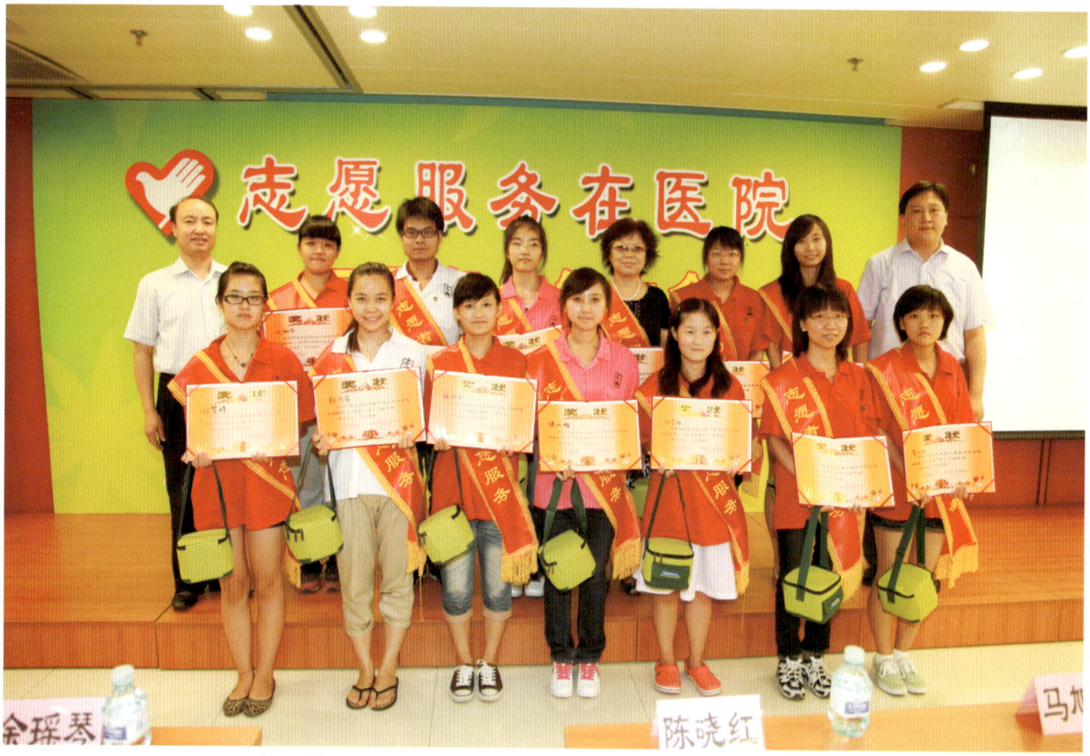

2011 年 8 月 12 日，肿瘤医院“志愿服务在医院三周年”获得表彰

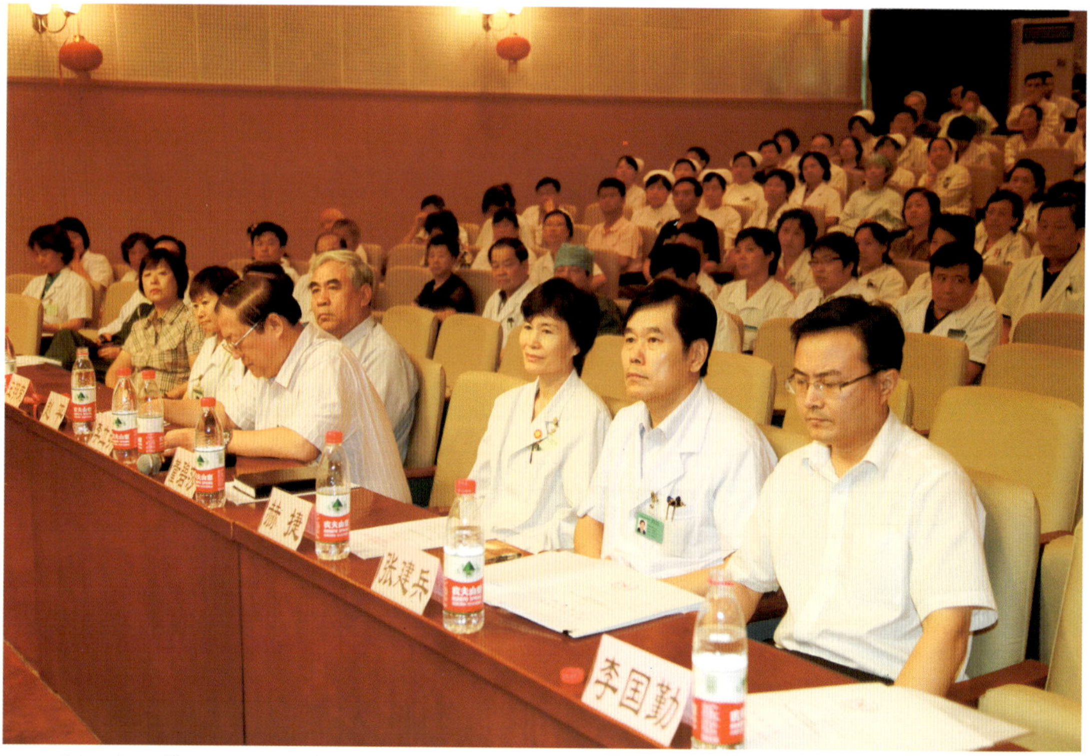

2011 年 8 月 17 日，卫生部、医科院在肿瘤医院阶梯教室召开院所干部大会，宣布任命赫捷同志为中国医学科学院肿瘤医院院长

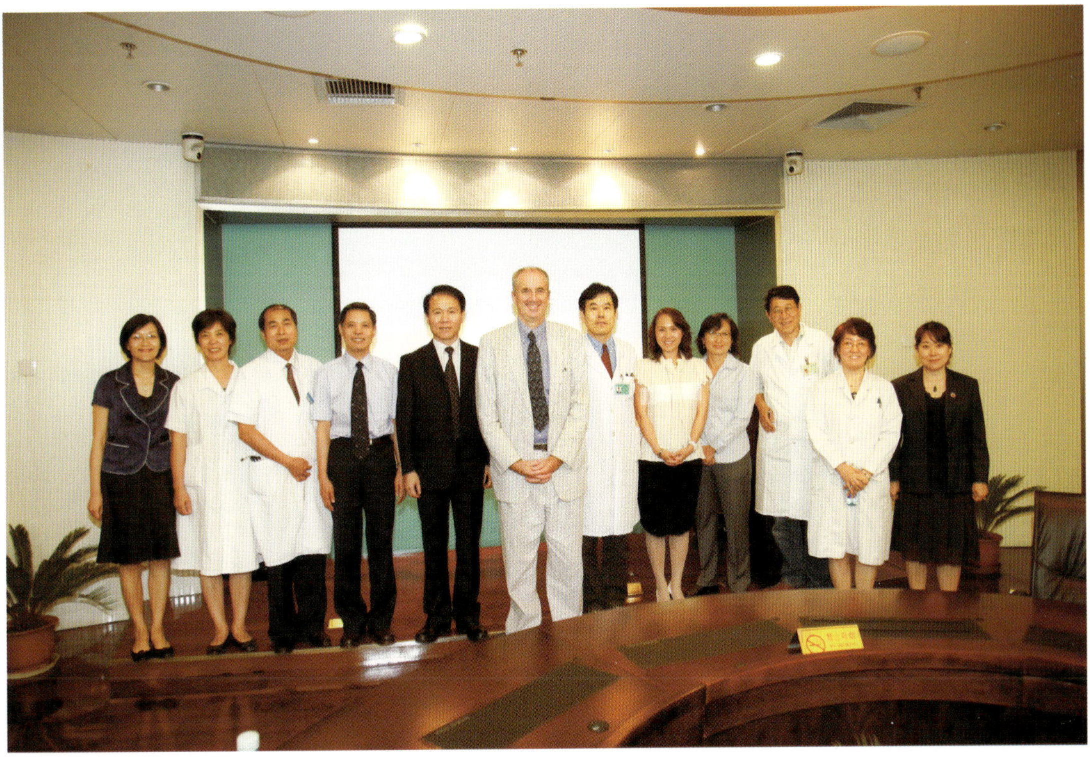

2011 年 8 月 19 日，肿瘤医院赫捷院长及专家会见美国国立癌症研究所（NCI）新任领导

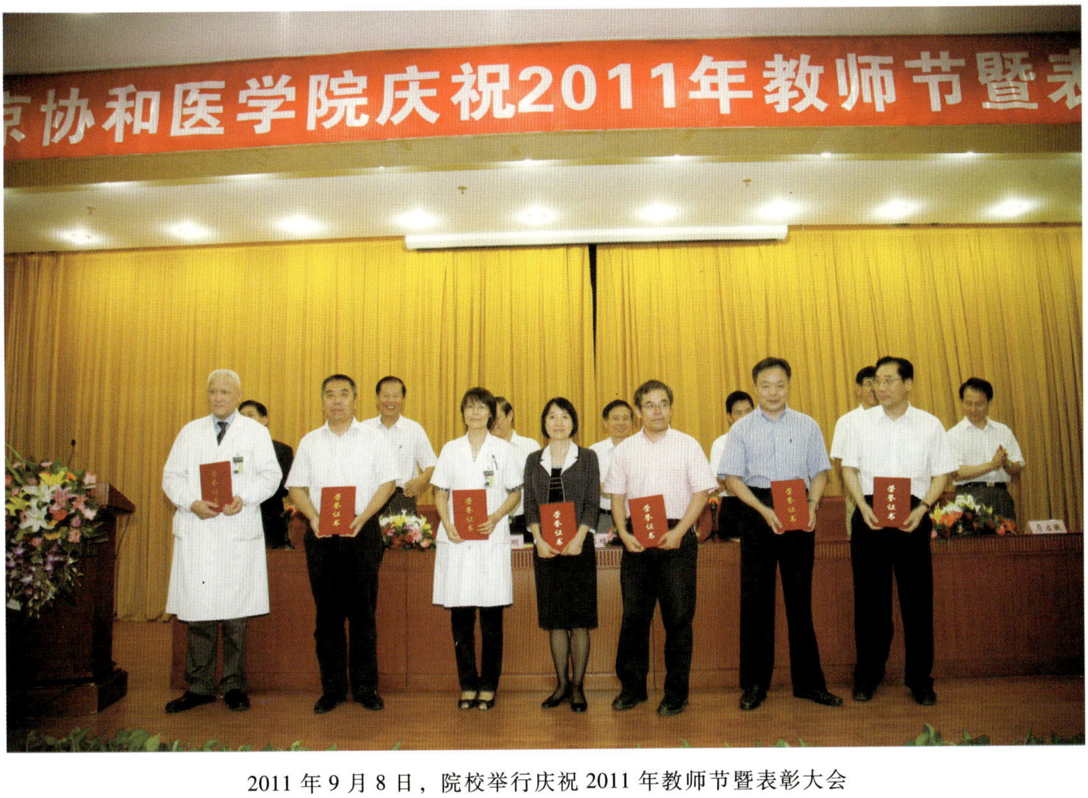

2011 年 9 月 8 日，院校举行庆祝 2011 年教师节暨表彰大会

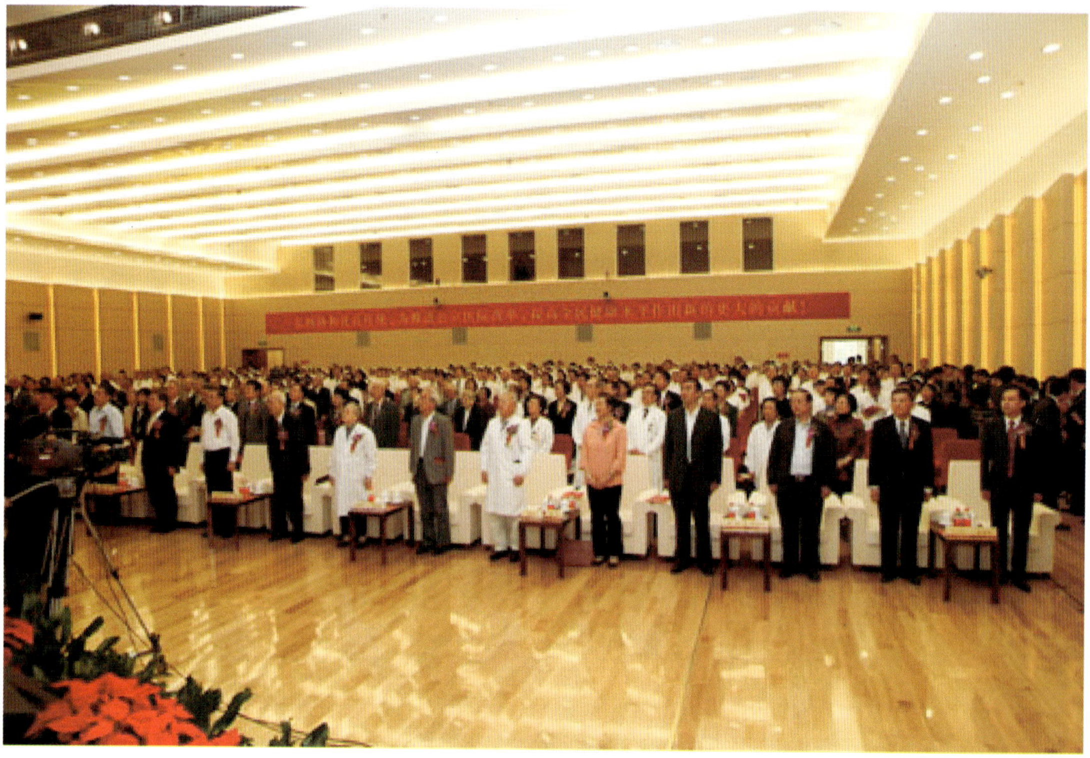

2011 年 9 月 16 日，庆祝北京协和医院建院 90 周年座谈会举行

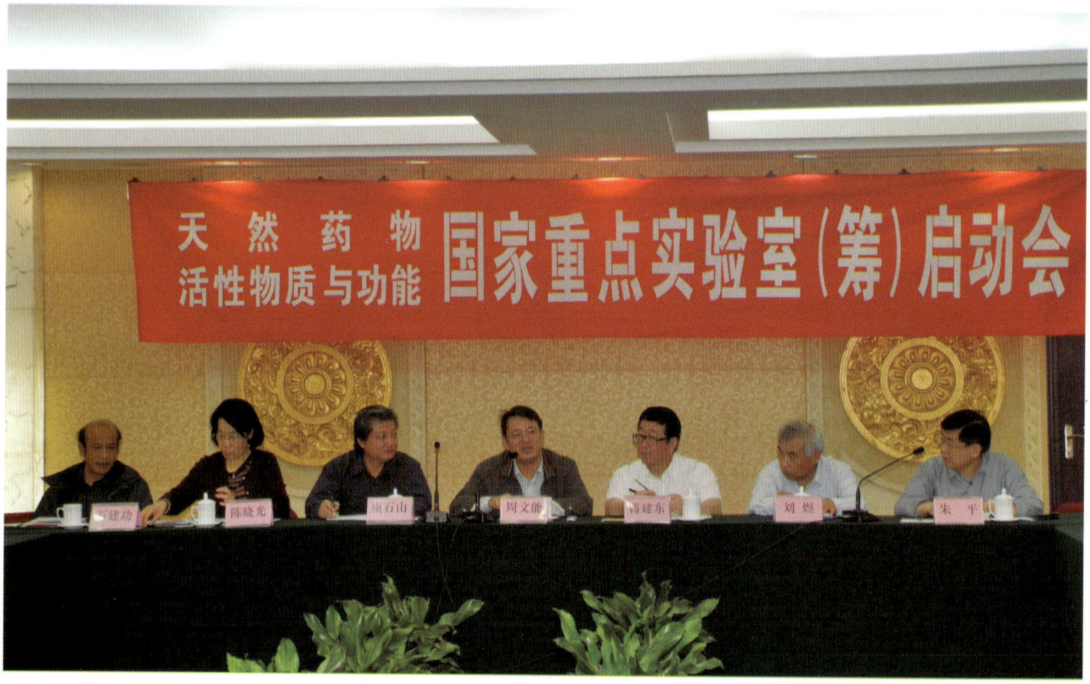

2011 年 9 月 22 日，“天然药物活性物质与功能”国家重点实验室启动大会在北京怡生园国际会议中心召开

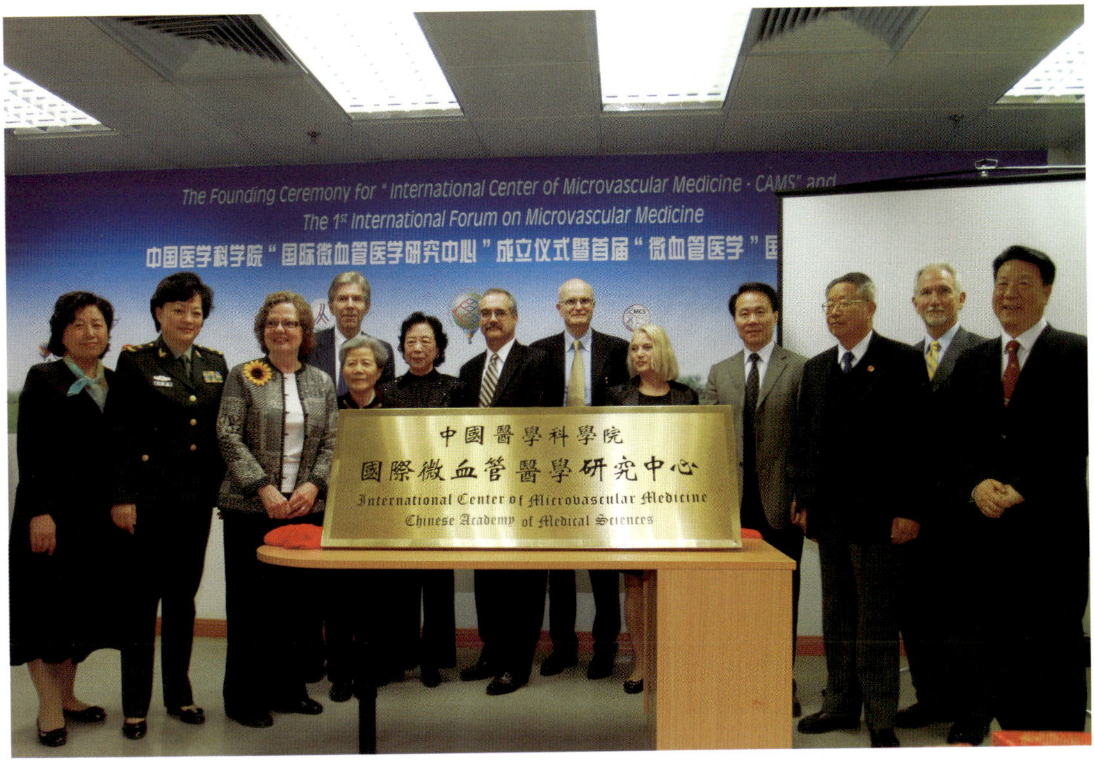

2011 年 10 月 22 日，中国医学科学院国际微血管医学研究中心成立揭牌仪式

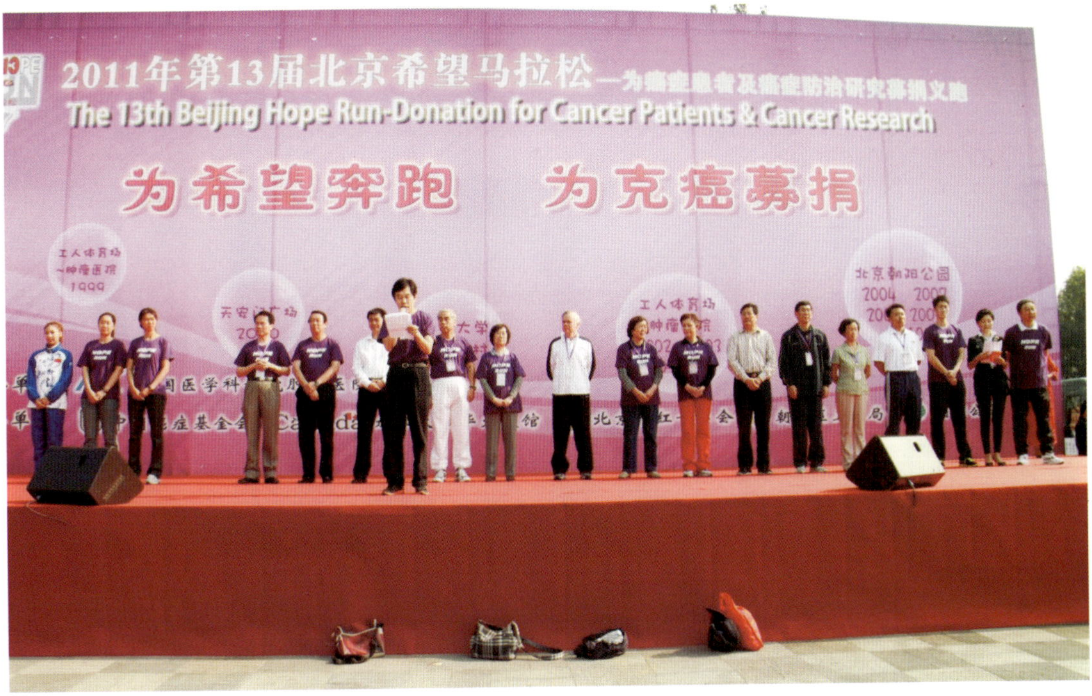

2011 年 9 月 24 日，肿瘤医院举办第 13 届北京希望马拉松——为癌症患者及癌症防治研究募捐义跑

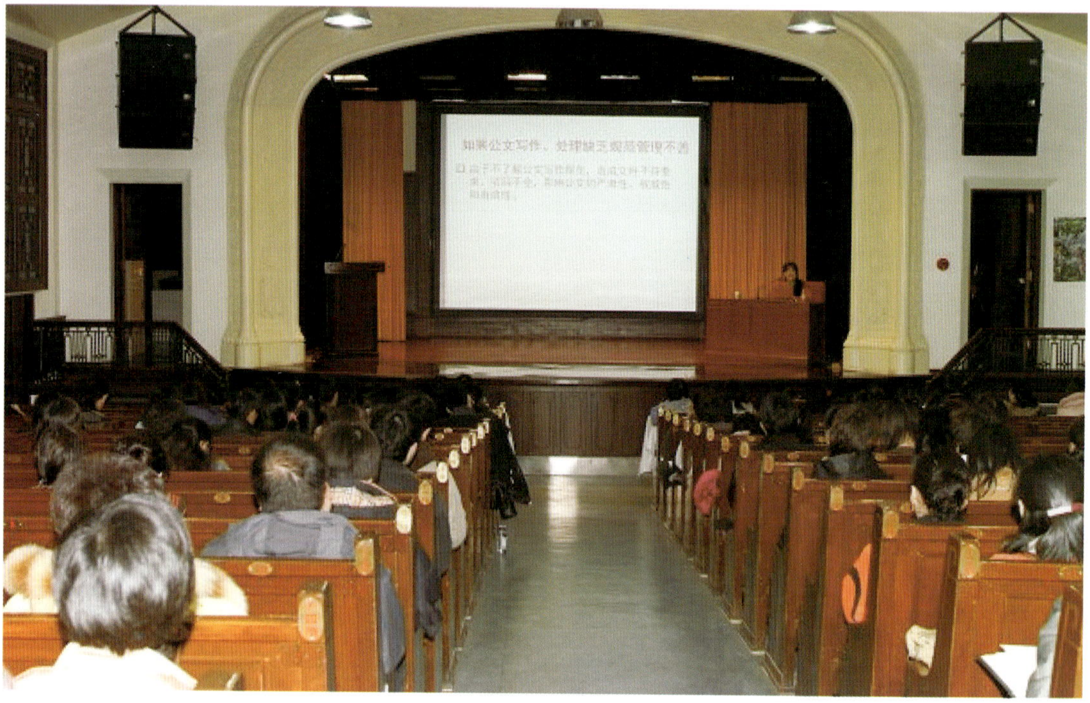

2011 年 11 月 29 日，院校举办《公文写作规范及技巧》培训讲座

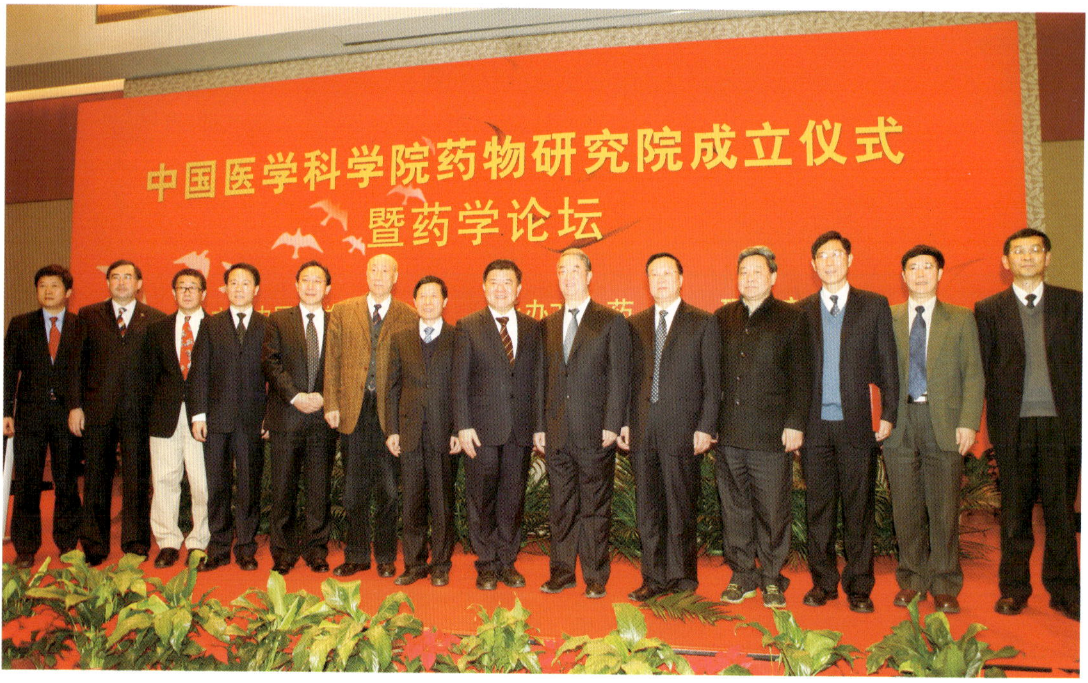

2011 年 12 月 17 日，“中国医学科学院药物研究院成立仪式暨药学论坛”在京召开

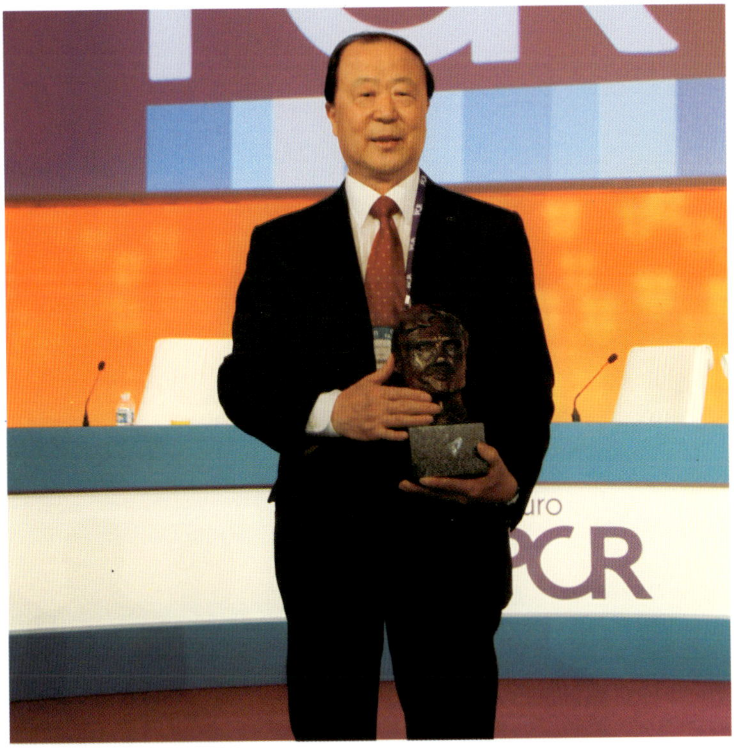

2011 年 5 月 20 日，高润霖院士荣获全球介入心脏病学“Ethica Award”终身成就奖，是全球第 13 位获奖者，也是首位获此殊荣的中国专家

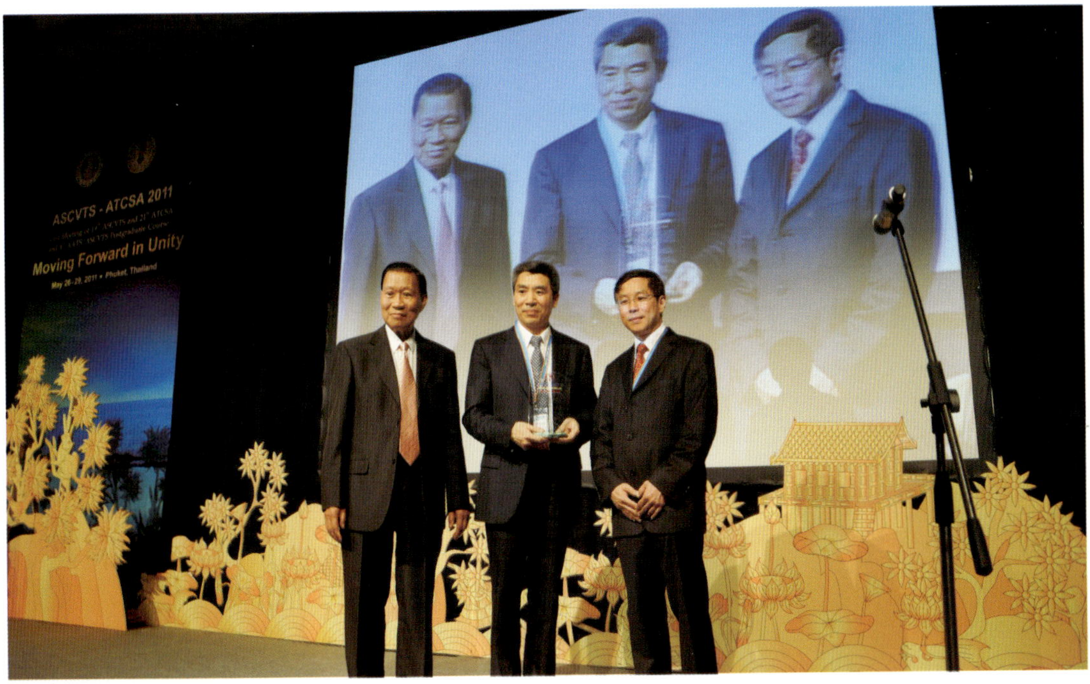

2011 年 5 月 27 ~ 29 日，第 19 届亚洲胸心血管外科医师学会暨第 21 届亚洲胸心血管外科医师协会（ASCVTS-ATCSA 2011）联合大会在泰国普吉顺利召开。ATCSA 创始人 Romeo D Zamora 教授（左）和 ATCSA 秘书长 Eugene Sim 教授（右）为胡盛寿教授颁发“Award of Distinction”杰出贡献奖

中国医学科学院　北京协和医学院
年鉴编委会名单

京外所、院分布示意图

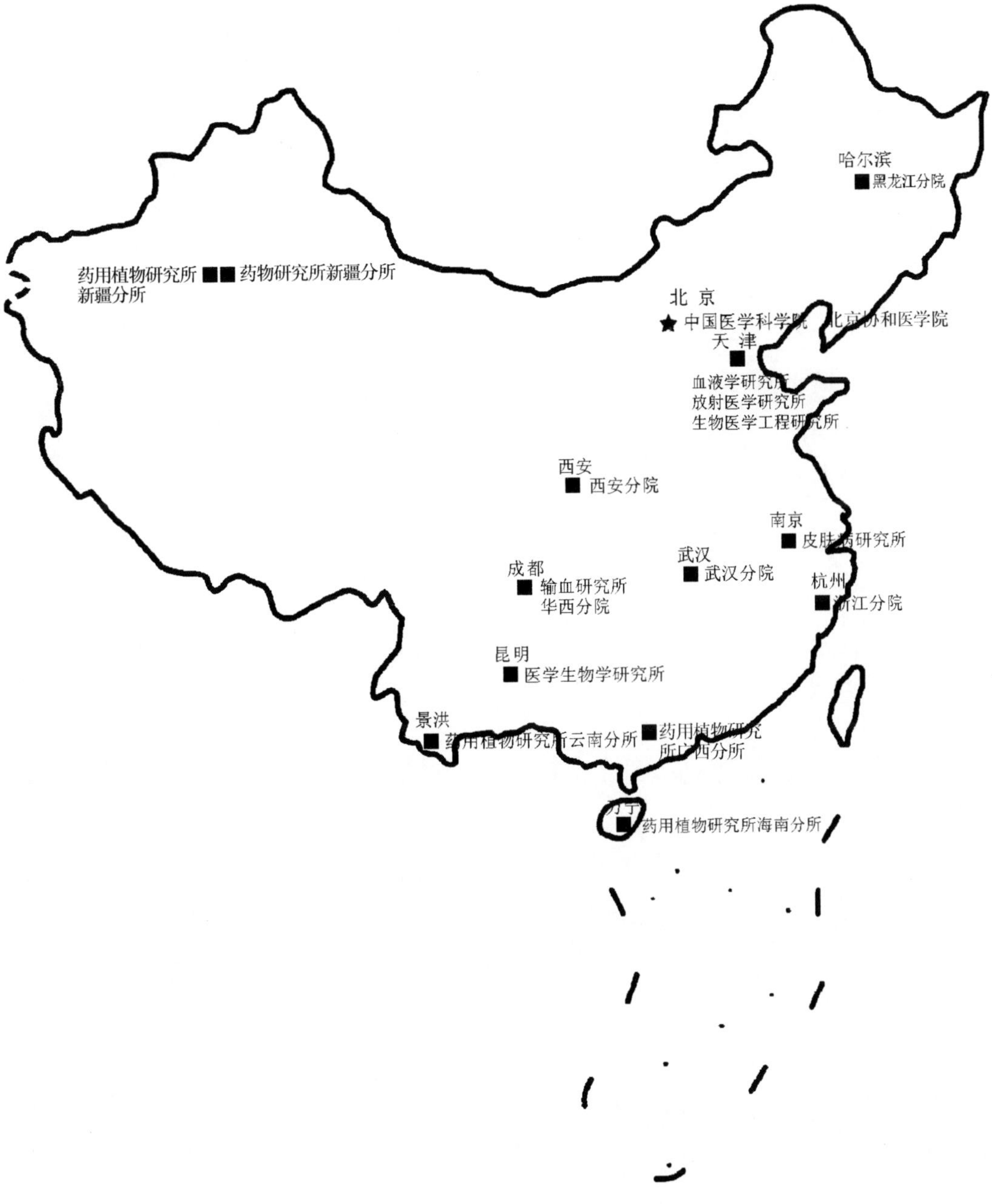

哈尔滨
黑龙江分院
药用植物研究所
新疆分所
药物研究所新疆分所
北 京
中国医学科学院
北京协和医学院
天 津
血液学研究所
放射医学研究所
生物医学工程研究所
西安
西安分院
南京
皮肤病研究所
武汉
武汉分院
杭州
浙江分院
成都
输血研究所
华西分院
昆明
医学生物学研究所
景洪
药用植物研究所云南分所
药用植物研究
所广西分所
万宁
药用植物研究所海南分所

在京所、院分布示意图

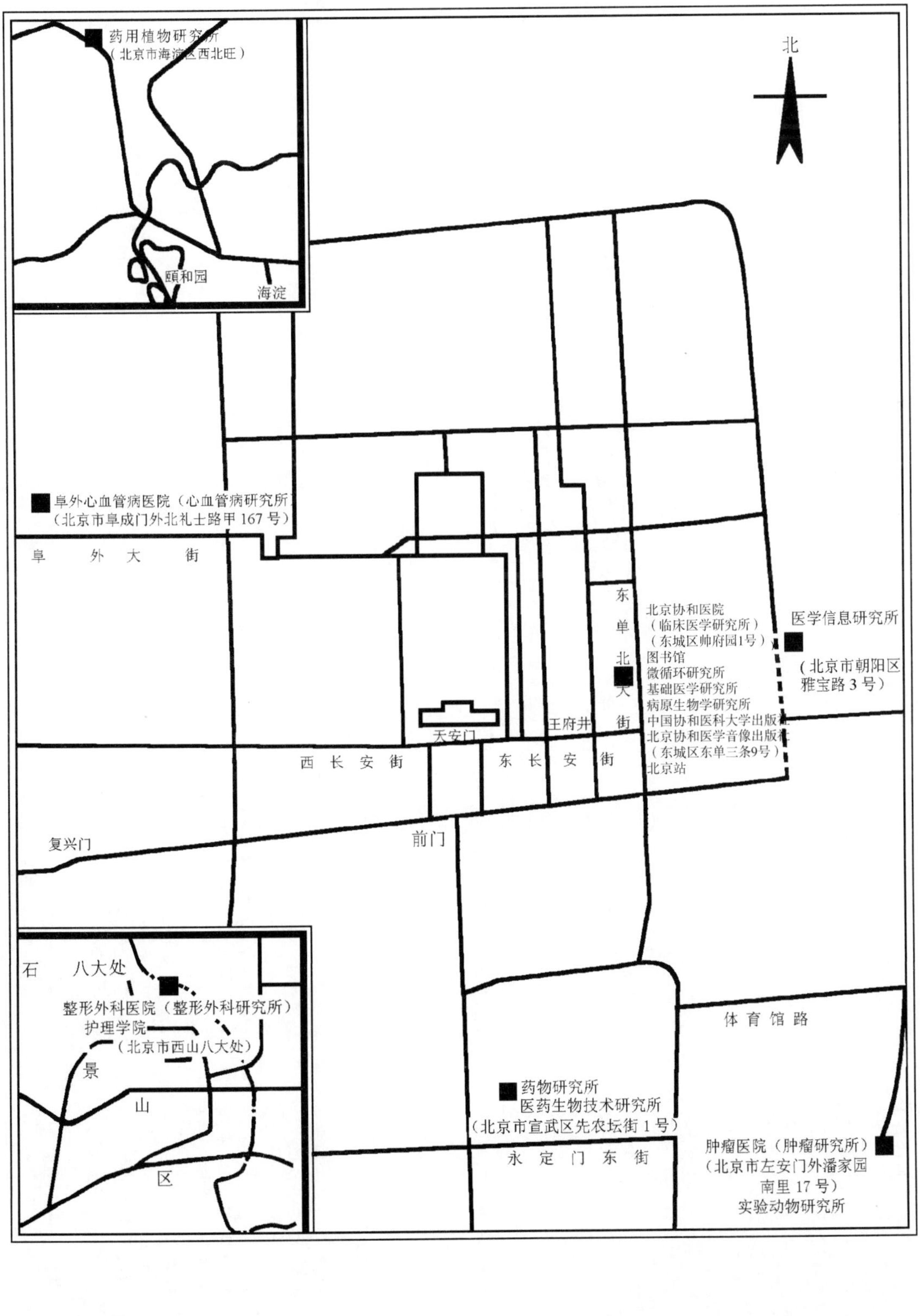
北
药用植物研究所
（北京市海淀区西北旺）
颐和园
海淀
阜外心血管病医院（心血管病研究所）
（北京市阜成门外北礼士路甲167号）
阜外大街
东单北大街
北京协和医院
（临床医学研究所）
（东城区帅府园1号）
图书馆
微循环研究所
基础医学研究所
病原生物学研究所
中国协和医科大学出版社
北京协和医学音像出版社
（东城区东单三条9号）
北京站
医学信息研究所
（北京市朝阳区雅宝路3号）
王府井
天安门
西长安街
东长安街
复兴门
前门
石景山区
八大处
整形外科医院（整形外科研究所）
护理学院
（北京市西山八大处）
体育馆路
药物研究所
医药生物技术研究所
（北京市宣武区先农坛街1号）
永定门东街
肿瘤医院（肿瘤研究所）
（北京市左安门外潘家园南里17号）
实验动物研究所

目　　录

院校重要活动纪事

科研工作

教学工作

医疗卫生工作

产业开发工作

人才建设与培养

国际交流与合作

学术交流

各所、院工作概况

中国医学科学院分院和共建单位

大事记

院校重要活动纪事

中国医学科学院　北京协和医学院 2011年工作概况

2011年，是近期医改五项重点的攻坚之年，也是“十二五”卫生发展的开局之年。一年来院校在卫生部等上级部门的领导、支持与帮助下，坚定不移地高举中国特色社会主义伟大旗帜，以邓小平理论和“三个代表”重要思想为指导，深入贯彻落实科学发展观，认真学习党的十七大和十七届四中、五中和六中全会精神，全面落实全国卫生工作会议部署，群策群力，谋全局、抓改革、促发展，积极推动院校事业科学发展。

一、院校科研工作内涵建设继续推进，科研实力和水平不断提高

面向国家重大医药科技战略需求，院校通过强化顶层设计，突出规划引导，增进统筹协调，加强院校科研工作内涵建设，以提高科研实力和水平。

1．科技创新能力不断增强，科技实力进一步提升　根据已公布或掌握的数据显示，2011年院校共申报省部级以上各类科研课题539项，到位科研经费总数约为52 216.28万元。其中国家自然科学基金项目获得资助275项（2010年190项），重点项目及重大研究计划共8项。获资助经费11 163万元（2010年为6 044万元）。国际科技合作项目7项，获得资助2 658万元。科技成果奖励25项，其中国家科技进步二等奖2项。申报专利293项（2010年178项），其中国际专利103项（2010年43项）；授权专利80项（2010年36项），其中国际专利6项（2010年7项）。根据2011年12月科技部信息所公布的结果，2010年度发表科技论文4 508篇，其中SCI收录论文达1 222篇，比2009年度统计的结果（1 111篇）增长了3.2%。

2．制定院校在国家新型医学科技创新体系中发挥核心作用的路线图和工作开展方案　2011年4月25日院校党政联席会决定成立院校发展规划办公室，负责协助院校领导制定国家新型医学科技创新体系建设方案和北京协和医学院教学实体化方案。

2011年7月，国家新型医学科技创新体系方案和北京协和医学院教学实体化方案已提交院校领导班子务虚会审议通过。

按照《国家医学科技创新体系建设规划》的总体部署，院校将围绕国家医药卫生事业发展需求，突破制约我国医学科技自主和持续创新的机制障碍，以中国医学科学院为主体，建设中国医学科技创新体系；以公益性行业专项等为调控手段，集成和优化地方医学科技优势资源，适时共建中国医学科学院分院；与其他部委所属单位共建研究中心，形成从中央到地方、较为完整的医学科技创新研究网络。形成以体系核心-体系分支-体系节点构成的布局优化、机制灵活、支撑有力的新型医学科技创新体系，在破解我国服务全民健康的科技难题上取得关键性、阶段性和标志性成果，提升国家保障健康与防治疾病的科技水平。

《国家医学科技创新体系建设规划》中还制定了国家医学科技创新体系路线图，路线图涵盖了2011～2020年国家医学科技创新体系建设的任务，为中国医学科学院的中长期发展指明了方向。

3．强化资源整合与共享，建设院校科技资源体系　根据国家中长期发展规划中新药创制工作的发展思路，结合国家的重大需求、国际前沿学科的发展趋势，以及院校发展规划中建立重大新药创新研究体系的目标，通过近两年的筹建，经 2011 年 9 月 30 日院校党委常委会议研究决定，院校正式成立了“中国医学科学院药物研究院”（以下简称“药物研究院”）。药物研究院以药物研究所、医药生物技术研究所、药用植物研究为核心，整合实验动物研究所、基础医学研究所的相关优势学科，以及北京协和医院、阜外心血管病医院、肿瘤医院的临床药理研究中心等单位或机构，通过功能整合、研究方向凝炼，组建“相互依托、优势互补、互为支撑、相辅相成”的科技资源体系，从而构成从药用资源、基础研究、新药研发、实验动物、临床试验为一体、交叉性及完整的重大新药创制体系。药物研究院拟由 16 个研究及技术中心构成。

根据院校的发展规划，经 2011 年 9 月 30 日党政联席会研究决定，院校成立了“中国医学科学院糖尿病研究中心”（以下简称“糖尿病研究中心”）。糖尿病研究中心的成立及揭牌仪式于 2011 年 11 月 14 日在北京协和医院成功举行。糖尿病研究中心将针对国家需求，着眼院校发展，注重学科交叉和转化医学研究，注重跨所院的科研协作和团队建设，整合内部资源，争取外部资源，积极承担国家任务，对严重威胁人民健康并给社会带来沉重经济负担的糖尿病进行深入、广泛的创新研究，并实现自身的可持续发展。

以北京协和医院为牵头单位，整合医科院相关所院的优势资源及条件，突出研究重点，重视平台建设，利用临床优势，结合基础条件，院校积极筹建“中国医学科学院协和转化医学中心”。目前已完成转化医学中心发展规划的起草撰写工作。

2011 年阜外医院“心血管疾病国家重点实验室”和药物所“天然药物活性物质与功能国家重点实验室”获得批准筹建。

二、推进公立医院改革，创建教研型医院

1. 医院管理工作稳步推进　2011 年院校 6 家医院共有床位数 5 140 张，6 家医院门急诊人次 454.4 万人，6 家医院入院人数 176 641 人，手术 62 428 人次，比较 2010 年分别上涨 10.63%、11.58%、5.44%，在床位数与上年（5 111 张）基本持平的状况下，医院通过提高工作绩效例如：缩短出院患者平均住院日、增加床位使用率、周转率，中、青年医师出门诊敞开挂号等方面千方百计缓解大医院“看病难”问题。创新思路，在“十二五”期间继续做好对口援藏工作，与西藏人民医院合作设立高原医学硕士点、培养定向临床研究生，共同申请重大专项课题。同时，将每年给西藏自治区人民医院的专项资助资金由 80 万提高到 120 万。2011 年，院校派出了由协和医院、阜外医院、肿瘤医院医护人员组成的 11 人医疗队赴藏。

2. 积极推进公立医院改革　2011 年 3 月，院校召开了以“深化改革，促进发展”为主题的 2011 年院校医疗工作会。在公立医院改革攻坚和十二五规划开局的 2011 年，通过院校医疗工作会议的方式促进院校所属各家医院进一步加强交流，深化认识，明确任务，更好地落实国家公立医院改革中的各项规划。同时，优质护理服务工作是公立医院改革的一项重点工作，结合医改要求，院校举办了“优质护理服务示范工程”院校护理骨干培训班，达到凝聚护理队伍、互相学习、共同提高的目的。为配合卫生部合理使用抗生素专项治理活动，院校组织对京津 5 所医院病房主管医师进行合理使用抗生素的培训，促进临床规范用药及合理降低医疗费用。

3. 举办了 2011 年度协和、北医、首医系统医院管理经验交流会　为扩大交流，交换与学习医院管理经验，院校举办了 2011 年度协和、北医、首医系统医院管理经验交

流会，院校医院管理处、北京大学医学部医管处、首都医科大学医管处及其各附属医院医务处处长30余人参加了此次会议。

4. 积极创建教研型医院　为加强院校临床学科建设，积极组织各医院申报国家临床重点专科建设项目。2011年院校各医院共有10个专科获得资助，目前院校共有20项国家临床重点专科建设项目，其中北京协和医院14个，阜外心血管病医院4个，肿瘤医院1个，血液病医院1个。阜外医院和肿瘤医院分别制订了国家心血管病中心和国家癌症中心的建设方案（草案），并分别在陈竺部长调研时向陈竺部长汇报，积极推进国家心血管病中心和国家癌症中心的建设。

三、教学工作

1. 制定北京协和医学院教学实体化建设的路线图和工作开展方案《北京协和医学院教学实体化方案》的总体目标是建设中国引领、国际一流的医学院。具体目标包括：①优化与发展高层次、长学制医学精英教育的理论与规律；②实现学校管理体制、师资队伍、办学条件、办学空间的实化；③以国家教育体制改革试点工作为契机，推进教育教学改革，创新培养模式；④积极探索和建立充分利用院校合一的优势建设研究型医学院的运行机制；⑤建设国际一流的医学院附属医院及教学医院；⑥建设学科门类较为齐全的现代医学教育体系和医学教育研究体系。

《北京协和医学院教学实体化方案》提出了北京协和医学院教学实体化的10项主要任务，即：①实化学校的领导班子和相应的管理职能部门；②实化学校的教师队伍；③实化学校运行机制；④以国家教育体制改革试点为契机，进行卓越医学人才培养模式改革；⑤加强学科建设，提高研究生培养质量；⑥建设全国住院医师规范化培训示范基地和全科、专科医师师资培训基地；⑦探索建立与科研院所一体，科研支持教学的研究型大学管理和运行体制；⑧加强与清华大学合作办学；⑨推进大医学教育体系建设；⑩实化和拓展学校办学空间。

《北京协和医学院教学实体化方案》中也制定了教学实体化路线图，路线图涵盖了2011～2020年北京协和医学院教学实体化建设的任务，为北京协和医学院的中长期发展指明了方向。

2. 启动国家教育体制改革试点项目，提高教育教学质量　2010年国务院文件（国办发【2010】48号）将我校“医学专业人才培养模式改革”列为国家教育体制改革试点，这标志着我校的教育改革作为国家任务确定下来，并且将作为高层次医学教育改革的唯一引领和示范。一年来，学校积极启动国家教育体制改革试点项目，开展了一系列工作。

（1）为国家教育体制改革试点储备师资，启动了骨干师资培训工作。在新的培养模式改革中，为了促进培养目标的实现，教育教学方法的改革尤为重要。通过教育教学方法的改革，可以促进学生的自主学习，培养学生的职业素养，提高学生的临床技能，培养学生形成终身学习的习惯。2011年学校经过笔试、二级学院预选、校级专家面试等多轮选拔，挑选了基础学院和临床学院6名骨干教师赴美国密西根大学医学院进行为期2个月的有关课程整合及相关教学技术的交流学习。这批骨干教师于2011年9月派出，已于11月学成回国。在学校基础学院、临床学院进行了学习汇报交流，发挥了骨干的作用，带动了一批中青年教师积极探索教育教学方法改革，申请相关的教育改革课题，为学校承担的国家教育改革试点项目储备了师资。

（2）为国家教育体制改革试点储备学习资源。随着医学教育学的发展，为促进学生的自主学习能力，按照“成人学习理论”（Adult Learning），许多新的教学方法逐步得到应用，如 e-learning、虚拟教学、模拟教学等。支撑新的教育教学方法的，是丰富的学习资源，如网络教学资源、模拟病人、虚拟病例等。2011 年下半年，学校完成了北京协和医学院创新性教学资源体系建设（一期）。建成了网络教学及远程教学系统，网络阅卷和成绩生成、分析系统和教学管理系统。按照合作协议，从密西根大学引入了大量的教学音频和视频材料，目前正在进行资料的整理和处理，以便上网供师生们使用。引进了美国 DXR 的虚拟诊断软件，经过临床学院教学团队的大量工作，已经完成了其中病例的汉化，并经过临床专业学生的试用和评估，目前已经进入临床模拟教学中心的建设计划。通过小范围的使用，可以肯定该软件系统适合医学生和医生的技能培训，符合中国的国情，同时能反映出目前国际上普遍采用的有关临床思维模式和训练方式的优点，结合标准化病人的应用，能有效提高教学效率和规避临床风险，从而更好地训练学生的临床能力。

（3）开展考核评价方法改革培训。保障国家教育体制改革试点培养目标的实现，必须建立科学合理的考核评价体系，通过考核评价促进教师的教和学生的学。为建立与新的培养模式相适应的考核评价指标体系，2011 年 10 月 14 ~ 15 日，学校召开了“北京协和医学院首期试题库与考试系统培训及研讨会”。各所院教务管理教师及一线教师 80 余人参加了此次会议，会议邀请专家进行了“现代医学考试系统、命题、题库建设的理论与实践”“开发计算机模拟病例考试系统（CCS），培养学生临床诊治能力”“美国国家执业医师考试（NBME）最新进展”“医学考试的出题与审题”及“命题、考试系统的功能及操作方法”等专题讲座，并对相关内容进行了分组培训和讨论。为我校与课程改革相匹配的考核评价方式改革奠定了基础。

（4）推进学生职业素养工程建设。在“医学专业人才培养模式改革”项目实施中，“职业素养教育”将是改革后的医学专业人才培养模式的重要组成部分。学校组织开展了多项“职业素养”相关研究。近百名师生申请了 18 个课题，从教育教学内容改革、隐形课程设计、协和传统等方面对培养学生职业素养培养进行了探讨。编辑出版了 10 余本、60 余万字的“学生职业素养培育工程”系列读物。

3. 研究生培养机制改革平稳推进　为提高博士生教育质量、鼓励创新、促进高层次创造性人才脱颖而出，2011 年 3 月院校开展了优秀博士学位论文评选工作，11 篇论文被评为校优秀博士论文，根据排名次序，分别推荐 6 篇参加北京市优秀博士论文评比，共有 1 篇论文获北京市优秀博士论文。为鼓励博士生从事原创性学术、医疗及技术研究，2011 年院校评选出 72 项创新基金项目。承办全国暑期学校——内分泌代谢学基础与临床进展学习班，承办皮肤病与性病学、血液学博士论坛。开设“协和讲堂”，提升研究生人文社会知识素养。通过清华大学建设高水平大学项目选派我校 6 位研究生与国外相关院校联合培养博士生，2 位硕士应届毕业生到国外直接攻读博士。经推荐和面试，我校 2 位博士生参加“优秀博士生出席德国诺贝尔奖获得者大会”。我校护理学由二级学科博士点调整为一级学科博士点，成为首批具有护理学一级学科博士学位授予权的医学院校。组织申报临床医学专业学位全科医学领域和临床病理学领域，扩大我校专业学位领域。

四、积极推进院校人才培养与支持体系建设

2011 年院校按照“十二五”规划确定的人才培养与支持体系建设思路积极开展工作，全年投入经费 2 980 万元着力狠抓人才队伍建设，投入经费比 2010 年增长 2.8 倍，成效显著。

1. 新增院士3人 2011年度中国科学院和中国工程院开展院士增选，院校推荐了9位候选人，其中3位候选人当选，赵玉沛当选为中国科学院院士，郎景和、詹启敏当选为中国工程院院士。目前院校共有中国科学院院士10人、中国工程院院士17人。两院院士总数达27人。

2. 优秀创新团队建设 2011年度长江学者创新团队评审中，药用植物研究所陈士林教授为带头人的"中药资源学"被评为长江学者创新团队。

3. 协和学者特聘教授、协和创新团队和协和新星建设 2011年，院校首次开展了"协和创新团队"评审，"造血干细胞移植治疗艾滋病的基础及临床前研究"等7个团队当选2011年协和创新团队，每个团队资助科研配套经费100万元。聘任廖泉等13位同志为协和学者特聘教授，每位教授资助科研配套经费100万元，聘任胡勇同志为协和学者讲座教授，资助科研配套经费50万元。李剑等15位同志当选"协和新星"，每人资助科研配套经费30万元，以上经费由院校和所院共同匹配。

4. 博士后工作 2011年院校办理博士后进站54人，出站23人，在站100余人。积极实施院校十二五人力资源规划，开展协和博士后科学基金评审工作，顾海勇等11位博士后研究人员获得协和博士后科学基金，资助平台经费55万元。组织中国博士后科学基金第四批特别资助申报工作，院校申报5人，2人当选。组织中国博士后科学基金第四十九批面上资助申报工作，院校4人获二等资助。组织中国博士后科学基金第五十批面上资助申报工作，院校2人获一等资助，2人获二等资助。

五、积极开展国际合作

2011年，院校共接待国（境）外来访28批105人次；短期出国（境）257人次；长期出国5人次。邀请270名外宾到下属所院访问。接待哈佛等学校交换学生6人，派出交换学生13人，交换教师2人。申请了4个CMB项目，1项获批，3项待批；获得外国专家局项目重点项目41项，普通7项，共计423万元。申请了一个"111"引智基地。授予名誉教授7人，客座教授1人。1人担任亚洲癌症中心联盟主席。组织大型国际知名专家学术报告会4次。组织和参与组织了一系列大型国际学术会议，如第一届吴宪·吴瑞国际学术研讨会、中美转化医学国际论坛（CAMS-NIH）、第四届协和转化医学研究国际论坛、北京国际心血管病论坛、第三届国际美容整形外科高级研讨会暨第一届中欧整形美容外科会议、首届国际微血管医学论坛等。

六、加强空间建设和条件保障

1. 启动空间发展项目 空间问题一直是困扰院校发展的瓶颈问题。为努力实现院校空间发展的新突破，2011年4月26日，院校启动编制院校创新园区（北区）建设工程项目建议书的工作。成立了由总务长担任组长的工作小组，安排专门人员组织实施该项工作。该项目建设规模183 946平方米，总投资153 400万元。2011年7月项目建议书经院校领导班子务虚会审议。8月分别经过院校和卫生部两级组织的专家评审。8月底上报卫生部，10月上旬卫生部上报国家发展改革委。这是多年来院校的空间发展规划第一次走出卫生部进入发改委的论证程序。

2. 进入财政部小规模特色高校试点 为寻求北京协和医学院教学实体化的财政支持，院校组织撰写了《医学精英教育的特点及资助模式的研究》。2011年1月11日和2011年3月31日两次向财政部教科文司专题汇报，2011年11月2日财政部召开了"2012年小规模特色高校预算安排情况通气会"，包括北京协和医学院在内的6所大学被列为小规模特色高校试点，北京协和医学院获得最高标准拨款，解决了我校长期以来精英教育教育经费不足的困扰。

展望即将到来的2012年，是院校发展的重要战略机遇期，我们要增强责任感、使命感和紧迫感，始终保持锐意进取的冲劲、奋勇争先的拼劲、锲而不舍的韧劲，深入贯彻落实科学发展观，深入贯彻2012年全国卫生工作会议精神，全面推动“十二五”各项工作，全面实现院校发展目标，为国家医药卫生事业发展做出新的贡献，以优异的成绩迎接党的十八大胜利召开。

（院校党政办公室 贺 晶 编
张 勤 审）

2011年度院校党委工作概况

2011年是院校实施“十二五”规划的开局之年，也是院校改革发展取得丰硕成果的一年。一年来，院校党委紧密围绕院校中心任务，坚定不移地高举中国特色社会主义伟大旗帜，以邓小平理论和“三个代表”重要思想为指导，深入贯彻落实科学发展观，认真学习党的十七大和十七届四中、五中、六中全会精神，以深入开展创先争优活动为抓手，以纪念建党90周年为契机，扎实推进院校党委各项工作。

一、创先争优，营造氛围，推动院校事业科学发展

今年是深入推进创先争优活动的重要一年，院校党委紧紧围绕“十二五”规划目标任务，以推动科学发展、促进院校和谐、服务人民群众为主题，深入开展创先争优活动，取得明显成效。

（一）科学谋划，精心组织，深入推进院校创先争优活动

年初院校党委根据中央、卫生部和北京市教工委创先争优工作精神，在认真总结第一阶段创先争优工作经验的基础上，结合院校创先争优工作实际制定了《中国医学科学院 北京协和医学院深入开展创先争优活动2011年工作要点》，对全年创先争优工作作出部署，并结合各阶段的特点，分别开展以纪念建党九十周年和创先争优为民服务为主题，搭建丰富多彩的活动载体，动员院校基层党组织和广大党员立足本职岗位创先进争优秀。

根据北京市委精神，院校以开展创先争优活动为抓手，紧密结合“十二五”规划重点任务，在领导干部中开展了“领航工程”、在基层党组织中开展了“聚力工程”、在广大党员中开展了“先锋工程”。

通过开展这三大工程，充分发挥了院校领导干部引领带动作用、基层党组织政治核心和战斗堡垒作用以及共产党员先锋模范作用，为推进院校“十二五”规划实施和可持续发展提供了不竭动力。

（二）以纪念建党90周年为契机，进一步深化创先争优活动

1. 开展评选表彰，发挥典型引路作用 今年院校党委组织各所院参加北京市教工委“两优一先”评选表彰活动，2名同志荣获北京高校优秀共产党员称号，充分展示了院校共产党人的风采，在北京市高校系统收到了良好的宣传效果。

按照院校创先争优工作要点安排，院校开展了“两优一先”评选活动，通过层层推荐和评比，全院校共评出先进基层党组织27个，优秀共产党员155名，优秀党务工作者47名；通过表彰先进，充分发挥了榜样的示范、引领和带动作用，进一步激发了广大基层党组织和党员创先争优的内在动力。

2. 开展丰富多彩的党性教育活动 院校广泛开展“学习党史、坚定信念”主题教育活动，通过报告会、纪念征文、知识竞赛、演讲比赛、红歌（大合唱）、“信仰与责任”专题摄影图片展、参观学习、文体活动、主题实践等丰富多彩、生动活泼的形式，广泛动员党员干部参与党性教育活动，通过丰富多彩的活动加强党的历史、传统、知识以及协和精神的教育，弘扬党的优良传统和作风，使广大党员接受了一次深刻的党

性锻炼，加强了党性教育，提高了党性修养，增强了党员意识，进一步激发了党员的“创先争优”内在动力。

（三）以“为民服务创先争优”为主题深入推进第三阶段创先争优活动

根据中央关于在窗口单位和服务行业为民服务创先争优视频会议精神和北京市教育系统深入开展创先争优活动领导小组关于在北京高校深入开展“提高办学质量促发展、服务人民群众树形象”活动以及卫生部印发的《关于全国医药卫生系统深入开展“为民服务创先争优”活动的指导意见》，院校党委召开“为民服务创先争优”工作部署会，印发《院校深入开展“提高医教研质量促发展、服务人民群众树形象”活动的实施方案》；院校党委把巩固创先争优活动成果、推进科学发展作为抓手，围绕院校中心工作，按照科研、教学和医疗三类事业的不同特点，分类提出具体的活动要求，增强可操作性，使活动开展真正体现为民服务的宗旨，院校创先争优第三阶段全面展开。

院校布置《窗口单位和服务行业服务水平调查表》相关调研工作，动员各所院对院校工作做出评价。共发出调查表539张，收回有效调查表504张，比较满意和满意率达到86%，院校创先争优工作得到了广大党员干部的肯定和支持。调研过程中还汇总意见建议20余条，为院校进一步深入开展“创先争优为民服务”活动指明了努力方向。

二、加强思想建设

充分发挥院校理论研究优势，开展创先争优理论研究，不断增强党建研究的针对性和实效性，院校党委针对党建思想政治工作的新形势、新任务、新要求，结合院校党建思想政治工作的实际，依托院校党建研究会征集党建研究课题，开展党建理论创新，兴起调查研究之风，推动科学、规范开展党务工作。在精心选题、广泛动员基础上，共有16个单位申报17项课题。有10个单位完成11项课题，其中：《医疗机构党员教育和管理中问题与对策的研究》、《科研院所研究生党建与思想政治工作的调研报告》被选为2011年全国党建研究会科研院所专委会年会交流论文，分获二等奖和三等奖，这些课题紧紧围绕基层党建工作面临的新形势和新任务，在充分调研的基础上作出理论思考，对院校党建工作提高有较强的理论参考价值。

2011年党建研究课题无论从数量和质量上都有了明显提升，课题完成量比去年增加3篇，获奖名次有所提升，此外院校还参与专委会重点课题《加强改进信访工作与密切党群关系问题研究》的调研工作，赴山东和江苏开展调研，并形成调研报告上报全国党建研究会。

院校党委加大了对党建课题研究支持力度，制定了《中国医学科学院北京协和医学院党建研究会2011年党建课题项目委托协议书》，共完成课题拨款34 000元，为院校党建研究工作顺利开展和可持续发展提供了强有力的支持。

三、加强组织建设

（一）进一步加强领导干部队伍建设

保持院校和谐快速发展的良好势头，关键在班子、关键在干部。加强领导班子建设，造就一支精干高效、作风优良的干部队伍，事关院校发展全局。2011年根据院校工作需要，按照《党政领导干部选拔任用工作条例》要求，院校党委通过公开选拔、竞争上岗、民主推荐等方式做好领导干部选聘和调整工作，对药物所、药生所、血研所等8个所院领导班子进行了调整和补充，完成了对院校党政办公室、科技产业处等6个处室部分职位的补充。其中公开选拔输血所副所长3名（进行中），公开选拔放射所副所长1名（待公示）；肿瘤医院院长竞争上岗1名，副院长竞争上岗5名（进行中）；协助卫生部开展协和医院副院长2名、总会计师1名的竞争上岗。民主推荐药物所副所长2名，皮研所副所长2名、党委副书记兼纪委书记1名，协助卫生部民主推荐阜外医院党委书记1名；选举产生所院领导4名。通过调整和补充，所院领导班子成员素质以及班子的领导水平和执政能力都有了明显的提升。

（二）加强监督，认真做好干部考核和日常管理工作

院校党委严格执行干部年度考核、届满考核、试用期考核制度，坚持全面、客观、准确地考核评价领导干部。院校党委按照卫生部要求，召开了院校领导班子年度考核述职报告会，领导班子成员做年度工作述职报告。组织完成2010年所院和机关处级干部年度考核工作，考核干部121人；完成输血所、生物所行政班子届满考核工作；完成工程所、皮研所、生物所、护理学院、机关处级干部等13人试用期满考核工作。

院校党委认真贯彻《关于领导干部报告个人有关事项的规定》和《关于对配偶子女均已移居国（境）外的国家工作人员加强管理的暂行规定》，布置填报工作，领导干部全部如实准确填写，及时上报。进一步严格了对领导干部因私出国（境）的监督和管理，对领导干部出国（境）事由进行严格把关，进一步加强领导干部因私证件的统一收缴管理工作。全年共收缴128名领导干部2010年度领导干部有关事项报表。

（三）加大干部培训力度，增强培训实效

党在历史上形成的优良传统和作风，是党宝贵的精神财富，是党性党风教育的良好教材，是党员干部拒腐防变、廉洁从政、艰苦奋斗的精神之源。2011年4月到5月举办“加强党性修养，坚定理想信念，继承优良传统”处级以上领导干部专题培训班，分四期在井冈山进行，共171人参加。此次培训是院校举办的周期最长、规模最大、范围最广的干部培训，既是在新形势下进行理想信念教育的有益尝试和探索，也是对干部全面素质的一次深入考察。培训后155名参训人员上交心得体会，院校编印了《井冈情》纪念画册和《心得体会汇编》。

6月举办纪念中国共产党成立90周年专题讲座，各所院领导班子成员、院校机关处级干部、院校中青年干部、党务干部和统战人士约300人参加学习；讲授了《战略思维研究》、《党中央在延安十三年》专题讲座，进一步增强党员的党员意识、党性修养，提高了战略思维水平，充分发挥党史资政育人作用。

2011年10月，为深入学习贯彻胡锦涛同志“七一”重要讲话精神，把讲话精神贯彻落实到学校各项工作中去，提高领导干部工作科学化水平，举办学习贯彻胡锦涛同志“七一”讲话专题讲座，邀请北京市委党校殷庆言副校长和中国证监会研究中心祁斌主任，分别作《中国共产党人继往开来的纲领—学习胡锦涛同志“七一”讲话精神》和《我国当前经济形势》报告，共280余人参加了学习。

院校党委通过各类干部培训活动，积极推进领导干部的能力建设，把《2010～2020年深化干部人事制度改革规划纲要》中提出的“创新干部教育培训制度”落到了实处。

（四）以学习贯彻高校基层党组织工作条例为重点，不断提升基层党组织建设整体水平

1. 加强基层党组织和党员队伍建设

党的基层组织是党在社会基层组织中的战斗堡垒，是党的全部工作和战斗力的基础。一是认真做好所院党委换届工作。放射所党委、血研所完成党委换届选举工作，阜外医院党委换届选举工作正在进行中。二是按照发展党员工作“十六字方针”的要求，积极做好党员发展的工作，加大在高知群体中发展党员工作的力度，改善党员队伍结构。截至2011年底，院校京内党员总数达到6 750名，比2010年增长386名，增长超过6%。京内党总支26个，党支部243个，均比2010年略有增长。全年各级党委批准预备党员160名，其中具有高级职称的8名，为206名预备党员履行了转正手续。

2. 通过开展特色活动，做好党员教育引导工作　党员教育是党的建设的重要组成部分，又是党的建设的基础工作，是提高党员素质的必经途径，院校党委高度重视党员教育工作，二级所院党委根据院校党委的总体部署，结合工作实际开展形式多样的党员教育工作。

四、加强作风和党风廉政建设

2011年，院校党委继续加强党风廉政建设工作，坚持党风廉政工作与党政其他工作同部署、同落实、同检查、同考核。

在2010年开展权力运行机制建设试点工作以来，2011年继续推进权力运行监控机制建设试点工作。建立了联络员工作网络，组织专题培训。通过全面清理权力，进行权力风险表现分析和风险分级，经报卫生部，将最终确认的权力进行了形式和内容的公开。

为了进一步深入推进此项工作，院校纪委开展了权力运行监控机制建设网上监控工作，在院校内网上开设《权力监控》和《权力运行情况》专栏，接受群众监督。加强领导干部廉洁自律，根据中央纪委驻卫生部纪检组、监察局和北京市纪委教育工委《关于贯彻执行〈中国共产党领导干部廉洁从政若干准则〉情况进行专项检查的通知》要求完成自查工作。制定院校《2011年党风廉政建设和纠风工作意见》继续加强行风建设，认真组织开展“三好一满意”活动。

继续认真做好信访举报工作；实施“阳光工程”，注重工作程序监督；在招生监察工作中，做到“全程参与，重点监督”；继续加强教育收费管理，复查“小金库”专项治理工作。

五、加强宣传舆论引导，内聚人心，外塑形象

积极拓展新闻传播渠道，发挥网络传媒优势，宣传科学理论、传播协和文化，对院校门户网、院校新闻网进行改版。在院校重大活动举办中，广泛联系新闻媒体，实现院校在社会媒体发表新闻报道百余篇。出版《协和精英》、拍摄《协和大家》系列电视短片，以弘扬协和精神。

围绕建党90周年开展系列活动，举办“信仰与责任”大型图片展览，展示90年来，在党的领导下院校在医、教、研等各方面取得的成就。

六、加强统一战线工作

以纪念建党90周年和辛亥革命100周年为契机，深入开展“重温历史、同心行动”主题教育活动。开展“重温历史·红色之旅”活动：组织统战成员赴革命圣地——西柏坡学习考察；赴密云参观白乙化烈士纪念馆。举办“同心同行—纪念中国共产党成立90周年主题摄影展”；开展《90年90题——统一战线知识竞答》活动，宣传多党合作历史。邀请民主党派基层组织负责人、党外代表人士参加组织部组织的学习贯彻胡锦涛同志“七一”讲话专题讲座，加深对讲话内容的理解，对精神实质的把握。加强党对民主党派组织的政治领导，做好基层民主党派工作。

落实《2010～2020年党外代表人士教育培训改革和发展纲要》精神，做好党外代表人士队伍建设；继续举办院校年度党外中青年干部研修班；举办首届“同心——院校统一战线论坛”；启动院校第二次归侨侨眷代表大会，召开院校侨联换届工作部署会。

七、加强对工会和共青团组织的领导

发挥工会作用，密切党群联系，按期召开院校第八届三次工代会暨第四届三次教职代会。

积极开展评选先进人物工作，为营造院校积极向上、树新风、讲正气的良好氛围做出努力。2011 年有 2 人荣获北京市“教育先锋三育人”标兵、协和医院妇产科荣获“教育先锋号”荣誉称号、3 人荣获“教育先锋三育人”先进个人、护理学院荣获“教育先锋先进集体”荣誉称号。

坚持做好送温暖工程，为困难职工解决实际问题，共走访慰问劳模先进人员 59 人，困难职工 49 人。

以文体活动为载体，增强院校工作活力。积极推进女工特殊疾病互助保障和重大疾病互助保险工作。

发挥共青团组织作用，构建和谐校园文化。围绕中国共产党建党 90 周年，开展了“与信仰对话”形势政策教育活动、“歌声献给党”大型合唱比赛、“党性在心中”主题演讲比赛以及摄影比赛、校园文化活动、“五四青年科技文化节”“纪念一二九运动”及学生体育运动会等活动。

发挥暑期社会实践教育优势，全面提高学生综合素质水平，围绕“青春在实践中闪亮”的主题，共派出校级社会实践团 6 支，其中红色主题宣讲实践团 2 支、大学生科技志愿服务实践团 2 支、乡镇村社会实践团 2 支，总计 73 名师生。

八、落实两项待遇，加强离退休干部工作

2011 年院校党委进一步加强离退休干部政治思想建设和党组织建设。开展丰富多彩的主题活动：开展了“颂党恩抒豪情、添光彩乐晚年”主题活动、老干部用自己的亲身经历撰写回忆文章、组织了红歌演唱会，继续在离退休干部党支部开展创建“五好党支部”和“四好党员”活动。

认真落实老干部的政治、生活待遇。坚持组织离退休干部阅读文件，向老同志通报情况，让老领导老同志及时了解院校改革发展情况。

坚持走访慰问制度，并积极开展文娱活动，丰富老同志精神文化生活。

九、综合协调，统筹管理，推进各项工作

积极开展学生职业素养工程，为国家教育体制改革试点八年制医学专业培养目标实现积极探索。近百名师生申请了 18 个课题，从教育教学内容改革、隐形课程设计、协和传统等方面对培养学生职业素养培养进行探讨，编辑出版了 10 余本、60 余万字“学生职业素养培育工程”系列读物。

做好安保政保工作。积极组织安全教育培训，强化安全、责任意识，全年共组织培训 65 次，接受培训人员达到 4 390 人。认真做好敏感时期安全防范工作。积极开展“清剿火患”战役暨平安一、二号行动，共排查出隐患 87 个，解决 80 项，其他 7 项正在组织积极整改。认真开展安全检查，在排除隐患上下工夫，全年共开展安全检查 10 余次，发现安全隐患 50 余项，督促解决 40 余项。积极开展保密工作和维护国家安全工作。

总之，2011 年院校党委充分发挥党组织的政治、思想、组织保障作用，群策群力，谋全局、抓改革、促发展，积极推动了院校事业科学发展。2012 年是院校发展的重要战略机遇期，院校党委将进一步增强责任感、使命感和紧迫感，始终保持锐意进取的冲劲、奋勇争先的拼劲、锲而不舍的韧劲，深入贯彻落实科学发展观，深入贯彻 2012 年全国卫生工作会议精神，积极推进基层党组织工作创新、改进党员教育、管理、服务和发展工作，加强思想政治工作，深入开展创先争优活动，以优异的成绩迎接党的十八大胜利召开！

科　研　工　作

2011 年度院校科研工作概况

2011 年是"十二五"科技计划实施的开局之年，是院校改革发展的重要战略机遇期。在《规划纲要》提出的"自主创新、重点跨越、支撑发展、引领未来"方针指导下，根据国际医学前沿的发展及我国人口与健康事业的需求，通过进一步加强资源整合、基地平台建设、引进优秀人才、组建优势团队等措施，使院校自主创新能力和科技支撑体系建设等方面得到了明显提升，推动了院校整体科研水平的发展。

一、院校科研概况

根据已公布或掌握的数据显示，2011 年全院校共承担或参与院校级以上各类科研课题 940 项，其中国家重大专项 49 项，国家自然科学基金项目 247 项，国家各部委级课题 124 项。2011 年院校到位科研经费总数（不包括中央公益性科研院所基本科研业务费）约为 5.5 亿元。全年新中标课题获资助经费约为 7.3 亿元。全年科研计划执行情况良好，608 项课题按计划结题。全年共完成科技成果鉴定 58 项，共得各类科技成果奖励 26 项，其中国家科技进步奖 2 项，省部级科技奖励 12 项，高校科技进步奖 2 项，其他奖励 5 项。全年申报专利申请 201 项，授权专利 63 项。根据中国科技信息研究所 2010 年 10 月公布的统计数字，院校 2010 年度共发表科技论文 4747 篇，SCI 收录论文数为 1 146 篇，略高于 2009 年度的 1 111 篇。其中影响因子在 3.0 以上 300 篇，10.0 以上 16 篇；平均影响因子 2.679。在 NEW ENGLAND J MED.（FI：53.48）发表 1 篇，LANCET 杂志上（FI：33.63）发表 2 篇，SCIENCE 上（FI：31.36）发表 1 篇。

二、科研组织及成果情况

（一）项目申报及获资助情况

组织申报并获得国家自然科学基金项目 247 项，获资助经费 1.13 亿元。组织申报教育部"创新团队"1 项，"新世纪优秀人才支持计划"2 项；教育部科学研究重大项目 2 项，获资助经费 100 万元；教育部留学回国启动基金 10 项，获资助经费 32 万元。组织申报人事部留学回国人员启动基金 10 项，获资助经费 49 万元。组织申报科技部科研院所开发专项 1 项。完成 2011 年博士点基金的组织申报工作。获得博导类资助 22 项，新教师类资助 16 项，优先发展领域资助 3 项。按计划完成院校科技体制改革和基本科研业务费项目的组织工作。组织 2011 年度协和青年科研基金资助项目的评审，共受理申请项目 82 项，根据专家评审意决定资助 44 项，项目周期 1 年，总经费 300 万元。积极协调组织申报科技部国际科技合作计划项目。本年度共有 6 个专题项目和 1 个政府间合作项目获得批准。

（二）项目验收与总结

在今年 6 月科技部组织的"十一五"两个重大专项项目的结题验收中，我院承担的多数项目得到专家好评，并获得"十二五"滚动支持。其中，由医科院牵头承担的《重大新药创制》国家重大科技专项"创新药物研究开发技术平台建设"项目在结题验收汇报时获得优异成绩。

配合卫生部科教司完成"十一五"支撑四个专题项目的验收工作。组织验收教育部 2007 年"创新团队"和 2009 年"博士点基金"项目。组织落实国家科技支撑计划课题、科技部科研条件工作仪器设备升级改造专项、国家自然科学基金。北京自然科学基金等项目的中期汇报、年度进展报告及结题验收等工作、组织完成了北京市教委项目的进展汇报、结题等课题管理工作。

（三）成果及论文情况

1. 成果奖励工作　在本年度组织推荐申报的各类成果奖项中，通过了国家科技奖专家终审2项，教育部高校科研优秀成果奖专家终审4项，华夏医疗保健国际交流促进科技奖专家终审4项，中华医学奖专家评审5项，北京市科技奖专家终审8项，2011年度北京市科技奖专家初审8项；获得中华预防医学科技奖2项，中国女医师五洲女子科技奖2项。

2. 论文发表情况　对从中国科技信息研究所获得的文献进行了统计分析，院校2010年度共发表科技论文4 747篇，其中SCI收录论文数为1 146篇，略高于2009年度统计结果（1 111篇），平均影响因子2.679，略低于2009年度的2.792。

三、开展的重点工作

（一）成立中国医学科学院药物研究院

根据国家中长期发展规划中新药创制工作的发展思路，结合国家的重大需求、国际前沿学科的发展趋势，以及院校的发展规划，建立重大新药创新研究体系的目标，通过近两年的筹建，经研究决定，正式成立了“中国医学科学院药物研究院”。药物研究院将注重一批新型基础科学和交叉性学科建设，注重转化医学体系建设，注重共用、共享技术平台建设，注重跨所院的整合性创新团队建设，注重创新科学研究管理体制和发展模式，积极推动我国药学事业的发展。

（二）成立医科院糖尿病研究中心

根据院校的发展规划，在医科院领导和多方的支持下，经研究决定，成立“中国医学科学院糖尿病研究中心”。糖尿病研究中心的成立及揭牌仪式于2011年11月14日在协和医院成功举行。糖尿病研究中心将针对国家需求，着眼院校发展，注重学科交叉和转化医学研究，注重跨所院的科研协作和团队建设，整合内部资源，争取外部资源，积极承担国家任务。

（三）加强伦理委员会建设

中国医学科学院/北京协和医学院第二届生物医学研究伦理委员会换届工作已完成。整理完善伦理委员会章程、工作规程及标准操作规程。于2011年11月7日召开了伦理委员会换届大会和研讨会，并通过了第二届院校伦理委员会组成人员。

（四）卫生部重点实验室的评估工作

受卫生部的委托，承担了卫生部2011年卫生部重点实验室评估工作。根据《卫生部重点实验室管理办法》和《卫生部重点实验室评估规则》，完成了《卫生部重点实验室评估实施方案》《卫生部重点实验室评估实施细则》等文件的制定，评估实施方案于2011年7月得到卫生部科教司批准。根据与会专家意见，制定了《卫生部属重点实验室评估三级指标体系》与《卫生部属重点实验室评估评分说明》。12月19~21日顺利完成了64家卫生部重点实验室汇报评估工作。

（五）重点实验室的建设工作

加强科技基础条件保障和重点实验室建设的管理于协调工作。加强与上级主管部门的沟通，协助院校领导积极组织专家论证会、评估预备会。原有3个国家重点实验室顺利通过本轮评估。此外，院校2个新的国家重点实验室获得正式批准，药物研究所的《天然药物活性物质与功能国家重点实验室》、阜外医院的《心血管转化医学国家重点实验室》。积极推进两部共建及部级重点实验室的申报，协助组织卫生部与科技部两部共建重点实验室的申报与协调工作。

四、科研管理工作

（一）加强科研项目规范化管理

随着国家各类科研管理措施的出台，根

据国家有关政策和院校管理办法，在课题申报、项目执行、结题总结等各个环节加强了协调、沟通和管理。

（二）加强资源整合和技术平台建设

积极组织协调院内相关所院，整合优势资源，提高了院校的整体竞争力和显示度，中标率显著提高。组织推荐国家重大基础设施中长期规划建设需求建议3项和973项目建议19项，提高了院校在国家层面的竞争力和影响力。同时院校在推动医学生物学前沿技术、重大疾病研究、创新药物研究、传染病防治研究和公共卫生突发事件应急处理等方面做出了贡献。

（三）加强科技重大专项的管理工作

科技管理处十分重视对两个重大专项的管理工作，组织完成我院承担的“十一五”《重大新药创制》重大专项“创新药物研究开发技术平台建设”项目和《传染病防治》重大专项的结题验收和督导检查工作。

（四）继续推动科技管理网络化工作

积极与院校信息中心合作，完成院校科研信息网站的设计和顺利上线，为院校科研信息信资源的积累和共享迈出重要一步。

（五）协助管理中国慢性病前瞻性研究项目

五、成果及知识产权管理

（一）成果及期刊管理工作

组织完成了2011年度国家科技奖、中华医学科技奖、中华预防医学科技奖、教育部高校科研优秀成果奖、华夏医疗保健国际交流促进科技奖、中国女医师五洲女子科技奖，以及2010～2011两个年度北京市科技进步奖的推荐申报工作；完成了教育部分配给我院的优秀教学成果奖的网络评审（初评）工作。组织院校部分研究所组团参加了第五届中国生物产业大会（深圳），展示了院校近些年来在生物医药领域取得的成绩，增加了院校与外界沟通交流的渠道。

完成了院校主办的19种期刊办理增刊、更换期刊名称、广告增项、申请刊号、广告许可证年检更换等日常管理工作。

（二）知识产权管理

参加了教育部、国家知识产权局组织的“全国高校知识产权师资培训班”培训学习，并取得了结业证书。办理了专利申请相关手续40余项。

（三）诚信建设

起草制定了《中国医学科学院 北京协和医学院科研道德与诚信规范》，在广泛征求意见的基础上，经院校党政联席会议审议通过，正式下发各所院。

六、组织学术交流与国际合作项目情况

获得科技部国际科技合作计划项目7个，经费资助2658万元。发布了“诺和诺德-协和糖尿病研究英才基金”项目指南。经过初审和现场面试两次遴选，选定9份予以支持。参与了中国工程院新发传染病咨询项目“中法新发传染病比较研究项目组”的政策研究工作。组织开展了与海南省的科技合作。目前从22个项目中有4项找到了合作伙伴，已经开始了初步合作，其他正在进一步商谈之中。审核并上报遗传资源国际合作项目申请28项，办理医用特殊物品出入境手续3项。

（科技管理处 编）

联系电话：（010）65105969

2011年度院校获奖科研成果题录

一、国家级奖项

序号	项目名称	完成单位	主要完成人	奖项
1	微创冠心病外科关键技术建立和推广	中国医学科学院阜外心血管病医院	胡盛寿，孙寒松，宋云虎，熊　辉，高润霖，郑　哲，王小敢，许建屏，孙立忠	国家科技进步二等奖
2	我国抗感染药物临床前药效评价平台关键技术的建立及应用	中国医学科学院医药生物技术研究所	蒋建东，游雪甫，陈鸿珊等	国家科技进步奖二等奖

二、省部级奖项

序号	项目名称	完成单位	主要完成人	奖项
1	女性盆底功能障碍性疾病的基础与临床研究	中国医学科学院北京协和医院	郎景和，朱　兰，陈　杰，边旭明，韩少梅，陈　娟，李汉忠，肖　河，王　巍，蒋　芳，戴毓欣，仝佳丽，李　琳，俞　梅，冯瑞娥	北京市科技进步奖一等奖
2	北京地区血友病防治体系的建立和相关研究	中国医学科学院北京协和医院	赵永强，吴润晖，梁　燕，郭　杨，华宝来，陈丽霞	北京市科技进步奖三等奖
3	易感基因和环境因素导致高血压脑中风的机制研究及其防治	中国医学科学院阜外心血管病医院	惠汝太，张伟丽，汪一波，樊晓寒，于　晖，宋卫华，陈敬洲，孙　凯，刘峻豪，白永怿	北京市科学技术二等奖
4	我国心脏性猝死的流行病调查及综合防治研究	中国医学科学院阜外心血管病医院	张　澍，华　伟，姚　焰，陈柯萍，张林峰，浦介麟	北京市科学技术三等奖
5	以胸廓内动静脉近、远心端行难治性胸壁缺损修复及乳房再造的基础及临床研究	中国医学科学院整形外科医院	穆兰花	北京市科学技术三等奖
6	传染病动物模型实验研究技术平台的建立	中国医学科学院医学实验动物研究所	秦　川，魏　强，高　虹，朱　华，蒋　虹，丛　喆	北京市科学技术三等奖
7	免疫性血小板减少症发病机制及治疗策略研究	中国医学科学院血液病医院（血液学研究所）	杨仁池等	天津市科技进步一等奖
8	肿瘤细胞辐射敏感性预测方法的建立及其应用	中国医学科学院放射所	刘　强，樊飞跃，王　彦，杜利清，佘　义，赵　辉，曹　嘉，王　宏	天津市科技进步二等奖

续 表

序号	项目名称	完成单位	主要完成人	奖项
9	眼科超声诊断设备关键技术研究与开发	天津迈达医学科技有限公司；生物医学工程研究所	王延群，杨　军，计建军，宋学东，李跃杰	天津市科技进步一等奖
10	轮状病毒全基因组及蛋白表达研究	中国医学科学院医学生物学研究所	陈元鼎，曹志亮，赵庆欢等	省自然科学奖三等奖

三、高校科技奖项

序号	项目名称	完成单位	主要完成人	奖项
1	细胞移植治疗缺血性心肌病基础与临床研究	中国医学科学院阜外心血管病医院	胡盛寿，张　浩，郑　哲，侯剑锋，刘　盛，李立环，石　丽，赵世华，苏文军，张士举	教育部科技进步一等奖
2	中国若干中药有毒药用植物活性成分研究	中国医学科学院药物研究所	庾石山，陈晓光，再帕尔·阿不力孜，王晓良，屈　晶，马双刚，郜　嵩，唐美军，刘　悦，胡友财，苏东敏	高等学校科学研究优秀成果奖自然科学一等奖

四、中华医学奖项

序号	项目名称	完成单位	主要完成人	奖项
1	北京地区血友病综合诊治和管理协作体系的建立及相关应用研究	中国医学科学院北京协和医院	赵永强，吴润晖，梁　燕，郭　扬，华宝来，陈丽霞，翁习生，陈永辉，李魁星，吴心怡，刘敬忠	中华医学科技奖三等奖
2	肾上腺外科疾病诊治标准体系的建立	中国医学科学院北京协和医院	李汉忠，曾正陪，罗爱伦，纪志刚，张玉石，毛全宗，肖　河，严维刚，荣　石，刘广华，徐维锋，王惠君，石冰冰，黄钟明	中华医学科技奖三等奖
3	子宫内膜异位症发病新学说的临床实践和评价	中国医学科学院北京协和医院	郎景和，冷金花，戴　毅，沙桂华，刘海元，张　羽，谭先杰，李　雷，李晓燕，刘珠凤，孙大为，朱　兰，樊庆泊，史宏晖，张俊吉	中华医学科技奖三等奖
4	基于应激反应基因建立辐射生物剂量快速估算方法及其应用	中国医学科学院放射所	樊飞跃，刘　强，杜利清，王　彦，佘　义，曹　嘉，褚丽萍，王　宏	中华预防医学三等奖

五、其他社会奖项

序号	项目名称	完成单位	主要完成人	奖项
1	艾滋病免疫重建及适合中国国情的艾滋病抗病毒治疗研究	中国医学科学院北京协和医院	李太生，王爱霞，邱志峰，韩 扬，谢 静，焦 洋，刘正印，马小军，左玲燕，李雁凌	中华预防医学会科学技术奖二等奖
2	心血管专科病人安全管理体系的研究与建立	中国医学科学院阜外心血管病医院	李庆印，郝云霞，李 莞，梁 洁，刘芳环，王素琪，贾 艳	中华护理学会科技二等奖
3	高值耗材供应链改革及分类编码的探索	中国医学科学院阜外心血管病医院	韩春雷，胡盛寿，蒋世良，杨跃进，张凤勤，刘恩慧，赵 韡，马胜琦，陶玉秀，杜建春，姜爱华，余国才，侯 宇，陈姗姗	中国医院协会医院科技创新奖三等奖
4	稀有天然药物生物合成与合成生物学研究	中国医学科学院药物研究所	程克棣，朱 平，孔建强，王 伟，涂 君，刘 涛，袁 玮，刘 颖	中国药学会科学技术奖三等奖
5	濒危药材肉苁蓉种质资源评价、保护和利用	中国医学科学院药用植物研究所；宁夏永宁县本草苁蓉种植基地	陈 君，徐 荣，刘同宁，陈士林，于 晶，杨美华，齐 云，石 钺	中国药学会科学技术奖三等奖
6	医药机构法律规制框架研究	中国医学科学院医学信息研究所	曹艳林	中国医院协会2010年度科研成果奖三等奖
7	护理学研究生的培养与创新	中国医学科学院护理学院	李 峥，刘华平，陈京立，绳 宇，赵 红，吴欣娟，汪 健	中华护理学会科技奖二等奖
8	轮状病毒全基因组及蛋白表达研究	中国医学科学院医学生物学研究所	陈元鼎，曹志亮，赵庆欢等	华夏科技奖

2011 年度院校各渠道新中标项目、基金题录

项目（课题）	单位（主持单位）	课题编号	课题名称	批准（合同签订）时间	负责人	备注
国家自然科学基金委	中国医学科学院北京协和医院	31100106	二元调控子 VraSR 在万古霉素低水平耐药金葡菌形成中的表达调控分子机制研究	2011. 8	陈宏斌	
国家自然科学基金委	中国医学科学院北京协和医院	81100416	肥胖相关激素及炎症因子对小鼠下丘脑 KISS-1/GPR54 基因表达的影响	2011. 8	茅江峰	
国家自然科学基金委	中国医学科学院北京协和医院	81100446	子痫前期早期诊断标志物及发病机制的研究	2011. 8	宋英娜	
国家自然科学基金委	中国医学科学院北京协和医院	81100545	降低过度活跃的交感神经活性对慢性肾脏病的时间生物学作用	2011. 8	秦　岩	
国家自然科学基金委	中国医学科学院北京协和医院	81100559	家族性及散发性原发性甲状旁腺功能亢进症的分子遗传学研究	2011. 8	王　鸥	
国家自然科学基金委	中国医学科学院北京协和医院	81100623	骨质疏松症候选基因与药物疗效的相关性及其分子机制研究	2011. 8	李　梅	
国家自然科学基金委	中国医学科学院北京协和医院	81100869	Ang-1-hMSCs 及 hMSCs 对脑缺血损伤后的修复作用及局部微循环重建的动态监测研究	2011. 8	冯　铭	
国家自然科学基金委	中国医学科学院北京协和医院	81100969	发作性运动诱发性肌张力障碍致病基因鉴定和机制研究	2011. 8	柳　青	
国家自然科学基金委	中国医学科学院北京协和医院	81101074	基于 MicroPET 棕色脂肪显像技术的肥胖发病机制及调控因素的研究	2011. 8	程午樱	
国家自然科学基金委	中国医学科学院北京协和医院	81101075	基于像素水平用于中国临床前期 AD 研究的 FDG PET/CT 脑显像标准对照模板的建立	2011. 8	崔瑞雪	
国家自然科学基金委	中国医学科学院北京协和医院	81101287	中国碳青霉烯不敏感大肠杆菌和肺炎克雷伯菌的流行病学和耐药机制	2011. 8	杨启文	

续 表

项目（课题）	单位（主持单位）	课题编号	课题名称	批准（合同签订）时间	负责人	备 注
国家自然科学基金委	中国医学科学院北京协和医院	81101305	单核细胞激活在艾滋病患者动脉粥样硬化中的作用研究	2011.8	罗 玲	
国家自然科学基金委	中国医学科学院北京协和医院	81101346	载 SDF-1 与 TGF-β3 的功能化自组装肽支架介导自体干细胞归巢原位修复骺板的研究	2011.8	刘 铁	
国家自然科学基金委	中国医学科学院北京协和医院	81101382	瘦素和脂联素等脂肪因子抗体通过壳聚糖水凝胶新型载药系统对骨关节炎的影响研究	2011.8	范 彧	
国家自然科学基金委	中国医学科学院北京协和医院	81101588	MicroRNA 9 调控肝癌细胞上皮间质转化机制的研究	2011.8	孙 昭	
国家自然科学基金委	中国医学科学院北京协和医院	81101975	孕激素对子宫内膜癌作用的分子机制研究	2011.8	曹冬焱	
国家自然科学基金委	中国医学科学院北京协和医院	81101976	卵巢癌患者外周血肿瘤来源 exosome 的分离及其肿瘤标志分子的鉴定	2011.8	彭 澎	
国家自然科学基金委	中国医学科学院北京协和医院	81101977	DAPK1、RAR-β、MGMT 基因启动子甲基化与 HPV 感染和宫颈病变、宫颈癌的相关性及其机制的研究	2011.8	孙 崟	
国家自然科学基金委	中国医学科学院北京协和医院	81102251	葎草花粉主要变应原致 SHP-1 低表达个体季节性过敏性哮喘的内表型（endotype）假说模型研究	2011.8	周俊雄	
国家自然科学基金委	中国医学科学院北京协和医院	81102268	系统性硬化症外周血及肺脏 microRNA 表达谱及功能研究	2011.8	王 迁	
国家自然科学基金委	中国医学科学院北京协和医院	81130034	骨关节退行性疾病组织特异性干细胞功能活性改变及其表观遗传学调控	2011.8	邱贵兴	

续 表

项目（课题）	单位（主持单位）	课题编号	课题名称	批准（合同签订）时间	负责人	备 注
国家自然科学基金委	中国医学科学院北京协和医院	81170040	趋化因子受体 CXCR3 在吸烟诱导的慢性阻塞性肺病中的作用和相关机制的研究	2011.8	高金明	
国家自然科学基金委	中国医学科学院北京协和医院	81170055	内质网应激及其调控蛋白在特发性肺纤维化发病中的作用	2011.8	徐作军	
国家自然科学基金委	中国医学科学院北京协和医院	81170364	炎症因子通过 β-catenin 激活 Wnt 途径促进溃疡性结肠炎恶变的机制研究	2011.8	李景南	
国家自然科学基金委	中国医学科学院北京协和医院	81170548	子宫内膜异位症在位内膜和异位内膜 MicroRNA 表达差异分析及应用研究	2011.8	冷金花	
国家自然科学基金委	中国医学科学院北京协和医院	81170551	组织工程技术在女性盆腔器官脱垂组织修复与功能重建研究	2011.8	朱　兰	
国家自然科学基金委	中国医学科学院北京协和医院	81170665	钙调神经磷酸酶对足细胞内质网应激程度的调控在蛋白尿发生中的机制研究	2011.8	陶建瓴	
国家自然科学基金委	中国医学科学院北京协和医院	81170674	尿酸导致管球反馈失衡在高血压肾损害中不同于文献的分子机制	2011.8	陈丽萌	
国家自然科学基金委	中国医学科学院北京协和医院	81170724	遗传性肾性尿崩症的基因突变检测及药物伴侣治疗的功能研究	2011.8	顾　锋	
国家自然科学基金委	中国医学科学院北京协和医院	81170736	早期发育环境与糖代谢异常关系的表观遗传学研究	2011.8	肖新华	
国家自然科学基金委	中国医学科学院北京协和医院	81170805	假性维生素 D 缺乏性佝偻病突变检测、新致病基因的鉴定及其功能研究	2011.8	夏维波	
国家自然科学基金委	中国医学科学院北京协和医院	81170826	自身免疫相关性角膜融解发病机制及诊治研究	2011.8	李　莹	
国家自然科学基金委	中国医学科学院北京协和医院	81170906	大鼠周围性面瘫及面肌联动模型客观定量评价	2011.8	高志强	

续 表

项目（课题）	单位（主持单位）	课题编号	课题名称	批准（合同签订）时间	负责人	备 注
科技重大专项	中国医学科学院肿瘤医院	2012ZX09303-012-001	抗肿瘤新药的临床评价研究技术平台建设	2012. 1. 1	石远凯	
国家自然科学基金	中国医学科学院肿瘤医院	31171299	DNA 复制磷酸激酶 DDK（Cdc7/Dbf4）与 DNA 合成期检验点的相互调节的研究	2012. 1. 1	姜伟	
国家自然科学基金	中国医学科学院肿瘤医院	31171322	survivin 拮抗细胞衰老的机制研究	2012. 1. 1	朱红霞	
国家自然科学基金	中国医学科学院肿瘤医院	81101518	MTA1 参与 PUMA 表达调控的机制研究	2012. 1. 1	王海娟	
国家自然科学基金	中国医学科学院肿瘤医院	81101554	抵抗肿瘤免疫抑制并靶向肿瘤干细胞的 T 细胞研究	2012. 1. 1	张玉倩	
国家自然科学基金	中国医学科学院肿瘤医院	81101625	靶向胰腺癌干细胞的抗体及其分子靶标的研究	2012. 1. 1	孙力超	
国家自然科学基金	中国医学科学院肿瘤医院	81101740	SPRR3 促进食管癌放化疗敏感性分子机制的研究	2012. 1. 1	骆爱萍	
国家自然科学基金	中国医学科学院肿瘤医院	81101772	异柠檬酸脱氢酶 1（IDH1）作为非小细胞肺癌治疗新靶点的实验研究	2012. 1. 1	谭锋维	
国家自然科学基金	中国医学科学院肿瘤医院	81101773	肺鳞癌细胞中 microRNA-31 及其靶基因促癌机制的研究	2012. 1. 1	谭晓刚	
国家自然科学基金	中国医学科学院肿瘤医院	81101857	肝癌中 IL-23 调控巨噬细胞 VEGF 表达及血管生成能力的研究	2012. 1. 1	杜 君	
国家自然科学基金	中国医学科学院肿瘤医院	81102187	倒班、夜光暴露与生物节律基因在乳腺癌发病中的作用研究	2012. 1. 1	李 倩	
国家自然科学基金	中国医学科学院肿瘤医院	81130043	KLF4 的调控机制及在肿瘤发生发展中的功能研究	2012. 1. 1	刘芝华	
国家自然科学基金	中国医学科学院肿瘤医院	81171344	惰性生长方式肺腺癌自然生长规律的初步观察及病理基础研究	2012. 1. 1	王建卫	

续 表

项目（课题）	单位（主持单位）	课题编号	课题名称	批准（合同签订）时间	负责人	备 注
国家自然科学基金委	中国医学科学院北京协和医院	81171354	甲状腺癌超声及特异性蛋白指纹图谱的研究	2011.8	姜玉新	
国家自然科学基金委	中国医学科学院北京协和医院	81171369	99mTc-3PRGD2 SPECT 显像用于评价肺癌抗新生血管药物疗效的动物研究及肺癌诊断临床研究	2011.8	李 方	
国家自然科学基金委	中国医学科学院北京协和医院	81171370	基于新生血管显像研究 MSC 治疗缺血性脑血管病的转化医学关键问题	2011.8	朱朝晖	
国家自然科学基金委	中国医学科学院北京协和医院	81171390	VEGFR3 相关乳腺癌动物模型靶标双模态分子成像技术	2011.8	金征宇	
国家自然科学基金委	中国医学科学院北京协和医院	81171673	中国汉族人群先天性脊柱侧凸 TBX6 候选基因多态性与相关蛋白质学研究	2011.8	仉建国	
国家自然科学基金委	中国医学科学院北京协和医院	81171770	特发性脊柱侧凸的表观遗传学研究	2011.8	王以朋	
国家自然科学基金委	中国医学科学院北京协和医院	81171775	血浆 microRNA 用于股骨头坏死早期诊断的临床和实验研究	2011.8	钱文伟	
国家自然科学基金委	中国医学科学院北京协和医院	81171874	缝隙连接蛋白 CX43 及核因子 kappa B（NF-κB）在高压氧预处理提高皮瓣缺血耐受中的作用	2011.8	王友彬	
国家自然科学基金委	中国医学科学院北京协和医院	81172334	胰腺癌中靶向抑制 K-RAS 基因的 microRNA 分子的鉴定、功能及相互作用研究	2011.8	陈 杰	
国家自然科学基金委	中国医学科学院北京协和医院	81172481	卵巢癌铂类耐药标记蛋白 Annexin A3 耐药机制与外周血检测的深入研究	2011.8	潘凌亚	
国家自然科学基金委	中国医学科学院北京协和医院	81172482	与卵巢癌转移相关的 Polycomb 家族核心基因的筛选及其相关调控机制的研究	2011.8	沈 铿	

续 表

项目（课题）	单位（主持单位）	课题编号	课题名称	批准（合同签订）时间	负责人	备 注
国家自然科学基金委	中国医学科学院北京协和医院	81172483	子宫颈上皮内瘤变和早期子宫颈癌患者免疫功能动态评价的应用基础研究	2011.8	谭先杰	
国家自然科学基金委	中国医学科学院北京协和医院	81172857	IL12A 基因两个潜在的增强子区域在原发性胆汁性肝硬化发病机制中作用的研究	2011.8	李永哲	
国家自然科学基金委	中国医学科学院北京协和医院	81172858	B 细胞 TRAF2/6 介导的 CD40 信号通路活化在干燥综合征发病中的作用	2011.8	张 文	
国家自然科学基金委	中国医学科学院北京协和医院	81172859	系统性红斑狼疮中 CD200/CD200R1 调控免疫耐受机制研究	2011.8	张 烜	
国家自然科学基金委	中国医学科学院北京协和医院	81173663	脑白质病变全自动定量分析及其应用研究	2011.8	朱以诚	
国家自然科学基金委	中国医学科学院北京协和医院	81141017	视神经脊髓炎脑部病变的超高场磁共振结构及功能成像研究	2011.12	冯 逢	
国家自然科学基金委	中国医学科学院北京协和医院	81141027	胰腺癌耐药相关 miRNA 筛查及调控机制的研究	2011.12	张太平	
国家自然科学基金委	中国医学科学院北京协和医院	81141034	通过外显子测序探寻转移性胰腺癌的突变富集通路	2011.12	赵玉沛	
国家自然科学基金委	中国医学科学院北京协和医院	81150027	胰腺星形细胞对胰腺癌化疗耐药的影响及其机制的研究	2011.12	梁智勇	
国家科技部	中国医学科学院北京协和医院	2010AA023007	干预胃肠疾病的特殊膳食食品研制与多中心功能医学循证关键技术研发	2010.12	方秀才	“863”计划
国家科技部	中国医学科学院北京协和医院	2010DFB33430	遗传性视网膜变性基因诊断和基因治疗的实验和临床研究	2010.12	董方田	国际科技合作计划
国家科技部	中国医学科学院北京协和医院	2010DFB33720	病毒感染所致肝癌发生中非编码转录组改变及靶基因研究	2010.12	赵海涛	国际科技合作计划

续 表

项目（课题）	单位（主持单位）	课题编号	课题名称	批准（合同签订）时间	负责人	备 注
国家科技部	中国医学科学院北京协和医院	2011AA030104	新型药物洗脱支架和管材关键技术及产品研发	2011.3	方 全	“863”计划
北京市科委	中国医学科学院北京协和医院	Z111107058811019	大剂量化疗联合自体外周血造血干细胞移植治疗 POEMS 综合征的前瞻性研究	2011.7	周道斌	首都特色临床医学
北京市科委	中国医学科学院北京协和医院	Z111107058811025	北京地区妊娠期甲状腺功能筛查的多中心前瞻性研究	2011.7	马良坤	首都特色临床医学
北京市科委	中国医学科学院北京协和医院	Z111107058811096	99mTc-3PRGD2 SPECT 用于肺癌新生血管显像的初步临床研究	2011.7	李 方	首都特色临床医学
北京市科委	中国医学科学院北京协和医院	Z111107058811105	结核分枝杆菌特异性 Th1 细胞免疫反应鉴别诊断活动性结核病与潜伏性结核感染应用研究	2011.7	刘晓清	首都特色临床医学
北京市科委	中国医学科学院北京协和医院	7122140	肿瘤相关巨噬细胞促 T 淋巴瘤的作用研究及相关靶向治疗探索	2011.12	周道斌	北京自然基金面上项目
北京市科委	中国医学科学院北京协和医院	7122141	Prox1 - Gfi1 通路中 Gfi1 基因与耳聋发病机制的研究	2011.12	陈晓巍	北京自然基金面上项目
北京市科委	中国医学科学院北京协和医院	7122142	叶酸受体介导的无功能垂体腺瘤的靶向诊治及相关机制研究	2011.12	王任直	北京自然基金面上项目
北京市科委	中国医学科学院北京协和医院	7122143	NFkB 抑制剂小白菊内酯延缓抵抗素介导炎症和糖尿病肾病发生	2011.12	李雪梅	北京自然基金面上项目
北京市科委	中国医学科学院北京协和医院	7122144	妊娠期糖尿病的尿蛋白质组学分析	2011.12	赵维纲	北京自然基金面上项目
北京市科委	中国医学科学院北京协和医院	7122145	血管周脂肪组织转染 HO-1 基因对于血管抗氧化损伤的保护机制	2011.12	刘昌伟	北京自然基金面上项目

续 表

项目（课题）	单位（主持单位）	课题编号	课题名称	批准（合同签订）时间	负责人	备 注
北京市科委	中国医学科学院北京协和医院	7122146	矮小患者基因多态性与重组人生长激素促线性生长效应的相关性研究	2011.12	潘 慧	北京自然基金面上项目
北京市科委	中国医学科学院北京协和医院	7122147	中药筋脉通对氧化应激致糖尿病周围神经修复再生障碍的保护作用	2011.12	梁晓春	北京自然基金面上项目
北京市科委	中国医学科学院北京协和医院	7122148	大鼠睾丸功能代偿的差异蛋白筛查及干预研究	2011.12	李宏军	北京自然基金面上项目
北京市科委	中国医学科学院北京协和医院	7121012	北京地区绝经后妇女骨质疏松性骨折风险评估模型的建立	2011.12	夏维波	北京自然基金重大项目
部委级教育部	中国医学科学院北京协和医院	NCET-10-0964	HPV 感染的遗传易感性、自身免疫性疾病	2011.4	左亚刚	新世纪优秀人才支持计划
部委级教育部	中国医学科学院北京协和医院		胸部肿瘤个体化综合诊治的转化医学研究	2011.11	李单青	科学研究重大项目
部委级教育部	中国医学科学院北京协和医院	20111106110047	胰腺星形细胞对胰腺癌化疗耐药的影响及机制初步研究	2011.12	梁智勇	博士点
部委级教育部	中国医学科学院北京协和医院	20111106110002	FR 介导中子俘获疗法治疗难治性无功能垂体腺瘤及相关机制研究	2011.12	王任直	博士点
部委级教育部	中国医学科学院北京协和医院	20111106110009	维生素 D 在溃疡性结肠炎恶变相关作用及机制的研究	2011.12	钱家鸣	博士点
部委级教育部	中国医学科学院北京协和医院	20111106110048	NF-kB 抑制剂小白菊内酯减轻抵抗素介导炎症反应延缓 db/db 小鼠糖尿病肾病发生和发展	2011.12	李雪梅	博士点
部委级教育部	中国医学科学院北京协和医院	20111106110045	LASIK 术后角膜融解相关免疫机制的研究	2011.12	李 莹	博士点
部委级教育部	中国医学科学院北京协和医院	20111106120057	MicroRNAs 作为干眼病眼表功能障碍生物标记的探索性研究	2011.12	张顺华	博士点优秀青年教师

续 表

项目（课题）	单位（主持单位）	课题编号	课题名称	批准（合同签订）时间	负责人	备 注
部委级人事部	中国医学科学院北京协和医院		HIV-1 感染后免疫学控制者及病毒控制者免疫激活、微生物易位及其对特异性细胞免疫应答的影响	2011.11	谢 静	留学人员科技活动项目择优资助经费
部委级人事部	中国医学科学院北京协和医院		轻度认知功能障碍和 Alzheimer 病的嗅觉相关结构和功能成像研究	2011.11	有 慧	留学人员科技活动项目择优资助经费
部委级人事部	中国医学科学院北京协和医院		脑肠-微生物轴在炎症性肠病中作用机制的探讨	2011.11	吕 红	留学人员科技活动项目择优资助经费
部委级人事部	中国医学科学院北京协和医院		非酒精性脂肪性肝病与结直肠腺瘤及腺癌的相关性研究及其机制探讨	2011.11	舒慧君	留学人员科技活动项目择优资助经费
部委级人事部	中国医学科学院北京协和医院		Ras/Raf/MEK/Erk 及 PI3K/Akt/mTOR 信号通路激活在散发性嗜铬细胞瘤发病机制中的作用	2011.11	童安莉	留学人员科技活动项目择优资助经费
部委级人事部	中国医学科学院北京协和医院		促红细胞生成素对全脑缺血再灌注损伤微小 RNA 表达影响的研究	2011.11	朱 波	留学人员科技活动项目择优资助经费
医科院	中国医学科学院北京协和医院		VEGFR3 相关乳腺癌动物模型靶标多模态分子成像技术	2011.8	薛华丹	协和青年
医科院	中国医学科学院北京协和医院		胰腺癌化疗药物敏感性相关蛋白标志物的筛选及其应用研究	2011.8	胡 亚	协和青年
医科院	中国医学科学院北京协和医院		TGF-β-IL-6 轴在调节 NSCLC EGFR-TKI 耐药及出现不同治疗反应中的作用	2011.8	赵 静	协和青年

续 表

项目（课题）	单位（主持单位）	课题编号	课题名称	批准（合同签订）时间	负责人	备 注
医科院	中国医学科学院北京协和医院		基于全外显子组测序技术的中国新生儿糖尿病分子遗传学研究	2011.8	于 淼	诺和诺德
医科院	中国医学科学院北京协和医院		代谢综合征早期预测指标的探索研究	2011.8	黎 明	诺和诺德
医科院	中国医学科学院北京协和医院		myostatin 通过 Smad3/PAI-1 途径促进动脉粥样硬化及其分子机制研究	2011.8	阳洪波	诺和诺德
医科院	中国医学科学院北京协和医院		糖尿病和胃肠道肿瘤：社区为基础的调查和干预的研究	2011.8	钱家鸣	诺和诺德
部委级国家计生委	中国医学科学院北京协和医院		资葵女贞丸治疗原因不明复发性流产的多中心、随机双盲对照临床试验	2011.8	刘欣燕	
国家自然科学基金面上项目	中国医学科学院阜外心血管病医院	31171220	维生素 K 环氧化物还原酶亚基 1 的基因变异对血管钙化的影响	2011.9.1	汪一波	
国家自然科学基金青年科学基金项目	中国医学科学院阜外心血管病医院	81100118	新激酶基因 TNNI3K 在心脏胚胎发育和心肌细胞分化中的作用及信号转导通路研究	2011.9.1	徐瑞霞	
国家自然科学基金青年科学基金项目	中国医学科学院阜外心血管病医院	81100178	一种新选择性脑灌注策略对深低温停循环术中未成熟脑的保护作用及机制研究	2011.9.1	刘晋萍	
国家自然科学基金青年科学基金项目	中国医学科学院阜外心血管病医院	81102704	Neuregulin-1/ErbB 和利钠肽系统与心力衰竭遗传易感性和临床评估及其在芪苈强心胶囊作用机制和评价的研究	2011.9.1	张宇辉	
国家自然科学基金重点项目	中国医学科学院阜外心血管病医院	81130029	干细胞移植后磁共振量化评价干细胞与心肌组织相互作用的实验研究	2011.9.1	赵世华	
国家自然科学基金面上项目	中国医学科学院阜外心血管病医院	81170093	利用基因敲入小鼠模型研究 NEXN 基因突变在肥厚型及扩张型心肌病中的致病机制	2011.9.1	王 虎	
国家自然科学基金面上项目	中国医学科学院阜外心血管病医院	81170127	促红素促进糖尿病小鼠心肌梗死血管新生的机制研究	2011.9.1	唐熠达	

续 表

项目（课题）	单位（主持单位）	课题编号	课题名称	批准（合同签订）时间	负责人	备 注
国家自然科学基金面上项目	中国医学科学院阜外心血管病医院	81170129	骨髓极小胚胎样干细胞药物动员并定向归巢提高梗死心肌再生疗效及机制研究	2011.9.1	杨跃进	
国家自然科学基金面上项目	中国医学科学院阜外心血管病医院	81170130	microRNA 调控大鼠出生后心肌细胞增殖能力转变过程的研究	2011.9.1	郑　哲	
国家自然科学基金面上项目	中国医学科学院阜外心血管病医院	81170154	溶血磷脂酸对未成熟心肌缺血损伤的保护及机制研究	2011.9.1	陈　曦	
国家自然科学基金面上项目	中国医学科学院阜外心血管病医院	81170155	先天性心脏病相关性肺动脉高压肺血管病变性质及可逆性的病理机制研究	2011.9.1	何建国	
国家自然科学基金面上项目	中国医学科学院阜外心血管病医院	81170194	抗血小板聚集药物氯吡格雷引发出血的分子机制研究	2011.9.1	孟宪敏	
国家自然科学基金面上项目	中国医学科学院阜外心血管病医院	81170206	致心律失常型右室心肌病发病的分子机制研究	2011.9.1	魏英杰	
国家自然科学基金面上项目	中国医学科学院阜外心血管病医院	81170233	婴幼儿体外循环中脑血流压力/流量自我调节学说理论的构建	2011.9.1	管玉龙	
国家自然科学基金面上项目	中国医学科学院阜外心血管病医院	81170285	炎症相关基因表达调控与大动脉炎发病的分子机制研究	2011.9.1	党爱民	
国家自然科学基金面上项目	中国医学科学院阜外心血管病医院	81170286	microRNAs 与主动脉夹层的诊断、预后和易感基因单核苷酸多态性的研究	2011.9.1	樊晓寒	
国家自然科学基金科学部主任基金	中国医学科学院阜外心血管病医院	81171343	动脉粥样硬化易损斑块识别及强化降脂综合干预疗效的实验研究	2011.9.1	吕　滨	
国家自然科学基金科学部主任基金	中国医学科学院阜外心血管病医院	31140049	Tie2 基因遗传变异的功能分析及其对脑卒中遗传易感性的作用研究	2011.9.1	陈敬洲	
国家自然科学基金科学部主任基金	中国医学科学院阜外心血管病医院	81141015	胚胎干细胞治疗新生大鼠脑白质损伤的研究	2011.9.1	敖虎山	

续 表

项目（课题）	单位（主持单位）	课题编号	课题名称	批准（合同签订）时间	负责人	备 注
国家自然科学基金科学部主任基金	中国医学科学院阜外心血管病医院	81141042	脐带间充质干细胞对未成熟肺小血管发育影响及其机制的实验研究	2011.9.1	崔 彬	
国家自然科学基金面上项目	中国医学科学院阜外心血管病医院	81150035	mTOR 信号传导通路在房颤心房重构中的作用及机制研究	2011.9.1	王 欣	
高等学校博士学科点专项科研基金博导类	中国医学科学院阜外心血管病医院	20111106110014	miR-130a 在先天性心脏病相关肺动脉高压肺血管重塑中的作用及机制研究	2011.12.13	李守军	
高等学校博士学科点专项科研基金博导类	中国医学科学院阜外心血管病医院	20111106110012	骨髓极小胚胎样干细胞药物动员并定向归巢提高梗死心肌再生疗效及机制研究	2011.12.13	杨跃进	
高等学校博士学科点专项科研基金博导类	中国医学科学院阜外心血管病医院	20111106110013	变异型心绞痛的炎症相关分子机制与他汀干预	2011.12.13	李建军	
高等学校博士学科点专项科研基金新教师类	中国医学科学院阜外心血管病医院	20111106120009	干细胞迁移机制在大网膜包裹术改善心肌梗死后心律失常的实验研究	2011.12.13	侯剑峰	
首都临床特色应用研究专项	中国医学科学院阜外心血管病医院	Z111107058811001	原发性醛固酮增多症的治疗：经皮肾上腺动脉栓塞的安全性和有效性研究	2011.6.21	蒋雄京	
首都临床特色应用研究专项	中国医学科学院阜外心血管病医院	Z111107058811005	微血管功能障碍与肥厚型心肌病诊治研究	2011.6.21	乔树宾	
首都临床特色应用研究专项	中国医学科学院阜外心血管病医院	Z111107058811090	ECMO 治疗重度心力衰竭的临床应用研究	2011.6.21	龙 村	
协和青年科研基金	中国医学科学院阜外心血管病医院		婴幼儿体外循环中脑血流压力/流量反常调节	2011.6.30	管玉龙	
协和青年科研基金	中国医学科学院阜外心血管病医院		新型 18F 标-i 型乙肌灌注 PET 显像剂的临床前研究	2011.6.30	方 纬	

续 表

项目（课题）	单位（主持单位）	课题编号	课题名称	批准（合同签订）时间	负责人	备 注
教育部留学归国人员科研启动基金	中国医学科学院阜外心血管病医院		远端肾小管上皮钠转运系统基因变异影响高血压病	2011. 8. 30	汪一波	
教育部留学回国人品科研启动基金	中国医学科学院阜外心血管病医院		旋转成像技术在心房颤动导管消融中的应用	2011. 8. 30	唐 闽	
中央级公益性科研院所基本科研业务费	中国医学科学院阜外心血管病医院		NDM1 检测方法的建立及院内耐药菌的定植感染监测和传播动力学分析	2011. 9. 1	陈宣男	
中央级公益性科研院所基本科研业务费	中国医学科学院阜外心血管病医院		G 试验和 GM 试验在心脏移植术后疑似真菌感染病人中的诊断价值和疗效评估	2011. 9. 1	程 军	
中央级公益性科研院所基本科研业务费	中国医学科学院阜外心血管病医院		多排 CT（MDCT）联合髓过氧化物酶（MPO）等炎症介质评价急性冠脉综合征（ACS）斑块特点	2011. 9. 1	崔锦钢	
中央级公益性科研院所基本科研业务费	中国医学科学院阜外心血管病医院		中国 ACS 患者 ABCB1、PON-1 基因多态性分布与其临床意义的初步探讨	2011. 9. 1	冯广迅	
中央级公益性科研院所基本科研业务费	中国医学科学院阜外心血管病医院		褪黑激素对 ox-LDL 诱导内皮细胞和单核细胞 COX-2 基因表达的调控研究	2011. 9. 1	贾六军	
中央级公益性科研院所基本科研业务费	中国医学科学院阜外心血管病医院		远端缺血预处理对供体心脏缺血再灌注损伤的保护作用	2011. 9. 1	吉冰洋	
中央级公益性科研院所基本科研业务费	中国医学科学院阜外心血管病医院		氯吡格雷临床用药个体差异的体内转运机制研究	2011. 9. 1	蒋娟娟	
中央级公益性科研院所基本科研业务费	中国医学科学院阜外心血管病医院		中性粒细胞明胶酶相关脂质运载蛋白在心脏术后急性肾损伤早期诊断的前瞻性研究	2011. 9. 1	李 良	
中央级公益性科研院所基本科研业务费	中国医学科学院阜外心血管病医院		肥厚型心肌病循环 microRNA 谱及其在危险分层与早期预警中的作用	2011. 9. 1	刘亚欣	

续 表

项目（课题）	单位（主持单位）	课题编号	课题名称	批准（合同签订）时间	负责人	备 注
中央级公益性科研院所基本科研业务费	中国医学科学院阜外心血管病医院		含胰岛素的托马斯停跳液在联合瓣膜置换术中的应用	2011.9.1	楼 松	
中央级公益性科研院所基本科研业务费	中国医学科学院阜外心血管病医院		冠心病患者桡动脉生物学特性及临床应用研究	2011.9.1	沈刘忠	
中央级公益性科研院所基本科研业务费	中国医学科学院阜外心血管病医院		冠脉内压力导丝技术评价糖尿病患者介入治疗术后微循环功能的改善及药物干预作用	2011.9.1	宋光远	
中央级公益性科研院所基本科研业务费	中国医学科学院阜外心血管病医院		血清标志物组合对急性心肌梗死后心脏破裂的预测价值研究	2011.9.1	宋 雷	
中央级公益性科研院所基本科研业务费	中国医学科学院阜外心血管病医院		吸烟对大隐静脉内皮功能及基质金属蛋白酶水平的影响研究	2011.9.1	孙海宁	
中央级公益性科研院所基本科研业务费	中国医学科学院阜外心血管病医院		乌司他丁对心血管术后早期发热的预防作用的临床研究	2011.9.1	史春霞	
中央级公益性科研院所基本科研业务费	中国医学科学院阜外心血管病医院		晚钠电流在抗心律失常药物治疗及安全性评价中的作用	2011.9.1	王 曼	
中央级公益性科研院所基本科研业务费	中国医学科学院阜外心血管病医院		肥厚型心肌病患者心肌纤维化的分子遗传学机制研究	2011.9.1	闫朝武	
中央级公益性科研院所基本科研业务费	中国医学科学院阜外心血管病医院		Emilinl 在主动脉夹层动脉瘤中的表达研究	2011.9.1	张 良	
中央级公益性科研院所基本科研业务费	中国医学科学院阜外心血管病医院		心脏移植术后 MICA 抗体在移植心脏排斥反应中的临床研究	2011.9.1	张 洋	
中央级公益性科研院所基本科研业务费	中国医学科学院阜外心血管病医院		人工胶体在婴幼儿体外循环预充中的应用研究	2011.9.1	赵明霞	

续 表

项目（课题）	单位（主持单位）	课题编号	课题名称	批准（合同签订）时间	负责人	备 注
中央级公益性科研院所基本科研业务费	中国医学科学院阜外心血管病医院		实时动态血糖监测系统对冠心病重症患者血糖管理的指导作用	2011.9.1	赵振燕	
横向课题	中国医学科学院阜外心血管病医院		Coseal 预防术后心脏心脏粘连的动物模型	2011.9.1	闫 军	
横向课题	中国医学科学院阜外心血管病医院		益心舒对心肌梗死后心力衰竭大鼠的治疗作用研究	2011.9.1	张 健	
横向课题	中国医学科学院阜外心血管病医院		尼群洛尔片治疗高血压的临床研究	2011.7.1	王增武	
横向课题	中国医学科学院阜外心血管病医院		先心病术后标准化抗凝方案制定的临床研究	2011.9	张燕博	
横向课题	中国医学科学院阜外心血管病医院		完全性大动脉转位患者体肺循环血流动力学术学评估技术	2011.8	樊红光	
横向课题	中国医学科学院阜外心血管病医院		心力衰竭患者心脏再同步治疗的临床研究	2011.8	华 伟	
横向课题	中国医学科学院阜外心血管病医院		CYP450 及 ADP 受体基因多态性与氯吡格雷抵抗的关联研究	2011.1	袁晋青	
横向课题	中国医学科学院阜外心血管病医院		肿瘤坏死因子-α 与大动脉炎发病机制的研究	2011.1	党爱民	
横向课题	中国医学科学院阜外心血管病医院		高脂血症不能耐受他汀者干预性研究	2011.5	唐熠达	
横向课题	中国医学科学院阜外心血管病医院		中国人心脏瓣膜置换术后低强度抗凝治疗多中心临床研究	2011	许建屏	
横向课题	中国医学科学院阜外心血管病医院		大剂量乌司他丁对深低温低流量术中未成熟肺的影响及机制研究	2011.2	薛庆华	

续 表

项目（课题）	单位（主持单位）	课题编号	课题名称	批准（合同签订）时间	负责人	备注
横向课题	中国医学科学院阜外心血管病医院		乌司他丁对红细胞保存病变及输血相关急性肺损伤影响的实验研究	2011.1	姚允泰	
横向课题	中国医学科学院阜外心血管病医院		18F-FDG PET/CT 显像检测心肌“缺血记忆”的实验研究	2011.5	杨敏福	
横向课题	中国医学科学院阜外心血管病医院		核素显像用于肺动脉高压血流动力学及右心功能评价的临床研究	2011.5	方　纬	
横向课题	中国医学科学院阜外心血管病医院		波生坦治疗肺动脉高压右心功能不全多中心临床研究	2011	何建国	
横向课题	中国医学科学院阜外心血管病医院		基于无线传感网络的高血压社区规范管理示范点建设先期可行性研究	2011.1	蒋雄京	
协和青年科研基金	中国医学科学院肿瘤医院		MicroRNA-145 在大肠癌转移中的功能研究	2012.1.1	袁　伟	
协和青年科研基金	中国医学科学院肿瘤医院		RNA 结合蛋白 HuR 的表达与乳腺癌分子亚型及吉西他滨疗效关系的研究	2012.1.1	樊　英	
协和青年科研基金	中国医学科学院肿瘤医院		一种新的血浆标志物 PSG3 在辅助肝癌诊断中的应用研究	2012.1.1	杨　磊	
863 课题	中国医学科学院肿瘤医院	SQ2010AA0222396001	肿瘤早期诊断药物选择疗效检测体外诊断试剂研究	2012.1.1	韩晓红	
863 课题	中国医学科学院肿瘤医院	2011AA8031005J	强辐射生物学效应——影像学无创评价研究	2012.1.1	罗德红	
973 课题	中国医学科学院肿瘤医院	2012CB967003	肿瘤干细胞转移潜能获得的分子机制	2012.1.1	汪红英	
973 课题	中国医学科学院肿瘤医院	2010CB910703	研究有丝分裂关键调控蛋白在肿瘤发生发展中的作用及分子机制	2012.1.1	姜　伟	
科技重大专项	中国医学科学院肿瘤医院	2012ZX10002008	经肝炎向肝癌发展病程中的流行病学研究	2012.1.1	曲春枫	

续 表

项目（课题）	单位（主持单位）	课题编号	课题名称	批准（合同签订）时间	负责人	备 注
国家自然科学基金	中国医学科学院肿瘤医院	81172033	基于新的免疫蛋白组学技术发现鉴定肺癌转移相关功能性膜蛋白	2012. 1. 1	冉宇靓	
国家自然科学基金	中国医学科学院肿瘤医院	81172034	miRNA 介导蛋白酶活化受体 2（PAR2）诱导的结肠癌细胞生长与转移	2012. 1. 1	汪红英	
国家自然科学基金	中国医学科学院肿瘤医院	81172035	建立一种研究血液中肝细胞肝癌复发转移相关蛋白标志物的新体系	2012. 1. 1	肖 汀	
国家自然科学基金	中国医学科学院肿瘤医院	81172125	中国北方鼻咽癌放射敏感性差异基因检测及功能研究	2012. 1. 1	易俊林	
国家自然科学基金	中国医学科学院肿瘤医院	81172160	表达人端粒酶趋化抗原的溶瘤性单纯疱疹病毒的抗肿瘤作用机制的研究	2012. 1. 1	刘滨磊	
国家自然科学基金	中国医学科学院肿瘤医院	81172336	间变性淋巴瘤激酶 ALK 融合蛋白在食管鳞癌中作用机制的研究及其靶向药物对食管鳞癌治疗效果的检测	2012. 1. 1	赫 捷	
国家自然科学基金	中国医学科学院肿瘤医院	81172757	病毒变异体与免疫反应因子 SNPs 对 HPV 持续感染及子宫颈癌交互作用的分子流行病学研究	2012. 1. 1	李 霓	
国家自然科学基金	中国医学科学院肿瘤医院	81172888	TLR7/8 活化增强经典型单核细胞源性树突状细胞交叉抗原递呈功能的研究	2012. 1. 1	曲春枫	
国家自然科学基金	中国医学科学院肿瘤医院	81173114	应用抑制 Wnt 信号传导通路治疗 ADPKD 作用机制的研究	2012. 1. 1	吴冠青	
国家自然科学基金（NIH）	中国医学科学院肿瘤医院	81110294	激发特异性抗乙肝病毒抗原免疫应答的肝癌免疫治疗探讨	2012. 1. 1	曲春枫	
国家自然科学基金主任基金	中国医学科学院肿瘤医院	81141030	子宫颈癌前哨淋巴结微转移预测分子模型的构建	2012. 1. 1	李 斌	

续 表

项目（课题）	单位（主持单位）	课题编号	课题名称	批准（合同签订）时间	负责人	备 注
国家自然科学基金主任基金	中国医学科学院肿瘤医院	81141036	伽马射线立体定向放疗的物理基础研究	2012. 1. 1	戴建荣	
国家自然科学基金重大项目	中国医学科学院肿瘤医院	91129717	微环境在慢性结肠炎恶性转化过程中的作用及其分子网络研究	2012. 1. 1	汪红英	
北京市卫生局科技成果和适宜技术推广项目	中国医学科学院肿瘤医院	京-TG-2010-10	胃镜下醋酸靛胭脂染色判别标记早期胃癌和癌前病变	2011. 4. 1	赖少清	
北京市项目	中国医学科学院肿瘤医院		分子标志谱在肺癌诊断、预后判断中的应用转化研究	2011. 9. 1	高燕宁	
北京市自然科学基金	中国医学科学院肿瘤医院	5112031	常染色体隐性遗传性多囊肾病致病基因及其产物生物学功能研究	2011. 1. 1	吴冠青	
北京市自然科学基金	中国医学科学院肿瘤医院	7122150	新型非病毒类基因载体 DPD 的构建及其在肿瘤基因治疗中的应用	2012. 1. 1	马 洁	
北京市自然科学基金	中国医学科学院肿瘤医院	7123225	北京妇女 HPV 持续感染危险因素及与宫颈病变关系的流行病学研究	2012. 1. 1	李 霓	
首都临床特色应用研究 一般	中国医学科学院肿瘤医院	Z111107058811023	基于 ERCC1 表达预测顺铂治疗食管癌疗效的前瞻对比研究	2011. 6. 30	黄 镜	
首都临床特色应用研究 一般	中国医学科学院肿瘤医院	Z111107058811044	环状软骨上喉部分切除术后喉功能重建	2011. 6. 30	王晓雷	
首都临床特色应用研究 一般	中国医学科学院肿瘤医院	Z111107058811093	可移动性术中放疗专用加速器在恶性肿瘤治疗中的临床应用研究	2011. 6. 30	冯勤付	
首都临床特色应用研究 一般	中国医学科学院肿瘤医院		吗啡联合丁丙诺非治疗癌痛的基础与临床研究	2011. 6. 30	孙 莉	
卫生部	中国医学科学院肿瘤医院	20101302	肿瘤外科手术分级	2011. 1. 1	赫 捷	

续 表

项目（课题）	单位（主持单位）	课题编号	课题名称	批准（合同签订）时间	负责人	备 注
卫生部医药卫生科技发展研究中心	中国医学科学院肿瘤医院	W2011BX033	瘤内免疫靶向放疗治疗晚期乳腺癌的临床研究	2011. 1. 1	徐兵河	
卫生部医药卫生科技发展研究中心	中国医学科学院肿瘤医院	W2011BX002	免疫靶向放疗联合射频消融序贯放化疗晚期非小细胞肺癌的临床研究	2011. 1. 1	赫 捷 王永岗	
新世纪优秀人才培养计划（教育部）	中国医学科学院肿瘤医院		肿瘤的分子诊断与靶向治疗	2012. 1. 1	冉宇靓	
教育部博士点基金（新教师类）	中国医学科学院肿瘤医院	20111106120013	参与新癌基因 HECTD3 表达调节的 miRNA 筛选和其对凋亡调节机制的研究	2012. 1. 1	李 义	
教育部博士点基金（博导类）	中国医学科学院肿瘤医院	20111106110016	TLR7/8 激活物增强单核细胞源性树突状细胞交叉抗原递呈功能的研究	2012. 1. 1	曲春枫	
教育部博士点基金（博导类）	中国医学科学院肿瘤医院	20111106110017	印记基因 dlk1 的异常甲基化对于肺癌的生物学和临床意义	2012. 1. 1	高燕宁	
教育部博士点基金（优先发展领域）	中国医学科学院肿瘤医院	20111106130001	西达本胺调控乳腺癌雌激素受体通路的研究	2012. 1. 1	徐兵河	
中华医学基金会肿瘤预防与科研项目	中国医学科学院肿瘤医院	201112	基于外显测序技术探索外周 T 细胞淋巴瘤致病的分子机制	2011. 4. 1	韩晓红	
横向课题	中国医学科学院肿瘤医院		cHAb18-A 新药治疗肺癌临床前体内药效学研究	2011	张 伟	
横向课题	中国医学科学院肿瘤医院		仁青芒觉胶囊抗肿瘤作用初步研究	2011	刘朝阳	
横向课题	中国医学科学院肿瘤医院		IC-162 对人乳腺癌（MDA-MB-231）抑癌作用观察	2011	马 洁	
横向课题	中国医学科学院肿瘤医院		IC-163、IC-162 对人乳腺癌（MDA-MB-436）抑瘤作用观察	2011	马 洁	

续 表

项目（课题）	单位（主持单位）	课题编号	课题名称	批准（合同签订）时间	负责人	备 注
横向课题	中国医学科学院肿瘤医院		IC-163 对人卵巢癌（OVCAR-3）抑癌作用观察	2011	马 洁	
横向课题	中国医学科学院肿瘤医院		阿可拉定对荷瘤人肝癌（BEL-7402）裸鼠抑癌作用	2011	马 洁	
横向课题	中国医学科学院肿瘤医院		抗 ER-36 抗体对人乳腺癌（Bcap-37）干细胞成瘤影响研究	2011	马 洁	
横向课题	中国医学科学院肿瘤医院		人乳腺癌（Bcap-37）干细胞成瘤及药物评估实验	2011	马 洁	
横向课题	中国医学科学院肿瘤医院		天升元口服液对放化疗导致骨髓造血机制损伤的保护作用	2011	马 洁	
横向课题	中国医学科学院肿瘤医院		五种抗 ER-36 抗体对人卵巢癌（Ovcar-3）裸鼠异种移植瘤生长抑制作用比较观察	2011	马 洁	
横向课题	中国医学科学院肿瘤医院		CS 系列抗肿瘤新药药效学试验研究	2011	张 瑾	
横向课题	中国医学科学院肿瘤医院		肺部 CT 图像的采集与标注	2011	周纯武	
横向课题	中国医学科学院肿瘤医院		小鼠 Lewis 肺癌、mcf-7 乳腺癌和肝癌 H22 试验	2011	张 瑾	
横向课题	中国医学科学院肿瘤医院		食道支架的屏蔽衰减，剂量分布	2011	张红志	
国家自然基金	中国医学科学院整形外科医院	81101440	PDGF 信号通路相关基因突变与非综合征型唇腭裂的关联研究	2011.1	吴 镝	
国家自然基金	中国医学科学院整形外科医院	81170128	线粒体通透性转换孔和炎症反应在 α7nAChR 激动剂后处理心肌保护作用机制中的关系	2011.1	薛富善	
国家自然基金	中国医学科学院整形外科医院	81171817	microRNAs 调控瘢痕疙瘩侵袭性和复发相关因素的作用和机制	2011.1	严 笠	

续 表

项目（课题）	单位（主持单位）	课题编号	课题名称	批准（合同签订）时间	负责人	备 注
北京市科委首都特色医疗项目	中国医学科学院整形外科医院		乳腺癌术后乳房再造及上肢淋巴水肿治疗的临床研究	2011.9	穆兰花	
北京市自然基金	中国医学科学院整形外科医院	7122139	表型不一致同卵双生小耳畸形的遗传学研究	2011.12	潘 博	
北京市自然基金	中国医学科学院整形外科医院	7122138	瘢痕组织干细胞的分选和鉴定研究	2011.12	蔡景龙	
教育部高校博士点专项基金	中国医学科学院整形外科医院	20111106130006	中心性血管化珊瑚石人工骨修复颧骨颧弓缺损的基础研究	2011.11	归 来	
北京协和青年基金	中国医学科学院整形外科医院		小耳畸形病例资源收集及基因型-表型关联研究	2011.8	潘 博	
北京协和青年基金	中国医学科学院整形外科医院		采用扩张皮瓣内预制技术修复颜面部洞穿性缺损的初步研究	2011.8	郭 鑫	
北京协和青年基金	中国医学科学院整形外科医院		上睑下垂矫正术后额肌筋膜瓣变化和转归的初探	2011.8	王太玲	
北京协和青年基金	中国医学科学院整形外科医院		迷走神经刺激后处理对心肌缺血再灌注损伤的保护作用及机制	2011.8	王 强	
863计划	中国医学科学院基础医学研究所	SS2012AA020906	新型疫苗佐剂的研发及其应用系统	2011.12	高宇辉	
863计划	中国医学科学院基础医学研究所	SS2012AA020201	肿瘤过继性细胞治疗产品及前沿关键技术研究	2011.12	王春梅	
863计划	中国医学科学院基础医学研究所	受理号	干细胞治疗技术临床转化及应用研究	2011.12	张 学	
北京市自然基金	中国医学科学院基础医学研究所	5122031	γδ T细胞 TCRγδ 和 NKG2D 信号通路的交互作用	2011.12	康 宁	

续 表

项目（课题）	单位（主持单位）	课题编号	课题名称	批准（合同签订）时间	负责人	备 注
北京市自然基金	中国医学科学院基础医学研究所	5122030	人 V 型并指（趾）相关 HOXD13 基因致病突变机制的研究	2011. 12	赵秀丽	
国家自然基金	中国医学科学院基础医学研究所	81150016	干扰素治疗慢性乙肝疗效的遗传标志及其功能研究	2011. 12	刘 英	
国家自然基金	中国医学科学院基础医学研究所	81161120551	IRF9 对于心肌重塑的作用及作为生物标志物的研究（中加健康研究合作计划）	2011. 12	刘德培	
国家自然基金	中国医学科学院基础医学研究所	91129716	幽门螺杆菌所致胃组织炎症恶性转化过程中“节点 miRNA”分子的鉴定、分子机制及表达调控研究	2011. 12	余 佳	
国家自然基金	中国医学科学院基础医学研究所	31150005	Txndc5 在雄激素诱导的细胞增殖中的作用机制研究	2011. 12	陈梅红	
国家自然基金	中国医学科学院基础医学研究所	31150002	红系分化相关 miRNA 的表达调孔研究	2011. 12	王 芳	
国家自然基金	中国医学科学院基础医学研究所	81171980	microRNA 对肿瘤相关巨噬细胞表型的调控研究	2011. 12	史 娟	
国家自然基金	中国医学科学院基础医学研究所	81171944	NOK 激酶的生物学特性及其在肿瘤发生上的作用	2011. 12	刘 力	
国家自然基金	中国医学科学院基础医学研究所	81171600	疟原虫 MIF 在宿主抗疟感染免疫中的作用机理研究	2011. 12	王 恒	
国家自然基金	中国医学科学院基础医学研究所	81170763	KLF12 对机体糖脂代谢的影响	2011. 12	常永生	
国家自然基金	中国医学科学院基础医学研究所	81170269	Rictor 调控内皮细胞功能及衰老的机制研究	2011. 12	尹洪超	

续 表

项目（课题）	单位（主持单位）	课题编号	课题名称	批准（合同签订）时间	负责人	备 注
国家自然基金	中国医学科学院基础医学研究所	81130085	mTOR 通路在乙肝病毒诱导肝癌中的作用及机制	2011. 12	张宏冰	
国家自然基金	中国医学科学院基础医学研究所	81102454	炎症体介导实验性关节炎滑膜细胞活化的病理机制及羧胺三唑的治疗作用	2011. 12	朱 蕾	
国家自然基金	中国医学科学院基础医学研究所	81102285	复合型分子内佐剂骨架的构建及其在 HPV 16 L2 优势表位疫苗中的应用研究	2011. 12	张 婷	
国家自然基金	中国医学科学院基础医学研究所	81101855	肿瘤高表达蛋白质 RHBDD1 在结直肠癌发生中的作用机制研究	2011. 12	宋 伟	
国家自然基金	中国医学科学院基础医学研究所	81101624	肿瘤细胞来源的诱导多能干细胞研究	2011. 12	范永娜	
国家自然基金	中国医学科学院基础医学研究所	81101543	血管内皮生长因子基因多态性与肝细胞肝癌遗传易感性的关系及其功能研究	2011. 12	伍晓盼	
国家自然基金	中国医学科学院基础医学研究所	81101516	mTOR 活化在衰老过程中的作用及可能的机理研究	2011. 12	陈欣欣	
国家自然基金	中国医学科学院基础医学研究所	81100801	移植 M2 型巨噬细胞增强免疫功能改善痴呆模型大鼠认知障碍的神经保护机制研究	2011. 12	纪 超	
国家自然基金	中国医学科学院基础医学研究所	81100608	重塑 FOXA2-miR-29 反馈调控网络可能恢复糖尿病小鼠血糖的稳定调节	2011. 12	刘长征	
国家自然基金	中国医学科学院基础医学研究所	31171445	TLR 及 TAM 受体调节睾丸炎症反应的分子机理	2011. 12	韩代书	
国家自然基金	中国医学科学院基础医学研究所	31171311	MicroRNA 在粒系和单核系细胞分化和相关急性髓系白血病中的功能和转录调控研究	2011. 12	张俊武	

续 表

项目（课题）	单位（主持单位）	课题编号	课题名称	批准（合同签订）时间	负责人	备注
国家自然基金	中国医学科学院基础医学研究所	31171239	组蛋白去甲基酶 KDM3A 的磷酸化修饰调控基因差异表达的分子机制	2011.12	张　业	
国家自然基金	中国医学科学院基础医学研究所	31171088	磷脂酰肌醇 4-激酶 β（PI4Kβ）信号通路促进 Kv4.2 通道蛋白向质膜转运的机制研究	2011.12	曹济民	
国家自然基金	中国医学科学院基础医学研究所	31170788	p38MAPK 信号通路在硒诱导白血病细胞自噬与凋亡中的调控作用	2011.12	许彩民	
国家自然基金	中国医学科学院基础医学研究所	31101018	WNT 通路在硒诱导直肠癌细胞自噬与凋亡转换中的调控机制	2011.12	杨　洋	
国家自然基金	中国医学科学院基础医学研究所	31100929	PIH1 激活核糖体 RNA 基因的染色质重塑机制	2011.12	程谟斌	
教育部博士点	中国医学科学院基础医学研究所	20111106120020	HLA-DPA1、DPB1 遗传变异与 HBV 感染慢性化的机制初探	2011.12	王　丽	
教育部博士点	中国医学科学院基础医学研究所	20111106120018	睾丸特异表达泛素连接酶 RNF138 在精子发生中的功能研究	2011.12	宋　伟	
教育部博士点	中国医学科学院基础医学研究所	20111106110024	SWI/SNF 染色质重塑复合物核心组分 SNF5 通过 PIH1 激活 rDNA 转录的染色质调控机制	2011.12	张　业	
教育部博士点	中国医学科学院基础医学研究所	20111106110023	跨膜丝氨蛋白酶 RHBDD1 在结直肠癌发生中的功能研究	2011.12	王琳芳	
教育部博士点	中国医学科学院基础医学研究所	20111106130002	myostatin 调节的 miRNA 基因在骨骼肌发育和肌干细胞激活中的表观遗传调控	2011.12	朱大海	
教育部新世纪人才	中国医学科学院基础医学研究所	NCET-10-0959	教育部新世纪优秀人才支持计划	2011.12	黄　粤	

续 表

项目（课题）	单位（主持单位）	课题编号	课题名称	批准（合同签订）时间	负责人	备 注
科技支撑	中国医学科学院基础医学研究所	2012BAI39B03	重要网络节点基因的动物 模型建立及研究	2011.12	刘德培	
科技支撑	中国医学科学院基础医学研究所	2012BAI37B02	国民体质与健康参数及标准研究	2011.12	单广良	
科技支撑	中国医学科学院基础医学研究所	2012BAI31B08	男用避孕方法的研究	2011.12	宋 伟	
人事部	中国医学科学院基础医学研究所	2012yj	以 microRNA 为靶点的胃癌治疗研究	2011.12	余 佳	
重大科学研究计划	中国医学科学院基础医学研究所	2012CB911104	病毒感染潜伏期、重激活和病毒出芽的关键宿主细胞因子研究	2011.12	李利民	
重大科学研究计划	中国医学科学院基础医学研究所	2012CB944603	生殖细胞基因组结构变异的致病机制	2011.12	赵秀丽	
科技重大专项课题-军队特需药品保密专项	中国医学科学院药物研究所	2012ZX09J12203-001	军队特需药品安全评价技术平台	2012.1	王爱平	
科技重大专项课题-军队特需药品保密专项（滚动）	中国医学科学院药物研究所	2012ZX09J12110-07B	新型镇静催眠药物 WS070133 的研制	2012.1	吴 松	
重大新药创制科技重大专项（化药）	中国医学科学院药物研究所		面向新药发现的数字化中药化学成分库	2012.1	陈若芸	
重大新药创制科技重大专项关键技术研究（化药）	中国医学科学院药物研究所	2012ZX09301002-006	重大疾病创新药物的早期成药性评价关键技术研究	2012.1	陈晓光	
重大新药创制科技重大专项-候选药物研究（化药）	中国医学科学院药物研究所	2012ZX09103101-001	新型 N6-取代腺苷类镇静催眠候选药物 YZG-331 研究	2012.1	石建功	

续 表

项目（课题）	单位（主持单位）	课题编号	课题名称	批准（合同签订）时间	负责人	备 注
重大新药创制科技重大专项-候选药物研究（化药）	中国医学科学院药物研究所	2012ZX09103101-078	AGEs 抑制剂秦皮甲素抗糖尿病血管病的成药性研究	2012.1	王月华	
重大新药创制科技重大专项-候选药物研究（化药）	中国医学科学院药物研究所	2012ZX09103101-054	抗耐药肿瘤化合物 LX2-32C 的成药性研究	2012.1	方唯硕	
重大新药创制科技重大专项-候选药物研究（化药）	中国医学科学院药物研究所	2012ZX09103101-039	具有 HIF-1α 抑制活性的新型抗肿瘤候选药研究	2012.1	谢 平	
重大新药创制科技重大专项-候选药物研究（化药）	中国医学科学院药物研究所	2012ZX09103101-019	Raf 和 VEGFR-2 双靶点抗肝癌和胰腺癌候选药物研究	2012.1	冯志强	
重大新药创制科技重大专项-候选药物研究（化药）	中国医学科学院药物研究所	2012ZX09103101-006	新型哌嗪基香豆素衍生物 IMMLG-5645 抗痴呆作用的研究	2012.1	胡金凤	
重大新药创制科技重大专项-候选药物研究（化药）	中国医学科学院药物研究所	2012ZX09103101-063	新结构类型 PTP1b 抑制剂糖尿病治疗药物的研究	2012.1	叶 菲	
重大新药创制科技重大专项-候选药物研究（化药-滚动）	中国医学科学院药物研究所	2012ZX09102101-020	新结构类型调血脂化合物的成药性特征研究	2012.1	朱海波	
重大新药创制科技重大专项-候选药物研究（中药）	中国医学科学院药物研究所	2012ZX09103201-053	天然丁二酸苄酯苷类化合物治疗老年性痴呆的研究	2012.1	李 帅	

续 表

项目（课题）	单位（主持单位）	课题编号	课题名称	批准（合同签订）时间	负责人	备 注
重大新药创制科技重大专项-候选药物研究（中药）	中国医学科学院药物研究所	2012ZX09103201-043	白树总生物碱防治糖尿病候选药物研究	2012.1	申竹芳	
重大新药创制科技重大专项-新药临床前药效学评价技术平台（滚动）	中国医学科学院药物研究所	2012ZX09301002-004	新脑血管病，糖尿病并发症，神经退行性疾病药物药效学评价	2012.1	王晓良	
重大新药创制科技重大专项-新药信息化技术平台（滚动）	中国医学科学院药物研究所	2009ZX09309-001，2012ZX09304003-003	新药研发政策库建设	2010.1	王晓良 杜冠华	
重大新药创制科技重大专项-中药新药发现与评价技术平台（滚动）	中国医学科学院药物研究所	2012ZX09301002-002	中药新药发现与评价技术平台	2012.1	庾石山	
重大新药创制科技重大专项——综合性新药研究开发技术大平台（滚动）	中国医学科学院药物研究所	2012ZX09301-002-001	综合性新药研究开发技术大平台-创新药物研究开发技术平台建设	2012.1	蒋建东	
973 项目子课题	中国医学科学院药物研究所	2011CB504103	神经元-胶质细胞相互作用在抗帕金森病发生发展中的作用及机制研究	2011.1	王晓良（陈军）	
自然基金国际合作与交流项目（中美）	中国医学科学院药物研究所	81161120402	识别与发现干扰结核杆菌内 pH 稳态作用的小分子化合物	2012.1	刘 刚	
自然基金面上项目	中国医学科学院药物研究所	21172266	甘青大戟中肿瘤多药耐药逆转活性二萜类成分发现和研究	2012.1	石建功	

续 表

项目（课题）	单位（主持单位）	课题编号	课题名称	批准（合同签订）时间	负责人	备 注
自然基金面上项目	中国医学科学院药物研究所	81172985	新型 CDK9 抑制剂的设计、合成及抗 HIV 活性研究	2012.1	肖志艳	
自然基金面上项目	中国医学科学院药物研究所	81173111	抗抑郁药盐酸度洛西汀对应激性大鼠胃黏膜损伤的保护作用机制的研究	2012.1	张建军	
自然基金面上项目	中国医学科学院药物研究所	21175154	寻找与确认肺癌诊断及疗效评价生物标志物的代谢组学分析方法研究	2012.1	再帕尔·阿不力孜	
自然基金面上项目	中国医学科学院药物研究所	81173073	双环醇作用靶点研究及基于其骨架的新型治肝炎药物设计	2012.1	孙　华	
自然基金面上项目	中国医学科学院药物研究所	81173529	山慈菇药效物质基础的研究	2012.1	李　帅	
自然基金面上项目	中国医学科学院药物研究所	81173578	人参皂苷 Rg1 及代谢产物透过血脑屏障的机制研究	2012.1	胡金凤	
自然基金青年基金项目	中国医学科学院药物研究所	21102183	番石榴叶中结构新颖的混源萜类及其抗糖尿病活性研究	2012.1	李创军	
自然基金青年基金项目	中国医学科学院药物研究所	81102343	丹参酮内酯型化合物抗乳腺癌的作用机制和构效关系研究	2012.1	张维库	
自然基金青年基金项目	中国医学科学院药物研究所	81102444	基于 SIRT1 靶点防治支架内再狭窄先导物的发现与机制研究	2012.1	李　莉（筛选室）	
自然基金青年基金项目	中国医学科学院药物研究所	81102469	新型紫杉烷类肿瘤多药耐药逆转剂的发现及作用机制研究	2012.1	张　翼	
自然基金青年基金项目	中国医学科学院药物研究所	81102830	中药野拔子基于神经血管单元 RAGE 信号通路防治 AD 机制研究	2012.1	刘　睿	
自然基金青年基金项目	中国医学科学院药物研究所	81102831	远志皂苷 PTM16 对自噬/溶酶体途径影响的研究	2012.1	苑玉和	

续 表

项目（课题）	单位（主持单位）	课题编号	课题名称	批准（合同签订）时间	负责人	备 注
自然基金青年基金项目	中国医学科学院药物研究所	81101595	自噬在 TRB3 调节肿瘤发展中的作用和机制	2012. 1	花 芳	
自然基金青年基金项目	中国医学科学院药物研究所	81102025	Aurora 激酶在耐药乳腺癌中的作用及其抑制剂研究	2012. 1	李 燕（小）	
自然基金青年基金项目	中国医学科学院药物研究所	81102321	以 TGFβⅡ受体为靶点的新型抗肾衰竭药物的设计、合成及构效关系研究	2012. 1	焦晓臻	
自然基金青年基金项目	中国医学科学院药物研究所	81102322	基于分子片段的选择性 S1P1 受体激动剂的设计，合成与生物活性研究	2012. 1	汪小涧	
自然基金青年基金项目	中国医学科学院药物研究所	81102341	瑶山润楠中抑制 H5N1 型高致病性禽流感病毒复制活性成分的发现与研究	2012. 1	林 生	
自然基金青年基金项目	中国医学科学院药物研究所	81102342	格木种子和根中具有细胞毒活性的新颖结构生物碱类成分的研究	2012. 1	屈 晶	
自然基金青年基金项目	中国医学科学院药物研究所	81102413	整体动物体内药物组织原位分布的质谱成像分析新方法研究	2012. 1	贺玖明	
自然基金青年基金项目	中国医学科学院药物研究所	81102445	非对称性二甲基精氨酸诱导血管平滑肌细胞表型转化的 miRNA 表达谱研究及相关靶点探索	2012. 1	孙 岚	
自然基金青年基金项目	中国医学科学院药物研究所	81102492	PDE5 调控的 cGMP 通路在急性肺损伤中的作用及机制研究	2012. 1	张 莉	
自然基金预探索项目	中国医学科学院药物研究所	81172709	一种氧化应激生物标志物定量分析系统的建立及应用	2012. 1	魏金锋	
自然基金重点项目	中国医学科学院药物研究所	21132009	有毒药用植物中新颖结构活性天然产物的发现及其功能研究	2012. 1	庾石山	

续 表

项目（课题）	单位（主持单位）	课题编号	课题名称	批准（合同签订）时间	负责人	备 注
自然基金面上项目（参加）	中国医学科学院药物研究所	81072924	高脂大鼠心肌缺血后肾损害得炎症反应机制及活血化瘀干预研究	2011.1	靳洪涛（杜金行）	
自然基金面上项目（参加）	中国医学科学院药物研究所		中药荜拨油非皂化物干预胆固醇结石及机理的研究	2010.1	陈乃宏	
科技部基础技术平台子项目	中国医学科学院药物研究所		药学科学数据中心运行服务与升级改造		杜冠华	
科技部科技基础性创新方法工作专项	中国医学科学院药物研究所	2011IM030200	药物质量控制及药品安全相关的高效分析测试新技术新方法的研究与应用	2011.6	再帕尔·阿不力孜	
教育部博士点基金	中国医学科学院药物研究所	20101106110029	MEKK1 在胰腺癌发生发展中的作用及抑制剂研究	2009.1	陈晓光	
教育部博士点基金	中国医学科学院药物研究所	20101106110030	双四氢异喹啉抗肿瘤先导化合物的结构优化和活性研究	2009.1	刘站柱	
教育部博士点基金	中国医学科学院药物研究所	20101106110031	脑肿瘤靶向纳米制剂的研究	2009.1	高钟镐	
教育部博士点基金	中国医学科学院药物研究所	20111106110031	丁公藤肝损伤保护作用药效物质基础研究	2012.1	张培成	
教育部博士点基金	中国医学科学院药物研究所	20111106110029	植物黄酮异戊烯基转移酶基因的定点突变及异戊烯基黄酮的酶合成法	2012.1	戴均贵	
教育部博士点基金	中国医学科学院药物研究所	20111106110030	抑制 IL-17 减轻组织纤维化的作用和机制	2012.1	胡卓伟	
教育部博士点新教师项目	中国医学科学院药物研究所	20101106120023	血管内皮抑制素对类风湿性关节炎内皮细胞活化及单核细胞迁移的分子机理研究	2010.1	袁绍鹏	
教育部博士点新教师项目	中国医学科学院药物研究所	20101106120024	黄连碱类似物作为代谢综合征治疗药的设计、合成及构效关系研究	2010.1	王冬梅	
教育部博士点新教师项目	中国医学科学院药物研究所	20111106120022	流感病毒靶向多肽库的构建及抑制流感病毒感染的多肽抑制剂的研发	2012.1	陈 劲	

续 表

项目（课题）	单位（主持单位）	课题编号	课题名称	批准（合同签订）时间	负责人	备 注
教育部博士点新教师项目	中国医学科学院药物研究所	20111106120023	DL0309 对淀粉样蛋白激活神经血管单元 RAGE 信号通路的影响及机制研究	2012.1	刘 睿	
教育部创新团队发展计划	中国医学科学院药物研究所		天然药物中活性物质的结构与功能研究	2011.1	庾石山	
教育部科学研究重大项目	中国医学科学院药物研究所		特殊资源天然药物的基础研究	2012.1	庾石山	
教育部留学回国启动基金	中国医学科学院药物研究所		左旋丁基苯肽抗老年性痴呆的分子机制研究		彭 英	
教育部新世纪优秀人才支持计划	中国医学科学院药物研究所	NCET-10-0961	以神经炎症反应为特征的神经退行性疾病的模型建立及药物筛选	2011.1	彭 英	
国家食品药品监督管理局应急项目	中国医学科学院药物研究所		化妆品中孕甾酮等七种禁限用物质检测方法标准的研究	2011.1	张金兰	
国家食品药品监督管理局应急项目	中国医学科学院药物研究所		开展欧盟化妆品技术规范进展情况分析	2011.1	张金兰	
北京市自然基金项目	中国医学科学院药物研究所	7112094	基于糖吸收、代谢和排泄的多靶点中药虎杖药效物质基础研究	2011.1	张培成	
北京市自然基金项目	中国医学科学院药物研究所	7122113	抗帕金森病活性成分 FLZ 通过血脑屏障机制研究	2012.1	孙 华	
北京市自然基金项目	中国医学科学院药物研究所	7122114	基于核磁共振波谱技术调血脂新药药理研究	2012.1	王映红	
北京市自然基金项目	中国医学科学院药物研究所	7122115	人参皂苷苷元及其衍生物的生物合成	2012.1	杨金玲	
北京市自然基金重点项目项目	中国医学科学院药物研究所	7121010	缺氧诱导因子-1 抑制剂先导物的发现与抗肿瘤作用机制研究	2012.1	陈晓光	

续 表

项目（课题）	单位（主持单位）	课题编号	课题名称	批准（合同签订）时间	负责人	备 注
北京市科技专项-科技研发机构创新能力提升	中国医学科学院药物研究所	Z111102055311078	药物传输技术及新型制剂北京市重点实验室 2011 年阶梯计划项目	2011.12	刘玉玲	
北京市科技计划课题	中国医学科学院药物研究所	2009ZX09301-003	创新药物研究开发技术平台建设		刘玉玲	
中科院（广东省）产学研合作项目	中国医学科学院药物研究所	2010B090301035	桑黄抗病毒活性成分的分离及功能性新产品的研制	2009.1	陈若芸	
国际科技合作计划——对俄项目	中国医学科学院药物研究所	002011ZR0001	化合物库的优化与筛选评价研究		杜冠华	
国际科技合作计划——对港澳台项目	中国医学科学院药物研究所		中药经典复方作用机制现代研究		杜冠华	
国际科技合作计划——对港澳台项目	中国医学科学院药物研究所		以法尼酯衍生物 X 受体为靶的新药研究		方唯硕	
医科院—诺和诺德—协和糖尿病研究英才基金	中国医学科学院药物研究所		基于降糖中药化学成分的新型抗糖尿病先导化合物研究	2011.9	肖志艳	
医科院协和青年科研基金（教师类）	中国医学科学院药物研究所		基于聚乙烯亚胺的新型 siRNA 递送载体的构建及评价	2011.7	黄 伟	
医科院协和青年科研基金（教师类）	中国医学科学院药物研究所		双靶点抗 AD 药物的发现、合成及构效关系研究	2011.7	王冬梅	
医科院协和青年科研基金（学生类）	中国医学科学院药物研究所		pH 敏感型主动靶向纳米胶束的构建及抗肿瘤活性评价	2011.7	李云飞	
“十二五”科技重大专项	中国医学科学院医药生物技术研究所	2009ZX09302-004	创新微生物药物高效筛选与发现技术平台研究		司书毅	

续 表

项目（课题）	单位（主持单位）	课题编号	课题名称	批准（合同签订）时间	负责人	备 注
“十二五”科技重大专项	中国医学科学院医药生物技术研究所	2009ZX09303-005	抗感染药物临床前药效学评价技术平台		游雪甫	
“十二五”科技重大专项	中国医学科学院医药生物技术研究所	2009ZX09103-135	新型抗病毒药物 ODE-TFV 的研究开发		李卓荣	
“十二五”科技重大专项	中国医学科学院医药生物技术研究所	2009ZX09103-138	发展抗艾滋病病毒（HIV-1）创制药物的新策略		岑 山	
973	中国医学科学院医药生物技术研究所	2012CB911100	病毒与宿主细胞相互作用分子机制的研究	2011	岑 山	
国家自然科学基金	中国医学科学院医药生物技术研究所	31170041	药用植物内生菌次级代谢产物抗 HIV 活性的发现与研究	2011.9	余利岩	
国家自然科学基金	中国医学科学院医药生物技术研究所	31170042	球孢链霉菌转录调节基因 atrA 的多效性调控机制的研究	2011.9	洪 斌	
国家自然科学基金	中国医学科学院医药生物技术研究所	81101720	减毒沙门氏菌介导的 RNAi 在肝癌治疗中的作用研究	2011.9	李保卫	
国家自然科学基金	中国医学科学院医药生物技术研究所	81102312	新作用靶点 13-取代小檗碱类衍生物的合成、构效关系及其抗结核活性研究	2011.9	汪燕翔	
国家自然科学基金	中国医学科学院医药生物技术研究所	81102353	通过“超广谱”耐药摩氏摩根菌寻找新型抗菌药物	2011.9	刘忆霜	
国家自然科学基金	中国医学科学院医药生物技术研究所	81102376	新型氨基吡唑类抗柯萨奇 B3 型病毒化合物的研究	2011.9	王菊仙	
国家自然科学基金	中国医学科学院医药生物技术研究所	81102442	高密度脂蛋白受体 SR-BI 转录后表达调控机制研究	2011.9	王 丽	
国家自然科学基金	中国医学科学院医药生物技术研究所	81102443	ABCA1 上调剂抗动脉粥样硬化的药理学研究	2011.9	许艳妮	

续 表

项目（课题）	单位（主持单位）	课题编号	课题名称	批准（合同签订）时间	负责人	备 注
国家自然科学基金	中国医学科学院医药生物技术研究所	81102464	针对 G3BP 设计的 RasGAP 肽段衍生物抗肿瘤作用及其机制的研究	2011.9	赵午莉	
国家自然科学基金	中国医学科学院医药生物技术研究所	81102479	新型抗结核活性化合物 IMB-3 作用靶点的研究	2011.9	郝雪秦	
国家自然科学基金	中国医学科学院医药生物技术研究所	81128014	基于酿酒酵母蛋白组学的新型抗肿瘤抗真菌药物靶标及新药发现研究	2011.9	王彦昶	
国家自然科学基金	中国医学科学院医药生物技术研究所	81170326	IKK 与 JNK 信号通路促进炎性衰老的分子机制研究	2011.9	邓洪斌	
国家自然科学基金	中国医学科学院医药生物技术研究所	81170409	维甲酸与维生素 D3 联合对胆汁淤积性肝纤维化大鼠的疗效及机制研究	2011.9	何红伟	
国家自然科学基金	中国医学科学院医药生物技术研究所	81172963	应用微快准高效排重策略从特境放线菌中发现抗生素新结构及新功能	2011.9	孙承航	
国家自然科学基金	中国医学科学院医药生物技术研究所	81172964	天然格尔德霉素衍生物的化学与生物学研究	2011.9	武临专	
国家自然科学基金	中国医学科学院医药生物技术研究所	81172965	“高铁霉素” Albomycin 生物合成基因功能和铁螯合机制的研究	2011.9	杨兆勇	
国家自然科学基金	中国医学科学院医药生物技术研究所	81172972	4″-异戊酰螺旋霉素 I 生物合成调控系统及其基因工程改造的研究	2011.9	赫卫清	
国家自然科学基金	中国医学科学院医药生物技术研究所	81173026	石杉科药用植物内生放线菌多样性和分离、分类研究	2011.9	张玉琴	
国家自然科学基金	中国医学科学院医药生物技术研究所	81173043	自噬基因 atg5 作为神经退行性疾病新药靶和新模型的研究	2011.9	张靖溥	
国家自然科学基金	中国医学科学院医药生物技术研究所	81173101	APOBEC3G 抗 HCV 的新分子机制研究	2011.9	彭宗根	

续 表

项目（课题）	单位（主持单位）	课题编号	课题名称	批准（合同签订）时间	负责人	备 注
科技部基础条件平台建设专项	中国医学科学院医药生物技术研究所	NIMR-2011-3	药用微生物菌种资源共享与服务		余利岩	
高等学校博士学科点专项科研基金	中国医学科学院医药生物技术研究所	20111106110032	应用微快准高效排重策略从特境放线菌中发现抗生素新结构及新功能		孙承航	
高等学校博士学科点专项科研基金	中国医学科学院医药生物技术研究所	20111106120026	通过新型抗结核化合物 IMB-3 筛选抗结核药物新靶标		刘忆霜	
2011 年度留学回国人员科技活动项目择优资助经费	中国医学科学院医药生物技术研究所		靶向 Vif——APOBEC3G 作用的抗 HIV-1 先导化合物		周金明	
北京市自然科学基金	中国医学科学院医药生物技术研究所	5122032	新型水溶性抗耐药菌链丝菌素的发现与构效关系研究		甘茂罗	
北京市自然科学基金	中国医学科学院医药生物技术研究所	7121009	细胞作用机制 N-取代苦参酸衍生物结构优化及抗乙/丙肝活性研究		宋丹青	
中央级科研院所公益基金	中国医学科学院医药生物技术研究所	IMBF201101	抗肿瘤药物评价新模型的建立	2011. 6	张胜华	
中央级科研院所公益基金	中国医学科学院医药生物技术研究所	IMBF201102	基于 2D、Nano、UPLC-LTQ、Orbitrap 质谱技术的超级耐药菌 NDM-1 的早期、快速诊断及药物研发	2011. 6	胡辛欣 山广志	
中央级科研院所公益基金	中国医学科学院医药生物技术研究所	IMBF201103	链霉菌 1647 代谢产物抗流感病毒活性成分的纯化与机制初探	2011. 6	王 博	
中央级科研院所公益基金	中国医学科学院医药生物技术研究所	IMBF201104	苯骈菲里定类衍生物的设计、合成及其抗肿瘤活性研究	2011. 6	汪燕翔	
中央级科研院所公益基金	中国医学科学院医药生物技术研究所	IMBF201105	具有苯-噁唑基小分子的合成及其生物活性	2011. 6	仲兆金	

续 表

项目（课题）	单位（主持单位）	课题编号	课题名称	批准（合同签订）时间	负责人	备 注
中央级科研院所公益基金	中国医学科学院医药生物技术研究所	IMBF201106	高密度脂蛋白受体 SR-BI 转录后表达调控机制研究	2011.6	王 丽	
中央级科研院所公益基金	中国医学科学院医药生物技术研究所	IMBF201106	脂质体运载新型化学修饰的小干扰 RNA 在小鼠体内抑制流感病毒增殖的研究	2011.6	殷 霄	
中央级科研院所公益基金	中国医学科学院医药生物技术研究所	IMBF201108	“高铁霉素” Albomycin 生物合成中铁螯合机制的研究	2011.6	杨兆勇	
中央级科研院所公益基金	中国医学科学院医药生物技术研究所	IMBF201109	新型抗微管化合物 IMB140 的结构优化与构效关系研究	2011.6	胡来兴	
中央级科研院所公益基金	中国医学科学院医药生物技术研究所	IMBF201110	氨基糖苷类药物耳毒性的基因靶位研究	2011.6	佟军威	
中央级科研院所公益基金	中国医学科学院医药生物技术研究所	IMBF201111	碳青霉烯类抗生素对泌尿系统感染的药效学研究	2011.6	王秀坤	
中央级科研院所公益基金	中国医学科学院医药生物技术研究所	IMBF201112	抗柯萨奇病毒 B3 型小鼠心肌炎模型的规范化	2011.6	李玉环	
中央级科研院所公益基金	中国医学科学院医药生物技术研究所	IMBF201113	以 APOBEC3G 为靶点的新型抗病毒药物 IMB26 的结构优化与构效关系研究	2011.6	易 红	
协和青年基金	中国医学科学院医药生物技术研究所		Capuramycin 内酰胺环的生物方法改良及其酶促机制研究	2011	杨兆勇	
协和青年基金	中国医学科学院医药生物技术研究所		以 pin1 为靶点的抗肿瘤药物筛选及其分子机制的研究	2011	韩小敏	
博士创新基金项目	中国医学科学院医药生物技术研究所			2011	李阳彪（等2人）	
“重大新药创制”国家科技重大专项	中国医学科学院药用植物研究所	2011ZX09307-002	中药活性和化学成分库	2011～2013	陈士林	

续 表

项目（课题）	单位（主持单位）	课题编号	课题名称	批准（合同签订）时间	负责人	备 注
“重大新药创制” 国家科技重大专项	中国医学科学院药用植物研究所	2011ZX09102-010	基于诱导多能性干细胞的重大疾病药物开发和治疗技术平台	2011～2013	陈　峰	
“重大新药创制” 国家科技重大专项	中国医学科学院药用植物研究所		中药治疗心脑血管疾病有效成分组（群）的创新药物孵化基地建设	2011～2012	许　扬	
“重大新药创制” 科技重大专项	中国医学科学院药用植物研究所	2009ZX09313-029	开放式中药制剂中试技术研究平台的建立	2009～2010	孙晓波	
“重大新药创制” 科技重大专项	中国医学科学院药用植物研究所	2010ZX09102-213	降糖消脂片的临床前研究	2010～2012	许　扬	
“重大新药创制” 科技重大专项	中国医学科学院药用植物研究所	2010ZX09102-216	肺瘤平固体制剂的中药新药研发	2010～2012	孙晓波	
国家科技支撑计划课题	中国医学科学院药用植物研究所	2009BAI72B02	宁夏枸杞质量标准与控制技术的研究与应用	2011	陈士林	
国家科技支撑计划项目	中国医学科学院药用植物研究所	2011BAI01B07	白木香等 7 种中药材规范化种植基地及其 sop 优化升级研究	2011～2014	魏建和	
国家科技支撑计划项目	中国医学科学院药用植物研究所	2011BAI07B03	华北地区苦参规范化种植基地优化升级及系列产品综合开发研究——苦参良种选育与种植专用肥的研究	2011～2014	郭宝林	
科技部科技支撑计划项目	中国医学科学院药用植物研究所	2011BAI01B03	罗汉果质量改进和综合开发利用	2011～2013	马小军	
国家高技术研究发展计划（863 计划）课题	中国医学科学院药用植物研究所	2010AA023006	基于保健食品安全性的有关质量标准关键技术	2011～2012	陈士林	
国家自然科学基金面上项目	中国医学科学院药用植物研究所	21172267	五环三萜类化合物的生物转化研究	2012～2013	孙迪安	

续 表

项目（课题）	单位（主持单位）	课题编号	课题名称	批准（合同签订）时间	负责人	备 注
国家自然科学基金面上项目	中国医学科学院药用植物研究所	31170016	一种真菌抗艾滋病病毒（HIV）活性成分研究	2012～2015	郭顺星	
国家自然科学基金面上项目	中国医学科学院药用植物研究所	31170314	珍稀濒危药用植物铁皮石斛菌根互作的分子作用与表达机制	2012～2015	李 标	
国家自然科学基金面上项目	中国医学科学院药用植物研究所	31171623	滇重楼种胚发育及种子后熟的分子机理研究	2012～2015	祁建军	
国家自然科学基金面上项目	中国医学科学院药用植物研究所	81172997	肺部吸入细胞毒软性药物治疗肺癌的研究	2012	廖永红	
国家自然科学基金面上项目	中国医学科学院药用植物研究所	81173481	白木香防御反应诱导结香假说证据研究	2012～2015	魏建和	
国家自然科学基金面上项目	中国医学科学院药用植物研究所	81173495	应用激光显微切割和液质联用技术进行中药组织化学研究	2012～2015	赵中振	
国家自然科学基金面上项目	中国医学科学院药用植物研究所	81173510	石菖蒲抗阿尔茨海默病（AD）的药效物质基础研究	2012～2015	陈峰	
国家自然科学基金面上项目	中国医学科学院药用植物研究所	81173511	风轮菜中活血化瘀活性分子群及其效应关系研究	2012～2015	许旭东	
国家自然科学基金面上项目	中国医学科学院药用植物研究所	81173512	基于代谢网络调控和肠吸收的柴胡疏肝散组方配伍研究	2012～2015	邹忠梅	
国家自然科学基金面上项目	中国医学科学院药用植物研究所	81173539	甘草中黄曲霉毒素和赭曲霉毒素累积与转移规律及对其质量影响的综合评价研究	2012	杨美华	
国家自然科学基金面上项目	中国医学科学院药用植物研究所	81173589	龙牙楤木三萜皂苷心肌保护与调控心肌肌浆网钙转运蛋白信号传导通路的相关性及构效关系研究	2012～2015	孙桂波	

续 表

项目（课题）	单位（主持单位）	课题编号	课题名称	批准（合同签订）时间	负责人	备注
国家自然科学基金面上项目	中国医学科学院药用植物研究所	81173645	利用敏感生物活性指标研究中药在 Caco-2 细胞模型中的转运特征与机制	2012～2015	陈 曦	
国家自然科学基金面上项目	中国医学科学院药用植物研究所	81173660	药用真菌灵芝的光质效应及机制	2012～2015	兰 进	
国家自然科学基金青年基金项目	中国医学科学院药用植物研究所	31100220	白木香倍半萜合酶基因转录调控元件的克隆及其与转录因子结合特性分析	2012～2014	徐艳红	
国家自然科学基金青年基金项目	中国医学科学院药用植物研究所	31100265	珍稀濒危草药金线莲种子与真菌共生萌发及其机制研究	2012～2014	孟志霞	
国家自然科学基金青年基金项目	中国医学科学院药用植物研究所	31101608	珍稀濒危药用植物台湾金线莲菌根差异表达的转录组研究	2012～2014	张 岗	
国家自然科学基金青年基金项目	中国医学科学院药用植物研究所	81100077	MKP-3 在内皮细胞缺血再灌注损伤中的作用及机制研究	2012	杨 丹	
国家自然科学基金青年基金项目	中国医学科学院药用植物研究所	81102727	利用 RNA 干涉标签技术鉴定丹参酮生物合成相关新基因	2012～2014	马艺沔	
国家自然科学基金青年基金项目	中国医学科学院药用植物研究所	81102745	金银花挥发性信息化合物在管氏肿腿蜂寄主搜寻行为中的作用	2012～2014	郭 昆	
国家自然科学基金青年基金项目	中国医学科学院药用植物研究所	81102746	基于序列特征的药用植物丹参等叶绿体全基因组比较研究	2012～2014	刘志华	
国家自然科学基金青年基金项目	中国医学科学院药用植物研究所	81102747	药用植物白木香与害虫黄野螟之间的化学通讯机制研究	2012～2014	乔海莉	
国家自然科学基金青年基金项目	中国医学科学院药用植物研究所	81102748	肉苁蓉生殖生长期营养分配和水分供给动态研究	2012～2014	徐 荣	
国家自然科学基金青年基金项目	中国医学科学院药用植物研究所	81102761	基于赤芝与紫芝全基因组比较阐明灵芝三萜类物质合成途径	2012～2014	何 柳	

续 表

项目（课题）	单位（主持单位）	课题编号	课题名称	批准（合同签订）时间	负责人	备 注
国家自然科学基金青年基金项目	中国医学科学院药用植物研究所	81102770	正品大黄多基源药材质量评价体系的建立和优良种质遴选	2012	吴海峰	
国家自然科学基金青年基金项目	中国医学科学院药用植物研究所	81102813	难溶性药物纳米混悬剂的制备和稳定化相关基础研究	2012～2014	韩美华	
国家自然科学基金青年基金项目	中国医学科学院药用植物研究所	81102879	基于脑代谢网络调节交叠性发掘的降香对丹参协同机制研究	2012～2014	杨志宏	
国家自然科学基金项目面上项目	中国医学科学院药用植物研究所		燕麦降脂功效的品种差异性及相关物质基础研究	2011～2012	曹　丽	
国家自然科学基金重点项目	中国医学科学院药用植物研究所	81130069	道地药材形成的生物学实质	2012～2016	陈士林	
科技基础性工作专项	中国医学科学院药用植物研究所		中药传统知识及亲缘学数据建设与方法学研究	2011	刘海波	
教育部博士点基金项目	中国医学科学院药用植物研究所	20111106110033	基于丹参突变体的丹参酮生物合成相关新基因的克隆与功能鉴定	2012～2014	卢善发	
教育部博士点基金项目	中国医学科学院药用植物研究所	20111106110034	爵床芳基萘内酯型木脂素在白血病小鼠体内的血清药理活性评价	2012～2014	杨美华	
教育部博士点基金项目	中国医学科学院药用植物研究所	20111106120028	基于 BBC 序列特征的药用植物叶绿体全基因组研究及数据库的构建	2012～2014	刘志华	
教育部博士点基金项目	中国医学科学院药用植物研究所	20111106120029	中国药典常用叶类中药材 DNA 条形码鉴定研究	2012～2014	庞晓慧	
教育部博士点基金项目	中国医学科学院药用植物研究所	20111106120031	管氏肿腿蜂在搜索金银花咖啡虎天牛过程中的学习行为及化学影响机制	2012～2014	郭　昆	
卫生公益性行业科研专项	中国医学科学院药用植物研究所	201002001	环境重点污染物健康危害的检测评价与控制	2010～2013	高微微	

续 表

项目（课题）	单位（主持单位）	课题编号	课题名称	批准（合同签订）时间	负责人	备 注
财政部	中国医学科学院药用植物研究所	1311081202	国家药用植物种质资源库保障条件建设	2011～2012	魏建和	
国家食品药品监督管理局项目	中国医学科学院药用植物研究所		化妆品中三甲沙林等5种禁限用物质检测方法标准	2011～2012	石 钺	
国家食品药品监督管理局项目	中国医学科学院药用植物研究所	食药监许函【20110257】号	起草婴幼儿（儿童）化妆品审评原则	2011～2012	石 钺	
国家药品标准提高研究课题	中国医学科学院药用植物研究所	370	中药材韭菜子的标准修订	2010～2011	许利嘉	
国家药品标准提高研究课题	中国医学科学院药用植物研究所	375	中药材蕤仁饮片的质量标准修订	2010～2011	许旭东	
国家药品标准提高研究课题	中国医学科学院药用植物研究所	377	升麻药材及饮片标准提高研究	2010～2011	斯建勇	
公益性行业科研专项	中国医学科学院药用植物研究所	201207002	我国代表性区域特色中药资源保护利用	2011～2012	魏建和	
环保部环境保护项目	中国医学科学院药用植物研究所	生多调查（环）11-29	国家药用植物种质资源库持续发展能力建设	2011	魏建和	
科技部项目	中国医学科学院药用植物研究所	2011ZX09401-404	名优中成药产业技术创新战略联盟	2011～2013	陈士林	
科技人员服务企业行动项目	中国医学科学院药用植物研究所	2009GJA00008	苦丁香通气栓Ⅱ期临床研究	2009～2011	齐 云	
科技人员服务企业行动项目	中国医学科学院药用植物研究所	2009GJF40027	珍稀中药材金线莲的人工栽培	2009～2010	郭顺星	
中药材扶持资金项目	中国医学科学院药用植物研究所		中药材规范化生产技术服务平台	2011	魏建和	

续 表

项目（课题）	单位（主持单位）	课题编号	课题名称	批准（合同签订）时间	负责人	备 注
中药材扶持资金项目	中国医学科学院药用植物研究所	201137	濒危道地药材川贝母人工种植示范——万亩川贝母规模化人工种植基地建设	2011 ~ 2014	陈士林	
中药材扶持资金项目	中国医学科学院药用植物研究所	海南省 36	白木香规范化种植技术及基地建设研究	2011	张争	
中医局专项	中国医学科学院药用植物研究所		2007 ~ 2008 年中医药行业科研专项中药及产业研究成果梳理	2011 ~ 2013	贺秀霞	
中医药行业科研专项	中国医学科学院药用植物研究所	201107011	荆芥等 9 种大宗药材优良品种挖掘与利用研究	2011 ~ 2013	魏建和	
中医药行业科研专项	中国医学科学院药用植物研究所	201107009	桔梗道地药材特色栽培及加工技术整理、规范及应用	2011 ~ 2013	杨成民	
人事部留学回国人员科技活动项目	中国医学科学院药用植物研究所		MeCP2 蛋白功能及磷酸化机制研究	2011 ~ 2013	胡克平	
军队特需药品保密专项	中国医学科学院药用植物研究所		提高飞行耐力的复方中药“天芪航力片”研究	2010 ~ 2011	赵晓宏	
北京市科委农村发展中心项目	中国医学科学院药用植物研究所		京西中药材基地建设	2010 ~ 2011	丁自勉	
北京市自然科学基金项目	中国医学科学院药用植物研究所	7122112	新型豚鼠高脂血症模型的建立及胆固醇代谢紊乱分子机制的研究	2012 ~ 2014	高南南	
广州海洋地质调查局	中国医学科学院药用植物研究所		天然气水合物资源评价信息模型与评价系统框架研发	2011 ~ 2012	张　俊	
贵州省中药现代化科技产业研究开发专项项目	中国医学科学院药用植物研究所	黔科合中药字【2011】5078 号	荞麦系列产品开发及产业化	2011 ~ 2013	李艾莲	

续 表

项目（课题）	单位（主持单位）	课题编号	课题名称	批准（合同签订）时间	负责人	备 注
宁夏回族自治区科技攻关计划项目	中国医学科学院药用植物研究所		提高肉苁蓉种子产量关键技术研究与应用	2011～2012	陈 君	
航天医学基础与应用国家重点实验室开放基金	中国医学科学院药用植物研究所		模拟失重认知功能受损动物模型的建立	2011～2012	刘新民	
中关村开发实验室专项检测服务项目	中国医学科学院药用植物研究所		中关村开发实验室专项检测服务项目补贴	2011	孙桂波	
对欧盟科技合作专项	中国医学科学院药用植物研究所		保健中药风险效益评估合作研究	2011～2013	常 琪	
国际科技合作与交流专项	中国医学科学院药用植物研究所	2011DFA31260	药用真菌猪苓菌丝形成菌核机理的研究	2010～2013	郭顺星	
国际科技合作项目	中国医学科学院药用植物研究所	2007DFB31610	中药扶正排毒片治疗艾滋病研究	2011～2013	刘延泽	
科技部国家国际科技合作专项	中国医学科学院药用植物研究所	S2012ZI0329	人参益智药效与基因/蛋白表达谱关联规律合作研究	2012～2014	刘新民	
协和博士后科学基金项目	中国医学科学院药用植物研究所		应用第二代高通量测序技术构建丹参超高密度遗传图谱	2011～2012	陈海梅	
协和博士后科学基金项目	中国医学科学院药用植物研究所		MKP-3 在缺血再灌注引起内皮细胞炎症反应中的作用及机制研究	2011～2012	杨 丹	
协和博士后科学基金项目	中国医学科学院药用植物研究所		野菠萝果实中降血脂活性分子群及其效应关系的研究	2011～2012	张小坡	
协和创新团队发展计划项目	中国医学科学院药用植物研究所		中药资源学协和创新团队	2011～2012	陈士林	

续 表

项目（课题）	单位（主持单位）	课题编号	课题名称	批准（合同签订）时间	负责人	备 注
协和青年科研基金项目	中国医学科学院药用植物研究所		人体来源二重特异性脱磷酸化酶26的空间结构可视化研究	2011	谢 勇	
协和新星项目	中国医学科学院药用植物研究所		协和新星	2011～2012	陈 娟	
协和研究生创新基金项目	中国医学科学院药用植物研究所		番荔素及其口服制剂吸收机制研究	2011～2012	党云洁	
协和研究生创新基金项目	中国医学科学院药用植物研究所		心可舒体内代谢成分及其防治心肌缺血的代谢组学研究	2011～2012	刘月涛	
协和研究生创新基金项目	中国医学科学院药用植物研究所		三七皂苷R1对氧化应激介导神经细胞损伤的分子机制研究	2011～2012	孟祥宝	
协和研究生创新基金项目	中国医学科学院药用植物研究所		提高丹参有效成分丹参酚酸A含量的丹参内生真菌筛选及作用机制研究	2011～2012	唐 坤	
医科院基本科研业务费项目	中国医学科学院药用植物研究所		微生物侵染诱导白木香次生代谢产物形成的分子机制及结香技术研究	2011～2013	魏建和	
中国博士后基金项目	中国医学科学院药用植物研究所	20110490326	基于DNA条形码技术鉴定《中国药典》收载有毒中药（植物）	2011～2012	罗 焜	
中国博士后基金项目	中国医学科学院药用植物研究所	20110490325	仿原薯蓣皂苷通过介导ER途径防治绝经后动脉粥样硬化作用的研究	2011～2012	肖 婧	
中国博士后基金项目	中国医学科学院药用植物研究所	2011M500014	MKP-3在内皮细胞缺血再灌注损伤中的作用及机制研究	2011～2012	杨 丹	
中央级公益型科研院所基本科研业务费项目	中国医学科学院药用植物研究所	yz-11-01	淫羊藿苷雌激素样作用对AD发病中线粒体损伤途径的作用机制研究	2011.4～2011.12	毕明刚	
中央级公益型科研院所基本科研业务费项目	中国医学科学院药用植物研究所	yz-11-02	石菖蒲与人参配伍作用机制研究	2011.4～2011.12	孔令提	

续 表

项目（课题）	单位（主持单位）	课题编号	课题名称	批准（合同签订）时间	负责人	备 注
中央级公益型科研院所基本科研业务费项目	中国医学科学院药用植物研究所	yz-11-03	基于高通量测序技术发现喜树碱合成相关基因研究	2011.4～2011.12	宋经元	
中央级公益型科研院所基本科研业务费项目	中国医学科学院药用植物研究所	yz-11-04	通过比较转录组学研究发现灵芝三萜合成的关键酶基因	2011.4～2011.12	孙 超	
中央级公益型科研院所基本科研业务费项目	中国医学科学院药用植物研究所	yz-11-05	酚酸类自毒化合物对西洋参的毒性作用比较	2011.4～2011.12	高微微	
中央级公益型科研院所基本科研业务费项目	中国医学科学院药用植物研究所	yz-11-06	石斛属植物多糖类成分化学性质研究	2011.4～2011.12	陈晓梅	
中央级公益型科研院所基本科研业务费项目	中国医学科学院药用植物研究所	yz-11-07	糖代谢与地黄块根形成的关系研究	2011.4～2011.12	李先恩	
中央级公益型科研院所基本科研业务费项目	中国医学科学院药用植物研究所	yz-11-08	泽兰尼酮纳米胶束制剂的体内药效评价	2011.4～2011.12	廖永红	
中央级公益型科研院所基本科研业务费项目	中国医学科学院药用植物研究所	yz-11-09	基于数字信号处理技术的肿瘤核小体定位研究	2011.4～2011.12	刘志华	
中央级公益型科研院所基本科研业务费项目	中国医学科学院药用植物研究所	yz-11-10	伤害诱导白木香结香的关键 miRNA 鉴定与功能分析	2011.4～2011.12	高志晖	
中央级公益型科研院所基本科研业务费项目	中国医学科学院药用植物研究所	yz-11-11	五味子质量评价方法的建立	2011.4～2011.12	刘海涛	
中央级公益型科研院所基本科研业务费项目	中国医学科学院药用植物研究所	yz-11-12	牡丹类植物的代谢组学研究	2011.4～2011.12	何春年	
中央级公益型科研院所基本科研业务费项目	中国医学科学院药用植物研究所	yz-11-13	蕤仁化学成分研究	2011.4～2011.12	杨峻山	
中央级公益型科研院所基本科研业务费项目	中国医学科学院药用植物研究所	yz-11-14	爵床抗肿瘤有效部位的大鼠药动学研究	2011.4～2011.12	杨美华	

续 表

项目（课题）	单位（主持单位）	课题编号	课题名称	批准（合同签订）时间	负责人	备 注
中央级公益型科研院所基本科研业务费项目	中国医学科学院药用植物研究所	yz-11-15	斑蝥素透膜吸收机制研究	2011.4～2011.12	党云洁	
中央级公益型科研院所基本科研业务费项目	中国医学科学院药用植物研究所	yz-11-16	药用植物内生真菌源抗肿瘤化合物研究	2011.4～2011.12	张宏武	
中央级公益型科研院所基本科研业务费项目	中国医学科学院药用植物研究所	yz-11-17	Rett 综合征蛋白质 MeCP2 相互作用基因的 ChIP-seq 研究	2011.4～2011.12	胡克平	
中央级公益型科研院所基本科研业务费项目	中国医学科学院药用植物研究所	yz-11-18	维吾尔族民族药混淆品种整理研究	2011.6～2011.12	郭宝林	
中央级公益型科研院所基本科研业务费项目	中国医学科学院药用植物研究所	yz-11-19	真菌来源的耐药细菌肽脱甲酰基酶抑制剂的高通量筛选	2011.10～2011.12	陈 娟	
中央级公益型科研院所基本科研业务费项目	中国医学科学院药用植物研究所	yz-11-20	药用植物保育策略与方法研究	2011～2012	魏建和	
横向课题	中国医学科学院药用植物研究所		中药药效组分知识产权保护战略建研究	2011	陈士林	
横向课题	中国医学科学院药用植物研究所	40544	羚羊清肺丸（山羊角替代羚羊角）大鼠长期毒性实验病理组织学诊断	2011	蔡大勇	
横向课题	中国医学科学院药用植物研究所	40575	粮食急性毒性的试验	2011	金 文	
横向课题	中国医学科学院药用植物研究所	40603	三种哈药新药的前期研究	2011	孙晓波	
横向课题	中国医学科学院药用植物研究所	40634	心脑血管保护产品动物功能性实验	2011	金 文	
横向课题	中国医学科学院药用植物研究所	40664	土大黄基原鉴定、资源考察和鉴别研究	2011	郭宝林	

续 表

项目（课题）	单位（主持单位）	课题编号	课题名称	批准（合同签订）时间	负责人	备 注
横向课题	中国医学科学院药用植物研究所	40695	共建特膳食品联合实验室	2011	丁自勉	
横向课题	中国医学科学院药用植物研究所	40725	“基于药效活性导向筛选和组分配伍的不稳定性心绞痛候选药物研究”的子课题“超生生物显微成像技术检查动物动物硬化实验”	2011	郭 鹏	
横向课题	中国医学科学院药用植物研究所	40756	KFX-B 中化学成分分离及结构确证	2011	邹忠梅	
横向课题	中国医学科学院药用植物研究所	40787	一种植物源农用杀菌剂及其制备方法	2011	高微微	
横向课题	中国医学科学院药用植物研究所	40817	通宣理肺口服液大鼠长期毒性实验病理组织学诊断	2011	蔡大勇	
横向课题	中国医学科学院药用植物研究所	40848	再造丸大鼠长期毒性和药效实验病理组织学诊断	2011	蔡大勇	
横向课题	中国医学科学院药用植物研究所	40878	转录组测序服务	2011	陈士林	
横向课题	中国医学科学院药用植物研究所	2011-13	宏基因组测序服务	2011	陈士林	
横向课题	中国医学科学院药用植物研究所	2011-14	甲基丁香酚在植物病虫害防治上的应用	2011	高微微	
横向课题	中国医学科学院药用植物研究所	2011-15	安神补脑液技术研发合同（VB1 协同作用）	2011	孙晓波	
横向课题	中国医学科学院药用植物研究所	2011-16	安神补脑液技术研发合同（益智安神实验研究）	2011	孙晓波	

续 表

项目（课题）	单位（主持单位）	课题编号	课题名称	批准（合同签订）时间	负责人	备 注
横向课题	中国医学科学院药用植物研究所	2011-17	安神补脑液技术研发合同（大鼠长期毒性试验）	2011	孙晓波	
横向课题	中国医学科学院药用植物研究所	2011-18	青梅产品动物功能性实验	2011	金 文	
横向课题	中国医学科学院药用植物研究所	2011-19	单体化合物样品 600 兆磁共振检测	2011	许旭东	
横向课题	中国医学科学院药用植物研究所	2011-20	稻芽两种工艺提取物成分分析技术合作协议	2011	陈士林	
横向课题	中国医学科学院药用植物研究所	2011-21	栽培秦艽物种鉴定及质量评价研究（续）	2011	陈士林	
横向课题	中国医学科学院药用植物研究所	2011-22	珍稀濒危药材铁皮石斛、沉香、血竭、降香、檀香繁殖技术服务合作	2011	郭顺星	
横向课题	中国医学科学院药用植物研究所	2011-23	国内六大灵芝产地灵芝成分分析比较	2011	陈 曦	
横向课题	中国医学科学院药用植物研究所	2011-24	肉苁蓉种子质量标准研究与制定	2011	徐 荣	
横向课题	中国医学科学院药用植物研究所	2011-25	金鸡胶囊产品二次开发药效学研究技术服务合同	2011	蔡大勇	
横向课题	中国医学科学院药用植物研究所	2011-26	双黄连注射液致敏原筛查、生物活性测定等研究	2011	陈 曦	
横向课题	中国医学科学院药用植物研究所	2011-27	技术咨询合同备忘录	2011	孙晓波	
横向课题	中国医学科学院药用植物研究所	2011-28	龙牙楤木单体皂苷体内吸收分布研究	2011	董政起	

续 表

项目（课题）	单位（主持单位）	课题编号	课题名称	批准（合同签订）时间	负责人	备 注
横向课题	中国医学科学院药用植物研究所	2011-29	一类抗癫痫新药 Q808 体内吸收分布研究	2011	董政起	
横向课题	中国医学科学院药用植物研究所	2011-30	技术服务	2011	郭顺星	
横向课题	中国医学科学院药用植物研究所	2011-31	连参肠溶胶囊大鼠长期毒性实验病理解剖学与组织学诊断	2011	蔡大勇	
横向课题	中国医学科学院药用植物研究所	2011-32	参芍片长期毒性实验病理解剖学与组织学诊断	2011	蔡大勇	
横向课题	中国医学科学院药用植物研究所	2011-33	百合更年安颗粒大鼠长期毒性实验病理解剖学与组织学诊断	2011	蔡大勇	
横向课题	中国医学科学院药用植物研究所	2011-34	乳核内消液大鼠长期急性毒性实验病理解剖学与组织学诊断	2011	蔡大勇	
横向课题	中国医学科学院药用植物研究所	2011-35	基于 tcmgis 的骆驼刺、罗勒产地适宜性分析研究	2011	陈士林	
横向课题	中国医学科学院药用植物研究所	2011-36	正乳贴豚鼠长期毒性试验病理组织学诊断	2011	蔡大勇	
横向课题	中国医学科学院药用植物研究所	2011-37	抗瘙痒、抗过敏等功能性动物实验研究	2011	金　文	
横向课题	中国医学科学院药用植物研究所	2011-38	大蒜提取物急性毒性及抗肿瘤活性评价的补充合同	2011	曹　丽	
横向课题	中国医学科学院药用植物研究所	2011-39	A 免疫药效实验	2011	曹　丽	
横向课题	中国医学科学院药用植物研究所	2011-40	一种防治禽流感的药物及其制备方法	2011	斯建勇	

续 表

项目（课题）	单位（主持单位）	课题编号	课题名称	批准（合同签订）时间	负责人	备 注
横向课题	中国医学科学院药用植物研究所	2011-41	枫斗石斛育苗工厂及种植基地建设	2011	佟曦然	
横向课题	中国医学科学院药用植物研究所	2011-42	单体化合物样品 600 兆磁共振检测	2011	许旭东	
横向课题	中国医学科学院药用植物研究所	2011-43	当药急慢性肝损伤实验病理组织学诊断	2011	蔡大勇	
横向课题	中国医学科学院药用植物研究所	2011-44	再造丸大鼠大脑中动脉阻塞性脑缺血实验病理组织学诊断	2011	蔡大勇	
横向课题	中国医学科学院药用植物研究所	2011-45	单体化合物样品 600 兆磁共振检测	2011	许旭东	
横向课题	中国医学科学院药用植物研究所	2011-46	解暑饮对实验性中暑动物模型的影响	2011	孙晓波	
横向课题	中国医学科学院药用植物研究所	2011-47	竹菊百合粉动物功能试验研究	2011	金　文	
横向课题	中国医学科学院药用植物研究所	2011-48	双黄连注射液致敏原筛查、与头孢类等药物的配伍稳定性试验及大分子测定研究	2011	陈　曦	
横向课题	中国医学科学院药用植物研究所	2011-49	青梅产品动物功能性实验	2011	金　文	
横向课题	中国医学科学院药用植物研究所	2011-50	双黄连注射液再评价研究	2011	陈　曦	
横向课题	中国医学科学院药用植物研究所	2011-51	单体化合物样品 600 兆核磁共振检测	2011	许旭东	
横向课题	中国医学科学院药用植物研究所	2011-52	双黄连注射液用药材易感真菌内毒素及配伍稳定性研究	2011	陈　曦	

续 表

项目（课题）	单位（主持单位）	课题编号	课题名称	批准（合同签订）时间	负责人	备 注
横向课题	中国医学科学院药用植物研究所	2011-53	建莲六种药材企业质量标准制订	2011	张本刚	
横向课题	中国医学科学院药用植物研究所	2011-54	莲子心含片保健品研制的研发	2011	斯建勇	
横向课题	中国医学科学院药用植物研究所	2011-55	技术服务合同	2011	李春芳	
横向课题	中国医学科学院药用植物研究所	2011-56	提神产品动物功能性实验	2011	金 文	
横向课题	中国医学科学院药用植物研究所	2011-57	农药原药纯度及核磁分析	2011	薛 健	
横向课题	中国医学科学院药用植物研究所	2011-58	白木香结香技术及沉香产业化开发合作协议Ⅱ	2011	魏建和	
横向课题	中国医学科学院药用植物研究所	2011-59	糖敏灵 10 种药材资源调查与质量检测	2011	张本刚	
科技支撑	中国医学科学院信息研究所		科技知识组织体系的协同工作系统和辅助工具开发	2011.1	钱 庆	
科技支撑（子）	中国医学科学院信息研究所		基于 STKOS 的科技监测应用示范	2011	安新颖	
科技支撑（子）	中国医学科学院信息研究所		面向外文科技文献的超级科技词表和本体建设（医学部分）	2011.4	李丹亚	
科技支撑（子）	中国医学科学院信息研究所		科技文献信息知识对象自动标注与集成技术开发	2011.4	李军莲	
科技支撑（子）	中国医学科学院信息研究所		科技知识组织体系共享服务平台建设	2011.4	方 安	
自然基金	中国医学科学院信息研究所		我国医院绩效评价方法与实证研究	2011.12	王小万	

续 表

项目（课题）	单位（主持单位）	课题编号	课题名称	批准（合同签订）时间	负责人	备 注
社科基金	中国医学科学院信息研究所		关联数据中潜在知识关联的发现方法研究	2011.7	洪 娜	
卫生部其他	中国医学科学院信息研究所		区域卫生规划指导意见研制	2011.1	代 涛	
卫生部其他	中国医学科学院信息研究所		新型农村合作医疗数据编码标准研究	2011.12	代 涛	
卫生部其他	中国医学科学院信息研究所		基本医疗卫生保健法立法项目专题研究	2011.4	代 涛	
卫生部其他	中国医学科学院信息研究所		卫生人才结构比例与引导策略研究	2011.8	孙晓北	
卫生部其他	中国医学科学院信息研究所		卫生行业职业技能鉴定成绩与从业人员工作胜任力的相关性研究	2011.2	王小万	
卫生部其他	中国医学科学院信息研究所		国际传染病法修订的特点与发展趋势	2011.8	王小万	
卫生部其他	中国医学科学院信息研究所		贯彻妇女儿童发展纲要研究	2011.4	王 芳	
卫生部其他	中国医学科学院信息研究所		妇幼卫生科技进展信息研究	2011.1	刘晓曦	
卫生部其他	中国医学科学院信息研究所		新型农村合作医疗异地就医费用核查系统研究	2011.11	胡红濮	
国际合作	中国医学科学院信息研究所		医药卫生体制改革评价研究	2011.4	代 涛	
国际合作	中国医学科学院信息研究所		吸烟和被动吸烟对健康危害研究	2011.7	池 慧	
国际合作	中国医学科学院信息研究所		新农合儿童先心病政策效果评价	2011.6	韦 潇	
国际合作	中国医学科学院信息研究所		国家社区卫生服务绩效考核方案制定与实施	2011.2	王 芳	
国际合作	中国医学科学院信息研究所		儿童卫生绩效监测与评估指标体系及实施指南研制	2011.1	王 芳	
国际合作	中国医学科学院信息研究所		世界卫生组织在华合作中心网站建设	2011.1	钱 庆	
国际合作	中国医学科学院信息研究所		WPRIM 培训班	2011.4	方 安	
国际合作	中国医学科学院信息研究所		WHO 数据加工	2011.9	方 安	

续 表

项目（课题）	单位（主持单位）	课题编号	课题名称	批准（合同签订）时间	负责人	备 注
教育部	中国医学科学院信息研究所		基于知识组织体系的科技文献新主题监测研究	2011	安新颖	
教育部	中国医学科学院信息研究所		基于决策树的热点识别与趋势预测方法研究	2011	洪　娜	
工信部	中国医学科学院信息研究所		中国医疗器械“十二五”产业规划的编制	2011. 1	谢俊祥	
计生委	中国医学科学院信息研究所		计划生育科技信息研究	2011. 1	许　侠	
地方项目	中国医学科学院信息研究所		北京市卫生绩效评价研究	2011. 8	韦　潇	
院校基金	中国医学科学院信息研究所		卫生信息体系建设策略研究	2011. 7	李亚子	
院校基金	中国医学科学院信息研究所		基于学科基线的北京协和医学院学术影响力研究	2011. 8	张　玢	
横向课题	中国医学科学院信息研究所		“全美百佳医院”评价活动可行性研究	2010. 11	代　涛	
横向课题	中国医学科学院信息研究所		护理学知识服务平台	2011. 11	池　慧	
横向课题	中国医学科学院信息研究所		护理学院图书馆管理系统	2011. 12	池　慧	
横向课题	中国医学科学院信息研究所		医院科研影响力评价模型研究	2011	安新颖	
横向课题	中国医学科学院信息研究所		我国远程医疗现状及发展对策	2011. 1	曹艳林	
横向课题	中国医学科学院信息研究所		心血管领域文献信息分析与服务	2010. 12	王　敏	
横向课题	中国医学科学院信息研究所		新发传染病国内外研究进展	2011. 1	王　敏	
横向课题	中国医学科学院信息研究所		呼吸道传染病系统评价研究	2011. 6	王　敏	
横向课题	中国医学科学院信息研究所		新发呼吸道传染病国内外文献分析	2011. 1	王　敏	
横向课题	中国医学科学院信息研究所		耳鼻喉学科评价研究	2011. 4	王　敏	
横向课题	中国医学科学院信息研究所		儿科学学科评价研究	2011. 1	王　敏	
横向课题	中国医学科学院信息研究所		神经内科学科评价研究	2011. 1	王　敏	

续 表

项目（课题）	单位（主持单位）	课题编号	课题名称	批准（合同签订）时间	负责人	备 注
横向课题	中国医学科学院信息研究所		呼吸内科学学科评价研究	2011.11	王 敏	
横向课题	中国医学科学院信息研究所		内科学领域七个学科科研评价研究	2011.1	王 敏	
横向课题	中国医学科学院信息研究所		国际肺栓塞前沿热点分析	2011.11	王 敏	
横向课题	中国医学科学院信息研究所		中国免疫学科研现状及国际地位分析	2011.6	李 扬	
横向课题	中国医学科学院信息研究所		骨科微创手术及导航系统市场需求分析	2011.7	欧阳昭连	
横向课题	中国医学科学院信息研究所		医药发展研究	2011.5	欧阳昭连	
横向课题	中国医学科学院信息研究所		医疗器械标准研究	2011.5	欧阳昭连	
横向课题	中国医学科学院信息研究所		医药信息研究	2011.12	谢俊祥	
横向课题	中国医学科学院信息研究所		中国艾滋病防治信息	2011.1	胡世平	
横向课题	中国医学科学院信息研究所		护理学院实验室预约系统	2011.12	高东平	
横向课题	中国医学科学院信息研究所		护理学院“学生网”信息服务系统	2011.12	高东平	
横向课题	中国医学科学院信息研究所		功能社区卫生服务管理体制与运行机制研究	2011.6	王 芳	
横向课题	中国医学科学院信息研究所		妇幼保健与社区卫生工作动态编印	2011.4	王 芳	
横向课题	中国医学科学院信息研究所		药物制备技术应用进展信息分析	2011.11	唐小利	
横向课题	中国医学科学院信息研究所		国内外中医药信息标准与专利现状分析	2011.9	唐小利	
横向课题	中国医学科学院信息研究所		我国呼吸系感染性疾病的临床与基础研究领域文献检索与分析	2011.5	唐小利	
横向课题	中国医学科学院信息研究所		科学结构地图判读	2011.1	唐小利	
横向课题	中国医学科学院信息研究所		我国吸烟及烟草控制问题研究领域文献检索与分析服务	2011.5	张燕舞	
横向课题	中国医学科学院信息研究所		国际慢性阻塞性肺疾病科研项目分析	2011.1	张燕舞	

续 表

项目（课题）	单位（主持单位）	课题编号	课题名称	批准（合同签订）时间	负责人	备 注
横向课题	中国医学科学院信息研究所		纵隔镜与超声内镜在肺癌诊断分期中对照研究 Meta 分析等信息服务	2011. 1	张燕舞	
横向课题	中国医学科学院信息研究所		声带修复再生研究领域文献分析	2011. 9	张燕舞	
横向课题	中国医学科学院信息研究所		嗓音医科研究领域文献分析	2011. 9	张燕舞	
横向课题	中国医学科学院信息研究所		卫生系统筹资文献综述	2011. 9	何 平	
横向课题	中国医学科学院信息研究所		艾滋病预防与控制热点信息门户数据更新、运行维护	2011. 1	栗文靖	
横向课题	中国医学科学院信息研究所		NSTL 资源建设评估与管理流程优化研究	2011. 1	梁 芳	
横向课题	中国医学科学院信息研究所		编目规范质检及编目规范管理研究	2011. 1	梁 芳	
横向课题	中国医学科学院信息研究所		面向“重大新药创制”科技重大专项的专业化信息服务	2010. 1	唐小利	
横向课题	中国医学科学院信息研究所		面向“艾滋病和病毒性肝炎等重大传染病防治”科技重大专项的专业化信息服务	2010. 12	张 玢	
科技部支撑项目	中国医学科学院医学实验动物研究所	2012BAI39B02	神经和代谢疾病基因工程大鼠模型的建立 1480	2011. 11. 1	张连峰	
科技部重大专项	中国医学科学院医学实验动物研究所	2012ZX10004501	艾滋病、病毒性肝炎、结核病及其它新发突发传染病实验动物的研究	2011. 8. 1	秦 川	
科技部重大专项	中国医学科学院医学实验动物研究所	2012ZX10004404	实验室生物安全保障技术平台的建立	2011. 8. 1	高 虹	
科技部重大专项	中国医学科学院医学实验动物研究所	2011ZX09307-302	啮齿类研发平台创新药物研究开发技术平台建设	2011. 12	张连峰	
科技部重大专项	中国医学科学院医学实验动物研究所	2011ZX09401-019-04	重组蛋白疫苗的模型动物药效学研究	2011. 12	刘江宁	

续 表

项目（课题）	单位（主持单位）	课题编号	课题名称	批准（合同签订）时间	负责人	备 注
国家自然科学基金	中国医学科学院医学实验动物研究所	81102286	基于多种动物模型的广谱抗甲型流感病毒小分子抗原肽的筛选	2011. 8	许黎黎	
国家自然科学基金	中国医学科学院医学实验动物研究所	81171631	手足口病重症患者预警信号研究	2011. 8	秦　川	
北京市自然科学基金	中国医学科学院医学实验动物研究所	7122110	沉默催产素基因对布氏田鼠社会认知行为的影响	2011. 12	宋铭晶	
北京市自然科学基金	中国医学科学院医学实验动物研究所	7122111	Dkk3 对扩张型心肌病的调节机制	2011. 12	吕　丹	
协和青年基金	中国医学科学院医学实验动物研究所		慢性炎症性皮肤病 KM 小鼠自发突变模型的研究和培育	2011. 6	刘　颖	
协和青年基金	中国医学科学院医学实验动物研究所		CYP2E1 对心肌病的调节机制	2011. 6	吕　丹	
协和青年基金	中国医学科学院医学实验动物研究所		SIV 感染与急性期肠道膜膜屏障结构的改变	2011. 6	刘克剑	
协和青年基金（教师）	中国医学科学院微循环所		BMP-2b 在肿瘤血管新生中的作用及其机制的初探	2011. 6	王　琴	
与首都医科大学口腔医院合作科研项目	中国医学科学院微循环所		牙髓炎及其保髓治疗新途径为目标的牙髓微循环观测研究	2011. 6	张　坚	
财政部基本科研业务费	中国医学科学院微循环所		脊髓微循环状态及微血管内皮功能和褪黑素对脊髓损伤的保护	2011. 1	苑晓晨	
财政部基本科研业务费	中国医学科学院微循环所		血红素加氧酶-1 诱导对自发性高血压大鼠氧化应激和炎症的影响	2011. 1	李炳蔚	
财政部基本科研业务费	中国医学科学院微循环所		脂肪来源间充质干细胞动物体内成血管实验研究	2011. 1	仉红刚	

续 表

项目（课题）	单位（主持单位）	课题编号	课题名称	批准（合同签订）时间	负责人	备注
卫生部	中国医学科学院护理学院		以社区卫生服务体系为基础的健康老龄化实施途径与方式研究	2011.3	绳 宇	
世界卫生组织	中国医学科学院护理学院		护士精神心理健康状况	2011.12	李 峥	
美国中华医学基金会	中国医学科学院护理学院		Nursing Faculty Development	2011.3	刘华平 李 峥	
CMB 护理青年教师科研基金	中国医学科学院护理学院		慢性心力衰竭患者院外延续性护理模式研究及效果评价	2011.3	梁 涛	
CMB 护理青年教师科研基金	中国医学科学院护理学院		NICU 临终关怀护理模式的建立与实施效果的研究	2011.3	张 欣	
协和青年科研基金	中国医学科学院护理学院		晚期早产儿母乳喂养现况及干预效果的研究	2011.7	张 欣	
研究生创新研究基金	中国医学科学院护理学院		生活方式干预对降低北京社区围绝经期妇女心血管疾病危险因素的效果评价	2011.9	吴丽萍	
传染病重大专项	中国医学科学院病原生物学研究所	2012ZX10003-007	结核病新型疫苗的前期免疫学研究		刘海鹰	参与
传染病重大专项	中国医学科学院病原生物学研究所		艾滋病黏膜疫苗研发		朱卫军 陈采凤	参与
传染病重大专项	中国医学科学院病原生物学研究所		我国重要人体寄生虫免疫标识性抗原的筛选及其应用研究		陈启军	参与
传染病重大专项	中国医学科学院病原生物学研究所	2012ZX10004206	呼吸道病毒性传染病病原谱流行规律及变异研究		任丽丽	
传染病重大专项	中国医学科学院病原生物学研究所		“成人艾滋病适宜治疗策略研究与应用”的子课题“艾滋病合并结核病治疗过程中药物相互作用研究”		高 磊	参与

续 表

项目（课题）	单位（主持单位）	课题编号	课题名称	批准（合同签订）时间	负责人	备 注
传染病重大专项	中国医学科学院病原生物学研究所		新型免疫疗法及药物靶位点的研究		赵彬彬	参与
传染病重大专项	中国医学科学院病原生物学研究所		肝炎疾病预测预警与转归		杨 威	参与
传染病重大专项	中国医学科学院病原生物学研究所		结核病监测预警模型和指标体系的研究		张 原	参与
传染病重大专项	中国医学科学院病原生物学研究所	2012ZX10003-002	结核病分子标识的研究		王健伟	
传染病重大专项	中国医学科学院病原生物学研究所		结核病流行规律和预警模式研究		郑建华	参与
传染病重大专项	中国医学科学院病原生物学研究所		HIV 感染者的疾病进展与临床转归的关键生物学标志及新药靶的研究		郭 斐	参与
传染病重大专项	中国医学科学院病原生物学研究所	2011ZX10004-001	单克隆抗体创新药物孵化基地建设		孙坚萍	参与
863	中国医学科学院病原生物学研究所		药物靶标验证于评价（子课题：真菌药物靶标验证于评价）		刘 涛	参与
中医药行业科研专项	中国医学科学院病原生物学研究所	200907001-5-2	抗手足口病毒体外筛选体系构建及中药筛选研究		朱国峰	参与
国家自然科学基金	中国医学科学院病原生物学研究所	81171533	接头蛋白 Gab2 调控结核病发生、发展的免疫学功能研究		刘海鹰	
国家自然科学基金	中国医学科学院病原生物学研究所	81101249	细胞法筛选 HIV-1 病毒中和性人源单克隆抗体及其中和机制分析		孙坚萍	
北京自然科学基金	中国医学科学院病原生物学研究所	7122116	新型 HIV 膜融合抑制剂的结构生物学研究		姚 雪	

续 表

项目（课题）	单位（主持单位）	课题编号	课题名称	批准（合同签订）时间	负责人	备 注
国际合作项目	中国医学科学院病原生物学研究所	IISP ID 38859	中国男性行为人群 HPV 感染状况及对 HPV 疫苗的认知与态度	2011. 5. 20	高 磊	
国际合作项目	中国医学科学院病原生物学研究所	OPP1016839	应用宏基因组学发现腹泻相关新的病毒和真核病原体	2011. 4. 19	杨 剑	参与
国际合作项目	中国医学科学院病原生物学研究所		为艾滋病疫苗人体试验创建最佳配套环境	2009. 5	张林琦	
协和青年基金	中国医学科学院病原生物学研究所		肠道病毒 71 型介导 VISA 裂解的分子机制研究		王蓓	
外国文教专家重点项目	中国医学科学院病原生物学研究所		病毒性肝炎新型免疫疗法及药物靶点的研究	2011. 9. 01	何有文	
中央级公益性科研院所基本科研业务费项目中国医学科学院/北京协和医学院	中国医学科学院病原生物学研究所		流感病毒相关宿主因子筛选及研究	2011. 9. 27	王健伟	
国家重大专项	中国医学科学院血液病医院（血液学研究所）	2012ZX09102-301-015	靶向 CD20 的抗肿瘤烯二炔强化抗体融合蛋白	2011	熊冬生	
973 计划	中国医学科学院血液病医院（血液学研究所）	2012CB966504	iPS 功能性血液分化的研究及基于动物模型的功能评价	2011	邱录贵	
973 计划	中国医学科学院血液病医院（血液学研究所）	2012CB966403	人多能干细胞向神经干/祖细胞早期分化分子机制的研究	2011	周家喜	
973 计划	中国医学科学院血液病医院（血液学研究所）	2012CB966604	探索中胚层组织干细胞自我更新和分化的诱导调控手段及疾病治疗方法	2011	袁卫平	
863 计划	中国医学科学院血液病医院（血液学研究所）	2011AA020118	多种干细胞分子标记物的筛选鉴定及干细胞指控技术研究	2011	胡 晓	

续 表

项目（课题）	单位（主持单位）	课题编号	课题名称	批准（合同签订）时间	负责人	备 注
国家自然科学基金项目	中国医学科学院血液病医院（血液学研究所）	81130074	端粒、p53 和 mTOR 信号分子在骨髓衰竭疾病中的作用	2011	袁卫平	NSF 重点项目
国家自然科学基金项目	中国医学科学院血液病医院（血液学研究所）	31171431	MSX 家族蛋白在人多能干细胞早期分化中功能和作用机制的研究	2011	周家喜	
国家自然科学基金项目	中国医学科学院血液病医院（血液学研究所）	81101794	FHL2 在硼替佐米诱导多发性骨髓瘤患者间充质干细胞成骨分化中的作用	2011	徐 燕	
国家自然科学基金项目	中国医学科学院血液病医院（血液学研究所）	81170459	miRNA-16 在正常及病理性红细胞分化成熟过程中的表达及功能研究	2011	胡 晓	
国家自然科学基金项目	中国医学科学院血液病医院（血液学研究所）	81170465	ADAR1 过表达与造血调控及白血病相关性研究	2011	高瀛岱	
国家自然科学基金项目	中国医学科学院血液病医院（血液学研究所）	81170470	范可尼贫血发生发展的分子遗传机制研究	2011	竺晓凡	
国家自然科学基金项目	中国医学科学院血液病医院（血液学研究所）	81170474	巨核细胞反向免疫调控在 ITP 中的作用机制	2011	周泽平	
国家自然科学基金项目	中国医学科学院血液病医院（血液学研究所）	81170510	抑制 NHE1 逆转白血病耐药的机制研究	2011	庞天翔	
国家自然科学基金项目	中国医学科学院血液病医院（血液学研究所）	81170511	P2X7 受体异常表达和功能在白血病发生发展中作用研究	2011	郑国光	
国家自然科学基金项目	中国医学科学院血液病医院（血液学研究所）	81170512	基于 microRNA 调控网络的靶向白血病干细胞研究	2011	周 圆	
国家自然科学基金项目	中国医学科学院血液病医院（血液学研究所）	81172255	MicroRNA-137 靶向调控基因 CUL4A 和 CLPX 在多发性骨髓瘤耐药中的作用及机制研究	2011	邱录贵	

续 表

项目（课题）	单位（主持单位）	课题编号	课题名称	批准（合同签订）时间	负责人	备注
教育部项目	中国医学科学院血液病医院（血液学研究所）	20101100000000	HCDC14A 基因在多发性骨髓瘤发病机制中的作用及其预后意义	2011	徐 燕	
其他部委项目	中国医学科学院血液病医院（血液学研究所）		建立基于疾病细胞模型的药物评价和筛选体系	2011	陈桂彬	
其他部委项目	中国医学科学院血液病医院（血液学研究所）		造血干细胞维持、衰老与再生的调控机制研究	2011	程 涛	
其他部委项目	中国医学科学院血液病医院（血液学研究所）		多发性骨髓瘤预后模式与规范化治疗的多中心临床研究	2011	邱录贵	
其他部委项目	中国医学科学院血液病医院（血液学研究所）		MSX 家族蛋白在人多能干细胞早期分化中功能	2011	周家喜	
地方项目	中国医学科学院血液病医院（血液学研究所）	11JCZDJC27900	正常造血干/祖细胞在白血病体内的受抑规律	2011	程 涛	
地方项目	中国医学科学院血液病医院（血液学研究所）	11JCYBJC27400	诱导人胚胎干细胞向造血干细胞分化及移植治疗的研究	2011	胡 晓	
地方项目	中国医学科学院血液病医院（血液学研究所）	11JCYBJC27300	人类多能干细胞高效分化为造血干细胞的研究	2011	周家喜	
地方项目	中国医学科学院血液病医院（血液学研究所）	11JCZDJC18000	Twist1 基因与髓系白血病发生发展关系的研究	2011	马小彤	
地方项目	中国医学科学院血液病医院（血液学研究所）	11JCZDJC18200	Notch1 诱导白血病环境对正常造血干细胞作用机制研究	2011	郑国光	
地方项目	中国医学科学院血液病医院（血液学研究所）	11JCZDJC18600	JAK2/V617F 基因突变对血管修复功能影响的研究	2011	张 磊	
地方项目	中国医学科学院血液病医院（血液学研究所）	11JCYBJC10500	再障相关细胞因子对正常 MSCs 脂肪化的协同作用及机制	2011	张凤奎	

续 表

项目（课题）	单位（主持单位）	课题编号	课题名称	批准（合同签订）时间	负责人	备注
横向	中国医学科学院血液病医院（血液学研究所）		干扰素α1b（赛诺金）对真性红细胞增多症及原发性血小板增多症患者CD34阳性造血细胞生物学行为影响的研究	2011～2012	白洁	
院校基金	中国医学科学院血液病医院（血液学研究所）		造血干细胞生物学	2011	程涛	
院校基金	中国医学科学院血液病医院（血液学研究所）		白血病微环境对NK细胞功能异常的调控机制研究	2011	郝莎	
院校基金	中国医学科学院血液病医院（血液学研究所）		骨髓基质细胞通过下调瘤细胞miRNA-15a/-16参与骨髓瘤耐药的机制研究	2011	郝牧	
院校基金	中国医学科学院血液病医院（血液学研究所）		利用细胞模型来研究先天性纯红细胞再生障碍性发病机制	2011	王雅琴	
院校基金	中国医学科学院血液病医院（血液学研究所）		膜结合巨噬细胞集落刺激因子在血液系统恶性肿瘤中作用机制的研究	2011	郑国光	
国家自然科学基金	中国医学科学院放射医学研究所	31170804	Tat-Smac N7融合肽的肿瘤细胞辐射增敏机理研究	2012.1	樊飞跃	
国家自然科学基金海外合作	中国医学科学院放射医学研究所	81129020	辐射诱导造血干细胞氧化损伤机制研究	2012.1	孟爱民	
国家自然科学基金	中国医学科学院放射医学研究所	81171371	显像与放射免疫治疗用PAMAM多功能纳米材料的构建与性能研究	2012.1	刘鉴峰	
国家自然科学基金青年基金	中国医学科学院放射医学研究所	81102873	血必净注射液肠道辐射防护效应及其作用机制研究	2012.1	李德冠	
教育部博士点基金	中国医学科学院放射医学研究所		NOX4在辐射诱导造血干细胞衰老中的作用	2012.1	孟爱民	

续 表

项目（课题）	单位（主持单位）	课题编号	课题名称	批准（合同签订）时间	负责人	备 注
天津基金面上项目	中国医学科学院放射医学研究所		脉冲电磁场对小鼠造血干细胞归巢作用的研究	2012. 3	杨福军	
天津基金面上项目	中国医学科学院放射医学研究所		Resveratrol 抑制辐射诱导的 NLRP3 蛋白复合体激活的研究	2012. 3	王 彦	
天津基金青年项目	中国医学科学院放射医学研究所		血必净注射液肠道辐射防护效应及其作用机制研究	2012. 3	李德冠	
协和青年基金	中国医学科学院放射医学研究所		Tat-Smac N7 融合肽的肿瘤细胞辐射增敏作用研究	2011. 7	刘 强	
协和青年基金	中国医学科学院放射医学研究所		ADEPT 双功能蛋白 RGDβL 重组表达及活性研究	2011. 7	周晓靓	
协和教改项目	中国医学科学院放射医学研究所		放射医学专业教学方法改革研究	2012. 1	刘 强	
协和教改项目	中国医学科学院放射医学研究所		放射医学专业教师综合素质培训研究	2012. 1	佘 义	
协和教改项目	中国医学科学院放射医学研究所		研究生创新思维的培养	2012. 1	杨 翊	
外专局引智项目	中国医学科学院放射医学研究所		核和辐射突发事件医学应急响应程序及预案研究	2011. 1	杜立清	
外专局引智项目	中国医学科学院放射医学研究所		儿童骨髓衰竭性疾病的早期鉴别诊断方法研究及试剂盒的研制	2011. 1	刘 强	
外专局引智项目	中国医学科学院放射医学研究所		SIRT1 在辐射诱导造血干细胞衰老中的作用	2011. 1	孟爱民	
外专局引智项目	中国医学科学院放射医学研究所		microRNA 表达与肺癌放疗敏感性关系的研究	2011. 1	王小春	

续 表

项目（课题）	单位（主持单位）	课题编号	课题名称	批准（合同签订）时间	负责人	备 注
国家自然基金青年基金项目	中国医学科学院生物医学工程研究所	31100699	疏水蛋白融合功能多肽修饰血管支架材料特异捕捉内皮祖细胞及内皮化研究	2011. 8. 16	张素爱	
国家自然基金面上项目	中国医学科学院生物医学工程研究所	31170917	分级模拟胶原特征结构的胶原模拟多肽及其对间充质干细胞的分化调控作用	2011. 8. 16	刘玲蓉	
国家自然基金青年基金项目	中国医学科学院生物医学工程研究所	51103180	新型双重载药聚合物纳米囊泡克服 MDR 及靶向联合抗肿瘤研究	2011. 8. 16	张琳华	
国家自然基金国际合作与交流项目	中国医学科学院生物医学工程研究所	51110305014	中芬生物制造与评价技术研讨会	2011. 6. 21	张其清	
国家自然基金青年基金项目	中国医学科学院生物医学工程研究所	81100100	TFPI 基因修饰内皮祖细胞靶向多途径防治血管再狭窄的实验研究	2011. 8. 16	朱敦皖	
国家自然基金面上项目	中国医学科学院生物医学工程研究所	81171424	基于磁声耦合效应的组织内声振动的发生与传播机制研究	2011. 8. 16	刘志朋	
国家自然基金面上项目	中国医学科学院生物医学工程研究所	81171478	小口径人工血管研究中内皮干细胞捕捉的生物学和病理学评价	2011. 8. 16	孔德领	
国家自然基金青年基金项目	中国医学科学院生物医学工程研究所	81101170	疏水蛋白融合功能多肽修饰血管支架材料特异捕捉内皮祖细胞及内皮化研究	2011. 8. 16	孙美秀	
国家自然基金科学仪器专款项目	中国医学科学院生物医学工程研究所	81127001	用于糖尿病药效学研究的多通道电化学生物传感器及仪器的研制	2011. 8. 16	徐圣普	
国家自然基金科学仪器专款项目	中国医学科学院生物医学工程研究所	81127003	具有精密导航定位功能的多靶点重复经颅磁刺激系统研制	2011. 8. 16	殷 涛	
国家自然基金重点项目	中国医学科学院生物医学工程研究所	51137004	基于洛伦兹力声源的生物磁声电导率成像研究	2011. 8. 16	刘志朋	
教育部博士点基金（导师类）项目	中国医学科学院生物医学工程研究所		基于内皮祖细胞捕捉技术的人工血管在 2 型糖尿病大鼠体内的植入研究	2011. 12. 14	孔德领	

续 表

项目（课题）	单位（主持单位）	课题编号	课题名称	批准（合同签订）时间	负责人	备 注
教育部博士点基金（新教师类）项目	中国医学科学院生物医学工程研究所		CBD-VEGF 融合功能蛋白构建修饰人工血管及内皮化研究	2011.12.14	张素爱	
卫生部卫生公益性行业专项	中国医学科学院生物医学工程研究所	201002018	慢性脊椎退行性疾病及畸形治疗中应用植入器械的评估和规范研究	2011	张其清	
科技部科技型中小企业创新基金	中国医学科学院生物医学工程研究所	11C26241203982	面向中小企业的生物医学工程技术服务平台建设	2011	李迎新	
人事部留学人员科技活动择优资助项目	中国医学科学院生物医学工程研究所		具有导航定位功能的经颅磁刺激仪器的研制	2011.10	刘志朋	
国家食品药品监督管理局项目	中国医学科学院生物医学工程研究所		2010 年度中央补助地方医疗器械标准体系建设项目	2011.1	殷　涛	
财政部基本科研业务费项目	中国医学科学院生物医学工程研究所		青年科研人员应用基础与开发研究、人才培养与合作交流	2011	孔德领	
天津市科技支撑计划项目	中国医学科学院生物医学工程研究所	11ZCKFSY01600	基于快速 SEP 检测的自动脊髓监护系统的研究	2011.1	徐圣普	
天津市自然基金面上项目	中国医学科学院生物医学工程研究所	11JCYBJC02300	主-客体相互作用参与的聚合物自组装体的设计及应用	2011.1	张明明	
天津市自然基金重点项目	中国医学科学院生物医学工程研究所	11JCYBJC20300	肝癌靶向非病毒 siRNA 载体的研究	2011.1	冷希岗	
天津市自然基金面上项目	中国医学科学院生物医学工程研究所	11JCYBJC02400	双重载药聚合物纳米囊泡的构建及其靶向联合抗肿瘤研究	2011.1	张琳华	
天津市自然基金面上项目	中国医学科学院生物医学工程研究所	11JCYBJC10300	人工血管表面功能修饰及内皮祖细胞捕捉	2011.1	张素爱	
天津市科技支撑计划项目	中国医学科学院生物医学工程研究所	10ZCKFSY08400	视网膜表面微电机阵列的研制和动物实验研究	2011.1	谢小波	

续 表

项目（课题）	单位（主持单位）	课题编号	课题名称	批准（合同签订）时间	负责人	备 注
天津市自然基金重点项目	中国医学科学院生物医学工程研究所		甚高频超声皮肤影像技术的应用研究	2011. 12. 12	杨 军	
天津市自然基金青年基金项目	中国医学科学院生物医学工程研究所		多模态感觉通道事件相关电位建模及时空特性研究	2011. 12. 12	崔红岩	
协和青年基金	中国医学科学院生物医学工程研究所		多模态感觉通道交互作用下的脑信息处理动态特性研究	2011. 6. 24	崔红岩	
协和青年基金	中国医学科学院生物医学工程研究所		新型卟啉光敏剂治疗良性前列腺增生的实验研究	2011. 6. 24	曹 波	
研究生创新基金	中国医学科学院生物医学工程研究所	2011-1001-024	运用纳米技术进行非甾体抗炎药物的体外筛选和评价	2011. 9. 16	凌 凯	
教学科研项目专项基金	中国医学科学院生物医学工程研究所	2011zlgc0119	《生物医学工程指导》教材编撰	2011. 9. 23	孙洪范	
教学科研项目专项基金	中国医学科学院生物医学工程研究所	2011zlgc0120	大型精密仪器操作技能培训助推我所创新平台建设	2011. 9. 23	刘焕来	
教学科研项目专项基金	中国医学科学院生物医学工程研究所	2011zlgc0121	研究生导师及教师心理培训	2011. 10. 31	孙 竞	
教学科研项目专项基金	中国医学科学院生物医学工程研究所	2011zlgc0122	青年教师岗位素质培训	2011. 10. 31	周 炜	
创新平台专项基金	中国医学科学院生物医学工程研究所		985 院校“优势学科”服务平台建设	2011. 9. 16	李迎新	
协和学者基金	中国医学科学院生物医学工程研究所		协和学者-讲座教授科研经费特别资助	2011. 9. 23	胡 勇	
协和学者基金	中国医学科学院生物医学工程研究所		协和学者-协和新星科研经费特别资助	2011. 9. 23	马桂蕾	

续 表

项目（课题）	单位（主持单位）	课题编号	课题名称	批准（合同签订）时间	负责人	备 注
协和青年基金	中国医学科学院生物医学工程研究所		眼科超声彩色多普勒信号实时检测算法的研究	2011.12.25	王晓春	
横向课题——委托研发项目	中国医学科学院生物医学工程研究所	横向 1102	纳米粒子携带 VEGF 转录活化因子基因促血管生成作用的研究——VEGF 纳米粒子的制备机体外评价	2011.3.1	杨 菁	
横向课题——委托研发项目	中国医学科学院生物医学工程研究所	横向 1103	MD-6500 中耳功能分析仪技术升级研发	2011.3.16	李跃杰	
横向课题——委托研发项目	中国医学科学院生物医学工程研究所	横向 1104	生物电阻抗胃动力检测电-机耦合参数研究	2011.3.7	沙 洪	
横向课题——委托研发项目	中国医学科学院生物医学工程研究所	横向 1105（2011E02）	应用主客体分子组装技术构建多功能活性微纳米纤维支架材料	2011.6.9	孔德领	
横向课题——委托研发项目	中国医学科学院生物医学工程研究所	横向 1106	心电监护专用模块研究与开发	2011.10.14	徐圣普	
横向课题——委托研发项目	中国医学科学院生物医学工程研究所	横向 1107	激光工程中心平台建设	2011.8.30	李迎新	
国家自然基金	中国医学科学院皮肤病研究所	81101202	EVER1 基因突变与疣状表皮发育不良患者 HPV 易感机制的相关性研究	2011.8.30	鞠 梅	
国家自然基金	中国医学科学院皮肤病研究所	81101203	组蛋白去乙酰化酶抑制剂逆转白念珠菌耐药性的研究	2011.8.16	李筱芳	
国家自然基金	中国医学科学院皮肤病研究所	81101207	反常性痤疮发病机制中雄激素对 γ-分泌酶沉默的皮脂腺细胞影响的研究	2011.8.16	徐浩翔	
国家自然基金	中国医学科学院皮肤病研究所	81101294	penA 基因突变及 mtrR、penB 基因的协同作用与淋球菌产生头孢曲松耐药的相关性研究	2011.8.16	陈绍椿	

续 表

项目（课题）	单位（主持单位）	课题编号	课题名称	批准（合同签订）时间	负责人	备 注
国家自然基金	中国医学科学院皮肤病研究所	81102067	缺氧诱导因子 HIF-1α 调控 SCF/KIT 途径在肢端黑素瘤发病机制中的作用研究	2011. 8. 16	陈 浩	
国家自然基金	中国医学科学院皮肤病研究所	81171501	C 型凝集素受体 DC-SIGN 在特应性皮炎免疫异常中的作用和分子机制	2011. 8. 16	姚 煦	
国家自然基金	中国医学科学院皮肤病研究所	81171513	慢性紫外线损伤致皮肤成纤维细胞自噬发生的分子机制研究	2011. 8. 6	顾 恒	
国家自然基金	中国医学科学院皮肤病研究所	81171522	γ-分泌酶基因突变与反常性痤疮和老年性痴呆发病关系初探	2011. 8. 16	王宝玺	
教育部博士点	中国医学科学院皮肤病研究所	20111100000000	调控自噬药物的抗皮肤光老化效应的分子机制研究	2011. 12. 1	顾 恒	
教育部博士点	中国医学科学院皮肤病研究所	20111100000000	反常性痤疮发病机制中雄激素对 γ-分泌酶沉默的皮脂腺细胞的影响	2011. 12. 1	徐浩翔	
人事部	中国医学科学院皮肤病研究所		白念珠菌磷脂甘露聚糖与识别受体 TLR2 在诱导单核巨噬细胞耐受中的作用及机制研究	2011. 12. 1	李 岷	
江苏省自然基金	中国医学科学院皮肤病研究所	BK2011128	白念珠菌磷脂甘露聚糖与识别受体 TLR2 在诱导单核巨噬细胞耐受中的作用及机制研究	2011. 10. 19	李 岷	
江苏省自然基金	中国医学科学院皮肤病研究所	BK2011126	组蛋白去乙酰化酶抑制剂对三唑类药物抗白色念珠菌活性增效的研究	2011. 10. 19	李筱芳	
江苏省自然基金	中国医学科学院皮肤病研究所	BK2011127	变应原通过 DC-SIGN 通路介导特应性皮炎细胞免疫异常的机制研究	2011. 10. 19	姚 煦	
江苏省自然基金	中国医学科学院皮肤病研究所	BK2011129	自噬与 UVB 致角质形成细胞 DNA 损伤及凋亡异常的关系研究	2011. 10. 19	陈 昆	

续　表

项目（课题）	单位（主持单位）	课题编号	课题名称	批准（合同签订）时间	负责人	备　注
江苏省自然基金	中国医学科学院皮肤病研究所	BK2011130	人乳头瘤病毒16对抑癌基因DNA甲基化和组蛋白甲基化及乙酰化的影响及其在宫颈癌中致病机制的研究	2011.10.19	蒋明军	
协和青年基金	中国医学科学院皮肤病研究所		OVOS2与恶性黑素瘤发生、侵袭及转移的相关性和功能解析	2011.7.1	徐秀莲	
协和青年基金	中国医学科学院皮肤病研究所		基于两种分子标识和深部真菌检测芯片的建立	2011.7.1	佘晓东	
协和青年基金	中国医学科学院皮肤病研究所		NHERF1蛋白对恶性黑素瘤细胞株增殖影响的初步研究	2011.7.1	张　韡	
协和教改基金	中国医学科学院皮肤病研究所	2011zlgc0112	皮肤病理数字化教学的开展和应用	2011.8.1	姜祎群	
协和教改基金	中国医学科学院皮肤病研究所	2011zlgc0113	网络和现场相结合的麻风病教学研究	2011.8.1	余美文	
协和教改基金	中国医学科学院皮肤病研究所	2011zlgc0114	皮肤性病学临床教学与实践	2011.8.1	李诚让	
协和教改基金	中国医学科学院皮肤病研究所	2011zlgc0115	皮肤性病学热点与机遇博士生学术论坛	2011.8.1	王宝玺	
协和学生创新基金	中国医学科学院皮肤病研究所		IL-12/23在分枝杆菌肉芽肿模型形成和维持中的作用	2011.5.1	田蔚蔚	
高校继教项目	中国医学科学院皮肤病研究所		皮肤科住院医师规范化培训需求	2011.12.1	蒋　娟	
南京市药学会	中国医学科学院皮肤病研究所	2011XY015	中药体外抑制痤疮丙酸杆菌的药效学研究	2011.12.1	江　丽	
皮研所所基金	中国医学科学院皮肤病研究所	2010PYS001	复方痤疮胶囊的制剂和药学研究	2011.12.1	江　丽	
皮研所所基金	中国医学科学院皮肤病研究所	2010PYS002	miRNA-21及miRNA-494在人黑素瘤细胞系A375中的功能研究	2011.12.1	王　焱	
皮研所所基金	中国医学科学院皮肤病研究所	2011PYS001	肿瘤相关巨噬细胞极化通过Notch信号通路对恶性黑素瘤的影响及机制研究	2011.12.1	姜祎群	

续 表

项目（课题）	单位（主持单位）	课题编号	课题名称	批准（合同签订）时间	负责人	备 注
皮研所所基金	中国医学科学院皮肤病研究所	2011PYS002	皮肤恶性黑素瘤中 OVOS2 调控效应的中间基因网络途径分析	2011. 12. 1	徐秀莲	
皮研所所基金	中国医学科学院皮肤病研究所	2011PYS003	组织工程皮肤药代动力学方法学的建立	2011. 12. 1	李玲珺	
皮研所所基金	中国医学科学院皮肤病研究所	2011PYS004	《中华皮肤科杂志》和《国际皮肤性病学杂志》读者调查	2011. 12. 1	尚书贤	
皮研所所基金	中国医学科学院皮肤病研究所	2011PYS005	NGF 和 NGFR 与黄褐斑的研究	2011. 12. 1	郭丽芳	
皮研所所基金	中国医学科学院皮肤病研究所	2011PYS006	利用三位上皮研究 HSV-2 和 HPV-16 合并感染过程中的相互作用	2011. 12. 1	曹玉萍	
中国医师协会	中国医学科学院皮肤病研究所		二氧化碳点阵激光治疗膨胀纹	2011. 8. 1	林 彤	
中西医皮肤性病学专业委员会	中国医学科学院皮肤病研究所		钙泊三醇倍他米松软膏治疗 TH1 细胞介导的慢性炎症性皮肤疾病可行性初探	2011. 6. 2	陈 昆	
四维高科生化公司目	中国医学科学院皮肤病研究所		与四维高科生化公司合作提高国内 MSM 现场干预的发展水平	2011	曹宁校	
中美艾滋病防治合作项目	中国医学科学院皮肤病研究所		编写国家梅毒控制技术指南	2011. 6. 12	王千秋	
中美艾滋病防治合作项目	中国医学科学院皮肤病研究所		编写国家《性传播疾病临床诊疗梅毒控制指南》	2011. 6. 12	王千秋	
奥赛康临床药学	中国医学科学院皮肤病研究所		探针药物法评价制首乌及与黄药子配伍对 CYP450 的影响	2012. 12. 11	江 丽	
艾协社会动员	中国医学科学院皮肤病研究所		HIV 感染者积极自我管理“促进及早治疗”关怀项目	2011. 10. 7	曹宁校	
艾协社会动员	中国医学科学院皮肤病研究所		同伴教育培训师培训系列活动	2011. 10. 20	曹宁校	
WHO 合作项目	中国医学科学院皮肤病研究所		clinic-based evaluation of rapid syphilis tests	2011. 12. 1	尹跃平	

续 表

项目（课题）	单位（主持单位）	课题编号	课题名称	批准（合同签订）时间	负责人	备 注
WHO 合作项目	中国医学科学院皮肤病研究所		淋球菌耐药监测系统的完善	2011. 12. 1	尹跃平	
2011 863 项目	中国医学科学院输血所		血浆综合利用及特免球蛋白等新产品开发——扩张床	2011	李长清	参与
2011 863 项目	中国医学科学院输血所		人类多潜能干细胞体外向成熟红细胞定向诱导分化及其作为替代输血治疗的基础和临床研究	2011	马 峰	参与
2011 自然科学基金	中国医学科学院输血所	81170466	人类胚性和诱导性多功能干细胞向造血细胞诱导分化的全人源化培养体系的研究	2011. 8	马 峰	
2011 年高层次留学人才回国资助项目	中国医学科学院输血所		2011 年高层次留学人才回国资助项目	2011	马 峰	
2011 外专项目	中国医学科学院输血所		血小板糖膜蛋白对人类疾病的调控机制研究及其诊断治疗途径的开发	2011	李长清	
2011 外专项目	中国医学科学院输血所		中国血型基因分型供者库建设	2011	陈静娴	
2011 外专项目	中国医学科学院输血所		探索先进新材料对心血管疾病等慢病的源头预防	2011	刘嘉馨	
四川省百人计划地方	中国医学科学院输血所		个体化治疗及转换医学	2011	陈利民	
四川省百人计划	中国医学科学院输血所		百人计划项目	2011	马 峰	
2011 年四川省科技支撑项目地方	中国医学科学院输血所	2011SZ0010	预测干扰素治疗丙型肝炎和乙型肝炎疗效的方法	2011	陈利民	
2011 成都市科技局项目地方	中国医学科学院输血所		获得性血友病相关致病基因及分子诊断技术研究	2011	肖小璞	
国际合作项目	中国医学科学院输血所		REDS3 项目	2011. 12	王憬惺	

续 表

项目（课题）	单位（主持单位）	课题编号	课题名称	批准（合同签订）时间	负责人	备 注
医科院“特聘教授经费”其他	中国医学科学院输血所		高通量基因芯片检测平台的建立及丙肝病毒耐药机制研究	2011	陈利民	
2011 协和青年基金其他	中国医学科学院输血所		人凝血因子Ⅷ吸附固载材料的制备及其性能研究	2011.6	陈　刚	
2011 协和青年基金	中国医学科学院输血所		人类 ES/iPS 体外诱导分化为成熟红细胞过程中血型表达和鉴定	2011.6	毛　斌	
2011 协和青年基金	中国医学科学院输血所		AAV 介导的 shRNA 抗乙肝病毒治疗	2011.6	叶　磊	
2011 体制改革项目其他基金	中国医学科学院输血所		血液安全数据仓库系统构建研究	2011	朱　明	
2011 基本科研业务其他基金	中国医学科学院输血所		青藏高原极端生境中油脂微生物物种及遗传多样性研究	2011	李世林	
国家自然科学基金（面上项目-自由申请）	中国医学科学院医学生物学研究所	81171573	EV71 感染病理机制与神经肽 PACAP 功能的生物学关系	2011.9.30	李琦涵	
国家自然科学基金（面上项目-自由申请）	中国医学科学院医学生物学研究所	81171946	信号素 4D（Semaphor in 4D）及神经丛素-B1（Plexin-B1）在介导肿瘤	2011.9.30	孙强明	
国家自然科学基金（青年科学基金项目）	中国医学科学院医学生物学研究所	31100127	HSV-1 在染色质结构相关的转录调控过程中与宿主细胞相互作用的分析	2011.10.31	张　莹	
国家科技重大专项	中国医学科学院医学生物学研究所	2012ZC 9105302	新型佐剂 MF-59 应用于 EV71 灭活疫苗和脊髓灰质炎灭活疫苗（IPV）以增强其免疫原性的临床前研究		董少忠	
国家科技重大专项	中国医学科学院医学生物学研究所		甲型肝炎灭活疫苗和冻干甲型肝炎减毒活疫苗Ⅳ期临床研究		孙强明	

续 表

项目（课题）	单位（主持单位）	课题编号	课题名称	批准（合同签订）时间	负责人	备 注
国家国际科技合作项目	中国医学科学院医学生物学研究所	2011DFR30420	细胞流感减毒活疫苗合作研究	2011.5.25	李卫东	
国家重点基础研究发展计划（973）分题	中国医学科学院医学生物学研究所	2011CB504903	EV71 等病毒致病与免疫机制研究		李琦涵	
国家高技术研究发展计划（863）	中国医学科学院医学生物学研究所		腮腺炎减毒活疫苗等病毒性疫苗关键技术及产品研发		李琦涵	
国家支撑计划项目	中国医学科学院医学生物学研究所	2011BAI15B 01-21	清洁级树鼩种群和资源保存基地的建立	2011.9.30	代解杰	
博士点基金新教师类	中国医学科学院医学生物学研究所	2011110612 0055	信号素 4D（Semaphor in 4D）及神经丛素-B1（Plexin-B1）在介导肿瘤血管新生中的作用机制研究	2011.12.14	孙强明	
博士点基金新教师类	中国医学科学院医学生物学研究所	2011110612 0056	非小细胞性肺癌中 NF-κB 转录因子选择性剪接研究	2011.12.14	俞建昆	
协和青年基金	中国医学科学院医学生物学研究所		肠道病毒 71 型 IRES 序列和 3C/3D 蛋白与病毒毒力的相关性研究	2011.6.24	施海晶	
协和青年基金	中国医学科学院医学生物学研究所		表型偏向帕金森病的脊髓小脑共济失调Ⅱ型家系的修饰基因定位克隆	2011.6.24	刘舒媛	
病原所基本科研业务项目	中国医学科学院医学生物学研究所	2011IPB	EV71 感染人成纤维细胞 KMB17 后信号转录通路的研究		董少忠	
云南省重点新产品开发计划	中国医学科学院医学生物学研究所		手足口病 EV71 及 Cox16 病原系列体外诊断试剂盒（国家Ⅲ类医疗器械）临床研究		谢忠平	
云南省社会发展科技计划	中国医学科学院医学生物学研究所	2011CA016	登革热分子流行病学应急检测技术研究及应用	2011.10.27	孙强明	

续 表

项目（课题）	单位（主持单位）	课题编号	课题名称	批准（合同签订）时间	负责人	备 注
云南省应用基础研究	中国医学科学院医学生物学研究所	2011FA023	哮喘治疗新靶点及崭新干预策略——抗细胞因子疫苗研究		马雁冰	
云南省应用基础研究面上项目	中国医学科学院医学生物学研究所	2011FB116	肠道病毒71型（EV71）在婴幼儿动物特有棕色脂肪中的感染增殖特性研究	2011.11.25	张 莹	
云南省应用基础研究面上项目	中国医学科学院医学生物学研究所	2011FZ209	呼吸道合胞病毒单克隆抗体制备及其应用的初步研究	2011.11.25	李 华	
云南省应用基础研究面上项目	中国医学科学院医学生物学研究所	2011FZ210	手足口病相关肠道病毒5′—NTP序列特点及其致病性分析	2011.11.25	施海晶	
云南省应用基础研究面上项目	中国医学科学院医学生物学研究所	2011FZ211	滇西亚种树鼩MHCⅡ DRB1、MHCⅡ DQB1基因与丙型肝炎病毒易感性的相关性研究	2011.11.25	黄璋琼	

2011 年度发表学术论著及国际科技交流与合作统计表

序号	单位	国外科技期刊	全国性科技期刊	省市级科技期刊	国际会议	全国会议	主编	参编	SCI 收录	IF≥3.0 SCI 源期刊	国际科技合作项目	引进人才项目
1	中国医学科学院北京协和医院	262	1377						262	85		
2	中国医学科学院阜外心血管病医院	89	469				15		220	48	7	
3	中国医学科学院肿瘤医院	71	335			9	19	71	28	17	8	
4	中国医学科学院整形外科医院	85	118	1	2	3		83	18			
5	中国医学科学院基础医学研究所	82	43		106	77	2	7	82	49	3	8
6	中国医学科学院药物研究所	109	121					5	109	24	4	
7	中国医学科学院医药生物技术研究所	58	51		4	23	1	4	58	20	2	
8	中国医学科学院药用植物研究所	84	149		1		4	5	81	12	11	
9	中国医学科学院信息研究所	3	131		19	156		21	2		11	
10	中国医学科学院医学实验动物研究所	33	74		1	2	1	1	33	10	3	2
11	中国医学科学院微循环研究所	2	15	1	8	4		1	2	1	3	
12	中国医学科学院护理学院	3	36		7	4			3	1		
13	中国医学科学院病原生物学研究所	48	3		2				19	9	7	1
14	中国医学科学院血液病医院（血液学研究所）	73	70			50	1		73	32	2	3
15	中国医学科学院放射医学研究所	16	49		5	35			17	2		
16	中国医学科学院生物医学工程研究所	20	31		12	14			20	6		
17	中国医学科学院皮肤病研究所		135				7		35	9	4	
18	中国医学科学院输血所	9	16		13	4	1		1	1	1	2
19	中国医学科学院医学生物学研究所		76					1	16	6	1	
	合计	1047	3299	2	180	381	51	199	1079	332	67	16

2010 年度院校发表在影响因子 3.0 以上 SCI 源期刊上论文题录

作者姓名	论文题目	期刊名称	发表单位	刊号	影响因子	卷	期
Du,B;Hu,XY;Weng,L	COMPARISON OF DOPAMINE AND NOREPINEPHRINE IN SHOCK	NEW ENGLAND JOURNAL OF MEDICINE	BEIJING UNION MED COLL HOSP, BEIJING,PEOPLES R CHINA	0028-4793	53.48	362	24
Du,SD;Mao,YL;Sang,XT;Lu,X;Yang,ZY;Zhong,SX;Huang,JF	BLEEDING ECTOPICS	LANCET	BEIJING UNION MED COLL HOSP, CHINESE ACAD MED SCI,DEPT LIVER SURG,BEIJING 100730,PEOPLES R CHINA	0140-6736	33.63	375	9732
Yu,XR;Huang,YG;Qu,G;Xu,JY;Hui,SY	SAFETY AND CURRENT STATUS OF BLOOD TRANSFUSION IN CHINA	LANCET	BEIJING UNION MED COLL HOSP,DEPT ANAESTHESIOL,BEIJING 100730, PEOPLES R CHINA	0140-6736	33.63	375	9724
Wang,BX;Yang,W;Wen,W;Sun,J;Su,B;Liu,B;Ma,DL;Lv,D;Wen,YR;Qu,T;Chen,M;Sun,MA;S	GAMMA-SECRETASE GENE MUTATIONS IN FAMILIAL ACNE INVERSA	SCIENCE	PEKING UNION MED COLL,CHINESE ACAD MED SCI,INST BASIC MED SCI, STATE KEY LAB MED MOL BIOL, BEIJING 100021,PEOPLES R CHINA	0036-8075	31.36	330	6007
Wang,LH;Bi,N	TGF-BETA 1 GENE POLYMORPHISMS FOR ANTICIPATING RADIATION-INDUCED PNEUMONITIS IN NON-SMALL-CELL LUNG CANCER: DIFFERENT ETHNIC ASSOCIATION	JOURNAL OF CLINICAL ONCOLOGY	CHINESE ACAD MED SCI,CANC INST & HOSP,BEIJING 100037,PEOPLES R CHINA	0732-183X	18.97	28	30
Zhao,FH;Lin,MJ;Chen,F;Hu,SY;Zhang,R;Belinson,JL;Sellors,JW;Franceschi,S;Qiao,YL;Ca	PERFORMANCE OF HIGH-RISK HUMAN PAPILLOMAVIRUS DNA TESTING AS A PRIMARY SCREEN FOR CERVICAL CANCER:A POOLED ANALYSIS OF INDIVIDUAL PATIENT DATA FROM 17 POPULATION-BASED STUDIES FROM CHINA	LANCET ONCOLOGY	CHINESE ACAD MED SCI,PEKING UNION MED COLL,CANC INST & HOSP, BEIJING 100037,PEOPLES R CHINA	1470-2045	17.76	11	12

续 表

作者姓名	论文题目	期刊名称	发表单位	刊号	影响因子	卷	期
Hu,SS;Zheng,Z;Yuan,X;Wang,W;Song,YH;Sun,HS;Xu,JP	INCREASING LONG-TERM MAJOR VASCULAR EVENTS AND RESOURCE CONSUMPTION IN PATIENTS RECEIVING OFF-PUMP CORONARY ARTERY BYPASS A SINGLE-CENTER PROSPECTIVE OBSERVATIONAL STUDY	CIRCULATION	CHINESE ACAD MED SCI,DEPT CARDIOVASC SURG,CTR CARDIOVASC REGENERAT MED,FUWAI HOSP,PEKING UNION MED COLL,BEIJING 100037,PEOPLES R CHINA	0009-7322	14.43	121	16
Zhang,H;Yuan,X;Jin,PF;Hou,JF;Wang,W;Wei,YJ;Hu,SS	ALTERATION OF PARASYMPATHETIC/SYMPATHETIC RATIO IN THE INFARCTED MYOCARDIUM AFTER SCHWANN CELL TRANSPLANTATION MODIFIED ELECTROPHYSIOLOGICAL FUNCTION OF HEART A NOVEL ANTIARRHYTHMIC THERAPY	CIRCULATION	CHINESE ACAD MED SCI,DEPT SURG,BEIJING 100037,PEOPLES R CHINA	0009-7322	14.43	122	11
Gao,RL;Zhang,J;Cheng,LQ;Wu,XS;Dong,W;Yang,XC;Li,TC;Liu,XF;Xu,YB;Li,XY;Zhou,MD	A PHASE II,RANDOMIZED,DOUBLE-BLIND,MULTICENTER,BASED ON STANDARD THERAPY,PLACEBO-CONTROLLED STUDY OF THE EFFICACY AND SAFETY OF RECOMBINANT HUMAN NEUREGULIN-1 IN PATIENTS WITH CHRONIC HEART FAILURE	JOURNAL OF THE AMERICAN COLLEGE OF CARDIOLOGY	CHINESE ACAD MED SCI,CARDIOVASC INST,BEIJING 100037,PEOPLES R CHINA	0735-1097	14.29	55	18
Gao,G;Zheng,Z;Pi,Y;Lu,B;Lu,JG;Hu,SS	ASPIRIN PLUS CLOPIDOGREL THERAPY INCREASES EARLY VENOUS GRAFT PATENCY AFTER CORONARY ARTERY BYPASS SURGERY A SINGLE-CENTER,RANDOMIZED,CONTROLLED TRIAL	JOURNAL OF THE AMERICAN COLLEGE OF CARDIOLOGY	CHINESE ACAD MED SCI,DEPT SURG,CARDIOVASC INST,BEIJING 100037,PEOPLES R CHINA	0735-1097	14.29	56	20
Ma,JH;Meng,Y;Kwiatkowski,DJ;Chen,XX;Feng,HY;Sun,Q;Zha,XJ;Wang,F;Wang,Y;Jing,YL;Z	MAMMALIAN TARGET OF RAPAMYCIN REGULATES MURINE AND HUMAN CELL DIFFERENTIATION THROUGH STAT3/P63/JAGGED/NOTCH CASCADE	JOURNAL OF CLINICAL INVESTIGATION	PEKING UNION MED COLL,INST BASIC MED SCI,DEPT PHYSIOL,BEIJING 100005,PEOPLES R CHINA	0021-9738	14.15	120	1

续 表

作者姓名	论文题目	期刊名称	发表单位	刊号	影响因子	卷	期
Shao,SJ;Liu,R;Wang,Y;Song,YM;Zuo,LH;Xue,LY;Lu,N;Hou,N;Wang,MR;Yang,X;Zhan,QM	CENTROSOMAL NLP IS AN ONCOGENIC PROTEIN THAT IS GENE-AMPLIFIED IN HUMAN TUMORS AND CAUSES SPONTANEOUS TUMORIGENESIS IN TRANSGENIC MICE	JOURNAL OF CLINICAL INVESTIGATION	CHINESE ACAD MED SCI,INST CANC,STATE KEY LAB MOL ONCOL,BEIJING 100021,PEOPLES R CHINA	0021-9738	14.15	120	2
Wang,H;Li,ZH;Wang,JZ;Sun,K;Cui,QQ;Song,L;Zou,YB;Wang,XJ;Liu,XA;Hui,RT;Fan,YX	MUTATIONS IN NEXN,A Z-DISC GENE,ARE ASSOCIATED WITH HYPERTROPHIC CARDIOMYOPATHY	AMERICAN JOURNAL OF HUMAN GENETICS	FUWAI HOSP,SINO GERMAN LAB MOL MED,BEIJING 100037,PEOPLES R CHINA	0002-9297	11.68	87	5
Peng,ZG;Fan,B;Du,NN;Wang,YP;Gao,LM;Li,YH;Li,YH;Liu,F;You,XF;Han,YX;Zhao,ZY;Cen	SMALL MOLECULAR COMPOUNDS THAT INHIBIT HEPATITIS C VIRUS REPLICATION THROUGH DESTABILIZING HEAT SHOCK COGNATE 70 MESSENGER RNA	HEPATOLOGY	CHINESE ACAD MED SCI,INST MED BIOTECHNOL,BEIJING 100050,PEOPLES R CHINA	0270-9139	10.89	52	3
Mao,YL;Yang,HY;Xu,HF;Lu,X;Sang,XT;Du,SD;Zhao,HT;Chen,W;Xu,Y;Chi,TY;Yang,ZY;Cai	GOLGI PROTEIN 73(GOLPH2)IS A VALUABLE SERUM MARKER FOR HEPATOCELLULAR CARCINOMA	GUT	CHINESE ACAD MED SCI,DEPT LIVER SURG,PEKING UNION MED COLL PUMC HOSP,PUMC,BEIJING 100037,PEOPLES R CHINA	0017-5749	10.61	59	12
Cheng,ZW;Zhang,SY;Fang,QA	CARDIAC PHEOCHROMOCYTOMA	EUROPEAN HEART JOURNAL	BEIJING UNION MED COLL HOSP,DEPT CARDIOL,PEKING UNION MED COLL,BEIJING 100730,PEOPLES R CHINA	0195-668X	10.05	31	17
Chen,BH;Jiang,Y;Zeng,S;Yan,JC;Li,X;Zhang,Y;Zou,W;Wang,XC	ENDOCYTIC SORTING AND RECYCLING REQUIRE MEMBRANE PHOSPHATIDYLSERINE ASYMMETRY MAINTAINED BY TAT-1/CHAT-1	PLOS GENETICS	CHINESE ACAD MED SCI,GRAD PROGRAM,BEIJING 100037,PEOPLES R CHINA	1553-7390	9.543	6	12
Peng,M;Yin,N;Zhang,W	ENDOCYTOSIS OF FC ALPHA R IS CLATHRIN AND DYNAMIN DEPENDENT,BUT ITS CYTOPLASMIC DOMAIN IS NOT REQUIRED	CELL RESEARCH	CHINESE ACAD MED SCI,INST BASIC MED SCI,SCH BASIC MED,PEKING UNION MED COLL,BEIJING 100005,PEOPLES R CHINA	1001-0602	9.417	20	2

续 表

作者姓名	论文题目	期刊名称	发表单位	刊号	影响因子	卷	期
Sun,Z;Wang,W;Meng,J;Chen,SC;Xu,HY;Yang,XD	MULTI-WALLED CARBON NANOTUBES CONJUGATED TO TUMOR PROTEIN ENHANCE THE UPTAKE OF TUMOR ANTIGENS BY HUMAN DENDRITIC CELLS IN VITRO	CELL RESEARCH	PEKING UNION MED COLL,INST BASIC MED SCI,BEIJING 100730,PEOPLES R CHINA	1001-0602	9.417	20	10
Zhang,Y;Cheng,MB;Zhang,YJ;Zhong,X;Dai,H;Yan,L;Wu,NH;Zhang,Y;Shen,YF	A SWITCH FROM HBRM TO BRG1 AT IFN GAMMA-ACTIVATED SEQUENCES MEDIATES THE ACTIVATION OF HUMAN GENES	CELL RESEARCH	CHINESE ACAD MED SCI,INST BASIC MED SCI,DEPT BIOCHEM & MOL BIOL,NATL LAB MED MOL BIOL,BEIJING 100005,PEOPLES R CHINA	1001-0602	9.417	20	12
Liu,CZ;Yu,J;Yu,SN;Lavker,RM;Cai,L;Liu,W;Yang,KG;He,XD;Chen,SS	MICRORNA-21 ACTS AS AN ONCOMIR THROUGH MULTIPLE TARGETS IN HUMAN HEPATOCELLULAR CARCINOMA	JOURNAL OF HEPATOLOGY	BEIJING UNION MED COLL HOSP,DEPT GEN SURG,BEIJING,PEOPLES R CHINA	0168-8278	9.334	53	1
Ma,DL;Vano-Galvan,S	INFESTATION OF THE EYELASHES WITH PHTHIRUS PUBIS	CANADIAN MEDICAL ASSOCIATION JOURNAL	CHINESE ACAD MED SCI,PEKING UNION MED COLL HOSP,DEPT DERMATOL,BEIJING 100037,PEOPLES R CHINA	0820-3946	9.015	182	4
Gao,LG;Luo,F;Hui,RT;Zhou,XL	RECENT MOLECULAR BIOLOGICAL PROGRESS IN MARFAN SYNDROME AND MARFAN-ASSOCIATED DISORDERS	AGEING RESEARCH REVIEWS	CHINESE ACAD MED SCI,DEPT CARDIOL,FUWAI HOSP,BEIJING 100037,PEOPLES R CHINA	1568-1637	9	9	3
Zhu,H;Guo,ZK;Jiang,XX;Li,H;Wang,XY;Yao,HY;Zhang,Y;Mao,N	A PROTOCOL FOR ISOLATION AND CULTURE OF MESENCHYMAL STEM CELLS FROM MOUSE COMPACT BONE	NATURE PROTOCOLS	CHINESE ACAD MED SCI,INST BASIC MED SCI,DEPT CELL BIOL,BEIJING 100730,PEOPLES R CHINA	1754-2189	8.362	5	3
Wu,C;Xu,BH;Yuan,P;Miao,XP;Liu,Y;Guan,Y;Yu,DK;Xu,JA;Zhang,TW;Shen,HB;Wu,TC;Lin	GENOME-WIDE INTERROGATION IDENTIFIES YAP1 VARIANTS ASSOCIATED WITH SURVIVAL OF SMALL-CELL LUNG CANCER PATIENTS	CANCER RESEARCH	CHINESE ACAD MED SCI,STATE KEY LAB MOL ONCOL,INST CANC,BEIJING 100021,PEOPLES R CHINA	0008-5472	8.234	70	23

续 表

作者姓名	论文题目	期刊名称	发表单位	刊号	影响因子	卷	期
Yan,XD;Yin,J;Yao,HY;Mao,N;Yang,YL;Pan,LY	INCREASED EXPRESSION OF ANNEXIN A3 IS A MECHANISM OF PLATINUM RESISTANCE IN OVARIAN CANCER	CANCER RESEARCH	CHINESE ACAD MED SCI,PEKING UNION MED COLL HOSP,DEPT OBSTET & GYNECOL,BEIJING 100730,PEOPLES R CHINA	0008-5472	8. 234	70	4
Yu,SN;Lu,ZH;Liu,CZ;Meng,YX;Ma,YH;Zhao,WG;Liu,JP;Yu,J;Chen,J	MIRNA-96 SUPPRESSES KRAS AND FUNCTIONS AS A TUMOR SUPPRESSOR GENE IN PANCREATIC CANCER	CANCER RESEARCH	CHINESE ACAD MED SCI,PEKING UNION MED COLL HOSP,DEPT PATHOL,BEIJING 100730,PEOPLES R CHINA	0008-5472	8. 234	70	14
Chen,JZ;Yang,T;Yu,H;Sun,K;Shi,Y;Song,WH;Bai,YY;Wang,XJ;Lou,KJ;Song,Y;Zhang,YH	A FUNCTIONAL VARIANT IN THE 3′-UTR OF ANGIOPOIETIN-1 MIGHT REDUCE STROKE RISK BY INTERFERING WITH THE BINDING EFFICIENCY OF MICRORNA 211	HUMAN MOLECULAR GENETICS	CHINESE ACAD MED SCI,FUWAI HOSP,SINO GERMAN LAB MOL MED,KEY LAB CLIN CARDIOVASC GENET,MINIST EDUC,BEIJING 100037,PEOPLES R CHINA	0964-6906	8. 058	19	12
Wu,YJ;Zhao,RCH;Tredget,EE	CONCISE REVIEW:BONE MARROW-DERIVED STEM/PROGENITOR CELLS IN CUTANEOUS REPAIR AND REGENERATION	STEM CELLS	CHINESE ACAD MED SCI,INST BASIC MED SCI,CTR EXCELLENCE TISSUE ENGN,DEPT CELL BIOL,BEIJING 100730,PEOPLES R CHINA	1066-5099	7. 871	28	5
Guo,XF;Zhu,XF;Shang,Y;Zhang,SH;Zhen,YS	A BISPECIFIC ENEDIYNE-ENERGIZED FUSION PROTEIN CONTAINING LIGAND-BASED AND ANTIBODY-BASED OLIGOPEPTIDES AGAINST EPIDERMAL GROWTH FACTOR RECEPTOR AND HUMAN EPIDERMAL GROWTH FACTOR RECEPTOR 2 SHOWS POTENT ANTITUMOR ACTIVITY	CLINICAL CANCER RESEARCH	CHINESE ACAD MED SCI,INST MED BIOTECHNOL,BEIJING 100050,PEOPLES R CHINA	1078-0432	7. 338	16	7
Bi,N;Yang,M;Zhang,L;Chen,XB;Ji,W;Ou,GF;Lin,DX;Wang,LH	CYCLOOXYGENASE-2 GENETIC VARIANTS ARE ASSOCIATED WITH SURVIVAL IN UNRESECTABLE LOCALLY ADVANCED NON-SMALL CELL LUNG CANCER	CLINICAL CANCER RESEARCH	CHINESE ACAD MED SCI,DEPT RADIAT ONCOL,CANC INST & HOSP,BEIJING 100021,PEOPLES R CHINA	1078-0432	7. 338	16	8

续 表

作者姓名	论文题目	期刊名称	发表单位	刊号	影响因子	卷	期
He,S;Yang,SB;Deng,GH;Liu,M;Zhu,HX;Zhang,W;Yan,S;Quan,LP;Bai,JF;Xu,NZ	AURORA KINASE A INDUCES MIR-17-92 CLUSTER THROUGH REGULATION OF E2F1 TRANSCRIPTION FACTOR	CELLULAR AND MOLECULAR LIFE SCIENCES	CHINESE ACAD MED SCI,LAB CELL & MOL BIOL,BEIJING 100021,PEOPLES R CHINA	1420-682X	7.047	67	12
Guo,YL;Zhang,XM;Yang,M;Miao,XP;Shi,YK;Yao,JR;Tan,W;Sun,T;Zhao,D;Yu,DK;Liu,JN;L	FUNCTIONAL EVALUATION OF MISSENSE VARIATIONS IN THE HUMAN MAD1L1 AND MAD2L1 GENES AND THEIR IMPACT ON SUSCEPTIBILITY TO LUNG CANCER	JOURNAL OF MEDICAL GENETICS	CHINESE ACAD MED SCI,INST CANC,DEPT ETIOL & CARCINOGENESIS,BEIJING 100021,PEOPLES R CHINA	0022-2593	7.037	47	9
Luo,F;Hui,RT	RESPONSE TO HUMAN NEDD4L RS4149601 G ALLELE GENERATES EVOLUTIONARY NEW ISOFORM I WITH C2 DOMAIN	HYPERTENSION	FUWAI HOSP,DIV HYPERTENS,DEPT CARDIOL,BEIJING,PEOPLES R CHINA	0194-911X	6.908	55	2
Liu,Y;Yang,YM;Zhu,J	PREVALENCE,MANAGEMENT AND STROKE PREVENTION FOR CHINESE ATRIAL FIBRILLATION PATIENTS WITH HYPERTENSION	INTERNATIONAL JOURNAL OF CARDIOLOGY	CHINESE ACAD MED SCI,BEIJING 100037,PEOPLES R CHINA	0167-5273	6.802	137	
Cui,A;Shao,D;Qiao,AJ;Chang,YS;Fang,FD	THE CLONING AND EXPRESSION OF SEVERAL GENES INVOLVED IN LIPID METABOLISM IN E. COLI	INTERNATIONAL JOURNAL OF CARDIOLOGY	CHINESE ACAD MED SCI,BEIJING,PEOPLES R CHINA	0167-5273	6.802	137	
Jiang,XJ;Wang,P;Du,SX;Liu,YQ;Li,YS	THE EFFECT OF ORALLY SINGLE DOSE OF SLOW-RELEASE ISOSORBIDE-5-MONONITRATE ON CENTRAL BLOOD PRESSURE IN HEALTHY VOLUNTEERS	INTERNATIONAL JOURNAL OF CARDIOLOGY	CHINESE ACAD MED SCI,FU WAI HOSP,PEKING UNION MED COLL,BEIJING,PEOPLES R CHINA	0167-5273	6.802	137	
Xie,GQ;Myint,PK;Zhao,LC;Li,Y;Wang,H;Liang,LR;Wu,YF	RELATIONSHIP BETWEEN-592A/C POLYMORPHISM OF INTERLEUKIN-10 (IL-10)GENE AND RISK OF EARLY CAROTID ATHEROSCLEROSIS	INTERNATIONAL JOURNAL OF CARDIOLOGY	CHINESE ACAD MED SCI,FUWAI HOSP,CARDIOVASC INST,DIV CVD PREVENT & CONTROL NETWORK,PEKING UNION MED COLL,NATL CTR CARDIOVASC DIS CON,BEIJING,PEOPLES R CHINA	0167-5273	6.802	143	1

续 表

作者姓名	论文题目	期刊名称	发表单位	刊号	影响因子	卷	期
Xu,RX;Lin,FQ;Zhang,SJ;Chen,X;Hu,SS;Zheng,Z	SIGNAL PATHWAYS INVOLVED IN REVERSE REMODELING OF THE HYPERTROPHIC RAT HEART AFTER PRESSURE UNLOADING	INTERNATIONAL JOURNAL OF CARDIOLOGY	CHINESE ACAD MED SCI,FUWAI HOSP,RES CTR CARDIOVASC REGENERAT MED,BEIJING 100037,PEOPLES R CHINA	0167-5273	6.802	143	3
Xu,T;Wang,Y;Li,W;He,XY;Chen,WW;Zhu,ML;Chen,T;Hu,B;Liu,B	SURVEY OF PREVALENCE,AWARENESS,TREATMENT AND CONTROL OF HYPERTENSION IN CHINESE INSTITUTIONAL STAFF	INTERNATIONAL JOURNAL OF CARDIOLOGY	CHINESE ACAD MED SCI,PEKING UNION MED COLL,CARDIOVASC INST,BEIJING,PEOPLES R CHINA	0167-5273	6.802	137	
Wang,W;Ma,LY;Liu,MB;Deng,Q;Zhang,YQ;Li,W;Liu,LS	EFFECTS OF AMLODIPINE PLUS TELMISARTAN OR AMLODIPINE PLUS AMIRORIDE REGIMEN ON BLOOD PRESSURE CONTROL IN HYPERTENSIVE PATIENTS:PRELIMINARY REPORT OF CHINESE HYPERTENSION INTERVENTION EFFICACY(CHIEF)TRIAL	INTERNATIONAL JOURNAL OF CARDIOLOGY	FUWAI HOSP,BEIJING,PEOPLES R CHINA	0167-5273	6.802	137	
Xue,QF;Wang,ZG	T-TYPE CA2+ CHANNEL ANTAGONISTS AND HYPERTENSION	INTERNATIONAL JOURNAL OF CARDIOLOGY	CHINESE ACAD MED SCI,INST BASIC MED SCI,BEIJING,PEOPLES R CHINA	0167-5273	6.802	137	
Gu,D;Wu,X;Huang,J;Duan,X;Chen,JC;He,J	PREHYPERTENSION AND RISK OF INCIDENCE AND MORTALITY OF CARDIOVASCULAR DISEASE IN CHINESE ADULTS	INTERNATIONAL JOURNAL OF CARDIOLOGY	PEKING UNION MED COLL,BEIJING,PEOPLES R CHINA	0167-5273	6.802	137	
Song,W;Liu,HY;Jiang,YN	THE PROTECTIVE EFFECT OF OLMESARTAN MEDOXOMIL ON HUMAN RENAL MESANGIAL CELLS UNDER HIGH GLUCOSE CONCENTRATION	INTERNATIONAL JOURNAL OF CARDIOLOGY	PEKING UNION MED COLL,BEIJING,PEOPLES R CHINA	0167-5273	6.802	137	

续 表

作者姓名	论文题目	期刊名称	发表单位	刊号	影响因子	卷	期
Song, W; Chen, J; Jiang, YN	THE EFFECTS AND MECHANISM OF PRORENIN AND THE(PRO)RENIN RECEPTOR ON HUMAN UMBILICAL VEIN ENDOTHELIAL CELLS	INTERNATIONAL JOURNAL OF CARDIOLOGY	PEKING UNION MED COLL, BEIJING, PEOPLES R CHINA	0167-5273	6.802	137	
Song, W; Jiang, YN	THE EFFECT OF THE(PRO)RENIN RECEPTOR ON THE ACTIVATION OF EXTRACELLULAR SIGNAL-REGULATED KINASES 1 AND 2 ON HUMAN RENAL MESANGIAL CELLS	INTERNATIONAL JOURNAL OF CARDIOLOGY	PEKING UNION MED COLL, BEIJING, PEOPLES R CHINA	0167-5273	6.802	137	
Song, W; Jiang, YN	THE PRORENIN INDUCED EXTRACELLULAR SIGNAL IN HUVECS AND HRMCS BY THE(PRO)RENIN RECEPTOR IS NOT BLOCKED BY THE PUTATIVE(PRO)RENIN RECEPTOR BLOCKER HRP	INTERNATIONAL JOURNAL OF CARDIOLOGY	PEKING UNION MED COLL, BEIJING, PEOPLES R CHINA	0167-5273	6.802	137	
Luo, Q; Zhang, HL; Tao, XC; Zhao, ZH; Yang, YJ; Liu, ZH	IMPACT OF UNTREATED SLEEP APNEA ON PROGNOSIS OF PATIENTS WITH CONGESTIVE HEART FAILURE	INTERNATIONAL JOURNAL OF CARDIOLOGY	PEKING UNION MED COLL, FUWAI HOSP, CTR PULM VASC DIS, BEIJING, PEOPLES R CHINA	0167-5273	6.802	144	3
Tong, AL; Zeng, ZP; Li, M; Wang, O; Yuan, T; Jiang, Y; Zhang, HB; Chen, S; Cao, CX	CLINICAL AND GENETIC STUDY OF VON HIPPEL-LINDAU FAMILIES WITH PHEOCHROMOCYTOMA	INTERNATIONAL JOURNAL OF CARDIOLOGY	CHINESE ACAD MED SCI, PEKING UNION MED COLL HOSP, DEPT ENDOCRINOL, BEIJING, PEOPLES R CHINA	0167-5273	6.802	137	
Wang, BB; Wen, QL; Xie, XD; Liu, SG; Liu, MG; Tao, Y; Li, ZZ; Suo, PS; Shen, AO; Wang, J; Ma, X	MUTATION ANALYSIS OF CONNEXON43 GENE IN CHINESE PATIENTS WITH CONGENITAL HEART DEFECTS	INTERNATIONAL JOURNAL OF CARDIOLOGY	PEKING UNION MED COLL, GRAD SCH, BEIJING 100021, PEOPLES R CHINA	0167-5273	6.802	145	3
Qin, L; Wang, Z; Tao, LY; Wang, Y	ER STRESS NEGATIVELY REGULATES AKT/TSC/MTOR PATHWAY TO ENHANCE AUTOPHAGY	AUTOPHAGY	CHINESE ACAD MED SCI, DEPT PHYSIOL & PATHOL, BEIJING 100037, PEOPLES R CHINA	1554-8627	6.643	6	2

续 表

作者姓名	论文题目	期刊名称	发表单位	刊号	影响因子	卷	期
Jia,L;Liu,XA;Bai,YY;Li,SH;Sun,K;He,C;Hui,RT	SHORT-TERM EFFECT OF COCOA PRODUCT CONSUMPTION ON LIPID PROFILE:A META-ANALYSIS OF RANDOMIZED CONTROLLED TRIALS	AMERICAN JOURNAL OF CLINICAL NUTRITION	CHINESE ACAD MED SCI,CARDIOVASC INST,DIV HYPERTENS,BEIJING 100037,PEOPLES R CHINA	0002-9165	6.606	92	1
Li,SH;Liu,XX;Bai,YY;Wang,XJ;Sun,K;Chen,JZ;Hui,RT	EFFECT OF ORAL ISOFLAVONE SUPPLEMENTATION ON VASCULAR ENDOTHELIAL FUNCTION IN POSTMENOPAUSAL WOMEN:A META-ANALYSIS OF RANDOMIZED PLACEBO-CONTROLLED TRIALS	AMERICAN JOURNAL OF CLINICAL NUTRITION	CHINESE ACAD MED SCI,CARDIOVASC INST,KEY LAB CLIN CARDIOVASC GENET,BEIJING 100037,PEOPLES R CHINA	0002-9165	6.606	91	2
Zheng,CL;Yang,SG;Guo,ZX;Liao,WB;Zhang,L;Yang,RC;Han,ZC	HUMAN MULTIPOTENT MESENCHYMAL STROMAL CELLS FROM FETAL LUNG EXPRESSING PLURIPOTENT MARKERS AND DIFFERENTIATING INTO CELL TYPES OF THREE GERM LAYERS	CELL TRANSPLANTATION	CHINESE ACAD MED SCI,INST HEMATOL & BLOOD DIS HOSP,STATE KEY LAB EXPT HEMATOL,TIANJIN 300020,PEOPLES R CHINA	0963-6897	6.204	18	10-11
Wang,W;Jin,PF;Wang,L;Yang,ZK;Hu,SS;Gao,BR;Zhang,H	IMPACT OF ESCAPED BONE MARROW MESENCHYMAL STROMAL CELLS ON EXTRACARDIAC ORGANS AFTER INTRAMYOCARDIAL IMPLANTATION IN A RAT MYOCARDIAL INFARCTION MODEL	CELL TRANSPLANTATION	CHINESE ACAD MED SCI,DEPT SURG,BEIJING 100037,PEOPLES R CHINA	0963-6897	6.204	19	12
Zhang,XB;Zhu,XW;Chen,BS	INHIBITION OF COLLAR-INDUCED CAROTID ATHEROSCLEROSIS BY RECOMBINANT APOA-I CYSTEINE MUTANTS IN APOE-DEFICIENT MICE	JOURNAL OF LIPID RESEARCH	CHINESE ACAD MED SCI,INST BASIC MED SCI,DEPT BIOCHEM & MOL BIOL,NATL LAB MED MOL BIOL,BEIJING 100730,PEOPLES R CHINA	0022-2275	6.115	51	12
Zhang,YM;Bergman,JJGHM;Weusten,B;Dawsey,SM;Fleischer,DE;Lu,N;He,S;Wang,GQ	RADIOFREQUENCY ABLATION FOR EARLY ESOPHAGEAL SQUAMOUS CELL NEOPLASIA	ENDOSCOPY	CHINESE ACAD MED SCI,DEPT ENDOSCOPY,CANC INST & HOSP,BEIJING 100021,PEOPLES R CHINA	0013-726X	6.096	42	4

续 表

作者姓名	论文题目	期刊名称	发表单位	刊号	影响因子	卷	期
Cai,WF;Zhang,XW;Yan,HM;Ma,YG;Wang,XX;Yan,J;Xin,BM;Lv,XX;Wang,QQ;Wang,ZY;Yang,HZ	INTRACELLULAR OR EXTRACELLULAR HEAT SHOCK PROTEIN 70 DIFFERENTIALLY REGULATES CARDIAC REMODELLING IN PRESSURE OVERLOAD MICE	CARDIOVASCULAR RESEARCH	CHINESE ACAD MED SCI,INST MAT MED,MOL IMMUNOL & PHARMACOL LAB,BEIJING 100050,PEOPLES R CHINA	0008-6363	6.051	88	1
Yang,D;Xie,P;Guo,SB;Li,HH	INDUCTION OF MAPK PHOSPHATASE-1 BY HYPOTHERMIA INHIBITS TNF-ALPHA-INDUCED ENDOTHELIAL BARRIER DYSFUNCTION AND APOPTOSIS	CARDIOVASCULAR RESEARCH	CHINESE ACAD MED SCI,DEPT EMERGENCY MED,PEKING UNION MED HOSP,BEIJING 100730,PEOPLES R CHINA	0008-6363	6.051	85	3
Yang,D;Xie,P;Guo,SB;Li,HH	INDUCTION OF MAPK PHOSPHATASE-1 BY HYPOTHERMIA INHIBITS TNF-ALPHA-INDUCED ENDOTHELIAL BARRIER DYSFUNCTION AND APOPTOSIS(VOL 85,PG 520,2010)	CARDIOVASCULAR RESEARCH	CHINESE ACAD MED SCI,PEKING UNION MED HOSP,DEPT EMERGENCY MED,BEIJING 100730,PEOPLES R CHINA	0008-6363	6.051	86	1
Zhang,TX;Hua,R;Xiao,W;Burdon,KP;Bhattacharya,SS;Craig,JE;Shang,D;Zhao,XL;Mackey,DA	MUTATIONS OF THE EPHA2 RECEPTOR TYROSINE KINASE GENE CAUSE AUTOSOMAL DOMINANT CONGENITAL CATARACT	HUMAN MUTATION	CHINESE ACAD MED SCI,INST BASIC MED SCI,MCKUSICK ZHANG CTR GENET MED,BEIJING 100005,PEOPLES R CHINA	1059-7794	5.956	30	5
Yang,YJ;Kandzari,DE;Gao,Z;Xu,B;Chen,JL;Qiao,SB;Li,JJ;Qin,XW;Yao,M;Wu,YJ;Yuan,JQ	TRANSRADIAL VERSUS TRANSFEMORAL METHOD OF PERCUTANEOUS CORONARY REVASCULARIZATION FOR UNPROTECTED LEFT MAIN CORONARY ARTERY DISEASE:COMPARISON OF PROCEDURAL AND LATE-TERM OUTCOMES	JACC-CARDIOVASCULAR INTERVENTIONS	CHINESE ACAD MED SCI,CARDIOVASC INST,DEPT CARDIOL,BEIJING 100037,PEOPLES R CHINA	1936-8798	5.862	3	10
Mao,QX;Huang,JF;Lu,XF;Wu,XG;Chen,JC;Cao,J;Li,JX;Gu,DF	HEART RATE INFLUENCE ON INCIDENCE OF CARDIOVASCULAR DISEASE AMONG ADULTS IN CHINA	INTERNATIONAL JOURNAL OF EPIDEMIOLOGY	CHINESE ACAD MED SCI,CARDIOVASC INST,DEPT EVIDENCE BASED MED,BEIJING 100037,PEOPLES R CHINA	0300-5771	5.759	39	6

续 表

作者姓名	论文题目	期刊名称	发表单位	刊号	影响因子	卷	期
Xue, FS; Liao, X; Liu, JH; Zhang, YM	TUBE-IN-TUBE RESCUE AIRWAY MANAGEMENT FOR A PERFORATED ENDOTRACHEAL TUBE BY PATIENT BITING	ANESTHESIOLOGY	CHINESE ACAD MED SCI, PLAST SURG HOSP, BEIJING 100037, PEOPLES R CHINA	0003-3022	5.486	112	6
Zhang, Y; Wang, Y; Sun, W; Jia, LL; Ma, SC; Gao, YH	STRATEGY FOR STUDYING THE LIVER SECRETOME ON THE ORGAN LEVEL	JOURNAL OF PROTEOME RESEARCH	CHINESE ACAD MED SCI, DEPT PHYSIOL & PATHOPHYSIOL, NATL KEY LAB MED MOL BIOL, SCH BASIC MED, INST BASIC MED SCI, PEKING UNION MED COLL, BEIJING 100005, PEOPLES R CHINA	1535-3893	5.46	9	4
Wang, XD; Chen, GQ; Liu, H; Zhao, ZY; Li, ZL	FOUR-DIMENSIONAL ORTHOGONAL ELECTROPHORESIS SYSTEM FOR SCREENING PROTEIN COMPLEXES AND PROTEIN-PROTEIN INTERACTIONS COMBINED WITH MASS SPECTROMETRY	JOURNAL OF PROTEOME RESEARCH	PEKING UNION MED COLL, SCH BASIC MED, BEIJING 100005, PEOPLES R CHINA	1535-3893	5.46	9	10
An, ZL; Chen, YH; Zhang, RP; Song, YM; Sun, JH; He, JM; Bai, JF; Dong, LJ; Zhan, QM; Abliz, Z	INTEGRATED IONIZATION APPROACH FOR RRLC-MS/MS-BASED METABONOMICS: FINDING POTENTIAL BIOMARKERS FOR LUNG CANCER	JOURNAL OF PROTEOME RESEARCH	CHINESE ACAD MED SCI, INST MAT MED, BEIJING 100050, PEOPLES R CHINA	1535-3893	5.46	9	8
Song, QF; Liu, GZ; Hu, SH; Zhang, Y; Tao, Y; Han, YN; Zeng, HP; Huang, W; Li, F; Chen, P; Zhu, JH; H	NOVEL AUTOIMMUNE HEPATITIS-SPECIFIC AUTOANTIGENS IDENTIFIED USING PROTEIN MICROARRAY TECHNOLOGY	JOURNAL OF PROTEOME RESEARCH	PEKING UNION MED COLL, PEKING UNION MED COLL HOSP, DEPT RHEUMATOL, BEIJING 100730, PEOPLES R CHINA	1535-3893	5.46	9	1
Zhang, CP; Zhu, CJ; Chen, HY; Li, LW; Guo, LP; Jiang, W; Lu, SH	KIF18A IS INVOLVED IN HUMAN BREAST CARCINOGENESIS	CARCINOGENESIS	CHINESE ACAD MED SCI, CANC INST & HOSP, STATE KEY LAB MOL ONCOL, BEIJING 100021, PEOPLES R CHINA	0143-3334	5.402	31	9

续 表

作者姓名	论文题目	期刊名称	发表单位	刊号	影响因子	卷	期
Zhao,WG;Yu,SN;Lu,ZH;Ma,YH;Gu,YM;Chen,J	THE MIR-217 MICRORNA FUNCTIONS AS A POTENTIAL TUMOR SUPPRESSOR IN PANCREATIC DUCTAL ADENOCARCINOMA BY TARGETING KRAS	CARCINOGENESIS	CHINESE ACAD MED SCI,PEKING UNION MED COLL HOSP,DEPT PATHOL,BEIJING 100730,PEOPLES R CHINA	0143-3334	5.402	31	10
Li,J;Zhang,XW;Wang,CL;Liu,W	INVESTIGATION OF POSTTRAUMATIC STRESS DISORDER IN CHILDREN AFTER ANIMAL-INDUCED INJURY IN CHINA	PEDIATRICS	CHINESE ACAD MED SCI,PEKING UNION MED COLL,PEKING UNION MED COLL HOSP,DEPT PEDIAT,BEIJING 100730,PEOPLES R CHINA	0031-4005	5.391	126	2
Zhang,P;Zheng,Y;Shi,J;Zhang,YX;Liu,SL;Liu,YX;Zheng,DX	TARGETING A NOVEL N-TERMINAL EPITOPE OF DEATH RECEPTOR 5 TRIGGERS TUMOR CELL DEATH	JOURNAL OF BIOLOGICAL CHEMISTRY	CHINESE ACAD MED SCI,INST BASIC MED SCI,NATL LAB MED MOL BIOL,BEIJING 100005,PEOPLES R CHINA	0021-9258	5.328	285	12
Zhang,R;Chen,HZ;Liu,JJ;Jia,YY;Zhang,ZQ;Yang,RF;Zhang,Y;Xu,J;Wei,YS;Liu,DP;Liang	SIRT1 SUPPRESSES ACTIVATOR PROTEIN-1 TRANSCRIPTIONAL ACTIVITY AND CYCLOOXYGENASE-2 EXPRESSION IN MACROPHAGES	JOURNAL OF BIOLOGICAL CHEMISTRY	CHINESE ACAD MED SCI,NATL LAB MED MOL BIOL,INST BASIC MED SCI,BEIJING 100005,PEOPLES R CHINA	0021-9258	5.328	285	10
Cen,S;Peng,ZG;Li,XY;Li,ZR;Ma,J;Wang,YM;Fan,B;You,XF;Wang,YP;Liu,F;Shao,RG;Zhao	SMALL MOLECULAR COMPOUNDS INHIBIT HIV-1 REPLICATION THROUGH SPECIFICALLY STABILIZING APOBEC3G	JOURNAL OF BIOLOGICAL CHEMISTRY	CHINESE ACAD MED SCI,INST MED BIOTECHNOL,DEPT VIROL,BEIJING 100050,PEOPLES R CHINA	0021-9258	5.328	285	22
Tian,YY;Luo,AP;Cai,YR;Su,Q;Ding,F;Chen,HY;Liu,ZH	MICRORNA-10B PROMOTES MIGRATION AND INVASION THROUGH KLF4 IN HUMAN ESOPHAGEAL CANCER CELL LINES	JOURNAL OF BIOLOGICAL CHEMISTRY	CHINESE ACAD MED SCI,INST CANC,STATE KEY LAB MOL ONCOL,BEIJING 100021,PEOPLES R CHINA	0021-9258	5.328	285	11
Yan,J;Jin,SQ;Li,J;Zhan,QM	AURORA B INTERACTION OF CENTROSOMAL NLP REGULATES CYTOKINESIS	JOURNAL OF BIOLOGICAL CHEMISTRY	CHINESE ACAD MED SCI,INST CANC,STATE KEY LAB MOL ONCOL,BEIJING 100021,PEOPLES R CHINA	0021-9258	5.328	285	51

续 表

作者姓名	论文题目	期刊名称	发表单位	刊号	影响因子	卷	期
Wu,XF;Hu,YC;Yu,SS;Jiang,N;Ma,J;Tan,RX;Li,Y;Lv,HN;Liu,J;Ma,SG	LYSIDICINS F-H,THREE NEW PHLOROGLUCINOLS FROM LYSIDICE RHODOSTEGIA	ORGANIC LETTERS	CHINESE ACAD MED SCI,INST MAT MED,BEIJING 100050,PEOPLES R CHINA	1523-7060	5.25	12	10
Wang,SJ;Lin,S;Zhu,CG;Yang,YC;Li,SA;Zhang,JJ;Chen,XG;Shi,JG	HIGHLY ACYLATED DITERPENOIDS WITH A NEW 3,4-SECOGRAYANANE SKELETON FROM THE FLOWER BUDS OF RHODODENDRON MOLLE	ORGANIC LETTERS	CHINESE ACAD MED SCI,INST MAT MED,BEIJING 100050,PEOPLES R CHINA	1523-7060	5.25	12	7
Jiang,JS;He,J;Feng,ZM;Zhang,PC	TWO NEW QUINOCHALCONES FROM THE FLORETS OF CARTHAMUS TINCTORIUS	ORGANIC LETTERS	CHINESE ACAD MED SCI,INST MAT MED,BEIJING 100050,PEOPLES R CHINA	1523-7060	5.25	12	6
Fu,HZ;Luo,YM;Li,CJ;Yang,JZ;Zhang,DM	PSIDIALS A-C,THREE UNUSUAL MEROTERPENOIDS FROM THE LEAVES OF PSIDIUM GUAJAVA L	ORGANIC LETTERS	CHINESE ACAD MED SCI,INST MAT MED,BEIJING 100050,PEOPLES R CHINA	1523-7060	5.25	12	4
Li,G;Wang,DM;Sun,MN;Li,GY;Hu,JF;Zhang,Y;Yuan,YH;Ji,HJ;Chen,NH;Liu,G	DISCOVERY AND OPTIMIZATION OF NOVEL 3-PIPERAZINYLCOUMARIN ANTAGONIST OF CHEMOKINE-LIKE FACTOR 1 WITH ORAL ANTIASTHMA ACTIVITY IN MICE	JOURNAL OF MEDICINAL CHEMISTRY	CHINESE ACAD MED SCI,INST MAT MED,BEIJING 100050,PEOPLES R CHINA	0022-2623	5.207	53	4
Guo,HF;Shao,HY;Yang,ZY;Xue,ST;Li,X;Liu,ZY;He,XB;Jiang,JD;Zhang,YQ;Si,SY;Li,ZR	SUBSTITUTED BENZOTHIOPHENE OR BENZOFURAN DERIVATIVES AS A NOVEL CLASS OF BONE MORPHOGENETIC PROTEIN-2 UP-REGULATORS:SYNTHESIS,STRUCTURE-ACTIVITY RELATIONSHIPS,AND PREVENTIVE BONE LOSS EFFICACIES IN SENESCENCE ACCELERATED MICE (SAMP6) AND OVARIECTOMIZE	JOURNAL OF MEDICINAL CHEMISTRY	CHINESE ACAD MED SCI,INST MED BIOTECHNOL,BEIJING 100050,PEOPLES R CHINA	0022-2623	5.207	53	4

续 表

作者姓名	论文题目	期刊名称	发表单位	刊号	影响因子	卷	期
Li,WQ;Shi,L;You,YG;Gong,YH;Bin,Y;Yuan,JG;Peng,XZ	DOWNSTREAM OF TYROSINE KINASE/DOCKING PROTEIN 6,AS A NOVEL SUBSTRATE OF TROPOMYOSIN-RELATED KINASE C RECEPTOR,IS INVOLVED IN NEUROTROPHIN 3-MEDIATED NEURITE OUTGROWTH IN MOUSE CORTEX NEURONS	BMC BIOLOGY	CHINESE ACAD MED SCI,NATL KEY LAB MED MOL BIOL,SCH BASIC MED,PEKING UNION MED COLL,INST BASIC MED SCI,BEIJING 100037,PEOPLES R CHINA	1741-7007	5.203	8	
Lei,XB;Liu,XL;Ma,YJ;Sun,ZM;Yang,YW;Jin,Q;He,B;Wang,JW	THE 3C PROTEIN OF ENTEROVIRUS 71 INHIBITS RETINOID ACID-INDUCIBLE GENE I-MEDIATED INTERFERON REGULATORY FACTOR 3 ACTIVATION AND TYPE I INTERFERON RESPONSES	JOURNAL OF VIROLOGY	CHINESE ACAD MED SCI,STATE KEY LAB MOL VIROL & GENET ENGN,INST PATHOGEN BIOL,BEIJING 100730,PEOPLES R CHINA	0022-538X	5.189	84	16
Liu,WC;Li,CQ;Zhu,P;Yang,JL;Cheng,KD	PHYLOGENETIC DIVERSITY OF CULTURABLE FUNGI ASSOCIATED WITH TWO MARINE SPONGES:HALICLONA SIMULANS AND GELLIODES CARNOSA,COLLECTED FROM THE HAINAN ISLAND COASTAL WATERS OF THE SOUTH CHINA SEA	FUNGAL DIVERSITY	CHINESE ACAD MED SCI,INST MAT MED,DEPT BIOSYNTH NAT PROD,BEIJING 100050,PEOPLES R CHINA	1560-2745	5.074	42	1
Tang,YD;Hasan,F;Giordano,FJ;Pfau,S;Rinder,HM;Katz,SD	EFFECTS OF RECOMBINANT HUMAN ERYTHROPOIETIN ON PLATELET ACTIVATION IN ACUTE MYOCARDIAL INFARCTION:RESULTS OF A DOUBLE-BLIND,PLACEBO-CONTROLLED,RANDOMIZED TRIAL	AMERICAN HEART JOURNAL	FUWAI HOSP BEIJING,DEPT CARDIOL,BEIJING,PEOPLES R CHINA	0002-8703	5.052	158	6
Chen,SF;Wang,HW;Lu,XF;Liu,DP;Chen,J;Jaquish,CE;Rao,DC;Hixson,JE;Kelly,TN;Hou,LP	POLYMORPHISMS IN THE GNB3 AND ADD1 GENES AND BLOOD PRESSURE IN A CHINESE POPULATION	HUMAN GENETICS	CHINESE ACAD MED SCI,PEKING UNION MED COLL,DIV POPULAT GENET,DEPT EVIDENCE BASED MED,CARDIOVASC INST,FU WAI HOSP,BEIJING 100037,PEOPLES R CHINA	0340-6717	5.047	128	2

续 表

作者姓名	论文题目	期刊名称	发表单位	刊号	影响因子	卷	期
Zhao,JL;Ellwein,LB;Cui,H;Ge,JA;Guan,HJ;Lv,JH;Ma,XZ;Yin,JL;Yin,ZQ;Yuan,YS;Liu,H	PREVALENCE AND OUTCOMES OF CATARACT SURGERY IN RURAL CHINA THE CHINA NINE-PROVINCE SURVEY	OPHTHALMOLOGY	BEIJING UNION MED COLL HOSP,DEPT OPHTHALMOL,BEIJING 100730,PEOPLES R CHINA	0161-6420	5.017	117	11
Zhao,JL;Ellwein,LB;Cui,H;Ge,J;Guan,HJ;Lv,JH;Ma,XZ;Yin,JL;Yin,ZQ;Yuan,YS;Liu,H	PREVALENCE OF VISION IMPAIRMENT IN OLDER ADULTS IN RURAL CHINA THE CHINA NINE-PROVINCE SURVEY	OPHTHALMOLOGY	CHINESE ACAD MED SCI,PEKING UNION MED COLL HOSP,BEIJING 100730,PEOPLES R CHINA	0161-6420	5.017	117	3
Wang,R;Kong,XX;Cui,AF;Liu,XJ;Xiang,RL;Yang,YL;Guan,YF;Fang,FD;Chang,YS	STEROL-REGULATORY-ELEMENT-BINDING PROTEIN 1C MEDIATES THE EFFECT OF INSULIN ON THE EXPRESSION OF CIDEA IN MOUSE HEPATOCYTES	BIOCHEMICAL JOURNAL	CHINESE ACAD MED SCI,INST BASIC MED SCI,NATL LAB MED MOL BIOL,BEIJING 100005,PEOPLES R CHINA	0264-6021	5.016	430	
Zhu,LL;Ke,YJ;Shao,D;Cui,Y;Qiao,AJ;Liu,XJ;Fang,FD;Chang,YS	PPAR GAMMA CO-ACTIVATOR-1 ALPHA CO-ACTIVATES STEROIDOGENIC FACTOR 1 TO STIMULATE THE SYNTHESIS OF LUTEINIZING HORMONE AND ALDOSTERONE	BIOCHEMICAL JOURNAL	CHINESE ACAD MED SCI,INST BASIC MED SCI,NATL LAB MED MOL BIOL,BEIJING 100005,PEOPLES R CHINA	0264-6021	5.016	432	
Sun,B;Qi,N;Shang,T;Wu,H;Deng,TT;Han,DS	SERTOLI CELL-INITIATED TESTICULAR INNATE IMMUNE RESPONSE THROUGH TOLL-LIKE RECEPTOR-3 ACTIVATION IS NEGATIVELY REGULATED BY TYRO3,AXL,AND MER RECEPTORS	ENDOCRINOLOGY	CHINESE ACAD MED SCI,DEPT CELL BIOL,PEKING UNION MED COLL,SCH BASIC MED,INST BASIC MED SCI,BEIJING 100005,PEOPLES R CHINA	0013-7227	4.993	151	6
Zhu,DW;Jin,X;Leng,XG;Wang,H;Bao,JB;Liu,WG;Yao,KD;Song,CX	LOCAL GENE DELIVERY VIA ENDOVASCULAR STENTS COATED WITH DODECYLATED CHITOSAN-PLASMID DNA NANOPARTICLES	INTERNATIONAL JOURNAL OF NANOMEDICINE	CAMS,INST BIOMED ENGN,TIANJIN KEY LAB BIOMED MAT,TIANJIN 300192,PEOPLES R CHINA	1176-9114	4.976	5	

续 表

作者姓名	论文题目	期刊名称	发表单位	刊号	影响因子	卷	期
Zhang,XD;Wu,HY;Wu,D;Wang,YY;Chang,JH;Zhai,ZB;Meng,AM;Liu,PX;Zhang,LA;Fan,FY	TOXICOLOGIC EFFECTS OF GOLD NANOPARTICLES IN VIVO BY DIFFERENT ADMINISTRATION ROUTES	INTERNATIONAL JOURNAL OF NANOMEDICINE	CHINESE ACAD MED SCI,INST RADIAT MED,TIANJIN 300192,PEOPLES R CHINA	1176-9114	4.976	5	
He,YN;Zhang,LH;Song,CX	LUTEINIZING HORMONE-RELEASING HORMONE RECEPTOR-MEDIATED DELIVERY OF MITOXANTRONE USING LHRH ANALOGS MODIFIED WITH PEGYLATED LIPOSOMES	INTERNATIONAL JOURNAL OF NANOMEDICINE	PEKING UNION MED COLL,INST BIOMED ENGN,KEY LAB BIOMED MAT TIANJIN,TIANJIN 300192,PEOPLES R CHINA	1176-9114	4.976	5	
Chen,YW;Ye,JW;Cao,LZ;Zhang,Y;Xia,WB;Zhu,DH	MYOSTATIN REGULATES GLUCOSE METABOLISM VIA THE AMP-ACTIVATED PROTEIN KINASE PATHWAY IN SKELETAL MUSCLE CELLS	INTERNATIONAL JOURNAL OF BIOCHEMISTRY & CELL BIOLOGY	CHINESE ACAD MED SCI,NATL LAB MED MOL BIOL,INST BASIC MED SCI,BEIJING 100005,PEOPLES R CHINA	1357-2725	4.956	42	12
Chen,Z;Liu,F;Ren,Q;Zhao,QJ;Ren,HY;Lu,SH;Zhang,L;Han,ZC	SUPPRESSION OF ABCG2 INHIBITS CANCER CELL PROLIFERATION	INTERNATIONAL JOURNAL OF CANCER	CHINESE ACAD MED SCI,INST HEMATOL,STATE KEY LAB EXPT HEMATOL,TIANJIN 300020,PEOPLES R CHINA	0020-7136	4.926	126	4
Zhang,W;Yan,SA;Liu,M;Zhang,G;Yang,SB;He,S;Bai,JF;Quan,LP;Zhu,HX;Dong,Y;Xu,NZ	BETA-CATENIN/TCF PATHWAY PLAYS A VITAL ROLE IN SELENIUM INDUCED-GROWTH INHIBITION AND APOPTOSIS IN ESOPHAGEAL SQUAMOUS CELL CARCINOMA(ESCC) CELLS	CANCER LETTERS	CHINESE ACAD MED SCI,LAB CELL & MOL BIOL,BEIJING 100021,PEOPLES R CHINA	0304-3835	4.864	296	1
Zhang,XB;Chen,BS	RECOMBINANT HIGH DENSITY LIPOPROTEIN RECONSTITUTED WITH APOLIPOPROTEIN AI CYSTEINE MUTANTS AS DELIVERY VEHICLES FOR 10-HYDROXYCAMPTOTHECIN	CANCER LETTERS	CHINESE ACAD MED SCI,DEPT BIOCHEM & MOL BIOL,INST BASIC MED SCI,NATL LAB MED MOL BIOL,BEIJING 100005,PEOPLES R CHINA	0304-3835	4.864	298	1

续 表

作者姓名	论文题目	期刊名称	发表单位	刊号	影响因子	卷	期
He, XJ; Chen, H; Wu, D; Cui, LX; He, W	TANDEM-EPITOPE PEPTIDE: A NOVEL STIMULATOR FOR GAMMA DELTA T CELLS IN TUMOR IMMUNOTHERAPY	CANCER LETTERS	CHINESE ACAD MED SCI, INST BASIC MED SCI, DEPT IMMUNOL, BEIJING 100005, PEOPLES R CHINA	0304-3835	4.864	288	1
Zhong, Y; Guan, KP; Guo, SJ; Zhou, CX; Wang, DM; Ma, WB; Zhang, YH; Li, CL; Zhang, SR	SPHERES DERIVED FROM THE HUMAN SK-RC-42 RENAL CELL CARCINOMA CELL LINE ARE ENRICHED IN CANCER STEM CELLS	CANCER LETTERS	PEKING UNION MED COLL, DEPT IMMUNOL, INST CANC, BEIJING 100021, PEOPLES R CHINA	0304-3835	4.864	299	2
Zhong, Y; Guan, KP; Zhou, CX; Ma, WB; Wang, DM; Zhang, YH; Zhang, SR	CANCER STEM CELLS SUSTAINING THE GROWTH OF MOUSE MELANOMA ARE NOT RARE	CANCER LETTERS	PEKING UNION MED COLL, DEPT IMMUNOL, INST CANC, BEIJING 100021, PEOPLES R CHINA	0304-3835	4.864	292	1
Zhi, L; Wang, M; Rao, Q; Yu, F; Mi, YC; Wang, JX	ENRICHMENT OF N-CADHERIN AND TIE2-BEARING CD34(+)/CD38(-)/CD123(+) LEUKEMIC STEM CELLS BY CHEMOTHERAPY-RESISTANCE	CANCER LETTERS	CHINESE ACAD MED SCI, INST HEMATOL, STATE KEY LAB EXPT HEMATOL, TIANJIN 300020, PEOPLES R CHINA	0304-3835	4.864	296	1
Liu, XD; Sun, H; Liu, GT	5-BROMOTETRANDRINE ENHANCES THE SENSITIVITY OF DOXORUBICIN-INDUCED APOPTOSIS IN INTRINSIC RESISTANT HUMAN HEPATIC CANCER BEL7402 CELLS	CANCER LETTERS	CHINESE ACAD MED SCI, INST MAT MED, DEPT PHARMACOL, BEIJING 100050, PEOPLES R CHINA	0304-3835	4.864	292	1
Zhong, GS; Zhang, SH; Li, Y; Liu, XJ; Gao, RJ; Miao, QF; Zhen, YS	A TANDEM SCFV-BASED FUSION PROTEIN AND ITS ENEDIYNE-ENERGIZED ANALOGUE SHOW INTENSIFIED THERAPEUTIC EFFICACY AGAINST LUNG CARCINOMA XENOGRAFT IN ATHYMIC MICE	CANCER LETTERS	CHINESE ACAD MED SCI, INST MED BIOTECHNOL, BEIJING 100050, PEOPLES R CHINA	0304-3835	4.864	295	1
Ma, YH; Yu, SN; Zhao, WG; Lu, ZH; Chen, J	MIR-27A REGULATES THE GROWTH, COLONY FORMATION AND MIGRATION OF PANCREATIC CANCER CELLS BY TARGETING SPROUTY2	CANCER LETTERS	CHINESE ACAD MED SCI, PEKING UNION MED COLL HOSP, DEPT PATHOL, BEIJING 100730, PEOPLES R CHINA	0304-3835	4.864	298	2

续 表

作者姓名	论文题目	期刊名称	发表单位	刊号	影响因子	卷	期
Li,N;Dong,J;Hu,ZB;Shen,HB;Dai,M	POTENTIALLY FUNCTIONAL POLYMORPHISMS IN ESR1 AND BREAST CANCER RISK:A META-ANALYSIS	BREAST CANCER RESEARCH AND TREATMENT	CHINESE ACAD MED SCI,CANC INST HOSP,NATL OFF CANC PREVENT & CONTROL,BEIJING 100021,PEOPLES R CHINA	0167-6806	4.859	121	1
Mao,GX;Wang,Y;Qiu,QA;Deng,HB;Yuan,LG;Li,RG;Song,DQ;Li,YYY;Li,DD;Wang,Z	SALIDROSIDE PROTECTS HUMAN FIBROBLAST CELLS FROM PREMATURE SENESCENCE INDUCED BY H2O2 PARTLY THROUGH MODULATING OXIDATIVE STATUS	MECHANISMS OF AGEING AND DEVELOPMENT	CHINESE ACAD MED SCI,INST MED BIOTECHNOL,DEPT BIOCHEM,BEIJING 100050,PEOPLES R CHINA	0047-6374	4.857	131	11-12
Moran,A;Gu,DF;Zhao,D;Coxson,P;Wang,YC;Chen,CS;Liu,J;Cheng,J;Bibbins-Domingo,K;Shen	FUTURE CARDIOVASCULAR DISEASE IN CHINA MARKOV MODEL AND RISK FACTOR SCENARIO PROJECTIONS FROM THE CORONARY HEART DISEASE POLICY MODEL-CHINA	CIRCULATION-CARDIOVASCULAR QUALITY AND OUTCOMES	CHINESE ACAD MED SCI,CARDIOVASC INST,DIV POPULAT GENET & PREVENT,DEPT EVIDENCE BASED MED,BEIJING 100037,PEOPLES R CHINA	1941-7713	4.84	3	3
Dai,ZQ;Yin,J;He,HJ;Li,WR;Hou,CM;Qian,XH;Mao,N;Pan,LY	MITOCHONDRIAL COMPARATIVE PROTEOMICS OF HUMAN OVARIAN CANCER CELLS AND THEIR PLATINUM-RESISTANT SUBLINES	PROTEOMICS	CHINESE ACAD MED SCI,DEPT OBSTET & GYNECOL,PEKING UNION MED COLL HOSP,BEIJING 100730,PEOPLES R CHINA	1615-9853	4.815	10	21
Li,KH;Han,Q;Yan,X;Liao,LM;Zhao,RC	NOT A PROCESS OF SIMPLE VICARIOUSNESS,THE DIFFERENTIATION OF HUMAN ADIPOSE-DERIVED MESENCHYMAL STEM CELLS TO RENAL TUBULAR EPITHELIAL CELLS PLAYS AN IMPORTANT ROLE IN ACUTE KIDNEY INJURY REPAIRING	STEM CELLS AND DEVELOPMENT	CHINESE ACAD MED SCI,INST BASIC MED SCI,CTR EXCELLENCE TISSUE ENGN,BEIJING 100005,PEOPLES R CHINA	1547-3287	4.791	19	8

续 表

作者姓名	论文题目	期刊名称	发表单位	刊号	影响因子	卷	期
Xu,Y;Meng,HX;Li,CH;Hao,M;Wang,YF;Yu,Z;Li,QA;Han,JL;Zhai,QL;Qiu,LG	UMBILICAL CORD-DERIVED MESENCHYMAL STEM CELLS ISOLATED BY A NOVEL EXPLANTATION TECHNIQUE CAN DIFFERENTIATE INTO FUNCTIONAL ENDOTHELIAL CELLS AND PROMOTE REVASCULARIZATION	STEM CELLS AND DEVELOPMENT	CHINESE ACAD MED SCI,INST HEMATOL,TIANJIN 300020,PEOPLES R CHINA	1547-3287	4.791	19	10
Wang,H;Cho,CH	EFFECT OF NF-KAPPA B SIGNALING ON APOPTOSIS IN CHRONIC INFLAMMATION-ASSOCIATED CARCINOGENESIS	CURRENT CANCER DRUG TARGETS	CHINESE ACAD MED SCI,STATE KEY LAB MOL ONCOL,INST CANC,BEIJING 100021,PEOPLES R CHINA	1568-0096	4.771	10	6
Zhang,ZB;Li,ZC;Tian,J;Jiang,W;Wang,Y;Zhang,XJ;Li,ZR;You,QD;Shapiro,JI;Si,SY;Xie	IDENTIFICATION OF HYDROXYXANTHONES AS NA/K-ATPASE LIGANDS	MOLECULAR PHARMACOLOGY	CHINESE ACAD MED SCI,INST MED BIOTECHNOL,BEIJING 100037,PEOPLES R CHINA	0026-895X	4.725	77	6
Gao,RL	CURRENT STATUS OF PERCUTANEOUS CORONARY INTERVENTION IN CHINA	HEART	CHINESE ACAD MED SCI,CARDIOVASC INST,BEIJING 100037,PEOPLES R CHINA	1355-6037	4.706	96	6
Cheng,ZW;Fang,QA;Liu,YT	CARDIAC AMYLOIDOSIS WITH GIANT ATRIA	HEART	PEKING UNION MED COLL,PEKING UNION MED COLL HOSP,DEPT CARDIOL,BEIJING 100730,PEOPLES R CHINA	1355-6037	4.706	96	22
Jiang,J;Hu,YF;Zhang,JY;Yang,JL;Mueck,W;Kubitza,D;Bauer,RJ;Meng,L;Hu,P	SAFETY,PHARMACOKINETICS AND PHARMACODYNAMICS OF SINGLE DOSES OF RIVAROXABAN - AN ORAL,DIRECT FACTOR XA INHIBITOR - IN ELDERLY CHINESE SUBJECTS	THROMBOSIS AND HAEMOSTASIS	BEIJING UNION MED COLL HOSP,CLIN PHARMACOL RES CTR,BEIJING,PEOPLES R CHINA	0340-6245	4.701	103	1
Zhao,HF;Wang,DH;Du,WT;Gu,DS;Yang,RC	MICRORNA AND LEUKEMIA:TINY MOLECULE,GREAT FUNCTION	CRITICAL REVIEWS IN ONCOLOGY HEMATOLOGY	CHINESE ACAD MED SCI,INST HEMATOL,STATE KEY LAB EXPT HEMATOL,TIANJIN 300020,PEOPLES R CHINA	1040-8428	4.689	74	3

续 表

作者姓名	论文题目	期刊名称	发表单位	刊号	影响因子	卷	期
Li,JP;Zheng,CL;Han,ZC	ABNORMAL IMMUNITY AND STEM/PROGENITOR CELLS IN ACQUIRED APLASTIC ANEMIA	CRITICAL REVIEWS IN ONCOLOGY HEMATOLOGY	CHINESE ACAD MED SCI,STATE KEY LAB EXPT HEMATOL,NATL RES CTR STEM CELL ENGN & TECHNOL,INST HEMATOL,TIANJIN 300020,PEOPLES R CHINA	1040-8428	4.689	75	2
Zhu,LL;Liu,Y;Cui,AF;Shao,D;Liang,JC;Liu,XJ;Chen,Y;Gupta,N;Fang,FD;Chang,YS	PGC-1 ALPHA COACTIVATES ESTROGEN-RELATED RECEPTOR-ALPHA TO INDUCE THE EXPRESSION OF GLUCOKINASE	AMERICAN JOURNAL OF PHYSIOLOGY-ENDOCRINOLOGY AND METABOLISM	PEKING UNION MED COLL,INST BASIC MED SCI,NATL LAB MED MOL BIOL,SCH BASIC MED,BEIJING 100005,PEOPLES R CHINA	0193-1849	4.686	298	6
Wang,YP;Liu,F;He,HW;Han,YX;Peng,ZG;Li,BW;You,XF;Song,DQ;Li,ZR;Yu,LY;Cen,S;Hong	HEAT STRESS COGNATE 70 HOST PROTEIN AS A POTENTIAL DRUG TARGET AGAINST DRUG RESISTANCE IN HEPATITIS B VIRUS	ANTIMICROBIAL AGENTS AND CHEMOTHERAPY	CHINESE ACAD MED SCI,INST MED BIOTECHNOL,BEIJING 100050,PEOPLES R CHINA	0066-4804	4.672	54	5
Yang,QW;Wang,H;Sun,HL;Chen,HB;Xu,YC;Chen,MJ	PHENOTYPIC AND GENOTYPIC CHARACTERIZATION OF ENTEROBACTERIACEAE WITH DECREASED SUSCEPTIBILITY TO CARBAPENEMS:RESULTS FROM LARGE HOSPITAL-BASED SURVEILLANCE STUDIES IN CHINA	ANTIMICROBIAL AGENTS AND CHEMOTHERAPY	CHINESE ACAD MED SCI,DEPT CLIN LAB,PEKING UNION MED COLL HOSP,PEKING UNION MED COLL,BEIJING 100730,PEOPLES R CHINA	0066-4804	4.672	54	1
Chen,HB;Liu,YD;Jiang,XH;Chen,MJ;Wang,H	RAPID CHANGE OF METHICILLIN-RESISTANT STAPHYLOCOCCUS AUREUS CLONES IN A CHINESE TERTIARY CARE HOSPITAL OVER A 15-YEAR PERIOD	ANTIMICROBIAL AGENTS AND CHEMOTHERAPY	CHINESE ACAD MED SCI,PEKING UNION MED COLL HOSP,DEPT CLIN LAB,BEIJING 100730,PEOPLES R CHINA	0066-4804	4.672	54	5
Li,CR;Li,Y;Li,GQ;Yang,XY;Zhang,WX;Lou,RH;Liu,JF;Yuan,M;Huang,P;Cen,S;Yu,LY;Zha	IN VIVO ANTIBACTERIAL ACTIVITY OF NEMONOXACIN,A NOVEL NON-FLUORINATED QUINOLONE	JOURNAL OF ANTIMICROBIAL CHEMOTHERAPY	CHINESE ACAD MED SCI,INST MED BIOTECHNOL,BEIJING 100050,PEOPLES R CHINA	0305-7453	4.659	65	11

续 表

作者姓名	论文题目	期刊名称	发表单位	刊号	影响因子	卷	期
Xu,J;Li,WL;Bao,XN;Ding,H;Chen,JZ;Zhang,WL;Sun,K;Wang,JZ;Wang,XJ;Wang,H;Yu,H;So	ASSOCIATION OF PUTATIVE FUNCTIONAL VARIANTS IN THE PLAU GENE AND THE PLAUR GENE WITH MYOCARDIAL INFARCTION	CLINICAL SCIENCE	CHINESE ACAD MED SCI,PEKING UNION MED COLL,SINO GERMAN LAB MOL MED,FUWAI CARDIOVASC HOSP,KEY LAB CLIN CARDIOVASC GENET,MINIST EDUC,BEIJING 100037,PEOPLES R CHINA	0143-5221	4.613	119	7-8
Wang,XJ;Yang,X;Sun,K;Chen,JZ;Song,XD;Wang,H;Liu,Z;Wang,CX;Zhang,CN;Hui,RT	THE HAPLOTYPE OF THE GROWTH-DIFFERENTIATION FACTOR 15 GENE IS ASSOCIATED WITH LEFT VENTRICULAR HYPERTROPHY IN HUMAN ESSENTIAL HYPERTENSION	CLINICAL SCIENCE	CHINESE ACAD MED SCI,SINOGERMAN LAB MOL MED,KEY LAB CLIN CARDIOVASC GENET,MINIST EDUC,FUWAI CARDIOVASC HOSP,BEIJING 100037,PEOPLES R CHINA	0143-5221	4.613	118	1-2
Zhang,WL;Sun,K;Chen,JX;Liao,YH;Qin,Q;Ma,AQ;Wang,DW;Zhu,ZM;Wang,YB;Hui,RT	HIGH PLASMA HOMOCYSTEINE LEVELS CONTRIBUTE TO THE RISK OF STROKE RECURRENCE AND ALL-CAUSE MORTALITY IN A LARGE PROSPECTIVE STROKE POPULATION	CLINICAL SCIENCE	FUWAI CARDIOVASC HOSP,SINO GERMAN LAB MOL MED,KEY LAB CLIN CARDIOVASC GENET,MINIST EDUC,BEIJING 100037,PEOPLES R CHINA	0143-5221	4.613	118	3-4
Ran,YQ;Chen,JZ;Li,N;Zhang,WL;Feng,L;Wang,RR;Hui,RT;Zhang,S;Pu,JL	COMMON RYR2 VARIANTS ASSOCIATE WITH VENTRICULAR ARRHYTHMIAS AND SUDDEN CARDIAC DEATH IN CHRONIC HEART FAILURE	CLINICAL SCIENCE	PEKING UNION MED COLL,CTR ARRHYTHMIA DIAG & TREATMENT,FUWAI CARDIOVASC HOSP,BEIJING 100037,PEOPLES R CHINA	0143-5221	4.613	119	5-6
Zhang,H;Hou,JF;Shen,Y;Wang,W;Wei,YJ;Hu,SS	LOW LEVEL LASER IRRADIATION PRECONDITION TO CREATE FRIENDLY MILIEU OF INFARCTED MYOCARDIUM AND ENHANCE EARLY SURVIVAL OF TRANSPLANTED BONE MARROW CELLS	JOURNAL OF CELLULAR AND MOLECULAR MEDICINE	CARDIOVASC INST,DEPT SURG,BEIJING,PEOPLES R CHINA	1582-1838	4.608	14	7
Zhang,H;Chen,HB;Wang,W;Wei,YJ;Hu,SS	CELL SURVIVAL AND REDISTRIBUTION AFTER TRANSPLANTATION INTO DAMAGED MYOCARDIUM	JOURNAL OF CELLULAR AND MOLECULAR MEDICINE	CHINESE ACAD MED SCI,DEPT SURG,FUWAI HOSP,BEIJING 100037,PEOPLES R CHINA	1582-1838	4.608	14	5

续 表

作者姓名	论文题目	期刊名称	发表单位	刊号	影响因子	卷	期
Yuan,JY;Wang,F;Yu,J;Yang,GH;Liu,XL;Zhang,JW	MICRORNA-223 REVERSIBLY REGULATES ERYTHROID AND MEGAKARYOCYTIC DIFFERENTIATION OF K562 CELLS	JOURNAL OF CELLULAR AND MOLECULAR MEDICINE	CHINESE ACAD MED SCI,INST BASIC MED SCI,NATL LAB MED MOL BIOL,BEIJING 100005,PEOPLES R CHINA	1582-1838	4.608	13	11-12
Du,B;Xi,XM;Chen,DC;Peng,JM	CLINICAL REVIEW:CRITICAL CARE MEDICINE IN MAINLAND CHINA	CRITICAL CARE	BEIJING UNION MED COLL HOSP,PEKING UNION MED COLL,MED ICU,BEIJING 100730,PEOPLES R CHINA	1466-609X	4.595	14	1
Peng,JM;Du,B	SEPSIS-RELATED STRESS RESPONSE:KNOWN KNOWNS,KNOWN UNKNOWNS,AND UNKNOWN UNKNOWNS	CRITICAL CARE	BEIJING UNION MED COLL HOSP,PEKING UNION MED COLL,MED INTENS CARE UNIT,BEIJING 100730,PEOPLES R CHINA	1466-609X	4.595	14	4
Wang,HB;Kondo,A;Yoshida,A;Yoshizaki,S;Abe,S;Bao,LL;Mizuki,N;Ichino,M;Klinman,D;Oku	PARTIAL PROTECTION AGAINST SIV CHALLENGE BY VACCINATION OF ADENOVIRUS AND MVA VECTORS IN RHESUS MONKEYS	GENE THERAPY	PEKING UNION MED COLL,CHINESE ACAD MED SCI,INST LAB ANIM SCI,BEIJING 100021,PEOPLES R CHINA	0969-7128	4.538	17	1
Xin,C;Ye,S;Ming,Y;Shenghua,Z;Qingfang,M;Hongxing,G;Xu,S;Yuanfu,X;Yuan,Z;Dongmei,F	EFFICIENT INHIBITION OF B-CELL LYMPHOMA XENOGRAFTS WITH A NOVEL RECOMBINANT FUSION PROTEIN:ANTI-CD20FAB-LDM	GENE THERAPY	CHINESE ACAD MED SCI,DEPT PHARM,INST HEMATOL,STATE KEY LAB EXPT HEMATOL,TIANJIN 300020,PEOPLES R CHINA	0969-7128	4.538	17	10
Chen,YD;Feng,QF;Lu,HZ;Mao,YS;Zhou,ZM;Ou,GF;Wang,M;Zhao,J;Zhang,HX;Xiao,ZF;Chen	ROLE OF ADJUVANT RADIOTHERAPY FOR STAGE II THYMOMA AFTER COMPLETE TUMOR RESECTION	INTERNATIONAL JOURNAL OF RADIATION ONCOLOGY BIOLOGY PHYSICS	CHINESE ACAD MED SCI,CANC INST HOSP,DEPT RADIAT ONCOL,BEIJING 100021,PEOPLES R CHINA	0360-3016	4.503	78	5
Zhang,L;Yang,M;Bi,N;Fang,MJ;Sun,T;Ji,W;Tan,W;Zhao,LJ;Yu,DK;Lin,DX;Wang,LH	ATM POLYMORPHISMS ARE ASSOCIATED WITH RISK OF RADIATION-INDUCED PNEUMONITIS	INTERNATIONAL JOURNAL OF RADIATION ONCOLOGY BIOLOGY PHYSICS	CHINESE ACAD MED SCI,DEPT RADIAT ONCOL,CANC INST & HOSP,BEIJING 100021,PEOPLES R CHINA	0360-3016	4.503	77	5

续 表

作者姓名	论文题目	期刊名称	发表单位	刊号	影响因子	卷	期
Xu,Q;Park,Y;Huang,X;Hollenbeck,A;Blair,A;Schatzkin,A;Chen,H	MULTIVITAMIN USE AND RISK OF PARKINSON'S DISEASE AMONG OLDER ADULTS	MOVEMENT DISORDERS	BEIJING UNION MED UNIV,BEIJING,PEOPLES R CHINA	0885-3185	4.48	25	
Jiang,ZM;Wilmore,DW;Wang,XR;Wei,JM;Zhang,ZT;Gu,ZY;Wang,S;Han,SM;Jiang,H;Yu,K	RANDOMIZED CLINICAL TRIAL OF INTRAVENOUS SOYBEAN OIL ALONE VERSUS SOYBEAN OIL PLUS FISH OIL EMULSION AFTER GASTROINTESTINAL CANCER SURGERY	BRITISH JOURNAL OF SURGERY	CHINESE ACAD MED SCI,PEKING UNION MED COLL,PEKING UNION MED COLL HOSP,DEPT SURG,BEIJING 100730,PEOPLES R CHINA	0007-1323	4.444	97	6
Zhiqiang,W;Yaowu,Y;Fan,Y;Jian,Y;Yongfeng,H;Lina,Z;Jianwei,W;Qi,J	EFFECTIVE SIRNAS INHIBIT THE REPLICATION OF NOVEL INFLUENZA A(H1N1)VIRUS	ANTIVIRAL RESEARCH	CHINESE ACAD MED SCI,INST PATHOGEN BIOL,STATE KEY LAB MOL VIROL & GENET ENGN,BEIJING 100176,PEOPLES R CHINA	0166-3542	4.439	85	3
Jia,LL;Zhang,L;Shao,C;Song,EL;Sun,W;Li,MX;Gao,YH	AN ATTEMPT TO UNDERSTAND KIDNEY'S PROTEIN HANDLING FUNCTION BY COMPARING PLASMA AND URINE PROTEOMES	PLOS ONE	CHINESE ACAD MED SCI,INST BASIC MED SCI,NATL KEY LAB MED MOL BIOL,DEPT PHYSIOL & PATHOPHYSIOL,BEIJING 100730,PEOPLES R CHINA	1932-6203	4.411	4	4
Peng,H;Dong,ZZ;Qi,J;Yang,YY;Liu,Y;Li,ZM;Xu,JK;Zhang,JT	A NOVEL TWO MODE-ACTING INHIBITOR OF ABCG2-MEDIATED MULTIDRUG TRANSPORT AND RESISTANCE IN CANCER CHEMOTHERAPY	PLOS ONE	CHINESE ACAD MED SCI,INST BASIC MED SCI,DEPT MOL IMMUNOL,BEIJING 100730,PEOPLES R CHINA	1932-6203	4.411	4	5
Yang,HZ;Cui,B;Liu,HZ;Mi,S;Yan,J;Yan,HM;Hua,F;Lin,H;Cai,WF;Xie,WJ;Lv,XX;Wang,X	BLOCKING TLR2 ACTIVITY ATTENUATES PULMONARY METASTASES OF TUMOR	PLOS ONE	CHINESE ACAD MED SCI,INST MAT MED,MOL IMMUNOL & PHARMACOL LAB,BEIJING 100050,PEOPLES R CHINA	1932-6203	4.411	4	8
Chen,GJ;Han,GC;Feng,JN;Wang,JA;Wang,RX;Xu,RN;Shen,BF;Qian,JH;Li,Y	GLUTAMIC ACID DECARBOXYLASE-DERIVED EPITOPES WITH SPECIFIC DOMAINS EXPAND CD4(+)CD25(+) REGULATORY T CELLS	PLOS ONE	CHINESE ACAD MED SCI,INST BASIC MED SCI,DEPT MOL IMMUNOL,BEIJING 100730,PEOPLES R CHINA	1932-6203	4.411	4	9

续 表

作者姓名	论文题目	期刊名称	发表单位	刊号	影响因子	卷	期
Gao,L;Zhou,F;Li,XW;Jin,Q	HIV/TB CO-INFECTION IN MAINLAND CHINA:A META-ANALYSIS	PLOS ONE	CHINESE ACAD MED SCI,INST PATHOGEN BIOL,STATE KEY LAB MOL VIROL & GENET ENGN,BEIJING 100037,PEOPLES R CHINA	1932-6203	4.411	5	5
Gao,L;Zhou,F;Li,XW;Yang,Y;Ruan,YH;Jin,Q	ANAL HPV INFECTION IN HIV-POSITIVE MEN WHO HAVE SEX WITH MEN FROM CHINA	PLOS ONE	CHINESE ACAD MED SCI,STATE KEY LAB MOL VIROL & GENET ENGN,INST PATHOGEN BIOL,BEIJING 100037,PEOPLES R CHINA	1932-6203	4.411	5	12
Wang,L;Di,LJ;Lv,X;Zheng,W;Xue,Z;Guo,ZC;Liu,DP;Liang,CC	INTER-MAR ASSOCIATION CONTRIBUTES TO TRANSCRIPTIONALLY ACTIVE LOOPING EVENTS IN HUMAN BETA-GLOBIN GENE CLUSTER	PLOS ONE	CHINESE ACAD MED SCI,INST BASIC MED SCI,NATL LAB MED MOL BIOL,BEIJING 100037,PEOPLES R CHINA	1932-6203	4.411	4	2
Kong,XX;Wang,R;Xue,Y;Liu,XJ;Zhang,HB;Chen,Y;Fang,F;Chang,YS	SIRTUIN 3,A NEW TARGET OF PGC-1 ALPHA,PLAYS AN IMPORTANT ROLE IN THE SUPPRESSION OF ROS AND MITOCHONDRIAL BIOGENESIS	PLOS ONE	CHINESE ACAD MED SCI,INST BASIC MED SCI,NATL LAB MED MOL BIOL,BEIJING 100730,PEOPLES R CHINA	1932-6203	4.411	5	7
Chen,SL;Yao,H;Han,JP;Liu,C;Song,JY;Shi,LC;Zhu,YJ;Ma,XY;Gao,T;Pang,XH;Luo,K;Li	VALIDATION OF THE ITS2 REGION AS A NOVEL DNA BARCODE FOR IDENTIFYING MEDICINAL PLANT SPECIES	PLOS ONE	PEKING UNION MED COLL,CHINESE ACAD MED SCI,INST MED PLANT DEV,BEIJING 100021,PEOPLES R CHINA	1932-6203	4.411	5	1
Lu,D;Lian,H;Zhang,XJ;Shao,HT;Huang,L;Qin,CA;Zhang,LF	LMNA E82K MUTATION ACTIVATES FAS AND MITOCHONDRIAL PATHWAYS OF APOPTOSIS IN HEART TISSUE SPECIFIC TRANSGENIC MICE	PLOS ONE	CHINESE ACAD MED SCI,KEY LAB HUMAN DIS COMPARAT MED,MINIST HLTH,INST LAB ANIM SCI,BEIJING 100037,PEOPLES R CHINA	1932-6203	4.411	5	12
Yao,H;Song,JY;Liu,C;Luo,K;Han,JP;Li,Y;Pang,XH;Xu,HX;Zhu,YJ;Xiao,PG;Chen,SL	USE OF ITS2 REGION AS THE UNIVERSAL DNA BARCODE FOR PLANTS AND ANIMALS	PLOS ONE	CHINESE ACAD MED SCI,PEKING UNION MED COLL,INST MED PLANT DEV,BEIJING 100037,PEOPLES R CHINA	1932-6203	4.411	5	10

续 表

作者姓名	论文题目	期刊名称	发表单位	刊号	影响因子	卷	期
Lin,HB;Fan,H;Zhang,F;Huang,XQ;Lin,KQ;Shi,L;Hu,SN;Chu,JY;Wang,DM	GENETIC RELATIONSHIPS OF ETHNIC MINORITIES IN SOUTHWEST CHINA REVEALED BY MICROSATELLITE MARKERS	PLOS ONE	CHINESE ACAD MED SCI,INST MED BIOL,KUNMING,PEOPLES R CHINA	1932-6203	4.411	5	3
Wang,W;Xu,RH;Li,JM	PRODUCTION OF NATIVE BISPECIFIC ANTIBODIES IN RABBITS	PLOS ONE	CHINESE ACAD MED SCI,PEKING UNION MED COLL,GRAD SCH,BEIJING 100037,PEOPLES R CHINA	1932-6203	4.411	5	6
Li,TS;Dai,Y;Kuang,JQ;Jiang,JM;Han,Y;Qiu,ZF;Xie,J;Zuo,LY;Li,YL	THREE GENERIC NEVIRAPINE-BASED ANTIRETROVIRAL TREATMENTS IN CHINESE HIV/AIDS PATIENTS: MULTICENTRIC OBSERVATION COHORT	PLOS ONE	CHINESE ACAD MED SCI,PEKING UNION MED COLL HOSP,DEPT INFECT DIS,BEIJING 100037,PEOPLES R CHINA	1932-6203	4.411	3	12
Li,RF;Li,XM;Liu,LR;Zhou,ZM;Tang,HB;Zhang,QQ	HIGH-YIELD FABRICATION OF PLGA NON-SPHERICAL MICROARCHITECTURES BY EMULSION-SOLVENT EVAPORATION METHOD	MACROMOLECULAR RAPID COMMUNICATIONS	CHINESE ACAD MED SCI,INST BIOMED ENGN,PEKING UNION MED COLL,KEY LAB BIOMED MAT TIANJIN,TIANJIN 300192,PEOPLES R CHINA	1022-1336	4.365	31	22
Sun,C;Chen,K;Gu,H;Chang,B;Jiang,M	ASSOCIATION OF HUMAN PAPILLOMAVIRUS 7 WITH WARTS IN TOE WEBS	BRITISH JOURNAL OF DERMATOLOGY	CHINESE ACAD MED SCI,INST DERMATOL,NANJING 210042,JIANGSU,PEOPLES R CHINA	0007-0963	4.351	162	3
Zhang,B;Jiang,YX;Liu,JB;Yang,M;Dai,Q;Zhu,QL;Gao,P	UTILITY OF CONTRAST-ENHANCED ULTRASOUND FOR EVALUATION OF THYROID NODULES	THYROID	CHINESE ACAD MED SCI,DEPT DIAGNOST ULTRASOUND,PEKING UNION MED COLL HOSP,BEIJING 100730,PEOPLES R CHINA	1050-7256	4.327	20	1

续 表

作者姓名	论文题目	期刊名称	发表单位	刊号	影响因子	卷	期
Li,JJ;Lu,ZL;Kou,WR;Chen,Z;Wu,YF;Yu,XH;Zhao,YC	IMPACT OF XUEZHIKANG ON CORONARY EVENTS IN HYPERTENSIVE PATIENTS WITH PREVIOUS MYOCARDIAL INFARCTION FROM THE CHINA CORONARY SECONDARY PREVENTION STUDY (CCSPS)	ANNALS OF MEDICINE	CHINESE ACAD MED SCI,FU WAI HOSP,DEPT CARDIOL,PEKING UNION MED COLL,BEIJING 100037,PEOPLES R CHINA	0785-3890	4.323	42	3
Fan,ZJ;Zhang,ZX;Li,YX;Wang,ZS;Xu,T;Gong,XM;Zhou,XL;Wen,HB;Zeng,Y	RELATIONSHIP BETWEEN BIRTH SIZE AND CORONARY HEART DISEASE IN CHINA	ANNALS OF MEDICINE	CHINESE ACAD MED SCI,DEPT NEUROL,PEKING UNION MED COLL HOSP,BEIJING 100730,PEOPLES R CHINA	0785-3890	4.323	42	8
Chen,GQ;Liu,H;Wang,XD;Li,ZL	IN VITRO METHYLATION BY METHANOL:PROTEOMIC SCREENING AND PREVALENCE INVESTIGATION	ANALYTICA CHIMICA ACTA	CHINESE ACAD MED SCI,INST BASIC MED SCI,DEPT BIOPHYS & STRUCT BIOL,BEIJING 100005,PEOPLES R CHINA	0003-2670	4.31	661	1
Ye,YC;Zeng,Y;Li,XM;Zhang,SY;Fang,Q;Luo,L;Qiu,ZF;Han,Y;Li,TS	HIV INFECTION:AN INDEPENDENT RISK FACTOR OF PERIPHERAL ARTERIAL DISEASE	JAIDS-JOURNAL OF ACQUIRED IMMUNE DEFICIENCY SYNDROMES	BEIJING UNION MED COLL HOSP,PEKING UNION MED COLL,DEPT CARDIOL,BEIJING,PEOPLES R CHINA	1525-4135	4.262	53	2
Guo,FP;Lv,W;Han,Y;Qiu,ZF;Zuo,LY;Li,YL;Li,TS	IMPACT OF HEPATITIS C VIRUS COINFECTION ON HAART IN HIV-INFECTED INDIVIDUALS:MULTICENTRIC OBSERVATION COHORT	JAIDS-JOURNAL OF ACQUIRED IMMUNE DEFICIENCY SYNDROMES	CHINESE ACAD MED SCI,PEKING UNION MED COLL HOSP,DEPT INFECT DIS,BEIJING 100730,PEOPLES R CHINA	1525-4135	4.262	54	2
Zhu,YY;Ni,DF;Xu,CM	GENE EXPRESSION PROFILES IN THE OLFACTORY BULB FROM A RAT MODEL OF ALZHEIMER'S DISEASE	JOURNAL OF ALZHEIMERS DISEASE	CAMS,PUMC HOSP,DEPT ENT,BEIJING 100730,PEOPLES R CHINA	1387-2877	4.261	18	3
Cheng,MB;Zhang,Y;Zhong,X;Sutter,B;Cao,CY;Chen,XS;Cheng,XK;Zhang,Y;Xiao,L;Shen,YF	STAT1 MEDIATES AN AUTO-REGULATION OF HSP90 BETA GENE IN HEAT SHOCK RESPONSE	CELLULAR SIGNALLING	CHINESE ACAD MED SCI,INST BASIC MED SCI,DEPT BIOCHEM & MOL BIOL,NATL LAB MED MOL BIOL,BEIJING 100730,PEOPLES R CHINA	0898-6568	4.243	22	8

续 表

作者姓名	论文题目	期刊名称	发表单位	刊号	影响因子	卷	期
Su,F;Li,F;Jin,HZ	BACILLARY ANGIOMATOSIS AFTER SKIN AUTOGRAFTING IN A PATIENT WITHOUT HUMAN IMMUNODEFICIENCY VIRUS WHO WAS TREATED WITH INTERFERON ALFA	ARCHIVES OF DERMATOLOGY	CHINESE ACAD MED SCI,PEKING UNION MED COLL HOSP,DEPT DERMATOL,BEIJING 100037,PEOPLES R CHINA	0003-987X	4. 231	146	8
Hao,LL;Cai,PF;Jiang,N;Wang,H;Chen,QJ	IDENTIFICATION AND CHARACTERIZATION OF MICRORNAS AND ENDOGENOUS SIRNAS IN SCHISTOSOMA JAPONICUM	BMC GENOMICS	CHINESE ACAD MED SCI,INST BASIC MED,PARASITOL LAB,INST PATHOGEN BIOL,BEIJING 100730,PEOPLES R CHINA	1471-2164	4. 206	11	
Sun,C;Li,Y;Wu,Q;Luo,HM;Sun,YZ;Song,JY;Lui,EMK;Chen,SL	DE NOVO SEQUENCING AND ANALYSIS OF THE AMERICAN GINSENG ROOT TRANSCRIPTOME USING A GS FLX TITANIUM PLATFORM TO DISCOVER PUTATIVE GENES INVOLVED IN GINSENOSIDE BIOSYNTHESIS	BMC GENOMICS	CHINESE ACAD MED SCI,INST MED PLANT DEV,BEIJING 100193,PEOPLES R CHINA	1471-2164	4. 206	11	
Li,JY;Ma,CY;Wang,HY;Wang,YH;Wu,LZ;Wang,YG	ON-LINE IDENTIFICATION OF 4″-ISOVALERYLSPIRAMYCIN I IN THE GENETIC ENGINEERED STRAIN OF S. SPIRAMYCETICUS F21 BY LIQUID CHROMATOGRAPHY WITH ELECTROSPRAY IONIZATION TANDEM MASS SPECTROMETRY,ULTRAVIOLET ABSORBANCE DETECTION AND NUCLEAR MAGNETIC RESONANC	JOURNAL OF CHROMATOGRAPHY A	PEKING UNION MED COLL,MINIST HLTH,KEY LAB BIOTECHNOL ANTIBIOT,BEIJING 100050,PEOPLES R CHINA	0021-9673	4. 194	1217	8
Xiong,F;Wu,C;Bi,XY;Yu,DK;Huang,LM;Xu,J;Zhang,TW;Zhai,K;Chang,JA;Tan,W;Cai,JQ;L	RISK OF GENOME-WIDE ASSOCIATION STUDY-IDENTIFIED GENETIC VARIANTS FOR COLORECTAL CANCER IN A CHINESE POPULATION	CANCER EPIDEMIOLOGY BIOMARKERS & PREVENTION	CHINESE ACAD MED SCI,CANC INST & HOSP,DEPT ETIOL & CARCINOGENESIS,BEIJING 100021,PEOPLES R CHINA	1055-9965	4. 19	19	7

续 表

作者姓名	论文题目	期刊名称	发表单位	刊号	影响因子	卷	期
Xue,FS;Wang,Q;Yuan,YJ;Xiong,J;Liao,X	COMPARISON OF THE I-GEL SUPRAGLOTTIC AIRWAY AS A CONDUIT FOR TRACHEAL INTUBATION WITH THE INTUBATING LARYNGEAL MASK AIRWAY	RESUSCITATION	CHINESE ACAD MED SCI,PLAST SURG HOSP,DEPT ANAESTHESIOL,BEIJING 100144,PEOPLES R CHINA	0300-9572	4. 177	81	7
Xue,FS;Xiong,J;Wang,Q;Yuan,YJ;Liao,X	COMPARISON OF PENTAX-AWS(R) WITH MACINTOSH LARYNGOSCOPE FOR TRACHEAL INTUBATION WITHOUT INTERRUPTION OF CHEST COMPRESSION	RESUSCITATION	CHINESE ACAD MED SCI,PLAST SURG HOSP,DEPT ANAESTHESIOL,BEIJING 100144,PEOPLES R CHINA	0300-9572	4. 177	81	7
Xue,FS;Xiong,J;Wang,Q;Yuan,YJ;Liao,X	COMPARISON OF TRACHEAL INTUBATION USING THE MACINTOSH LARYNGOSCOPE,AIR WAY SCOPE AND GUM ELASTIC BOUGIE UNDER CHEST COMPRESSION AND CERVICAL STABILISATION	RESUSCITATION	CHINESE ACAD MED SCI,DEPT ANAESTHESIOL,PLAST SURG HOSP,BEIJING 100144,PEOPLES R CHINA	0300-9572	4. 177	81	11
Zhang,W;Feng,S;Yan,SM;Zhao,Y;Li,MT;Sun,J;Zhang,FC;Cui,QC;Dong,Y	INCIDENCE OF MALIGNANCY IN PRIMARY SJOGREN'S SYNDROME IN A CHINESE COHORT	RHEUMATOLOGY	CHINESE ACAD MED SCI,PEKING UNION MED COLL HOSP,DEPT RHEUMATOL,BEIJING 100730,PEOPLES R CHINA	1462-0324	4. 171	49	3
Zhong,YQ;Li,KC;Zhang,X	POTENTIATION OF EXCITATORY TRANSMISSION IN SUBSTANTIA GELATINOSA NEURONS OF RAT SPINAL CORD BY INHIBITION OF ESTROGEN RECEPTOR ALPHA	MOLECULAR PAIN	CHINESE ACAD SCI,INST NEUROSCI,BEIJING 100864,PEOPLES R CHINA	1744-8069	4. 148	6	
Zhang,H;Kong,WJ;Shan,YQ;Song,DQ;Li,Y;Wang,YM;You,XF;Jiang,JD	PROTEIN KINASE D ACTIVATION STIMULATES THE TRANSCRIPTION OF THE INSULIN RECEPTOR GENE	MOLECULAR AND CELLULAR ENDOCRINOLOGY	CHINESE ACAD MED SCI,INST MED BIOTECHNOL,DEPT PHARMACOL,BEIJING 100050,PEOPLES R CHINA	0303-7207	4. 119	330	1-2

续 表

作者姓名	论文题目	期刊名称	发表单位	刊号	影响因子	卷	期
Liu, XL; Li, Y; Lu, XF; Wang, LY; Zhao, Q; Yang, W; Huang, JF; Cao, J; Li, HF; Gu, DF	INTERACTIONS AMONG GENETIC VARIANTS FROM SREBP2 ACTIVATING-RELATED PATHWAY ON RISK OF CORONARY HEART DISEASE IN CHINESE HAN POPULATION	ATHEROSCLEROSIS	CHINESE ACAD MED SCI, DEPT EVIDENCE BASED MED, CARDIOVASC INST, FU WAI HOSP, BEIJING 100037, PEOPLES R CHINA	0021-9150	4.086	208	2
Li, WL; Xu, J; Wang, XJ; Chen, JZ; Zhang, CN; Sun, K; Hui, RT	CYCLOOXYGENASE-2(COX-2)G-765C IS A PROTECTIVE FACTOR FOR CORONARY ARTERY DISEASE BUT NOT FOR ISCHEMIC STROKE: A META-ANALYSIS	ATHEROSCLEROSIS	CHINESE ACAD MED SCI, KEY LAB CLIN CARDIOVASC GENET, MINIST EDUC, BEIJING 100037, PEOPLES R CHINA	0021-9150	4.086	207	2
Li, WL; Xu, J; Wang, XJ; Chen, JZ; Zhang, CN; Sun, K; Hui, RT	LACK OF ASSOCIATION BETWEEN LYMPHOTOXIN-ALPHA, GALECTIN-2 POLYMORPHISMS AND CORONARY ARTERY DISEASE: A META-ANALYSIS	ATHEROSCLEROSIS	CHINESE ACAD MED SCI, KEY LAB CLIN CARDIOVASC GENET, SINO GERMAN LAB MOL MED, FU WAI HOSP, MINIST EDUC, CARDIOVASC INST, PEKING UNION MED COLL, BEIJING 100037, PEOPLES R CHINA	0021-9150	4.086	208	2
Xu, WH; Li, ML; Gao, S; Ni, J; Zhou, LX; Yao, M; Peng, B; Feng, F; Jin, ZY; Cui, LY	IN VIVO HIGH-RESOLUTION MR IMAGING OF SYMPTOMATIC AND ASYMPTOMATIC MIDDLE CEREBRAL ARTERY ATHEROSCLEROTIC STENOSIS	ATHEROSCLEROSIS	CHINESE ACAD MED SCI, DEPT NEUROL, PEKING UNION MED COLL HOSP, BEIJING 100730, PEOPLES R CHINA	0021-9150	4.086	212	2
Luo, HM; Li, Y; Sun, C; Wu, QO; Song, JY; Sun, YZ; Steinmetz, A; Chen, SL	COMPARISON OF 454-ESTS FROM HUPERZIA SERRATA AND PHLEGMARIURUS CARINATUS REVEALS PUTATIVE GENES INVOLVED IN LYCOPODIUM ALKALOID BIOSYNTHESIS AND DEVELOPMENTAL REGULATION	BMC PLANT BIOLOGY	CHINESE ACAD MED SCI, INST MED PLANT DEV IMPLAD, BEIJING 100193, PEOPLES R CHINA	1471-2229	4.085	10	

续 表

作者姓名	论文题目	期刊名称	发表单位	刊号	影响因子	卷	期
Zhao,LJ;Ji,W;Zhang,L;Ou,GF;Feng,QF;Zhou,ZM;Lei,MF;Yang,WZ;Wang,LH	CHANGES OF CIRCULATING TRANSFORMING GROWTH FACTOR-BETA 1 LEVEL DURING RADIATION THERAPY ARE CORRELATED WITH THE PROGNOSIS OF LOCALLY ADVANCED NON-SMALL CELL LUNG CANCER	JOURNAL OF THORACIC ONCOLOGY	CHINESE ACAD MED SCI,DEPT RADIAT ONCOL,CANC INST HOSP,PEKING UNION MED COLL,BEIJING 100021,PEOPLES R CHINA	1556-0864	4.04	5	4
Zhang,YQ;Zhang,XZ;Liu,LS;Zanchetti,A	EFFECTS OF INDIVIDUAL RISK FACTORS ON THE RESIDUAL RISK OF CARDIOVASCULAR EVENTS IN A POPULATION OF TREATED CHINESE PATIENTS WITH HYPERTENSION:DATA FROM THE FELODIPINE EVENT REDUCTION(FEVER)STUDY	JOURNAL OF HYPERTENSION	UNIV MILAN,IST AUXOL ITALIANO,DIREZ SCI,I-20145 MILAN,ITALY	0263-6352	3.98	28	10
Wang,LY;Hou,LP;Li,HF;Chen,J;Kelly,TN;Jaquish,CE;Rao,DC;Hixson,JE;Hu,DS;Chen,CS;G	GENETIC VARIANTS IN THE RENIN-ANGIOTENSIN SYSTEM AND BLOOD PRESSURE REACTIONS TO THE COLD PRESSOR TEST	JOURNAL OF HYPERTENSION	CHINESE ACAD MED SCI,CARDIOVASC INST,DEPT EVIDENCE BASED MED,BEIJING 100037,PEOPLES R CHINA	0263-6352	3.98	28	12
Dong,DX;Li,HZ;Yan,WG;Xu,WF;Lu,L;Zeng,ZP	THE DIAGNOSIS AND SURGICAL MANAGEMENT OF JUXTAGLOMERULAR CELL TUMOR OF THE KIDNEY	JOURNAL OF HYPERTENSION	CHINESE ACAD MED SCI,PEKING UNION MED COLL,DEPT UROL,PEKING UNION MED COLL HOSP,BEIJING 100730,PEOPLES R CHINA	0263-6352	3.98	28	3
Wang,XY;Chu,SF;Qian,TX;Chen,J;Zhang,JT	GINSENOSIDE RG1 IMPROVES MALE COPULATORY BEHAVIOR VIA NITRIC OXIDE/CYCLIC GUANOSINE MONOPHOSPHATE PATHWAY	JOURNAL OF SEXUAL MEDICINE	CHINESE ACAD MED SCI,INST MAT MED,DEPT PHARMACOL,BEIJING 100050,PEOPLES R CHINA	1743-6095	3.957	7	2

续 表

作者姓名	论文题目	期刊名称	发表单位	刊号	影响因子	卷	期
Chen,K;Wang,D;Du,WT;Han,ZB;Ren,H;Chi,Y;Yang,SG;Zhu,DL;Bayard,F;Han,ZC	HUMAN UMBILICAL CORD MESENCHYMAL STEM CELLS HUC-MSCS EXERT IMMUNOSUPPRESSIVE ACTIVITIES THROUGH A PGE(2)-DEPENDENT MECHANISM	CLINICAL IMMUNOLOGY	CHINESE ACAD MED SCI,STATE KEY LAB EXPT HEMATOL,INST HEMATOL,TIANJIN 300020,PEOPLES R CHINA	1521-6616	3.932	135	3
Li,XD;Yang,YJ;Geng,YJ;Jin,C;Hu,FH;Zhao,JL;Zhang,HT;Cheng,YT;Qian,HY;Wang,LL;Zhan	TONGXINLUO REDUCES MYOCARDIAL NO-REFLOW AND ISCHEMIA-REPERFUSION INJURY BY STIMULATING THE PHOSPHORYLATION OF ENOS VIA THE PKA PATHWAY	AMERICAN JOURNAL OF PHYSIOLOGY-HEART AND CIRCULATORY PHYSIOLOGY	FUWAI HOSP,DEPT CARDIOL,CTR CORONARY HEART DIS,BEIJING 100037,PEOPLES R CHINA	0363-6135	3.88	299	4
Dai,WJ;He,WQ;Shang,GD;Jiang,JD;Wang,YG;Kong,WJ	GENE SILENCING OF MYOFIBRILLOGENESIS REGULATOR-1 BY ADENOVIRUS-DELIVERED SMALL INTERFERING RNA SUPPRESSES CARDIAC HYPERTROPHY INDUCED BY ANGIOTENSIN II IN MICE	AMERICAN JOURNAL OF PHYSIOLOGY-HEART AND CIRCULATORY PHYSIOLOGY	CHINESE ACAD MED SCI,INST MED BIOTECHNOL,KEY LAB ANTIBIOT BIOTECHNOL,BEIJING 100050,PEOPLES R CHINA	0363-6135	3.88	299	5
Wu,C;Xu,BH;Yuan,P;Ott,J;Guan,Y;Liu,Y;Liu,Z;Shen,YY;Yu,DK;Lin,DX	GENOME-WIDE EXAMINATION OF GENETIC VARIANTS ASSOCIATED WITH RESPONSE TO PLATINUM-BASED CHEMOTHERAPY IN PATIENTS WITH SMALL-CELL LUNG CANCER	PHARMACOGENETICS AND GENOMICS	CHINESE ACAD MED SCI,INST CANC,DEPT ETIOL & CARCINOGENESIS,STATE KEY LAB MOL ONCOL,BEIJING 100021,PEOPLES R CHINA	1744-6872	3.865	20	6
Wang,R;Sun,LZ;Hu,XP;Ma,WG;Chang,Q;Zhu,JM;Liu,YM;Yu,CT	TREATMENT OF COMPLEX COARCTATION AND COARCTATION WITH CARDIAC LESIONS USING EXTRA-ANATOMIC AORTIC BYPASS	JOURNAL OF VASCULAR SURGERY	PEKING UNION MED COLL,DEPT CARDIOVASC SURG & AORT SURG,CARDIOVASC INST,BEIJING 100037,PEOPLES R CHINA	0741-5214	3.851	51	5

续 表

作者姓名	论文题目	期刊名称	发表单位	刊号	影响因子	卷	期
Zhu,HX;Zhang,G;Wang,Y;Xu,NH;He,S;Zhang,W;Chen,MG;Liu,M;Quan,LP;Bai,JF;Xu,NZ	INHIBITION OF ERBB2 BY HERCEPTIN REDUCES SURVIVIN EXPRESSION VIA THE ERBB2-BETA-CATENIN/TCF4-SURVIVIN PATHWAY IN ERBB2-OVEREXPRESSED BREAST CANCER CELLS	CANCER SCIENCE	CHINESE ACAD MED SCI,CANC INST & HOSP,LAB CELL & MOL BIOL,STATE KEY LAB MOL ONCOL,BEIJING 100037,PEOPLES R CHINA	1347-9032	3.846	101	5
Tao,LY;He,XD;Qu,Q;Cai,L;Liu,W;Zhou,L;Zhang,SM	RISK FACTORS FOR INTRAHEPATIC AND EXTRAHEPATIC CHOLANGIOCARCINOMA:A CASE-CONTROL STUDY IN CHINA	LIVER INTERNATIONAL	CHINESE ACAD MED SCI,DEPT GEN SURG,PEKING UNION MED COLL HOSP,BEIJING 100730,PEOPLES R CHINA	1478-3223	3.84	30	2
Xiang,ZC;Gonzalez,R;Wang,Z;Xiao,Y;Chen,L;Li,TS;Vernet,G;Paranhos-Baccala,G;Jin,Q;W	HUMAN RHINOVIRUSES IN CHINESE ADULTS WITH ACUTE RESPIRATORY TRACT INFECTION	JOURNAL OF INFECTION	CHINESE ACAD MED SCI,IPB,CHRISTOPHE MERIEUX LAB,CAMS FDN MERIEUX,BEIJING 100730,PEOPLES R CHINA	0163-4453	3.805	61	4
Hou,Y;Wei,HL;Luo,Y;Liu,GT	MODULATING EXPRESSION OF BRAIN HEAT SHOCK PROTEINS BY ESTROGEN IN OVARIECTOMIZED MICE MODEL OF AGING	EXPERIMENTAL GERONTOLOGY	CHINESE ACAD MED SCI,INST MAT MED,DEPT PHARMACOL,BEIJING 100050,PEOPLES R CHINA	0531-5565	3.804	45	5
Xue,J;Zhao,Q;Zhu,LP;Zhang,W	DEGLYCOSYLATION OF FC ALPHA R AT N58 INCREASES ITS BINDING TO IGA	GLYCOBIOLOGY	CHINESE ACAD MED SCI,DEPT IMMUNOL,INST BASIC MED SCI,PEKING UNION MED COLL,SCH BASIC MED,BEIJING 100005,PEOPLES R CHINA	0959-6658	3.791	20	7
Yu,XA;Liu,LD;Wu,LQ;Wang,LC;Dong,CH;Li,WZ;Li,QH	HERPES SIMPLEX VIRUS TYPE 1 TEGUMENT PROTEIN VP22 IS CAPABLE OF MODULATING THE TRANSCRIPTION OF VIRAL TK AND GC GENES VIA INTERACTION WITH VIRAL ICP0	BIOCHIMIE	CAMS,INST MED BIOL,DEPT VIRAL IMMUNOL,PEKING UNION MED COLL,KUNMING 650118,PEOPLES R CHINA	0300-9084	3.787	92	8

续 表

作者姓名	论文题目	期刊名称	发表单位	刊号	影响因子	卷	期
Yang,QW;Wang,H;Chen,MJ;Ni,YX;Yu,YS;Hu,BJ;Sun,ZY;Huang,WX;Hu,YJ;Ye,HF;Badal,RE	SURVEILLANCE OF ANTIMICROBIAL SUSCEPTIBILITY OF AEROBIC AND FACULTATIVE GRAM-NEGATIVE BACILLI ISOLATED FROM PATIENTS WITH INTRA-ABDOMINAL INFECTIONS IN CHINA:THE 2002-2009 STUDY FOR MONITORING ANTIMICROBIAL RESISTANCE TRENDS(SMART)	INTERNATIONAL JOURNAL OF ANTIMICROBIAL AGENTS	CHINESE ACAD MED SCI,DEPT CLIN LAB,PEKING UNION MED COLL HOSP,PEKING UNION MED COLL,BEIJING 100730,PEOPLES R CHINA	0924-8579	3.787	36	6
Wang,H;Chen,MJ;Ni,YX;Liu,YD;Sun,HL;Yu,YS;Yu,XJ;Mei,YN;Liu,M;Sun,ZY;Chu,YZ;Hu	ANTIMICROBIAL RESISTANCE AMONG CLINICAL ISOLATES FROM THE CHINESE MEROPENEM SURVEILLANCE STUDY(CMSS),2003-2008	INTERNATIONAL JOURNAL OF ANTIMICROBIAL AGENTS	CHINESE ACAD MED SCI,PEKING UNION MED COLL HOSP,DEPT CLIN LAB,BEIJING 100370,PEOPLES R CHINA	0924-8579	3.787	35	3
Wu,HW;Liang,ZY;Shi,XH;Ren,XY;Wang,K;Liu,TH	INTRINSIC CHEMORESISTANCE TO GEMCITABINE IS ASSOCIATED WITH CONSTITUTIVE AND LAMININ-INDUCED PHOSPHORYLATION OF FAK IN PANCREATIC CANCER CELL LINES	MOLECULAR CANCER	CHINESE ACAD MED SCI,DEPT PATHOL,PEKING UNION MED COLL HOSP,BEIJING 100730,PEOPLES R CHINA	1476-4598	3.779	8	
Huo,L;Luo,YP;Zhang,TP;Zhu,ZH;Li,F;Zhao,YP	UNEXPECTED PRIMARY OSSEOUS LYMPHOMA AS THE CAUSE OF LACTIC ACIDOSIS IN A PATIENT SUFFERING FROM PANCREATITIS	CLINICAL NUCLEAR MEDICINE	CHINESE ACAD MED SCI,DEPT GEN SURG,BEIJING 100730,PEOPLES R CHINA	0363-9762	3.766	35	10
Zhu,ZH;Li,F;Zhuang,HM;Yan,J;Wu,CX;Cheng,WY	FDG PET/CT DETECTION OF INTUSSUSCEPTION CAUSED BY AGGRESSIVE FIBROMATOSIS	CLINICAL NUCLEAR MEDICINE	CHINESE ACAD MED SCI,DEPT NUCL MED,PEKING UNION MED COLL HOSP,BEIJING 100730,PEOPLES R CHINA	0363-9762	3.766	35	5
Cheng,WY;Li,F;Zhuang,HM;Zhong,DR;Wu,CX;Zhu,ZH	HEPATIC PARAGONIMIASIS REVEALED BY FDG PET/CT	CLINICAL NUCLEAR MEDICINE	CHINESE ACAD MED SCI,PEKING UNION MED COLL HOSP,DEPT NUCL MED,BEIJING 100730,PEOPLES R CHINA	0363-9762	3.766	35	9

续 表

作者姓名	论文题目	期刊名称	发表单位	刊号	影响因子	卷	期
Cui,RX;Li,F;Zhuang,HM	TWO PRIMARY COLON CANCERS SHOWN ON FDG PET/CT PERFORMED TO EVALUATE POSSIBLE LUNG METASTASES FROM BLADDER CANCER	CLINICAL NUCLEAR MEDICINE	CHINESE ACAD MED SCI,PEKING UNION MED COLL,PEKING UNION MED COLL HOSP,DEPT NUCL MED,BEIJING 100730,PEOPLES R CHINA	0363-9762	3.766	35	1
Wang,X;Sun,W;Zhu,X;Li,L;Du,T;Mao,W;Wu,X;Wei,H;Zhu,S;Sun,Y;Liu,Y;Niu,N;Wang	PAROXYSMAL KINESIGENIC CHOREOATHETOSIS:EVIDENCE OF LINKAGE TO THE PERICENTROMERIC REGION OF CHROMOSOME 16 IN FOUR CHINESE FAMILIES	EUROPEAN JOURNAL OF NEUROLOGY	CHINESE ACAD MED SCI,INST BASIC MED SCI,NATL LAB MED MOL BIOL,BEIJING 100021,PEOPLES R CHINA	1351-5101	3.765	17	6
Zhang,HY;Man,JH;Liang,B;Zhou,T;Wang,CH;Li,T;Li,HY;Li,WH;Jin,BF;Zhang,PJ;Zhao,J	TUMOR-TARGETED DELIVERY OF BIOLOGICALLY ACTIVE TRAIL PROTEIN	CANCER GENE THERAPY	NATL CTR BIOMED ANAL,INST BASIC MED SCI,BEIJING 100850,PEOPLES R CHINA	0929-1903	3.744	17	5
Cui,YC;Kang,L;Cui,LX;He,W	HUMAN GAMMA DELTA T CELL RECOGNITION OF LIPID A IS PREDOMINATELY PRESENTED BY CD1B OR CD1C ON DENDRITIC CELLS	BIOLOGY DIRECT	CHINESE ACAD MED SCI,INST BASIC MED SCI,DEPT IMMUNOL,BEIJING 100005,PEOPLES R CHINA	1745-6150	3.737	4	
Liu,J;Zeng,YP;Zhou,YF;Ma,DL;Wang,BX	PROTEOMIC EXPRESSION ANALYSIS OF MYCOSIS FUNGOIDES(MF)SKIN TISSUES:OVEREXPRESSIONS OF SOD2,S100A8 AND FABP5 IN MF	JOURNAL OF DERMATOLOGICAL SCIENCE	CHINESE ACAD MED SCI,PEKING UNION MED COLL HOSP,DEPT DERMATOL,BEIJING 100730,PEOPLES R CHINA	0923-1811	3.712	60	1
Yuan,JS;Qiao,SB;Zhang,Y;You,SJ;Duan,FJ;Hu,FH;Yang,WX	FOLLOW-UP BY CARDIAC MAGNETIC RESONANCE IMAGING IN PATIENTS WITH HYPERTROPHIC CARDIOMYOPATHY WHO UNDERWENT PERCUTANEOUS VENTRICULAR SEPTAL ABLATION	AMERICAN JOURNAL OF CARDIOLOGY	CHINESE ACAD MED SCI,CARDIOVASC INST,DEPT CARDIOL,BEIJING 100037,PEOPLES R CHINA	0002-9149	3.68	106	10

续 表

作者姓名	论文题目	期刊名称	发表单位	刊号	影响因子	卷	期
Meng,J;Yang,M;Jia,FM;Kong,H;Zhang,WQ;Wang,CY;Xing,JM;Xie,SS;Xu,HY	SUBCUTANEOUS INJECTION OF WATER-SOLUBLE MULTI-WALLED CARBON NANOTUBES IN TUMOR-BEARING MICE BOOSTS THE HOST IMMUNE ACTIVITY	NANOTECHNOLOGY	CHINESE ACAD MED SCI,INST BASIC MED SCI,DEPT BIOMED ENGN,BEIJING 100005,PEOPLES R CHINA	0957-4484	3.644	21	14
Li,L;Gao,FP;Tang,HB;Bai,YG;Li,RF;Li,XM;Liu,LR;Wang,YS;Zhang,QQ	SELF-ASSEMBLED NANOPARTICLES OF CHOLESTEROL-CONJUGATED CARBOXYMETHYL CURDLAN AS A NOVEL CARRIER OF EPIRUBICIN	NANOTECHNOLOGY	CHINESE ACAD MED SCI,PEKING UNION MED COLL,KEY LAB BIOMED MAT TIANJIN,INST BIOMED ENGN,TIANJIN 300192,PEOPLES R CHINA	0957-4484	3.644	21	26
Liang,W;Lu,CH;Li,J;Yin,JQ;Zhao,RC	P73 ALPHA REGULATES THE SENSITIVITY OF BONE MARROW MESENCHYMAL STEM CELLS TO DNA DAMAGE AGENTS	TOXICOLOGY	CHINESE ACAD MED SCI,INST BASIC MED SCI,CTR EXCELLENCE TISSUE ENGN,BEIJING 100005,PEOPLES R CHINA	0300-483X	3.641	270	1
Yu,HY;Wang,BL;Zhao,J;Yao,XM;Gu,Y;Li,Y	PROTECTIVE EFFECT OF BICYCLOL ON TETRACYCLINE INDUCED FATTY LIVER IN MICE(VOL 261,PG 112,2009)	TOXICOLOGY	PEKING UNION MED COLL,INST MAT MED,DEPT NEW DRUG DEV,BEIJING 100050,PEOPLES R CHINA	0300-483X	3.641	273	1-3
Fu,YL;Kim,IY;Lian,PW;Li,A;Zhou,L;Li,CX;Liang,D;Coffey,RJ;Ma,J;Zhao,P;Zhan,QM;W	LOSS OF BICC1 IMPAIRS TUBULOMORPHOGENESIS OF CULTURED IMCD CELLS BY DISRUPTING E-CADHERIN-BASED CELL-CELL ADHESION	EUROPEAN JOURNAL OF CELL BIOLOGY	CHINESE ACAD MED SCI,CANC HOSP & INST,STATE KEY LAB MOL ONCOL,DIV TRANSLAT CANC RES & THERAPY,BEIJING 100021,PEOPLES R CHINA	0171-9335	3.63	89	6
Wang,D;Chen,K;Du,WT;Han,ZB;Ren,H;Chi,Y;Yang,SG;Bayard,F;Zhu,DL;Han,ZC	CD14(+)MONOCYTES PROMOTE THE IMMUNOSUPPRESSIVE EFFECT OF HUMAN UMBILICAL CORD MATRIX STEM CELLS	EXPERIMENTAL CELL RESEARCH	CHINESE ACAD MED SCI,STATE KEY LAB EXPT HEMATOL,INST HEMATOL,TIANJIN 300020,PEOPLES R CHINA	0014-4827	3.609	316	15
Ji,BY;Long,C;Zhu,JM;Liu,YM;Sun,LZ	BENEFIT OF USING TOTAL ARCH REPLACEMENT COMBINED WITH STENTED ELEPHANT TRUNK IMPLANTATION DURING ARCH RECONSTRUCTION	JOURNAL OF THORACIC AND CARDIOVASCULAR SURGERY	CHINESE ACAD MED SCI,FUWAI HOSP,PEKING UNION MED COLL,DEPT CPB,BEIJING 100037,PEOPLES R CHINA	0022-5223	3.608	140	2

续 表

作者姓名	论文题目	期刊名称	发表单位	刊号	影响因子	卷	期
Zhou,Q;Zhou,JY;Zheng,Z;Zhang,H;Hu,SS	A NOVEL VASCULARIZED PATCH ENHANCES CELL SURVIVAL AND MODIFIES VENTRICULAR REMODELING IN A RAT MYOCARDIAL INFARCTION MODEL	JOURNAL OF THORACIC AND CARDIOVASCULAR SURGERY	FU WAI HOSP,DEPT CARDIAC SURG,KEY LAB CARDIAC REGENERAT MED,MINIST HLTH,BEIJING 100037,PEOPLES R CHINA	0022-5223	3.608	140	6
Fan,HG;Zheng,Z;Feng,W;Zhang,Y;Jin,LX;Li,P;Hu,SS	APICAL CONICITY RATIO:A NEW INDEX ON LEFT VENTRICULAR APICAL GEOMETRY AFTER MYOCARDIAL INFARCTION	JOURNAL OF THORACIC AND CARDIOVASCULAR SURGERY	PEKING UNION MED COLL,FU WAI HOSP,BEIJING 100021,PEOPLES R CHINA	0022-5223	3.608	140	6
Gao,FP;Li,L;Zhang,HZ;Yang,WZ;Chen,HL;Zhou,J;Zhou,ZM;Wang,YS;Cai,YY;Li,XM;Liu,LR	DEOXYCHOLIC ACID MODIFIED-CARBOXYMETHYL CURDLAN CONJUGATE AS A NOVEL CARRIER OF EPIRUBICIN:IN VITRO AND IN VIVO STUDIES	INTERNATIONAL JOURNAL OF PHARMACEUTICS	CHINESE ACAD MED SCI,INST BIOMED ENGN,TIANJIN 300192,PEOPLES R CHINA	0378-5173	3.607	392	1-2
Zhou,CP;Liu,YL;Wang,HL;Zhang,PX;Zhang,JL	TRANSDERMAL DELIVERY OF INSULIN USING MICRONEEDLE ROLLERS IN VIVO	INTERNATIONAL JOURNAL OF PHARMACEUTICS	CHINESE ACAD MED SCI,INST MAT MED,DEPT PHARMACEUT,BEIJING 100050,PEOPLES R CHINA	0378-5173	3.607	392	1-2
Liu,XJ;Qiao,AJ;Ke,YJ;Kong,XX;Liang,JC;Wang,R;Ouyang,XQ;Zuo,J;Chang,YS;Fang,FD	FOXO1 REPRESSES LXR ALPHA-MEDIATED TRANSCRIPTIONAL ACTIVITY OF SREBP-1C PROMOTER IN HEPG2 CELLS	FEBS LETTERS	CHINESE ACAD MED SCI,INST BASIC MED SCI,NATL LAB MED MOL BIOL,BEIJING 100005,PEOPLES R CHINA	0014-5793	3.601	584	20
Shen,GM;Zhang,FL;Liu,XL;Zhang,JW	HYPOXIA-INDUCIBLE FACTOR 1-MEDIATED REGULATION OF PPP1R3C PROMOTES GLYCOGEN ACCUMULATION IN HUMAN MCF-7 CELLS UNDER HYPOXIA	FEBS LETTERS	CHINESE ACAD MED SCI,NATL LAB MED MOL BIOL,INST BASIC MED SCI,BEIJING 100005,PEOPLES R CHINA	0014-5793	3.601	584	20

续 表

作者姓名	论文题目	期刊名称	发表单位	刊号	影响因子	卷	期
Li,ZS;Shi,KJ;Guan,LY;Cao,TM;Jiang,Q;Yang,Y;Xu,CM	ROS LEADS TO MNSOD UPREGULATION THROUGH ERK2 TRANSLOCATION AND P53 ACTIVATION IN SELENITE-INDUCED APOPTOSIS OF NB4 CELLS	FEBS LETTERS	PEKING UNION MED COLL,INST BASIC MED SCI,NATL LAB MED MOL BIOL,BEIJING 100005,PEOPLES R CHINA	0014-5793	3. 601	584	11
Xue,JF;Hua,F;Lv,Q;Lin,H;Wang,ZY;Yan,J;Liu,JW;Lv,XX;Yang,HZ;Hu,ZW	DEDD NEGATIVELY REGULATES TRANSFORMING GROWTH FACTOR-BETA 1 SIGNALING BY INTERACTING WITH SMAD3	FEBS LETTERS	CHINESE ACAD MED SCI,INST MAT MED,MOL IMMUNOL & PHARMACOL LAB,BEIJING 100050,PEOPLES R CHINA	0014-5793	3. 601	584	14
You,SS;Jiang,YX;Zhu,QL;Liu,JB;Zhang,J;Dai,Q;Liu,H;Sun,Q	US-GUIDED DIFFUSED OPTICAL TOMOGRAPHY:A PROMISING FUNCTIONAL IMAGING TECHNIQUE IN BREAST LESIONS	EUROPEAN RADIOLOGY	CHINESE ACAD MED SCI,PEKING UNION MED COLL HOSP,DEPT DIAGNOST ULTRASOUND,BEIJING 100730,PEOPLES R CHINA	0938-7994	3. 594	20	2
Liu,R;Jiang,WG;Yang,M;Guo,HX;Zhang,YJ;Wang,JH;Zhu,HF;Shi,RZ;Fan,DM;Yang,CZ;Zhu	EFFICIENT INHIBITION OF HUMAN B-CELL LYMPHOMA IN SCID MICE BY SYNERGISTIC ANTITUMOR EFFECT OF HUMAN 4-1BB LIGAND/ANTI-CD20 FUSION PROTEINS AND ANTI-CD3/ANTI-CD20 DIABODIES	JOURNAL OF IMMUNOTHERAPY	CHINESE ACAD MED SCI,INST HEMATOL,STATE KEY LAB EXPT HEMATOL,TIANJIN 300020,PEOPLES R CHINA	1524-9557	3. 593	33	5
Tian,K;Yang,SG;Ren,QA;Han,ZB;Lu,SH;Ma,FX;Zhang,L;Han,ZC	P38 MAPK CONTRIBUTES TO THE GROWTH INHIBITION OF LEUKEMIC TUMOR CELLS MEDIATED BY HUMAN UMBILICAL CORD MESENCHYMAL STEM CELLS	CELLULAR PHYSIOLOGY AND BIOCHEMISTRY	CHINESE ACAD MED SCI,INST HEMATOL,STATE KEY LAB EXPT HEMATOL,TIANJIN 300020,PEOPLES R CHINA	1015-8987	3. 585	26	6
Wang,Y;Mi,YC;Li,DP;Xue,YP;Bian,SG;Wang,JX	ACUTE LEUKEMIA ASSOCIATION WITH PSORIASIS:A REPORT ON 100 PATIENTS FROM A SINGLE CENTER IN CHINA	AMERICAN JOURNAL OF HEMATOLOGY	CHINESE ACAD MED SCI,INST HEMATOL,PEKING UNION MED COLL,DEPT CLIN HEMATOL,STATE KEY LAB EXPT HEMATOL,TIANJIN 300020,PEOPLES R CHINA	0361-8609	3. 576	85	5

续 表

作者姓名	论文题目	期刊名称	发表单位	刊号	影响因子	卷	期
Zhang,T;Xu,YF;Qiao,L;Wang,YC;Wu,XL;Fan,DS;Peng,QL;Xu,XM	TRIVALENT HUMAN PAPILLOMAVIRUS (HPV) VLP VACCINE COVERING HPV TYPE 58 CAN ELICIT HIGH LEVEL OF HUMORAL IMMUNITY BUT ALSO INDUCE IMMUNE INTERFERENCE AMONG COMPONENT TYPES	VACCINE	CHINESE ACAD MED SCI,INST BASIC MED SCI,DEPT BIOPHYS & STRUCT BIOL,SCH BASIC MED,PEKING UNION MED COLL,BEIJING 100005,PEOPLES R CHINA	0264-410X	3.572	28	19
Liu,JN;Wang,W;Duo,JY;Hao,Y;Ma,CM;Li,WB;Lin,SZ;Gao,XZ;Liu,XL;Xu,YF;Xu,WB;Qin,C	COMBINED PEPTIDES OF HUMAN ENTEROVIRUS 71 PROTECT AGAINST VIRUS INFECTION IN MICE	VACCINE	CHINESE ACAD MED SCI,KEY LAB HUMAN DIS COMPARAT MED,MINIST HLTH,INST LAB ANIM SCI,BEIJING 100021,PEOPLES R CHINA	0264-410X	3.572	28	46
Xu,LB;Wei,Y;Chen,TY;Lu,JH;Zhu,CL;Ni,ZP;Huang,F;Du,J;Sun,ZT;Qu,CF	OCCULT HBV INFECTION IN ANTI-HBS-POSITIVE YOUNG ADULTS AFTER NEONATAL HB VACCINATION	VACCINE	CHINESE ACAD MED SCI,CANC INST HOSP,STATE KEY LAB MOL ONCOL,BEIJING 100021,PEOPLES R CHINA	0264-410X	3.572	28	37
Shi,JF;Qiao,YL;Smith,JS;Dondog,B;Bao,YP;Dai,M;Clifford,GM;Franceschi,S	EPIDEMIOLOGY AND PREVENTION OF HUMAN PAPILLOMAVIRUS AND CERVICAL CANCER IN CHINA AND MONGOLIA(VOL 26,PG M53,2008)	VACCINE	CHINESE ACAD MED SCI,DEPT CANC EPIDEMIOL,INST CANC,PEKING UNION MED COLL,BEIJING 100021,PEOPLES R CHINA	0264-410X	3.572	28	13
Du,J;Wu,ZY;Ren,SR;Wei,Y;Gao,MH;Randolph,GJ;Qu,CF	TLR8 AGONISTS STIMULATE NEWLY RECRUITED MONOCYTE-DERIVED CELLS INTO POTENT APCS THAT ENHANCE HBSAG IMMUNOGENICITY	VACCINE	CHINESE ACAD MED SCI,STATE KEY LAB MOL ONCOL,CANC HOSP INST,BEIJING 100021,PEOPLES R CHINA	0264-410X	3.572	28	38
Wang,XQ;Zheng,Z;Ao,HS;Zhang,SJ;Wang,Y;Zhang,H;Hu,SS	EFFECTS OF APROTININ ON SHORT-TERM AND LONG-TERM OUTCOMES AFTER CORONARY ARTERY BYPASS GRAFTING SURGERY	ANNALS OF THORACIC SURGERY	CHINESE ACAD MED SCI,CARDIOVASC INST,DEPT CARDIOVASC SURG,BEIJING 100037,PEOPLES R CHINA	0003-4975	3.558	89	5

续 表

作者姓名	论文题目	期刊名称	发表单位	刊号	影响因子	卷	期
Hu,SS;Xie,YQ;Li,SJ;Wang,X;Yan,FX;Li,YQ;Hua,ZD;Li,Y	DOUBLE-ROOT TRANSLOCATION FOR DOUBLE-OUTLET RIGHT VENTRICLE WITH NONCOMMITTED VENTRICULAR SEPTAL DEFECT OR DOUBLE-OUTLET RIGHT VENTRICLE WITH SUBPULMONARY VENTRICULAR SEPTAL DEFECT ASSOCIATED WITH PULMONARY STENOSIS:AN OPTIMIZED SOLUTION	ANNALS OF THORACIC SURGERY	CHINESE ACAD MED SCI,PEKING UNION MED COLL,FUWAI HOSP,DEPT CARDIOVASC SURG,BEIJING 100037,PEOPLES R CHINA	0003-4975	3.558	89	5
Ma,WG;Luo,GH;Sun,HS;Xu,JP;Hu,SS;Zhu,XD	SURGICAL TREATMENT OF TRAUMATIC TRICUSPID INSUFFICIENCY:EXPERIENCE IN 13 CASES	ANNALS OF THORACIC SURGERY	FU WAI HOSP,DEPT CARDIOVASC SURG,BEIJING 100037,PEOPLES R CHINA	0003-4975	3.558	90	6
Liu,YL;Hu,SS;Shen,XD;Li,SJ;Wang,X;Yan,J;Wu,X;Huang,JB;Kong,B	MIDTERM RESULTS OF ARTERIAL SWITCH OPERATION IN OLDER PATIENTS WITH SEVERE PULMONARY HYPERTENSION	ANNALS OF THORACIC SURGERY	PEDIAT CARDIAC CTR,CARDIOVASC INST,BEIJING 100037,PEOPLES R CHINA	0003-4975	3.558	90	3
Sun,LZ;Zhao,X;Chang,QA;Zhu,JM;Liu,YM;Yu,CT;Lv,B;Zheng,J;Qi,RD	REPAIR OF CHRONIC TYPE B DISSECTION WITH AORTIC ARCH INVOLVEMENT USING A STENTED ELEPHANT TRUNK PROCEDURE	ANNALS OF THORACIC SURGERY	CHINESE ACAD MED SCI,PEKING UNION MED COLL,DEPT CARDIOVASC SURG,BEIJING 100037,PEOPLES R CHINA	0003-4975	3.558	90	1
Zhang,CJ;Miao,Q;Liu,XR;Zhang,H;Ma,GT;Chen,GJ;Deng,HB	INTRAVENOUS LEIOMYOMATOSIS WITH INTRACARDIAC EXTENSION	ANNALS OF THORACIC SURGERY	BEIJING UNION MED COLL HOSP,PEKING UNION MED COLL,DEPT CARDIAC SURG,BEIJING 100730,PEOPLES R CHINA	0003-4975	3.558	89	5
Meng,YX;Lu,ZH;Yu,SN;Zhang,QA;Ma,YH;Chen,J	EZRIN PROMOTES INVASION AND METASTASIS OF PANCREATIC CANCER CELLS	JOURNAL OF TRANSLATIONAL MEDICINE	CHINESE ACAD MED SCI,DEPT PATHOL,PEKING UNION MED COLL HOSP,BEIJING 100037,PEOPLES R CHINA	1479-5876	3.508	8	

续 表

作者姓名	论文题目	期刊名称	发表单位	刊号	影响因子	卷	期
Wong,MCS;Jiang,JY;Su,XF;Wang,HX;Tang,JL;Griffiths,SM	INDIVIDUALS AT RISK OF BETA-BLOCKER DISCONTINUATION:A COHORT STUDY IN 19,177 CHINESE PATIENTS	CLINICAL RESEARCH IN CARDIOLOGY	CHINESE ACAD MED SCI,BEIJING 100730,PEOPLES R CHINA	1861-0684	3.466	99	5
Zhou,SM;Liu,XZ;Guo,Y;Wang,QA;Peng,DY;Cao,L	COMPARISON OF THE IMMUNOLOGICAL ACTIVITIES OF ARABINOXYLANS FROM WHEAT BRAN WITH ALKALI AND XYLANASE-AIDED EXTRACTION	CARBOHYDRATE POLYMERS	CHINESE ACAD MED SCI,INST MED PLANT DEV,BEIJING 100193,PEOPLES R CHINA	0144-8617	3.463	81	4
Cai,JO;Liu,ZF;Wang,F;Li,F	PHAGE DISPLAY APPLICATIONS FOR MOLECULAR IMAGING	CURRENT PHARMACEUTICAL BIOTECHNOLOGY	PEKING UNION MED COLL,PEKING UNION MED COLL HOSP,DEPT NUCL MED,BEIJING 100730,PEOPLES R CHINA	1389-2010	3.455	11	6
Yu,D;Huang,JF;Hu,DS;Chen,JC;Cao,J;Li,JX	IS AN APPROPRIATE CUTOFF OF HYPERTRIGLYCERIDEMIC WAIST DESIGNATED FOR TYPE 2 DIABETES AMONG CHINESE ADULTS?	CLINICAL NUTRITION	CHINESE ACAD MED SCI,CARDIOVASC INST,DEPT EVIDENCE BASED MED,BEIJING 100037,PEOPLES R CHINA	0261-5614	3.41	29	2
Li,M;Xiao,T;Zhang,Y;Feng,L;Lin,DM;Liu,Y;Mao,YS;Guo,SP;Han,NJ;Di,XB;Zhang,KT;Ch	PROGNOSTIC SIGNIFICANCE OF MATRIX METALLOPROTEINASE-1 LEVELS IN PERIPHERAL PLASMA AND TUMOUR TISSUES OF LUNG CANCER PATIENTS	LUNG CANCER	PEKING UNION MED COLL,CANC INST HOSP,DEPT ETIOL & CARCINOGENESIS,STATE KEY LAB MOL ONCOL,BEIJING 100021,PEOPLES R CHINA	0169-5002	3.356	69	3
Zhou,JL;Lin,SQ;Shen,Y;Chen,Y;Zhang,Y;Chen,FL	SERUM LIPID PROFILE CHANGES DURING THE MENOPAUSAL TRANSITION IN CHINESE WOMEN:A COMMUNITY-BASED COHORT STUDY	MENOPAUSE-THE JOURNAL OF THE NORTH AMERICAN MENOPAUSE SOCIETY	CHINESE ACAD MED SCI,DEPT OBSTET & GYNECOL,PEKING UNION MED COLL HOSP,PEKING UNION MED COLL,BEIJING 100032,PEOPLES R CHINA	1072-3714	3.318	17	5
Ma,DL	CONGENITAL EROSIVE AND VESICULAR DERMATOSIS HEALING WITH RETICULATED SUPPLE SCARRING WITH EXTENSIVE FACIAL INVOLVEMENT	JOURNAL OF THE EUROPEAN ACADEMY OF DERMATOLOGY AND VENEREOLOGY	CHINESE ACAD MED SCI,PEKING UNION MED COLL HOSP,DEPT DERMATOL,BEIJING 100730,PEOPLES R CHINA	0926-9959	3.309	24	5

续 表

作者姓名	论文题目	期刊名称	发表单位	刊号	影响因子	卷	期
Liu, XY; Wang, TY; Wakita, T; Yang, W	SYSTEMATIC IDENTIFICATION OF MICRORNA AND MESSENGER RNA PROFILES IN HEPATITIS C VIRUS-INFECTED HUMAN HEPATOMA CELLS	VIROLOGY	CHINESE ACAD MED SCI, STATE KEY LAB MOL VIROL & GENET ENGN, INST PATHOGEN BIOL, BEIJING 100176, PEOPLES R CHINA	0042-6822	3.305	398	1
Peng, M; Guo, S; Yin, N; Xue, J; Shen, L; Zhao, Q; Zhang, W	ECTODOMAIN SHEDDING OF FC ALPHA RECEPTOR IS MEDIATED BY ADAM10 AND ADAM17	IMMUNOLOGY	CHINESE ACAD MED SCI, INST BASIC MED SCI, SCH BASIC MED, PEKING UNION MED COLL, BEIJING 100730, PEOPLES R CHINA	0019-2805	3.302	130	1
Xi, XY; Cui, LX; He, W	THE RECOGNITION OF GAMMA DELTA TCR TO PROTEIN ANTIGEN DOES NOT DEPEND ON THE HYDROPHOBIC I97 RESIDUE OF CDR3 DELTA	INTERNATIONAL IMMUNOLOGY	CHINESE ACAD MED SCI, INST BASIC MED SCI, DEPT IMMUNOL, BEIJING 100005, PEOPLES R CHINA	0953-8178	3.301	22	4
Wang, JX; Guo, N; Guo, XM; Li, JL; Wen, GX; Yang, TH; Yun, ZQ; Huang, Y; Schreiber, GB; Kavounis, K	WHO DONATES BLOOD AT FIVE ETHNICALLY AND GEOGRAPHICALLY DIVERSE BLOOD CENTERS IN CHINA IN 2008	TRANSFUSION	CHINESE ACAD MED SCI, INST BLOOD TRANSFUS, BEIJING 100037, PEOPLES R CHINA	0041-1132	3.3	50	12
Ke, L; He, M; Liu, G; Hirsch, ML; Li, WP	THE SCREENING OF PARVOVIRUS B19 IN BLOOD DONORS IN CHINA	VOX SANGUINIS	CAMS PUMC, INST BLOOD TRANSFUS, CHENGDU, PEOPLES R CHINA	0042-9007	3.292	99	
Huang, Y; Liu, J; Wang, J-X; Yao, F-Z; Bi, X-H; LU, Y-L; Li, J-L; Wen, X-Q; Paul, N; Shan, H	TEST POSITIVE RATES FOR MARKERS OF HUMAN IMMUNODEFICIENCY VIRUS, HEPATITIS B VIRUS AND HEPATITIS C VIRUS AMONG CHINESE BLOOD DONORS	VOX SANGUINIS	CAMS, INST BLOOD TRANSFUS, CHENGDU, PEOPLES R CHINA	0042-9007	3.292	99	
Cao, HJ; Zhang, XJ; Wang, ZK; Du, X; Lin, FZH; Xiao, XP; Xie, YW; Li, CHQ	ISOLATION AND PURIFICATION OF ANTITHROMBIN? FROM COHN FRACTION?	VOX SANGUINIS	INST BLOOD TRANSFUS CAMS PUMC, CHENGDU, PEOPLES R CHINA	0042-9007	3.292	99	
Wang, ZK; Li, CHQ; Lin, FZH; Cao, HJ; Zhang, XJ; Xie, YW; Xiao, XP	ISOLATION AND PURIFICATION OF HUMAN PROTEIN C FROM COHN FRACTION?	VOX SANGUINIS	INST BLOOD TRANSFUS CAMS PUMC, CHENGDU, PEOPLES R CHINA	0042-9007	3.292	99	

续 表

作者姓名	论文题目	期刊名称	发表单位	刊号	影响因子	卷	期
Wang,JX;Dong,F;Yang,TH;Yun,ZHQ;Yao,FZH;Lu,YL;Dong,XD;Ma,HL;Huang,Y	DISTRIBUTION OF HEPATITIS B VIRUS (HBV) GENOTYPES AMONG KUNMING AND LUOYANG BLOOD DONORS	VOX SANGUINIS	INST BLOOD TRANSFUS CAMS PUMC, CHENGDU, PEOPLES R CHINA	0042-9007	3.292	99	
Luo,M;Lin,H;Ji,X;Chen,XL;Yang,L;Wang,J;Chen,JX;Chen,Q;Zheng,ZW	ANALYSIS ON POLYMORPHISM OF HLA-A,-B,-DRB1 IN SOUTHWEST CHINESE HAN POPULATION BY SEQUENCE-BASED TYPING	VOX SANGUINIS	INST BLOOD TRANSFUS CAMS PUMC, CHENGDU, PEOPLES R CHINA	0042-9007	3.292	99	
Mei,L;Bao,JB;Tang,LN;Zhang,C;Wang,H;Sun,LL;Ma,GL;Huang,LQ;Yang,J;Zhang,LH;Liu,K	A NOVEL MIFEPRISTONE-LOADED IMPLANT FOR LONG-TERM TREATMENT OF ENDOMETRIOSIS: IN VITRO AND IN VIVO STUDIES	EUROPEAN JOURNAL OF PHARMACEUTICAL SCIENCES	PEKING UNION MED COLL, INST BIOMED ENGN, TIANJIN 300192, PEOPLES R CHINA	0928-0987	3.291	39	5
Liu,JA;Zhang,RP;He,JM;Liu,Y;Shi,JG;Abliz,Z	THE CHARACTERISTIC FRAGMENTATION AND REARRANGEMENT REACTION OF CATIONIZED GLUCOPYRANOSYLOXYBENZYL TARTRATES BY TANDEM MASS SPECTROMETRY	JOURNAL OF MASS SPECTROMETRY	CHINESE ACAD MED SCI, KEY LAB BIOACT SUBST & RESOURCE UTILIZAT CHINESE, MINIST EDUC, INST MAT MED, BEIJING 100050, PEOPLES R CHINA	1076-5174	3.289	45	7
Zhou,H;Guo,M;Bian,CJ;Sun,Z;Yang,Z;Zeng,Y;Ai,HS;Zhao,RC	EFFICACY OF BONE MARROW-DERIVED MESENCHYMAL STEM CELLS IN THE TREATMENT OF SCLERODERMATOUS CHRONIC GRAFT-VERSUS-HOST DISEASE: CLINICAL REPORT	BIOLOGY OF BLOOD AND MARROW TRANSPLANTATION	CHINESE ACAD MED SCI, INST BASIC MED SCI, CTR EXCELLENCE TISSUE ENGN, BEIJING 100005, PEOPLES R CHINA	1083-8791	3.275	16	3
Muessig,KE;Tucker,JD;Wang,BX;Chen,XS	HIV AND SYPHILIS AMONG MEN WHO HAVE SEX WITH MEN IN CHINA: THE TIME TO ACT IS NOW	SEXUALLY TRANSMITTED DISEASES	CHINESE ACAD MED SCI, NATL CTR STD CONTROL, CHINA CDC, NANJING 210042, PEOPLES R CHINA	0148-5717	3.268	37	4

续 表

作者姓名	论文题目	期刊名称	发表单位	刊号	影响因子	卷	期
Liu,LX;Bai,YY;Song,CN;Zhu,DW;Song,LP;Zhang,HL;Dong,X;Leng,XG	THE IMPACT OF ARGININE-MODIFIED CHITOSAN-DNA NANOPARTICLES ON THE FUNCTION OF MACROPHAGES	JOURNAL OF NANOPARTICLE RESEARCH	CHINESE ACAD MED SCI,INST BIOMED ENGN,TIANJIN KEY LAB BIOMED MAT,LAB BIOENGN,TIANJIN 300192,PEOPLES R CHINA	1388-0764	3.25	12	5
Xu,YN;Wang,J;Bao,Y;Jiang,W;Zuo,L;Song,DQ;Hong,B;Si,SY	IDENTIFICATION OF TWO ANTAGONISTS OF THE SCAVENGER RECEPTOR CD36 USING A HIGH-THROUGHPUT SCREENING MODEL	ANALYTICAL BIOCHEMISTRY	CHINESE ACAD MED SCI,INST MED BIOTECHNOL,BEIJING 100050,PEOPLES R CHINA	0003-2697	3.236	400	2
Wang,K;Liu,ZZ	SYNTHESIS OF N-METHYL-BISINDOLYLMALEIMIDE AMINO ACID METHYL ESTER CONJUGATES AND CYTOTOXICITY STUDY	EUROPEAN JOURNAL OF MEDICINAL CHEMISTRY	CHINESE ACAD MED SCI,INST MAT MED,KEY LAB BIOACT SUBST & RESOURCES UTILIZAT CHINESE,MINIST EDUC,BEIJING 100050,PEOPLES R CHINA	0223-5234	3.193	45	9
Guo,QA;Feng,LS;Liu,ML;Zhang,YB;Chai,Y;Lv,K;Guo,HY;Han,LY	SYNTHESIS AND IN VITRO ANTIBACTERIAL ACTIVITY OF FLUOROQUINOLONE DERIVATIVES CONTAINING 3-(N'-ALKOXYCARBAMIMIDOYL)-4-(ALKOXYIMINO)PYRROLIDINES	EUROPEAN JOURNAL OF MEDICINAL CHEMISTRY	CHINESE ACAD MED SCI,INST MED BIOTECHNOL,BEIJING 100050,PEOPLES R CHINA	0223-5234	3.193	45	11
Feng,LS;Liu,ML;Wang,B;Chai,Y;Hao,XQ;Meng,SA;Guo,HY	SYNTHESIS AND IN VITRO ANTIMYCOBACTERIAL ACTIVITY OF BALOFLOXACIN ETHYLENE ISATIN DERIVATIVES	EUROPEAN JOURNAL OF MEDICINAL CHEMISTRY	CHINESE ACAD MED SCI,INST MED BIOTECHNOL,BEIJING 100050,PEOPLES R CHINA	0223-5234	3.193	45	8
Dong,DX;Li,HZ;Yan,WG;Xu,WF	JUXTAGLOMERULAR CELL TUMOR OF THE KIDNEY-A NEW CLASSIFICATION SCHEME	UROLOGIC ONCOLOGY-SEMINARS AND ORIGINAL INVESTIGATIONS	CHINESE ACAD MED SCI,PEKING UNION MED COLL,PEKING UNION MED COLL HOSP,DEPT UROL,BEIJING 100037,PEOPLES R CHINA	1078-1439	3.172	28	1

续 表

作者姓名	论文题目	期刊名称	发表单位	刊号	影响因子	卷	期
Wu,LY;Ma,ZM;Fan,XL;Zhao,T;Liu,ZH;Huang,X;Li,MM;Xiong,L;Zhang,KA;Zhu,LL;Fan,M	THE ANTI-NECROSIS ROLE OF HYPOXIC PRECONDITIONING AFTER ACUTE ANOXIA IS MEDIATED BY ALDOSE REDUCTASE AND SORBITOL PATHWAY IN PC12 CELLS	CELL STRESS & CHAPERONES	INST BASIC MED SCI,DEPT BRAIN PROTECT & PLAST,BEIJING 100850,PEOPLES R CHINA	1355-8145	3.162	15	4
Liang,ZY;Zhang,J;Zeng,XA;Gao,J;Wu,SF;Liu,TH	RELATIONSHIP BETWEEN EGFR EXPRESSION,COPY NUMBER AND MUTATION IN LUNG ADENOCARCINOMAS	BMC CANCER	CHINESE ACAD MED SCI,DEPT PATHOL,PEKING UNION MED COLL HOSP,BEIJING 100730,PEOPLES R CHINA	1471-2407	3.153	10	
Deng,AJ;Qin,HL	CYTOTOXIC DIHYDROBENZOPHENANTHRIDINE ALKALOIDS FROM THE ROOTS OF MACLEAYA MICROCARPA	PHYTOCHEMISTRY	CHINESE ACAD MED SCI,INST MAT MED,BEIJING 100050,PEOPLES R CHINA	0031-9422	3.15	71	7
Du,D;Qu,J;Wang,JM;Yu,SS;Chen,XG;Xu,S;Ma,SG;Li,Y;Ding,GZ;Fang,L	CYTOTOXIC CASSAINE DITERPENOID-DITERPENOID AMIDE DIMERS AND DITERPENOID AMIDES FROM THE LEAVES OF ERYTHROPHLEUM FORDII	PHYTOCHEMISTRY	CHINESE ACAD MED SCI,KEY LAB BIOACT SUBST & RESOURCES UTILIZAT CHINESE,MINIST EDUC,BEIJING 100050,PEOPLES R CHINA	0031-9422	3.15	71	14-15
Chen,B;Hu,J;Liao,L;Sun,Z;Han,Q;Song,Z;Zhao,RC	FLK-1(+)MESENCHYMAL STEM CELLS AGGRAVATE COLLAGEN-INDUCED ARTHRITIS BY UP-REGULATING INTERLEUKIN-6	CLINICAL AND EXPERIMENTAL IMMUNOLOGY	CHINESE ACAD MED SCI,INST BASIC MED SCI,CTR EXCELLENCE TISSUE ENGN,BEIJING 100730,PEOPLES R CHINA	0009-9104	3.134	159	3
Fan,XH;Wang,YB;Sun,K;Zhang,WL;Wang,H;Wu,HY;Zhang,HM;Zhou,XL;Hui,RT	DISORDERS OF ORTHOSTATIC BLOOD PRESSURE RESPONSE ARE ASSOCIATED WITH CARDIOVASCULAR DISEASE AND TARGET ORGAN DAMAGE IN HYPERTENSIVE PATIENTS	AMERICAN JOURNAL OF HYPERTENSION	CHINESE ACAD MED SCI,DIV HYPERTENS,DEPT CARDIOL,CARDIOVASC INST,BEIJING 100037,PEOPLES R CHINA	0895-7061	3.129	23	8

续 表

作者姓名	论文题目	期刊名称	发表单位	刊号	影响因子	卷	期
Li,ZW;Wei,H;Deng,LZ;Cong,XF;Chen,X	EXPRESSION AND SECRETION OF INTERLEUKIN-1 BETA,TUMOUR NECROSIS FACTOR-ALPHA AND INTERLEUKIN-10 BY HYPOXIA- AND SERUM-DEPRIVATION-STIMULATED MESENCHYMAL STEM CELLS IMPLICATIONS FOR THEIR PARACRINE ROLES	FEBS JOURNAL	CHINESE ACAD MED SCI,RES CTR CARDIAC REGENERAT MED,MINIST HLTH,CARDIOVASC INST,BEIJING 100037,PEOPLES R CHINA	1742-464X	3. 129	277	18
Xue,FS;Xiong,J;Wang,QA;Yuan,YJ;Liao,X	COMMENTS ON COMPARISON OF TRACHEAL INTUBATION USING AIRWAY SCOPE AND MACINTOSH LARYNGOSCOPE IN PATIENTS WITH SIMULATED LIMITATION OF NECK MOVEMENTS	JOURNAL OF TRAUMA-INJURY INFECTION AND CRITICAL CARE	CHINESE ACAD MED SCI,PLAST SURG HOSP,DEPT ANESTHESIOL,BEIJING 100037,PEOPLES R CHINA	0022-5282	3. 129	69	5
Xue,FS;Xiong,J;Wang,QA;Yuan,YJ;Liao,X	COMPARISON OF TRACHEAL INTUBATION USING AIRWAY SCOPE AND MACINTOSH LARYNGOSCOPE IN MANIKIN STUDY	JOURNAL OF TRAUMA-INJURY INFECTION AND CRITICAL CARE	CHINESE ACAD MED SCI,PLAST SURG HOSP,DEPT ANESTHESIOL,BEIJING,PEOPLES R CHINA	0022-5282	3. 129	69	4
Wei,H;Li,ZW;Hu,SS;Chen,X;Cong,XF	APOPTOSIS OF MESENCHYMAL STEM CELLS INDUCED BY HYDROGEN PEROXIDE CONCERNS BOTH ENDOPLASMIC RETICULUM STRESS AND MITOCHONDRIAL DEATH PATHWAY THROUGH REGULATION OF CALSPASES,P38 AND JNK	JOURNAL OF CELLULAR BIOCHEMISTRY	CHINESE ACAD MED SCI,FUWAI HOSP,RES CTR CARDIOVASC REGENERAT MED,BEIJING 100037,PEOPLES R CHINA	0730-2312	3. 122	111	4
Li,ZW;Wei,H;Liu,XB;Hu,SS;Cong,XF;Chen,X	LPA RESCUES ER STRESS-ASSOCIATED APOPTOSIS IN HYPOXIA AND SERUM DEPRIVATION-STIMULATED MESENCHYMAL STEM CELLS	JOURNAL OF CELLULAR BIOCHEMISTRY	CHINESE ACAD MED SCI,MINIST HLTH,CARDIOVASC INST,RES CTR CARDIAC REGENERAT MED,BEIJING 100037,PEOPLES R CHINA	0730-2312	3. 122	111	4

续 表

作者姓名	论文题目	期刊名称	发表单位	刊号	影响因子	卷	期
Dai,JP;Lu,JY;Zhang,Y;Shen,YF	JMJD3 ACTIVATES MASH1 GENE IN RA-INDUCED NEURONAL DIFFERENTIATION OF P19 CELLS	JOURNAL OF CELLULAR BIOCHEMISTRY	CHINESE ACAD MED SCI,INST BASIC MED SCI,DEPT BIOCHEM & MOL BIOL,NATL LAB MED MOL BIOL,BEIJING 100730,PEOPLES R CHINA	0730-2312	3.122	110	6
Gao,X;Pan,WS;Dai,H;Zhang,Y;Wu,NH;Shen,YF	CARM1 ACTIVATES MYOGENIN GENE VIA PCAF IN THE EARLY DIFFERENTIATION OF TPA-INDUCED RHABDOMYOSARCOMA-DERIVED CELLS	JOURNAL OF CELLULAR BIOCHEMISTRY	CHINESE ACAD MED SCI,INST BASIC MED SCI,DEPT BIOCHEM & MOL BIOL,NATL LAB MED MOL BIOL,BEIJING 100730,PEOPLES R CHINA	0730-2312	3.122	110	1
Ma,YM;Zhao,M;Zhong,JL;Shi,L;Luo,Q;Liu,JA;Wang,J;Yuan,XH;Huang,CZ	PROTEOMIC PROFILING OF PROTEINS ASSOCIATED WITH LYMPH NODE METASTASIS IN COLORECTAL CANCER	JOURNAL OF CELLULAR BIOCHEMISTRY	PEKING UNION MED COLL,CANC HOSP,DEPT ABDOMEN SURG,BEIJING 100021,PEOPLES R CHINA	0730-2312	3.122	110	6
Zhu,N;Zhang,F;Liu,G	DYNAMIC COVALENT CHEMISTRY OF DISULFIDES OFFERS A HIGHLY EFFICIENT SYNTHESIS OF DIVERSE BENZOFUSED NITROGEN-SULFUR HETEROCYCLES IN ONE POT	JOURNAL OF COMBINATORIAL CHEMISTRY	CHINESE ACAD MED SCI,INST MAT MED,BEIJING 100050,PEOPLES R CHINA	1520-4766	3.122	12	4
Wu,H;Xie,XL;Liu,G	PARALLEL SOLUTION PHASE SYNTHESIS OF 3,6,7-4(3H)-QUINAZOLINONES AND EVALUATION OF THEIR ANTITUMOR ACTIVITIES AGAINST HUMAN CANCER	JOURNAL OF COMBINATORIAL CHEMISTRY	CHINESE ACAD MED SCI,INST MAT MED,BEIJING 100050,PEOPLES R CHINA	1520-4766	3.122	12	3
Tan,XJ;Lang,JH;Zheng,WM;Leng,JH;Zhu,L	OVARIAN STEROID HORMONES DIFFERENTIALLY REGULATE THROMBOSPONDIN-1 EXPRESSION IN CULTURED ENDOMETRIAL STROMAL CELLS:IMPLICATIONS FOR ENDOMETRIOSIS	FERTILITY AND STERILITY	CHINESE ACAD MED SCI,DEPT OBSTET & GYNECOL,PEKING UNION MED COLL HOSP,PEKING UNION MED COLL,BEIJING 100730,PEOPLES R CHINA	0015-0282	3.122	93	1

续 表

作者姓名	论文题目	期刊名称	发表单位	刊号	影响因子	卷	期
Wu,XY;Zhou,Q;Mao,JF;Lu,SY;Nie,M	MUTATIONAL ANALYSIS OF ANDROGEN RECEPTOR GENE IN FOUR CHINESE PATIENTS WITH MALE PSEUDOHERMAPHRODITISM	FERTILITY AND STERILITY	CHINESE ACAD MED SCI,KEY LAB ENDOCRINOL,PEKING UNION MED COLL,MINIST HLTH,DEPT ENDOCRINOL,PEKING UNION MED COLL HOSP,BEIJING 100730,PEOPLES R CHINA	0015-0282	3.122	93	6
Tan,XJ;Lang,JH	OVARIAN STEROID HORMONES DIFFERENTIALLY REGULATE THROMBOSPONDIN-1 EXPRESSION REPLY	FERTILITY AND STERILITY	CHINESE ACAD MED SCI,PEKING UNION MED COLL,PEKING UNION MED COLL HOSP,DEPT OBSTET & GYNECOL,BEIJING 100037,PEOPLES R CHINA	0015-0282	3.122	94	1
Wang,ZY;Xu,L;He,FF	EMBRYO VITRIFICATION AFFECTS THE METHYLATION OF THE H19/IGF2 DIFFERENTIALLY METHYLATED DOMAIN AND THE EXPRESSION OF H19 AND IGF2	FERTILITY AND STERILITY	PEKING UNION MED COLL,PEKING UNION MED COLL HOSP,DEPT OBSTET & GYNECOL,BEIJING 100021,PEOPLES R CHINA	0015-0282	3.122	93	8
Jiang,JM;Liu,BQ;Sitas,F;Li,JY;Zeng,XJ;Han,W;Zou,XN;Wu,YP;Zhao,P	SMOKING-ATTRIBUTABLE DEATHS AND POTENTIAL YEARS OF LIFE LOST FROM A LARGE,REPRESENTATIVE STUDY IN CHINA	TOBACCO CONTROL	CHINESE ACAD MED SCI,DEPT EPIDEMIOL & BIOSTAT,INST BASIC MED SCI,BEIJING 100021,PEOPLES R CHINA	0964-4563	3.077	19	1
Men,K;Dai,JR;Li,MH;Zhang,Y	A METHOD TO CORRECT THE INFLUENCE OF CARBON FIBER COUCHTOP AND PATIENT POSITIONING DEVICE ON IMAGE QUALITY OF CONE BEAM CT	MEDICAL PHYSICS	CHINESE ACAD MED SCI,DEPT RADIAT ONCOL,CANC INST HOSP,BEIJING 100021,PEOPLES R CHINA	0094-2405	3.07	37	6

续 表

作者姓名	论文题目	期刊名称	发表单位	刊号	影响因子	卷	期
Luo,HM;Sun,C;Li,Y;Wu,Q;Song,JY;Wang,DL;Jia,XC;Li,RT;Chen,SL	ANALYSIS OF EXPRESSED SEQUENCE TAGS FROM THE HUPERZIA SERRATA LEAF FOR GENE DISCOVERY IN THE AREAS OF SECONDARY METABOLITE BIOSYNTHESIS AND DEVELOPMENT REGULATION	PHYSIOLOGIA PLANTARUM	CHINESE ACAD MED SCI,INST MED PLANT DEV IMPLAD,BEIJING 100193,PEOPLES R CHINA	0031-9317	3.067	139	1
Wu,Q;Song,JY;Sun,YQ;Suo,FM;Li,CJ;Luo,HM;Liu,Y;Li,Y;Zhang,XW;Yao,H;Li,XW;Hu,SN	TRANSCRIPT PROFILES OF PANAX QUINQUEFOLIUS FROM FLOWER,LEAF AND ROOT BRING NEW INSIGHTS INTO GENES RELATED TO GINSENOSIDES BIOSYNTHESIS AND TRANSCRIPTIONAL REGULATION	PHYSIOLOGIA PLANTARUM	CHINESE ACAD MED SCI,INST MED PLANT DEV,BEIJING 100193,PEOPLES R CHINA	0031-9317	3.067	138	2
Meng,J;Han,ZZ;Kong,H;Qi,XJ;Wang,CY;Xie,SS;Xu,HY	ELECTROSPUN ALIGNED NANOFIBROUS COMPOSITE OF MWCNT/POLYURETHANE TO ENHANCE VASCULAR ENDOTHELIUM CELLS PROLIFERATION AND FUNCTION	JOURNAL OF BIOMEDICAL MATERIALS RESEARCH PART A	CHINESE ACAD MED SCI,INST BASIC MED SCI,BEIJING 100005,PEOPLES R CHINA	1549-3296	3.044	95A	1
Liu,R;Zhang,YJ;Chen,YH;Qi,J;Ren,SM;Xushi,MY;Yang,CZ;Zhu,HF;Xiong,DS	A NOVEL CALMODULIN ANTAGONIST O-(4-ETHOXYL-BUTYL)-BERBAMINE OVERCOMES MULTIDRUG RESISTANCE IN DRUG-RESISTANT MCF-7/ADR BREAST CARCINOMA CELLS	JOURNAL OF PHARMACEUTICAL SCIENCES	CHINESE ACAD MED SCI,INST HEMATOL,STATE KEY LAB EXPT HEMATOL,TIANJIN 300020,PEOPLES R CHINA	0022-3549	3.031	99	7
Yao,Y;Shi,L;Shi,L;Kulski,JK;Chen,J;Liu,S;Yu,L;Lin,K;Huang,X;Tao,Y;Tokunaga,K;C	THE ASSOCIATION AND DIFFERENTIATION OF MHC CLASS I POLYMORPHIC ALU INSERTIONS AND HLA-B/CW ALLELES IN SEVEN CHINESE POPULATIONS	TISSUE ANTIGENS	CHINESE ACAD MED SCI,DEPT MED GENET,INST MED BIOL,KUNMING 650118,PEOPLES R CHINA	0001-2815	3.024	76	3

续表

作者姓名	论文题目	期刊名称	发表单位	刊号	影响因子	卷	期
Feng,X;Li,YZ;Zhang,Y;Bao,SM;Tong,DW;Zhang,SL;Hu,CJ	ASSOCIATION OF THE PTPN22 GENE(-1123G > C)POLYMORPHISM WITH RHEUMATOID ARTHRITIS IN CHINESE PATIENTS	TISSUE ANTIGENS	CHINESE ACAD MED SCI,PEKING UNION MED COLL,DEPT RHEUMATOL & CLIN IMMUNOL,PEKING UNION MED COLL HOSP,BEIJING 100032,PEOPLES R CHINA	0001-2815	3.024	76	4
Xue,FS;Xiong,J;Yuan,YJ;Wang,Q	THE PARKER FLEX-TIP(TM)TUBE FOR NASOTRACHEAL INTUBATION	ANAESTHESIA	PEKING UNION MED COLL,CHINESE ACAD MED SCI,BEIJING 100021,PEOPLES R CHINA	0003-2409	3.008	65	4
Deng,XM;Xiao,WJ;Tang,GZ;Luo,MP;Xu,KL	MINIMUM LOCAL ANALGESIC CONCENTRATION OF ROPIVACAINE FOR INTRA-OPERATIVE CAUDAL ANALGESIA IN PRE-SCHOOL AND SCHOOL AGE CHILDREN	ANAESTHESIA	PEKING UNION MED COLL,DEPT ANAESTHESIOL,PLAST SURG HOSP,BEIJING 100021,PEOPLES R CHINA	0003-2409	3.008	65	10
Xue,FS;Liao,X;Liu,JH;Zhang,YM	AIRWAY TOPICALISATION USING ATOMISATION OF LIDOCAINE	ANAESTHESIA	CHINESE ACAD MED SCI,PEKING UNION MED COLL,BEIJING 100037,PEOPLES R CHINA	0003-2409	3.008	65	4
Xue,FS;Liu,JH;Liao,X;Zhang,YM	IS THE INTUBATING LARYNGEAL MASK TUBE REALLY SUPERIOR TO THE FLEXOMETALLIC TRACHEAL TUBE FOR FIBREOPTIC NASOTRACHEAL INTUBATION?	ANAESTHESIA	CHINESE ACAD MED SCI,PEKING UNION MED COLL,BEIJING 100037,PEOPLES R CHINA	0003-2409	3.008	65	4
Tian,SY;Zou,L;Quan,X;Zhang,Y;Xue,FS;Ye,TH	EFFECT OF MIDAZOLAM ON MEMORY:A STUDY OF PROCESS DISSOCIATION PROCEDURE AND FUNCTIONAL MAGNETIC RESONANCE IMAGING	ANAESTHESIA	BEIJING UNION MED COLL HOSP,DEPT ANAESTHESIOL,BEIJING,PEOPLES R CHINA	0003-2409	3.008	65	6
Li,J;Meng,Y;Liu,Y;Feng,ZQ;Chen,XG	F84,A QUINAZOLINE DERIVATIVE,EXHIBITS HIGH POTENT ANTITUMOR ACTIVITY AGAINST HUMAN GYNECOLOGIC MALIGNANCIES	INVESTIGATIONAL NEW DRUGS	CHINESE ACAD MED SCI,INST MAT MED,BEIJING 100050,PEOPLES R CHINA	0167-6997	3.007	28	2

续 表

作者姓名	论文题目	期刊名称	发表单位	刊号	影响因子	卷	期
Li, YH; Li, Y; Yang, P; Kong, WJ; You, XF; Ren, G; Deng, HB; Wang, YM; Wang, YX; Jiang, JD; Song, DQ	DESIGN, SYNTHESIS, AND CHOLESTEROL-LOWERING EFFICACY FOR PRODRUGS OF BERBERRUBINE	BIOORGANIC & MEDICINAL CHEMISTRY	CHINESE ACAD MED SCI, INST MED BIOTECHNOL, BEIJING 100050, PEOPLES R CHINA	0968-0896	2.978	18	17
Feng, FZ; Xiang, Y	SURGICAL MANAGEMENT OF CHEMOTHERAPY-RESISTANT GESTATIONAL TROPHOBLASTIC NEOPLASIA	EXPERT REVIEW OF ANTICANCER THERAPY	CHINESE ACAD MED SCI, PEKING UNION MED COLL HOSP, DEPT OBSTET & GYNECOL, BEIJING 100730, PEOPLES R CHINA	1473-7140	2.976	10	1
Hu, YC; Qu, J; Liu, YY; Yu, SS; Li, JB; Zhang, JL; Du, D	STRUCTURAL CHARACTERIZATION OF TRACE STILBENE GLYCOSIDES IN LYSIDICE BREVICALYX WEI USING LIQUID CHROMATOGRAPHY/DIODE-ARRAY DETECTION/ELECTROSPRAY IONIZATION TANDEM MASS SPECTROMETRY	JOURNAL OF CHROMATOGRAPHY B-ANALYTICAL TECHNOLOGIES IN THE BIOMEDICAL AND LIFE SCIENCES	CHINESE ACAD MED SCI, MINIST EDUC, KEY LAB BIOACT SUBST & RESOURCES UTILIZAT CHINESE, BEIJING 100037, PEOPLES R CHINA	1570-0232	2.971	878	1
Zhang, QH; Hu, JP; Sheng, L; Li, Y	SIMULTANEOUS QUANTIFICATION OF CAPSAICIN AND DIHYDROCAPSAICIN IN RAT PLASMA USING HPLC COUPLED WITH TANDEM MASS SPECTROMETRY	JOURNAL OF CHROMATOGRAPHY B-ANALYTICAL TECHNOLOGIES IN THE BIOMEDICAL AND LIFE SCIENCES	CHINESE ACAD MED SCI, INST MAT MED, BEIJING 100050, PEOPLES R CHINA	1570-0232	2.971	878	24
Sheng, L; Hu, JP; Wang, BL; Chen, H; Li, Y	DETERMINATION OF BICYCLOL IN DOG PLASMA USING LIQUID CHROMATOGRAPHY-TANDEM MASS SPECTROMETRY	JOURNAL OF CHROMATOGRAPHY B-ANALYTICAL TECHNOLOGIES IN THE BIOMEDICAL AND LIFE SCIENCES	CHINESE ACAD MED SCI, INST MAT MED, BEIJING 100050, PEOPLES R CHINA	1570-0232	2.971	878	23

续 表

作者姓名	论文题目	期刊名称	发表单位	刊号	影响因子	卷	期
Wang,GN;Pan,RL;Liao,YH;Chen,Y;Tang,JT;Chang,Q	AN LC-MS/MS METHOD FOR DETERMINATION OF FORSYTHIASIDE IN RAT PLASMA AND APPLICATION TO A PHARMACOKINETIC STUDY	JOURNAL OF CHROMATOGRAPHY B-ANALYTICAL TECHNOLOGIES IN THE BIOMEDICAL AND LIFE SCIENCES	CHINESE ACAD MED SCI,INST MED PLANT DEV,BEIJING 100193,PEOPLES R CHINA	1570-0232	2.971	878	1
Li,Y;Wu,XF;Li,JB;Wang,YH;Yu,SS;Lv,HN;Qu,J;Abliz,Z;Liu,J;Liu,YY;Du,D	IDENTIFICATION OF CARDIAC GLYCOSIDES IN FRACTIONS FROM PERIPLOCA FORRESTII BY HIGH-PERFORMANCE LIQUID CHROMATOGRAPHY/DIODE-ARRAY DETECTION/ELECTROSPRAY IONIZATION MULTI-STAGE TANDEM MASS SPECTROMETRY AND LIQUID CHROMATOGRAPHY/NUCLEAR MAGNETIC RESONANCE	JOURNAL OF CHROMATOGRAPHY B-ANALYTICAL TECHNOLOGIES IN THE BIOMEDICAL AND LIFE SCIENCES	PEKING UNION MED COLL,INST MAT MED,MINIST EDUC,KEY LAB BIOACT SUBST & RESOURCES UTILIZAT CHINESE,BEIJING 100050,PEOPLES R CHINA	1570-0232	2.971	878	3-4
Liu,DY;Jiang,J;Wang,P;Feng,S;Hu,P	SIMULTANEOUS QUANTITATIVE DETERMINATION OF OLMESARTAN AND HYDROCHLOROTHIAZIDE IN HUMAN PLASMA AND URINE BY LIQUID CHROMATOGRAPHY COUPLED TO TANDEM MASS SPECTROMETRY	JOURNAL OF CHROMATOGRAPHY B-ANALYTICAL TECHNOLOGIES IN THE BIOMEDICAL AND LIFE SCIENCES	BEIJING UNION MED COLL HOSP,CLIN PHARMACOL RES CTR,BEIJING 100032,PEOPLES R CHINA	1570-0232	2.971	878	9-10
Peng,A;Jiang,J;Hu,P;Luo,Y	SIMULTANEOUS DETERMINATION OF A NOVEL ANTIFIBROTIC AGENT AND THREE METABOLITES IN HUMAN URINE BY LC-MS/MS	JOURNAL OF CHROMATOGRAPHY B-ANALYTICAL TECHNOLOGIES IN THE BIOMEDICAL AND LIFE SCIENCES	BEIJING UNION MED COLL HOSP,CLIN PHARMACOL RES CTR,BEIJING 100730,PEOPLES R CHINA	1570-0232	2.971	878	26

续 表

作者姓名	论文题目	期刊名称	发表单位	刊号	影响因子	卷	期
Zhao,QA;Zheng,X;Jiang,J;Zhou,H;Hu,P	DETERMINATION OF GINSENOSIDE RG3 IN HUMAN PLASMA AND URINE BY HIGH PERFORMANCE LIQUID CHROMATOGRAPHY-TANDEM MASS SPECTROMETRY	JOURNAL OF CHROMATOGRAPHY B-ANALYTICAL TECHNOLOGIES IN THE BIOMEDICAL AND LIFE SCIENCES	CHINESE ACAD MED SCI,PEKING UNION MED COLL HOSP,CLIN PHARMACOL RES CTR,BEIJING 100730,PEOPLES R CHINA	1570-0232	2.971	878	24
Gong,LL;Fang,LH;Peng,JH;Liu,AL;Du,GH	INTEGRATION OF VIRTUAL SCREENING WITH HIGH-THROUGHPUT SCREENING FOR THE IDENTIFICATION OF NOVEL RHO-KINASE I INHIBITORS	JOURNAL OF BIOTECHNOLOGY	CHINESE ACAD MED SCI,INST MAT MED,BEIJING 100050,PEOPLES R CHINA	0168-1656	2.97	145	3
Wu,WY;Wang,H;Lu,J;Wu,JS;Chen,MJ;Xu,YC;Lu,YM	GENETIC DIVERSITY OF SALMONELLA ENTERIC SEROVAR TYPHI AND PARATYPHI IN SHENZHEN,CHINA FROM 2002 THROUGH 2007	BMC MICROBIOLOGY	CHINESE ACAD MED SCI,PEKING UNION MED COLL HOSP,DEPT CLIN LAB,BEIJING 100730,PEOPLES R CHINA	1471-2180	2.96	10	
Zhang,QH;Yin,HC;Liu,PM;Zhang,H;She,MP	ESSENTIAL ROLE OF HDL ON ENDOTHELIAL PROGENITOR CELL PROLIFERATION WITH PI3K/AKT/CYCLIN D1 AS THE SIGNAL PATHWAY	EXPERIMENTAL BIOLOGY AND MEDICINE	CHINESE ACAD MED SCI,DEPT PATHOL,INST BASIC MED SCI,BEIJING 100005,PEOPLES R CHINA	1535-3702	2.954	235	9
Wang,H;Cui,QQ;Sun,K;Song,L;Zou,YB;Wang,XJ;Jia,L;Liu,X;Gao,S;Zhang,CN;Hui,RT	IDENTITIES AND FREQUENCIES OF BMPR2 MUTATIONS IN CHINESE PATIENTS WITH IDIOPATHIC PULMONARY ARTERIAL HYPERTENSION	CLINICAL GENETICS	FUWAI CARDIOVASC HOSP,SINO GERMAN LAB MOL MED,BEIJING 100037,PEOPLES R CHINA	0009-9163	2.942	77	2
Lu,JG;Lv,B;Chen,XB;Tang,X;Jiang,SL;Dai,RP	WHAT IS THE BEST CONTRAST INJECTION PROTOCOL FOR 64-ROW MULTI-DETECTOR CARDIAC COMPUTED TOMOGRAPHY?	EUROPEAN JOURNAL OF RADIOLOGY	PEKING UNION MED COLL,CARDIOVASC INST,DEPT RADIOL,BEIJING 100021,PEOPLES R CHINA	0720-048X	2.941	75	2

续 表

作者姓名	论文题目	期刊名称	发表单位	刊号	影响因子	卷	期
Jin,NN;Lin,SQ;Zhang,Y;Chen,FL	ASSESS THE DISCRIMINATION OF ACHILLES INSIGHT CALCANEUS QUANTITATIVE ULTRASOUND DEVICE FOR OSTEOPOROSIS IN CHINESE WOMEN:COMPARED WITH DUAL ENERGY X-RAY ABSORPTIOMETRY MEASUREMENTS	EUROPEAN JOURNAL OF RADIOLOGY	CHINESE ACAD MED SCI,GYNECOL ENDOCRINOL & WOMENS HLTH CTR,DEPT OBSTET & GYNECOL,PEKING UNION MED COLL,PEKING UNION MED COLL HOSP,BEIJING 100032,PEOPLES R CHINA	0720-048X	2.941	76	2
Ren,HY;Zhao,QJ;Cheng,T;Lu,SH;Chen,Z;Meng,L;Zhu,XF;Yang,SG;Xing,W;Xiao,YD;Ren,Q	NO CONTRIBUTION OF UMBILICAL CORD MESENCHYMAL STROMAL CELLS TO CAPILLARIZATION AND VENULARIZATION OF HEPATIC SINUSOIDS ACCOMPANIED BY HEPATIC DIFFERENTIATION IN CARBON TETRACHLORIDE-INDUCED MOUSE LIVER FIBROSIS	CYTOTHERAPY	CHINESE ACAD MED SCI,INST HEMATOL,STATE KEY LAB EXPT HEMATOL,TIANJIN 300020,PEOPLES R CHINA	1465-3249	2.925	12	3
Li,ZJ;Sun,P;Zhang,HD;Li,SF;Liu,X;Wang,RZ	CORPUS CALLOSUM:A FAVORABLE TARGET FOR RSFV-MEDIATED GENE TRANSFER TO RAT BRAIN WITH BROAD AND EFFICIENT EXPRESSION	JOURNAL OF MOLECULAR NEUROSCIENCE	CHINESE ACAD MED SCI,DEPT NEUROSURG,PEKING UNION MED COLL HOSP,BEIJING 100730,PEOPLES R CHINA	0895-8696	2.922	42	2
Wei,W;Wang,DS;Shi,JA;Xiang,Y;Zhang,YX;Liu,SL;Liu,YX;Zheng,DX	TUMOR NECROSIS FACTOR(TNF)-RELATED APOPTOSIS-INDUCING LIGAND(TRAIL) INDUCES CHEMOTACTIC MIGRATION OF MONOCYTES VIA A DEATH RECEPTOR 4-MEDIATED RHOGTPASE PATHWAY	MOLECULAR IMMUNOLOGY	CHINESE ACAD MED SCI,INST BASIC MED SCI,NATL LAB MED MOL BIOL,BEIJING 100005,PEOPLES R CHINA	0161-5890	2.916	47	15
Deng,HB;Mao,GX;Zhang,JP;Wang,Z;Li,DD	IKK ANTAGONIZES ACTIVATION-INDUCED CELL DEATH OF CD4(+)T CELLS IN AGED MICE VIA INHIBITION OF JNK ACTIVATION	MOLECULAR IMMUNOLOGY	CHINESE ACAD MED SCI,INST MED BIOTECHNOL,BEIJING 100050,PEOPLES R CHINA	0161-5890	2.916	48	1-3

续 表

作者姓名	论文题目	期刊名称	发表单位	刊号	影响因子	卷	期
Yuan,P;Liu,L;Wu,C;Zhong,R;Yu,DK;Wu,J;Xu,YH;Nie,SF;Miao,XP;Sun,Y;Xu,BH;Lin,DX	NO ASSOCIATION BETWEEN XRCC1 POLYMORPHISMS AND SURVIVAL IN NON-SMALL-CELL LUNG CANCER PATIENTS TREATED WITH PLATINUM-BASED CHEMOTHERAPY	CANCER BIOLOGY & THERAPY	CHINESE ACAD MED SCI,DEPT MED ONCOL,BEIJING 100037,PEOPLES R CHINA	1538-4047	2.907	10	9
Feng,HL;Liu,YQ;Yang,LJ;Bian,XC;Yang,ZL;Gu,B;Zhang,H;Wang,CJ;Su,XL;Zhao,XM	EXPRESSION OF CD133 CORRELATES WITH DIFFERENTIATION OF HUMAN COLON CANCER CELLS	CANCER BIOLOGY & THERAPY	CHINESE ACAD MED SCI,DEPT PATHOL,INST BASIC MED SCI,BEIJING 100037,PEOPLES R CHINA	1538-4047	2.907	9	3
Tan,XG;Zhou,F;Wan,JT;Hang,J;Chen,ZL;Li,BZ;Zhang,CY;Shao,K;Jiang,P;Shi,SS;Feng,X	PIN1 EXPRESSION CONTRIBUTES TO LUNG CANCER PROGNOSIS AND CARCINOGENESIS	CANCER BIOLOGY & THERAPY	PEKING UNION MED COLL,CANC HOSP INST,DEPT THORAC SURG,BEIJING 100021,PEOPLES R CHINA	1538-4047	2.907	9	2
Zhao,XL;Jin,SQ;Song,YM;Zhan,QM	CDC2/CYCLIN B1 REGULATES CENTROSOMAL NLP PROTEOLYSIS AND SUBCELLULAR LOCALIZATION	CANCER BIOLOGY & THERAPY	CHINESE ACAD MED SCI,INST CANC,STATE KEY LAB MOL ONCOL,BEIJING 100021,PEOPLES R CHINA	1538-4047	2.907	10	9
Bao,LL;Xu,LL;Zhan,LJ;Deng,W;Zhu,H;Gao,H;Sun,HH;Ma,CM;Lv,Q;Li,FD;Chen,HL;Zhang	CHALLENGE AND POLYMORPHISM ANALYSIS OF THE NOVEL A(H1N1) INFLUENZA VIRUS TO NORMAL ANIMALS	VIRUS RESEARCH	CHINESE ACAD MED SCI,INST LAB ANIM SCI,MINIST HLTH,KEY LAB HUMAN DIS COMPARAT MED,BEIJING 100021,PEOPLES R CHINA	0168-1702	2.905	151	1
Guo,L;Xu,XW;Song,JD;Wang,W;Wang,JW;Hung,T	MOLECULAR CHARACTERIZATION OF ASTROVIRUS INFECTION IN CHILDREN WITH DIARRHEA IN BEIJING,2005-2007	JOURNAL OF MEDICAL VIROLOGY	CHINESE ACAD MED SCI,INST PATHOGEN BIOL,STATE KEY LAB MOL VIROL & GENET ENGN,BEIJING 100037,PEOPLES R CHINA	0146-6615	2.895	82	3
Ma,JA;Guo,XH;Wu,XP;Li,JH;Zhu,XL;Li,Z;Li,JY;Pan,LP;Li,TJ;Li,H;Liu,Y	ASSOCIATION OF NKG2D GENETIC POLYMORPHISM WITH SUSCEPTIBILITY TO CHRONIC HEPATITIS B IN A HAN CHINESE POPULATION	JOURNAL OF MEDICAL VIROLOGY	CHINESE ACAD MED SCI,INST BASIC MED SCI,NATL LAB MED MOL BIOL,BEIJING 100005,PEOPLES R CHINA	0146-6615	2.895	82	9

续 表

作者姓名	论文题目	期刊名称	发表单位	刊号	影响因子	卷	期
Gu,DS;Chen,ZP;Zhao,HF;Du,WT;Xue,F;Ge,J;Sui,T;Wu,H;Liu,B;Lu,SH;Zhang,L;Yang,RC	T(H)1(CXCL10)AND T(H)2(CCL2) CHEMOKINE EXPRESSION IN PATIENTS WITH IMMUNE THROMBOCYTOPENIA	HUMAN IMMUNOLOGY	CHINESE ACAD MED SCI,INST HEMATOL,STATE KEY LAB EXPT HEMATOL,TIANJIN,PEOPLES R CHINA	0198-8859	2.872	71	6
Lin,S;Zhang,YL;Liu,MT;Yang,S;Gan,ML;Zi,JC;Song,WX;Fan,XN;Wang,SJ;Liu,Y;Yang,YC	ABIETANE AND C-20-NORABIETANE DITERPENES FROM THE STEM BARK OF FRAXINUS SIEBOLDIANA AND THEIR BIOLOGICAL ACTIVITIES	JOURNAL OF NATURAL PRODUCTS	CHINESE ACAD MED SCI,INST MAT MED,BEIJING 100050,PEOPLES R CHINA	0163-3864	2.872	73	11
Wu,XL;Lin,S;Zhu,CG;Yue,ZG;Yu,Y;Zhao,F;Liu,B;Dai,JG;Shi,JG	HOMO- AND HEPTANOR-STEROLS AND TREMULANE SESQUITERPENES FROM CULTURES OF PHELLINUS IGNIARIUS	JOURNAL OF NATURAL PRODUCTS	CHINESE ACAD MED SCI,INST MAT MED,BEIJING 100050,PEOPLES R CHINA	0163-3864	2.872	73	7
Song,S;Li,YX;Feng,ZM;Jiang,JS;Zhang,PC	HEPATOPROTECTIVE CONSTITUENTS FROM THE ROOTS AND STEMS OF ERYCIBE HAINANESIS	JOURNAL OF NATURAL PRODUCTS	CHINESE ACAD MED SCI,INST MAT MED,BEIJING 100050,PEOPLES R CHINA	0163-3864	2.872	73	2
Cheng,W;Zhu,CG;Xu,WD;Fan,XN;Yang,YC;Li,Y;Chen,XG;Wang,WJ;Shi,JG	CHEMICAL CONSTITUENTS OF THE BARK OF MACHILUS WANGCHIANA AND THEIR BIOLOGICAL ACTIVITIES	JOURNAL OF NATURAL PRODUCTS	CHINESE ACAD MED SCI,INST MAT MED,BEIJING 100050,PEOPLES R CHINA	0163-3864	2.872	72	12
Fang,L;Du,D;Ding,GZ;Si,YK;Yu,SS;Liu,Y;Wang,WJ;Ma,SG;Xu,S;Qu,J;Wang,JM;Liu,YX	NEOLIGNANS AND GLYCOSIDES FROM THE STEM BARK OF ILLICIUM DIFENGPI	JOURNAL OF NATURAL PRODUCTS	CHINESE ACAD MED SCI,INST MAT MED,KEY LAB BIOACT SUBST & RESOURCES UTILIZAT CHINESE,MINIST EDUC,BEIJING 100050,PEOPLES R CHINA	0163-3864	2.872	73	5
Wang,JM;Ding,GZ;Fang,L;Dai,JG;Yu,SS;Wang,YH;Chen,XG;Ma,SG;Qu,J;Xu,S;Du,D	THIODIKETOPIPERAZINES PRODUCED BY THE ENDOPHYTIC FUNGUS EPICOCCUM NIGRUM	JOURNAL OF NATURAL PRODUCTS	CHINESE ACAD MED SCI,INST MAT MED,MINIST EDUC,KEY LAB BIOACT SUBST & RESOURCES UTILIZAT CHINESE,BEIJING 100050,PEOPLES R CHINA	0163-3864	2.872	73	7

续 表

作者姓名	论文题目	期刊名称	发表单位	刊号	影响因子	卷	期
Pan,JY;Chen,SL;Li,MY;Li,J;Yang,MH;Wu,J	LIMONOIDS FROM THE SEEDS OF A HAINAN MANGROVE,XYLOCARPUS GRANATUM	JOURNAL OF NATURAL PRODUCTS	CHINESE ACAD MED SCI,INST MED PLANT DEV,BEIJING 100193,PEOPLES R CHINA	0163-3864	2.872	73	10
Zou,GA;Ding,G;Su,ZH;Yang,JS;Zhang,HW;Peng,CZ;Aisa,HA;Zou,ZM	LACTONECEMBRANOIDS FROM CROTON LAEVIGATUS	JOURNAL OF NATURAL PRODUCTS	CHINESE ACAD MED SCI,INST MED PLANT DEV,BEIJING 100193,PEOPLES R CHINA	0163-3864	2.872	73	4
Zhang,XM;Cao,JZ;Luo,JW;Xu,GZ;Gao,L;Liu,SY;Xu,ZG;Tang,PZ	NASOPHARYNGEAL MUCOEPIDERMOID CARCINOMA:A REVIEW OF 13 CASES	ORAL ONCOLOGY	CHINESE ACAD MED SCI,CANC HOSP,DEPT RADIAT ONCOL,BEIJING 100021,PEOPLES R CHINA	1368-8375	2.871	46	8
Liu,Q;Li,KQ;Cao,J;Zhao,H;Li,G;Fan,FY	SEX RATIO DEVIATION OF OFFSPRING IN THE AREA WHERE EXPOSURE TO THE PROCESSING OF ELECTRONIC WASTES	ENVIRONMENTAL SCIENCE AND POLLUTION RESEARCH	CHINESE ACAD MED SCI,INST RADIAT MED,TIANJIN 300192,PEOPLES R CHINA	0944-1344	2.87	17	2
Zhu,YJ;Liu,Y;Zhou,WX;Xiang,RL;Jiang,L;Huang,KW;Xiao,Y;Guo,ZJ;Gao,JM	A PROSTACYCLIN ANALOGUE,ILOPROST,PROTECTS FROM BLEOMYCIN-INDUCED PULMONARY FIBROSIS IN MICE	RESPIRATORY RESEARCH	CHINESE ACAD MED SCI,PEKING UNION MED COLL HOSP,DEPT RESP DIS,BEIJING 100730,PEOPLES R CHINA	1465-9921	2.859	11	
Xi,XM;Xu,YA;Jiang,L;Li,A;Duan,J;Du,B	HOSPITALIZED ADULT PATIENTS WITH 2009 INFLUENZA A(H1N1)IN BEIJING,CHINA:RISK FACTORS FOR HOSPITAL MORTALITY	BMC INFECTIOUS DISEASES	PEKING UNION MED COLL,PEKING UNION MED COLL HOSP,MED ICU,BEIJING 100730,PEOPLES R CHINA	1471-2334	2.825	10	
Wang,Y;Fang,Y;Shen,Y;Xu,Q	ANALYSIS OF ASSOCIATION BETWEEN THE CATECHOL-O-METHYLTRANSFERASE(COMT)GENE AND NEGATIVE SYMPTOMS IN CHRONIC SCHIZOPHRENIA	PSYCHIATRY RESEARCH	CHINESE ACAD MED SCI,NATL LAB MED MOL BIOL,INST BASIC MED SCI,TSINGHUA UNIV,PEKING UNION MED COLL,BEIJING 100005,PEOPLES R CHINA	0165-1781	2.803	179	2
Wang,JB;Jiang,Y;Wei,WQ;Yang,GH;Qiao,YL;Boffetta,P	ESTIMATION OF CANCER INCIDENCE AND MORTALITY ATTRIBUTABLE TO SMOKING IN CHINA	CANCER CAUSES & CONTROL	CHINESE ACAD MED SCI,INST CANC,DEPT CANC EPIDEMIOL,BEIJING 100021,PEOPLES R CHINA	0957-5243	2.789	21	6

续 表

作者姓名	论文题目	期刊名称	发表单位	刊号	影响因子	卷	期
Chen, WQ; Clements, M; Rahman, B; Zhang, SW; Qiao, YL; Armstrong, BK	RELATIONSHIP BETWEEN CANCER MORTALITY/INCIDENCE AND AMBIENT ULTRAVIOLET B IRRADIANCE IN CHINA	CANCER CAUSES & CONTROL	CHINESE ACAD MED SCI, INST CANC, NATL OFF CANC PREVENT & CONTROL, BEIJING 100021, PEOPLES R CHINA	0957-5243	2.789	21	10
Xue, F; Zhang, L; Sui, T; Ge, J; Gu, DS; Du, WT; Zhao, HF; Yang, RC	FACTOR VIII GENE MUTATIONS PROFILE IN 148 CHINESE HEMOPHILIA A SUBJECTS	EUROPEAN JOURNAL OF HAEMATOLOGY	CHINESE ACAD MED SCI, STATE KEY LAB EXPT HEMATOL, DEPT THROMBOSIS & HEMOSTASIS, INST HEMATOL, TIANJIN 300020, PEOPLES R CHINA	0902-4441	2.785	85	3
Zhang, XA; Dong, FT; Dai, RP; Yu, WH	SURGICAL MANAGEMENT OF EPIRETINAL MEMBRANE IN COMBINED HAMARTOMAS OF THE RETINA AND RETINAL PIGMENT EPITHELIUM	RETINA-THE JOURNAL OF RETINAL AND VITREOUS DISEASES	PEKING UNION MED COLL, DEPT OPHTHALMOL, PEKING UNION MED COLL HOSP, BEIJING 100021, PEOPLES R CHINA	0275-004X	2.774	30	2
Wang, JY; Fan, Y; Xu, BH	IXABEPILONE PLUS CAPECITABINE FOR CHINESE PATIENTS WITH METASTATIC BREAST CANCER PROGRESSING AFTER ANTHRACYCLINE AND TAXANE TREATMENT	CANCER CHEMOTHERAPY AND PHARMACOLOGY	PEKING UNION MED COLL, CHINESE ACAD MED SCI, CANC HOSP INST, DEPT MED ONCOL, BEIJING 100021, PEOPLES R CHINA	0344-5704	2.759	66	3
Zhang, Y; Li, HY; Wang, HB; Su, FQ; Qu, RJ; Yin, DL; Dai, JG; Li, Y; Chen, XG	SYL611, A NOVEL SEMISYNTHETIC TAXANE DERIVATIVE, REVERSES MULTIDRUG RESISTANCE BY P-GLYCOPROTEIN INHIBITION AND FACILITATING INWARD TRANSMEMBRANE ACTION	CANCER CHEMOTHERAPY AND PHARMACOLOGY	CHINESE ACAD MED SCI, DEPT PHARMACOL, INST MAT MED, BEIJING 100050, PEOPLES R CHINA	0344-5704	2.759	66	5
Lei, J; Xue, HD; Li, ZO; Li, SO; Jin, ZY	POSSIBLE PATHOLOGICAL BASIS FOR FALSE DIAGNOSES OF LYMPH NODES BY USPIO-ENHANCED MRI IN RABBITS	JOURNAL OF MAGNETIC RESONANCE IMAGING	CHINESE ACAD MED SCI, DEPT RADIOL, PEKING UNION MED COLL HOSP, BEIJING, PEOPLES R CHINA	1053-1807	2.747	31	6

续 表

作者姓名	论文题目	期刊名称	发表单位	刊号	影响因子	卷	期
Zhao,B;Wei,YK;Li,GL;Li,YN;Yao,Y;Kang,J;Ma,WB;Yang,Y;Wang,RZ	EXTENDED TRANSSPHENOIDAL APPROACH FOR PITUITARY ADENOMAS INVADING THE ANTERIOR CRANIAL BASE,CAVERNOUS SINUS,AND CLIVUS:A SINGLE-CENTER EXPERIENCE WITH 126 CONSECUTIVE CASES CLINICAL ARTICLE	JOURNAL OF NEUROSURGERY	CHINESE ACAD MED SCI,NEUROSURG CTR PITUITARY TUMORS,PEKING UNION MED COLL HOSP,BEIJING 100730,PEOPLES R CHINA	0022-3085	2.739	112	1
Li,Y;Wang,Q;Yao,XM;Li,Y	INDUCTION OF CYP3A4 AND MDR1 GENE EXPRESSION BY BAICALIN,BAICALEIN,CHLOROGENIC ACID,AND GINSENOSIDE RF THROUGH CONSTITUTIVE ANDROSTANE RECEPTOR- AND PREGNANE X RECEPTOR-MEDIATED PATHWAYS	EUROPEAN JOURNAL OF PHARMACOLOGY	CHINESE ACAD MED SCI,DEPT NEW DRUG DEV,INST MAT MED,BEIJING 100050,PEOPLES R CHINA	0014-2999	2.737	640	1-3
Ji,HJ;Hu,JF;Wang,YH;Chen,XY;Zhou,R;Chen,NH	OSTHOLE IMPROVES CHRONIC CEREBRAL HYPOPERFUSION INDUCED COGNITIVE DEFICITS AND NEURONAL DAMAGE IN HIPPOCAMPUS	EUROPEAN JOURNAL OF PHARMACOLOGY	CHINESE ACAD MED SCI,INST MAT MED,BEIJING 100050,PEOPLES R CHINA	0014-2999	2.737	636	1-3
Li,HY;Zheng,XG;Wang,HB;Zhang,Y;Xin,HQ;Chen,XG	XLF-III-43,A NOVEL COUMARIN-ASPIRIN COMPOUND,PREVENTS DIABETIC NEPHROPATHY IN RATS VIA INHIBITING ADVANCED GLYCATION END PRODUCTS	EUROPEAN JOURNAL OF PHARMACOLOGY	CHINESE ACAD MED SCI,INST MAT MED,DEPT PHARMACOL,BEIJING 100050,PEOPLES R CHINA	0014-2999	2.737	627	1-3
Song,GM;Huan,Y;Sun,SJ;Chen,YT;Liu,Q;Shen,ZF	BIOLOGICAL ACTIVITY OF EXF,A PEPTIDE ANALOGUE OF EXENDIN-4	EUROPEAN JOURNAL OF PHARMACOLOGY	CHINESE ACAD MED SCI,INST MAT MED,DEPT PHARMACOL,BEIJING,PEOPLES R CHINA	0014-2999	2.737	628	1-3

续 表

作者姓名	论文题目	期刊名称	发表单位	刊号	影响因子	卷	期
Hua,F;Zhou,JL;Liu,JW;Zhu,CJ;Cui,B;Lin,H;Liu,YY;Jin,W;Yang,HZ;Hu,ZW	GLYCOGEN SYNTHASE KINASE-3 BETA NEGATIVELY REGULATES TGF-BETA 1 AND ANGIOTENSIN II-MEDIATED CELLULAR ACTIVITY THROUGH INTERACTION WITH SMAD3	EUROPEAN JOURNAL OF PHARMACOLOGY	CHINESE ACAD MED SCI,INST MAT MED,MOL IMMUNOL & PHARMACOL LAB,BEIJING 100050,PEOPLES R CHINA	0014-2999	2.737	644	1-3
Xu,B;Li,XX;He,GR;Hu,JJ;Mu,X;Tian,S;Du,GH	LUTEOLIN PROMOTES LONG-TERM POTENTIATION AND IMPROVES COGNITIVE FUNCTIONS IN CHRONIC CEREBRAL HYPOPERFUSED RATS	EUROPEAN JOURNAL OF PHARMACOLOGY	CHINESE ACAD MED SCI,INST MAT MED,NATL CTR PHARMACEUT SCREENING,BEIJING 100050,PEOPLES R CHINA	0014-2999	2.737	627	1-3
Wu,CS;Zhang,JL;Zhou,TH;Guo,BL;Wang,YL;Hou,JF	SIMULTANEOUS DETERMINATION OF SEVEN FLAVONOIDS IN DOG PLASMA BY ULTRA-PERFORMANCE LIQUID CHROMATOGRAPHY-TANDEM MASS SPECTROMETRY AND ITS APPLICATION TO A BIOEQUIVALENCE STUDY OF BIOACTIVE COMPONENTS IN HERBA EPIMEDII AND ER-XIAN DECOCTION	JOURNAL OF PHARMACEUTICAL AND BIOMEDICAL ANALYSIS	CHINESE ACAD MED SCI,INST MAT MED,KEY LAB BIOACT SUBST & RESOURCES UTILIZAT CHINESE,BEIJING 100050,PEOPLES R CHINA	0731-7085	2.733	54	1
Ye,JX;Wei,W;Quan,LH;Liu,CY;Chang,Q;Liao,YH	AN LC-MS/MS METHOD FOR THE SIMULTANEOUS DETERMINATION OF CHLOROGENIC ACID,FORSYTHIASIDE A AND BAICALIN IN RAT PLASMA AND ITS APPLICATION TO PHARMACOKINETIC STUDY OF SHUANG-HUANG-LIAN IN RATS	JOURNAL OF PHARMACEUTICAL AND BIOMEDICAL ANALYSIS	CHINESE ACAD MED SCI,INST MED PLANT DEV IMPLAD,BEIJING 100193,PEOPLES R CHINA	0731-7085	2.733	52	4

续　表

作者姓名	论文题目	期刊名称	发表单位	刊号	影响因子	卷	期
Su,ZH;Zou,GA;Preiss,A;Zhang,HW;Zou,ZM	ONLINE IDENTIFICATION OF THE ANTIOXIDANT CONSTITUENTS OF TRADITIONAL CHINESE MEDICINE FORMULA CHAIHU-SHU-GAN-SAN BY LC-LTQ-ORBITRAP MASS SPECTROMETRY AND MICROPLATE SPECTROPHOTOMETER	JOURNAL OF PHARMACEUTICAL AND BIOMEDICAL ANALYSIS	CHINESE ACAD MED SCI,INST MED PLANT DEV,BEIJING 100193,PEOPLES R CHINA	0731-7085	2.733	53	3
Jie,B;Jiang,ZM;Nolan,MT;Efron,DT;Zhu,SN;Yu,K;Kondrup,J	IMPACT OF NUTRITIONAL SUPPORT ON CLINICAL OUTCOME IN PATIENTS AT NUTRITIONAL RISK:A MULTICENTER,PROSPECTIVE COHORT STUDY IN BALTIMORE AND BEIJING TEACHING HOSPITALS	NUTRITION	CHINESE ACAD MED SCI,PEKING UNION MED COLL HOSP,PEKING UNION MED COLL,DEPT SURG,BEIJING 100037,PEOPLES R CHINA	0899-9007	2.726	26	11-12
Liang,Y;Ma,SH;Liu,LD;Zhao,HL;Wang,LC;Jiang,L;Xie,ZP;Dong,CH;Li,QH	IDENTIFICATION AND DEVELOPMENT OF A PROMISING NOVEL MUMPS VACCINE CANDIDATE STRAIN	MICROBES AND INFECTION	CHINESE ACAD MED SCI,INST MED BIOL,DEPT VIRAL IMMUNOL,PEKING UNION MED COLL,KUNMING 650118,YUNNAN,PEOPLES R CHINA	1286-4579	2.726	12	14-15
Kong,Q;Qin,C	ANALYSIS OF CURRENT LABORATORY ANIMAL SCIENCE POLICIES AND ADMINISTRATION IN CHINA	ILAR JOURNAL	PEKING UNION MED COLL,INST LAB ANIM SCI,BEIJING 100021,PEOPLES R CHINA	1084-2020	2.692	51	1
Nie,L;Li,L;Yang,L;Zhang,Y;Xiao,ZJ	HFE GENOTYPE AND IRON METABOLISM IN CHINESE PATIENTS WITH MYELODYSPLASTIC SYNDROMES AND APLASTIC ANEMIA	ANNALS OF HEMATOLOGY	CHINESE ACAD MED SCI,INST HEMATOL,MDS CTR,TIANJIN 300020,PEOPLES R CHINA	0939-5555	2.688	89	12
Zhou,L;He,XD;Yu,JC;Zhou,RL;Yang,H;Qu,Q;Rui,JA	OVEREXPRESSION OF LAPTM4B PROMOTES GROWTH OF GALLBLADDER CARCINOMA CELLS IN VITRO	AMERICAN JOURNAL OF SURGERY	CHINESE ACAD MED SCI,PEKING UNION MED COLL,PEKING UNION MED COLL HOSP,DEPT GEN SURG,BEIJING 100037,PEOPLES R CHINA	0002-9610	2.68	199	4

续 表

作者姓名	论文题目	期刊名称	发表单位	刊号	影响因子	卷	期
Ma,LY;Liu,RH;Xu,XD;Yu,MQ;Zhang,Q;Liu,HL	THE PHARMACOKINETICS OF C-GLYCOSYL FLAVONES OF HAWTHORN LEAF FLAVONOIDS IN RAT AFTER SINGLE DOSE ORAL ADMINISTRATION	PHYTOMEDICINE	CHINESE ACAD MED SCI,INST MED PLANT DEV,DEPT PHARMACOL,BEIJING 100193,PEOPLES R CHINA	0944-7113	2. 662	17	8-9
Xu,P;Chen,XZ;Liu,L;Jin,ZP;Lei,PS	A NEW SERIES OF MACROLIDE DERIVATIVES WITH 4″-O-SACCHARIDE SUBSTITUENTS	BIOORGANIC & MEDICINAL CHEMISTRY LETTERS	PEKING UNION MED COLL,KEY LAB BIOACT SUBST & RESOURCES UTILIZAT CHINESE,MINIST EDUC,INST MAT MED,BEIJING 100050,PEOPLES R CHINA	0960-894X	2. 661	20	18
Huang,M;Zhao,X;Zhang,M;Gu,J;Chen,XG;Yin,DL	SYNTHESIS AND STRUCTURE-ACTIVITY RELATIONSHIPS OF SINENXAN A DERIVATIVES AS MULTIDRUG RESISTANCE REVERSAL AGENTS	BIOORGANIC & MEDICINAL CHEMISTRY LETTERS	CHINESE ACAD MED SCI,INST MAT MED,DEPT MED CHEM,BEIJING 100050,PEOPLES R CHINA	0960-894X	2. 661	20	18
Chai,Y;Liu,ML;Wang,B;You,XF;Feng,LS;Zhang,YB;Cao,J;Guo,HY	SYNTHESIS AND IN VITRO ANTIBACTERIAL ACTIVITY OF NOVEL FLUOROQUINOLONE DERIVATIVES CONTAINING SUBSTITUTED PIPERIDINES	BIOORGANIC & MEDICINAL CHEMISTRY LETTERS	CHINESE ACAD MED SCI,INST MED BIOTECHNOL,BEIJING 100050,PEOPLES R CHINA	0960-894X	2. 661	20	17
Zheng,D;Zhou,LA;Guan,YY;Chen,XZ;Zhou,WQ;Chen,XG;Lei,PS	SYNTHESIS OF CHOLESTANE GLYCOSIDES BEARING OSW-1 DISACCHARIDE OR ITS 1 -> 4-LINKED ANALOGUE AND THEIR ANTITUMOR ACTIVITIES	BIOORGANIC & MEDICINAL CHEMISTRY LETTERS	PEKING UNION MED COLL,INST MAT MED,MINIST EDUC,KEY LAB BIOACT SUBST & RESOURCES UTILIZAT CHINESE,BEIJING 100050,PEOPLES R CHINA	0960-894X	2. 661	20	18
Chen,LM;Faulhaber-Walter,R;Wen,YB;Huang,YN;Mizel,D;Chen,M;Lopez,MLS;Weinstein,LS;Gom	RENAL FAILURE IN MICE WITH GS ALPHA DELETION IN JUXTAGLOMERULAR CELLS	AMERICAN JOURNAL OF NEPHROLOGY	CHINESE ACAD MED SCI,DEPT NEPHROL,BEIJING 100730,PEOPLES R CHINA	0250-8095	2. 658	32	1

续 表

作者姓名	论文题目	期刊名称	发表单位	刊号	影响因子	卷	期
Liu, CJ; Luan, J; Mu, LH	THE ROLE OF THREE-DIMENSIONAL SCANNING TECHNIQUE IN EVALUATION OF BREAST ASYMMETRY IN BREAST AUGMENTATION: A 100-CASE STUDY	PLASTIC AND RECONSTRUCTIVE SURGERY	CHINESE ACAD MED SCI, PEKING UNION MED COLL, PLAST SURG HOSP, DEPT AESTHET & PLAST BREAST SURG, BEIJING 100037, PEOPLES R CHINA	0032-1052	2. 635	126	6
Zhang, QG; Zhang, J; Yin, W	PEDIGREE AND GENETIC STUDY OF A BILATERAL CONGENITAL MICROTIA FAMILY	PLASTIC AND RECONSTRUCTIVE SURGERY	CHINESE ACAD MED SCI, PLAST SURG HOSP, BEIJING 100144, PEOPLES R CHINA	0032-1052	2. 635	125	3
Chen, B; Duan, CW; Huang, XL; Li, SK; Li, Q	RELEASE WITHIN SCAR USING THE NEEDLE-SCALPEL FOR TREATMENT OF SCAR CONTRACTURE OF THE NECK	PLASTIC AND RECONSTRUCTIVE SURGERY	CHINESE ACAD MED SCI, PLAST SURG HOSP, PLAST SURG DEPT 2, BEIJING 100144, PEOPLES R CHINA	0032-1052	2. 635	125	4
Cao, B; Ren, LL; Zhao, F; Gonzalez, R; Song, SF; Bai, L; Yin, YD; Zhang, YY; Liu, YM; Guo, P; Zhang	VIRAL AND MYCOPLASMA PNEUMONIAE COMMUNITY-ACQUIRED PNEUMONIA AND NOVEL CLINICAL OUTCOME EVALUATION IN AMBULATORY ADULT PATIENTS IN CHINA	EUROPEAN JOURNAL OF CLINICAL MICROBIOLOGY & INFECTIOUS DISEASES	CHINESE ACAD MED SCI, INST PATHOGEN BIOL, BEIJING 100037, PEOPLES R CHINA	0934-9723	2. 631	29	11
Cao, XW; Li, J; Chen, SB; Li, XB; Xiao, PG; Chen, SL; Yang, DJ	SIMULTANEOUS DETERMINATION OF NINE NUCLEOSIDES AND NUCLEOBASES IN DIFFERENT FRITILLARIA SPECIES BY HPLC-DIODE ARRAY DETECTOR	JOURNAL OF SEPARATION SCIENCE	CHINESE ACAD MED SCI, INST MED PLANT DEV, PEKING UNION MED COLL, BEIJING 100193, PEOPLES R CHINA	1615-9306	2. 631	33	11
Han, MH; Chen, J; Wang, J; Chen, SL; Wang, XT	BLOOD COMPATIBILITY OF POLYAMIDOAMINE DENDRIMERS AND ERYTHROCYTE PROTECTION	JOURNAL OF BIOMEDICAL NANOTECHNOLOGY	CHINESE ACAD MED SCI, BEIJING 100094, PEOPLES R CHINA	1550-7033	2. 626	6	1

续 表

作者姓名	论文题目	期刊名称	发表单位	刊号	影响因子	卷	期
Bian,JT;Zhao,HL;Zhang,ZX;Bi,XH;Zhang,JW	NO ASSOCIATION OF THE C > T POLYMORPHISM THAT IS LOCATED 1385 UPSTREAM FROM INITIAL CODE OF FIBROBLAST GROWTH FACTOR 1 GENE WITH ALZHEIMER'S DISEASE IN CHINESE	BRAIN RESEARCH	CHINESE ACAD MED SCI,INST BASIC MED SCI,NATL LAB MED MOL BIOL,BEIJING 100005,PEOPLES R CHINA	0006-8993	2.623	1328	
Liu,P;Wang,XY;Gao,N;Zhu,H;Dai,XW;Xu,YF;Mai,CM;Huang,L;Liu,YL;Qin,C	G PROTEIN-COUPLED RECEPTOR KINASE 5,OVEREXPRESSED IN THE ALPHA-SYNUCLEIN UP-REGULATION MODEL OF PARKINSON'S DISEASE,REGULATES BCL-2 EXPRESSION	BRAIN RESEARCH	CHINESE ACAD MED SCI,INST LAB ANIM SCI,BEIJING 100021,PEOPLES R CHINA	0006-8993	2.623	1307	
Wang,HL;Liu,JL;Zong,YY;Xu,YF;Deng,W;Zhu,H;Liu,Y;Ma,CM;Huang,L;Zhang,L;Qin,CA	MIR-106B ABERRANTLY EXPRESSED IN A DOUBLE TRANSGENIC MOUSE MODEL FOR ALZHEIMER'S DISEASE TARGETS TGF-BETA TYPE II RECEPTOR	BRAIN RESEARCH	CHINESE ACAD MED SCI,INST LAB ANIM SCI,BEIJING 10021,PEOPLES R CHINA	0006-8993	2.623	1357	
Liu,ZJ;Zhao,M;Zhang,Y;Xue,JF;Chen,NH	GINSENOSIDE RG1 PROMOTES GLUTAMATE RELEASE VIA A CALCIUM/CALMODULIN-DEPENDENT PROTEIN KINASE II-DEPENDENT SIGNALING PATHWAY	BRAIN RESEARCH	CHINESE ACAD MED SCI,INST MAT MED,BEIJING 100050,PEOPLES R CHINA	0006-8993	2.623	1333	
Wang,ZZ;Li,G;Chen,XY;Zhao,M;Yuan,YH;Wang,XL;Chen,NH	CHEMOKINE-LIKE FACTOR 1,A NOVEL CYTOKINE,INDUCES NERVE CELL MIGRATION THROUGH THE NON-EXTRACELLULAR CA2+-DEPENDENT TYROSINE KINASES PATHWAY	BRAIN RESEARCH	CHINESE ACAD MED SCI,INST MAT MED,BEIJING 100050,PEOPLES R CHINA	0006-8993	2.623	1308	

续 表

作者姓名	论文题目	期刊名称	发表单位	刊号	影响因子	卷	期
He,XL;Zhou,WQ;Bi,MG;Du,GH	NEUROPROTECTIVE EFFECTS OF ICARIIN ON MEMORY IMPAIRMENT AND NEUROCHEMICAL DEFICITS IN SENESCENCE-ACCELERATED MOUSE PRONE 8(SAMP8)MICE	BRAIN RESEARCH	CHINESE ACAD MED SCI,RES CTR PHARMACOL & TOXICOL,INST MED PLANT DEV,BEIJING 100193,PEOPLES R CHINA	0006-8993	2.623	1334	
Zhang,XY;Zou,JH;Dai,JG	MICROBIAL TRANSFORMATION OF(-)-HUPERZINE A	TETRAHEDRON LETTERS	CHINESE ACAD MED SCI,INST MAT MED,BEIJING 100050,PEOPLES R CHINA	0040-4039	2.618	51	29
Wu,QA;Jiao,XZ;Wang,LP;Xiao,QO;Liu,XY;Xie,P	SHORT AND STRAIGHTFORWARD TOTAL SYNTHESIS OF AMMOSAMIDE B	TETRAHEDRON LETTERS	CHINESE ACAD MED SCI,INST MAT MED,BEIJING 10050,PEOPLES R CHINA	0040-4039	2.618	51	37
Shi,CG;Wang,LM;Wu,Y;Wang,P;Gan,ZJ;Lin,K;Jiang,LX;Xu,ZQ;Fan,M	INTRANASAL ADMINISTRATION OF NERVE GROWTH FACTOR PRODUCES ANTIDEPRESSANT-LIKE EFFECTS IN ANIMALS	NEUROCHEMICAL RESEARCH	INST BASIC MED SCI,DEPT BRAIN PROTECT & PLAST,BEIJING 100850,PEOPLES R CHINA	0364-3190	2.608	35	9
Zhan,HX;Zhang,TP;Liu,BN;Liao,Q;Zhao,YP	A SYSTEMATIC REVIEW OF PANCREATIC LIPOMA HOW COME THERE ARE SO FEW CASES?	PANCREAS	CHINESE ACAD MED SCI,PEKING UNION MED COLL HOSP,DEPT GEN SURG,BEIJING 100037,PEOPLES R CHINA	0885-3177	2.607	39	2
Wang,Y;Jiang,ZM;Nolan,MT;Jiang,H;Han,HR;Yu,K;Li,HL;Jie,B;Liang,XK	THE IMPACT OF GLUTAMINE DIPEPTIDE-SUPPLEMENTED PARENTERAL NUTRITION ON OUTCOMES OF SURGICAL PATIENTS:A META-ANALYSIS OF RANDOMIZED CLINICAL TRIALS	JOURNAL OF PARENTERAL AND ENTERAL NUTRITION	CHINESE ACAD MED SCI,PEKING UNION MED COLL HOSP,PEKING UNION MED COLL,DEPT SURG,PN & EN CTR,BEIJING 100730,PEOPLES R CHINA	0148-6071	2.606	34	5
Xu,D;Tian,X;Zhang,W;Zhang,X;Liu,B;Zhang,F	SJOGREN'S SYNDROME-ONSET LUPUS PATIENTS HAVE DISTINCTIVE CLINICAL MANIFESTATIONS AND BENIGN PROGNOSIS:A CASE-CONTROL STUDY	LUPUS	CHINESE ACAD MED SCI,DEPT RHEUMATOL,PEKING UNION MED COLL HOSP,BEIJING 100730,PEOPLES R CHINA	0961-2033	2.6	19	2

续 表

作者姓名	论文题目	期刊名称	发表单位	刊号	影响因子	卷	期
Zhao,LD;Li,Y;Smith,MF;Wang,JS;Zhang,W;Tang,FL;Tian,XP;Wang,HY;Zhang,FC;Ba,DN;He	EXPRESSIONS OF BAFF/BAFF RECEPTORS AND THEIR CORRELATION WITH DISEASE ACTIVITY IN CHINESE SLE PATIENTS	LUPUS	CHINESE ACAD MED SCI,PEKING UNION MED COLL HOSP,DEPT RHEUMATOL,BEIJING 100730,PEOPLES R CHINA	0961-2033	2.6	19	13
Xu,D;Yang,H;Lai,CC;Li,P;Zhang,X;Yang,XO;Zhang,FC;Qian,JM	CLINICAL ANALYSIS OF SYSTEMIC LUPUS ERYTHEMATOSUS WITH GASTROINTESTINAL MANIFESTATIONS	LUPUS	CHINESE ACAD MED SCI,PEKING UNION MED COLL,PEKING UNION MED COLL HOSP,DEPT RHEUMATOL,BEIJING 100730,PEOPLES R CHINA	0961-2033	2.6	19	7
Bi,XH;Zhao,HL;Zhang,ZX;Liu,Q;Zhang,JW	ASSOCIATION ANALYSIS OF C BETA S 844INS68 AND MTHFD1 G1958A POLYMORPHISMS WITH ALZHEIMER'S DISEASE IN CHINESE	JOURNAL OF NEURAL TRANSMISSION	CHINESE ACAD MED SCI,INST BASIC MED SCI,NATL LAB MED MOL BIOL,BEIJING 100005,PEOPLES R CHINA	0300-9564	2.597	117	4
Chen,JZ;Yu,H;Sun,K;Song,WH;Bai,YY;Yang,T;Song,Y;Zhang,YH;Hui,RT	PROMOTER VARIANT OF ANGIOPOIETIN-2 AND PLASMA ANGIOPOIETIN-2 ARE ASSOCIATED WITH RISK OF STROKE RECURRENCE IN LACUNAR INFARCT PATIENTS	BIOCHEMICAL AND BIOPHYSICAL RESEARCH COMMUNICATIONS	CHINESE ACAD MED SCI,SINOGERMAN LAB MOL MED,KEY LAB CLIN CARDIOVASC GENET,MINIST EDUC,HYPERTENS DIV,FUWAI HOSP,BEIJING 100037,PEOPLES R CHINA	0006-291X	2.595	398	2
Zhang,XB;Wang,JA;Chen,BS	EFFECT IN VITRO OF APOLIPOPROTEIN A-V ON THE STRUCTURE AND FUNCTIONS OF RECOMBINANT HIGH DENSITY LIPOPROTEIN	BIOCHEMICAL AND BIOPHYSICAL RESEARCH COMMUNICATIONS	CHINESE ACAD MED SCI,DEPT BIOCHEM & MOL BIOL,INST BASIC MED SCI,NATL LAB MED MOL BIOL,BEIJING 100005,PEOPLES R CHINA	0006-291X	2.595	401	3
Zhang,HN;Li,L;Gao,P;Chen,HZ;Zhang,R;Wei,YS;Liu,DP;Liang,CC	INVOLVEMENT OF THE P65/RELA SUBUNIT OF NF-KAPPA B IN TNF-ALPHA-INDUCED SIRT1 EXPRESSION IN VASCULAR SMOOTH MUSCLE CELLS	BIOCHEMICAL AND BIOPHYSICAL RESEARCH COMMUNICATIONS	CHINESE ACAD MED SCI,INST BASIC MED SCI,NATL LAB MED MOL BIOL,BEIJING 100005,PEOPLES R CHINA	0006-291X	2.595	397	3

续 表

作者姓名	论文题目	期刊名称	发表单位	刊号	影响因子	卷	期
Chen,YW;Cao,LZ;Ye,JW;Zhu,DH	UPREGULATION OF MYOSTATIN GENE EXPRESSION IN STREPTOZOTOCIN-INDUCED TYPE 1 DIABETES MICE IS ATTENUATED BY INSULIN	BIOCHEMICAL AND BIOPHYSICAL RESEARCH COMMUNICATIONS	CHINESE ACAD MED SCI,INST BASIC MED SCI,NATL LAB MED MOL BIOL,BEIJING 100005,PEOPLES R CHINA	0006-291X	2.595	388	1
Chong,JH;Zheng,GG;Zhu,XF;Guo,Y;Wang,L;Ma,CH;Liu,SY;Xu,LL;Lin,YM;Wu,KF	ABNORMAL EXPRESSION OF P2X FAMILY RECEPTORS IN CHINESE PEDIATRIC ACUTE LEUKEMIAS	BIOCHEMICAL AND BIOPHYSICAL RESEARCH COMMUNICATIONS	CHINESE ACAD MED SCI,INST HEMATOL,STATE KEY LAB EXPT HEMATOL,TIANJIN 300020,PEOPLES R CHINA	0006-291X	2.595	391	1
Li,CN;Huan,Y;Shen,N;Ji,LX;Sun,SJ;Liu,SAN;Liu,QA;Gao,LH;Tan,FL;Wang,YP;Shen,ZF	A NOVEL GLP-1 ANALOG,BPI3006,WITH POTENT DPP IV RESISTANCE AND GOOD GLUCOREGULATORY EFFECT	BIOCHEMICAL AND BIOPHYSICAL RESEARCH COMMUNICATIONS	CHINESE ACAD MED SCI,INST MAT MED,BEIJING 100050,PEOPLES R CHINA	0006-291X	2.595	400	4
Zhang,W;Kudo,H;Kawai,K;Fujisaka,S;Usui,I;Sugiyama,T;Tsukada,K;Chen,NC;Takahara,T	TUMOR NECROSIS FACTOR-ALPHA ACCELERATES APOPTOSIS OF STEATOTIC HEPATOCYTES FROM A MURINE MODEL OF NON-ALCOHOLIC FATTY LIVER DISEASE	BIOCHEMICAL AND BIOPHYSICAL RESEARCH COMMUNICATIONS	CHINESE ACAD MED SCI,INST MAT MED,DEPT PHARMACOL,BEIJING 100050,PEOPLES R CHINA	0006-291X	2.595	391	4
Liu,ZH;Chen,SL	ER REGULATES AN EVOLUTIONARILY CONSERVED APOPTOSIS PATHWAY	BIOCHEMICAL AND BIOPHYSICAL RESEARCH COMMUNICATIONS	CHINESE ACAD MED SCI,PEKING UNION MED COLL,INST MED PLANT DEV,BEIJING 100193,PEOPLES R CHINA	0006-291X	2.595	400	1
Dai,WJ;Chen,HY;Jiang,JD;Kong,WJ;Wang,YG	SILENCING MR-1 ATTENUATES INFLAMMATORY DAMAGE IN MICE HEART INDUCED BY ANGII	BIOCHEMICAL AND BIOPHYSICAL RESEARCH COMMUNICATIONS	CHINESE ACAD MED SCI,INST MED BIOTECHNOL,KEY LAB ANTIBIOT BIOTECHNOL,MINIST HLTH,BEIJING 100050,PEOPLES R CHINA	0006-291X	2.595	391	3
Xue,FS;Zhang,YM;Yuan,YJ;Liu,JH;Liao,X	OROTRACHEAL TO NASOTRACHEAL TUBE EXCHANGE IN CHILDREN	MINERVA ANESTESIOLOGICA	CHINESE ACAD MED SCI,DEPT ANESTHESIOL,PLAST SURG HOSP,BEIJING 100144,PEOPLES R CHINA	0375-9393	2.581	76	4

续 表

作者姓名	论文题目	期刊名称	发表单位	刊号	影响因子	卷	期
Dahaba,AA;Liu,DW;Metzler,H	BISPECTRAL INDEX(BIS)MONITORING OF ACUTE ENCEPHALITIS WITH REFRACTORY,REPETITIVE PARTIAL SEIZURES(AERRPS)	MINERVA ANESTESIOLOGICA	PEKIN UNION MED COLL HOSP,DEPT CRIT CARE MED,BEIJING 100730,PEOPLES R CHINA	0375-9393	2.581	76	4
Xue,FS;Yuan,YJ;Wang,Q;Xiong,J;Liao,X	COMMENTS ON TRACHEAL INTUBATION USING THE MOBILE C-MAC VIDEOLARYNGOSCOPE OR DIRECT LARYNGOSCOPY IN PATIENTS WITH A SIMULATED DIFFICULT AIRWAY	MINERVA ANESTESIOLOGICA	CHINESE ACAD MED SCI,PLAST SURG HOSP,DEPT ANESTHESIOL,BEIJING 100144,PEOPLES R CHINA	0375-9393	2.581	76	12
Cui,YP;Bi,MX;Su,T;Liu,HL;Lu,SH	MOLECULAR CLONING AND CHARACTERIZATION OF A NOVEL ESOPHAGEAL CANCER RELATED GENE	INTERNATIONAL JOURNAL OF ONCOLOGY	PEKING UNION MED COLL,DEPT CHEM ETIOL & C IRCINOGENESIS,INST CANC,BEIJING 100021,PEOPLES R CHINA	1019-6439	2.571	37	6
Wu,LQ;Lv,YL;Meng,ZX;Chen,J;Guo,SX	THE PROMOTING ROLE OF AN ISOLATE OF DARK-SEPTATE FUNGUS ON ITS HOST PLANT SAUSSUREA INVOLUCRATA KAR. ET KIR.	MYCORRHIZA	CHINESE ACAD MED SCI,INST MED PLANT DEV,BEIJING 100193,PEOPLES R CHINA	0940-6360	2.571	20	2
Wang,ZZ;Liu,M;Zhu,HX;Zhang,W;He,S;Hu,CF;Quan,LP;Bai,JF;Xu,NZ	SUPPRESSION OF P21 BY C-MYC THROUGH MEMBERS OF MIR-17 FAMILY AT THE POST-TRANSCRIPTIONAL LEVEL	INTERNATIONAL JOURNAL OF ONCOLOGY	CHINESE ACAD MED SCI,LAB CELL & MOL BIOL,BEIJING 100021,PEOPLES R CHINA	1019-6439	2.571	37	5
Xiang,ZG;Jiang,DD;Liu,Y;Zhang,LF;Zhu,LP	HMAN2C1 TRANSGENE PROMOTES TUMOR PROGRESS IN MICE	TRANSGENIC RESEARCH	CHINESE ACAD MED SCI,INST BASIC MED SCI,DEPT IMMUNOL,BEIJING 100005,PEOPLES R CHINA	0962-8819	2.569	19	1
Gao,L;Tao,Y;Zhang,L;Jin,Q	VITAMIN D RECEPTOR GENETIC POLYMORPHISMS AND TUBERCULOSIS:UPDATED SYSTEMATIC REVIEW AND META-ANALYSIS	INTERNATIONAL JOURNAL OF TUBERCULOSIS AND LUNG DISEASE	CHINESE ACAD MED SCI,INST PATHOGEN BIOL,BEIJING 100730,PEOPLES R CHINA	1027-3719	2.557	14	1

续 表

作者姓名	论文题目	期刊名称	发表单位	刊号	影响因子	卷	期
Wu,T;Li,ZJ;Qiu,LG	COMPLICATIONS OF CHRONIC LYMPHOCYTIC LEUKEMIA:ANALYSIS OF 203 CASES IN CHINA	LEUKEMIA RESEARCH	CHINESE ACAD MED SCI,LYMPHOMA & MYELOMA CTR,IH & BDH,STATE KEY LAB EXPT HEMATOL,INST HEMATOL,TIANJIN 300020,PEOPLES R CHINA	0145-2126	2.555	34	2
Han,B;Liu,B;Cui,W;Wang,X;Lin,J;Zhao,YQ	TELOMERASE GENE MUTATION SCREENING IN CHINESE PATIENTS WITH APLASTIC ANEMIA	LEUKEMIA RESEARCH	CHINESE ACAD MED SCI,PEKING UNION MED COLL HOSP,DEPT HEMATOL,BEIJING 100730,PEOPLES R CHINA	0145-2126	2.555	34	2
Guo,L;Gonzalez,R;Wang,W;Li,YJ;Paranhos-Baccala,G;Vernet,G;Wang,JW	COMPLETE GENOME SEQUENCE OF HUMAN ASTROVIRUS GENOTYPE 6	VIROLOGY JOURNAL	CHINESE ACAD MED SCI,IPB,DR CHRISTOPHE MERIEUX LAB,CAMS FDN MERIEUX,BEIJING 100730,PEOPLES R CHINA	1743-422X	2.546	7	
Jia,CS;Liu,JN;Li,WB;Ma,CM;Lin,SZ;Hao,Y;Gao,XZ;Liu,XL;Xu,YF;Zhang,LF;Qin,CA	THE CROSS-REACTIVITY OF THE ENTEROVIRUS 71 TO HUMAN BRAIN TISSUE AND IDENTIFICATION OF THE CROSS-REACTIVITY RELATED FRAGMENTS	VIROLOGY JOURNAL	CHINESE ACAD MED SCI,INST LAB ANIM SCI,MINIST HLTH,KEY LAB HUMAN DIS COMPARAT MED,BEIJING 100021,PEOPLES R CHINA	1743-422X	2.546	7	
Wang,L;Liu,LD;Che,YC;Wang,LC;Jiang,L;Dong,CH;Zhang,Y;Li,QH	EGRESS OF HSV-1 CAPSID REQUIRES THE INTERACTION OF VP26 AND A CELLULAR TETRASPANIN MEMBRANE PROTEIN	VIROLOGY JOURNAL	CHINESE ACAD MED SCI,PEKING UNION MED COLL,INST MED BIOL,KUNMING 650118,PEOPLES R CHINA	1743-422X	2.546	7	
Meng,SA;Li,JM	A NOVEL DUPLEX REAL-TIME REVERSE TRANSCRIPTASE-POLYMERASE CHAIN REACTION ASSAY FOR THE DETECTION OF HEPATITIS C VIRAL RNA WITH ARMORED RNA AS INTERNAL CONTROL	VIROLOGY JOURNAL	CHINESE ACAD MED SCI,GRAD SCH,PEKING UNION MED COLL,BEIJING 100037,PEOPLES R CHINA	1743-422X	2.546	7	

续 表

作者姓名	论文题目	期刊名称	发表单位	刊号	影响因子	卷	期
Hong,P;Li,JM;Li,YZ	FAILURE TO DETECT XENOTROPIC MURINE LEUKAEMIA VIRUS-RELATED VIRUS IN CHINESE PATIENTS WITH CHRONIC FATIGUE SYNDROME	VIROLOGY JOURNAL	CHINESE ACAD MED SCI,PEKING UNION MED COLL,GRAD SCH,BEIJING 100037,PEOPLES R CHINA	1743-422X	2.546	7	
Cao,ZL;Liu,LF;Du,LY;Zhang,C;Jiang,SB;Li,TS;He,YX	POTENT AND PERSISTENT ANTIBODY RESPONSES AGAINST THE RECEPTOR-BINDING DOMAIN OF SARS-COV SPIKE PROTEIN IN RECOVERED PATIENTS	VIROLOGY JOURNAL	CHINESE ACAD MED SCI,PEKING UNION MED COLL HOSP,BEIJING 100730,PEOPLES R CHINA	1743-422X	2.546	7	
Xu,LL;Bao,LL;Lv,Q;Deng,W;Ma,YL;Li,FD;Zhan,LJ;Zhu,H;Ma,CM;Qin,CA	A SINGLE-AMINO-ACID SUBSTITUTION IN THE HA PROTEIN CHANGES THE REPLICATION AND PATHOGENICITY OF THE 2009 PANDEMIC A(H1N1) INFLUENZA VIRUSES IN VITRO AND IN VIVO	VIROLOGY JOURNAL	CHINESE ACAD MED SCI,INST LAB ANIM SCI,BEIJING 100021,PEOPLES R CHINA	1743-422X	2.546	7	
Zhang,H;Wei,J;Xue,R;Wu,JD;Zhao,W;Wang,ZZ;Wang,SK;Zhou,ZX;Song,DQ;Wang,YM;Pan,HN	BERBERINE LOWERS BLOOD GLUCOSE IN TYPE 2 DIABETES MELLITUS PATIENTS THROUGH INCREASING INSULIN RECEPTOR EXPRESSION	METABOLISM-CLINICAL AND EXPERIMENTAL	CHINESE ACAD MED SCI,INST MED BIOTECHNOL,DEPT PHARMACOL,BEIJING 100050,PEOPLES R CHINA	0026-0495	2.538	59	2
Xiao,XH;Zhang,ZX;Li,WH;Feng,K;Sun,Q;Cohen,HJ;Xu,T;Wang,H;Liu,AM;Gong,XM;Shen,Y	LOW BIRTH WEIGHT IS ASSOCIATED WITH COMPONENTS OF THE METABOLIC SYNDROME	METABOLISM-CLINICAL AND EXPERIMENTAL	CHINESE ACAD MED SCI,PEKING UNION MED COLL HOSP,DEPT ENDOCRINOL,KEY LAB ENDOCRINOL,MINIST HLTH,BEIJING 100730,PEOPLES R CHINA	0026-0495	2.538	59	9
Li,ZS;Wang,YH;He,J;Ma,J;Zhao,LA;Chen,HQ;Li,N;Zhou,J;He,E;Skog,S	SEROLOGICAL THYMIDINE KINASE 1 IS A PROGNOSTIC FACTOR IN OESOPHAGEAL,CARDIAL AND LUNG CARCINOMAS	EUROPEAN JOURNAL OF CANCER PREVENTION	CHINESE ACAD MED SCI,CENT LAB,CANC INST & HOSP,BEIJING 100021,PEOPLES R CHINA	0959-8278	2.536	19	4
Mao,QY;Dong,CH;Li,XL;Gao,Q;Yu,X;Li,N;Liang,ZL;Li,FX;Wang,JZ	THE STUDY OF CROSS-NEUTRALIZATION CAPACITY FOR THREE EV71 STRAINS	INTERNATIONAL JOURNAL OF INFECTIOUS DISEASES	CHINESE ACAD MED SCI,KUNMING INST MED BIOL,KUNMING,PEOPLES R CHINA	1201-9712	2.529	14	

续 表

作者姓名	论文题目	期刊名称	发表单位	刊号	影响因子	卷	期
Tan,XJ;Wu,M;Lang,JH	GIANT CONDYLOMA ACUMINATUM OF THE VULVA	INTERNATIONAL JOURNAL OF INFECTIOUS DISEASES	CHINESE ACAD MED SCI,PEKING UNION MED COLL HOSP,DEPT OBSTET & GYNECOL,BEIJING 100730,PEOPLES R CHINA	1201-9712	2.529	14	5
Wang,ZL;Wang,X;Qu,K;Zhu,P;Guo,N;Zhang,RP;Abliz,Z;Yu,H;Zhu,HB	BINDING OF CORDYCEPIN MONOPHOSPHATE TO AMP-ACTIVATED PROTEIN KINASE AND ITS EFFECT ON AMP-ACTIVATED PROTEIN KINASE ACTIVATION	CHEMICAL BIOLOGY & DRUG DESIGN	CHINESE ACAD MED SCI,KEY LAB BIOACT SUBST & RESOURCES UTILIZAT CHINESE,MINIST EDUC,BEIJING 100050,PEOPLES R CHINA	1747-0277	2.527	76	4
Xiang,ZG;Chen,W;Ravary,S;Dong,W;Zhang,W;Mu,R;Li,ZG;Zhang,LF	OVER-EXPRESSION OF IL-33 LEADS TO SPONTANEOUS PULMONARY INFLAMMATION IN MIL-33 TRANSGENIC MICE	IMMUNOLOGY LETTERS	CHINESE ACAD MED SCI,PEKING UNION MED COLL,INST LAB ANIM SCI,KEY LAB HUMAN DIS COMPARAT MED,MINIST HLTH,BEIJING 100021,PEOPLES R CHINA	0165-2478	2.511	131	2
Yang,JH;Han,XL;Huang,DG;Yu,L;Zhu,YH;Tong,Y;Zhu,BL;Li,CB;Weng,MS;Ma,X	ANALYSIS OF TGFBI GENE MUTATIONS IN CHINESE PATIENTS WITH CORNEAL DYSTROPHIES AND REVIEW OF THE LITERATURE	MOLECULAR VISION	PEKING UNION MED COLL,NATL RES INST FAMILY PLANNING,DEPT GENET,BEIJING 100081,PEOPLES R CHINA	1090-0535	2.511	16	132
Fei,Q;Wu,ZH;Wang,H;Zhou,X;Wang,NG;Ding,YZ;Wang,YP;Qiu,GX	THE ASSOCIATION ANALYSIS OF TBX6 POLYMORPHISM WITH SUSCEPTIBILITY TO CONGENITAL SCOLIOSIS IN A CHINESE HAN POPULATION	SPINE	BEIJING UNION MED COLL HOSP,DEPT ORTHOPAED SURG,BEIJING 100730,PEOPLES R CHINA	0362-2436	2.51	35	9
He,CE;Wei,JH;Jin,Y;Chen,SL	BIOACTIVE COMPONENTS OF THE ROOTS OF SALVIA MILTIORRHIZAE: CHANGES RELATED TO HARVEST TIME AND GERMPLASM LINE	INDUSTRIAL CROPS AND PRODUCTS	CHINESE ACAD MED SCI,INST MED PLANT DEV,NATL MED PLANT GENE BANK,BEIJING 100193,PEOPLES R CHINA	0926-6690	2.507	32	3

续 表

作者姓名	论文题目	期刊名称	发表单位	刊号	影响因子	卷	期
Wang,L;Bao,Y;Yang,Y;Wu,YX;Chen,XF;Si,SY;Hong,B	DISCOVERY OF ANTAGONISTS FOR HUMAN SCAVENGER RECEPTOR CD36 VIA AN ELISA-LIKE HIGH-THROUGHPUT SCREENING ASSAY	JOURNAL OF BIOMOLECULAR SCREENING	CHINESE ACAD MED SCI,INST MED BIOTECHNOL,MINIST HLTH,KEY LAB BIOTECHNOL ANTIBIOT,BEIJING 100050,PEOPLES R CHINA	1087-0571	2.5	15	3
Ruan,CJ;Li,Z;Zhang,L;Chen,DH;Du,GH;Sun,L	PROTECTIVE EFFECTS OF TRANS-2,4-DIMETHOXYSTIBENE ON COGNITIVE,IMPAIRMENTS INDUCED BY A BETA (25-35)IN,HYPERCHOLESTEROLEMIC RATS	BRAIN RESEARCH BULLETIN	CHINESE ACAD SCI,SCH BASIC MED,PEKING UNION MED COLL,DEPT PHARMACOL,INST BASIC MED SCI,BEIJING 100005,PEOPLES R CHINA	0361-9230	2.498	82	5-6
Wang,Z;Zhang,WM;Wang,Y;Meng,Y;Su,LA;Shi,HP;Huang,SZ	MUCOPOLYSACCHARIDOSIS IVA MUTATIONS IN CHINESE PATIENTS:16 NOVEL MUTATIONS	JOURNAL OF HUMAN GENETICS	PEKING UNION MED COLL,INST BASIC MED SCI,DEPT MED GENET,BEIJING 100005,PEOPLES R CHINA	1434-5161	2.496	55	8
Zhang,YB;Zhang,F;Lin,HB;Shi,L;Wang,PP;Shi,L;Gong,QA;Li,X;Wang,M;Hu,SN;Chu,JY;W	NUCLEOTIDE POLYMORPHISM OF THE TNF GENE CLUSTER IN SIX CHINESE POPULATIONS	JOURNAL OF HUMAN GENETICS	CHINESE ACAD MED SCI,INST MED BIOL,KUNMING 650118,YUNNAN,PEOPLES R CHINA	1434-5161	2.496	55	6
Xiao,ZJ;Liu,L;Xu,ZF;Qin,TJ;Zhang,Y;Zhang,TJ	LOW-DOSE MELPHALAN IN MYELODYSPLASTIC SYNDROMES:AN EFFECTIVE TREATMENT FOR ELDERLY RAEB-I OR II PATIENTS?	LEUKEMIA & LYMPHOMA	CHINESE ACAD MED SCI,INST HEMATOL,MDS CTR,DEPT CLIN HEMATOL 6,TIANJIN 300020,PEOPLES R CHINA	1042-8194	2.492	51	3
Li,YN;Zou,DH;Zhao,YZ;Mi,YC;Wang,JX;Qiu,LG	CLINICAL CHARACTERISTICS AND OUTCOMES OF ADULTS WITH PHILADELPHIA CHROMOSOME POSITIVE AND/OR BCR-ABL POSITIVE ACUTE LYMPHOBLASTIC LEUKEMIA:A SINGLE CENTER STUDY FROM CHINA	LEUKEMIA & LYMPHOMA	CHINESE ACAD MED SCI,LYMPHOMA & MYELOMA CTR,STATE KEY LAB HEMATOL,INST HEMATOL,TIANJIN 300020,PEOPLES R CHINA	1042-8194	2.492	51	3

续 表

作者姓名	论文题目	期刊名称	发表单位	刊号	影响因子	卷	期
Wang,XC;Tian,LL;Tian,J;Wu,HL;Meng,AM	ERRATUM TO:OVEREXPRESSION OF CKS1 IS ASSOCIATED WITH POOR SURVIVAL BY INHIBITING APOPTOSIS IN BREAST CANCER(VOL 135,PG 1393,2009)	JOURNAL OF CANCER RESEARCH AND CLINICAL ONCOLOGY	CHINESE ACAD MED SCI,INST RADIAT MED,TIANJIN 300192,PEOPLES R CHINA	0171-5216	2.485	136	4
Han,C;Lin,YH;Shan,GL;Zhang,ZX;Sun,XD;Wang,ZS;Wei,CY;Deng,Y;Zhang,LH;Bu,LY;Shao	PLASMA CONCENTRATION OF MALARIA PARASITE-DERIVED MACROPHAGE MIGRATION INHIBITORY FACTOR IN UNCOMPLICATED MALARIA PATIENTS CORRELATES WITH PARASITEMIA AND DISEASE SEVERITY	CLINICAL AND VACCINE IMMUNOLOGY	CHINESE ACAD MED SCI,INST BASIC MED SCI,DEPT MICROBIOL & PARASITOL,BEIJING 100005,PEOPLES R CHINA	1556-6811	2.471	17	10
Wang,W;Liao,QP;Quan,LH;Liu,CY;Chang,Q;Liu,XM;Liao,YH	THE EFFECT OF ACORUS GRAMINEUS ON THE BIOAVAILABILITIES AND BRAIN CONCENTRATIONS OF GINSENOSIDES RG1,RE AND RB1 AFTER ORAL ADMINISTRATION OF KAI-XIN-SAN PREPARATIONS IN RATS	JOURNAL OF ETHNOPHARMACOLOGY	CHINESE ACAD MED SCI,INST MED PLANT DEV IMPLAD,BEIJING 100193,PEOPLES R CHINA	0378-8741	2.466	131	2
Gao,T;Yao,H;Song,JY;Liu,C;Zhu,YJ;Ma,XY;Pang,XH;Xu,HX;Chen,SL	IDENTIFICATION OF MEDICINAL PLANTS IN THE FAMILY FABACEAE USING A POTENTIAL DNA BARCODE ITS2	JOURNAL OF ETHNOPHARMACOLOGY	CHINESE ACAD MED SCI,PEKING UNION MED COLL,INST MED PLANT DEV,BEIJING 100193,PEOPLES R CHINA	0378-8741	2.466	130	1
Ma,YN;Zhang,X;Yu,HC;Zhang,JW	CTD SMALL PHOSPHATASE LIKE 2 (CTDSPL2) CAN INCREASE EPSILON-AND GAMMA-GLOBIN GENE EXPRESSION IN K562 CELLS AND CD34+CELLS DERIVED FROM UMBILICAL CORD BLOOD	BMC CELL BIOLOGY	CHINESE ACAD MED SCI,NATL LAB MED MOL BIOL,INST BASIC MED SCI,BEIJING 100005,PEOPLES R CHINA	1471-2121	2.464	11	

续 表

作者姓名	论文题目	期刊名称	发表单位	刊号	影响因子	卷	期
Yang,SB;He,S;Zhou,XB;Liu,M;Zhu,HX;Wang,YH;Zhang,W;Yan,SA;Quan,LP;Bai,JF;Xu,NZ	SUPPRESSION OF AURORA-A ONCOGENIC POTENTIAL BY C-MYC DOWNREGULATION	EXPERIMENTAL AND MOLECULAR MEDICINE	CHINESE ACAD MED SCI,STATE KEY LAB MOL ONCOL,BEIJING 100037,PEOPLES R CHINA	1226-3613	2.453	42	11
Ma,WW;Xu,J;Wang,QQ;Xin,Y;Zhang,L;Zheng,XX;Wang,H;Sun,K;Hui,RT;Huang,XH	INTERACTION OF FUNCTIONAL NPC1 GENE POLYMORPHISM WITH SMOKING ON CORONARY HEART DISEASE	BMC MEDICAL GENETICS	CHINESE ACAD MED SCI,FU WAI HOSP,MINIST EDUC,SINO GERMAN LAB MOL MED,KEY LAB CLIN CARDIOVASC GENET,BEIJING 100037,PEOPLES R CHINA	1471-2350	2.439	11	
Zhang,L;Cai,JQ;Zhao,IJ;Bi,XY;Tan,XG;Yan,T;Li,C;Zhao,P	IMPACT OF HEPATITIS B VIRUS INFECTION ON OUTCOME FOLLOWING RESECTION FOR INTRAHEPATIC CHOLANGIOCARCINOMA	JOURNAL OF SURGICAL ONCOLOGY	CHINESE ACAD MED SCI,CANC HOSP,DEPT ABDOMINAL SURG,BEIJING 100021,PEOPLES R CHINA	0022-4790	2.428	101	3
Li,JH;Yin,YP;Zheng,HP;Zhong,MY;Peng,RR;Wang,BX;Chen,XS	A HIGH-RESOLUTION MELTING ANALYSIS FOR GENOTYPING UROGENITAL CHLAMYDIA TRACHOMATIS	DIAGNOSTIC MICROBIOLOGY AND INFECTIOUS DISEASE	CHINESE ACAD MED SCI,NATL CTR STD CONTROL,NANJING 210042,PEOPLES R CHINA	0732-8893	2.426	68	4
Liu,YY;Yang,N;Zuo,PP	CDNA MICROARRAY ANALYSIS OF GENE EXPRESSION IN THE CEREBRAL CORTEX AND HIPPOCAMPUS OF BALB/C MICE SUBJECTED TO CHRONIC MILD STRESS	CELLULAR AND MOLECULAR NEUROBIOLOGY	CHINESE ACAD MED SCI,INST BASIC MED SCI,DEPT PHARMACOL,BEIJING 100005,PEOPLES R CHINA	0272-4340	2.423	30	7
Yuan,YH;Sun,JD;Zhao,M;Hu,JF;Wang,XL;Du,GH;Chen,NH	OVEREXPRESSION OF ALPHA-SYNUCLEIN DOWN-REGULATES BDNF EXPRESSION	CELLULAR AND MOLECULAR NEUROBIOLOGY	CHINESE ACAD MED SCI,INST MAT MED,DEPT PHARMACOL,MINIST EDUC,KEY LAB BIOACT SUBST & RESOURCES UTIL,BEIJING 100050,PEOPLES R CHINA	0272-4340	2.423	30	6

续 表

作者姓名	论文题目	期刊名称	发表单位	刊号	影响因子	卷	期
Li,RH;Lin,T;Gu,H;Zhou,ZC	SUCCESSFUL THALIDOMIDE TREATMENT OF ADULT SOLITARY PERIANAL LANGERHANS CELL HISTIOCYTOSIS	EUROPEAN JOURNAL OF DERMATOLOGY	CHINESE ACAD MED SCI,INST DERMATOL,NANJING 210042,PEOPLES R CHINA	1167-1122	2.421	20	3
Chen,JB;Wang,BX;Zeng,YP;Xu,HX	HIGH-DOSE INTRAVENOUS IMMUNOGLOBULINS IN THE TREATMENT OF STEVENS-JOHNSON SYNDROME AND TOXIC EPIDERMAL NECROLYSIS IN CHINESE PATIENTS:A RETROSPECTIVE STUDY OF 82 CASES	EUROPEAN JOURNAL OF DERMATOLOGY	BEIJING UNION MED COLL HOSP,DEPT DERMATOL,ACAD MED SCI,BEIJING 100730,PEOPLES R CHINA	1167-1122	2.421	20	6
Zhao,RY;Xiao,W;Cheng,HL;Zhu,P;Cheng,KD	CLONING AND CHARACTERIZATION OF SQUALENE SYNTHASE GENE FROM FUSARIUM FUJIKUROI(SAW.)WR.	JOURNAL OF INDUSTRIAL MICROBIOLOGY & BIOTECHNOLOGY	CHINESE ACAD MED SCI,INST MAT MED,DEPT BIOSYNTH NAT PROD,BEIJING 100050,PEOPLES R CHINA	1367-5435	2.416	37	11
Yu,XY;Qiao,SB;Guan,HS;Liu,SW;Meng,XM	EFFECTS OF VISFATIN ON PROLIFERATION AND COLLAGEN SYNTHESIS IN RAT CARDIAC FIBROBLASTS	HORMONE AND METABOLIC RESEARCH	CHINESE ACAD MED SCI,CARDIOVASC INST,DEPT CARDIOL,BEIJING 100037,PEOPLES R CHINA	0018-5043	2.414	42	7
Ren,YT;Ke,MY;Fang,XC;Zhu,LM;Sun,XH;Wang,ZF	RESEARCH INTO REACTION OF ACHALASIA ESOPHAGUS TO HIGH AND LOW TEMPERATURES-DATA WITH HIGH RESOLUTION MANOMETRY	JOURNAL OF GASTROENTEROLOGY AND HEPATOLOGY	BEIJING UNION MED COLL HOSP,DEPT GASTROENTEROL,BEIJING,PEOPLES R CHINA	0815-9319	2.41	25	
Wang,WH;Feng,XL;Zhang,T;Jin,J;Wang,SL;Liu,YP;Song,YW;Liu,XF;Yu,ZH;Li,YX	PROSPECTIVE EVALUATION OF MICROSCOPIC EXTENSION USING WHOLE-MOUNT PREPARATION IN PATIENTS WITH HEPATOCELLULAR CARCINOMA:DEFINITION OF CLINICAL TARGET VOLUME FOR RADIOTHERAPY	RADIATION ONCOLOGY	CHINESE ACAD MED SCI,CANC HOSP,DEPT RADIAT ONCOL,BEIJING 100021,PEOPLES R CHINA	1748-717X	2.409	5	

续 表

作者姓名	论文题目	期刊名称	发表单位	刊号	影响因子	卷	期
Guan,JA;Sun,XL;Liang,Y;Dong,W;Zhang,LF;Zhu,J;Wang,GG	ATORVASTATIN ATTENUATES COXSACKIE VIRUS B3M-INDUCED VIRAL MYOCARDITIS IN MICE	JOURNAL OF CARDIOVASCULAR PHARMACOLOGY	CHINESE ACAD MED SCI,PEKING UNION MED COLL,EMERGENCY CTR CARDIOVASC INST,BEIJING 100037,PEOPLES R CHINA	0160-2446	2.406	56	5
Kang,S;Yang,YJ;Wu,YL;Chen,YT;Li,L;Tian,Y	MYOCARDIUM AND MICROVESSEL ENDOTHELIUM APOPTOSIS AT DAY 7 FOLLOWING REPERFUSED ACUTE MYOCARDIAL INFARCTION	MICROVASCULAR RESEARCH	CHINESE ACAD MED SCI,DEPT CARDIOL,CARDIOVASC INST,BEIJING 100037,PEOPLES R CHINA	0026-2862	2.39	79	1
Liu,DH;Cui,W;Yao,YT;Jiang,QQ	SCIENTIFIC PUBLICATIONS IN LABORATORY MEDICINE FROM MAINLAND CHINA,HONG KONG AND TAIWAN:A TEN-YEAR SURVEY OF THE LITERATURE	CLINICA CHIMICA ACTA	CHINESE ACAD MED SCI,PEKING UNION MED COLL HOSP,DEPT CLIN LAB,BEIJING 100730,PEOPLES R CHINA	0009-8981	2.388	411	19-20
Chen,XY;Sui,C;Gan,BC;Wei,JH;Zhou,YK	FIRST REPORT OF CORYNESPORA LEAF SPOT ON PATCHOULI CAUSED BY CORYNESPORA CASSIICOLA IN CHINA	PLANT DISEASE	CHINESE ACAD MED SCI,HAINAN BRANCH,INST MED PLANT DEV,WANNING 571533,PEOPLES R CHINA	0191-2917	2.387	94	12
Zhang,Z;Wei,JH;Yang,CM;Chen,HQ;Sui,C;Gao,ZH	FIRST REPORT OF ALTERNARIA LEAF BLIGHT ON BUPLEURUM CHINENSE CAUSED BY ALTERNARIA ALTERNATA IN CHINA	PLANT DISEASE	CHINESE ACAD MED SCI,INST MED PLANT DEV,BEIJING 100193,PEOPLES R CHINA	0191-2917	2.387	94	7
Ma,GL;Yang,J;Zhang,LH;Song,CX	EFFECTIVE ANTITUMOR ACTIVITY OF PACLITAXEL-LOADED POLY(EPSILON-CAPROLACTONE)/PLURONIC F68 NANOPARTICLES AFTER INTRATUMORAL DELIVERY INTO THE MURINE BREAST CANCER MODEL	ANTI-CANCER DRUGS	PEKING UNION MED COLL,TIANJIN KEY LAB BIOMAT,INST BIOMED ENGN,TIANJIN 300192,PEOPLES R CHINA	0959-4973	2.376	21	3

续 表

作者姓名	论文题目	期刊名称	发表单位	刊号	影响因子	卷	期
Jin,HX;Ren,KH;He,HW;Liu,X;Song,DQ;Shao,RG	THE BENZOYLUREA DERIVATIVE F13 INHIBITS CELL GROWTH,MIGRATION AND INVASION THROUGH INDUCING EXPRESSION OF ERK1/2-MEDIATED RECK IN FIBROSARCOMA HT-1080 CELLS	ANTI-CANCER DRUGS	CHINESE ACAD MED SCI,PEKING UNION MED COLL,INST MED BIOTECHNOL,DEPT ONCOL,BEIJING 100050,PEOPLES R CHINA	0959-4973	2.376	21	4
Wang,QQ;Hao,YC;Mo,XB;Wang,LY;Lu,XF;Huang,JF;Cao,J;Li,HF;Gu,DF	PLA2G7 GENE POLYMORPHISMS AND CORONARY HEART DISEASE RISK:A META-ANALYSIS	THROMBOSIS RESEARCH	CHINESE ACAD MED SCI,DEPT EVIDENCE BASED MED,CARDIOVASC INST,FU WAI HOSP,BEIJING 100037,PEOPLES R CHINA	0049-3848	2.372	126	6
Cai,HC;Hua,BL;Fan,LK;Wang,Q;Wang,SJ;Zhao,YQ	A NOVEL MUTATION(G2172 -> C)IN THE FACTOR V GENE IN A CHINESE FAMILY WITH HEREDITARY ACTIVATED PROTEIN C RESISTANCE	THROMBOSIS RESEARCH	CHINESE ACAD MED SCI,PEKING UNION MED COLL HOSP,DEPT HEMATOL,BEIJING 100730,PEOPLES R CHINA	0049-3848	2.372	125	6
Guo,N;Zhao,Y;Fang,WS	BIOTRANSFORMATION OF 3-OXO-OLEANOLIC ACID BY ABSIDIA GLAUCA	PLANTA MEDICA	PEKING UNION MED COLL,MINIST EDUC,KEY LAB BIOACT SUBST & RESOURCES UTILIZAT CHINESE,BEIJING 100050,PEOPLES R CHINA	0032-0943	2.369	76	16
Zhang,BG;Peng,Y;Zhang,Z;Liu,HT;Qi,YD;Liu,SA;Xiao,PG	GAP PRODUCTION OF TCM HERBS IN CHINA	PLANTA MEDICA	CHINESE ACAD MED SCI,INST MED PLANT DEV,BEIJING 100193,PEOPLES R CHINA	0032-0943	2.369	76	17
Pang,XH;Song,JY;Zhu,YJ;Xie,CX;Chen,SL	USING DNA BARCODING TO IDENTIFY SPECIES WITHIN EUPHORBIACEAE	PLANTA MEDICA	CHINESE ACAD MED SCI,INST MED PLANT DEV,PEKING UNION MED COLL,BEIJING 100193,PEOPLES R CHINA	0032-0943	2.369	76	15
Zhu,L;Lang,JH;Liu,CY;Xu,T;Liu,XC;Li,N;Wong,F	EPIDEMIOLOGICAL STUDY OF URGE URINARY INCONTINENCE AND RISK FACTORS IN CHINA	INTERNATIONAL UROGYNECOLOGY JOURNAL	BEIJING UNION MED COLL HOSP,DEPT OG,BEIJING 100730,PEOPLES R CHINA	0937-3462	2.368	21	5

续 表

作者姓名	论文题目	期刊名称	发表单位	刊号	影响因子	卷	期
Tong,JL;Lang,JH;Zhu,L	MICROARRAY ANALYSIS OF DIFFERENTIALLY EXPRESSED GENES IN VAGINAL TISSUES IN POSTMENOPAUSAL WOMEN. THE ROLE OF STRESS URINARY INCONTINENCE	INTERNATIONAL UROGYNECOLOGY JOURNAL	CHINESE ACAD MED SCI,PEKING UNION MED COLL,PEKING UNION MED COLL HOSP,DEPT OBSTET & GYNECOL,BEIJING 100037,PEOPLES R CHINA	0937-3462	2.368	21	12
Li,X;Wang,L;Bai,L;Yao,C;Zhang,Y;Zhang,R;Li,Y	CLONING AND CHARACTERIZATION OF A GLUCOSYLTRANSFERASE AND A RHAMNOSYLTRANSFERASE FROM STREPTOMYCES SP 139	JOURNAL OF APPLIED MICROBIOLOGY	CHINESE ACAD MED SCI,KEY LAB BIOTECHNOL ANTIBIOT,MINIST HLTH,INST MED BIOTECHNOL,BEIJING 100050,PEOPLES R CHINA	1364-5072	2.365	108	5
Wang,X;Yang,R;Zhao,Y;Wu,J;Sun,J;Zhang,X	THE PREVALENCE OF FACTOR VIII INHIBITORS AND GENETIC ASPECTS OF INHIBITOR DEVELOPMENT IN CHINESE PATIENTS WITH HAEMOPHILIA A	HAEMOPHILIA	PEKING UNION HOSP,BEIJING,PEOPLES R CHINA	1351-8216	2.364	16	
Yang,R;Zhao,Y;Sun,J;Wang,X;Yu,M	SAFETY AND EFFICACY OF PLASMA/ALBUMIN-FREE RECOMBINANT FACTOR VIII FOR THE TREATMENT OF PREVIOUSLY TREATED PATIENTS WITH HEMOPHILIA A IN CHINA:A 6 MONTH COMPASSIONATE USE STUDY	HAEMOPHILIA	INST HEMATOL & BLOOD DIS HOSP,DEPT HEMATOL,TIANJIN,PEOPLES R CHINA	1351-8216	2.364	16	
Wang,HW;Cao,JE;Li,JX;Chen,JC;Wu,XG;Duan,XF;Huang,JF;Gu,DF	BLOOD PRESSURE,BODY MASS INDEX AND RISK OF CARDIOVASCULAR DISEASE IN CHINESE MEN AND WOMEN	BMC PUBLIC HEALTH	CHINESE ACAD MED SCI,CARDIOVASC INST,DEPT EVIDENCE BASED MED,BEIJING 100037,PEOPLES R CHINA	1471-2458	2.364	10	
Zhang,L;Gu,D;Du,W;Lui,P;Lu,S;Yang,R	HFIX GENE THERAPY IN MURINE HEMOPHILIA B BY HYDRODYNAMIC DELIVERY AND SITE-SPECIFIC GENOMIC INTEGRATION	HAEMOPHILIA	CHINESE ACAD MED SCI,INST HEMATOL & BLOOD DIS HOSP,STATE KEY LAB EXPT HEMATOL,TIANJIN,PEOPLES R CHINA	1351-8216	2.364	16	

续 表

作者姓名	论文题目	期刊名称	发表单位	刊号	影响因子	卷	期
Yang,R;Xue,E;Sun,C	HEMOPHILIC PSCUDOTUMOR IN CHINESE PATIENTS:A RETROSPECTIVE SINGLE-CENTER ANALYSIS OF 14 CASES	HAEMOPHILIA	CHINESE ACAD MED SCI,INST HEMATOL,BEIJING,PEOPLES R CHINA	1351-8216	2.364	16	
Hua,B;Zhao,Y;Luo,T;Fan,L;Li,K	CONTRIBUTION OF NATURAL ANTICOAGULANT FACTORS IN MODULATING THE PHENOTYPIC HETEROGENEITY OF CHINESE HAEMOPHILIAC PATIENTS	HAEMOPHILIA	BEIJING UNION MED COLL HOSP,BEIJING,PEOPLES R CHINA	1351-8216	2.364	16	
Chen,L;Sun,J;Hilliard,P;Zourikian,N;Hang,M;Blanchette,V;Poon,M;Luke,K	'TRAIN THE TRAINER':THE KEY TO SUCCESSFULLY ACCELERATING TRAINING AND IMPROVING PHYSIOTHERAPY SERVICES FOR PERSONS WITH HEMOPHILIA IN CHINA	HAEMOPHILIA	BEIJING UNION MED COLL HOSP,BEIJING,PEOPLES R CHINA	1351-8216	2.364	16	
Liang,H;Wang,JB;Xiao,HJ;Wang,D;Wei,WQ;Qiao,YL;Boffetta,P	ESTIMATION OF CANCER INCIDENCE AND MORTALITY ATTRIBUTABLE TO ALCOHOL DRINKING IN CHINA	BMC PUBLIC HEALTH	CHINESE ACAD MED SCI,INST CANC,DEPT CANC EPIDEMIOL,BEIJING 100021,PEOPLES R CHINA	1471-2458	2.364	10	
Li,M;Jiang,N;Xu,D;Hou,Y;Wang,Q;Zeng,X	TH17S AND CD4+CD25+TREGS LYMPHOCYTES IN THE PERIPHERAL BLOOD OF PATIENTS WITH SYSTEMIC SCLEROSIS	CLINICAL AND EXPERIMENTAL RHEUMATOLOGY	BEIJING UNION MED COLL HOSP,BEIJING,PEOPLES R CHINA	0392-856X	2.358	28	2
Peng,M;Xu,W;Wang,Q;Zhao,J;Li,M;Xu,D;Hou,Y;Zeng,X	PULMONARY INVOLVEMENT IN CHINESE PATIENTS WITH SSC AND CORRELATIONS BETWEEN THE IMAGING AND FUNCTIONAL ABNORMALITIES	CLINICAL AND EXPERIMENTAL RHEUMATOLOGY	BEIJING UNION MED COLL HOSP,BEIJING,PEOPLES R CHINA	0392-856X	2.358	28	2

续 表

作者姓名	论文题目	期刊名称	发表单位	刊号	影响因子	卷	期
Li,M;Zhao,J;Wang,Q;Xu,D;Hou,Y;Zeng,X	ANTI-MOESIN ANTIBODY:AN EARLY PREDICTOR FOR SYSTEMIC SCLEROSIS ASSOCIATED INTERSTITIAL LUNG DISEASE	CLINICAL AND EXPERIMENTAL RHEUMATOLOGY	BEIJING UNION MED COLL HOSP,BEIJING,PEOPLES R CHINA	0392-856X	2.358	28	2
Zeng,Y;Ye,Y;Li,M;Xu,D;Hou,Y;Wang,Q;Zeng,X	PERIPHERAL ARTERY DISEASE IN SYSTEMIC SCLEROSIS	CLINICAL AND EXPERIMENTAL RHEUMATOLOGY	BEIJING UNION MED COLL HOSP,BEIJING,PEOPLES R CHINA	0392-856X	2.358	28	2
Li,MT;Hong,Y;Wang,Q;Bai,YN;Song,N;Zeng,XF	PRELIMINARY ANALYSIS OF CHINESE PATIENTS WITH SYSTEMIC SCLEROSIS - FROM THE CHINESE EUSTAR DATABASE	CLINICAL AND EXPERIMENTAL RHEUMATOLOGY	BEIJING UNION MED COLL HOSP,DEPT RHEUMATOL,BEIJING,PEOPLES R CHINA	0392-856X	2.358	28	2
Wang,Q;Xu,D;Li,MT;Hou,Y;Zeng,XF;Zhao,JL	THE CLINICAL SIGNIFICANCE OF SCLERODERMA-RELATED AUTOANTIBODIES IN CHINESE SYSTEMIC SCLEROSIS PATIENTS	CLINICAL AND EXPERIMENTAL RHEUMATOLOGY	BEIJING UNION MED COLL HOSP,DEPT RHEUMATOL,BEIJING,PEOPLES R CHINA	0392-856X	2.358	28	2
Hou,Y;Li,M;Xu,D;Wang,Q;Zeng,X;Zhang,F	CHINA NAILFOLD CAPILLARY MICROSCOPY SCORE IN SYSTEMIC SCLEROSIS	CLINICAL AND EXPERIMENTAL RHEUMATOLOGY	BEIJING UNION MED COLL HOSP,DEPT RHEUMATOL,BEIJING,PEOPLES R CHINA	0392-856X	2.358	28	2
Lu,YF;Du,W;Sun,QN	PRELIMINARY RESULTS OF STUDIES ON SUSCEPTIBILITY GENES TO SYSTEMIC SCLEROSIS IN CHINESE POPULATION	CLINICAL AND EXPERIMENTAL RHEUMATOLOGY	BEIJING UNION MED COLL HOSP,DEPT DERMATOL,BEIJING,PEOPLES R CHINA	0392-856X	2.358	28	5
Pearline,RV;Tucker,JD;Yuan,LF;Bu,J;Yin,YP;Chen,XS;Cohen,MS	SEXUALLY TRANSMITTED INFECTIONS AMONG INDIVIDUALS OVER FIFTY YEARS OF AGE IN CHINA	AIDS PATIENT CARE AND STDS	CHINESE ACAD MED SCI,NATL CTR STD CONTROL,NANJING,PEOPLES R CHINA	1087-2914	2.333	24	6
Feng,X;Zou,ZM;Fu,SB;Sun,LZ;Su,ZH;Sun,DA	MICROBIAL OXIDATION AND GLUCOSIDATION OF ECHINOCYSTIC ACID BY NOCARDIA CORALLINA	JOURNAL OF MOLECULAR CATALYSIS B-ENZYMATIC	CHINESE ACAD MED SCI,INST MED PLANT DEV,BEIJING 100193,PEOPLES R CHINA	1381-1177	2.33	66	1-2

续 表

作者姓名	论文题目	期刊名称	发表单位	刊号	影响因子	卷	期
Feng,X;Sun,LZ;Fu,SB;Zou,ZM;Sun,DA	MICROBIAL TRANSFORMATION OF 7-EPI-10-DEACETYLBACCATIN III TO 10-DEACETYLBACCATIN III	JOURNAL OF MOLECULAR CATALYSIS B-ENZYMATIC	CHINESE ACAD MED SCI,INST MED PLANT DEV,BEIJING 100193,PEOPLES R CHINA	1381-1177	2.33	64	1-2
Zhu,DW;Yao,KD;Bo,JE;Zhang,HL;Liu,LX;Dong,X;Song,LP;Leng,XG	HYDROPHILIC/LIPOPHILIC N-METHYLENE PHOSPHONIC CHITOSAN AS A PROMISING NON-VIRAL VECTOR FOR GENE DELIVERY	JOURNAL OF MATERIALS SCIENCE-MATERIALS IN MEDICINE	CHINESE ACAD MED SCI,TIANJIN KEY LAB BIOMED MAT,INST BIOMED ENGN,TIANJIN 300192,PEOPLES R CHINA	0957-4530	2.325	21	1
Yang,JG;Li,J;Lu,CL;Hasimu,B;Yang,YJ;Hu,DY	CHRONIC KIDNEY DISEASE,ALL-CAUSE MORTALITY AND CARDIOVASCULAR MORTALITY AMONG CHINESE PATIENTS WITH ESTABLISHED CARDIOVASCULAR DISEASE	JOURNAL OF ATHEROSCLEROSIS AND THROMBOSIS	CHINESE ACAD MED SCI,CARDIOVASC INST,BEIJING 100037,PEOPLES R CHINA	1340-3478	2.293	17	4
Qiang,W	RE:MATHEMATICAL MODELING OF DONOR SKIN-SPARING FULL-THICKNESS SKIN GRAFTS-SOMETHING DOESN'T ADD UP	DERMATOLOGIC SURGERY	CHINESE ACAD MED SCI,DEPT DERMATOL SURG,INST DERMATOL,NANJING,PEOPLES R CHINA	1076-0512	2.264	36	4
Wang,JP;Fan,JC;Chai,JK	AESTHETIC EYELASH ELONGATION FOR ASIANS USING A DENSE-PACKING SINGLE-HAIR GRAFTING TECHNIQUE	DERMATOLOGIC SURGERY	PLAST SURG HOSP,CHINESE ACAD MED SCI,DEPT AESTHET & PLAST SURG 9,BEIJING 100144,PEOPLES R CHINA	1076-0512	2.264	36	7
Guo,P;Kai,Q;Gao,JA;Lian,ZQ;Wu,CM;Wu,CA;Zhu,HB	CORDYCEPIN PREVENTS HYPERLIPIDEMIA IN HAMSTERS FED A HIGH-FAT DIET VIA ACTIVATION OF AMP-ACTIVATED PROTEIN KINASE	JOURNAL OF PHARMACOLOGICAL SCIENCES	CHINESE ACAD MED SCI,MINIST HLTH,KEY LAB NAT DRUGS BIOSYNTH,BEIJING 100050,PEOPLES R CHINA	1347-8613	2.26	113	4
Zhao,HP;Dan,L;Wei,Z;Wei,D;Juan,F;Xiang,ZG;Lan,H;Chuan,Q;Zhang,LF	GINSENOSIDE-RBL ATTENUATES DILATED CARDIOMYOPATHY IN CTNT(R141W)TRANSGENIC MOUSE	JOURNAL OF PHARMACOLOGICAL SCIENCES	PEKING UNION MED COLL,DEPT PATHOL,INST LAB ANIM SCI,CHINESE ACAD MED SCI,BEIJING 100021,PEOPLES R CHINA	1347-8613	2.26	112	2

续 表

作者姓名	论文题目	期刊名称	发表单位	刊号	影响因子	卷	期
Li,L;Shi,YH;Guo,ZJ;Qiu,TA;Guo,L;Yang,HY;Zhang,X;Zhao,XM;Su,Q	CLINICOPATHOLOGICAL FEATURES AND PROGNOSIS ASSESSMENT OF EXTRANODAL FOLLICULAR DENDRITIC CELL SARCOMA	WORLD JOURNAL OF GASTROENTEROLOGY	CHINESE ACAD MED SCI,INST CANC,DEPT PATHOL,BEIJING 100021,PEOPLES R CHINA	1007-9327	2.24	16	20
Hu,CJ;Zhang,FC;Li,YZ;Zhang,XA	PRIMARY BILIARY CIRRHOSIS:WHAT DO AUTOANTIBODIES TELL US?	WORLD JOURNAL OF GASTROENTEROLOGY	BEIJING UNION MED COLL HOSP,PEKING UNION MED COLL,DEPT RHEUMATOL & CLIN IMMUNOL,BEIJING 100032,PEOPLES R CHINA	1007-9327	2.24	16	29
Miao,RY;Zhao,HT;Yang,HY;Mao,YL;Lu,X;Zhao,Y;Liu,CN;Zhong,SX;Sang,XT;Huang,JF	POSTOPERATIVE ADJUVANT ANTIVIRAL THERAPY FOR HEPATITIS B/C VIRUS-RELATED HEPATOCELLULAR CARCINOMA:A META-ANALYSIS	WORLD JOURNAL OF GASTROENTEROLOGY	CHINESE ACAD MED SCI,DEPT LIVER SURG,PEKING UNION MED COLL HOSP,BEIJING 100730,PEOPLES R CHINA	1007-9327	2.24	16	23
Tian,XP;Zhang,XA	GASTROINTESTINAL INVOLVEMENT IN SYSTEMIC LUPUS ERYTHEMATOSUS:INSIGHT INTO PATHOGENESIS,DIAGNOSIS AND TREATMENT	WORLD JOURNAL OF GASTROENTEROLOGY	CHINESE ACAD MED SCI,PEKING UNION MED COLL,PEKING UNION MED COLL HOSP,DEPT RHEUMATOL,BEIJING 100730,PEOPLES R CHINA	1007-9327	2.24	16	24
Zhou,L;Rui,JA;Wang,SB;Chen,SG;Qu,Q	LCSGJ-T CLASSIFICATION,6TH OR 5TH EDITION TNM STAGING DID NOT INDEPENDENTLY PREDICT THE LONG-TERM PROGNOSIS OF HBV-RELATED HEPATOCELLULAR CARCINOMA AFTER RADICAL HEPATECTOMY	JOURNAL OF SURGICAL RESEARCH	CHINESE ACAD MED SCI,DEPT GEN SURG,PEKING UNION MED COLL HOSP,PEKING UNION MED COLL,BEIJING 100032,PEOPLES R CHINA	0022-4804	2.239	159	1
Li,M;Xing,XP;Zhang,ZL;Liu,JL;Zhang,ZL;Liu,DG;Xia,WB;Meng,XW	INFUSION OF IBANDRONATE ONCE EVERY 3 MONTHS EFFECTIVELY DECREASES BONE RESORPTION MARKERS AND INCREASES BONE MINERAL DENSITY IN CHINESE POSTMENOPAUSAL OSTEOPOROTIC WOMEN:A 1-YEAR STUDY	JOURNAL OF BONE AND MINERAL METABOLISM	CHINESE ACAD MED SCI,PEKING UNION MED COLL,PEKING UNION MED COLL HOSP,DEPT ENDOCRINOL,HLTH MINIST CHINA,ENDOCRINE KEY LAB,BEIJING 100037,PEOPLES R CHINA	0914-8779	2.238	28	3

续 表

作者姓名	论文题目	期刊名称	发表单位	刊号	影响因子	卷	期
Yang,L;Wang,LA;Pan,JY;Xiang,L;Yang,MH;Logrieco,AF	DETERMINATION OF OCHRATOXIN A IN TRADITIONAL CHINESE MEDICINAL PLANTS BY HPLC-FLD	FOOD ADDITIVES AND CONTAMINANTS PART A-CHEMISTRY ANALYSIS CONTROL EXPOSURE & RISK ASSESSMENT	CHINESE ACAD MED SCI,PEKING UNION MED COLL,INST MED PLANT DEV,BEIJING 100193,PEOPLES R CHINA	1944-0049	2.23	27	7
Song,LP;Zhu,DW;Liu,LX;Dong,X;Zhang,HL;Leng,XG	EVALUATION OF THE COAGULATION PROPERTIES OF ARGININE-CHITOSAN/DNA NANOPARTICLES	JOURNAL OF BIOMEDICAL MATERIALS RESEARCH PART B-APPLIED BIOMATERIALS	CHINESE ACAD MED SCI,INST BIOMED ENGN,LAB BIOENGN,TIANJIN 300192,PEOPLES R CHINA	1552-4973	2.22	95B	2
Ye,B;Gao,SG;Li,W;Yang,LH;Zhao,SH;Ma,K;Zhu,XL;Liu,XY;Sun,KL	A RETROSPECTIVE STUDY OF UNICENTRIC AND MULTICENTRIC CASTLEMAN'S DISEASE:A REPORT OF 52 PATIENTS	MEDICAL ONCOLOGY	CHINESE ACAD MED SCI,CANC HOSP,DIV THORAC SURG,BEIJING 100021,PEOPLES R CHINA	1357-0560	2.21	27	4
Ye,B;Li,W;Liu,XY;Sun,KL;Yang,LH;Ma,K;Zhao,SH;Mao,YS	MULTIPLE ORGAN METASTASES OF PULMONARY EPITHELIOID HAEMANGIOENDOTHELIOMA AND A REVIEW OF THE LITERATURE	MEDICAL ONCOLOGY	CHINESE ACAD MED SCI,DIV THORAC SURG,CANC HOSP,BEIJING 100021,PEOPLES R CHINA	1357-0560	2.21	27	1
Sang,XT;Zhao,HT;Lu,X;Mao,YL;Miao,RY;Yang,HY;Yang,YF;Huang,JF;Zhong,SX	PREDICTION AND IDENTIFICATION OF TUMOR-SPECIFIC NONCODING RNAS FROM HUMAN UNIGENE	MEDICAL ONCOLOGY	CHINESE ACAD MED SCI,PEKING UNION MED COLL HOSP,DEPT LIVER SURG,BEIJING 100730,PEOPLES R CHINA	1357-0560	2.21	27	3
Xue,FS;Yuan,YJ;Wang,Q;Liao,X	LARYNGOSCOPES WITH A GUIDING CHANNEL CANNOT AVOID DIFFICULTY IN PASSING ENDOTRACHEAL TUBE THROUGH THE GLOTTIS	ACTA ANAESTHESIOLOGICA SCANDINAVICA	CHINESE ACAD MED SCI,DEPT ANAESTHESIOL,PLAST SURG HOSP,BEIJING 100037,PEOPLES R CHINA	0001-5172	2.196	55	1
Xue,FS;He,N;Liu,JH;Zhang,YM	USE OF A FIBEROPTIC BRONCHOSCOPE TO FACILITATE TRACHEAL INTUBATION AFTER FAILED INTUBATION USING THE AIRTRAQ(R)LARYNGOSCOPE	ACTA ANAESTHESIOLOGICA SCANDINAVICA	CHINESE ACAD MED SCI,DEPT ANAESTHESIOL,PLAST SURG HOSP,BEIJING 100144,PEOPLES R CHINA	0001-5172	2.196	54	2

续 表

作者姓名	论文题目	期刊名称	发表单位	刊号	影响因子	卷	期
Liu,C;Li,JQ;Meng,FY;Liang,SX;Deng,RX;Li,CK;Pong,NH;Lau,CP;Cheng,SW;Ye,JY;Chen,J	POLYSACCHARIDES FROM THE ROOT OF ANGELICA SINENSIS PROMOTES HEMATOPOIESIS AND THROMBOPOIESIS THROUGH THE PI3K/AKT PATHWAY	BMC COMPLEMENTARY AND ALTERNATIVE MEDICINE	CHINESE ACAD MED SCI,INST MED PLANT DEV,BEIJING 100193,PEOPLES R CHINA	1472-6882	2.195	10	
Lu,XL;Xiong,CM;Shan,GL;Zhu,XY;Wu,BX;Wu,GH;Liu,ZH;Ni,XH;Cheng,XS;Gu,Q;Zhao,ZH;Z	IMPACT OF SILDENAFIL THERAPY ON PULMONARY ARTERIAL HYPERTENSION IN ADULTS WITH CONGENITAL HEART DISEASE	CARDIOVASCULAR THERAPEUTICS	CHINESE ACAD MED SCI,FU WAI HOSP,DEPT CARDIOL,BEIJING 100037,PEOPLES R CHINA	1755-5914	2.183	28	6
Li,J;Li,JJ;He,JG;Nan,JL;Guo,YL;Xiong,CM	ATORVASTATIN DECREASES C-REACTIVE PROTEIN-INDUCED INFLAMMATORY RESPONSE IN PULMONARY ARTERY SMOOTH MUSCLE CELLS BY INHIBITING NUCLEAR FACTOR-KAPPA B PATHWAY	CARDIOVASCULAR THERAPEUTICS	PEKING UNION MED COLL,DEPT CARDIOL,CARDIOVASC INST,BEIJING 100037,PEOPLES R CHINA	1755-5914	2.183	28	1
Xue,FS;Liu,JH;Yuan,YJ;Wang,QA;Liao,X	OXYGEN FLUSH IS AN EFFECTIVE MEANS TO ELIMINATE OBSCURED VISION BY FOGGING DURING INTUBATION USING THE AIRTRAQ[A(R)]OPTICAL LARYNGOSCOPE	CANADIAN JOURNAL OF ANESTHESIA-JOURNAL CANADIEN D ANESTHESIE	CHINESE ACAD MED SCI,BEIJING 100037,PEOPLES R CHINA	0832-610X	2.18	57	12
Xue,FS;Wang,Q;Yuan,YJ;Xiong,J	INSERTION OF THE PROSEAL(TM) LARYNGEAL MASK AIRWAY WITH THE 90A DEGREES ROTATION TECHNIQUE	CANADIAN JOURNAL OF ANAESTHESIA-JOURNAL CANADIEN D ANESTHESIE	CHINESE ACAD MED SCI,PLAST SURG HOSP,BEIJING 100037,PEOPLES R CHINA	0832-610X	2.18	57	6
Xue,FS;Xiong,J;Yuan,YJ;Wang,Q	OPTIMAL SIZE AND LENGTH OF THE ENDOTRACHEAL TUBE FOR TRACHEAL INTUBATION VIA SUPRAGLOTTIC AIRWAY DEVICES	CANADIAN JOURNAL OF ANAESTHESIA-JOURNAL CANADIEN D ANESTHESIE	CHINESE ACAD MED SCI,PLAST SURG HOSP,BEIJING 100037,PEOPLES R CHINA	0832-610X	2.18	57	6

续 表

作者姓名	论文题目	期刊名称	发表单位	刊号	影响因子	卷	期
Xue,FS;Liu,JH;Yuan,YJ;Liao,X;Wang,Q	CUFF INFLATION AS AN AID TO NASOTRACHEAL INTUBATION USING THE AIRTRAQ[A(R)]LARYNGOSCOPE	CANADIAN JOURNAL OF ANAESTHESIA-JOURNAL CANADIEN D ANESTHESIE	CHINESE ACAD MED SCI,PLAST SURG HOSP,BEIJING 100037,PEOPLES R CHINA	0832-610X	2.18	57	5
Xue,FS;He,N;Liu,JH;Liao,X;Zhang,YM	A SIMPLE MANEUVER TO FACILITATE TRACHEAL INTUBATION USING THE AIRTRAQ[A(R)]LARYNGOSCOPE WITH A REINFORCED ENDOTRACHEAL TUBE	CANADIAN JOURNAL OF ANAESTHESIA-JOURNAL CANADIEN D ANESTHESIE	CHINESE ACAD MED SCI,PLAST SURG HOSP,BEIJING 100037,PEOPLES R CHINA	0832-610X	2.18	57	3
Xue,FS;Liu,JH;Yuan,YJ;Liao,X	COMMENTS ON USE OF WINGED LARYNGOSCOPE BLADE FOR ENDOTRACHEAL INTUBATION IN CHILDREN WITH CLEFT LIP	PEDIATRIC ANESTHESIA	CHINESE ACAD MED SCI,DEPT ANESTHESIOL,PLAST SURG HOSP,BEIJING 100037,PEOPLES R CHINA	1155-5645	2.173	20	1
Xue,FS;Xiong,J;Yuan,YJ;Wang,Q;Liao,X	REVERSE LOADING OF THE TRACHEAL TUBE TO FACILITATE BLIND INTUBATION THROUGH THE AIR-Q INTUBATING LARYNGEAL AIRWAY IN CHILDREN	PEDIATRIC ANESTHESIA	CHINESE ACAD MED SCI,PLAST SURG HOSP,DEPT ANESTHESIOL,BEIJING 100037,PEOPLES R CHINA	1155-5645	2.173	20	6
Liao,X;Xue,FS;Liu,JH;Zhang,YM	THE CLASSIC LARYNGEAL MASK AIRWAY-GUIDED FIBEROPTIC TRACHEAL INTUBATION IN CHILDREN WITH A DIFFICULT AIRWAY	PEDIATRIC ANESTHESIA	CHINESE ACAD MED SCI,PLAST SURG HOSP,DEPT ANESTHESIOL,BEIJING 100037,PEOPLES R CHINA	1155-5645	2.173	20	3
Sun,HT;Xue,FS;Zhang,YM;Liao,X	CONVERSION OF OROTRACHEAL TO NASOTRACHEAL INTUBATION IN PEDIATRIC PATIENTS WITH A DIFFICULT AIRWAY	PEDIATRIC ANESTHESIA	CHINESE ACAD MED SCI,CANC HOSP,DEPT ANESTHESIOL,BEIJING 100037,PEOPLES R CHINA	1155-5645	2.173	20	3
Jie,B	THE PREVALENCE OF NUTRITIONAL RISK AND UTILIZATION OF NUTRITION SUPPORT:A COMPARATIVE STUDY IN BEIJING AND BALTIMORE TEACHING HOSPITALS	ANNALS OF NUTRITION AND METABOLISM	PEKING UNION MED COLL,BEIJING 100021,PEOPLES R CHINA	0250-6807	2.173	55	

续 表

作者姓名	论文题目	期刊名称	发表单位	刊号	影响因子	卷	期
Jie,B	THE IMPACT OF NUTRITIONAL SUPPORT ON CLINICAL OUTCOME IN PATIENTS AT NUTRITIONAL RISK: MULTICENTER STUDY IN BALTIMORE AND BEIJING TEACHING HOSPITALS	ANNALS OF NUTRITION AND METABOLISM	PEKING UNION MED COLL,BEIJING 100021,PEOPLES R CHINA	0250-6807	2. 173	55	
Xue,FS;Liu,JH;Yuan,YJ;Wang,QA;Liao,X	A SIMPLE MEASURE TO FACILITATE USE OF A PREFORMED ORAL TUBE FOR TRACHEAL INTUBATION USING THE AIRTRAQ(R)LARYNGOSCOPE IN CHILDREN	PEDIATRIC ANESTHESIA	CHINESE ACAD MED SCI,PLAST SURG HOSP,DEPT ANESTHESIOL,BEIJING 100144,PEOPLES R CHINA	1155-5645	2. 173	20	11
You,YG;Li,WQ;Gong,YH;Yin,B;Qiang,BQ;Yuan,JG;Peng,XZ	SHCD INTERACTS WITH TRKB VIA ITS PTB AND SH2 DOMAINS AND REGULATES BDNF-INDUCED MAPK ACTIVATION	BMB REPORTS	CHINESE ACAD MED SCI,NATL KEY LAB MED MOL BIOL,INST BASIC MED SCI,BEIJING 100005,PEOPLES R CHINA	1976-6696	2. 167	43	7
Yang,ZK;Li,KH;Yan,X;Dong,FT;Zhao,CH	AMELIORATION OF DIABETIC RETINOPATHY BY ENGRAFTED HUMAN ADIPOSE-DERIVED MESENCHYMAL STEM CELLS IN STREPTOZOTOCIN DIABETIC RATS	GRAEFES ARCHIVE FOR CLINICAL AND EXPERIMENTAL OPHTHALMOLOGY	BEIJING UNION MED COLL HOSP,DEPT OPHTHALMOL,BEIJING 100730,PEOPLES R CHINA	0721-832X	2. 158	248	10
Huang,Y;Gueyffier,F;Boissel,JP;Nony,P	CAN POOR-COMPLIANCE BE CONSIDERED AS AN IMPORTANT CAUSE FOR ASPIRIN RESISTANCE ? AN'IN-SILICO'APPROACH	FUNDAMENTAL & CLINICAL PHARMACOLOGY	CHINESE ACAD MED SCI,BEIJING 100037,PEOPLES R CHINA	0767-3981	2. 152	24	
Li,Y;Guo,S;Zheng,Y;Yu,X	PRIMARY AORTOBRONCHIAL FISTULA-INDUCED HEMOPTYSIS	QJM-AN INTERNATIONAL JOURNAL OF MEDICINE	BEIJING UNION MED COLL HOSP,EMERGENCY DEPT,BEIJING,PEOPLES R CHINA	1460-2725	2. 146	103	5
Wan,YL;Zhou,Z;Yang,YW;Wang,JW;Hung,T	APPLICATION OF AN IN-CELL WESTERN ASSAY FOR MEASUREMENT OF INFLUENZA A VIRUS REPLICATION	JOURNAL OF VIROLOGICAL METHODS	CHINESE ACAD MED SCI,BEIJING 100730,PEOPLES R CHINA	0166-0934	2. 139	169	2

续 表

作者姓名	论文题目	期刊名称	发表单位	刊号	影响因子	卷	期
Yang,YW;Gonzalez,R;Huang,F;Wang,W;Li,YJ;Vernet,G;Wang,JW;Jin,Q	SIMULTANEOUS TYPING AND HA/NA SUBTYPING OF INFLUENZA A AND B VIRUSES INCLUDING THE PANDEMIC INFLUENZA A/H1N1 2009 BY MULTIPLEX REAL-TIME RT-PCR	JOURNAL OF VIROLOGICAL METHODS	CHINESE ACAD MED SCI,DR CHRISTOPHE MERIEUX LAB,IPB,CAMS FDN MERIEUX,BEIJING 100730,PEOPLES R CHINA	0166-0934	2.139	167	1
Gu,DS;Ge,J;Du,WT;Xue,F;Chen,ZP;Zhao,HF;Zhou,ZP;Xu,J;Liu,PX;Zhao,QJ;Zhang,L;Yan	RAISED EXPRESSION OF APRIL IN CHINESE PATIENTS WITH IMMUNE THROMBOCYTOPENIA AND ITS CLINICAL IMPLICATIONS	AUTOIMMUNITY	CHINESE ACAD MED SCI,STATE KEY LAB EXPT HEMATOL,INST HEMATOL,TIANJIN 300020,PEOPLES R CHINA	0891-6934	2.138	42	8
Gao,PX;Xiong,H;Zheng,Z;Li,LH;Gao,RL;Hu,SS	EVALUATION OF ANTIPLATELET EFFECTS OF A MODIFIED PROTOCOL BY PLATELET AGGREGATION IN PATIENTS UNDERGOING'ONE-STOP' HYBRID CORONARY REVASCULARIZATION	PLATELETS	CHINESE ACAD MED SCI,CARDIOVASC INST,DEPT SURG,BEIJING 100037,PEOPLES R CHINA	0953-7104	2.117	21	3
Zhao,HF;Du,WT;Wang,DH;Gu,DS;Xue,F;Ge,J;Sui,T;Yang,RC	THE EXPRESSION OF IFN-GAMMA,IL-4,FOXP3 AND PERFORIN GENES ARE NOT CORRELATED WITH DNA METHYLATION STATUS IN PATIENTS WITH IMMUNE THROMBOCYTOPENIC PURPURA	PLATELETS	CAMS,INST HEMATOL,STATE KEY LAB EXPT HEMATOL,TIANJIN 300020,PEOPLES R CHINA	0953-7104	2.117	21	2
Liu,M;Yang,SG;Shi,L;Du,WT;Liu,PX;Xu,J;Gu,DS;Liang,L;Dong,CL;Han,ZC	MESENCHYMAL STEM CELLS FROM BONE MARROW SHOW A STRONGER STIMULATING EFFECT ON MEGAKARYOCYTE PROGENITOR EXPANSION THAN THOSE FROM NON-HEMATOPOIETIC TISSUES	PLATELETS	CHINESE ACAD MED SCI,INST HEMATOL,STATE KEY LAB EXPT HEMATOL,TIANJIN 300020,PEOPLES R CHINA	0953-7104	2.117	21	3

续 表

作者姓名	论文题目	期刊名称	发表单位	刊号	影响因子	卷	期
Zhao,HF;Du,WT;Wang,DH;Gu,DS;Xue,F;Ge,J;Sui,T;Yang,RC	SINGLE NUCLEOTIDE POLYMORPHISM IN THE METHYL-CPG BINDING DOMAIN 4 GENE AND THE RISK FOR IMMUNE THROMBOCYTOPENIC PURPURA IN CHINESE POPULATION	PLATELETS	CHINESE ACAD MED SCI,INST HEMATOL,STATE KEY LAB EXPT HEMATOL,TIANJIN 300020,PEOPLES R CHINA	0953-7104	2.117	21	2
Zhao,HF;Li,SZ;Yang,RC	THROMBOCYTOPENIA IN PATIENTS WITH SYSTEMIC LUPUS ERYTHEMATOSUS:SIGNIFICANT IN THE CLINICAL IMPLICATION AND PROGNOSIS	PLATELETS	CHINESE ACAD MED SCI,STATE KEY LAB EXPT HEMATOL,INST HEMATOL,TIANJIN 300020,PEOPLES R CHINA	0953-7104	2.117	21	5
Xu,JH;Huang,Y;Tao,J;Zhou,ZP;Chen,ZP;Ge,J;Yang,RC	AN FC GAMMA RIIB TRANSMEMBRANE POLYMORPHISM IN CHINESE ITP PATIENTS	PLATELETS	CHINESE ACAD MED SCI,STATE KEY LAB EXPT HEMATOL,INST HEMATOL,TIANJIN 30020,PEOPLES R CHINA	0953-7104	2.117	21	6
Fan,Y;Xu,BH;Yuan,P;Wang,JY;Ma,F;Li,Q;Zhang,P;Li,QA;Cai,RG	PROSPECTIVE STUDY OF VINORELBINE AND CAPECITABINE COMBINATION THERAPY IN CHINESE PATIENTS WITH METASTATIC BREAST CANCER PRETREATED WITH ANTHRACYCLINES AND TAXANES	CHEMOTHERAPY	CHINESE ACAD MED SCI,CANC HOSP & INST,DEPT MED ONCOL,BEIJING 100021,PEOPLES R CHINA	0009-3157	2.108	56	4
Ruan,CJ;Zhang,L;Chen,DH;Li,Z;Du,GH;Sun,L	EFFECTS OF TRANS-2,4-DIMETHOXYSTIBENE AGAINST THE NEUROTOXICITY INDUCED BY A BETA (25-35)BOTH IN VITRO AND IN VIVO	NEUROSCIENCE RESEARCH	CHINESE ACAD MED SCI,INST BASIC MED SCI,PEKING UNION MED COLL,SCH BASIC MED,DEPT PHARMACOL,BEIJING 100005,PEOPLES R CHINA	0168-0102	2.096	67	3
Gao,LX;Poo,MM;Zhang,XH	ENTRAINMENT OF SLOW OSCILLATIONS OF AUDITORY THALAMIC NEURONS BY REPETITIVE SOUND STIMULI	NEUROSCIENCE RESEARCH	CHINESE ACAD SCI,INST NEUROSCI,BEIJING 100864,PEOPLES R CHINA	0168-0102	2.096	65	

续 表

作者姓名	论文题目	期刊名称	发表单位	刊号	影响因子	卷	期
Li,T;Xiao,J;Wu,ZH;Qiu,GX;Ding,YZ	TRANSCRIPTIONAL ACTIVATION OF HUMAN MMP-13 GENE EXPRESSION BY C-MAF IN OSTEOARTHRITIC CHONDROCYTE	CONNECTIVE TISSUE RESEARCH	BEIJING UNION MED COLL HOSP, CHINESE ACAD MED SCI,DEPT ORTHOPAED,BEIJING 100730,PEOPLES R CHINA	0300-8207	2.093	51	1
Deng,MJ;Li,XB;Peng,H;Zhang,JW	IDENTIFICATION OF THE TRANS-ACTIVATION DOMAIN AND THE NUCLEAR LOCATION SIGNALS OF HUMAN ZINC FINGER PROTEIN HZF1 (ZNF16)	MOLECULAR BIOTECHNOLOGY	CHINESE ACAD MED SCI,INST BASIC MED SCI,NATL LAB MED MOL BIOL, BEIJING 100005,PEOPLES R CHINA	1073-6085	2.091	44	2
Feng,L;Liu,H;Liu,Y;Lu,ZK;Guo,GW;Guo,SP;Zheng,HW;Gao,YN;Cheng,SJ;Wang,J;Zhang,KT	POWER OF DEEP SEQUENCING AND AGILENT MICROARRAY FOR GENE EXPRESSION PROFILING STUDY	MOLECULAR BIOTECHNOLOGY	CHINESE ACAD MED SCI,CANC INST HOSP,PEKING UNION MED COLL, STATE KEY LAB MOL ONCOL,BEIJING 100021,PEOPLES R CHINA	1073-6085	2.091	45	2
Fan,Y;Xu,BH;Liao,YQ;Yao,SY;Sun,Y	A RETROSPECTIVE STUDY OF METACHRONOUS AND SYNCHRONOUS IPSILATERAL SUPRACLAVICULAR LYMPH NODE METASTASES IN BREAST CANCER PATIENTS	BREAST	CHINESE ACAD MED SCI,DEPT MED ONCOL,CANC INST & HOSP,PEKING UNION MED COLL,BEIJING 100021, PEOPLES R CHINA	0960-9776	2.089	19	5
Chang,H;Xiang,Z;Yin,YP;Chen,XS	DEVELOPMENT OF AN INNOVATIVE SEROLOGICAL TEST FOR DETECTION OF ANTIBODIES TO TREPONEMA PALLIDUM	CLINICAL CHEMISTRY AND LABORATORY MEDICINE	CHINESE ACAD MED SCI,NATL CTR STD CONTROL,NANJING 210042, PEOPLES R CHINA	1434-6621	2.069	48	12
Wang,YB;Luo,F;Zheng,Y;Fan,XH;Chen,JX;Zhang,Y;Hui,RT	VKORC1 HAPLOTYPES INFLUENCE THE PERFORMANCE CHARACTERISTICS OF PIVKAII FOR SCREENING OF HEPATOCELLULAR CARCINOMA	CLINICAL CHEMISTRY AND LABORATORY MEDICINE	CHINESE ACAD MED SCI,FUWAI HOSP, SINO GERMAN LAB MOL MED,BEIJING 100037,PEOPLES R CHINA	1434-6621	2.069	48	10

续 表

作者姓名	论文题目	期刊名称	发表单位	刊号	影响因子	卷	期
Song,WH;Yu,H;Chen,JZ;Sun,K;Hui,RT	C-REACTIVE PROTEIN VARIANTS ARE NOT ASSOCIATED WITH SUSCEPTIBILITY TO STROKE AND STROKE RECURRENCE	CLINICAL CHEMISTRY AND LABORATORY MEDICINE	CHINESE ACAD MED SCI,SINO GERMAN LAB MOL MED,BEIJING 100037,PEOPLES R CHINA	1434-6621	2.069	48	4
Chen,XM;Dong,HL;Hu,KX;Sun,ZR;Chen,JA;Guo,SX	DIVERSITY AND ANTIMICROBIAL AND PLANT-GROWTH-PROMOTING ACTIVITIES OF ENDOPHYTIC FUNGI IN DENDROBIUM LODDIGESII ROLFE	JOURNAL OF PLANT GROWTH REGULATION	CHINESE ACAD MED SCI,BIOTECHNOL RES CTR,INST MED PLANT DEV,BEIJING 100193,PEOPLES R CHINA	0721-7595	2.066	29	3
Liu,Q;Cao,J;Wang,ZQ;Bai,YS;Lu,YM;Huang,QL;Zhao,WZ;Li,J;Jiang,LP;Tang,WS;Fu,BH	DOSE ESTIMATION BY CHROMOSOME ABERRATION ANALYSIS AND MICRONUCLEUS ASSAYS IN VICTIMS ACCIDENTALLY EXPOSED TO CO-60 RADIATION	BRITISH JOURNAL OF RADIOLOGY	CHINESE ACAD MED SCI,INST RADIAT MED,TIANJIN 300192,PEOPLES R CHINA	0007-1285	2.062	82	984
Xin,MQ;Mu,LH;Luan,J;Mu,DL;Lu,JG	THE VALUE OF MULTIDETECTOR-ROW CT ANGIOGRAPHY FOR PRE-OPERATIVE PLANNING OF BREAST RECONSTRUCTION WITH DEEP INFERIOR EPIGASTRIC ARTERIAL PERFORATOR FLAPS	BRITISH JOURNAL OF RADIOLOGY	CHINESE ACAD MED SCI,PEKING UNION MED COLL,PLAST SURG HOSP,BREAST PLAST & RECONSTRUCT SURG CTR,BEIJING 100037,PEOPLES R CHINA	0007-1285	2.062	83	985
Hu,JF;Chu,SF;Ning,N;Yuan,YH;Xue,W;Chen,NH;Zhang,JT	PROTECTIVE EFFECT OF(-) CLAUSENAMIDE AGAINST A BETA-INDUCED NEUROTOXICITY IN DIFFERENTIATED PC12 CELLS	NEUROSCIENCE LETTERS	CHINESE ACAD MED SCI,INST MAT MED,KEY LAB BIOACT SUBST & RESOURCES UTILIZAT,MINIST EDUC,DEPT PHARMACOL,BEIJING 100050,PEOPLES R CHINA	0304-3940	2.055	483	1
Dong,CH;Wang,JJ;Liu,LD;Zhao,HL;Liao,Y;Shi,HJ;Zhang,Y;Jiang,L;Li,QH	OPTIMIZED DEVELOPMENT OF A CANDIDATE STRAIN OF INACTIVATED EV71 VACCINE AND ANALYSIS OF ITS IMMUNOGENICITY IN RHESUS MONKEYS	HUMAN VACCINES	CHINESE ACAD MED SCI,PEKING UNION MED COLL,INST MED BIOL,KUNMING,YUNNAN,PEOPLES R CHINA	1554-8600	2.042	6	12

续 表

作者姓名	论文题目	期刊名称	发表单位	刊号	影响因子	卷	期
Fu,H;Liu,LG;Peng,JP;Leng,WC;Yang,J;Jin,Q	TRANSCRIPTIONAL PROFILE OF THE SHIGELLA FLEXNERI RESPONSE TO AN ALKALOID:BERBERINE	FEMS MICROBIOLOGY LETTERS	CHINESE ACAD MED SCI,STATE KEY LAB MOL VIROL & GENET ENGN,INST PATHOGEN BIOL,BEIJING 100176,PEOPLES R CHINA	0378-1097	2.04	303	2
Zhang,P;Jiang,EL;Yang,DL;Yan,ZS;Huang,Y;Wei,JL;Wang,M;Ma,QL;Liu,QG;Zan,DH;He,Y	RISK FACTORS AND PROGNOSIS OF INVASIVE FUNGAL INFECTIONS IN ALLOGENEIC STEM CELL TRANSPLANTATION RECIPIENTS:A SINGLE-INSTITUTION EXPERIENCE	TRANSPLANT INFECTIOUS DISEASE	HEMATOPOIET STEM CELL TRANSPLANTAT CTR,INST HEMATOL,TIANJIN,PEOPLES R CHINA	1398-2273	2.035	12	4
Li,SR;Qi,XR;Gao,YY;Hao,YL;Cui,LX;Ruan,L;He,W	IL-15 INCREASES THE FREQUENCY OF EFFECTOR MEMORY CD8(+)T CELLS IN RHESUS MONKEYS IMMUNIZED WITH HIV VACCINE	CELLULAR & MOLECULAR IMMUNOLOGY	CHINESE ACAD MED SCI,INST BASIC MED SCI,DEPT IMMUNOL,BEIJING 100005,PEOPLES R CHINA	1672-7681	2.026	7	6
Li,CR;Xu,XL;Sun,XJ;Zong,WK;Sheng,N;Bu,J;Li,M;Cui,PG	TWO NEW MUTATIONS OF THE ADAR1 GENE ASSOCIATED WITH DYSCHROMATOSIS SYMMETRICA HEREDITARIA	ARCHIVES OF DERMATOLOGICAL RESEARCH	CHINESE ACAD MED SCI,INST DERMATOL,NANJING 210042,JIANGSU,PEOPLES R CHINA	0340-3696	2.011	302	6
Li,CR;Yan,SM;Shen,DB;Li,Q;Shao,JP;Xue,CY;Cao,YH	ONE NOVEL HOMOZYGOUS MUTATION OF SLC39A4 GENE IN A CHINESE PATIENT WITH ACRODERMATITIS ENTEROPATHICA	ARCHIVES OF DERMATOLOGICAL RESEARCH	CHINESE ACAD MED SCI,INST DERMATOL,NANJING 210042,JIANGSU,PEOPLES R CHINA	0340-3696	2.011	302	4
Zuo,YG;Ma,DL;Jin,HZ;Liu,YH;Wang,HW;Sun,QN	TREATMENT OF LAUGIER-HUNZIKER SYNDROME WITH THE Q-SWITCHED ALEXANDRITE LASER IN 22 CHINESE PATIENTS	ARCHIVES OF DERMATOLOGICAL RESEARCH	CHINESE ACAD MED SCI,PEKING UNION MED COLL HOSP,DEPT DERMATOL,BEIJING 100037,PEOPLES R CHINA	0340-3696	2.011	302	2
Long,W;Liu,PX	QUANTITATIVE STRUCTURE ACTIVITY RELATIONSHIP MODELING FOR PREDICTING RADIOSENSITIZATION EFFECTIVENESS OF NITROIMIDAZOLE COMPOUNDS	JOURNAL OF RADIATION RESEARCH	CHINESE ACAD MED SCI,PEKING UNION MED COLL,INST RADIAT MED,TIANJIN KEY LAB MOL NUCL MED,TIANJIN 300192,PEOPLES R CHINA	0449-3060	2.007	51	5

续 表

作者姓名	论文题目	期刊名称	发表单位	刊号	影响因子	卷	期
Du,TK;Zhang,YP;Wu,JS;Wang,HL;Ji,X;Xu,TD;Li,Y;Xu,LJ;Lewin,MR	DOMICILE-RELATED CARBON MONOXIDE POISONING IN COLD MONTHS AND ITS RELATION WITH CLIMATIC FACTORS	AMERICAN JOURNAL OF EMERGENCY MEDICINE	CHINESE ACAD MED SCI,DEPT EMERGENCY MED,PEKING UNION MED COLL HOSP,BEIJING 100730,PEOPLES R CHINA	0735-6757	1.994	28	8
Li,Y;Du,TK;Lewin,MR;Wang,HL;Ji,X;Zhang,YP;Xu,TD;Xu,LJ	CIRCADIAN,DAY-OF-WEEK,AND AGE PATTERNS OF THE OCCURRENCE OF ACUTE CORONARY SYNDROME IN BEIJING'S EMERGENCY MEDICAL SERVICES SYSTEM	AMERICAN JOURNAL OF EMERGENCY MEDICINE	CHINESE ACAD MED SCI,DEPT EMERGENCY MED,PEKING UNION MED COLL HOSP,BEIJING 100730,PEOPLES R CHINA	0735-6757	1.994	28	6
Wang,Y;Cao,YL;Yang,F;Zhang,Y;Wang,SH;Liu,L	SMALL INTERFERING RNA EFFECTIVELY INHIBITS THE EXPRESSION OF SARS CORONAVIRUS MEMBRANE GENE AT TWO NOVEL TARGETING SITES	MOLECULES	CHINESE ACAD MED SCI,INST BASIC MED SCI,DEPT MICROBIOL,BEIJING 100005,PEOPLES R CHINA	1420-3049	1.988	15	10
Sun,T;Li,ZL;Tian,H;Wang,SC;Cai,J	SYNTHESIS AND BIOLOGICAL EVALUATION OF NOVEL 1-ALKYLTRYPTOPHAN ANALOGS AS POTENTIAL ANTITUMOR AGENTS	MOLECULES	PEKING UNION MED COLL,DEPT NUCL MED,BEIJING 100730,PEOPLES R CHINA	1420-3049	1.988	14	12
Zhang,L;Qi,JY;Qi,PJ;Wang,YF;Zou,DH;Yao,HJ;An,G;Yi,SH;Li,Q;Qiu,LG	COMPARISON AMONG IMMUNOLOGICALLY DIFFERENT SUBTYPES OF 595 UNTREATED MULTIPLE MYELOMA PATIENTS IN NORTHERN CHINA	CLINICAL LYMPHOMA MYELOMA & LEUKEMIA	CHINESE ACAD MED SCI,LYMPHOMA & MYELOMA CTR,INST HEMATOL,TIANJIN 300020,PEOPLES R CHINA	2152-2650	1.988	10	3
Zhang,L;Cheng,YX;Liu,AL;Wang,HD;Wang,YL;Du,GH	ANTIOXIDANT,ANTI-INFLAMMATORY AND ANTI-INFLUENZA PROPERTIES OF COMPONENTS FROM CHAENOMELES SPECIOSA	MOLECULES	CHINESE ACAD MED SCI,INST MAT MED,BEIJING 100050,PEOPLES R CHINA	1420-3049	1.988	15	11
Zou,GA;Su,ZH;Zhang,HW;Wang,Y;Yang,JS;Zou,ZM	FLAVONOIDS FROM THE STEMS OF CROTON CAUDATUS GEISEL. VAR. TOMENTOSUS HOOK	MOLECULES	CHINESE ACAD MED SCI,INST MED PLANT DEV,BEIJING 100193,PEOPLES R CHINA	1420-3049	1.988	15	3

续 表

作者姓名	论文题目	期刊名称	发表单位	刊号	影响因子	卷	期
Wang,XJ;Sun,HY;Li,QH;Wang,M;Han,MZ	TRANSPLANTATION RELATED DONORS:EXPERIENCE OF 1355 CHINESE PATIENTS	ARCHIVES OF MEDICAL RESEARCH	CHINESE ACAD MED SCI,INST HEMATOL,TIANJIN 300020,PEOPLES R CHINA	0188-4409	1.986	41	6
Zhou,L;Zhang,JS;Yu,JC;Cui,QC;Zhou,WX;Kang,WM;Ma,ZQ	NEGATIVE ASSOCIATION OF C-FOS EXPRESSION AS A FAVORABLE PROGNOSTIC INDICATOR IN GASTRIC CANCER	ARCHIVES OF MEDICAL RESEARCH	CHINESE ACAD MED SCI,PEKING UNION MED COLL,DEPT GEN SURG,PEKING UNION MED COLL HOSP,BEIJING 100730,PEOPLES R CHINA	0188-4409	1.986	41	3
Jiang,ZX;Fang,W;Yan,CW;Zhao,SH;Zhang,J;He,ZX	COMPARISON OF TC-99M-MIBI MYOCARDIAL PERFUSION IMAGING AND DELAYED ENHANCEMENT MAGNETIC RESONANCE IMAGING FOR PATIENTS WITH IDIOPATHIC DILATED CARDIOMYOPATHY	CARDIOLOGY	CAMS,CARDIOVASC INST,DEPT NUCL MED,BEIJING 100037,PEOPLES R CHINA	0008-6312	1.982	117	
Dong,QT;Yang,YJ;Song,L;Qian,HY;Xu,ZM	ATORVASTATIN PREVENTS MESENCHYMAL STEM CELLS FROM HYPOXIA AND SERUM FREE INJURY THROUGH ACTIVATING AMP-ACTIVATED PROTEIN KINASE	CARDIOLOGY	CAMS,DEPT CARDIOL,FU WAI HOSP,BEIJING 100037,PEOPLES R CHINA	0008-6312	1.982	117	
Zheng,P;Wang,H	EXPLORATION OF PULMONARY ARTERIAL CAPACITANCE IN PATIENTS BELOW 5 YEARS WITH VSD BY ECHOCARDIOGRAPHY	CARDIOLOGY	CAMS,DEPT ECHOCARDIOG,FU WAI HOSP,BEIJING 100037,PEOPLES R CHINA	0008-6312	1.982	117	
Lu,Y;Wang,JP;Zhu,ZH;Li,YQ;Pang,KJ;Li,SJ;Yan,J;Hua,ZD;Lv,XZ	THE ASSESSMENT OF HYBRID BALLOON PULMONARY VALVULOPLASTY IN INFANTS AND CHILDREN WITH PULMONARY STENOSIS BY ECHOCARDIOGRAPHY	CARDIOLOGY	CAMS,DEPT ECHOCARDIOG,FU WAI HOSP,BEIJING 100037,PEOPLES R CHINA	0008-6312	1.982	117	

续表

作者姓名	论文题目	期刊名称	发表单位	刊号	影响因子	卷	期
Wu,WC;Wang,H;Zhao,X	STUDY OF VEGETATION AND OTHER COMMON COMPLICATIONS IN PATIENTS WITH INFECTIVE ENDOCARDITIS BY ECHOCARDIOGRAPHY	CARDIOLOGY	CAMS,DEPT ECHOCARDIOG,FU WAI HOSP,BEIJING 100037,PEOPLES R CHINA	0008-6312	1.982	117	
Wang,H;Xiao,MH;Zhang,YH;Wu,X;Sun,X	BIVENTRICULAR FUNCTION IN ADULT SHEEP AFTER PULMONARY ARTERY BANDING EVALUATED BY 2D VENTRICULAR PEAK SYSTOLIC LONGITUDINAL STRAIN	CARDIOLOGY	CAMS,DEPT ECHOCARDIOG,FU WAI HOSP,BEIJING 100037,PEOPLES R CHINA	0008-6312	1.982	117	
Wang,H;Xiao,MH;Zhang,YH;Wu,X;Sun,X	THE EVALUATION OF PATIENTS WITH PULMONARY ARTERIAL HYPERTENSION OF ISOLATED CONGENITAL VENTRICULAR SEPTAL DEFECT BY TRANSTHORACIC DOPPLER ECHOCARDIOGRAPHY	CARDIOLOGY	CAMS,DEPT ECHOCARDIOG,FU WAI HOSP,BEIJING 100037,PEOPLES R CHINA	0008-6312	1.982	117	
Chen,JC;Li,JX;Cao,J;Du,ZH;Huang,JF;Xu,LH;Yu,L;Chen,NY;Mu,JJ;Hu,YH;Wang,FC;Wu	EFFECT OF BASELINE BLOOD PRESSURE ON INCIDENT OF TYPE 2 DIABETES MELLITUS	CARDIOLOGY	CAMS,DEPT EVIDENCE BASED MED,CARDIOVASC INST,BEIJING 100037,PEOPLES R CHINA	0008-6312	1.982	117	
Jiang,ZX;He,ZX	COMPARISON OF CEDARS-SINAI QUANTITATIVE GATED SINGLE PHOTON EMISSION COMPUTED TOMOGRAPHY(SPECT)(QGS) PROGRAM ON TWO DATA PROCESSING SYSTEMS	CARDIOLOGY	CAMS,DEPT NUCL MED,FU WAI HOSP,BEIJING 100037,PEOPLES R CHINA	0008-6312	1.982	117	

续 表

作者姓名	论文题目	期刊名称	发表单位	刊号	影响因子	卷	期
Li,JJ;Fang,W;Tian,YQ;Guo,XH;Yang,MF;Shen,R;Sun,XX;He,ZX	MYOCARDIAL VIABILITY DETECTED BY F-18-FDG/TC-99M-MIBI MYOCARDIAL SPECT IMAGING FOR PATIENTS WITH ACUTE MYOCARDIAL INFARCTION	CARDIOLOGY	CAMS,DEPT NUCL MED,FU WAI HOSP,BEIJING 100037,PEOPLES R CHINA	0008-6312	1.982	117	
Han,PP;Tian,YQ;Li,JJ;He,ZX	THE IMPACT OF ACQUISITION TIME ON LEFT VENTRICULAR VOLUMES AND EJECTION FRACTION OF GATED MYOCARDIAL SPECT IMAGING	CARDIOLOGY	CAMS,DEPT NUCL MED,FU WAI HOSP,BEIJING 100037,PEOPLES R CHINA	0008-6312	1.982	117	
Cai,M;Wang,F;Zhang,J;He,ZX	THE VALUE OF REST GATED SPECT MYOCARDIAL PERFUSION IMAGING FOR PREDICTING CARDIAC DEATH IN PATIENTS WITH CHRONIC HEART FAILURE	CARDIOLOGY	CAMS,DEPT NUCL MED,FU WAI HOSP,BEIJING 100037,PEOPLES R CHINA	0008-6312	1.982	117	
Li,JJ;He,ZX	COMPARISON OF CARDIAC FUNCTION PARAMETERS IN GATED SPECT WITH QGS AND 4DMSPECT SOFTWARE DETERMINED BY FBP AND OSEM METHODS	CARDIOLOGY	CAMS,DEPT NUCL MED,FU WAI HOSP,BEIJING 100037,PEOPLES R CHINA	0008-6312	1.982	117	
Cheng,HB;Zhao,SH;Jiang,SL;Lu,MJ;Ling,J;Zhang,Y;Yan,CW;Liu,Q;Li,SG;Gang,Y	MAGNETIC RESONANCE IMAGING STUDY BETWEEN EXTENT AND SEVERITY OF NONCOMPACTED SEGMENTS AND VENTRICULAR DYSFUNCTION IN ISOLATED LEFT VENTRICULAR NONCOMPACTION	CARDIOLOGY	CAMS,DEPT RADIOL,FU WAI HOSP,BEIJING 100037,PEOPLES R CHINA	0008-6312	1.982	117	

续 表

作者姓名	论文题目	期刊名称	发表单位	刊号	影响因子	卷	期
Ma,N;Lu,MJ;Zhao,SH;Yin,G;Jiang,SL	HEAD TO HEAD COMPARISON OF FREE-BREATHING 3D VERSUS CONVENTIONAL 2D LATE GADOLINIUM ANALYSIS OF ENHANCEMENT CMR IN THE EVALUATION OF LEFT VENTRICULAR INFARCTION	CARDIOLOGY	CAMS,DEPT RADIOL,FU WAI HOSP,BEIJING 100037,PEOPLES R CHINA	0008-6312	1.982	117	
Yan,CW;Zhao,SH;Li,H;Jiang,SL;Xu,ZY;Ling,J;Zheng,H;Zhang,GJ;Zhang,Y	CLINICAL AND ANGIOGRAPHIC CHARACTERISTICS OF MID-VENTRICULAR HYPERTROPHIC OBSTRUCTIVE CARDIOMYOPATHY	CARDIOLOGY	CAMS,DEPT RADIOL,FU WAI HOSP,BEIJING 100037,PEOPLES R CHINA	0008-6312	1.982	117	
Yan,CW;Zhao,SH;Li,H;Jiang,SL;Xu,ZY;Ling,J;Fang,W	CHARACTERISTICS OF DELAYED CONTRAST ENHANCEMENT IN PATIENTS WITH HYPERTROPHIC CARDIOMYOPATHY	CARDIOLOGY	CAMS,DEPT RADIOL,FU WAI HOSP,BEIJING 100037,PEOPLES R CHINA	0008-6312	1.982	117	
Hou,ZH;Jing,N;Lv,B;Chen,XB;Sun,ML;Gao,Y;Yu,FF;Jiang,SL	AN ANALYSIS OF BIOMARKERS IN PATIENTS OF MILD STENOSIS OF CORONARY ARTERY DIAGNOSED BY 64-MULTISLICE CT	CARDIOLOGY	CAMS,DEPT RADIOL,FU WAI HOSP,BEIJING 100037,PEOPLES R CHINA	0008-6312	1.982	117	
Hou,ZH;Lv,B;Tang,X;Han,L;Jiang,SL	RADIATION DOSE OF ENHANCED DUAL-SOURCE COMPUTED TOMOGRAPHY CHEST SCAN IN CONGENITAL HEART DISEASE CHILDREN	CARDIOLOGY	CAMS,DEPT RADIOL,FU WAI HOSP,BEIJING 100037,PEOPLES R CHINA	0008-6312	1.982	117	
Hou,ZH;Lv,B;Chen,XB;Sun,ML;Gao,Y;Yu,FF;Jiang,SL	THE USE OF 64-SLICE SPIRAL COMPUTED TOMOGRAPHY IN CHEST PAIN PATIENTS IN EMERGENCY ROOM	CARDIOLOGY	CAMS,DEPT RADIOL,FU WAI HOSP,BEIJING 100037,PEOPLES R CHINA	0008-6312	1.982	117	
Xu,L;Xu,ZY;Jiang,SL;Lv,B;Zhao,SH;Zheng,H;Ling,J;Zhang,GJ	IMAGING EXAMINATIONS OF CONGENITAL CORONARY ARTERY FISTULA	CARDIOLOGY	CAMS,DEPT RADIOL,FU WAI HOSP,BEIJING 100037,PEOPLES R CHINA	0008-6312	1.982	117	

续 表

作者姓名	论文题目	期刊名称	发表单位	刊号	影响因子	卷	期
Gao,Y;Lv,B;Hou,ZH;Johnson,L;Wu,RZ;Chen,XB;Sun,ML;Yu,FF;Han,L;Bai,H;Jiang,SL;Da	ANALYSIS OF IMAGE QUALITY OF CORONARY ARTERY AND RADIATION DOSE BY DUAL-SOURCE CT IN CHILDREN WITH CONGENITAL HEART DISEASE	CARDIOLOGY	CAMS,DEPT RADIOL,FU WAI HOSP,BEIJING 100037,PEOPLES R CHINA	0008-6312	1.982	117	
Zhao,SH;Jiang,SL;Cheng,HB;Lu,MJ;Ling,J;Zhang,Y;Yan,CW;Liu,Q;Ma,N;Li,SG;Yin,G	LATE GADOLINIUM-ENHANCED MAGNETIC RESONANCE IMAGING IN RESTRICTIVE CARDIOMYOPATHY	CARDIOLOGY	CAMS,DEPT RADIOL,FU WAI HOSP,BEIJING 100037,PEOPLES R CHINA	0008-6312	1.982	117	
Zhao,SH;Jiang,SL;Cheng,HB;Lu,MJ;Ling,J;Zhang,Y;Yan,CW;Liu,Q;Ma,N;Li,SG;Yin,G	THE EFFICACY OF TRANSPLANTATION OF MESENCHYMAL STEM CELLS WITH GELATIN MICROSPHERES CONTAINING VASCULAR ENDOTHELIAL GROWTH FACTOR IN ISCHEMIC REGIONS	CARDIOLOGY	CAMS,DEPT RADIOL,FU WAI HOSP,BEIJING 100037,PEOPLES R CHINA	0008-6312	1.982	117	
Zhao,SH;Jiang,SL;Cheng,HB;Lu,MJ;Ling,J;Zhang,Y;Yan,CW;Liu,Q;Ma,N;Li,SG;Yin,G	STUDY OF MAGNETIC RESONANCE IMAGING IN TRACKING MAGNETICALLY LABELED MESENCHYMAL STEM CELLS	CARDIOLOGY	CAMS,DEPT RADIOL,FU WAI HOSP,BEIJING 100037,PEOPLES R CHINA	0008-6312	1.982	117	
Sun,ML	DIAGNOSTIC ACCURACY OF DUAL-SOURCE CT CORONARY ANGIOGRAPHY WITH PROSPECTIVE ECG TRIGGERING ON DIFFERENT HEART RATE PATIENTS	CARDIOLOGY	CAMS,DEPT RADIOL,FU WAI HOSP,BEIJING 100037,PEOPLES R CHINA	0008-6312	1.982	117	
Li,SG;Jiang,SL;Xu,ZY;Zhao,SH;Jin,JL	TRANSCATHETER CLOSURE OF EXTRACARDIAC FONTAN FENESTRATION BY USING AMPLAZTER DUCT OR SEPTAL OCCLUDER	CARDIOLOGY	CAMS,DEPT RADIOL,FU WAI HOSP,BEIJING 100037,PEOPLES R CHINA	0008-6312	1.982	117	
Wang,RR;Li,N;Zhang,YH;Pu,JL	ANTIARRHYTHMIC EFFECTS OF PEONIFLORIN MONOMER OF A CHINESE HERBEL	CARDIOLOGY	CAMS,FU WAI HOSP,BEIJING 100037,PEOPLES R CHINA	0008-6312	1.982	117	

续 表

作者姓名	论文题目	期刊名称	发表单位	刊号	影响因子	卷	期
Wang,RR;Li,N;Zhang,YH;Wang,K;Pu,JL	SCN5A POLYMORPHISM RESTORES THE FUNCTION OF NOVEL SCN5A MUTATION ASSOCIATED WITH VENTRICULAR FIBRILLATION AND LEFT VENTRICULAR DILATATION	CARDIOLOGY	CAMS,FU WAI HOSP,BEIJING 100037, PEOPLES R CHINA	0008-6312	1.982	117	
Liu,L;Wang,W;Meng,XM;Gao,JM;Wu,HY;Wang,PH;Wu,WC;Wang,LL;Ma,LY	DIFFERENTIAL PROTEOMICS ANALYSIS OF LEFT VENTRICULAR HYPERTROPHY IN HYPERTENSIVE RATS WITH ABDOMINAL AORTIC CONSTRICTION	CARDIOLOGY	CAMS,FU WAI HOSP,BEIJING 100037, PEOPLES R CHINA	0008-6312	1.982	117	
Tao,C;Wei,L;Yang,W;Bo,H;Yi,S	RELATIONSHIP OF SERUM URIC ACID CONCENTRATION WITH METABOLIC SYNDROME AND ITS COMPONENTS	CARDIOLOGY	CAMS,FU WAI HOSP,BEIJING 100037, PEOPLES R CHINA	0008-6312	1.982	117	
Ning,ZH;Tang,YD;Chen,J;Yuan,JQ;Wu,YJ;Li,JJ;Qiao,SB;Yang,YJ	THE SERUM LEVEL OF THYROID HORMONE CORRELATES WITH THE LV FUNCTION IN CHRONIC HEART FAILURE PATIENTS:A SINGLE CENTER STUDY	CARDIOLOGY	CAMS,FU WAI HOSP,BEIJING 100037, PEOPLES R CHINA	0008-6312	1.982	117	
Xu,H;Tang,YD;Chen,J;Yuan,JQ;Wu,YJ;Li,JJ;Qiao,SB;Yang,YJ	COMPARING THE THROMBOELASTOGRAPHY AND LIGHT TRANSMISSION PLATELET AGGREGOMETRY IN EVALUATING THE CLOPIDOGREL RESPONSE OF THE CHD PATIENTS WHO UNDERWENT ELECTIVE PCI	CARDIOLOGY	CAMS,FU WAI HOSP,BEIJING 100037, PEOPLES R CHINA	0008-6312	1.982	117	
Yuan,JQ;Tang,YD;Chen,J;Yuan,JQ;Wu,YJ;Li,JJ;Qiao,SB;Yang,YJ	THE IMPACT OF THE CLOPIDOGREL THERAPY ON THE OUTCOMES OF THE PCI PATIENTS-SINGLE CENTER 2 YEARS OUTCOMES RESEARCH	CARDIOLOGY	CAMS,FU WAI HOSP,BEIJING 100037, PEOPLES R CHINA	0008-6312	1.982	117	

续 表

作者姓名	论文题目	期刊名称	发表单位	刊号	影响因子	卷	期
Chen,J;Tang,YD;Yuan,JQ;Wu,YJ;Li,JJ;Qiao,SB;Yang,YJ	THE IMPACT OF THE LENGTH OF CLOPIDOGREL THERAPY ON THE ONE YEAR OUTCOMES OF THE CHD PATIENTS WHO UNDERWENT PCI	CARDIOLOGY	CAMS,FU WAI HOSP,BEIJING 100037,PEOPLES R CHINA	0008-6312	1.982	117	
Fan,XH;Wang,XJ;Zhou,XL;Hui,RT;Han,YF	ASSOCIATION OF AN INTERGENIC POLYMORPHISM BETWEEN OAT1 AND OAT3 GENES WITH HYPERTENSION AND RESPONSE TO HYDROCHLOROTHIAZIDE	CARDIOLOGY	CAMS,FU WAI HOSP,BEIJING 100037,PEOPLES R CHINA	0008-6312	1.982	117	
Liu,B;Li,W	PREVALENCE AND DETERMINANTS OF PRE-HYPERTENSION STATUS IN CHINESE RURAL AND URBAN POPULATION FROM 35 TO 70 YEARS OLD	CARDIOLOGY	CAMS,FU WAI HOSP,BEIJING 100037,PEOPLES R CHINA	0008-6312	1.982	117	
Xu,T;Li,W;Chen,T;Hu,B;Liu,B;Sun,Y	CURRENT UNCONTROLLED HIGH BLOOD PRESSURE	CARDIOLOGY	CAMS,FU WAI HOSP,BEIJING 100037,PEOPLES R CHINA	0008-6312	1.982	117	
Chen,WD;Nie,Y;Li,SJ	CIRCULATING MIR-130A AS A NOVEL MARKER IN PULMONARY ARTERIAL HYPERTENSION	CARDIOLOGY	CAMS,FU WAI HOSP,BEIJING 100037,PEOPLES R CHINA	0008-6312	1.982	117	
Wang,W;Zhu,J;Tan,HQ;Zhang,Y	PACHE-II SCORING SYSTEM IS USED IN CRITICALLY II PATIENTS WITH CARDIOVASCULAR DISEASE	CARDIOLOGY	CAMS,FU WAI HOSP,BEIJING 100037,PEOPLES R CHINA	0008-6312	1.982	117	
Lu,MJ;Zhao,SH;Jiang,SL;Liu,Q;Qian,HY;Renata,J	TRANSPLANTATION WITH AUTOLOGOUS MESENCHYMAL STEM CELLS ON ACUTE MYOCARDIAL INFARCTION EVALUATED BY MAGNETIC RESONANCE IMAGING:AN EXPERIMENTAL STUDY	CARDIOLOGY	CAMS,FU WAI HOSP,BEIJING 100037,PEOPLES R CHINA	0008-6312	1.982	117	

续 表

作者姓名	论文题目	期刊名称	发表单位	刊号	影响因子	卷	期
Li,W;Chen,T;Wang,Y;Hu,B;Sun,Y	CARDIOVASCULAR RISK FACTOR LEVELS IN URBAN AND RURAL CHINA:PRELIMINARY RESULTS OF THE CHINESE PROSPECTIVE URBAN AND RURAL EPIDEMIOLOGY STUDY (PURE-CHINA)	CARDIOLOGY	CAMS,FU WAI HOSP,BEIJING 100037,PEOPLES R CHINA	0008-6312	1.982	117	
Liu,SW;Qiao,SB;Xu,B;Qing,XW;Yao,M;Yuan,JQ;Chen,J;Liu,HB;You,SJ;Hu,FH;Wu,Y;Dai	THE IN-HOSPITAL OUTCOME AFTER TRANSRADIAL INTERVENTION AND PREDICTORS OF CLINICAL OUTCOME	CARDIOLOGY	CAMS,FU WAI HOSP,CORONARY HEART CTR,BEIJING 100037,PEOPLES R CHINA	0008-6312	1.982	117	
Liu,SW;Qiao,SB;Xu,B;Qing,XW;Yao,M;Yuan,JQ;Chen,J;Liu,HB;You,SJ;Hu,FH;Wu,Y;Dai	COMPARISON OF OUTCOMES AFTER TRANSRADIAL INTERVENTION IN PATIENTS OF DIFFERENT AGE GROUPS	CARDIOLOGY	CAMS,FU WAI HOSP,CORONARY HEART DIS CTR,BEIJING 100037,PEOPLES R CHINA	0008-6312	1.982	117	
Zhao,ZY;Wu,YJ;Wu,Y	THE STUDY OF HYPERGLYCEMIA IN PATIENTS WITH ACUTE MYOCARDIAL INFARCTION AND WITHOUT PREVIOUSLY KNOWN DIABETES MELLITUS	CARDIOLOGY	CAMS,FU WAI HOSP,CTR DIAG & TREATMENT CORONARY HEART DIS,BEIJING 100037,PEOPLES R CHINA	0008-6312	1.982	117	
Li,XD;Yang,YJ;Geng,YJ;Jin,C;Hu,FH;Zhao,JL;Zhang,HT;Cheng,YT;Qian,HY;Wang,LL;Zhan	TONGXINLUO REDUCES MYOCARDIAL NO-REFLOW AND ISCHEMIA-REPERFUSION INJURY BY STIMULATING THE PHOSPHORYLATION OF ENOS VIA THE PKA PATHWAY	CARDIOLOGY	CAMS,FU WAI HOSP,DEPT CARDIOL,BEIJING 100037,PEOPLES R CHINA	0008-6312	1.982	117	
Tang,XF;He,CH;Yuan,JQ	THE CLINIC AND INTERVENTIONAL THERAPY CHARACTERISTICS OF CORONARY ARTERIES IN THE ELDER PATIENTS WITH CORONARY HEART DISEASE	CARDIOLOGY	CAMS,FU WAI HOSP,DEPT CARDIOL,BEIJING 100037,PEOPLES R CHINA	0008-6312	1.982	117	

续 表

作者姓名	论文题目	期刊名称	发表单位	刊号	影响因子	卷	期
Xu,H;Yang,YJ;Qian,HY;Jin,PF	ROSUVASTATIN IMPROVED THE EFFICACY OF ALLOGENIC MESENCHYMAL STEM CELLS TRANSPLANTATION IN POST-INFARCT HEARTS BY ACTIVATING THE JAK/STAT SIGNAL PATHWAY	CARDIOLOGY	CAMS,FU WAI HOSP,DEPT CARDIOL,BEIJING 100037,PEOPLES R CHINA	0008-6312	1.982	117	
Xu,YL;Zheng,XX;Li,JJ;Yuan,JQ;Zhu,CG;Guo,YL;Zheng,X;Gao,LJ;Gao,ZH	C-REACTIVE PROTEIN ELEVATION AND RAPID ANGIOGRAPHIC PROGRESSION OF ATHEROSCLEROTIC LESION IN PATIENTS WITH STABLE ANGINA PECTORIS UNDERGOING STENTING	CARDIOLOGY	CAMS,FU WAI HOSP,DEPT CARDIOL,BEIJING 100037,PEOPLES R CHINA	0008-6312	1.982	117	
Yang,JG;Yang,YJ;Lu,CL	CLINICAL CHARACTERISTICS OF ISCHEMIC NEPHROPATHY	CARDIOLOGY	CAMS,FU WAI HOSP,DEPT CARDIOL,BEIJING 100037,PEOPLES R CHINA	0008-6312	1.982	117	
Xu,H;Yang,YJ;Qian,HY;Jin,PF	ROSUVASTATIN IMPROVED THE EFFICACY OF ALLOGENIC MESENCHYMAL STEM CELLS TRANSPLANTATION IN POST-INFARCT HEARTS BY ACTIVATING THE JAK/STAT SIGNAL PATHWAY	CARDIOLOGY	CAMS,FU WAI HOSP,DEPT CARDIOL,BEIJING 100037,PEOPLES R CHINA	0008-6312	1.982	117	
Jiang,XJ	SYNCHRONOUS OR STAGED CAROTID STENTING FOLLOWED BY CARDIAC SURGERY PERI-PROCEDURAL AND LONG-TERM RESULTS	CARDIOLOGY	CAMS,FU WAI HOSP,DEPT CARDIOL,BEIJING 100037,PEOPLES R CHINA	0008-6312	1.982	117	
Lv,NQ;Dang,AM;Gao,Q;Cheng,YM;Hui,RT;Zheng,DY	ASSOCIATION BETWEEN HLA-DPB1 WITH TAKAYASU ARTERITIS IN CHINESE HAN PATIENTS	CARDIOLOGY	CAMS,FU WAI HOSP,DEPT CARDIOL,BEIJING 100037,PEOPLES R CHINA	0008-6312	1.982	117	

续 表

作者姓名	论文题目	期刊名称	发表单位	刊号	影响因子	卷	期
Duan,X;Yu,K;Ji,BY;Hei,FL;Liu,JP;Long,C	PHARMACOLOGICAL POSTCONDITIONING PROTECTS ISOLATED RAT HEARTS AGAINST ISCHEMIA-REPERFUSION INJURY:THE ROLE OF MITOCHONDRIAL PERMEABILITY TRANSITION PORE	CARDIOLOGY	CAMS,FU WAI HOSP,DEPT CARDIOPULM BYPASS,BEIJING 100037,PEOPLES R CHINA	0008-6312	1.982	117	
Yang,Y;Mo,XB;Chen,SF;Lu,XF;Gu,DF	ASSOCIATION OF PEROXISOME PROLIFERATOR-ACTIVATED RECEPTOR GAMMA COACTIVATOR 1 ALPHA POLYMORPHISMS WITH TYPE 2 DIABETES MELLITUS:A META-ANALYSIS	CARDIOLOGY	CAMS,FU WAI HOSP,DEPT EVIDENCE BASED MED,BEIJING 100037,PEOPLES R CHINA	0008-6312	1.982	117	
Hao,YC;Li,JX;Cao,J;Chen,JC;Gu,DF	SHORT-AND LONG-TERM RISKS OF STROKE IN MIDDLE AGED CHINESE MALE STEELWORKERS	CARDIOLOGY	CAMS,FU WAI HOSP,DEPT EVIDENCE BASED MED,BEIJING 100037,PEOPLES R CHINA	0008-6312	1.982	117	
Mo,XB;Hao,YC;Chen,JP;Gu,DF	POLYMORPHISMS IN THE COAGULATION FACTOR VII GENE AND THE RISK OF CORONARY HEART DISEASE:A META-ANALYSIS OF 32 CASE-CONTROL STUDIES	CARDIOLOGY	CAMS,FU WAI HOSP,DEPT EVIDENCE BASED MED,BEIJING 100037,PEOPLES R CHINA	0008-6312	1.982	117	
Liang,XH;Wang,QQ;Yang,XL;Cao,J;Chen,JC;Mo,XB;Huang,JF;Wang,L;Gu,DF	EFFECT OF MOBILE PHONE INTERVENTION FOR DIABETES SELF-MANAGEMENT SUPPORT ON GLYCEMIC CONTROL:A META-ANALYSIS	CARDIOLOGY	CAMS,FU WAI HOSP,DEPT EVIDENCE BASED MED,BEIJING 100037,PEOPLES R CHINA	0008-6312	1.982	117	
Zhang,PH;Chen,LY;Chen,SF;Wang,LY;Li,HF;Song,L;Ye,J;Meng,XM;Gu,DF	RNA STABILITY MEDIATED BY C2547G HARBOURED IN ADRA1A GENE ASSOCIATED WITH ESSENTIAL HYPERTENSION	CARDIOLOGY	CAMS,FU WAI HOSP,DEPT EVIDENCE BASED MED,BEIJING 100037,PEOPLES R CHINA	0008-6312	1.982	117	

续 表

作者姓名	论文题目	期刊名称	发表单位	刊号	影响因子	卷	期
Cheng,YM;Wang,HJ;Li,WL;Lv,NQ;Dang,AM	ENDOTHELIAL NITRIC OXIDE SYNTHASE GENE POLYMORPHISM AND THE RISK OF MYOCARDIAL INFARCTION:A META-ANALYSIS	CARDIOLOGY	CAMS,FU WAI HOSP,DEPT HYPERTENS,BEIJING 100037,PEOPLES R CHINA	0008-6312	1.982	117	
Liu,AJ;Ling,F;Zhu,YB;Wang,Q;Lv,XD;Liu,YL	RISK FACTORS FOR PREOPERATIVE OCCURRENCE AND EARLY POSTOPERATIVE AGGRAVATION IN CONGENITAL RSVA	CARDIOLOGY	CAMS,FU WAI HOSP,DEPT PEDIAT,CARDIAC SURG CTR,BEIJING 100037,PEOPLES R CHINA	0008-6312	1.982	117	
Jiang,XJ;Zhang,LQ;Wang,W;Zhang,YQ;Liu,LS	DIFFERENTIAL EFFECT OF THE COMBINATION OF AMLODIPINE AND ANGIOTENSIN RECEPTOR BLOCKER OR DIURETICS ON CENTRAL AORTIC SYSTOLIC PRESSURE IN TONOMETER SUBSTUDY OF CHIEF TRIAL	CARDIOLOGY	CAMS,FU WAI HOSP,DIV HYPERTENS,BEIJING 100037,PEOPLES R CHINA	0008-6312	1.982	117	
Chen,WD;Hua,ZD;Yang,KM;Meng,Q;Zhang,H;Zhang,Y;Pan,XB;Wang,D;Li,Y;Li,SJ	ANALYSIS OF MICRORNA EXPRESSION PATTERNS IN PULMONARY ARTERIAL HYPERTENSION ASSOCIATED WITH CONGENITAL HEART DISEASE	CARDIOLOGY	CAMS,FU WAI HOSP,PEDIAT CARDIAC SURG CTR,BEIJING 100037,PEOPLES R CHINA	0008-6312	1.982	117	
Hou,JF;Yang,ZK;Wu,YH;Hu,SS;Zhang,H	LOW LEVEL LASER IRRADIATION ALTERS CYTOKINE EXPRESSION FOLLOWING ACUTE MYOCARDIAL INFARCTION:A POTENTIAL MECHANISM FOR LASER THERAPY	CARDIOLOGY	CAMS,FU WAI HOSP,RES CTR CARDIAC REGENERAT MED,BEIJING 100037,PEOPLES R CHINA	0008-6312	1.982	117	
Wang,W;Yang,ZK;Jin,PF;Hu,SS;Zhang,H	INTRAVENOUS MSCS TRANSPLANTATION IN A RAT CHRONIC MYOCARDIAL INFARCTION MODEL:CELL DISTRIBUTION AND DIFFERENTIATION	CARDIOLOGY	CAMS,FU WAI HOSP,RES CTR CARDIAC REGENERAT MED,BEIJING 100037,PEOPLES R CHINA	0008-6312	1.982	117	

续 表

作者姓名	论文题目	期刊名称	发表单位	刊号	影响因子	卷	期
Nie,Y;Han,BM;Wang,F;Cong,XF;Chen,X	A GLOBAL RESEARCH OF MICRORNAS EXPRESSION RELATIVE TO THE APOPTOSIS OF MESENCHYMAL STEM CELLS INDUCED BY HYPOXIA AND SERUM DEPRIVATION	CARDIOLOGY	CAMS,FU WAI HOSP,RES CTR CARDIOVASC REGENERAT MED,BEIJING 100037,PEOPLES R CHINA	0008-6312	1.982	117	
Wang,J;Zheng,Z;Xu,RX;Hu,SS	THE ESTABLISH OF RAT UNLOADING HEART AND THE CHANGES OF MIRNA IN THE REMODELING AND REVERSE REMODELING HEART	CARDIOLOGY	CAMS,KEY LAB CARDIOVASC REGENERAT MED,FU WAI HOSP,BEIJING 100037,PEOPLES R CHINA	0008-6312	1.982	117	
Zhang,YP;Hua,L;Xu,ZM;Wang,L;Wang,P;Li,YS	PATHOGENIC BACTERIA OF INFECTIVE ENDOCARDITIS AND SELECTION OF ANTIBIOTICS	CARDIOLOGY	CAMS,KEY LAB CLIN TRIAL CARDIOVASC DRUGS RES,FU WAI HOSP,BEIJING 100037,PEOPLES R CHINA	0008-6312	1.982	117	
Chen,GL;Liu,LW;Xie,S;Liu,H;Liu,YQ;Li,YS	PROTEOMIC ANALYSIS OF HIGH-DENSITY LIPOPROTEIN IN CHINESE NON-DIABETIC PATIENTS WITH EARLY ONSET CORONARY HEART DISEASE USING TWO-DIMENSIONAL DIFFERENCE GEL ELECTROPHORESIS AND MASS SPECTROMETRY	CARDIOLOGY	CAMS,KEY LAB CLIN TRIAL RES CARDIOVASC DRUG,MINIST HLTH,FU WAI HOSP,BEIJING 100037,PEOPLES R CHINA	0008-6312	1.982	117	
Zhai,M;Li,YS	PHARMACODYNAMICS AND ADVERSE EVENTS OF ORAL CLOPIDOGREL IN HEALTHY SUBJECTS	CARDIOLOGY	CAMS,KEY LAB CLIN TRIAL RES CARDIOVASC DRUGS,FU WAI HOSP,BEIJING 100037,PEOPLES R CHINA	0008-6312	1.982	117	
Huang,Y;Patrice,N;Li,YS	STUDY OF ANTI-PLATELET AGGREGATION EFFECT OF ASPIRIN AT DIFFERENT DOSES AND TIMING BY SIMULATION WITH PK-PD MATHEMATICAL MODEL	CARDIOLOGY	CAMS,KEY LAB CLIN TRIAL RES CARDIOVASC DRUGS,FU WAI HOSP,BEIJING 100037,PEOPLES R CHINA	0008-6312	1.982	117	

续 表

作者姓名	论文题目	期刊名称	发表单位	刊号	影响因子	卷	期
Xu,L;Liu,YQ;Wang,P;Lin,H;Duan,B;Li,YS	STUDY ON THE LEVEL OF HP AND ITS SIGNIFICANT ON THE CORONARY HEART DISEASE	CARDIOLOGY	CAMS,KEY LAB CLIN TRIAL RES CARDIOVASC DRUGS,MINIST HLTH,FU WAI HOSP,BEIJING 100037,PEOPLES R CHINA	0008-6312	1.982	117	
Lou,Y;Xie,S;Xu,L;Li,YS	TOLERANCE OF THREE NEW COMPOUND ANTIHYPERTENSIVE DRUGS IN MALE HEALTHY PEOPLE	CARDIOLOGY	CAMS,KEY LAB CLIN TRIAL RES CARDIOVASC DRUGS,MINIST HLTH,FU WAI HOSP,BEIJING 100037,PEOPLES R CHINA	0008-6312	1.982	117	
Wu,Y;Jian,W;Kuang,FH;Hua,L;Tian,L;Huang,YL;Jian,JJ;Li,YS	THE EVOLUTION OF QTC INTERVAL IN CHINESE HEALTHY PEOPLE,ATRIAL FIBRILLATION AND FLUTTER PATIENTS RECEIVED IBUTILIDE	CARDIOLOGY	CAMS,KEY LAB CLIN TRIAL RES CARDIOVASC DRUGS,MINIST HLTH,FU WAI HOSP,BEIJING 100037,PEOPLES R CHINA	0008-6312	1.982	117	
Wu,Y;Jian,W;Yan,XW;Hu,DY;Liu,XH;Jia,SQ;Fan,WH;Cai,NS;Wu,ZG;Chen,JZ;Shan,J;He	COMPARISON OF CONVERTING THERAPY BETWEEN IBUTILIDE AND PROPAFENONE IN CHINESE PATIENTS WITH ATRIAL FIBRILLATION AND ATRIAL FLUTTER	CARDIOLOGY	CAMS,KEY LAB CLIN TRIAL RES CARDIOVASC DRUGS,MINIST HLTH,FU WAI HOSP,BEIJING 100037,PEOPLES R CHINA	0008-6312	1.982	117	
Liu,H;Liu,LW;Han,LL;Wang,L;Pang,HM;Duan,B;Gao,XJ;Huang,YL;Li,YS	THE RELATIONSHIP BETWEEN POLYMORPHISM OF PERILIPIN C1229T AND THE CHANGES OF TG INDUCED BY METOPROLOL	CARDIOLOGY	CAMS,KEY LAB CLIN TRIAL RES CARDIOVASC DRUGS,MINIST HLTH,FU WAI HOSP,BEIJING 100037,PEOPLES R CHINA	0008-6312	1.982	117	
Wu,Y;Li,YS;Theodora,BA;Remy,B;Francois,G	IS IT POSSIBLE TO PREDICT THE DIFFERENCES IN BLOOD PRESSURE REDUCTION WITH ANTI-HYPERTENSIVE?	CARDIOLOGY	CAMS,KEY LAB CLIN TRIAL RES CARDIOVASC DRUGS,MINIST HLTH,FU WAI HOSP,BEIJING 100037,PEOPLES R CHINA	0008-6312	1.982	117	

续 表

作者姓名	论文题目	期刊名称	发表单位	刊号	影响因子	卷	期
Tian,L;Liu,H;Xie,S;Jiang,JJ;Han,LL;Huang,YL;Li,YS	EFFECT OF ORGANIC ANION-TRANSPORTING POLYPEPTIDE 1B1 (OATP1B1) POLYMORPHISM ON THE SINGLE-AND MULTIPLE-DOSE PHARMACOKINETICS OF ENALAPRIL IN HEALTHY CHINESE ADULT MEN	CARDIOLOGY	CAMS,KEY LAB CLIN TRIAL RES CARDIOVASC DRUGS,MINIST HLTH,FU WAI HOSP,BEIJING 100037,PEOPLES R CHINA	0008-6312	1.982	117	
Chen,WD;Li,Y;Yang,KM;Hua,ZD;Pan,XB;Li,SJ	DICHLOROACETATE PREVENTS AND REVERSES PULMONARY ARTERIAL HYPERTENSION INDUCED BY INCREASED PULMONARY BLOOD FLOW IN RAT	CARDIOLOGY	CAMS,PEDIAT CARDIAC SURG CTR,FU WAI HOSP,BEIJING 100037,PEOPLES R CHINA	0008-6312	1.982	117	
Jin,PF;Wang,YH;Yang,ZK;Hu,SS;Zhang,H	INJECTION SITES DETERMINE THE OUTCOME OF CELL TRANSPLANTATION IN A RAT CHRONIC MYOCARDIAL INFARCTION MODEL	CARDIOLOGY	CAMS,RES CTR CARDIAC REGENERAT MED,FU WAI HOSP,BEIJING 100037,PEOPLES R CHINA	0008-6312	1.982	117	
Li,ZW;Wei,H;Deng,LZ;Cong,XF;Chen,X	EXPRESSION AND SECRETION OF IL-1 BETA,TNF-ALPHA AND IL-10 IN HYPOXIA AND SERUM DEPRIVATION-STIMULATED MSCS:IMPLICATIONS FOR THEIR PARACRINE ROLES	CARDIOLOGY	CAMS,RES CTR CARDIAC REGENERAT MED,MINIST HLTH,FU WAI HOSP,BEIJING 100037,PEOPLES R CHINA	0008-6312	1.982	117	
Wei,H;Li,ZW;Liu,XB;Chen,X;Cong,XF	LYSOPHOSPHATIDIC ACID(LPA) PROMOTES SECRETION OF VEGF BY REGULATING NA+,K+-ATPASE ACTIVITY AND EXPRESSION OF 150-KD OXYGEN-REGULATED PROTEIN (ORP150) IN MESENCHYMAL STEM CELLS	CARDIOLOGY	CAMS,RES CTR CARDIOVASC REGENERAT MED,FU WAI HOSP,BEIJING 100037,PEOPLES R CHINA	0008-6312	1.982	117	

续 表

作者姓名	论文题目	期刊名称	发表单位	刊号	影响因子	卷	期
Hu,B;Li,W;Liu,LS;Salim,Y;Wang,XY;Teo,K	MARITAL STATUS,EDUCATION AND RISK FOR ACUTE MYOCARDIAL INFARCTION IN MAINLAND CHINA INTER-HEART STUDY	CARDIOLOGY	CHINESE ACAD MED SCI,FU WAI HOSP,BEIJING 100037,PEOPLES R CHINA	0008-6312	1.982	117	
Wu,C;Yang,YJ;Zhao,XY;Zhang,J;Huang,J;Wei,BQ;Sun,HS;Wang,W;Yan,P	THE CLINICAL VALUE OF NT-PROBNP IN THE DIAGNOSIS OF PATIENTS WITH AORTIC REGURGITATION HEART FAILURE	CARDIOLOGY	CHINESE ACAD MED SCI,FU WAI HOSP,BEIJING 100037,PEOPLES R CHINA	0008-6312	1.982	117	
Wu,C;Yang,YJ;Zhao,XY;Zhang,J;Huang,J;Wei,BQ;Sun,HS;Wang,W;Yan,P	DIAGNOSTIC VALUE OF NT-PROBNP IN IDENTIFYING AORTIC STENOSIS PATIENTS WITH HEART FAILURE	CARDIOLOGY	CHINESE ACAD MED SCI,FU WAI HOSP,BEIJING 100037,PEOPLES R CHINA	0008-6312	1.982	117	
Wu,C;Yang,YJ;Zhao,XY;Zhang,J;Huang,J;Wei,BQ;Sun,HS;Wang,W;Yan,P	THE CLINICAL VALUE OF NT-PROBNP IN THE DIAGNOSIS AND ANALYSIS OF CORRELATION OF NT-PROBNP WITH CLINICAL AND ECHOCARDIOGRAPHIC FINDINGS IN PATIENTS WITH AORTIC STENOSIS	CARDIOLOGY	CHINESE ACAD MED SCI,FU WAI HOSP,BEIJING 100037,PEOPLES R CHINA	0008-6312	1.982	117	
Wu,C;Yang,YJ;Zhao,XY;Zhang,J;Huang,J;Wei,BQ;Sun,HS;Wang,W;Yan,P	THE CORRELATION OF NT-PROBNP WITH HS-CRP,ESR IN CHRONIC RHEUMATIC VALVE DISEASE(CRVD)	CARDIOLOGY	CHINESE ACAD MED SCI,FU WAI HOSP,BEIJING 100037,PEOPLES R CHINA	0008-6312	1.982	117	
Wu,C;Yang,YJ;Zhao,XY;Zhang,J;Huang,J;Wei,BQ;Sun,HS;Wang,W;Yan,P	THE CLINICAL VALUE OF NT-PROBNP IN THE DIAGNOSIS AND ANALYSIS OF CORRELATION OF NT-PROBNP WITH CLINICAL AND ECHOCARDIOGRAPHIC FINDINGS IN PATIENTS WITH AORTIC REGURGITATION	CARDIOLOGY	CHINESE ACAD MED SCI,FU WAI HOSP,BEIJING 100037,PEOPLES R CHINA	0008-6312	1.982	117	
Wu,C;Yang,YJ;Zhao,XY;Zhang,J;Huang,J;Wei,BQ;Sun,HS;Wang,W;Yan,P	DIAGNOSTIC VALUE OF NT-PROBNP IN IDENTIFYING MITRAL REGURGITATION PATIENTS WITH HEART FAILURE	CARDIOLOGY	CHINESE ACAD MED SCI,FU WAI HOSP,BEIJING 100037,PEOPLES R CHINA	0008-6312	1.982	117	

续 表

作者姓名	论文题目	期刊名称	发表单位	刊号	影响因子	卷	期
Wu,C;Yang,YJ;Zhao,XY;Zhang,J;Huang,J;Wei,BQ;Sun,HS;Wang,W;Yan,P	DIAGNOSTIC VALUE OF NT-PROBNP IN IDENTIFYING MITRAL STENOSIS PATIENTS WITH HEART FAILURE	CARDIOLOGY	CHINESE ACAD MED SCI,FU WAI HOSP,BEIJING 100037,PEOPLES R CHINA	0008-6312	1.982	117	
Wu,C;Yang,YJ;Zhao,XY;Zhang,J;Huang,J;Wei,BQ;Sun,HS;Wang,W;Yan,P	THE APPLICATION OF NT-PROBNP IN MULTIPLE VALVULAR DISEASES	CARDIOLOGY	CHINESE ACAD MED SCI,FU WAI HOSP,BEIJING 100037,PEOPLES R CHINA	0008-6312	1.982	117	
Pei,HJ;Wu,YJ;Yang,YJ;Qiao,SB;Xu,B;Chen,JL;Chen,J;Li,JJ;Song,GY;Zhao,ZY;Wang,XM	ONE-YEAR OUTCOME OF THE PATIENTS WITH LEFT ANTERIOR DESCENDING ARTERY OSTIAL DE NOVO LESIONS TREATED WITH DIFFERENT PERCUTANEOUS CORONARY INTERVENTION TECHNIQUE WITH DRUG-ELUTING STENTS	CARDIOLOGY	CHINESE ACAD MED SCI,FU WAI HOSP,CORONARY HEART DIS CTR,BEIJING 100037,PEOPLES R CHINA	0008-6312	1.982	117	
Chen,HB;Zhou,JY;Sun,HS;Tang,Y;Zhang,Y;Liu,GM;Hu,SS	SHORT TERM EXPERIMENT EVALUATION OF FW-II. AXIAL BLOOD PUMP FOR LEFT VENTRICULAR ASSIST	CARDIOLOGY	CHINESE ACAD MED SCI,FU WAI HOSP,DEPT CARDIAC SURG,BEIJING 100037,PEOPLES R CHINA	0008-6312	1.982	117	
Chen,HB;Zheng,Z;Gao,G;Hu,SS	ASSOCIATION BETWEEN CYCLO-OXYGENASE-2 GENE POLYMORPHISM AND EARLY SAPHENOUS VEIN OCCLUSION AFTER CORONARY ARTERY BYPASS GRAFT IN HAN PEOPLE	CARDIOLOGY	CHINESE ACAD MED SCI,FU WAI HOSP,DEPT CARDIAC SURG,BEIJING 100037,PEOPLES R CHINA	0008-6312	1.982	117	
Yu,XY;Qiao,SB;Yang,YJ;Chen,JL;Wu,YJ;Liu,HB;Qin,XW;Hu,FH;Chen,J;Gao,RL	PROTEOMIC ANALYSIS OF PLASMA FROM PATIENTS WITH ACUTE CORONARY SYNDROME	CARDIOLOGY	CHINESE ACAD MED SCI,FU WAI HOSP,DEPT CARDIOL,BEIJING 100037,PEOPLES R CHINA	0008-6312	1.982	117	

续 表

作者姓名	论文题目	期刊名称	发表单位	刊号	影响因子	卷	期
Yang,JG;Zhang,XL;Yang,YJ;Lu,CL;Yuan,BL;Wang,NL	INCREASED PULSE WAVE VELOCITY IS ASSOCIATED WITH FASTING GLUCOSE IN A LARGE POPULATION IN RURAL CHINA	CARDIOLOGY	CHINESE ACAD MED SCI,FU WAI HOSP,DEPT CARDIOL,BEIJING 100037,PEOPLES R CHINA	0008-6312	1.982	117	
Zheng,S;Zheng,Z;Hou,JF;Zhang,CW;Hu,SS	AN EXPERIMENTAL STUDY OF THE EFFECT OF PEDICLED GREAT OMENTUM WRAPPING ON CARDIAC NERVE REMODELING IN POSTINFARCTED HEART	CARDIOLOGY	CHINESE ACAD MED SCI,FU WAI HOSP,DEPT CARDIOVASC SURG,KEY LAB CARDIOVASC REGENERAT MED,MINIST HLTH,BEIJING 100037,PEOPLES R CHINA	0008-6312	1.982	117	
Song,HJ;Xu,ZY;Hu,HB;Wu,WH;Xu,L	CORRELATIONS AMONG COMMON FEMORAL ARTERY,INGUINAL LIGAMENT AND PUBIC TUBERCLE ARE INFLUENCED BY SEX DIFFERENCE IN ADULTS:IMPLICATIONS FOR CARDIAC AND PERIPHERAL INVASIVE STUDIES	CARDIOLOGY	CHINESE ACAD MED SCI,FU WAI HOSP,DEPT RADIOL,BEIJING 100037,PEOPLES R CHINA	0008-6312	1.982	117	
Wang,Y;Zhang,HL;Zhao,ZH;Luo,Q;Zhao,Q;Xiong,CM;Ni,XH;He,JG;Liu,ZH	PULMONARY EMBOLISM STRATIFIED AS INTERMEDIATE-RISK	CARDIOLOGY	CTR PULM VASC DIS FU WAI HOSP CAMS,BEIJING 100037,PEOPLES R CHINA	0008-6312	1.982	117	
Huang,J;Zhu,J;Song,YH;Wang,W;Zhang,J;Liao,ZK;Hu,SS	THE PREOPERATIVE RISK FACTORS AND THE SURVIVAL OF HEART TRANSPLANT PATIENTS	CARDIOLOGY	FU WAI HOSP CAMS,BEIJING 100037,PEOPLES R CHINA	0008-6312	1.982	117	
Li,SJ;Zheng,Z;Hu,SS;Wang,D;Zhang,Y;Xu,ZY;Hu,HB	A NEW STRATEGY FOR THE SURGICAL MANAGEMENT OF TETRALOGY OF FALLOT WITH MAJOR AORTOPULMONARY COLLATERAL ARTERIES ONE-STOP HYBRID APPROACH	CARDIOLOGY	FU WAI HOSP CAMS,BEIJING 100037,PEOPLES R CHINA	0008-6312	1.982	117	

续 表

作者姓名	论文题目	期刊名称	发表单位	刊号	影响因子	卷	期
Pan,SW;Hu,SS;Hu,XP;Sun,HS;Xu,JP;Wang,W;Song,HY;Zheng,Z;Wang,S	CLINICAL APPLICATION OF HOMEMADE FLEXIBLE ANNULOPLASTY RING IN MITRAL VALVE REPAIR	CARDIOLOGY	FU WAI HOSP CAMS,BEIJING 100037,PEOPLES R CHINA	0008-6312	1.982	117	
Zhang,CW;Zheng,Z;Hou,JF;Zheng,S;Hu,SS	AUTOLOGOUS ATRIAL TISSUE PATCH COMBINED WITH OMENTOPEXY REPAIRS THE INFARCTED MYOCARDIUM	CARDIOLOGY	FU WAI HOSP CAMS,BEIJING 100037,PEOPLES R CHINA	0008-6312	1.982	117	
Hou,Y;Li,XF;Feng,L;Liu,J;Li,Z;Liu,Y;Yuan,JS;Chen,J;Wu,Y;Zhang,S;Fang,PH	ASSOCIATION OF AMBULATORY ECG. BASED MEASURES INCLUDING TIME DOMAIN T-WAVE ALTERNANS WITH RISK OF SUDDEN CARDIAC DEATH IN PATIENTS AFTER ACUTE MYOCARDIAL INFARCTION:RESULTS FROM A PROSPECTIVE OBSERVATIONAL STUDY	CARDIOLOGY	FU WAI HOSP CAMS,CLIN EP LAB,BEIJING 100037,PEOPLES R CHINA	0008-6312	1.982	117	
Liu,J;Hou,Y;Li,XF;Hou,CH;Fang,PH;Pu,JL;Zhang,S	RECOVERING TO SINUS RHYTHM CAN IMPROVE OUTCOME OF ABLATION FOR PERSISTENT ATRIAL FIBRILLATION	CARDIOLOGY	FU WAI HOSP CAMS,CTR ARRHYTHMIA DIAG & TREATMENT,BEIJING 100037,PEOPLES R CHINA	0008-6312	1.982	117	
Liu,J;Liu,Y;Li,XF;Hou,Y;Wang,YS;Fang,PH	ABLATION OF ATRIAL FIBRILLATION	CARDIOLOGY	FU WAI HOSP CAMS,CTR ARRHYTHMIA DIAG & TREATMENT,BEIJING 100037,PEOPLES R CHINA	0008-6312	1.982	117	
Liu,J;Liu,Y;Lu,GY;Li,Z;Li,XF;Hou,Y;Wang,YS;Fang,PH;Liu,J;Liu,Y;Lu,GY;Zhi,L;L	DURATION OF HEAD-UP TILT TEST FOR PATIENTS WITH SUSPECTED VASOVAGAL SYNCOPE	CARDIOLOGY	FU WAI HOSP CAMS,CTR ARRHYTHMIA DIAG & TREATMENT,BEIJING 100037,PEOPLES R CHINA	0008-6312	1.982	117	

续 表

作者姓名	论文题目	期刊名称	发表单位	刊号	影响因子	卷	期
Liu,J;Li,Z;Liu,Y;Lu,GY;Li,XF;Wang,YS;Fang,PH	VALUE OF SYMPTOMS TO PREDICT HEAD-UP TILT TEST OUTCOME IN PATIENTS WITH CLINICAL SUSPICION OF VASOVAGAL SYNCOPE	CARDIOLOGY	FU WAI HOSP CAMS,CTR ARRHYTHMIA DIAG & TREATMENT,BEIJING 100037,PEOPLES R CHINA	0008-6312	1.982	117	
Liu,J;Lu,GY;Li,Z;Liu,Y;Li,XF;Wang,YS;Fang,PH	THE DIFFERENCE OF SEX AND AGE ON HEAD-UP TILT TEST FOR VASOVAGAL SYNCOPE	CARDIOLOGY	FU WAI HOSP CAMS,CTR ARRHYTHMIA DIAG & TREATMENT,BEIJING 100037,PEOPLES R CHINA	0008-6312	1.982	117	
Hou,CH;Zhang,JT;Zhang,XX;Chen,KP;Hua,W;Zhang,S;Pu,JL	CLINICAL CHARACTERISTICS AND MANAGEMENT OF 32 PATIENTS WITH LONG-QT SYNDROME ACCOMPANIED WITH TORSADE DE POINTES	CARDIOLOGY	FU WAI HOSP CAMS,CTR ARRHYTHMIA DIAG & TREATMENT,BEIJING 100037,PEOPLES R CHINA	0008-6312	1.982	117	
Wang,Y;Zhang,HL;Zhao,ZH;Luo,Q;Zhao,Q;Xiong,CM;Ni,XH;He,JG;Liu,ZH	CLINICAL ANALYSIS OF FALSE NEGATIVE CASES BY VENTILATION-PERFUSION SCINTIGRAPHY COMPARED TO CT PULMONARY ANGIOGRAPHY IN DIAGNOSIS OF ACUTE PULMONARY EMBOLISM	CARDIOLOGY	FU WAI HOSP CAMS,CTR PULM VASC DIS,BEIJING 100037,PEOPLES R CHINA	0008-6312	1.982	117	
Hu,SS;Song,YH;Wang,W;Huang,J;Liao,ZK	FROM REDUCING PERI-OPERATIVE MORTALITY TO RAISING LONG TERM SURVIVAL A RETROSPECTIVE STUDY ON 200 CASES OF HEART TRANSPLANTATION FROM FU WAI HOSPITAL	CARDIOLOGY	FU WAI HOSP CAMS,DEPT CARDIAC SURG,BEIJING 100037,PEOPLES R CHINA	0008-6312	1.982	117	
Hu,SS;Li,SJ;Chen,WD;Zhang,Y;Hua,ZD;Yan,J;Yan,KM;Zhang,H;Li,WL	TRANSTHORACIC BALLOON VALVULOPLASTY FOR PULMONARY ATRESIA WITH INTACT VENTRICULAR SEPTUM	CARDIOLOGY	FU WAI HOSP CAMS,DEPT CARDIAC SURG,BEIJING 100037,PEOPLES R CHINA	0008-6312	1.982	117	

续 表

作者姓名	论文题目	期刊名称	发表单位	刊号	影响因子	卷	期
Li,SJ;Chen,WD;Hua,ZD;Zhang,Y;Zhang,H;Yan,J;Yang,KM;Li,WL;Wang,D	TRANSTHORACIC BALLOON VALVULOPLASTY FOR SEVERE AND CRITICAL PULMONARY VALVE STENOSIS IN INFANTS BELOW ONE YEAR	CARDIOLOGY	FU WAI HOSP CAMS,DEPT CARDIAC SURG,BEIJING 100037,PEOPLES R CHINA	0008-6312	1.982	117	
Wang,H;Shimosawa,T;Uetake,Y;Mu,SY;Mori,F;Fujita,T	HIGH GLUCOSE ENHANCES GLUCOCORTICOID-INDUCED CARDIOMYOCYTE MINERALOCORTICOID RECEPTOR ACTIVATION UNDER OXIDATIVE STRESS	CARDIOLOGY	FU WAI HOSP CAMS,DEPT CARDIOL,BEIJING 100037,PEOPLES R CHINA	0008-6312	1.982	117	
Gong,LJ;Ye,ZK;Wang,ZW;Xia,MY;Zhong,Y;Yao,Y	NONINVASIVE EVALUATION OF BICUSPID AORTIC VALVE BAV AND ASSOCIATED CONGENITAL CARDIAC MALFORMATIONS IN CHILDREN	CARDIOLOGY	FU WAI HOSP CAMS,DEPT PEDIAT CARDIOL,BEIJING 100037,PEOPLES R CHINA	0008-6312	1.982	117	
Hu,XP;Pan,SW;Sun,HS;Jiang,SL;Xu,ZY;Hu,HB	SURGICAL TREATMENT OF COMPLETE ATRIOVENTRICULAR BLOCK AFTER TRANSCATHETER CLOSURE OF VENTRICULAR SEPTAL DEFECT	CARDIOLOGY	FU WAI HOSP CAMS,DEPT SURG,BEIJING 100037,PEOPLES R CHINA	0008-6312	1.982	117	
Hua,K;Wang,XW;Zhang,W;Zhou,J;Yang,XB;Ji,JH	BIOCOMPATIBILITY ANALYSIS OF PBS/PLA AS A STERNAL FIXATION MATERIAL	CARDIOLOGY	FU WAI HOSP CAMS,DEPT SURG,BEIJING 100037,PEOPLES R CHINA	0008-6312	1.982	117	
Zhang,J;Wei,BQ;Xu,HC;Huang,CL;Zhang,YH;Wang,D;Ye,SD;Yang,YJ;Gao,RL	RESEARCH ON THE MULTIPLE ORGAN DAMAGE IN PATIENTS DIED OF ACUTE DECOMPENSATED HEART FAILURE	CARDIOLOGY	FU WAI HOSP CAMS,HEART FAILURE CARE UNIT,BEIJING 100037,PEOPLES R CHINA	0008-6312	1.982	117	
Chen,QM;Zhang,J;Wei,BQ;Liu,B;Huang,Y;An,T;Su,WT	HEMODYNAMIC CHANGE IN PATIENTS WITH DECOMPENSATED CHRONIC HEART FAILURE TREATING WITH OR WITHOUT BETA-BLOCKER ORALLY	CARDIOLOGY	FU WAI HOSP CAMS,HEART FAILURE CARE UNIT,EMERGENCY & INTENS CARE CTR,BEIJING 100037,PEOPLES R CHINA	0008-6312	1.982	117	

续 表

作者姓名	论文题目	期刊名称	发表单位	刊号	影响因子	卷	期
Chen,QM;Zhang,J;Wei,BQ;Liu,B	HEMODYNAMIC EFFECTS OF THE BETA-BLOCKERS IN PATIENTS ADMITTED FOR WORSENING HEART FAILURE	CARDIOLOGY	FU WAI HOSP CAMS,HEART FAILURE CARE UNIT,EMERGENCY & INTENS CARE CTR,BEIJING 100037,PEOPLES R CHINA	0008-6312	1.982	117	
Zhao,Q;Liu,ZH;Zhao,ZH;Luo,Q;Zhang,HL;Wang,Y	THE RELATIONSHIP BETWEEN OBSTRUCTIVE SLEEP APNEA AND ENDOTHELIN. 1 PLASMA LEVELS IN PATIENTS WITH CORONARY HEART DISEASE	CARDIOLOGY	FU WAI HOSP CAMS,PULM VASC DIS CTR,BEIJING 100037,PEOPLES R CHINA	0008-6312	1.982	117	
Zhao,Q;Liu,ZH;Luo,Q;Zhao,ZH;Zhang,HL;Wang,Y	EFFECTIVENESS OF CONTINUOUS POSITIVE AIRWAY PRESSURE ON BLOOD PRESSURE IN OBSTRUCTIVE SLEEP APNEA PATIENTS	CARDIOLOGY	FU WAI HOSP CAMS,PULM VASC DIS CTR,BEIJING 100037,PEOPLES R CHINA	0008-6312	1.982	117	
Zhang,CX;Xu,JP;Ge,YP;Wei,Y;Shi,Y	VALIDATION OF FOUR DIFFERENT RISK STRATIFICATION MODELS IN PATIENTS UNDERGOING HEART VALVE SURGERY IN A SINGLE CENTER IN CHINA	CARDIOLOGY	FU WAI HOSP,BEIJING 100037,PEOPLES R CHINA	0008-6312	1.982	117	
Zhang,YB;Wang,X;Li,SJ	REASONS ANALYSIS AND TREATMENT OF POSTOPERATIVE AIRWAY SEVERE HEMORRHAGE IN CHILDREN WITH CONGENITAL HEART DISEASE	CARDIOLOGY	FU WAI HOSP,PICU PEDIAT CARDIAC CTR,BEIJING 100037,PEOPLES R CHINA	0008-6312	1.982	117	
Chang,ZP;Jiang,SL;Huang,LJ;Xu,ZY;Zhang,GJ;Jin,JL;Yu,JH	INTRAVASCULAR STENTING FOR TREATMENT OF COARCTATION OF THE AORTA;COVERED STENTING IN ADOLESCENTS AND ADULTS	CARDIOLOGY	PUMC,FU WAI HOSP,BEIJING 100037,PEOPLES R CHINA	0008-6312	1.982	117	
Zhang,DL;Zhang,J;Chen,T;Chen,QM	PROGNOSTIC VALUE OF ANXIETY AND DEPRESSION IN PATIENTS WITH HEART FAILURE	CARDIOLOGY	PUMC,FU WAI HOSP,DEPT HEART FAILURE,BEIJING 100037,PEOPLES R CHINA	0008-6312	1.982	117	

续表

作者姓名	论文题目	期刊名称	发表单位	刊号	影响因子	卷	期
Wang,L;Hua,L;Pang,HM;Liu,LW;Li,YS	THE ANALYSIS OF HRV IN HEALTHY YOUNG MEN	CARDIOLOGY	PUMC,FU WAI HOSP,KEY LAB CLIN TRIAL RES,CARDIOVASC DRUGS MINIST HLTH,BEIJING 100037,PEOPLES R CHINA	0008-6312	1.982	117	
Liu,LW;Han,LL;Chen,GL;Liu,H;Liu,YQ;Li,YS	THE RELATIONSHIP BETWEEN ENOS GLU298ASP POLYMORPHISM AND THE CHANGES OF BLOOD PRESSURE AND INDUCED BY METOPROLOL	CARDIOLOGY	PUMC,KEY LAB CLIN TRIAL RES CARDIOVASC DRUGS,MINIST HLTH,FU WAI HOSP,BEIJING 100037,PEOPLES R CHINA	0008-6312	1.982	117	
Liang,T;Zhang,C;Chen,Y;Yan,L;Li,R	INVESTIGATION ON AWARENESS OF PATIENTS WITH PULMONARY HYPERTENSION ON DISEASE-RELATED KNOWLEDGE AND THE FEASIBILITY OF ONLINE HEALTH EDUCATION	CARDIOLOGY	PEKING UNION MED COLL,SCH NURSING,BEIJING 100730,PEOPLES R CHINA	0008-6312	1.982	117	
Liu,XH;Li,GS;Zhu,H;Huang,L;Liu,YL;Ma,CM;Qin,CA	BENEFICIAL EFFECT OF BERBERINE ON HEPATIC INSULIN RESISTANCE IN DIABETIC HAMSTERS POSSIBLY INVOLVES IN SREBPS,LXR ALPHA AND PPAR ALPHA TRANSCRIPTIONAL PROGRAMS	ENDOCRINE JOURNAL	CHINESE ACAD MED SCI,DEPT PATHOL,INST LAB ANIM SCI,BEIJING 100021,PEOPLES R CHINA	0918-8959	1.952	57	10
Zeng,ZP;Li,HZ;Luo,AL;Liu,DW;Li,F;Miao,Q;Liu,TH	PHEOCHROMOCYTOMA IN PEKING UNION MEDICAL COLLEGE HOSPITAL OF CHINA	ENDOCRINE JOURNAL	BEIJING UNION MED COLL HOSP,DEPT ENDOCRINOL,BEIJING,PEOPLES R CHINA	0918-8959	1.952	57	
Zhu,HJ;Gong,FY;Pan,H;Ping,XC;Zhang,XZ;Ding,HH;Wang,LJ;Deng,JY	ASSOCIATION OF MYOSTATIN GENE POLYMORPHISMS WITH OBESITY IN CHINESE AND THE EFFECTS OF MYOSTATIN ON THE PROLIFERATION AND DIFFERENTIATION OF 3T3-L1	ENDOCRINE JOURNAL	BEIJING UNION MED COLL HOSP,DEPT ENDOCRINOL,BEIJING,PEOPLES R CHINA	0918-8959	1.952	57	

续 表

作者姓名	论文题目	期刊名称	发表单位	刊号	影响因子	卷	期
Lu,L;Gu,F;Zhang,XB;Lu,ZL;Zeng,ZP;Liu,HC;Tong,AL;Yue,X;Fu,Y;Jin,ZY;Ren,ZY;Wang	BILATERAL INFERIOR PETROSAL SINUS SAMPLING WITHOUT CRH STIMULATION TEST IN THE DIFFERENTIAL DIAGNOSIS OF ADRENOCORTICOTROPIN DEPENDENT CUSHING SYNDROME WITH UNKNOWN ORIGIN	ENDOCRINE JOURNAL	BEIJING UNION MED COLL HOSP,DEPT ENDOCRINOL,BEIJING,PEOPLES R CHINA	0918-8959	1.952	57	
Chen,S;Zeng,ZP;Li,HZ;Tong,AL;Lu,L;Song,AL;Li,M;Liang,W;Man,N;Cao,CX	LEPTIN AND ITS RECEPTOR IN HUMAN ADRENAL AND TUMORS	ENDOCRINE JOURNAL	BEIJING UNION MED COLL HOSP,DEPT ENDOCRINOL,BEIJING,PEOPLES R CHINA	0918-8959	1.952	57	
Chen,S;Zeng,ZP;Li,HZ;Tong,AL;Lu,L;Song,AL;Li,M;Liang,W;Man,N;Cao,CX	THE MRNA EXPRESSION OF ADIPONECTIN RECEPTOR 1 AND 2 IN HUMAN ADRENAL AND TUMORS	ENDOCRINE JOURNAL	BEIJING UNION MED COLL HOSP,DEPT ENDOCRINOL,BEIJING,PEOPLES R CHINA	0918-8959	1.952	57	
Lu,L;Zeng,ZP;Lu,ZL;Tong,AL;Chen,S;Wang,YH;Fu,CL	PREGNANCY OUTCOME IN WOMEN WITH CONGENITAL ADRENAL HYPERPLASIA DUE TO 21-HYDROXYLASE DEFICIENCY IN PUMCH	ENDOCRINE JOURNAL	BEIJING UNION MED COLL HOSP,DEPT ENDOCRINOL,BEIJING,PEOPLES R CHINA	0918-8959	1.952	57	
Zeng,ZP;Liang,W;Cao,CX;Tong,AL;Lu,L;Chen,S;Li,HZ	ADRENOCORTICOTROPIC HORMONE RECEPTOR AND ADRENAL TUMORS	ENDOCRINE JOURNAL	BEIJING UNION MED COLL HOSP,DEPT ENDOCRINOL,BEIJING,PEOPLES R CHINA	0918-8959	1.952	57	
Zeng,ZP;Cao,CX;Tong,AL;Lu,L;Chen,S;Li,HZ	EXPRESSION OF STEROIDOGENIC FACTOR-1 AND DAX-1 IN HUMAN ADRENOCORTICAL TUMORS	ENDOCRINE JOURNAL	BEIJING UNION MED COLL HOSP,DEPT ENDOCRINOL,BEIJING,PEOPLES R CHINA	0918-8959	1.952	57	
Gong,FY;Zhu,HJ;Zhang,DX;Dai,YF;Pan,H;Deng,JY	IDENTIFICATION OF SHOX GENE MUTATIONS IN FOUR CHINESE PATIENTS WITH LERI-WEILL DYSCHONDROSTEOSIS SYNDROME	ENDOCRINE JOURNAL	BEIJING UNION MED COLL HOSP,DEPT ENDOCRINOL,KEY LAB ENDOCRINOL MINIST HLTH,BEIJING,PEOPLES R CHINA	0918-8959	1.952	57	

续 表

作者姓名	论文题目	期刊名称	发表单位	刊号	影响因子	卷	期
Gong,FY;Zhang,SJ;Ding,HH;Deng,JY;Zhu,HJ;Pan,H;Wang,LJ;Li,NS;Shi,YF	LIPOGENESIS AND LIPOLYSIS ENZYMES ARE INVOLVED IN REGULATORY ACTION OF ZINC-ALPHA 2-GLYCOPROTEIN IN OBESE MICE AND 3T3-L1 PREADIPOCYTES	ENDOCRINE JOURNAL	BEIJING UNION MED COLL HOSP,MINIST HLTH,KEY LAB ENDOCRINOL,DEPT ENDOCRINOL,BEIJING,PEOPLES R CHINA	0918-8959	1.952	57	
Gong,FY;Deng,JY;Zhu,HJ;Pan,H;Shi,YF	EFFECTS OF ADIPOKINES ON GENE EXPRESSION OF LIPID METABOLISM REGULATORY ENZYMES AND ITS POSSIBLE MECHANISM IN HUMAN HEPG2 CELLS	ENDOCRINE JOURNAL	BEIJING UNION MED COLL HOSP,MINIST HLTH,KEY LAB ENDOCRINOL,DEPT ENDOCRINOL,BEIJING,PEOPLES R CHINA	0918-8959	1.952	57	
Li,NS;Chen,RR;Zhu,Y;Xu,LX;Zhang,HB;Li,YX;Zhang,K;Li,M	JUDGEMENT OF A PATIENT OF AUTOIMMUNE HYPOGLYCEMIA WHOSE INSULIN AUTOANTIBODY IS PSEUDONEGATIVE	ENDOCRINE JOURNAL	BEIJING UNION MED COLL HOSP,PEKING UNION MED COLL,DEPT ENDOCRINOL,BEIJING,PEOPLES R CHINA	0918-8959	1.952	57	
Li,M;Zhang,LH;Ping,F;Li,W;Yang,GH;Zhang,K;Sun,Q;Xing,XP;Xiang,HD	HBA1C,INSULIN SENSITIVITY AND BETA CELL FUNCTION IN CHINESE PREGNANT WOMEN WITH ABNORMAL GLUCOSE CHALLENGE TEST	ENDOCRINE JOURNAL	BEIJING UNION MED COLL HOSP,PEKING UNION MED COLL,DEPT ENDOCRINOL,BEIJING,PEOPLES R CHINA	0918-8959	1.952	57	
Lian,XL;Bai,Y;Dai,WX;Xu,YH;Guo,ZS	COMPARISON OF DAILY DOSAGE OF LEVOTHYROXINE BETWEEN PREGNANT WOMEN WITH HYPOTHYRODISM DUE TO RADIOACTIVE IODINE THERAPY AND CHRONIC LYMPHOCYTIC THYROIDITIS	ENDOCRINE JOURNAL	CAMS,PUMC HOSP,DEPT ENDOCRINOL,BEIJING,PEOPLES R CHINA	0918-8959	1.952	57	
Sun,Q;Wang,SN;Wang,H;Li,YX	GEFITINIB IMPROVES INSULIN SENSITIVITY IN WISTAR DIABETES RATS MODELS	ENDOCRINE JOURNAL	CAMS,PUMC HOSP,MINIST HLTH,DEPT ENDOCRINOL,KEY LAB ENDOCRINOL,BEIJING,PEOPLES R CHINA	0918-8959	1.952	57	

续 表

作者姓名	论文题目	期刊名称	发表单位	刊号	影响因子	卷	期
Wu,QY;Zhu,HJ;Gu,F;Pan,H;Deng,JY	THE CHANGES OF BODY COMPOSITION IN PATIENTS WITH ACROMEGALY AFTER PITUITARY ADENOMA SURGERY	ENDOCRINE JOURNAL	CHINESE ACAD MED SCI,DEPT ENDOCRINOL,PEKING UNION MED COLL HOSP,BEIJING 100730,PEOPLES R CHINA	0918-8959	1.952	57	
Wang,O;Wang,CY;Xing,XP;Cui,QC;Meng,XW;Guan,H;Xia,WB;Li,M;Jiang,Y;Han,GY	ASSCOCIATION OF EXPRESSION OF PARAFIBROMIN WITH SPORADIC PARATHYROID NEOPLASMS	ENDOCRINE JOURNAL	CHINESE ACAD MED SCI,PEKING UNION MED COLL HOSP,DEPT ENDOCRINOL,BEIJING 100037,PEOPLES R CHINA	0918-8959	1.952	57	
Song,AL;Zeng,ZP;Tong,AL;Cao,CX;Lu,L;Chen,S;Li,M	PLASMA ALDOSTERONE CONCENTRATION AND RENIN ACTIVITY IN PRIMARY ALDOSTERONISM AND PHEOCHROMOCYTOMA	ENDOCRINE JOURNAL	CHINESE ACAD MED SCI,PEKING UNION MED COLL HOSP,DEPT ENDOCRINOL,BEIJING 100037,PEOPLES R CHINA	0918-8959	1.952	57	
Xu,LL;Xiang,HD;Zhang,HB;Chen,W;Fang,JH	THE STUDY ON THE RELEVANT FACTORS OF NONALCOHOLIC FATTY LIVER DISEASE IN DONGCHENG DISTRICT IN BEIJING	ENDOCRINE JOURNAL	CHINESE ACAD MED SCI,PEKING UNION MED COLL HOSP,PEKING UNION MED COLL,DEPT ENDOCRINOL,BEIJING 100037,PEOPLES R CHINA	0918-8959	1.952	57	
Ping,F;Xiang,HD;Li,M;Li,W;Liu,J;Nie,M;Hui,YC	EFFECTS OF VARIATIONS IN RETINAL BINDING PROTEIN 4 GENE AND ADIPOSE SPECIFIC EXPRESSION OF GESTATIONAL DIABETES IN BEIJING CHINA	ENDOCRINE JOURNAL	CHINESE ACAD MED SCI,PEKING UNION MED COLL,PEKING UNION MED COLL HOSP,DEPT ENDOCRINOL,MINIST HLTH,KEY LAB ENDOCRINOL,BEIJING,PEOPLES R CHINA	0918-8959	1.952	57	
Nie,M;Lu,L;Li,YX;Xu,LL;Wang,O;Hu,MM;Zhu,HJ;Li,NS;Fu,Y;Li,WH;Tong,AL;Yuan,T;X	PHENOTYPE-GENOTYPE CORRELATION IN 36 CHINESE17 ALPHA- HYDROXYLASE/17,20 LYASE-DEFICIENCY PATIENTS WITH EIGHT NOVEL MUTATIONS OF CYP17A1 GENE	ENDOCRINE JOURNAL	CHINESE ACAD MED SCI,PEKING UNION MED COLL,PEKING UNION MED COLL HOSP,MINIST HLTH,KEY LAB ENDOCRINE,DEPT ENDOCRINOL,BEIJING,PEOPLES R CHINA	0918-8959	1.952	57	
Chen,Y;Zhang,J;Dai,JR;Feng,XL;Lu,HZ;Zhou,CW	ANGIOGENESIS OF RENAL CELL CARCINOMA:PERFUSION CT FINDINGS	ABDOMINAL IMAGING	CHINESE ACAD MED SCI,CANC HOSP & INST,DEPT DIAGNOST RADIOL,BEIJING 100037,PEOPLES R CHINA	0942-8925	1.95	35	5

续 表

作者姓名	论文题目	期刊名称	发表单位	刊号	影响因子	卷	期
Li,JP;Wu,H;Xing,W;Yang,SG;Lu,SH;Du,WT;Yu,JX;Chen,F;Zhang,L;Han,ZC	INTERLEUKIN-27 AS A NEGATIVE REGULATOR OF HUMAN NEUTROPHIL FUNCTION	SCANDINAVIAN JOURNAL OF IMMUNOLOGY	CHINESE ACAD MED SCI,INST HEMATOL,STATE KEY LAB EXPT HEMATOL,TIANJIN 300020,PEOPLES R CHINA	0300-9475	1.935	72	4
Yu,J;Zheng,C;Ren,X;Li,J;Liu,M;Zhang,L;Liang,L;Du,W;Han,ZC	INTRAVENOUS ADMINISTRATION OF BONE MARROW MESENCHYMAL STEM CELLS BENEFITS EXPERIMENTAL AUTOIMMUNE MYASTHENIA GRAVIS MICE THROUGH AN IMMUNOMODULATORY ACTION	SCANDINAVIAN JOURNAL OF IMMUNOLOGY	CHINESE ACAD MED SCI,INST HEMATOL,STATE KEY LAB EXPT HEMATOL,TIANJIN 300020,PEOPLES R CHINA	0300-9475	1.935	72	3
Chen,J;Su,JJ;Wei,YZ;Li,QP;Yu,LY;Liu,HY;Zhang,YQ;Zhang,YQ	AMYCOLATOPSIS XYLANICA SP. NOV.,ISOLATED FROM SOIL	INTERNATIONAL JOURNAL OF SYSTEMATIC AND EVOLUTIONARY MICROBIOLOGY	CHINESE ACAD MED SCI,INST MED BIOTECHNOL,BEIJING 100050,PEOPLES R CHINA	1466-5026	1.93	60	
Yuan,LJ;Zhang,YQ;Yu,LY;Liu,HY;Guan,Y;Lee,JC;Kim,CJ;Zhang,YQ	ALLOACTINOSYNNEMA ALBUM GEN. NOV.,SP NOV.,A MEMBER OF THE FAMILY ACTINOSYNNEMATACEAE ISOLATED FROM SOIL	INTERNATIONAL JOURNAL OF SYSTEMATIC AND EVOLUTIONARY MICROBIOLOGY	CHINESE ACAD MED SCI,INST MED BIOTECHNOL,BEIJING 100050,PEOPLES R CHINA	1466-5026	1.93	60	
Zhao,YQ;Gao,JT;Liu,SH;Wu,Y;Lin,MT;Fan,M	GERANYLGERANYLACETONE PRECONDITIONING MAY ATTENUATE HEAT-INDUCED INFLAMMATION AND MULTIORGAN DYSFUNCTION IN RATS	JOURNAL OF PHARMACY AND PHARMACOLOGY	INST BASIC MED SCI,DEPT BRAIN PROTECT & PLAST,BEIJING 100850,PEOPLES R CHINA	0022-3573	1.918	62	1
Wang,T;Liu,YY;Wang,X;Yang,N;Zhu,HB;Zuo,PP	PROTECTIVE EFFECTS OF OCTACOSANOL ON 6-HYDROXYDOPAMINE-INDUCED PARKINSONISM IN RATS VIA REGULATION OF PRONGF AND NGF SIGNALING	ACTA PHARMACOLOGICA SINICA	PEKING UNION MED COLL,INST BASIC MED SCI,DEPT PHARMACOL,BEIJING 100005,PEOPLES R CHINA	1671-4083	1.909	31	7

续 表

作者姓名	论文题目	期刊名称	发表单位	刊号	影响因子	卷	期
Zhang,N;Huan,Y;Huang,H;Song,GM;Sun,SJ;Shen,ZF	ATORVASTATIN IMPROVES INSULIN SENSITIVITY IN MICE WITH OBESITY INDUCED BY MONOSODIUM GLUTAMATE	ACTA PHARMACOLOGICA SINICA	CHINESE ACAD MED SCI,INST MAT MED,BEIJING 100050,PEOPLES R CHINA	1671-4083	1.909	31	1
Liu,QS;Wang,JH;Cui,J;Yang,ZH;Du,GH	A NOVEL ACUTE ANEMIA MODEL FOR PHARMACOLOGICAL RESEARCH IN MICE BY COMPELLED ACUTE EXERCISE	ACTA PHARMACOLOGICA SINICA	CHINESE ACAD MED SCI,INST MAT MED,BEIJING 100050,PEOPLES R CHINA	1671-4083	1.909	30	12
Bao,XQ;Liu,GT	BICYCLOL PROTECTS HEPG2 CELLS AGAINST D-GALACTOSAMINE-INDUCED APOPTOSIS THROUGH INDUCING HEAT SHOCK PROTEIN 27 AND MITOCHONDRIA ASSOCIATED PATHWAY	ACTA PHARMACOLOGICA SINICA	CHINESE ACAD MED SCI,INST MAT MED,DEPT PHARMACOL,BEIJING 100050,PEOPLES R CHINA	1671-4083	1.909	31	2
Xin,BM;Wang,XX;Jin,W;Yan,HM;Cui,B;Zhang,XW;Hua,F;Yang,HZ;Hu,ZW	ACTIVATION OF TOLL-LIKE RECEPTOR 9 ATTENUATES UNILATERAL URETERAL OBSTRUCTION-INDUCED RENAL FIBROSIS	ACTA PHARMACOLOGICA SINICA	CHINESE ACAD MED SCI,INST MAT MED,MOL IMMUNOL & PHARMACOL LAB,BEIJING 100050,PEOPLES R CHINA	1671-4083	1.909	31	12
Li,N;Liu,GT	THE NOVEL SQUAMOSAMIDE DERIVATIVE FLZ ENHANCES BDNF/TRKB/CREB SIGNALING AND INHIBITS NEURONAL APOPTOSIS IN APP/PS1 MICE	ACTA PHARMACOLOGICA SINICA	PEKING UNION MED COLL,INST MAT MED,DEPT PHARMACOL,BEIJING 100050,PEOPLES R CHINA	1671-4083	1.909	31	3
Zhao,HP;Lu,D;Zhang,W;Zhang,L;Wang,SM;Ma,CM;Qin,C;Zhang,LF	PROTECTIVE ACTION OF TETRAMETHYLPYRAZINE PHOSPHATE AGAINST DILATED CARDIOMYOPATHY IN CTNT(R141W)TRANSGENIC MICE	ACTA PHARMACOLOGICA SINICA	CHINESE ACAD MED SCI,PEKING UNION MED COLL,COMPARAT MED CTR,DEPT PATHOL,INST LAB ANIM SCI,BEIJING 100021,PEOPLES R CHINA	1671-4083	1.909	31	3

续 表

作者姓名	论文题目	期刊名称	发表单位	刊号	影响因子	卷	期
Wang,L;Peng,SY;Liu,Y;Li,P;Wang,WJ	EFFECTS AND MECHANISM OF AROMATIC AMINOKETONE SY0916 ON OSTEOCLASTIC BONE DESTRUCTION	ACTA PHARMACOLOGICA SINICA	CHINESE ACAD MED SCI,PEKING UNION MED COLL,INST MAT MED,DEPT PHARMACOL,BEIJING 100050,PEOPLES R CHINA	1671-4083	1.909	31	4
Nie,L;Liu,ZJ;Zhou,WX;Xiang,RL;Xiao,Y;Lu,B;Pang,BS;Gao,JM	CHEMOKINE RECEPTOR CXCR3 IS IMPORTANT FOR LUNG TISSUE DAMAGE AND AIRWAY REMODELING INDUCED BY SHORT-TERM EXPOSURE TO CIGARETTE SMOKING IN MICE	ACTA PHARMACOLOGICA SINICA	CHINESE ACAD MED SCI,PEKING UNION MED COLL HOSP,DEPT RESP DIS,BEIJING 100730,PEOPLES R CHINA	1671-4083	1.909	31	4
Yang,Y;Zhang,T;Xiao,L;Yang,LX;Chen,RY	TWO NEW CHALCONES FROM LEAVES OF MORUS ALBA L	FITOTERAPIA	CHINESE ACAD MED SCI,MINIST EDUC,KEY LAB BIOACT SUBST & RESOURCES UTILIZAT CHINESE,BEIJING 100050,PEOPLES R CHINA	0367-326X	1.899	81	6
Tan,YX;Yang,Y;Zhang,T;Chen,RY;Yu,DQ	BIOACTIVE 2-ARYLBENZOFURAN DERIVATIVES FROM MORUS WITTIORUM	FITOTERAPIA	CHINESE ACAD MED SCI,INST MAT MED,KEY LAB BIOACT SUBST & RESOURCES UTILIZAT CHINESE,BEIJING 100050,PEOPLES R CHINA	0367-326X	1.899	81	7
Yang,QY;Yao,CS;Fang,WS	A NEW TRIGLUCOSYLATED NAPHTHALENE GLYCOSIDE FROM ALOE VERA L.	FITOTERAPIA	PEKING UNION MED COLL,INST MAT MED,BEIJING 100050,PEOPLES R CHINA	0367-326X	1.899	81	1
Liu,R;Ma,SG;Liu,YX;Yu,SS;Chen,XG;Zhang,JJ	ALBIZOSIDES D AND E,TWO NEW CYTOTOXIC TRITERPENE SAPONINS FROM ALBIZIA CHINENSIS	CARBOHYDRATE RESEARCH	CHINESE ACAD MED SCI,MINIST EDUC,KEY LAB BIOACT SUBST & RESOURCES UTILIZAT CHINESE,BEIJING 100050,PEOPLES R CHINA	0008-6215	1.898	345	13
Liu,J;Ma,SG;Yu,SS;Lv,HN;Li,Y;Wu,XF;Liu,YY	SEVEN NEW VERNOCUMINOSIDES FROM THE STEM BARK OF VERNONIA CUMINGIANA BENTH	CARBOHYDRATE RESEARCH	CHINESE ACAD MED SCI,KEY LAB BIOACT SUBST & RESOURCES UTILIZAT CHINESE,MINIST EDUC,BEIJING 100050,PEOPLES R CHINA	0008-6215	1.898	345	9

续 表

作者姓名	论文题目	期刊名称	发表单位	刊号	影响因子	卷	期
Yang,WZ;Chen,HL;Gao,FP;Chen,MM;Li,XM;Zhang,MM;Zhang,QQ;Liu,LR;Jiang,Q;Wang,YS	SELF-AGGREGATED NANOPARTICLES OF CHOLESTEROL-MODIFIED PULLULAN CONJUGATE AS A NOVEL CARRIER OF MITOXANTRONEP	CURRENT NANOSCIENCE	CHINESE ACAD MED SCI,INST BIOMED ENGN,TIANJIN 300192,PEOPLES R CHINA	1573-4137	1.879	6	3
Cai,RL;Yang,MH;Shi,Y;Chen,J;Li,YC;Qi,Y	ANTIFATIGUE ACTIVITY OF PHENYLETHANOID-RICH EXTRACT FROM CISTANCHE DESERTICOLA	PHYTOTHERAPY RESEARCH	CHINESE ACAD MED SCI,INST MED PLANT DEV,RES CTR PHARMACOL & TOXICOL,BEIJING 100193,PEOPLES R CHINA	0951-418X	1.878	24	2
Wang,QO;Sun,LH;Jia,W;Liu,XM;Dang,HX;Mai,WL;Wang,N;Steinmetz,A;Wang,YQ;Xu,CJ	COMPARISON OF GINSENOSIDES RG1 AND RB1 FOR THEIR EFFECTS ON IMPROVING SCOPOLAMINE-INDUCED LEARNING AND MEMORY IMPAIRMENT IN MICE	PHYTOTHERAPY RESEARCH	CHINESE ACAD MED SCI,INST MED PLANT DEV,RES CTR PHARMACOL & TOXICOL,BEIJING 100193,PEOPLES R CHINA	0951-418X	1.878	24	12
Fang,NX;Yao,YT;Shi,CX;Li,LH	ATTENUATION OF ISCHEMIA-REPERFUSION INJURY BY SEVOFLURANE POSTCONDITIONING INVOLVES PROTEIN KINASE B AND GLYCOGEN SYNTHASE KINASE 3 BETA ACTIVATION IN ISOLATED RAT HEARTS	MOLECULAR BIOLOGY REPORTS	CHINESE ACAD MED SCI,DEPT ANESTHESIOL,CARDIOVASC INST,BEIJING 100037,PEOPLES R CHINA	0301-4851	1.875	37	8
Yao,YT;Li,LH;Chen,L;Wang,WP;Li,LB;Gao,CQ	SEVOFLURANE POSTCONDITIONING PROTECTS ISOLATED RAT HEARTS AGAINST ISCHEMIA-REPERFUSION INJURY:THE ROLE OF RADICAL OXYGEN SPECIES,EXTRACELLULAR SIGNAL-RELATED KINASES 1/2 AND MITOCHONDRIAL PERMEABILITY TRANSITION PORE	MOLECULAR BIOLOGY REPORTS	CHINESE ACAD MED SCI,DEPT ANESTHESIOL,FUWAI CARDIOVASC HOSP,PEKING UNION MED COLL,BEIJING 100037,PEOPLES R CHINA	0301-4851	1.875	37	5

续 表

作者姓名	论文题目	期刊名称	发表单位	刊号	影响因子	卷	期
Yang, YF; Hou, S; Cui, GH; Chen, SL; Wei, JH; Huang, LQ	CHARACTERIZATION OF REFERENCE GENES FOR QUANTITATIVE REAL-TIME PCR ANALYSIS IN VARIOUS TISSUES OF SALVIA MILTIORRHIZA	MOLECULAR BIOLOGY REPORTS	CHINESE ACAD MED SCI, INST MED PLANT DEV, BEIJING 100193, PEOPLES R CHINA	0301-4851	1.875	37	1
Sun, P; Guo, YH; Qi, JJ; Zhou, LL; Li, XE	ISOLATION AND EXPRESSION ANALYSIS OF TUBEROUS ROOT DEVELOPMENT RELATED GENES IN REHMANNIA GLUTINOSA	MOLECULAR BIOLOGY REPORTS	CHINESE ACAD MED SCI, PEKING UNION MED COLL, INST MED PLANTS DEV, BEIJING 100193, PEOPLES R CHINA	0301-4851	1.875	37	2
Shi, L; Zhao, M; Luo, Q; Ma, YM; Zhong, JL; Yuan, XH; Huang, CZ	OVEREXPRESSION OF PIP5KL1 SUPPRESSES CELL PROLIFERATION AND MIGRATION IN HUMAN GASTRIC CANCER CELLS	MOLECULAR BIOLOGY REPORTS	CHINESE ACAD MED SCI, INST CANC, STATE KEY LAB MOL ONCOL, BEIJING 100021, PEOPLES R CHINA	0301-4851	1.875	37	5
Liu, XL; Zhang, FL; Zhou, ZY; Zhao, HL; Shen, GM; Baohan, WY; Duan, ZY; Li, W; Zhang, JW	ANALYSIS OF TWO SEQUENCE VARIANTS IN PEROXISOME PROLIFERATOR ACTIVATED RECEPTOR GAMMA GENE IN TAJIK POPULATION AT HIGH ALTITUDES AND HAN POPULATION AT LOW ALTITUDES IN CHINA	MOLECULAR BIOLOGY REPORTS	CHINESE ACAD MED SCI, PEKING UNION MED COLL, NATL LAB MED MOL BIOL, INST BASIC MED SCI, BEIJING 100005, PEOPLES R CHINA	0301-4851	1.875	37	1
Zhou, LQ; Xia, JH; Li, HL; Dai, JR; Hu, YM	ASSOCIATION OF XRCC1 VARIANTS WITH ACUTE SKIN REACTION AFTER RADIOTHERAPY IN BREAST CANCER PATIENTS	CANCER BIOTHERAPY AND RADIOPHARMACEUTICALS	CHINESE ACAD MED SCI, CANC INST HOSP, PEKING UNION MED COLL, DEPT RADIAT ONCOL, BEIJING 100021, PEOPLES R CHINA	1084-9785	1.873	25	6
Zhao, P; Dai, M; Chen, WQ; Li, N	CANCER TRENDS IN CHINA	JAPANESE JOURNAL OF CLINICAL ONCOLOGY	CHINESE ACAD MED SCI, CANC INST & HOSP, BEIJING 100037, PEOPLES R CHINA	0368-2811	1.856	40	4
Zhang, YS; Li, HZ	PRIMITIVE NEUROECTODERMAL TUMORS OF ADRENAL GLAND	JAPANESE JOURNAL OF CLINICAL ONCOLOGY	CHINESE ACAD MED SCI, DEPT UROL, PEKING UNION MED COLL HOSP, PEKING UNION MED COLL, BEIJING 100730, PEOPLES R CHINA	0368-2811	1.856	40	8

续 表

作者姓名	论文题目	期刊名称	发表单位	刊号	影响因子	卷	期
Wang,H;Shi,PJ;Wu,MF;Li,N;Zhou,XL;Fan,FY	CONSTRUCTION,EXPRESSION AND FUNCTIONAL CHARACTERIZATION OF THE BETA-LACTAMASE WITH ALPHA (V)INTEGRIN LIGANDS	PROTEIN AND PEPTIDE LETTERS	PEKING UNION MED COLL,INST RADIAT MED,TIANJIN 300192,PEOPLES R CHINA	0929-8665	1.849	17	12
Li,G;Zhou,ZC;Gold,MH	ECZEMATOUS DERMATITIS AFTER VASCULAR LASER THERAPY:A REPORT OF TWO CASES	JOURNAL OF COSMETIC AND LASER THERAPY	CHINESE ACAD MED SCI,INST DERMATOL,NANJING 210042,JIANGSU,PEOPLES R CHINA	1476-4172	1.849	12	2
Li,G;Lin,T;Wu,QJ;Zhou,ZC;Gold,MH	CLINICAL ANALYSIS OF PORT WINE STAINS TREATED BY INTENSE PULSED LIGHT	JOURNAL OF COSMETIC AND LASER THERAPY	CHINESE ACAD MED SCI,INST DERMATOL,NANJING 210042,JIANGSU,PEOPLES R CHINA	1476-4172	1.849	12	1
Lin,T;Jia,GR;Rong,HZ;Li,JM;Zhou,ZC	COMPARISON OF A SINGLE TREATMENT WITH Q-SWITCHED RUBY LASER AND Q-SWITCHED ND:YAG LASER IN REMOVING BLACK-BLUE CHINESE TATTOOS	JOURNAL OF COSMETIC AND LASER THERAPY	CHINESE ACAD MED SCI,INST DERMATOL,SKIN LASER CTR,NANJING,PEOPLES R CHINA	1476-4172	1.849	11	4
Li,RH;Zhou,ZC;Gold,MH	AN EFFICACY COMPARISON OF HAIR REMOVAL UTILIZING A DIODE LASER AND AN ND:YAG LASER SYSTEM IN CHINESE WOMEN	JOURNAL OF COSMETIC AND LASER THERAPY	CHINESE ACAD SCI,INST DERMATOL,NANJING,PEOPLES R CHINA	1476-4172	1.849	12	5
Feng,W;Yang,JS;Xu,XD;Liu,QH	QUANTITATIVE DETERMINATION OF LANOSTANE TRITERPENES IN FOMES OFFICINALIS AND THEIR FRAGMENTATION STUDY BY HPLC-ESI	PHYTOCHEMICAL ANALYSIS	CHINESE ACAD MED SCI,INST MED PLANT DEV,BEIJING 100193,PEOPLES R CHINA	0958-0344	1.848	21	6
Ye,M;Wang,L;Fu,QA;Zhu,Z;Li,P;Li,TS	STEADY-STATE PHARMACOKINETICS OF LAMIVUDINE ONCE-DAILY VERSUS TWICE-DAILY DOSING IN CHINESE HIV-INFECTED PATIENTS	HIV CLINICAL TRIALS	CHINESE ACAD MED SCI,AIDS DIAG & TREATMENT CTR,DEPT INFECT DIS,PEKING UNION MED COLL HOSP,PEKING UNION MED COLL,BEIJING 100730,PEOPLES R CHINA	1528-4336	1.835	11	4

续 表

作者姓名	论文题目	期刊名称	发表单位	刊号	影响因子	卷	期
Fang,HB;Mi,Y;Zhang,Y;Wu,NH;Shen,YF	HDAC3 AUGMENTS THE AUTOREGULATION OF NEUROD GENE IN P19 CELLS	NEUROREPORT	CHINESE ACAD MED SCI,NATL LAB MED MOL BIOL,DEPT BIOCHEM & MOL BIOL,INST BASIC MED SCI,BEIJING 100037,PEOPLES R CHINA	0959-4965	1.822	21	1
Ma,XY;Xie,CX;Liu,C;Song,JY;Yao,H;Luo,K;Zhu,YJ;Gao,T;Pang,XH;Qian,J;Chen,SL	SPECIES IDENTIFICATION OF MEDICINAL PTERIDOPHYTES BY A DNA BARCODE MARKER,THE CHLOROPLAST PSBA-TRNH INTERGENIC REGION	BIOLOGICAL & PHARMACEUTICAL BULLETIN	CHINESE ACAD MED SCI,INST MED PLANT DEV,BEIJING 100193,PEOPLES R CHINA	0918-6158	1.811	33	11
Lv,YL;Zhang,FS;Chen,J;Cui,JL;Xing,YM;Li,XD;Guo,SX	DIVERSITY AND ANTIMICROBIAL ACTIVITY OF ENDOPHYTIC FUNGI ASSOCIATED WITH THE ALPINE PLANT SAUSSUREA INVOLUCRATA	BIOLOGICAL & PHARMACEUTICAL BULLETIN	CHINESE ACAD MED SCI,INST MED PLANT DEV,BEIJING 100193,PEOPLES R CHINA	0918-6158	1.811	33	8
Zhang,FS;Lv,YL;Dong,HL;Guo,SX	ANALYSIS OF GENETIC STABILITY THROUGH INTERSIMPLE SEQUENCE REPEATS MOLECULAR MARKERS IN MICROPROPAGATED PLANTLETS OF ANOECTOCHILUS FORMOSANUS HAYATA,A MEDICINAL PLANT	BIOLOGICAL & PHARMACEUTICAL BULLETIN	CHINESE ACAD MED SCI,INST MED PLANT DEV,BEIJING 100193,PEOPLES R CHINA	0918-6158	1.811	33	3
Liu,YY;Guo,SX	INVOLVEMENT OF CA2+ CHANNEL SIGNALLING IN SCLEROTIAL FORMATION OF POLYPORUS UMBELLATUS	MYCOPATHOLOGIA	CHINESE ACAD MED SCI,LAB MED FUNGI,INST MED PLANTS,BEIJING 100094,PEOPLES R CHINA	0301-486X	1.81	169	2
Liu,SW;Xu,B;Chen,J;Hu,FH;Wu,YJ;Li,JJ;Yang,YJ;Chen,JL;Gao,RL;Qiao,SB	TRENDS IN IN-HOSPITAL OUTCOME AFTER PERCUTANEOUS CORONARY INTERVENTION IN THE DRUG-ELUTING STENTS ERA	CLINICAL CARDIOLOGY	CHINESE ACAD MED SCI,DEPT CARDIOL,CARDIOVASC INST,BEIJING 100037,PEOPLES R CHINA	0160-9289	1.807	33	8

续 表

作者姓名	论文题目	期刊名称	发表单位	刊号	影响因子	卷	期
Sun,L;Zhang,TT;Lan,X;Du,GH	EFFECTS OF STEM CELL THERAPY ON LEFT VENTRICULAR REMODELING AFTER ACUTE MYOCARDIAL INFARCTION:A META-ANALYSIS	CLINICAL CARDIOLOGY	CHINESE ACAD MED SCI,INST MAT MED,NATL CTR PHARMACEUT SCREENING,BEIJING 100050,PEOPLES R CHINA	0160-9289	1.807	33	5
Qiao,Q;Hua,W;Zhang,S	PREIMPLANT LEFT VENTRICULAR END-DIASTOLIC DIMENSION AND BODY WEIGHT INDEPENDENTLY ASSOCIATE WITH PACED QRS DURATION IN PATIENTS RECEIVING RIGHT VENTRICULAR APICAL PACING FOR COMPLETE ATRIOVENTRICULAR BLOCK	CLINICAL CARDIOLOGY	CHINESE ACAD MED SCI,CTR ARRHYTHMIA DIAG & TREATMENT,FUWAI HOSP,PEKING UNION MED COLL,BEIJING 100037,PEOPLES R CHINA	0160-9289	1.807	33	11
Wang,S;Lang,JH;Zhu,L	MAYER-ROKITANSKY-KUESTER-HAUSER(MRKH)SYNDROME WITH RECTOVESTIBULAR FISTULA AND IMPERFORATE ANUS	EUROPEAN JOURNAL OF OBSTETRICS & GYNECOLOGY AND REPRODUCTIVE BIOLOGY	CHINESE ACAD MED SCI,DEPT OBSTET & GYNECOL,PEKING UNION MED COLL HOSP,PEKING UNION MED COLL,BEIJING 100730,PEOPLES R CHINA	0301-2115	1.764	153	1
Shi,L;Wang,K;Zhao,M;Yuan,XH;Huang,CZ	OVEREXPRESSION OF PIP5KL1 SUPPRESSES THE GROWTH OF HUMAN CERVICAL CANCER CELLS IN VITRO AND IN VIVO	CELL BIOLOGY INTERNATIONAL	CHINESE ACAD MED SCI,STATE KEY LAB MOL ONCOL,CANC INST & HOSP,BEIJING 100021,PEOPLES R CHINA	1065-6995	1.747	34	3
Huang,JB;Liu,YL;Sun,PW;Lv,XD;Bo,K;Fan,XM	NOVEL STRATEGY FOR TREATMENT OF PULMONARY ARTERIAL HYPERTENSION:ENHANCEMENT OF APOPTOSIS	LUNG	CHINESE ACAD MED SCI,CARDIOVASC INST,PEDIAT CTR CARDIAC SURG,BEIJING 100037,PEOPLES R CHINA	0341-2040	1.734	188	3
Ji,BY;Liu,JP;Hei,FL;Long,C	OPTIMAL STRATEGY OF SELECTIVE CEREBRAL PERFUSION DURING AORTIC ARCH CONSTRUCTION	ARTIFICIAL ORGANS	CHINESE ACAD MED SCI,DEPT CARDIOPULM BYPASS,PEKING UNION MED COLL,FUWAI HOSP,BEIJING 100037,PEOPLES R CHINA	0160-564X	1.719	34	7

续 表

作者姓名	论文题目	期刊名称	发表单位	刊号	影响因子	卷	期
Xin, Y; Wang, YM; Zhang, H; Li, J; Wang, W; Wei, YJ; Hu, SS	AGING ADVERSELY IMPACTS BIOLOGICAL PROPERTIES OF HUMAN BONE MARROW-DERIVED MESENCHYMAL STEM CELLS: IMPLICATIONS FOR TISSUE ENGINEERING HEART VALVE CONSTRUCTION	ARTIFICIAL ORGANS	CHINESE ACAD MED SCI, DEPT SURG, CARDIOVASC INST, BEIJING 100037, PEOPLES R CHINA	0160-564X	1.719	34	3
Cui, YL; Hei, FL; Long, C; Feng, ZY; Zhao, J; Yan, FX; Wang, YH; Liu, JP	PERIOPERATIVE MONITORING OF THROMBOELASTOGRAPH ON BLOOD PROTECTION AND RECOVERY FOR SEVERELY CYANOTIC PATIENTS UNDERGOING COMPLEX CARDIAC SURGERY	ARTIFICIAL ORGANS	FUWAI CARDIOPULM DIS HOSP, CARDIOPULM BYPASS DEPT, BEIJING 100037, PEOPLES R CHINA	0160-564X	1.719	34	11
Ma, GE; Lei, H; Chen, J; Liu, ZJ	RECONSTRUCTION OF LARGE HYPERTROPHIC SCAR ON TRUNK AND THIGH BY MEANS OF LIPOSUCTION TECHNIQUE	BURNS	CHINA ACAD MED SCI, PEKING UNION MED COLL, PLAST SURG HOSP, BODY SCULPTURE & LIPOSUCT CTR, BEIJING, PEOPLES R CHINA	0305-4179	1.718	36	2
Pu, LN; Liu, ZP; Yin, T; An, H; Li, S	SIMULATION OF INDUCED ELECTRIC FIELD DISTRIBUTION BASED ON FIVE-SPHERE MODEL USED IN RTMS	JOURNAL OF X-RAY SCIENCE AND TECHNOLOGY	CHINESE ACAD MED SCI, INST BIOMED ENGN, TIANJIN 300192, PEOPLES R CHINA	0895-3996	1.708	18	1
Zhu, L; Li, L; Lang, JH; Xu, T; Wong, F	EPIDEMIOLOGY OF MIXED URINARY INCONTINENCE IN CHINA	INTERNATIONAL JOURNAL OF GYNECOLOGY & OBSTETRICS	PEKING UNION MED COLL, DEPT OBSTET & GYNECOL, BEIJING 100021, PEOPLES R CHINA	0020-7292	1.704	109	1
Liu, XL; Zhao, HL; Shen, GM; Zhang, FL; Li, Y; Zhou, Y; Cui, JH; Duan, ZY; Li, W; Zhang, JW	ANALYSIS OF TWO SEQUENCE VARIANTS IN PEROXISOME PROLIFERATOR-ACTIVATED RECEPTOR GAMMA GENE IN A TIBETAN POPULATION AT HIGH ALTITUDE AND A HAN POPULATION AT LOW ALTITUDE IN CHINA	MEDICAL SCIENCE MONITOR	CHINESE ACAD MED SCI, INST BASIC MED SCI, NATL LAB MED MOL BIOL, BEIJING 100005, PEOPLES R CHINA	1234-1010	1.699	16	10

续 表

作者姓名	论文题目	期刊名称	发表单位	刊号	影响因子	卷	期
Kong,XD;Xu,D;Zhang,W;Zhao,Y;Zeng,XF;Zhang,FC	CLINICAL FEATURES AND PROGNOSIS IN ADULT-ONSET STILL'S DISEASE:A STUDY OF 104 CASES	CLINICAL RHEUMATOLOGY	CHINESE ACAD MED SCI,PEKING UNION MED COLL HOSP,DEPT RHEUMATOL,BEIJING 100730,PEOPLES R CHINA	0770-3198	1.687	29	9
Gong,JH;Liu,XJ;Shang,BY;Chen,SZ;Zhen,YS	HERG K+ CHANNEL RELATED CHEMOSENSITIVITY TO SPARFLOXACIN IN COLON CANCER CELLS	ONCOLOGY REPORTS	CHINESE ACAD MED SCI,INST MED BIOTECHNOL,DEPT ONCOL,BEIJING 100050,PEOPLES R CHINA	1021-335X	1.686	23	6
Shi,WW;Chen,CX;Zhang,XM;Xu,HZ;Chen,RX;He,QY	MECHANISMS OF THE ANTITUMOR ACTION OF THE NEW ANTIBIOTIC NC0604,A MEMBER OF THE BLEOMYCIN FAMILY	ONCOLOGY REPORTS	PEKING UNION MED COLL,INST MED BIOTECHNOL,BEIJING 100050,PEOPLES R CHINA	1021-335X	1.686	24	3
Li,Y;Han,NN;Gao,N;Xu,R;Sun,CH;Li,DD;He,QY	INDUCTION OF APOPTOSIS BY THE ANGUCYCLINONE ANTIBIOTIC CHEMOMICIN IN HUMAN TUMOR CELLS	ONCOLOGY REPORTS	PEKING UNION MED COLL,INST MED BIOTECHNOL,BEIJING 100050,PEOPLES R CHINA	1021-335X	1.686	23	2
Teng,XY;Liu,GQ;Diao,XL;Wu,ZY;Li,L;Zhang,W;Zhang,X;Su,Q	CAG REPEATS IN THE ANDROGEN RECEPTOR GENE ARE SHORTER IN PATIENTS WITH PULMONARY,ESOPHAGEAL OR BLADDER CARCINOMA AND LONGER IN WOMEN WITH UTERINE LEIOMYOMA	ONCOLOGY REPORTS	CHINESE ACAD MED SCI,CANC HOSP,DEPT PATHOL,BEIJING 100021,PEOPLES R CHINA	1021-335X	1.686	23	3
Pan,JA;Hu,H;Zhou,ZA;Sun,LC;Peng,LA;Yu,L;Sun,LX;Liu,J;Yang,ZH;Ran,YL	TUMOR-SUPPRESSIVE MIR-663 GENE INDUCES MITOTIC CATASTROPHE GROWTH ARREST IN HUMAN GASTRIC CANCER CELLS	ONCOLOGY REPORTS	CHINESE ACAD MED SCI,PEKING UNION MED COLL,STATE KEY LAB MOL ONCOL,CANC INST HOSP,BEIJING 100021,PEOPLES R CHINA	1021-335X	1.686	24	1
Zhou,JF;Zhou,YP;Yin,B;Hao,W;Zhao,L;Ju,WY;Bai,CM	5-FLUOROURACIL AND OXALIPLATIN MODIFY THE EXPRESSION PROFILES OF MICRORNAS IN HUMAN COLON CANCER CELLS IN VITRO	ONCOLOGY REPORTS	CHINESE ACAD MED SCI,DEPT MED ONCOL,PEKING UNION MED COLL HOSP,BEIJING 100730,PEOPLES R CHINA	1021-335X	1.686	23	1

续 表

作者姓名	论文题目	期刊名称	发表单位	刊号	影响因子	卷	期
Xue,FS;Liu,JH;Liao,X;Zhang,YM	IS THE ENDOFLEX TUBE A BENEFICIAL TOOL FOR NASAL INTUBATION?	EUROPEAN JOURNAL OF ANAESTHESIOLOGY	CHINESE ACAD MED SCI,DEPT ANAESTHESIOL,PLAST SURG HOSP,BEIJING 100144,PEOPLES R CHINA	0265-0215	1.679	27	5
Xue,FS;Xiong,J;Wang,QA;Yuan,YJ;Liao,X	COMPARISON OF SAFETY AND EFFICACY OF SUPREME LARYNGEAL MASK AIRWAY AND PROSEAL LARYNGEAL MASK AIRWAY	EUROPEAN JOURNAL OF ANAESTHESIOLOGY	CHINESE ACAD MED SCI,PLAST SURG HOSP,DEPT ANAESTHESIOL,BEIJING 100144,PEOPLES R CHINA	0265-0215	1.679	27	8
Xue,FS;He,N;Liu,JH;Xu,XZ	AWAKE OROTRACHEAL INTUBATION WITH THE BONFILS FIBRESCOPE IN PATIENTS WITH A DIFFICULT AIRWAY	EUROPEAN JOURNAL OF ANAESTHESIOLOGY	CHINESE ACAD MED SCI,PLAST SURG HOSP,DEPT ANAESTHESIOL,BEIJING 100144,PEOPLES R CHINA	0265-0215	1.679	27	3
Zhang,YQ;Liu,HY;Chen,J;Yuan,LJ;Sun,W;Zhang,LX;Zhang,YQ;Yu,LY;Li,WJ	DIVERSITY OF CULTURABLE ACTINOBACTERIA FROM QINGHAI-TIBET PLATEAU,CHINA	ANTONIE VAN LEEUWENHOEK INTERNATIONAL JOURNAL OF GENERAL AND MOLECULAR MICROBIOLOGY	CHINESE ACAD MED SCI,INST MED BIOTECHNOL,BEIJING 100050,PEOPLES R CHINA	0003-6072	1.673	98	2
Yuan,JQ;Li,JJ;Qin,XW;Xu,B;Yang,YJ;Chen,JL;Qiao,SB;Ma,WH;Yao,M;Liu,HB;Wu,YJ;Che	TREATMENT OF MILD-MODERATE CALCIFIED CORONARY LESIONS WITH SIROLIMUS-ELUTING STENT:REAL WORLD DATA FROM A SINGLE CENTER	CORONARY ARTERY DISEASE	FU WAI HOSP,PEKING UNION MED COLL,CHINESE ACAD MED SCI,DEPT CARDIOL,BEIJING 100037,PEOPLES R CHINA	0954-6928	1.665	21	1
Liu,YB;Liu,LQ;Jiao,P;Tang,X;Zhu,S	SIMULTANEOUS RECONSTRUCTION OF THE BURN NECK CONTRACTURE AND THE UPPER LIP USING THE PARASCAPULAR FLAP EXTENDING TO THE ARM	JOURNAL OF PLASTIC RECONSTRUCTIVE AND AESTHETIC SURGERY	PEKING UNION MED COLL,DEPT PLAST & RECONSTRUCT SURG,PLAST SURG HOSP,BEIJING 100144,PEOPLES R CHINA	1748-6815	1.66	63	5
Zhu,S;Liu,YB;Song,B;Liu,DH	SPONTANEOUS ARTERIOVENOUS SHUNT AFTER MICROSURGICAL OPERATION	JOURNAL OF PLASTIC RECONSTRUCTIVE AND AESTHETIC SURGERY	PEKING UNION MED COLL,PLAST SURG HOSP,DEPT PLAST & RECONSTRUCT SURG,BEIJING 100144,PEOPLES R CHINA	1748-6815	1.66	63	9

续 表

作者姓名	论文题目	期刊名称	发表单位	刊号	影响因子	卷	期
Liu,YB;Song,B;Zhu,S;Jin,J	RECONSTRUCTION OF THE BURNED HAND USING A SUPER-THIN ABDOMINAL FLAP,WITH DONOR-SITE CLOSURE BY AN ISLAND DEEP INFERIOR EPIGASTRIC PERFORATOR FLAP	JOURNAL OF PLASTIC RECONSTRUCTIVE AND AESTHETIC SURGERY	PEKING UNION MED COLL,PLAST SURG HOSP,DEPT PLAST & RECONSTRUCT SURG,BEIJING 100144,PEOPLES R CHINA	1748-6815	1.66	63	3
Liu,YB;Song,B;Jin,J;Zhu,S;Pan,L	A FREESTYLE PEDICLED THORACODORSAL ARTERY PERFORATOR FLAP AIDING THE DONOR-SITE CLOSURE OF A PARASCAPULAR FLAP	JOURNAL OF PLASTIC RECONSTRUCTIVE AND AESTHETIC SURGERY	PEKING UNION MED COLL,PLAST SURG HOSP,DEPT PLAST & RECONSTRUCT SURG,BEIJING 100144,PEOPLES R CHINA	1748-6815	1.66	63	3
Xin,MQ;Jie,LA;Mu,LH	A NEW EXPERIMENTAL VENOUS SUPER-DRAINED TRANSMIDLINE ABDOMINAL SKIN FLAP MODEL IN PIG	JOURNAL OF PLASTIC RECONSTRUCTIVE AND AESTHETIC SURGERY	CHINESE ACAD MED SCI,PEKING UNION MED COLL,PLAST SURG HOSP,BREAST PLAST & RECONSTRUCT SURG CTR,BEIJING,PEOPLES R CHINA	1748-6815	1.66	63	10
Teng,L;Jin,XL;Wu,GP;Zhang,ZY;Ji,Y;Xu,JJ;Lu,JJ;Zhang,B;Zhou,G	CORRECTION OF HEMIFACIAL ATROPHY USING FREE ANTEROLATERAL THIGH ADIPOFASCIAL FLAP	JOURNAL OF PLASTIC RECONSTRUCTIVE AND AESTHETIC SURGERY	CHINESE ACAD MED SCI,PEKING UNION MED COLL,PLAST SURG HOSP,CRANIO MAXILLOFACIAL SURG DEPT 2,BEIJING 100037,PEOPLES R CHINA	1748-6815	1.66	63	7
Liu,XW;Guo,X;Wang,JQ;Song,WM	A SIMPLE WAY TO RESOLVE INJECTION PORT LEAKAGE	JOURNAL OF PLASTIC RECONSTRUCTIVE AND AESTHETIC SURGERY	CHINESE ACAD MED SCI,PLAST SURG HOSP,BEIJING 100037,PEOPLES R CHINA	1748-6815	1.66	63	2
Chen,W;Li,YQ;Wang,NL	THE NEED FOR A COMPLETE PLATYSMA COMPONENT FOR PLATYSMA MYOCUTANEOUS FLAPS?-AN INTRODUCTION OF THE EXPANDED CUTANEOUS-DOMINANT PLATYSMA FLAP FOR FACIAL DEFECT RECONSTRUCTION	JOURNAL OF PLASTIC RECONSTRUCTIVE AND AESTHETIC SURGERY	CHINESE ACAD MED SCI,PLAST SURG HOSP,BEIJING 100141,PEOPLES R CHINA	1748-6815	1.66	63	12

续 表

作者姓名	论文题目	期刊名称	发表单位	刊号	影响因子	卷	期
Liu,XH;Zhang,QG;Quan,YZ;Xie,YC;Shi,L	BILATERAL MICROTIA RECONSTRUCTION	JOURNAL OF PLASTIC RECONSTRUCTIVE AND AESTHETIC SURGERY	CHINESE ACAD MED SCI,PLAST SURG HOSP,BEIJING,PEOPLES R CHINA	1748-6815	1.66	63	8
Pan,B;Qie,SY;Zhao,YY;Tang,XJ;Lin,L;Yang,QH;Zhuang,HX;Jiang,HY	SURGICAL MANAGEMENT OF POLYOTIA	JOURNAL OF PLASTIC RECONSTRUCTIVE AND AESTHETIC SURGERY	PLAST SURG HOSP,PEKING UNION MED COLL,BEIJING,PEOPLES R CHINA	1748-6815	1.66	63	8
Qin,X;Wang,SJ;Zhuang,HX;Jiang,HY;Yang,QH;Yu,DS	USING A REMNANT EAR TO RECONSTRUCT THE TRAGUS IN TOTAL EAR RECONSTRUCTION	JOURNAL OF PLASTIC RECONSTRUCTIVE AND AESTHETIC SURGERY	CHINESE ACAD MED SCI,PEKING UNION MED COLL,AURICULAR RECONSTRUCT CTR,PLAST SURG HOSP,BEIJING 100144,PEOPLES R CHINA	1748-6815	1.66	62	11
Luan,J;Mu,DL;Mu,LH	TRANSAXILLARY DUAL-PLANE AUGMENTATION MAMMAPLASTY: EXPERIENCE WITH 98 BREASTS	JOURNAL OF PLASTIC RECONSTRUCTIVE AND AESTHETIC SURGERY	CHINESE ACAD MED SCI,PEKING UNION MED COLL,BREAST PLAST & RECONSTRUCT SURG CTR,PLAST SURG HOSP,BEIJING 100041,PEOPLES R CHINA	1748-6815	1.66	62	11
Pan,B;Wei,LX;Deng,XM;Zhuang,HX;Jiang,HY	CHOICE OF ANESTHETIC TECHNIQUE FOR EAR RECONSTRUCTION USING A TISSUE EXPANDER AND CARTILAGE FRAMEWORK	JOURNAL OF PLASTIC RECONSTRUCTIVE AND AESTHETIC SURGERY	PEKING UNION MED COLL,PLAST SURG HOSP,BEIJING 100021,PEOPLES R CHINA	1748-6815	1.66	63	7
Pan,B;Jiang,HY;Zhao,YY;Lin,L;Guo,DJ;Zhuang,HX	CLINICAL ANALYSIS,REPAIR AND AETIOLOGY OF QUESTION MARK EAR	JOURNAL OF PLASTIC RECONSTRUCTIVE AND AESTHETIC SURGERY	PEKING UNION MED COLL,PLAST SURG HOSP,BEIJING 100021,PEOPLES R CHINA	1748-6815	1.66	63	1
Pan,B;Zhao,YY;Zhuang,HX;Lin,L;Liu,L;Jiang,HY	TUMBLING CARTILAGE FLAP AND FREE AURICULAR COMPOSITE TISSUE TRANSPLANTATION FOR CORRECTING MILD AND MODERATE FORMS OF CONSTRICTED EAR	ARCHIVES OF FACIAL PLASTIC SURGERY	PLAST SURG HOSP,PEKING UNION MED COLL,BEIJING,PEOPLES R CHINA	1521-2491	1.63	12	4

续 表

作者姓名	论文题目	期刊名称	发表单位	刊号	影响因子	卷	期
Liu,DH;Yao,YT;Cui,W;Chen,K	THE ASSOCIATION BETWEEN INTERLEUKIN-18 AND PULMONARY SARCOIDOSIS:A META-ANALYSIS	SCANDINAVIAN JOURNAL OF CLINICAL & LABORATORY INVESTIGATION	CHINESE ACAD MED SCI,PEKING UNION MED COLL HOSP,DEPT CLIN LAB,BEIJING 100730,PEOPLES R CHINA	0036-5513	1.629	70	6
Yan,LL;Han,NN;Zhang,YQ;Yu,LY;Chen,J;Wei,YZ;Li,QP;Tao,L;Zheng,GH;Yang,SE;Jiang,C	ANTIMYCIN A(18)PRODUCED BY AN ENDOPHYTIC STREPTOMYCES ALBIDOFLAVUS ISOLATED FROM A MANGROVE PLANT	JOURNAL OF ANTIBIOTICS	CHINESE ACAD MED SCI,INST MED BIOTECHNOL,DEPT MICROBIAL CHEM,BEIJING 100050,PEOPLES R CHINA	0021-8820	1.628	63	5
Xie,YY;Xu,HZ;Sun,CH;Yu,Y;Chen,RX	TWO NOVEL NUCLEOSIDYL-PEPTIDE ANTIBIOTICS:SANSANMYCIN F AND G PRODUCED BY STREPTOMYCES SP SS	JOURNAL OF ANTIBIOTICS	CHINESE ACAD MED SCI,PEKING UNION MED COLL,INST MED BIOTECHNOL,BEIJING 100050,PEOPLES R CHINA	0021-8820	1.628	63	3
Ni,SY;Wu,LZ;Wang,HY;Wang,YG;He,WQ;Li,YH;Jia,CH;Li,SF;Wang,YC	7-O-DESCARBAMOYL-7-HYDROXYGELDANAMYCIN,A MINOR COMPONENT FROM THE GDMN DISRUPTION MUTANT OF STREPTOMYCES HYGROSCOPICUS 17997	JOURNAL OF ANTIBIOTICS	PEKING UNION MED COLL,INST MED BIOTECHNOL,BEIJING 100050,PEOPLES R CHINA	0021-8820	1.628	63	10
Jiang,ZK;Guo,LH;Zhang,Y;Sun,CH;Li,YA;Wu,JB;Jiang,R	2754A:A NEW INHIBITOR OF VEGFR-2 ISOLATED FROM THE STREPTOMYCES SP. 2754	JOURNAL OF ANTIBIOTICS	CHINESE ACAD MED SCI,INST MED BIOTECHNOL,BEIJING 100050,PEOPLES R CHINA	0021-8820	1.628	63	12
Fan,GS;Bian,ML;Cheng,LN;Cao,XM;Huang,ZR;Han,ZY;Jing,XP;Li,J;Wu,SY;Xiong,CL;Xiong	EFFICACY AND SAFETY OF THE COMBINED ORAL CONTRACEPTIVE ETHINYLESTRADIOL/DROSPIRENONE (YASMIN(R))IN HEALTHY CHINESE WOMEN A RANDOMIZED,OPEN-LABEL,CONTROLLED,MULTICENTRE TRIAL	CLINICAL DRUG INVESTIGATION	BEIJING UNION MED COLL HOSP,DEPT OBSTET & GYNECOL,BEIJING,PEOPLES R CHINA	1173-2563	1.622	30	6

续 表

作者姓名	论文题目	期刊名称	发表单位	刊号	影响因子	卷	期
Zhao,YJ;Li,ZJ;Wang,RZ;Wei,JJ;Li,GL;Zhao,H	ANGIOPOIETIN 1 COUNTERACTS VASCULAR ENDOTHELIAL GROWTH FACTOR-INDUCED BLOOD-BRAIN BARRIER PERMEABILITY AND ALLEVIATES ISCHEMIC INJURY IN THE EARLY STAGES OF TRANSIENT FOCAL CEREBRAL ISCHEMIA IN RATS	NEUROLOGICAL RESEARCH	CHINESE ACAD MED SCI,PEKING UNION MED COLL HOSP,DEPT NEUROSURG,BEIJING 100730,PEOPLES R CHINA	0161-6412	1.621	32	7
Chen,FF;He,GM;He,H;Chen,W;Zhu,XP;Liang,MZ;Chen,LB;Deng,XW	EXPRESSION ANALYSIS OF MIRNAS AND HIGHLY-EXPRESSED SMALL RNAS IN TWO RICE SUBSPECIES AND THEIR RECIPROCAL HYBRIDS	JOURNAL OF INTEGRATIVE PLANT BIOLOGY	CHINESE ACAD MED SCI,GRAD PROGRAM,BEIJING 100730,PEOPLES R CHINA	1672-9072	1.603	52	11
Xin,YY;Deng,AJ;Du,GH;Zhang,JL;Qin,HL	FINGERPRINTING ANALYSIS OF SAPOSHNIKOVIA DIVARICATA USING 1H NUCLEAR MAGNETIC RESONANCE SPECTROSCOPY AND HIGH PERFORMANCE LIQUID CHROMATOGRAPHY	JOURNAL OF INTEGRATIVE PLANT BIOLOGY	CHINESE ACAD MED SCI,KEY LAB BIOACT SUBST & RESOURCES UTILIZAT CHINESE,MINIST EDUC,BEIJING 100050,PEOPLES R CHINA	1672-9072	1.603	52	9
Yao,X;Peng,Y;Zhou,Q;Xiao,PG;Sun,SQ	DISTINCTION OF EIGHT LYCIUM SPECIES BY FOURIER-TRANSFORM INFRARED SPECTROSCOPY AND TWO-DIMENSIONAL CORRELATION IR SPECTROSCOPY	JOURNAL OF MOLECULAR STRUCTURE	CHINESE ACAD MED SCI,INST MED PLANT DEV,BEIJING 100193,PEOPLES R CHINA	0022-2860	1.599	974	1-3
Lei,Q;Chen,L;Jin,M;Ji,HW;Yu,QJ;Cheng,WP;Li,LH	PREOPERATIVE AND INTRAOPERATIVE RISK FACTORS FOR PROLONGED INTENSIVE CARE UNIT STAY AFTER AORTIC ARCH SURGERY	JOURNAL OF CARDIOTHORACIC AND VASCULAR ANESTHESIA	CHINESE ACAD MED SCI,DEPT ANESTHESIOL,CARDIOVASC INST,BEIJING 100037,PEOPLES R CHINA	1053-0770	1.596	23	6
He,CN;Peng,Y;Zhang,YC;Xu,LJ;Gu,J;Xiao,PG	PHYTOCHEMICAL AND BIOLOGICAL STUDIES OF PAEONIACEAE	CHEMISTRY & BIODIVERSITY	CHINESE ACAD MED SCI,INST MED PLANT DEV,PEKING UNION MED COLL,BEIJING 100193,PEOPLES R CHINA	1612-1872	1.586	7	4

续 表

作者姓名	论文题目	期刊名称	发表单位	刊号	影响因子	卷	期
Tian,XY;Zhao,Y;Yu,SS;Fang,WS	BACE1(BETA-SECRETASE)INHIBITORY PHENOLIC ACIDS AND A NOVEL SESQUITERPENOID FROM HOMALOMENA OCCULTA	CHEMISTRY & BIODIVERSITY	PEKING UNION MED COLL,KEY LAB BIOACT SUBST & RESOURCES UTILIZAT CHINESE,MINIST EDUC,BEIJING 100050,PEOPLES R CHINA	1612-1872	1.586	7	4
Xu,LJ;Peng,ZG;Chen,HS;Wang,J;Xiao,PG	BIOACTIVE TRITERPENOIDS FROM KADSURA HETEROCLITA	CHEMISTRY & BIODIVERSITY	PEKING UNION MED COLL,INST MED PLANT DEV,BEIJING 100094,PEOPLES R CHINA	1612-1872	1.586	7	9
Xie,J;Jiao,Y;Qiu,ZF;Li,QH;Li,TS	SIGNIFICANT ELEVATION OF B CELLS AT THE ACUTE STAGE IN ENTEROVIRUS 71-INFECTED CHILDREN WITH CENTRAL NERVOUS SYSTEM INVOLVEMENT	SCANDINAVIAN JOURNAL OF INFECTIOUS DISEASES	BEIJING UNION MED COLL HOSP,PEKING UNION MED COLL,CHINESE ACAD MED SCI,DEPT INFECT DIS,BEIJING 100730,PEOPLES R CHINA	0036-5548	1.562	42	11-12
Hou,JL;Wu,LY;Zhang,HT;Lv,NN;Huang,Y;Yu,GZ	CLINICOPATHOLOGIC CHARACTERISTICS OF 12 PATIENTS WITH VULVAR SWEAT GLAND CARCINOMA	INTERNATIONAL JOURNAL OF GYNECOLOGICAL CANCER	CHINESE ACAD MED SCI,PEKING UNION MED COLL,CANC HOSP,DEPT GYNECOL ONCOL,BEIJING 100021,PEOPLES R CHINA	1048-891X	1.558	20	5
Jiao,LZ;Xiang,Y;Feng,FZ;Wan,XR;Zhao,J;Cui,QC;Yang,XY	CLINICAL ANALYSIS OF 21 CASES OF NONGESTATIONAL OVARIAN CHORIOCARCINOMA	INTERNATIONAL JOURNAL OF GYNECOLOGICAL CANCER	BEIJING UNION MED COLL HOSP,PEKING UNION MED COLL,DEPT OBSTET & GYNECOL,BEIJING 100730,PEOPLES R CHINA	1048-891X	1.558	20	2
Jin,Y;Pan,LY;Wang,XQ;Dai,ZQ;Huang,HF;Guo,LN;Shen,K;Lian,LJ	CLINICAL CHARACTERISTICS OF ENDOMETRIAL STROMAL SARCOMA FROM AN ACADEMIC MEDICAL HOSPITAL IN CHINA	INTERNATIONAL JOURNAL OF GYNECOLOGICAL CANCER	CHINESE ACAD MED SCI,PEKING UNION MED COLL HOSP,DEPT OBSTET & GYNECOL,BEIJING 100730,PEOPLES R CHINA	1048-891X	1.558	20	9
Jin,XL;Teng,L;Xu,JJ;Lu,JJ;Zhang,C;Zhang,B;Zhao,ZM	ANTEROLATERAL THIGH ADIPOFASCIAL FLAP FOR THE RESTORATION OF FACIAL CONTOUR DEFORMITIES	MICROSURGERY	CHINESE ACAD MED SCI,CRANIOMAXILLOFACIAL SURG DEPT 2,PLAST SURG HOSP,PEKING UNION MED COLL,BEIJING 100037,PEOPLES R CHINA	0738-1085	1.555	30	5

续 表

作者姓名	论文题目	期刊名称	发表单位	刊号	影响因子	卷	期
Salgarello,M;Barone-Adesi,L;Sturla,M;Masetti,R;Mu,LH	NEEDING A LARGE DIEAP FLAP FOR UNILATERAL BREAST RECONSTRUCTION:DOUBLE-PEDICLE FLAP AND UNIPEDICLE FLAP WITH ADDITIONAL VENOUS DISCHARGE	MICROSURGERY	CHINESE ACAD MED SCI,PLAST & RECONSTRUCT SURG CTR BREAST,PLAST SURG HOSP,PEKING UNION MED COLL,BEIJING 100041,PEOPLES R CHINA	0738-1085	1. 555	30	2
Mao,JF;Nie,M;Lu,SY;Wu,XY	ADULT-ONSET IDIOPATHIC HYPOGONADOTROPIC HYPOGONADISM:POSSIBLE AETIOLOGY,CLINICAL MANIFESTATIONS AND MANAGEMENT	ASIAN JOURNAL OF ANDROLOGY	BEIJING UNION MED COLL HOSP,DEPT ENDOCRINOL,BEIJING 100730,PEOPLES R CHINA	1008-682X	1. 549	12	4
Huang,JW;Gao,J;Lv,X;Li,GL;Hao,DL;Yao,XY;Zhou,LQ;Liu,DP;Wang,RZ	TARGET GENE THERAPY OF GLIOMA:OVEREXPRESSION OF BAX GENE UNDER THE CONTROL OF BOTH TISSUE-SPECIFIC PROMOTER AND HYPOXIA-INDUCIBLE ELEMENT	ACTA BIOCHIMICA ET BIOPHYSICA SINICA	BEIJING UNION MED COLL HOSP,PEKING UNION MED COLL,DEPT NEUROSURG,BEIJING 100005,PEOPLES R CHINA	1672-9145	1. 547	42	4
Sheng,YX;Zhang,YH;Zhang,JL;Li,J;Li,H;Jin,HT	DETERMINATION AND TOXICOKINETICS COMPARISON OF KETAMINE AND S(+)-KETAMINE IN DOG PLASMA BY HPLC-MS METHOD	BIOMEDICAL CHROMATOGRAPHY	CHINESE ACAD MED SCI,INST MAT MED,BEIJING 100050,PEOPLES R CHINA	0269-3879	1. 545	24	3
Zhao,X;Liu,YL	DETERMINATION OF CURCUMOL IN RAT PLASMA BY CAPILLARY GAS CHROMATOGRAPHY WITH A HYDROGEN FLAME IONIZATION DETECTOR	BIOMEDICAL CHROMATOGRAPHY	CHINESE ACAD MED SCI,INST MAT MED,DEPT PHARMACEUT,BEIJING 100050,PEOPLES R CHINA	0269-3879	1. 545	24	4
Lu,J;Xue,LY;Lu,N;Zou,SM;Liu,XY;Wen,P	SUPERFICIAL PRIMARY SMALL CELL CARCINOMA OF THE ESOPHAGUS:CLINICOPATHOLOGICAL AND IMMUNOHISTOCHEMICAL ANALYSIS OF 15 CASES	DISEASES OF THE ESOPHAGUS	CHINESE ACAD MED SCI,DEPT PATHOL,CANC INST HOSP,PEKING UNION MED COLL,BEIJING 100021,PEOPLES R CHINA	1120-8694	1. 536	23	2

续 表

作者姓名	论文题目	期刊名称	发表单位	刊号	影响因子	卷	期
Han,JN;Liu,YP	EFFECT OF VENTILATOR CIRCUIT CHANGES ON VENTILATOR-ASSOCIATED PNEUMONIA:A SYSTEMATIC REVIEW AND META-ANALYSIS	RESPIRATORY CARE	CHINESE ACAD MED SCI,DEPT PNEUMOL,PEKING UNION MED COLL HOSP,PEKING UNION MED COLL,BEIJING 100730,PEOPLES R CHINA	0020-1324	1.534	55	4
Zhang,YB;Feng,LS;You,XF;Guo,Q;Guo,HY;Liu,ML	SYNTHESIS AND IN VITRO ANTIBACTERIAL ACTIVITY OF 7-(3-ALKOXYIMINO-4-METHYL-4-METHYLAMINOPIPERIDIN-1-YL) FLUOROQUINOLONE DERIVATIVES	ARCHIV DER PHARMAZIE	CHINESE ACAD MED SCI,INST MED BIOTECHNOL,BEIJING 100050,PEOPLES R CHINA	0365-6233	1.529	343	3
Dan,Y;Liu,HY;Gao,WW;Chen,SL	ACTIVITIES OF ESSENTIAL OILS FROM ASARUM HETEROTROPOIDES VAR. MANDSHURICUM AGAINST FIVE PHYTOPATHOGENS	CROP PROTECTION	CHINESE ACAD MED SCI,INST MED PLANT DEV,BEIJING 100193,PEOPLES R CHINA	0261-2194	1.517	29	3
Yang,NW;Li,AL;Wan,FH;Liu,WX;Johnson,D	EFFECTS OF PLANT ESSENTIAL OILS ON IMMATURE AND ADULT SWEETPOTATO WHITEFLY,BEMISIA TABACI BIOTYPE B	CROP PROTECTION	CHINESE ACAD MED SCI,PEKING UNION MED COLL,INST MED PLANT DEV,BEIJING 100094,PEOPLES R CHINA	0261-2194	1.517	29	10
Liu,BN;Zhang,TP;Zhao,YP;Liao,QA;Dai,MH;Zhan,HX	PANCREATIC DUCT STONES IN PATIENTS WITH CHRONIC PANCREATITIS:SURGICAL OUTCOMES	HEPATOBILIARY & PANCREATIC DISEASES INTERNATIONAL	PEKING UNION MED COLL,PEKING UNION MED COLL HOSP,DEPT GEN SURG,BEIJING 100730,PEOPLES R CHINA	1499-3872	1.514	9	4
Yang,YJ;Zhao,JH;Pan,XD;Zhang,PC	SYNTHESIS AND ANTIVIRAL ACTIVITY OF PHTHIOBUZONE ANALOGUES	CHEMICAL & PHARMACEUTICAL BULLETIN	CHINESE ACAD MED SCI,INST MAT MED,KEY LAB BIOACT SUBST & RESOURCES UTILIZAT CHINESE,MINIST EDUC,BEIJING 100050,PEOPLES R CHINA	0009-2363	1.507	58	2

续 表

作者姓名	论文题目	期刊名称	发表单位	刊号	影响因子	卷	期
Tan,YX;Gong,T;Liu,C;Chen,RY;Yu,DQ	FIVE NEW 2-ARYLBENZOFURAN DERIVATIVES FROM MORUS WITTIORUM	CHEMICAL & PHARMACEUTICAL BULLETIN	CHINESE ACAD MED SCI,KEY LAB BIOACT SUBST & RESOURCES UTILIZAT CHINESE,INST MAT MED,BEIJING 100050,PEOPLES R CHINA	0009-2363	1.507	58	4
Gong,T;Wang,DX;Yang,Y;Liu,P;Chen,RY;Yu,DQ	A NOVEL 3-ARYLCOUMARIN AND THREE NEW 2-ARYLBENZOFURANS FROM MUCUNA BIRDWOODIANA	CHEMICAL & PHARMACEUTICAL BULLETIN	CHINESE ACAD MED SCI,KEY LAB BIOACT SUBST & RESOURCES UTILIZAT CHINESE,MINIST EDUC,BEIJING 100050,PEOPLES R CHINA	0009-2363	1.507	58	2
Yang,Y;Gong,T;Liu,C;Chen,RY	FOUR NEW 2-ARYLBENZOFURAN DERIVATIVES FROM LEAVES OF MORUS ALBA L.	CHEMICAL & PHARMACEUTICAL BULLETIN	CHINESE ACAD MED SCI,KEY LAB BIOACT SUBST & RESOURCES UTILIZAT CHINESE,MINIST EDUC,BEIJING 100050,PEOPLES R CHINA	0009-2363	1.507	58	2
Cao,CM;Xu,LJ;Peng,Y;Shi,QW;Xiao,PG	TWO NEW FLAVAN-FLAVANONES FROM SARCANDRA HAINANENSIS	CHEMICAL & PHARMACEUTICAL BULLETIN	CHINESE ACAD MED SCI,PEKING UNION MED COLL,INST MED PLANT DEV,BEIJING 100193,PEOPLES R CHINA	0009-2363	1.507	58	10
He,CN;Peng,Y;Xu,LJ;Liu,ZA;Gu,J;Zhong,AG;Xiao,PG	THREE NEW OLIGOSTILBENES FROM THE SEEDS OF PAEONIA SUFFRUTICOSA	CHEMICAL & PHARMACEUTICAL BULLETIN	CHINESE ACAD MED SCI,PEKING UNION MED COLL,INST MED PLANT DEV,BEIJING 100193,PEOPLES R CHINA	0009-2363	1.507	58	6
Ji,XY;Zhong,ZJ;Xue,ST;Meng,SA;He,WY;Gao,RM;Li,YH;Li,ZR	SYNTHESIS AND ANTIVIRAL ACTIVITIES OF SYNTHETIC GLUTARIMIDE DERIVATIVES	CHEMICAL & PHARMACEUTICAL BULLETIN	CHINESE ACAD MED SCI,INST MED BIOTECHNOL,BEIJING 100050,PEOPLES R CHINA	0009-2363	1.507	58	11
Ji,BY;Wang,HY;Miao,N;Xing,JL;Liu,W;Liu,RF;Long,C	CLINICAL EVALUATION OF FIVE COMMERCIALLY AVAILABLE ADULT OXYGENATORS IN TERMS OF PRESSURE DROP DURING NORMOTHERMIC AND HYPOTHERMIC CARDIOPULMONARY BYPASS	INTERNATIONAL JOURNAL OF ARTIFICIAL ORGANS	CHINESE ACAD MED SCI,PEKING UNION MED COLL,FUWAI HOSP,DEPT CARDIOPULM BYPASS,BEIJING 100037,PEOPLES R CHINA	0391-3988	1.503	33	5

续 表

作者姓名	论文题目	期刊名称	发表单位	刊号	影响因子	卷	期
Rong,LG;Dong,ZX	STUDY OF TOTAL ARTIFICIAL HEART COMPOSED OF AXIAL FLOW PUMPS AND ITS HEMOLYSIS CHARACTERISTIC	INTERNATIONAL JOURNAL OF ARTIFICIAL ORGANS	PEKING UNION MED COLL, CARDIOVASC INST,BEIJING,PEOPLES R CHINA	0391-3988	1.503	33	7
Tao,JL;Sun,Y;Li,XM;Li,H;Liu,SQ;Wen,YB;Duan,L;Li,Y;Li,XW	CONVENTIONAL VERSUS ULTRAPURE DIALYSATE FOR LOWERING SERUM LIPOPROTEIN(A)LEVELS IN PATIENTS ON LONG-TERM HEMODIALYSIS:A RANDOMIZED TRIAL	INTERNATIONAL JOURNAL OF ARTIFICIAL ORGANS	CHINESE ACAD MED SCI,DEPT NEPHROL,PEKING UNION MED COLL HOSP,PEKING UNION MED COLL,DIV NEPHROL,BEIJING 100730,PEOPLES R CHINA	0391-3988	1.503	33	5
Chang,Q;Qian,XJ;Xu,ZL;Zhang,CX	EFFECTS OF COMBINED ADMINISTRATION OF LOW-DOSE GOSSYPOL WITH STEROID HORMONES ON THE MITOTIC PHASE OF SPERMATOGENESIS OF RAT	JOURNAL OF EXPERIMENTAL ZOOLOGY PART A-ECOLOGICAL GENETICS AND PHYSIOLOGY	CHINESE ACAD MED SCI,SCH BASIC MED,PEKING UNION MED COLL,DEPT ANAT HISTOL & EMBRYOL,INST BASIC MED SCI,BEIJING 100005,PEOPLES R CHINA	1932-5223	1.5	313A	10
Yang,YA;Wang,L;Si,SY;Hong,B	HOW CAN HIGH-THROUGHPUT SCREENING DELIVER DRUGS TO TREAT ATHEROSCLEROSIS?	EXPERT OPINION ON DRUG DISCOVERY	CHINESE ACAD MED SCI,INST MED BIOTECHNOL,BEIJING 100050,PEOPLES R CHINA	1746-0441	1.495	5	12
Li,YY;He,J;Wang,FC;Ju,ZY;Liu,S;Zhang,Y;Kou,ZH;Liu,YF;Cheng,T;Gao,SR	DIFFERENTIATION OF EMBRYONIC STEM CELLS IN ADULT BONE MARROW	JOURNAL OF GENETICS AND GENOMICS	CHINESE ACAD MED SCI,INST HEMATOL,STATE KEY LAB EXPT HEMATOL,TIANJIN 300020,PEOPLES R CHINA	1673-8527	1.494	37	7
Xue,HD;Roubidoux,MA	AN INTRODUCTION TO THE STATUS OF RADIOLOGY EDUCATION IN A LEADING CHINESE MEDICAL SCHOOL:COMPARISON TO A LEADING US MEDICAL SCHOOL	MEDICAL TEACHER	BEIJING UNION MED COLL HOSP,DEPT RADIOL,BEIJING,PEOPLES R CHINA	0142-159X	1.494	32	10
Han,MH;Chen,J;Chen,SL;Wang,XT	DEVELOPMENT OF A UPLC-ESI-MS/MS ASSAY FOR 20(S)-PROTOPANAXADIOL AND PHARMACOKINETIC APPLICATION OF ITS TWO FORMULATIONS IN RATS	ANALYTICAL SCIENCES	CHINESE ACAD MED SCI,INST MED PLANT DEV,BEIJING 100193,PEOPLES R CHINA	0910-6340	1.465	26	7

续 表

作者姓名	论文题目	期刊名称	发表单位	刊号	影响因子	卷	期
Ma,LL;Lin,SQ;Chen,R;Wang,XL	TREATMENT OF MODERATE TO SEVERE PREMENSTRUAL SYNDROME WITH VITEX AGNUS CASTUS(BNO 1095)IN CHINESE WOMEN	GYNECOLOGICAL ENDOCRINOLOGY	CHINESE ACAD MED SCI,DEPT OBSTET & GYNECOL,PEKING UNION MED COLL HOSP,PEKING UNION MED COLL,BEIJING 100037,PEOPLES R CHINA	0951-3590	1.461	26	8
Sun,DL;Cao,J;Liu,XQ;Yu,L;Yao,CH;Li,JX;Yu,DH;Chen,J;Chen,JC;Wu,XG;Huang,JF;He	COMBINED EFFECTS OF SMOKING AND SYSTOLIC BLOOD PRESSURE ON RISK OF CORONARY HEART DISEASE:A COHORT STUDY IN CHINESE WOMEN	JOURNAL OF WOMENS HEALTH	CHINESE ACAD MED SCI,DEPT EVIDENCE BASED MED,FUWAI HOSP,CARDIOVASC INST,BEIJING 100037,PEOPLES R CHINA	1540-9996	1.454	19	4
Xing,XK;Guo,SX;Fu,JG	BIODIVERSITY AND DISTRIBUTION OF ENDOPHYTIC FUNGI ASSOCIATED WITH PANAX QUINQUEFOLIUM L. CULTIVATED IN A FOREST RESERVE	SYMBIOSIS	CHINESE ACAD MED SCI,INST MED PLANT DEV,BEIJING 100193,PEOPLES R CHINA	0334-5114	1.442	51	2
Wang,CX;Wei,DY;Wang,B;Zhang,JH;Zhang,KL;Ma,MJ;Pan,L;Yu,T;Xue,F;Shan,GL	EFFECT OF LIFESTYLE ON THE PREVALENCE OF THE METABOLIC SYNDROME AMONG FARMERS,MIGRANTS WITH YI ETHNICITY AND THE HAN POPULATION IN SICHUAN PROVINCE OF CHINA	ASIA PACIFIC JOURNAL OF CLINICAL NUTRITION	CHINESE ACAD MED SCI,DEPT EPIDEMIOL & STAT,INST BASIC MED SCI,PEKING UNION MED COLL,SCH BASIC MED,BEIJING 100005,PEOPLES R CHINA	0964-7058	1.438	19	2
Yue,C;You,X;Zhao,LD;Wang,HY;Tang,FL;Zhang,FC;Zhang,XA;He,W	THE EFFECTS OF ADALIMUMAB AND METHOTREXATE TREATMENT ON PERIPHERAL TH17 CELLS AND IL-17/IL-6 SECRETION IN RHEUMATOID ARTHRITIS PATIENTS	RHEUMATOLOGY INTERNATIONAL	CHINESE ACAD MED SCI,DEPT RHEUMATOL,PEKING UNION MED COLL HOSP,BEIJING 100730,PEOPLES R CHINA	0172-8172	1.431	30	12
Yan,Y;Xu,HX;Peng,SG;Zhao,WJ;Wang,BX	PROTEOME ANALYSIS OF ULTRAVIOLET-B-INDUCED PROTEIN EXPRESSION IN VITRO HUMAN DERMAL FIBROBLASTS	PHOTODERMATOLOGY PHOTOIMMUNOLOGY & PHOTOMEDICINE	CHINESE ACAD MED SCI,PEKING UNION MED COLL HOSP,DEPT DERMATOL,BEIJING 100730,PEOPLES R CHINA	0905-4383	1.424	26	6

续 表

作者姓名	论文题目	期刊名称	发表单位	刊号	影响因子	卷	期
Xu, HX; Yan, Y; Li, L; Peng, SG; Qu, T; Wang, BX	ULTRAVIOLET B-INDUCED APOPTOSIS OF HUMAN SKIN FIBROBLASTS INVOLVES ACTIVATION OF CASPASE-8 AND-3 WITH INCREASED EXPRESSION OF VIMENTIN	PHOTODERMATOLOGY PHOTOIMMUNOLOGY & PHOTOMEDICINE	CHINESE ACAD MED SCI, PEKING UNION MED COLL HOSP, DEPT DERMATOL, BEIJING 100730, PEOPLES R CHINA	0905-4383	1.424	26	4
Xiong, J; Xue, FS; Liu, JH; Xu, YC; Liao, X; Zhang, YM; Wang, WL; Li, S	TRANSCUTANEOUS VAGUS NERVE STIMULATION MAY ATTENUATE POSTOPERATIVE COGNITIVE DYSFUNCTION IN ELDERLY PATIENTS	MEDICAL HYPOTHESES	CHINESE ACAD MED SCI, PLAST SURG HOSP, DEPT ANAESTHESIOL, BEIJING 100144, PEOPLES R CHINA	0306-9877	1.389	73	6
Gao, Z; Xu, B; Yang, YJ; Chen, JL; Qiao, SB; Li, JJ; Qin, XW; Wu, YJ; Yao, M; Yuan, JQ; Chen, J; Liu	STENT THROMBOSIS FOLLOWING 2 DRUG-ELUTING STENT IMPLANTATIONS FOR CORONARY BIFURCATION LESION: A SINGLE-CENTER ANALYSIS	JOURNAL OF INTERVENTIONAL CARDIOLOGY	CHINESE ACAD MED SCI, CARDIOVASC INST, DEPT CARDIOL, BEIJING 100037, PEOPLES R CHINA	0896-4327	1.387	23	4
Niu, YJ; Tao, RY; Liu, QA; Tian, JY; Ye, F; Zhu, P; Zhu, HB	IMPROVEMENT ON LIPID METABOLIC DISORDER BY 3′-DEOXYADENOSINE IN HIGH-FAT-DIET-INDUCED FATTY MICE	AMERICAN JOURNAL OF CHINESE MEDICINE	CHINESE ACAD MED SCI, INST MAT MED, BEIJING 100050, PEOPLES R CHINA	0192-415X	1.383	38	6
Hu, Q; Pan, RL; Wang, LW; Peng, B; Tang, JT; Liu, XM	PLATYCODON GRANDIFLORUM INDUCES APOPTOSIS IN SKOV3 HUMAN OVARIAN CANCER CELLS THROUGH MITOCHONDRIAL-DEPENDENT PATHWAY	AMERICAN JOURNAL OF CHINESE MEDICINE	CHINESE ACAD MED SCI, INST MED PLANT DEV, BEIJING 100094, PEOPLES R CHINA	0192-415X	1.383	38	2
Yao, N; Yang, BQ; Liu, Y; Tan, XY; Lu, CL; Yuan, XH; Ma, X	FOLLICLE-STIMULATING HORMONE REGULATION OF MICRORNA EXPRESSION ON PROGESTERONE PRODUCTION IN CULTURED RAT GRANULOSA CELLS	ENDOCRINE	PEKING UNION MED COLL, GRAD SCH, BEIJING 100021, PEOPLES R CHINA	0969-711X	1.373	38	2
Fang, W; Zhang, J; He, ZX	MYOCARDIAL ISCHEMIA IN PATIENTS WITH DILATED CARDIOMYOPATHY	NUCLEAR MEDICINE COMMUNICATIONS	CHINESE ACAD MED SCI, DEPT NUCL MED, CARDIOVASC INST, BEIJING 100037, PEOPLES R CHINA	0143-3636	1.367	31	11

续 表

作者姓名	论文题目	期刊名称	发表单位	刊号	影响因子	卷	期
Tao,LY;Cai,L;He,XD;Liu,W;Qu,QA	COMPARISON OF SERUM TUMOR MARKERS FOR INTRAHEPATIC CHOLANGIOCARCINOMA AND HEPATOCELLULAR CARCINOMA	AMERICAN SURGEON	CHINESE ACAD MED SCI,PEKING UNION MED COLL HOSP,DEPT GEN SURG,BEIJING 100730,PEOPLES R CHINA	0003-1348	1.363	76	11
He,XD;Liu,W;Tao,LY;Cai,L;Zhou,L;Qu,QA	GENDER-SPECIFIC PROGNOSTIC MARKERS OF PATIENTS WITH GALLBLADDER CANCER AFTER SURGICAL RESECTION	AMERICAN SURGEON	CHINESE ACAD MED SCI,PEKING UNION MED COLL HOSP,DEPT GEN SURG,BEIJING 100730,PEOPLES R CHINA	0003-1348	1.363	76	11
Liu,L;Wang,W;Meng,XM;Gao,JM;Wu,HY;Wang,PH;Wu,WC;Wang,LL;Ma,LY;Zhang,WG	LEFT VENTRICULAR HYPERTROPHY INDUCED BY ABDOMINAL AORTIC BANDING AND ITS PREVENTION BY ANGIOTENSIN RECEPTOR BLOCKER TELMISARTAN-A PROTEOMIC ANALYSIS	JOURNAL OF PHYSIOLOGY AND BIOCHEMISTRY	CHINESE ACAD MED SCI,CARDIOVASC INST,BEIJING 100037,PEOPLES R CHINA	1138-7548	1.357	66	4
Zhu,J;Shu,YS	STATE-DEPENDENT MODULATION OF FEEDBACK INHIBITION IN CORTICAL PYRAMIDAL NEURON	JOURNAL OF PHYSIOLOGICAL SCIENCES	CHINESE ACAD SCI,DEPT NEUROSCI,INST NEUROSCI,STATE KEY LAB NEUROSCI,BEIJING 100864,PEOPLES R CHINA	1880-6546	1.356	59	
Cao,JM;Zhou,L;Zhang,P;Hao,W;Peng,XZ	LOSS OF THE CIRCADIAN RHYTHM IN CARDIAC BETA 3-ADRENOCEPTOR ACTIVITY FOLLOWING MYOCARDIAL INFARCTION IN RAT	JOURNAL OF PHYSIOLOGICAL SCIENCES	PEKING UNION MED COLL,DEPT PHYSIOL,BEIJING,PEOPLES R CHINA	1880-6546	1.356	59	
Jiang,MJ;Feng,QH;Stern,J;Hawes,S;Cherne,S	ABERRANT METHYLATION CHANGES DETECTED IN CUTANEOUS SQUAMOUS CELL CARCINOMA OF IMMUNOCOMPETENT INDIVIDUALS	JOURNAL OF DERMATOLOGY	PEKING UNION MED COLL,INST DERMATOL,DEPT CORE LAB,BEIJING,PEOPLES R CHINA	0385-2407	1.355	37	
Chen,M;Cui,PG;Lin,L;Cao,YH;Zhou,WQ;Gong,JQ;Yao,X	COMPARATIVE PROTEOME ANALYSIS OF PSORIATIC LESIONS AND NON-LESIONS	JOURNAL OF DERMATOLOGY	CHINESE ACAD MED SCI,DEPT CLIN DERMATOL,INST DERMATOL,BEIJING,PEOPLES R CHINA	0385-2407	1.355	37	

续 表

作者姓名	论文题目	期刊名称	发表单位	刊号	影响因子	卷	期
Feng,SY;Zhou,WQ;Jin,PY;Yin,YP	A CASE OF IGA/IGG PUSTULAR PEMPHIGUS	JOURNAL OF DERMATOLOGY	CHINESE ACAD MED SCI,DEPT DERMATOL,INST DERMATOL,BEIJING,PEOPLES R CHINA	0385-2407	1.355	37	
Feng,SY;Jin,PY;Li,AS	SIGNIFICANCE OF ANTICARDIOLIPIN ANTIBODY AND IMMUNOLOGIC ABNORMALITY IN LIVEDOID VASCULITIS	JOURNAL OF DERMATOLOGY	CHINESE ACAD MED SCI,DEPT DERMATOL,INST DERMATOL,BEIJING,PEOPLES R CHINA	0385-2407	1.355	37	
Wang,HS;Peng,YM;Zhang,CP;Lin,L;Cui,PG	OUTBREAK OF MYCOBACTERIUM MARINUM INFECTION,JIANGSU HAIAN,CHINA	JOURNAL OF DERMATOLOGY	CHINESE ACAD MED SCI,INST DERMATOL,BEIJING,PEOPLES R CHINA	0385-2407	1.355	37	
Liu,YH	LANGERHANS CELL HISTIOCYTOSIS: CLINICAL AND PATHOLOGICAL ASPECTS	JOURNAL OF DERMATOLOGY	BEIJING UNION MED COLL HOSP,DEPT DERMATOL,BEIJING,PEOPLES R CHINA	0385-2407	1.355	37	
Gu,L;Jin,HZ	MECHANISM OF EPIDERMOTROPISM OF MALIGNANT T CELLS IN MYCOSIS FUNGOIDES	JOURNAL OF DERMATOLOGY	BEIJING UNION MED COLL HOSP,DEPT DERMATOL,BEIJING,PEOPLES R CHINA	0385-2407	1.355	37	
Lu,YF;Sun,QN;Du,W	PRELIMINARY RESULTS OF SNP RESEARCH ON SCLERODERMA IN CHINESE POPULATION	JOURNAL OF DERMATOLOGY	BEIJING UNION MED COLL HOSP,DEPT DERMATOL,BEIJING,PEOPLES R CHINA	0385-2407	1.355	37	
Xu,HX;Yan,Y;Li,L;Peng,SG;Wang,BX	ULTRAVIOLET B-INDUCED APOPTOSIS OF HUMAN SKIN FIBROBLASTS INVOLVES ACTIVATION OF CASPASE-8 AND-3 WITH INCREASED EXPRESSION OF VIMENTIN	JOURNAL OF DERMATOLOGY	BEIJING UNION MED COLL HOSP,DEPT DERMATOL,BEIJING,PEOPLES R CHINA	0385-2407	1.355	37	
Zhu,CY;Sun,QN	EFFECTS OF UVA-1/UVA IRRADIATION ON TYPE I COLLAGEN SYNTHESIS AND MMP-1 EXPRESSION IN CULTURED LOCALIZED SCLERODERMA FIBROBLAST	JOURNAL OF DERMATOLOGY	BEIJING UNION MED COLL HOSP,DEPT DERMATOL,BEIJING,PEOPLES R CHINA	0385-2407	1.355	37	

续 表

作者姓名	论文题目	期刊名称	发表单位	刊号	影响因子	卷	期
Zeng,YP;Wang,HW;Jin,HZ;Sun,QN	SEZARY SYNDROME:A RARE FORM OF CUTANEOUS T-CELL LYMPHOMA	JOURNAL OF DERMATOLOGY	CHINESE ACAD MED SCI,DEPT DERMATOL,PEKING UNION MED COLL HOSP,BEIJING,PEOPLES R CHINA	0385-2407	1.355	37	
Ma,DL;Jia,L;Fang,K	CONGENITAL EROSIVE AND VESICULAR DERMATOSIS HEALING WITH RETICULATED SUPPLE SCARRING	JOURNAL OF DERMATOLOGY	CHINESE ACAD MED SCI,DEPT DERMATOL,PEKING UNION MED COLL HOSP,BEIJING,PEOPLES R CHINA	0385-2407	1.355	37	
Chen,JB;Li,L;Wang,BX;Zeng,YP;Xu,HX	SERA FROM PATIENTS WITH BULLOUS PEMPHIGOID ASSOCIATED WITH NEUROLOGICAL DISEASES RECOGNIZE BPAG1 IN THE HUMAN BRAIN	JOURNAL OF DERMATOLOGY	CHINESE ACAD MED SCI,DEPT DERMATOL,PEKING UNION MED COLL HOSP,BEIJING,PEOPLES R CHINA	0385-2407	1.355	37	
Zeng,YP;Fu,LQ;Jin,HZ;Sun,QN;Wang,BX	HYDROA VACCINIFORME-LIKE EPSTEIN-BARR VIRUS-ASSOCIATED LYMPHOPROLIFERATIVE DISEASE:A CASE REPORT	JOURNAL OF DERMATOLOGY	CHINESE ACAD MED SCI,PEKING UNION MED COLL HOSP,DEPT DERMATOL,BEIJING,PEOPLES R CHINA	0385-2407	1.355	37	
Wang,T;Liu,YH	ADOLESCENT HYPOPIGMENTED MYCOSIS FUNGOIDES IN CHINESE PATIENTS:A CLINICOPATHOLOGIC STUDY OF SIX CASES	JOURNAL OF DERMATOLOGY	CHINESE ACAD MED SCI,PEKING UNION MED COLL HOSP,DEPT DERMATOL,BEIJING,PEOPLES R CHINA	0385-2407	1.355	37	
Du,W;Sun,QN;Ma,DL;Fang,K	A CASE OF ROSAI-DORFMAN DISEASE LIMITED TO THE SKIN	JOURNAL OF DERMATOLOGY	CHINESE ACAD MED SCI,PEKING UNION MED COLL HOSP,DEPT DERMATOL,BEIJING,PEOPLES R CHINA	0385-2407	1.355	37	
Zhang,XD;Guo,ML	ELECTRONIC STRUCTURE AND OPTICAL TRANSITIONS OF AU20-XCUX NANOCLUSTERS	JOURNAL OF NANOSCIENCE AND NANOTECHNOLOGY	CHINESE ACAD MED SCI,INST RADIAT MED,TIANJIN 300192,PEOPLES R CHINA	1533-4880	1.351	10	11
Gao,ZG;Jin,ZH;Yin,XZ;Tian,L	MULTIFUNCTIONAL NANOPARTICLES FOR TARGETING CANCER THERAPY	JOURNAL OF NANOSCIENCE AND NANOTECHNOLOGY	CHINESE ACAD MED SCI,INST MAT MED,BEIJING 100050,PEOPLES R CHINA	1533-4880	1.351	10	11

续 表

作者姓名	论文题目	期刊名称	发表单位	刊号	影响因子	卷	期
Xu,HF;Dai,W;Han,YH;Hao,W;Xiong,F;Zhang,Y;Cao,JM	DIFFERENTIAL INTERNALIZATION OF SUPERPARAMAGNETIC IRON OXIDE NANOPARTICLES IN DIFFERENT TYPES OF CELLS	JOURNAL OF NANOSCIENCE AND NANOTECHNOLOGY	CHINESE ACAD MED SCI,PEKING UNION MED COLL,DEPT PHYSIOL & PATHOPHYSIOL,INST BASIC MED SCI,SCH BASIC MED,BEIJING 100005,PEOPLES R CHINA	1533-4880	1.351	10	11
Kong,Q;Qin,C	LABORATORY ANIMAL SCIENCE IN CHINA:CURRENT STATUS AND POTENTIAL FOR THE ADOPTION OF THREE R ALTERNATIVES	ATLA-ALTERNATIVES TO LABORATORY ANIMALS	PEKING UNION MED COLL,INST LAB ANIM SCI,BEIJING 100021,PEOPLES R CHINA	0261-1929	1.346	38	1
Peng,JP;Yang,JA;Jin,Q	RESEARCH PROGRESS IN SHIGELLA IN THE POSTGENOMIC ERA	SCIENCE CHINA-LIFE SCIENCES	CHINESE ACAD MED SCI,STATE KEY LAB MOL VIROL & GENET ENGN,INST PATHOGEN BIOL,BEIJING 100176,PEOPLES R CHINA	1674-7305	1.345	53	11
Huang,BR	IN MEMORIAM:PROFESSOR RAY WU	SCIENCE CHINA-LIFE SCIENCES	PEKING UNION MED COLL,DEPT BIOCHEM & MOL BIOL,NATL LAB MED MOL BIOL,BEIJING 100005,PEOPLES R CHINA	1674-7305	1.345	53	4
Luo,K;Chen,SL;Chen,KL;Song,JY;Yao,H;Ma,XY;Zhu,YJ;Pang,XH;Yu,H;Li,XW;Liu,Z	ASSESSMENT OF CANDIDATE PLANT DNA BARCODES USING THE RUTACEAE FAMILY	SCIENCE CHINA-LIFE SCIENCES	CHINESE ACAD MED SCI,PEKING UNION MED COLL,INST MED PLANT DEV,BEIJING 100193,PEOPLES R CHINA	1674-7305	1.345	53	6
Liu,LG;Xu,YY;Mao,YL;Sang,XT;Yang,ZY;Lu,X;Zhong,SX;Huang,JF	ADULT CONGENITAL DIAPHRAGMATIC HERNIA OF THE LIVER:A RARE CASE REPORT	SCIENCE CHINA-LIFE SCIENCES	BEIJING UNION MED COLL HOSP,DEPT LIVER SURG,BEIJING 100730,PEOPLES R CHINA	1674-7305	1.345	53	2
Jiang,H;Han,JN;Zhu,Z;Xu,WB;Zheng,JP;Zhu,YJ	PATIENT COMPLIANCE WITH ASSESSING AND MONITORING OF ASTHMA	JOURNAL OF ASTHMA	CHINESE ACAD MED SCI,DEPT PNEUMOL,PEKING UNION MED COLL,BEIJING 100730,PEOPLES R CHINA	0277-0903	1.341	46	10

续 表

作者姓名	论文题目	期刊名称	发表单位	刊号	影响因子	卷	期
Liang,JQ;Qiu,GX;Shen,JX;Zhang,JG;Wang,YP;Li,SG;Zhao,H	PREDICTIVE FACTORS OF POSTOPERATIVE PULMONARY COMPLICATIONS IN SCOLIOTIC PATIENTS WITH MODERATE OR SEVERE PULMONARY DYSFUNCTION	JOURNAL OF SPINAL DISORDERS & TECHNIQUES	CHINESE ACAD MED SCI,PEKING UNION MED COLL,DEPT ORTHOPED SURG,PEKING UNION MED COLL HOSP,BEIJING 100730,PEOPLES R CHINA	1536-0652	1.333	23	6
Liu,CW;Zheng,YH;Yang,X;Shao,JA;Song,XJ;Liu,B;Guan,H	SURGICAL RESECTION OF THE INFERIOR VENA CAVA FOR LEIOMYOSARCOMA	ANNALS OF VASCULAR SURGERY	BEIJING UNION MED COLL HOSP,DEPT VASC SURG,PEKING UNION MED COLL,BEIJING 100730,PEOPLES R CHINA	0890-5096	1.332	24	6
Wu,WW;Liu,CW;Liu,B;Ye,W;Chen,Y;Jiang,XY	SUCCESSFUL REPAIR FOR A RUPTURED VENOUS ANEURYSM:AN UNUSUAL COMPLICATION OF VENOUS ARTERIALIZATION IN BUERGER'S DISEASE	ANNALS OF VASCULAR SURGERY	CHINESE ACAD MED SCI,DEPT VASC SURG,PEKING UNION MED COLL HOSP,BEIJING 100730,PEOPLES R CHINA	0890-5096	1.332	24	5
Hu,RH;Yan,Y;Li,QH;Lin,YN;Jin,WN;Li,HW;Lu,Y;Pang,TX	INCREASED DRUG EFFLUX ALONG WITH MIDKINE GENE HIGH EXPRESSION IN CHILDHOOD B-LINEAGE ACUTE LYMPHOBLASTIC LEUKEMIA CELLS	INTERNATIONAL JOURNAL OF HEMATOLOGY	CHINESE ACAD MED SCI,STATE KEY LAB EXPT HEMATOL,INST HEMATOL,TIANJIN 300020,PEOPLES R CHINA	0925-5710	1.324	92	1
Xiao,JA;Han,B;Wu,YJ;Zhong,YP;Sun,WL	EX VIVO EXPANSION AND LONG-TERM HEMATOPOIETIC RECONSTITUTION ABILITY OF SORTED CD34(+)CD59(+)CELLS FROM PATIENTS WITH PAROXYSMAL NOCTURNAL HEMOGLOBINURIA	INTERNATIONAL JOURNAL OF HEMATOLOGY	CHINESE ACAD MED SCI,DEPT HEMATOL,PEKING UNION MED COLL HOSP,BEIJING 100037,PEOPLES R CHINA	0925-5710	1.324	92	1
Song,A;Yang,DL;Huang,Y;Jiang,EL;Yan,ZS;Wei,JL;Wang,M;Ma,QL;He,Y;Zhang,RL;Zhai,W	SECONDARY ANTIFUNGAL PROPHYLAXIS IN HEMATOLOGICAL MALIGNANCIES IN A TERTIARY MEDICAL CENTER	INTERNATIONAL JOURNAL OF HEMATOLOGY	CHINESE ACAD MED SCI,HEMATOPOIET STEM CELL TRANSPLANTAT CTR,INST HEMATOL & BLOOD DIS HOSP,TIANJIN,PEOPLES R CHINA	0925-5710	1.324	92	5

续 表

作者姓名	论文题目	期刊名称	发表单位	刊号	影响因子	卷	期
Han,B;Yan,SY;Zhang,W;Li,JA;Duan,MH;Jiao,L;Wang,SJ;Zhou,DB;Zou,N;Zhu,TA;Xu,Y;Zh	THE USE OF ANTI-HUMAN T LYMPHOCYTE PORCINE IMMUNOGIOBULIN AND CYCLOSPORINE A TO TREAT PATIENTS WITH ACQUIRED SEVERE APLASTIC ANEMIA	ACTA HAEMATOLOGICA	BEIJING UNION MED COLL HOSP,BEIJING 100730,PEOPLES R CHINA	0001-5792	1.316	124	4
Yi,SH;An,G;Qi,JY;Zou,DH;Zhao,YZ;Zhang,PH;Chen,HS;Wang,J;Qiu,LG	THE SIGNIFICANCE OF BONE MARROW INVOLVEMENT IN AGGRESSIVE LYMPHOMAS:A RETROSPECTIVE COMPARISON OF CLINICAL OUTCOMES BETWEEN PERIPHERAL T CELL LYMPHOMA AND DIFFUSE LARGE B CELL LYMPHOMA IN CHINA	ACTA HAEMATOLOGICA	CHINESE ACAD MED SCI,INST HEMATOL,TIANJIN,PEOPLES R CHINA	0001-5792	1.316	124	4
Sun,JL;Deng,AJ;Li,Y;Li,ZH;Chen,H;Qin,HL	FIRST EXAMPLE OF DITERPENOIDS FROM 14,15-CYCLOPIMARANE IN THE ROOTS OF LINUM USITATISSIMUM	HELVETICA CHIMICA ACTA	CHINESE ACAD MED SCI,KEY LAB BIOACT SUBST & RESOURCES UTILIZAT CHINESE,MINIST EDUC,BEIJING 100050,PEOPLES R CHINA	0018-019X	1.284	92	12
Zhang,W;Shi,Q;Zhao,LD;Li,Y;Tang,FL;Zhang,FC;Zhang,XA	THE SAFETY AND EFFECTIVENESS OF A CHLOROFORM/METHANOL EXTRACT OF TRIPTERYGIUM WILFORDII HOOK F(T2)PLUS METHOTREXATE IN TREATING RHEUMATOID ARTHRITIS	JCR-JOURNAL OF CLINICAL RHEUMATOLOGY	CHINESE ACAD MED SCI,PEKING UNION MED COLL HOSP,DEPT RHEUMATOL,BEIJING 100730,PEOPLES R CHINA	1076-1608	1.283	16	8
Xue,FS;Liu,JH;Liao,X;Zhang,YM	A MODIFIED TECHNIQUE FOR LIGHTWAND-GUIDED NASOTRACHEAL INTUBATION	JOURNAL OF CLINICAL ANESTHESIA	CHINESE ACAD MED SCI,PLAST SURG HOSP,DEPT ANESTHESIOL,BEIJING 100144,PEOPLES R CHINA	0952-8180	1.279	22	3

续 表

作者姓名	论文题目	期刊名称	发表单位	刊号	影响因子	卷	期
Liu, YB; Yu, SJ; Song, B; Yang, LB; Zhu, S; Jin, J	RECONSTRUCTION OF POSTERIOR LUMBAR DEFECTS IN ONCOLOGIC PATIENTS USING TWO ISLAND FLAPS OF THE BACK IN SERIES	ANNALS OF PLASTIC SURGERY	PEKING UNION MED COLL, PLAST SURG HOSP, DEPT PLAST & RECONSTRUCT SURG, BEIJING 100144, PEOPLES R CHINA	0148-7043	1.274	65	3
Zhang, QG; Quan, YZ; Su, YD; Shi, L; Xie, YC; Liu, XH	EXPANDED RETROAURICULAR SKIN AND FASCIAL FLAP IN CONGENITAL MICROTIA RECONSTRUCTION	ANNALS OF PLASTIC SURGERY	CHINESE ACAD MED SCI, DEPT EAR RECONSTRUCT, PLAST SURG HOSP, BEIJING 100144, PEOPLES R CHINA	0148-7043	1.274	64	4
Mu, DL; Luan, J; Mu, LH; Xin, MQ	THE RELATIONSHIP BETWEEN THE THICKNESS OF DE-EPITHELIALIZATION AND OCCURRENCE OF SEBACEOUS CYSTS AT THE INCISION SITE AFTER MASTOPEXY AND REDUCTION MAMMAPLASTY	ANNALS OF PLASTIC SURGERY	CHINESE ACAD MED SCI, PEKING UNION MED COLL, PLAST SURG HOSP, CTR MAMMOPLASTY & BREAST RECONSTRUCT, BEIJING 100037, PEOPLES R CHINA	0148-7043	1.274	65	4
Zhang, ZY; Tang, R; Tang, XJ; Yu, B; Niu, F; Gui, L	THE OBLIQUE MANDIBULAR CHIN-BODY OSTEOTOMY FOR THE CORRECTION OF BROAD CHIN	ANNALS OF PLASTIC SURGERY	CHINESE ACAD MED SCI, PLAST SURG HOSP, DEPT CRANIOMAXILLOFACIAL SURG, BEIJING 100144, PEOPLES R CHINA	0148-7043	1.274	65	6
Zhao, YF; Gui, L; Liu, XJ	STUDY OF THE DIMENSION CHANGE AFTER GRAFTING OF BONE FROM THE OUTER MANDIBULAR TABLE TO DIFFERENT MAXILLOFACIAL RECIPIENT SITES	ANNALS OF PLASTIC SURGERY	CHINESE ACAD MED SCI, PLAST SURG HOSP, PEKING UNION MED COLL, DEPT CRANIOMAXILLOFACIAL SURG, BEIJING 100041, PEOPLES R CHINA	0148-7043	1.274	65	5
Wang, HY; Jiang, YX; Meng, H; Zhu, QL; Dai, Q; Qi, KM	SONOGRAPHIC IDENTIFICATION OF COMPLICATIONS OF COSMETIC AUGMENTATION WITH AUTOLOGOUS FAT OBTAINED BY LIPOSUCTION	ANNALS OF PLASTIC SURGERY	CHINESE ACAD MED SCI, DEPT DIAGNOST ULTRASOUND, PEKING UNION MED COLL HOSP, BEIJING 100730, PEOPLES R CHINA	0148-7043	1.274	64	4

续 表

作者姓名	论文题目	期刊名称	发表单位	刊号	影响因子	卷	期
He,C;Zhang,SL;Hu,CJ;Tong,DW;Li,YZ	HIGHER LEVELS OF CCL20 EXPRESSION ON PERIPHERAL BLOOD MONONUCLEAR CELLS OF CHINESE PATIENTS WITH INFLAMMATORY BOWEL DISEASE	IMMUNOLOGICAL INVESTIGATIONS	BEIJING UNION MED COLL HOSP, PEKING UNION MED COLL, DEPT RHEUMATOL & CLIN IMMUNOL, BEIJING 100730, PEOPLES R CHINA	0882-0139	1.27	39	1
Du,TK;Lewin,MR;Wang,HL;Ji,X;Bohn,HH;Xu,TD;Xu,LJ;Zhang,YP;Li,Y	CIRCADIAN AND SEASONAL RHYTHMS OF ACUTE UPPER GASTROINTESTINAL BLEEDING IN BEIJING	EMERGENCY MEDICINE JOURNAL	CHINESE ACAD MED SCI, PEKING UNION MED COLL HOSP, EMERGENCY DEPT, BEIJING 100730, PEOPLES R CHINA	1472-0205	1.269	27	7
Zhan,P;Ge,YP;Lu,XL;She,XD;Li,ZH;Liu,WD	A CASE-CONTROL ANALYSIS AND LABORATORY STUDY OF THE TWO FEET-ONE HAND SYNDROME IN TWO DERMATOLOGY HOSPITALS IN CHINA	CLINICAL AND EXPERIMENTAL DERMATOLOGY	CHINESE ACAD MED SCI, INST DERMATOL, DEPT MYCOL, NANJING 210042, PEOPLES R CHINA	0307-6938	1.267	35	5
Zuo,YG;Song,P;Liu,Z;Ho,MG;Liu,YH;Wang,HW;Jin,HZ;Sun,QN	LACK OF EVIDENCE FOR OSMR AND RET GENE MUTATIONS IN A CHINESE FAMILY WITH FRICTION MELANOSIS	CLINICAL AND EXPERIMENTAL DERMATOLOGY	CHINESE ACAD MED SCI, DEPT DERMATOL, PEKING UNION MED COLL HOSP, BEIJING 100730, PEOPLES R CHINA	0307-6938	1.267	35	3
Li,CR;Cui,PG;Jia,H;Wang,HS;Chen,M;Zhou,WQ;Gong,JQ;Cao,YH;Lin,L	IDENTIFICATION OF A NOVEL MUTATION IN A CHINESE PATIENT WITH MILD DARIER'S DISEASE	INTERNATIONAL JOURNAL OF DERMATOLOGY	CHINESE ACAD MED SCI, INST DERMATOL, NANJING 210042, JIANGSU, PEOPLES R CHINA	0011-9059	1.265	49	11
Lei,H;Ma,GE;Chen,J;Liu,ZJ	COMBINATION EXCISION AND LIPOSUCTION IN A SINGLE-STAGE TREATMENT OF VARIOUS SKIN DISORDERS	INTERNATIONAL JOURNAL OF DERMATOLOGY	CHINA ACAD MED SCI, PEKING UNION MED COLL, PLAST SURG HOSP, BODY SCULPTURE & LIPOSUCT CTR, BEIJING 100144, PEOPLES R CHINA	0011-9059	1.265	49	3
Su,F;Li,F;Jin,HZ	EXTENSIVE MONGOLIAN SPOTS IN A CHILD WITH MUCOLIPIDOSIS II	INTERNATIONAL JOURNAL OF DERMATOLOGY	CHINESE ACAD MED SCI, DEPT DERMATOL, PEKING UNION MED COLL HOSP, BEIJING 100730, PEOPLES R CHINA	0011-9059	1.265	49	4

续 表

作者姓名	论文题目	期刊名称	发表单位	刊号	影响因子	卷	期
Xu,XL;Xu,CR;Chen,H;Cao,YH;Zeng,XS;Sun,JF;Guo,Y	ERUPTIVE MICROVENULAR HEMANGIOMAS IN 4 CHINESE PATIENTS:CLINICOPATHOLOGIC CORRELATION AND REVIEW OF THE LITERATURE	AMERICAN JOURNAL OF DERMATOPATHOLOGY	CHINESE ACAD MED SCI,INST DERMATOL,NANJING 210042,PEOPLES R CHINA	0193-1091	1.263	32	8
Xu,XL;Zhang,GY;Zeng,XS;Wang,Q;Sun,JF	A CASE OF ZONAL SYRINGOCYSTADENOMA PAPILLIFERUM OF THE AXILLA MIMICKING VERRUCA VULGARIS	AMERICAN JOURNAL OF DERMATOPATHOLOGY	CHINESE ACAD MED SCI,INST DERMATOL,NANJING 210042,PEOPLES R CHINA	0193-1091	1.263	32	1
Wang,XC;Tian,LL;Wu,HL;Jiang,XY;Du,LQ;Zhang,H;Wang,YY;Wu,HY;Li,DG;She,Y;Liu,QF	EXPRESSION OF MIRNA-130A IN NONSMALL CELL LUNG CANCER	AMERICAN JOURNAL OF THE MEDICAL SCIENCES	CHINESE ACAD MED SCI,TIANJIN KEY LAB MOL NUCL MED,INST RADIAT MED,TIANJIN 300192,PEOPLES R CHINA	0002-9629	1.257	340	5
Tang,R;Zhang,HY;Wang,RQ	SEVEN CHINESE PATIENTS WITH BUCKWHEAT ALLERGY	AMERICAN JOURNAL OF THE MEDICAL SCIENCES	CHINESE ACAD MED SCI,PEKING UNION MED COLL,PEKING UNION MED COLL HOSP,DEPT ALLERGY,BEIJING 100730,PEOPLES R CHINA	0002-9629	1.257	339	1
Tan,WY;Gui,L;Wang,M;Qiu,S;Chen,Y;Niu,F;Yu,B;Liu,JF	CHANGES IN OCCLUSAL FORCE AFTER INTRAORAL ONE-STAGE CURVED OSTEOTOMY OF THE PROMINENT MANDIBULAR ANGLE	AESTHETIC PLASTIC SURGERY	CHINESE ACAD MED SCI,PEKING UNION MED COLL,PLAST SURG HOSP,CRANIOMAXILLOFACIAL SURG CTR,BEIJING 100044,PEOPLES R CHINA	0364-216X	1.252	34	3
Liu,LQ;Fan,JC;Gan,C;Tian,J	STAGED RECONSTRUCTION OF THE LABIA MINORA AND REDUCTION CLITOROPLASTY FOR FEMALE PSEUDOHERMAPHRODITISM	AESTHETIC PLASTIC SURGERY	CHINESE ACAD MED SCI,PLAST SURG HOSP,BEIJING 100037,PEOPLES R CHINA	0364-216X	1.252	34	5
Li,FC;Jiang,HC;Li,J	IMMEDIATE BREAST RECONSTRUCTION WITH IMPLANTS AFTER SKIN-SPARING MASTECTOMY:A REPORT OF 96 CASES	AESTHETIC PLASTIC SURGERY	CHINESE ACAD MED SCI,PLAST SURG HOSP,BEIJING 100041,PEOPLES R CHINA	0364-216X	1.252	34	6

续 表

作者姓名	论文题目	期刊名称	发表单位	刊号	影响因子	卷	期
Dong,HL;Wang,CL;Li,Y;Guo,SX;Yang,JS	COMPLETE ASSIGNMENTS OF H-1 AND C-13 NMR DATA OF THREE NEW DIHYDROPHENANTHROFURANS FROM PLEIONE YUNNANENSIS	MAGNETIC RESONANCE IN CHEMISTRY	CHINESE ACAD MED SCI,INST MED PLANT DEV,BEIJING 100193,PEOPLES R CHINA	0749-1581	1.247	48	3
Tang,HB;Li,L;Chen,H;Zhou,ZM;Chen,HL;Li,XM;Liu,LR;Wang,YS;Zhang,QQ	STABILITY AND IN VIVO EVALUATION OF PULLULAN ACETATE AS A DRUG NANOCARRIER	DRUG DELIVERY	CHINESE ACAD MED SCI,INST BIOMED ENGN,PEKING UNION MED COLL,KEY LAB BIOMED MAT TIANJIN,TIANJIN 300192,PEOPLES R CHINA	1071-7544	1.246	17	7
Zhang,HZ;Li,XM;Gao,FP;Liu,LR;Zhou,ZM;Zhang,QQ	PREPARATION OF FOLATE-MODIFIED PULLULAN ACETATE NANOPARTICLES FOR TUMOR-TARGETED DRUG DELIVERY	DRUG DELIVERY	CHINESE ACAD MED SCI,INST BIOMED ENGN,PEKING UNION MED COLL,KEY LAB BIOMED MAT TIANJIN,TIANJIN 300192,PEOPLES R CHINA	1071-7544	1.246	17	1
Ma,GL;Miao,BL;Song,CX	THERMOSENSITIVE PCL-PEG-PCL HYDROGELS:SYNTHESIS, CHARACTERIZATION,AND DELIVERY OF PROTEINS	JOURNAL OF APPLIED POLYMER SCIENCE	PEKING UNION MED COLL,TIANJIN KEY LAB BIOMAT,INST BIOMED ENGN, TIANJIN 300192,PEOPLES R CHINA	0021-8995	1.24	116	4
Ren,JS;Chen,WQ;Shin,HR;Ferlay,J;Saika,K;Zhang,SW;Bray,F	A COMPARISON OF TWO METHODS TO ESTIMATE THE CANCER INCIDENCE AND MORTALITY BURDEN IN CHINA IN 2005	ASIAN PACIFIC JOURNAL OF CANCER PREVENTION	CHINESE ACAD MED SCI,INST CANC, NATL CENT CANC REGISTRY,NATL OFF CANC PREVENT & CONTROL, BEIJING 100021,PEOPLES R CHINA	1513-7368	1.24	11	6
Xu,ZF;Tang,KJ;Wang,M;Rao,Q;Liu,BL;Wang,JX	A NEW CASPASE-8 ISOFORM CASPASE-8S INCREASED SENSITIVITY TO APOPTOSIS IN JURKAT CELLS	JOURNAL OF BIOMEDICINE AND BIOTECHNOLOGY	CHINESE ACAD MED SCI,INST HEMATOL & BLOOD DIS HOSP,STATE KEY LAB EXPT HEMATOL,TIANJIN 30020,PEOPLES R CHINA	1110-7243	1.225		
Xu,T;Zhang,ZX;Han,SM;Hu,HT;Xiao,XH;Gong,XM;Chen,X;Wang,ZS;Liu,AM	RELATIONSHIP BETWEEN BIRTH HEAD CIRCUMFERENCE AND ADULTHOOD QUALITY OF LIFE IN CHINESE PEOPLE	JOURNAL OF PAEDIATRICS AND CHILD HEALTH	CHINESE ACAD MED SCI,PEKING UNION MED COLL HOSP,DEPT NEUROL,BEIJING 100730,PEOPLES R CHINA	1034-4810	1.221	46	11

续 表

作者姓名	论文题目	期刊名称	发表单位	刊号	影响因子	卷	期
Liu,Q;Cao,J;Liu,Y;Lu,YM;Qin,B;Jiang,B;Jiang,LP;Fu,BH;Zhao,FL;Jiang,EH;Su,X;Fan	FOLLOW-UP STUDY BY CHROMOSOME ABERRATION ANALYSIS AND MICRONUCLEUS ASSAYS IN VICTIMS ACCIDENTALLY EXPOSED TO CO-60 RADIATION	HEALTH PHYSICS	CHINESE ACAD MED SCI,INST RADIAT MED,TIANJIN 300192,PEOPLES R CHINA	0017-9078	1.207	98	6
Wang,YZ;Wang,YS;Chu,SF;Chen,NH;Zhang,JT	PROTOPANAXATRIOL METABOLITES IDENTIFIED BY LC-MS/MS AFTER ORAL ADMINISTRATION IN MICE	INTERNATIONAL JOURNAL OF CLINICAL PHARMACOLOGY AND THERAPEUTICS	CHINESE ACAD MED SCI,INST MAT MED,BEIJING 100050,PEOPLES R CHINA	0946-1965	1.189	48	4
Liu,Y;Cheng,Z;Ding,L;Fang,F;Cheng,KA;Fang,Q;Shi,GP	ATORVASTATIN-INDUCED ACUTE ELEVATION OF HEPATIC ENZYMES AND THE ABSENCE OF CROSS-TOXICITY OF PRAVASTATIN	INTERNATIONAL JOURNAL OF CLINICAL PHARMACOLOGY AND THERAPEUTICS	BEIJING UNION MED COLL HOSP,PEKING UNION MED COLL,DEPT CARDIOL,BEIJING 100730,PEOPLES R CHINA	0946-1965	1.189	48	12
Ma,LL;Lin,SQ;Chen,R;Zhang,Y;Chen,FL;Wang,XL	EVALUATING THERAPEUTIC EFFECT IN SYMPTOMS OF MODERATE-TO-SEVERE PREMENSTRUAL SYNDROME WITH VITEX AGNUS CASTUS(BNO 1095)IN CHINESE WOMEN	AUSTRALIAN & NEW ZEALAND JOURNAL OF OBSTETRICS & GYNAECOLOGY	CHINESE ACAD SCI,DEPT OBSTET & GYNECOL,PEKING UNION MED COLL,PEKING UNION MED COLL HOSP,BEIJING 100730,PEOPLES R CHINA	0004-8666	1.184	50	2
Han,XY;Leng,JH;Guo,LN;Xiang,Y;Lang,JH	VAGINAL ADENOSARCOMA ARISING FROM REFRACTORY ENDOMETRIOSIS:A CASE REPORT	AUSTRALIAN & NEW ZEALAND JOURNAL OF OBSTETRICS & GYNAECOLOGY	BEIJING UNION MED COLL HOSP,PEKING UNION MED COLL,DEPT OBSTET & GYNECOL,BEIJING,PEOPLES R CHINA	0004-8666	1.184	50	6
Zhang,JX;Yang,JH;Zhao,Z;Li,HT;Zhang,YH	BLOCK-REGRESSION BASED FUSION OF OPTICAL AND SAR IMAGERY FOR FEATURE ENHANCEMENT	INTERNATIONAL JOURNAL OF REMOTE SENSING	CASM,BEIJING 100830,PEOPLES R CHINA	0143-1161	1.182	31	9
Jiang,F;Bo,YH;Cui,TG;Zhou,YL;Li,ZX;Ma,LJ;Bi,ZQ	ESTIMATING THE HYDRATION STATUS IN NEPHROTIC PATIENTS BY LEG ELECTRICAL RESISTIVITY MEASURING METHOD	NEPHROLOGY	BEIJING UNION MED COLL HOSP,DEPT NEPHROL,BEIJING 100730,PEOPLES R CHINA	1320-5358	1.172	15	4

续 表

作者姓名	论文题目	期刊名称	发表单位	刊号	影响因子	卷	期
Li,JJ;Lu,ZL;Kou,WR;Chen,Z;Wu,YF;Yu,XH;Zhao,YC	LONG-TERM EFFECTS OF XUEZHIKANG ON BLOOD PRESSURE IN HYPERTENSIVE PATIENTS WITH PREVIOUS MYOCARDIAL INFARCTION: DATA FROM THE CHINESE CORONARY SECONDARY PREVENTION STUDY (CCSPS)	CLINICAL AND EXPERIMENTAL HYPERTENSION	CHINESE ACAD MED SCI,PEKING UNION MED COLL,FU WAI HOSP,DEPT CARDIOL,BEIJING 100037,PEOPLES R CHINA	1064-1963	1.142	32	8
Jiang,JM;Liu,BQ;Sitas,F;Zeng,XJ;Chen,JS;Han,W;Zou,XN;Wu,YP;Zhao,P;Li,JY	CASE-SPOUSE CONTROL DESIGN IN PRACTICE:AN EXPERIENCE IN ESTIMATING SMOKING AND CHRONIC OBSTRUCTIVE PULMONARY DISEASE DEATHS IN CHINESE ADULTS	JOURNAL OF THE FORMOSAN MEDICAL ASSOCIATION	CHINESE ACAD MED SCI,INST CANC,BEIJING 100021,PEOPLES R CHINA	0929-6646	1.125	109	5
Tao,W;Kai,F;Hua,LY	NIPPLE ADENOMA IN AN ADOLESCENT	PEDIATRIC DERMATOLOGY	BEIJING UNION MED COLL HOSP,PEKING UNION MED COLL,DEPT DERMATOL,BEIJING 100730,PEOPLES R CHINA	0736-8046	1.117	27	4
Liu,J;Fang,PH;Hou,Y;Li,XF;Liu,Y;Wang,YS;Zhang,S	THE VALUE OF TRANSTELEPHONIC ELECTROCARDIOGRAM MONITORING SYSTEM DURING THE'BLANKING PERIOD' AFTER ABLATION OF ATRIAL FIBRILLATION	JOURNAL OF ELECTROCARDIOLOGY	FUWAI HOSP,PEKING UNION MED COLL,BEIJING 100037,PEOPLES R CHINA	0022-0736	1.109	43	6
Luo,L;Ye,Y;Liu,Z;Zuo,L;Li,Y;Han,Y;Qiu,Z;Li,L;Zeng,Y;Li,TS	ASSESSMENT OF CARDIAC DIASTOLIC DYSFUNCTION IN HIV-INFECTED PEOPLE WITHOUT CARDIOVASCULAR SYMPTOMS IN CHINA	INTERNATIONAL JOURNAL OF STD & AIDS	CHINESE ACAD MED SCI,PEKING UNION MED COLL HOSP,DEPT INFECT DIS,BEIJING 100730,PEOPLES R CHINA	0956-4624	1.082	21	12

续 表

作者姓名	论文题目	期刊名称	发表单位	刊号	影响因子	卷	期
Cheng,XY;Shi,Y;Zhen,SL;Sun,H;Jin,W	HPLC-MS ANALYSIS OF ETHANOL EXTRACT OF CORYDALIS YANHUSUO AND SIMULTANEOUS DETERMINATION OF EIGHT PROTOBERBERINE QUATERNARY ALKALOIDS BY HPLC-DAD	JOURNAL OF CHROMATOGRAPHIC SCIENCE	CHINESE ACAD MED SCI,INST MED PLANT DEV,BEIJING 100094,PEOPLES R CHINA	0021-9665	1.078	48	6
Yue,YT;Zhang,XF;Yang,MH;Zhen,OY;Liu,HB	SIMULTANEOUS DETERMINATION OF DEOXYNIVALENOL AND NIVALENOL IN TRADITIONAL CHINESE MEDICINE BY SPE AND LC	CHROMATOGRAPHIA	PEKING UNION MED COLL,CHINESE ACAD MED SCI,INST MED PLANT DEV,BEIJING 100193,PEOPLES R CHINA	0009-5893	1.075	72	5-6
Yue,YT;Zhang,XF;Pan,JY;Zhen,OY;Wu,J;Yang,MH	DETERMINATION OF DEOXYNIVALENOL IN MEDICINAL HERBS AND RELATED PRODUCTS BY GC-ECD AND CONFIRMATION BY GC-MS	CHROMATOGRAPHIA	CHINESE ACAD MED SCI,PEKING UNION MED COLL,INST MED PLANT DEV,BEIJING 100193,PEOPLES R CHINA	0009-5893	1.075	71	5-6
Wang,HY	REPLY TO THE LETTER TO THE EDITORS:QUANTIFICATION OF CIRCULATING ASYMMETRIC DIMETHYLARGININE(ADMA)IN HUMANS:CONSIDERATION OF REFERENCE INTERVALS AND INTER-INDIVIDUAL VARIABILITY IN METHOD VALIDATION. DIMITRIOS TSIKAS	CHROMATOGRAPHIA	BEIJING UNION MED COLL HOSP,CLIN PHARMACOL RES CTR,BEIJING 100730,PEOPLES R CHINA	0009-5893	1.075	72	7-8
Wang,HY;Hu,P;Jiang,J	RAPID DETERMINATION OF UNDERIVATIZED ARGININE,ORNITHINE,CITRULLINE AND SYMMETRIC/ASYMMETRIC DIMETHYLARGININE IN HUMAN PLASMA BY LC-MS	CHROMATOGRAPHIA	BEIJING UNION MED COLL HOSP,CLIN PHARMACOL RES CTR,BEIJING 100730,PEOPLES R CHINA	0009-5893	1.075	71	9-10

续 表

作者姓名	论文题目	期刊名称	发表单位	刊号	影响因子	卷	期
Liu,HY;Leng,JH;Shi,HH;Lang,JH	EXPECTANT TREATMENT OF CESAREAN SCAR PREGNANCY:TWO CASE REPORTS AND A GLIMPSE AT THE NATURAL COURSES	ARCHIVES OF GYNECOLOGY AND OBSTETRICS	CHINESE ACAD MED SCI,DEPT OBSTET & GYNECOL,PEKING UNION MED COLL HOSP,PEKING UNION MED COLL,BEIJING 100730,PEOPLES R CHINA	0932-0067	1.072	282	4
Huang,X;Yang,Y;Zhu,J;Gao,X;Wang,G;Tan,H;Liang,Y;Li,J	CLINICAL APPLICATIONS AND ACUTE HEPATOTOXICITY OF INTRAVENOUS AMIODARONE	JOURNAL OF INTERNATIONAL MEDICAL RESEARCH	CHINESE ACAD MED SCI,EMERGENCY CTR CARDIOVASC INST,BEIJING 100037,PEOPLES R CHINA	0300-0605	1.068	37	6
Zhao,H;Li,GL;Wang,RZ;Li,SF;Wei,JJ;Feng,M;Zhao,YJ;Ma,WB;Yang,Y;Li,YN;Kong,YG	A COMPARATIVE STUDY OF TRANSFECTION EFFICIENCY BETWEEN LIPOSOMES,IMMUNOLIPOSOMES AND BRAIN-SPECIFIC IMMUNOLIPOSOMES	JOURNAL OF INTERNATIONAL MEDICAL RESEARCH	CHINESE ACAD MED SCI,PEKING UNION MED COLL HOSP,DEPT NEUROSURG,BEIJING 100730,PEOPLES R CHINA	0300-0605	1.068	38	3
Li,JX;Cao,J;Lu,XF;Chen,SF;Yu,DH;Duan,XF;Wu,XG;Gu,DF	THE EFFECT OF TOTAL CHOLESTEROL ON MYOCARDIAL INFARCTION IN CHINESE MALE HYPERTENSION POPULATION	BIOMEDICAL AND ENVIRONMENTAL SCIENCES	CHINESE ACAD MED SCI,DEPT EVIDENCE BASED MED,CARDIOVASC INST,BEIJING 100037,PEOPLES R CHINA	0895-3988	1.063	23	1
Zhang,M;Zheng,YD;Du,XY;Lu,Y;Li,WJ;Qi,C;Wu,ZL	SILICOSIS IN AUTOMOBILE FOUNDRY WORKERS:A 29-YEAR COHORT STUDY	BIOMEDICAL AND ENVIRONMENTAL SCIENCES	CHINESE ACAD MED SCI,DEPT EPIDEMIOL,SCH BASIC MED,PEKING UNION MED COLL,INST BASIC MED SCI,BEIJING 100005,PEOPLES R CHINA	0895-3988	1.063	23	2
Fan,HM;Wang,Z;Feng,FM;Zhang,KL;Yuan,JX;Sui,H;Qiu,HY;Liu,LH;Deng,XJ;Ren,JX	ASSOCIATION OF TNF-ALPHA-238G/A AND 308 G/A GENE POLYMORPHISMS WITH PULMONARY TUBERCULOSIS AMONG PATIENTS WITH COAL WORKER'S PNEUMOCONIOSIS	BIOMEDICAL AND ENVIRONMENTAL SCIENCES	CHINESE ACAD MED SCI,PEKING UNION MED COLL,SCH BASIC MED,INST BASIC MED SCI,BEIJING 100005,PEOPLES R CHINA	0895-3988	1.063	23	2
Liao,W;Jiang,JM;Yang,B;Zeng,X;Liao,SS	A LIFE-SKILLS-BASED HIV/AIDS PREVENTION EDUCATION FOR RURAL STUDENTS OF PRIMARY SCHOOLS IN CHINA:WHAT CHANGED? WHAT HAVE WE LEARNED?	BIOMEDICAL AND ENVIRONMENTAL SCIENCES	CHINESE ACAD MED SCI,SCH BASIC MED,PEKING UNION MED COLL,INST BASIC MED SCI,BEIJING 100005,PEOPLES R CHINA	0895-3988	1.063	23	5

续 表

作者姓名	论文题目	期刊名称	发表单位	刊号	影响因子	卷	期
Sheng,Y;Qiu,ZQ;He,Y;Juniper,N;Zhang,Y	LIVING CONDITIONS AND PALLIATIVE CARE NEEDS AMONG END-OF-LIFE FORMER COMMERCIAL PLASMA DONORS AFFECTED WITH HIV/AIDS IN RURAL HENAN OF CHINA	BIOMEDICAL AND ENVIRONMENTAL SCIENCES	PEKING UNION MED COLL,SCH NURSING,BEIJING 100144,PEOPLES R CHINA	0895-3988	1.063	23	4
Mao,GX;Deng,HB;Yuan,LG;Li,DD;Li,YYY;Wang,Z	PROTECTIVE ROLE OF SALIDROSIDE AGAINST AGING IN A MOUSE MODEL INDUCED BY D-GALACTOSE	BIOMEDICAL AND ENVIRONMENTAL SCIENCES	CHINESE ACAD MED SCI,DEPT BIOCHEM,INST MED BIOTECHNOL,BEIJING 100050,PEOPLES R CHINA	0895-3988	1.063	23	2
Xia,W;Li,M;Gao,B;Zheng,F	IMPAIRMENT OF RENAL FUNCTION IN A PATIENT WITH IGA DEFICIENCY-ASSOCIATED MESANGIOPROLIFERATIVE GLOMERULONEPHRITIS	CLINICAL NEPHROLOGY	BEIJING UNION MED COLL HOSP,DEPT NEPHROL,PEKING UNION MED COLL,BEIJING 100005,PEOPLES R CHINA	0301-0430	1.058	73	4
Fan,HG;Zheng,Z;Feng,W;Wang,W;Song,YH;Lin,Y;Hu,SS	RISK FACTORS AND PREVENTION OF UPPER GASTROINTESTINAL HEMORRHAGE AFTER A CORONARY ARTERY BYPASS GRAFTING OPERATION	SURGERY TODAY	PEKING UNION MED COLL,DEPT CARDIOVASC SURG,BEIJING 100037,PEOPLES R CHINA	0941-1291	1.057	40	10
Zhang,XL;Wei,LQ;Fu,HJ;Pan,SF;Xie,RR;Yang,JG	THE IMPORTANCE OF GAMMA-GLUTAMYLTRANSFERASE(GGT) ACTIVITY:A POTENTIAL MARKER OF LEFT VENTRICULAR(LV)DIASTOLIC FUNCTION IN DIABETIC PATIENTS WITH CARDIOVASCULAR DISEASE	ENDOCRINE RESEARCH	CHINESE ACAD MED SCI,DEPT CARDIOL,CARDIOVASC INST,BEIJING 100037,PEOPLES R CHINA	0743-5800	1.043	35	4
Xu,HY;Meng,J;Kong,H	WHAT ARE CARBON NANOTUBES' ROLES IN ANTI-TUMOR THERAPIES?	SCIENCE CHINA-CHEMISTRY	CHINESE ACAD MED SCI,INST BASIC MED SCI,BEIJING 100005,PEOPLES R CHINA	1674-7291	1.042	53	11
Zhang,F;Wei,J;Yin,DL;Huang,HH;Zhang,YH	A FACILE SYNTHESIS OF GOODYEROSIDE A FROM(S)-MALIC ACID	SCIENCE IN CHINA SERIES B-CHEMISTRY	CHINESE ACAD MED SCI,INST MAT MED,BEIJING 100050,PEOPLES R CHINA	1006-9291	1.042	52	12

续 表

作者姓名	论文题目	期刊名称	发表单位	刊号	影响因子	卷	期
Dang,YJ;Hu,CH;An,LN;Zhu,CY	STUDY OF THE PHYSICOCHEMICAL PROPERTIES AND ORAL BIOAVAILABILITY OF THE SOLID DISPERSION OF CANTHARIDIN WITH POLYETHYLENE GLYCOL 4000	METHODS AND FINDINGS IN EXPERIMENTAL AND CLINICAL PHARMACOLOGY	CHINESE ACAD MED SCI,INST MED PLANT DEV,BEIJING 100037,PEOPLES R CHINA	0379-0355	1.037	32	3
Li,RF;Wu,SC;Wang,SC;Fu,Z;Dang,YH;Huo,L	SYNTHESIS AND EVALUATION OF L-5-(2-[F-18]FLUOROETHOXY) TRYPTOPHAN AS A NEW PET TRACER	APPLIED RADIATION AND ISOTOPES	CHINESE ACAD MED SCI,PERKING UNION MED COLL HOSP,DEPT NUCL MED,BEIJING 100730,PEOPLES R CHINA	0969-8043	0.999	68	2
Zhang,HT;Jia,ZH;Zhang,JA;Ye,ZK;Yang,WX;Tian,YQ;Jia,XA;Li,W;Wu,YL;Yang,YJ	NO-REFLOW PROTECTION AND LONG-TERM EFFICACY FOR ACUTE MYOCARDIAL INFARCTION WITH TONGXINLUO:A RANDOMIZED DOUBLE-BLIND PLACEBO-CONTROLLED MULTICENTER CLINICAL TRIAL(ENLEAT TRIAL)	CHINESE MEDICAL JOURNAL	INTEGRAT TRADIT & WESTERN MED RES ACAD HEBEI PROV,SHIJIAZHUANG 050035,HEBEI,PEOPLES R CHINA	0366-6999	0.983	123	20
Lin,X;Zhu,WL;Li,T;Xu,T;Xu,RY;Fang,QA;Zhang,SY;Zhang,ZX	GENDER SPECIFIC ASSOCIATION OF NEONATAL CHARACTERISTICS AND CARDIOVASCULAR RISK FACTORS ON CAROTID INTIMA-MEDIA THICKNESS IN A CHINESE COHORT	CHINESE MEDICAL JOURNAL	CHINESE ACAD MED SCI,DIV NEUROL,BEIJING 100730,PEOPLES R CHINA	0366-6999	0.983	123	17
Chen,JL;Gao,LJ;Yang,YJ;Li,JJ;Qiao,SB;Xu,B;Huang,JH;Yao,M;Qin,XW;Liu,HB;Wu,YJ;Y	COMPARISON OF THE INCIDENCE OF LATE STENT THROMBOSIS AFTER IMPLANTATION OF DIFFERENT DRUG-ELUTING STENTS IN THE REAL WORLD CORONARY HEART DISEASE PATIENTS:THREE-YEAR FOLLOW-UP RESULTS	CHINESE MEDICAL JOURNAL	CHINESE ACAD MED SCI,CARDIOVASC INST,CTR CORONARY HEART DIS,BEIJING 100037,PEOPLES R CHINA	0366-6999	0.983	123	7

续 表

作者姓名	论文题目	期刊名称	发表单位	刊号	影响因子	卷	期
Gao,RL;Han,YL;Yang,XC;Mao,JM;Fang,WY;Wang,L;Shen,WF;Li,ZQ;Jia,GL;Lu,SZ;Wei,M;Z	THOROMBOLYTIC THERAPY WITH RESCUE PERCUTANEOUS CORONARY INTERVENTION VERSUS PRIMARY PERCUTANEOUS CORONARY INTERVENTION IN PATIENTS WITH ACUTE MYOCARDIAL INFARCTION:A MULTICENTER RANDOMIZED CLINICAL TRIAL	CHINESE MEDICAL JOURNAL	CHINESE ACAD MED SCI,CARDIOVASC INST,DEPT CARDIOL,BEIJING 100037,PEOPLES R CHINA	0366-6999	0.983	123	11
Dou,KF;Xu,B;Yang,YJ;Chen,JL;Qia,SB;Wang,Y;Li,JJ;Qin,XW;Yao,M;Liu,HB;Wu,YJ;Chen	COMPARISON OF LONG-TERM CLINICAL OUTCOME AFTER SUCCESSFUL IMPLANTATION OF FIREBIRD SIROLIMUS- AND TAXUS PACLITAXEL-ELUTING STENTS IN CHINESE POPULATION:ANALYSIS OF A LARGE SINGLE CENTER REGISTRY	CHINESE MEDICAL JOURNAL	CHINESE ACAD MED SCI,CARDIOVASC INST,DEPT CARDIOL,BEIJING 100037,PEOPLES R CHINA	0366-6999	0.983	123	7
Sun,LP;Wang,L;Wang,H;Zhang,YH;Pu,JL	CONNEXIN 43 REMODELING INDUCED BY LMNA GENE MUTATION GLU82LYS IN FAMILIAL DILATED CARDIOMYOPATHY WITH ATRIAL VENTRICULAR BLOCK	CHINESE MEDICAL JOURNAL	CHINESE ACAD MED SCI,CARDIOVASC INST,PATHOL & PHYSIOL RES CTR,PEKING UNION MED COLL,BEIJING 100037,PEOPLES R CHINA	0366-6999	0.983	123	8
Gao,LG;Yao,XP;Zhang,L;Wen,D;Luo,F;Zhou,XL;Hui,RT	FEBUXOSTAT,A NONPURINE SELECTIVE INHIBITOR OF XANTHINE OXIDASE:A PROMISING MEDICAL THERAPY FOR CHRONIC HEART FAILURE?	CHINESE MEDICAL JOURNAL	CHINESE ACAD MED SCI,DEPT CARDIOL,FU WAI HOSP,BEIJING 100037,PEOPLES R CHINA	0366-6999	0.983	123	17
Zheng,X;Li,JJ;Yuan,JQ;Qin,XW;Zhu,CG;Guo,YL;Mu,CW;Hua,YH;Yang,YJ;Xu,B;Gao,RL	CORONARY INTERVENTION IN PATIENTS >= 75 YEARS OLD WITH ST-ELEVATION MYOCARDIAL INFARCTION:IN-HOSPITAL AND 6-MONTH CLINICAL OUTCOMES	CHINESE MEDICAL JOURNAL	CHINESE ACAD MED SCI,DEPT CARDIOL,FU WAI HOSP,BEIJING 100037,PEOPLES R CHINA	0366-6999	0.983	123	16

续 表

作者姓名	论文题目	期刊名称	发表单位	刊号	影响因子	卷	期
Zhu,YB;Wang,QA;Liu,YL;Li,XF;Li,JA;Lu,XD;Ling,F;Liu,AJ;Fan,XM	EFFECT OF PARTIAL LIQUID VENTILATION ON OLEIC ACID-INDUCED INFLAMMATORY RESPONSES IN PIGLETS	CHINESE MEDICAL JOURNAL	CHINESE ACAD MED SCI,FU WAI HOSP,CARDIAC SURG CTR,DEPT PEDIAT,BEIJING 100037,PEOPLES R CHINA	0366-6999	0.983	123	15
Yao,YT;Fang,NX;Shi,CX;Li,LH	SEVOFLURANE POSTCONDITIONING PROTECTS ISOLATED RAT HEARTS AGAINST ISCHEMIA-REPERFUSION INJURY	CHINESE MEDICAL JOURNAL	CHINESE ACAD MED SCI,FUWAI CARDIOVASC HOSP,DEPT ANESTHESIOL,BEIJING 100037,PEOPLES R CHINA	0366-6999	0.983	123	10
Li,JA;Liu,YL;Liu,JP;Li,XF	PULMONARY ARTERY PERFUSION WITH HTK SOLUTION PREVENTS LUNG INJURY IN INFANTS AFTER CARDIOPULMONARY BYPASS	CHINESE MEDICAL JOURNAL	CHINESE ACAD MED SCI,PEDIAT CARDIAC SURG CTR,FUWAI HOSP,BEIJING 100037,PEOPLES R CHINA	0366-6999	0.983	123	19
Xu,L;Xu,ZY;Jiang,SL;Zheng,H;Zhao,SH;Ling,J;Zhang,GJ;Wu,WH;Li,SG;Hu,HB	TRANSCATHETER CLOSURE OF CORONARY ARTERY FISTULA IN CHILDREN	CHINESE MEDICAL JOURNAL	CHINESE ACAD MED SCI,PEKING UNION MED COLL,CARDIOVASC INST,DEPT RADIOL,BEIJING 100037,PEOPLES R CHINA	0366-6999	0.983	123	7
Li,JJ	IS MYOCARDIAL BRIDGING A BRIDGE CONNECTING TO CARDIOVASCULAR EVENTS?	CHINESE MEDICAL JOURNAL	CHINESE ACAD MED SCI,PEKING UNION MED COLL,DEPT CARDIOL,FU WAI HOSP,BEIJING 100037,PEOPLES R CHINA	0366-6999	0.983	123	7
Sun,LP;Li,N;Wu,YL;Pu,JL	EFFECTS OF SHENSONG YANGXIN CAPSULE ON PACEMAKER CHANNELS ENCODED BY HUMAN HCN4 GENE	CHINESE MEDICAL JOURNAL	CHINESE ACAD MED SCI,RES CTR PATHOL & PHYSIOL,CARDIOVASC INST,BEIJING 100037,PEOPLES R CHINA	0366-6999	0.983	123	21
Xue,H;Wang,H;Wang,XJ;Sun,K;Wang,SX;Song,XD;Hui,RT	ATRIAL NATRIURETIC PEPTIDE GENE POLYMORPHISM IS NOT ASSOCIATED WITH HYPERTROPHIC CARDIOMYOPATHY	CHINESE MEDICAL JOURNAL	CHINESE ACAD MED SCI,SINOGERMAN LAB MOL MED,KEY LAB CLIN CARDIOVASC GENET,MINIST EDUC,FUWAI CARDIOVASC HOSP,BEIJING 100037,PEOPLES R CHINA	0366-6999	0.983	123	2

续 表

作者姓名	论文题目	期刊名称	发表单位	刊号	影响因子	卷	期
Ran,YQ;Li,N;Yang,Y;Chen,JZ;Feng,L;Zhang,S;Pu,JL	BETA2-ADRENOCEPTOR GENE VARIANT ARG16GLY IS ASSOCIATED WITH IDIOPATHIC VENTRICULAR OUTFLOW-TRACT TACHYCARDIA	CHINESE MEDICAL JOURNAL	FU WAI CARDIOVASC HOSP,CTR ARRHYTHMIA DIAG & TREATMENT,BEIJING 100037,PEOPLES R CHINA	0366-6999	0.983	123	17
Hua,W	CARDIAC RESYNCHRONIZATION THERAPY FOR CHRONIC HEART FAILURE IN CHINA:GUIDELINE AND PRACTICE	CHINESE MEDICAL JOURNAL	FU WAI HOSP,CARDIAC ARRHYTHMIA CTR,DEPT CARDIOL,BEIJING 100037,PEOPLES R CHINA	0366-6999	0.983	123	17
Guo,HW;Chang,QA;Xu,JP;Song,YH;Sun,HS;Hu,SS	CORONARY ARTERY BYPASS GRAFTING FOR KAWASAKI DISEASE	CHINESE MEDICAL JOURNAL	FU WAI HOSP,PEKING UNION MED COLL,DEPT SURG,BEIJING 100037,PEOPLES R CHINA	0366-6999	0.983	123	12
Gao,LG;Zhang,L;Song,L;Wang,H;Chang,QA;Wu,YB;Hui,RT;Zhou,XL	IDENTIFICATION OF A NOVEL LETHAL FIBRILLIN-1 GENE MUTATION IN A CHINESE MARFAN FAMILY AND CORRELATION OF 3'FIBRILLIN-1 GENE MUTATIONS WITH PHENOTYPE	CHINESE MEDICAL JOURNAL	FUWAI HOSP,DEPT CARDIOL,BEIJING 100037,PEOPLES R CHINA	0366-6999	0.983	123	20
Wu,F;Zhang,KL;Shan,GL	AN HIV/AIDS INTERVENTION PROGRAMME WITH BUDDHIST AID IN YUNNAN PROVINCE	CHINESE MEDICAL JOURNAL	CHINESE ACAD MED SCI,INST BASIC MED SCI,DEPT EPIDEMIOL,BEIJING 100005,PEOPLES R CHINA	0366-6999	0.983	123	8
Yang,JL;Wang,HL;Wang,SX;Yang,P;Liu,KT;Jiang,CY	HIGH-LEVEL EXPRESSION,PURIFICATION AND CHARACTERIZATION OF CODON-OPTIMIZED RECOMBINANT HEMAGGLUTININ 5 PROTEINS IN MAMMALIAN CELLS	CHINESE MEDICAL JOURNAL	CHINESE ACAD MED SCI,INST BASIC MED SCI,NATL KEY LAB MED MOL BIOL,BEIJING 100005,PEOPLES R CHINA	0366-6999	0.983	123	8

续 表

作者姓名	论文题目	期刊名称	发表单位	刊号	影响因子	卷	期
Liu,FX;Li,ZL;Wei,ZJ;Meng,Y;Ren,CA;Zhang,XD;Yu,MX;Huang,SZ	GENETIC ANALYSIS AND SERUM LEVEL OF CARTILAGE OLIGOMERIC MATRIX PROTEIN IN PATIENTS WITH PSEUDOACHONDROPLASIA	CHINESE MEDICAL JOURNAL	CHINESE ACAD MED SCI,SCH BASIC MED,INST BASIC MED SCI,PEKING UNION MED COLL,DEPT MED GENET,WHO COLLABORATING CTR COMMUNITY CONTROL HEREDITAR,BEIJING 100730,PEOPLES R CHINA	0366-6999	0.983	123	16
Zhu,CG;Li,JJ;Xu,YL;Yuan,JQ;Qin,XW;Yang,YJ;Qiao,SB;Chen,JL;Chen,ZJ;Guo,YL;Gao,Z	GENDER DIFFERENCE OF CLINICAL CHARACTERISTICS IN CHINESE PATIENTS WITH SPONTANEOUS VARIANT ANGINA	CHINESE MEDICAL JOURNAL	PEKING UNION MED COLL,DEPT CARDIOL,FU WAI HOSP,BEIJING 100037,PEOPLES R CHINA	0366-6999	0.983	123	11
Wang,J;Hua,W;Zhu,J;Yang,YM;Wang,FZ;Pu,JL;Chen,KP;Zhang,S	NIFEKALANT HYDROCHLORIDE TERMINATING SUSTAINED VENTRICULAR TACHYCARDIA ACCOMPANIED WITH QT DISPERSION PROLONGATION	CHINESE MEDICAL JOURNAL	PEKING UNION MED COLL,FUWAI HOSP,CLIN EP LAB,BEIJING 100037,PEOPLES R CHINA	0366-6999	0.983	123	15
Liu,LW;Liu,H;Chen,GL;Huang,YL;Han,LL;Xu,ZM;Jiang,XJ;Li,YS	ANGIOTENSIN-CONVERTING ENZYME GENE I/D GENOTYPE AFFECTED METOPROLOL-INDUCED REDUCTION IN 24-HOUR AVERAGE HEART RATE	CHINESE MEDICAL JOURNAL	PEKING UNION MED COLL,KEY LAB CLIN TRIAL RES CARDIOVASC DRUGS,MINIST HLTH,CARDIOVASC INST,BEIJING 100037,PEOPLES R CHINA	0366-6999	0.983	123	11
Chen,GL;Liu,LW;Xie,S;Liu,H;Liu,YQ;Li,YS	HIGH-DENSITY LIPOPROTEIN ASSOCIATED FACTORS APOA-I AND SERUM AMYLOID A IN CHINESE NON-DIABETIC PATIENTS WITH CORONARY HEART DISEASE	CHINESE MEDICAL JOURNAL	PEKING UNION MED COLL,MINIST HLTH,KEY LAB CLIN TRIAL RES CARDIOVASC DRUG,CARDIOVASC INST,BEIJING 100037,PEOPLES R CHINA	0366-6999	0.983	123	6
Liu,ZH;Li,M;Lu,XL;She,XD;Hu,SQ;Chen,W;Liu,WD	HIGHER CONCENTRATION OF CO2 AND 37 DEGREES C STABILIZE THE LESS VIRULENT OPAQUE CELL OF CANDIDA ALBICANS	CHINESE MEDICAL JOURNAL	CHINESE ACAD MED SCI,DEPT MED MYCOL,INST DERMATOL,NANJING 210042,JIANGSU,PEOPLES R CHINA	0366-6999	0.983	123	17

续 表

作者姓名	论文题目	期刊名称	发表单位	刊号	影响因子	卷	期
Zhou, HT; Zhou, ZX; Zhang, HZ; Bi, JJ; Zhao, P	WIDE LOCAL EXCISION COULD BE CONSIDERED AS THE INITIAL TREATMENT OF PRIMARY ANORECTAL MALIGNANT MELANOMA	CHINESE MEDICAL JOURNAL	CHINESE ACAD MED SCI, DEPT ABDOMINAL SURG, CANC INST HOSP, PEKING UNION MED COLL, BEIJING 100021, PEOPLES R CHINA	0366-6999	0.983	123	5
Xiong, J; Xue, FS; Yuan, YJ; Wang, QA; Liao, X; Wang, WL	CHOLINERGIC ANTI-INFLAMMATORY PATHWAY: A POSSIBLE APPROACH TO PROTECT AGAINST MYOCARDIAL ISCHEMIA REPERFUSION INJURY	CHINESE MEDICAL JOURNAL	CHINESE ACAD MED SCI, PLAST SURG HOSP, DEPT ANESTHESIOL, BEIJING 100144, PEOPLES R CHINA	0366-6999	0.983	123	19
Sun, HY; Xue, FS; Xu, YC; Li, CW; Xiong, J; Liao, X; Zhang, YM	PROPOFOL IMPROVES CARDIAC FUNCTIONAL RECOVERY AFTER ISCHEMIA-REPERFUSION BY UPREGULATING NITRIC OXIDE SYNTHASE ACTIVITY IN THE ISOLATED RAT HEARTS	CHINESE MEDICAL JOURNAL	CHINESE ACAD MED SCI, PLAST SURG HOSP, DEPT ANESTHESIOL, BEIJING 100144, PEOPLES R CHINA	0366-6999	0.983	122	24
Mao, YS; He, J; Yan, SP; Dong, JS; Cheng, GY; Sun, KL; Liu, XY; Fang, DK; Li, JA; Wang, YG; Huang, J	CARDIOPULMONARY EXERCISE TESTING IN THE EVALUATION OF HIGH RISK PATIENTS WITH LUNG CANCER	CHINESE MEDICAL JOURNAL	CHINESE ACAD MED SCI, PEKING UNION MED COLL, CANC HOSP INST, DEPT THORAC SURG ONCOL, BEIJING 100021, PEOPLES R CHINA	0366-6999	0.983	123	21
Xie, HZ; Zhang, SY; Zeng, Y; Shen, ZJ; Fang, Q	CORONARY ANEURYSM AND VERY LATE STENT THROMBOSIS FORMATION ASSOCIATED WITH SIROLIMUS-ELUTING STENT IMPLANTATION	CHINESE MEDICAL JOURNAL	BEIJING UNION MED COLL HOSP, DEPT CARDIOL, PEKING UNION MED COLL, BEIJING 100730, PEOPLES R CHINA	0366-6999	0.983	122	24
You, L; Chen, G; Zhao, YP	CORE SIGNALING PATHWAYS AND NEW THERAPEUTIC TARGETS IN PANCREATIC CANCER	CHINESE MEDICAL JOURNAL	BEIJING UNION MED COLL HOSP, DEPT GEN SURG, BEIJING 100730, PEOPLES R CHINA	0366-6999	0.983	123	9
Zhang, W; Wang, X; Li, J; Duan, MH; Zhou, DB	FC GAMMA RECEPTOR IIIA POLYMORPHISMS AND EFFICACY OF RITUXIMAB THERAPY ON CHINESE DIFFUSE LARGE B-CELL LYMPHOMA	CHINESE MEDICAL JOURNAL	BEIJING UNION MED COLL HOSP, DEPT HEMATOL, BEIJING 100730, PEOPLES R CHINA	0366-6999	0.983	123	2

续 表

作者姓名	论文题目	期刊名称	发表单位	刊号	影响因子	卷	期
Hua,BL;Yan,ZY;Liang,Y;Yan,M;Fan,LK;Li,KX;Xiao,B;Liu,JZ;Zhao,YQ	IDENTIFICATION OF SEVEN NOVEL MUTATIONS IN THE FACTOR VIII GENE IN 18 UNRELATED CHINESE PATIENTS WITH HEMOPHILIA A	CHINESE MEDICAL JOURNAL	BEIJING UNION MED COLL HOSP,DEPT HEMATOL,PEKING UNION MED COLL,BEIJING 100730,PEOPLES R CHINA	0366-6999	0.983	123	3
Xu,HF;Mao,YL;Du,SD;Chi,TY;Lu,X;Yang,ZY;Sang,XT;Zhong,SX;Huang,JF	ADULT PRIMARY UNDIFFERENTIATED EMBRYONAL SARCOMA OF THE LIVER:A CASE REPORT	CHINESE MEDICAL JOURNAL	BEIJING UNION MED COLL HOSP,DEPT LIVER SURG,PEKING UNION MED COLL,BEIJING 100730,PEOPLES R CHINA	0366-6999	0.983	123	2
Ma,SQ;Lin,Y;Ying,HY;Shao,YJ;Li,XY;Bai,CM	SOLID MALIGNANCIES COMPLICATED WITH PULMONARY EMBOLISM:CLINICAL ANALYSIS OF 120 PATIENTS	CHINESE MEDICAL JOURNAL	BEIJING UNION MED COLL HOSP,DEPT MED ONCOL,BEIJING 100730,PEOPLES R CHINA	0366-6999	0.983	123	1
Chen,JH;You,X;Qian,M	DEVELOPMENT OF CEREBRAL VENOUS SINUS THROMBOSIS IN AN APLASTIC ANEMIA PATIENT WITH ANTIPHOSPHOLIPID SYNDROME	CHINESE MEDICAL JOURNAL	BEIJING UNION MED COLL HOSP,DEPT NEUROL,BEIJING 100730,PEOPLES R CHINA	0366-6999	0.983	123	17
Zhu,L;Lang,JH;Wang,WY	A VULVA MASTOCYTOMA HAVING GROWN FOR EIGHTEEN YEARS	CHINESE MEDICAL JOURNAL	BEIJING UNION MED COLL HOSP,DEPT OBSTET & GYNECOL,BEIJING 100730,PEOPLES R CHINA	0366-6999	0.983	123	3
Li,QY;Zhang,JG;Qiu,GX;Wang,YP;Shen,JX;Zhao,Y;Li,SG;Yu,B;Wang,X;Weng,XS	PRIMARY EFFECT OF DUAL GROWING ROD TECHNIQUE FOR THE TREATMENT OF SEVERE SCOLIOSIS IN YOUNG CHILDREN	CHINESE MEDICAL JOURNAL	BEIJING UNION MED COLL HOSP,DEPT ORTHOPED SURG,PEKING UNION MED COLL,BEIJING 100730,PEOPLES R CHINA	0366-6999	0.983	123	2
Ding,XF;Li,HZ;Yan,WG;Gao,Y;Li,XQ	ROLE OF ADRENALECTOMY IN RECURRENT CUSHING'S DISEASE	CHINESE MEDICAL JOURNAL	BEIJING UNION MED COLL HOSP,PEKING UNION MED COLL,DEPT UROL,BEIJING 100730,PEOPLES R CHINA	0366-6999	0.983	123	13

续 表

作者姓名	论文题目	期刊名称	发表单位	刊号	影响因子	卷	期
Shi,JY;Xu,YC;Shi,Y;Lu,HX;Liu,Y;Zhao,WS;Chen,DM;Xi,LY;Zhou,X;Wang,H;Guo,LN	IN VITRO SUSCEPTIBILITY TESTING OF ASPERGILLUS SPP. AGAINST VORICONAZOLE,ITRACONAZOLE,POSACONAZOLE,AMPHOTERICIN B AND CASPOFUNGIN	CHINESE MEDICAL JOURNAL	CHINA ACAD MED SCI,PEKING UNION MED COLL,PEKING UNION MED COLL HOSP,CLIN MICROBIOL LAB,BEIJING 100730,PEOPLES R CHINA	0366-6999	0.983	123	19
Tang,R;Zhang,HY	ASPIRIN INDUCED ASTHMA ACCOMPANIED WITH ALLERGIC BRONCHOPULMONARY ASPERGILLOSIS:A CASE REPORT	CHINESE MEDICAL JOURNAL	CHINESE ACAD MED SCI,DEPT ALLERGY,PEKING UNION MED COLL HOSP,PEKING UNION MED COLL,BEIJING 100730,PEOPLES R CHINA	0366-6999	0.983	123	17
Chen,S;Xiao,XH;Diao,CM;Tong,AL;Wang,O;Qiu,ZQ;Yu,K;Wang,T	PROTEIN CAUSES HYPERINSULINEMIA:A CHINESE PATIENT WITH HYPERINSULINISM/HYPERAMMONAEMIA SYNDROME DUE TO A GLUTAMATE DEHYDROGENASE GENE MUTATION	CHINESE MEDICAL JOURNAL	CHINESE ACAD MED SCI,DEPT ENDOCRINOL,PEKING UNION MED COLL HOSP,BEIJING 100730,PEOPLES R CHINA	0366-6999	0.983	123	13
Wang,Y;Cui,LY;Chen,L;Liu,MS;Qi,X;Li,BH;Du,H	NERVE CONDUCTION STUDIES IN PATIENTS WITH DERMATOMYOSITIS OR POLYMYOSITIS	CHINESE MEDICAL JOURNAL	CHINESE ACAD MED SCI,DEPT NEUROL,PEKING UNION MED COLL HOSP,BEIJING 100730,PEOPLES R CHINA	0366-6999	0.983	123	5
Li,XG;Zhang,JH;Xie,MQ;Liu,MS;Li,BH;Zhao,YH;Ren,HT;Cui,LY	ASSOCIATION BETWEEN DPP6 POLYMORPHISM AND THE RISK OF SPORADIC AMYOTROPHIC LATERAL SCLEROSIS IN CHINESE PATIENTS	CHINESE MEDICAL JOURNAL	CHINESE ACAD MED SCI,DEPT NEUROL,PEKING UNION MED COLL HOSP,BEIJING 100730,PEOPLES R CHINA	0366-6999	0.983	122	24
Li,YN;Wang,RZ;Li,GL	TRANSSPHENOIDAL APPROACH TO PITUITARY ADENOMA:SURGICAL TECHNIQUE OF THE PEKING UNION MEDICAL COLLEGE HOSPITAL	CHINESE MEDICAL JOURNAL	CHINESE ACAD MED SCI,DEPT NEUROSURG,PEKING UNION MED COLL HOSP,BEIJING 100730,PEOPLES R CHINA	0366-6999	0.983	122	24

续 表

作者姓名	论文题目	期刊名称	发表单位	刊号	影响因子	卷	期
Li,CY;Liu,HY;Lang,JH;Wang,HQ;Fan,XL	INCREASED EXPRESSION OF STATHMIN IN EUTOPIC ENDOMETRIUM OF PATIENTS WITH ENDOMETRIOSIS	CHINESE MEDICAL JOURNAL	CHINESE ACAD MED SCI,DEPT OBSTET & GYNECOL,PEKING UNION MED COLL HOSP,BEIJING 100730,PEOPLES R CHINA	0366-6999	0.983	123	16
Chen,XW;Yang,H;Gao,RZ;Yu,R;Gao,ZQ	PERICHONDRIUM/CARTILAGE COMPOSITE GRAFT FOR REPAIRING LARGE TYMPANIC MEMBRANE PERFORATIONS AND HEARING IMPROVEMENT	CHINESE MEDICAL JOURNAL	CHINESE ACAD MED SCI,DEPT OTOLARYNGOL HEAD & NECK SURG,PEKING UNION MED COLL HOSP,BEIJING 100730,PEOPLES R CHINA	0366-6999	0.983	123	3
Song,HM;Wei,M;Xu,K;Li,XW	DIFFERENTIAL EFFECT OF THREE MITOGEN-ACTIVATED PROTEIN KINASES ON LIPOPROTEIN(A)-INDUCED HUMAN MESANGIAL CELL PROLIFERATION	CHINESE MEDICAL JOURNAL	CHINESE ACAD MED SCI,DEPT PEDIAT,PEKING UNION MED COLL HOSP,BEIJING 100730,PEOPLES R CHINA	0366-6999	0.983	123	2
Tan,HY;Sun,LN;Wang,XL;Ye,TH	EFFECT OF ETOMIDATE ON VOLTAGE-DEPENDENT POTASSIUM CURRENTS IN RAT ISOLATED HIPPOCAMPAL PYRAMIDAL NEURONS	CHINESE MEDICAL JOURNAL	CHINESE ACAD MED SCI,PEKING UNION MED COLL HOSP,DEPT ANESTHESIOL,BEIJING 100730,PEOPLES R CHINA	0366-6999	0.983	123	6
Chen,TB;Cheng,KA;Gao,P;Cheng,ZW;Fan,JB;Jiang,XC;Fang,Q	PRIMARY PREVENTION OF SUDDEN CARDIAC DEATH BY IMPLANTABLE CARDIOVERTER-DEFIBRILLATOR THERAPY IN CHINESE PATIENTS WITH HEART FAILURE:A SINGLE-CENTER EXPERIENCE	CHINESE MEDICAL JOURNAL	CHINESE ACAD MED SCI,PEKING UNION MED COLL HOSP,DEPT CARDIOL,BEIJING 100730,PEOPLES R CHINA	0366-6999	0.983	123	7
Tian,Z;Zeng,Y;Cheng,KA;Gao,P;Zhao,DC;Cui,QC;Jiang,XC;Chen,LF;Fang,Q	IMPORTANCE OF ENDOMYOCARDIAL BIOPSY IN UNEXPLAINED CARDIOMYOPATHY IN CHINA:A REPORT OF 53 CONSECUTIVE PATIENTS	CHINESE MEDICAL JOURNAL	CHINESE ACAD MED SCI,PEKING UNION MED COLL HOSP,DEPT CARDIOL,BEIJING 100730,PEOPLES R CHINA	0366-6999	0.983	123	7

续 表

作者姓名	论文题目	期刊名称	发表单位	刊号	影响因子	卷	期
Zeng, YP; Wang, HW; Wang, Z; Sun, QN; Jin, HZ	SEZARY SYNDROME: A RARE FORM OF CUTANEOUS T-CELL LYMPHOMA	CHINESE MEDICAL JOURNAL	CHINESE ACAD MED SCI, PEKING UNION MED COLL HOSP, DEPT DERMATOL, BEIJING 100730, PEOPLES R CHINA	0366-6999	0.983	123	14
Wang, T; Huang, Y; Xiao, XH; Wang, DM; Diao, CM; Zhang, F; Xu, LL; Zhang, YB; Li, WH; Zhang, LL; Zha	THE ASSOCIATION BETWEEN COMMON GENETIC VARIATION IN THE FTO GENE AND METABOLIC SYNDROME IN HAN CHINESE	CHINESE MEDICAL JOURNAL	CHINESE ACAD MED SCI, PEKING UNION MED COLL HOSP, DEPT ENDOCRINOL, MINIST HLTH, KEY LAB ENDOCRINOL, BEIJING 100730, PEOPLES R CHINA	0366-6999	0.983	123	14
Liao, QA; Hu, Y; Zhao, YP; Zhou, T; Zhang, QA	ASSESSMENT OF PANCREATIC CARCINOMA CELL CHEMOSENSITIVITY USING A THREE-DIMENSIONAL CULTURE SYSTEM	CHINESE MEDICAL JOURNAL	CHINESE ACAD MED SCI, PEKING UNION MED COLL HOSP, DEPT GEN SURG, NATL LAB MED MOL BIOL, BEIJING 100730, PEOPLES R CHINA	0366-6999	0.983	123	14
Zhang, LF; Liu, XQ; Zuo, LY; Li, TS; Deng, GH; Wang, AX	LONGITUDINAL OBSERVATION OF AN INTERFERON GAMMA-RELEASED ASSAY(T-SPOT. TB) FOR MYCOBACTERIUM TUBERCULOSIS INFECTION IN AIDS PATIENTS ON HIGHLY ACTIVE ANTIRETROVIRAL THERAPY	CHINESE MEDICAL JOURNAL	CHINESE ACAD MED SCI, PEKING UNION MED COLL HOSP, DEPT INFECT DIS, BEIJING 100730, PEOPLES R CHINA	0366-6999	0.983	123	9
Deng, K; Li, YN; Li, GL; Gao, J; Yang, Z; Di, XA; Wang, RZ	NEURAL ENDOSCOPIC ASSISTED MICRO-INVASIVE MANAGEMENT OF CHIARI I MALFORMATION	CHINESE MEDICAL JOURNAL	CHINESE ACAD MED SCI, PEKING UNION MED COLL HOSP, DEPT NEUROSURG, BEIJING 100730, PEOPLES R CHINA	0366-6999	0.983	123	14
Zhao, Y; Wang, YP; Qiu, GX; Zhao, H; Zhang, JG; Zhou, X	EFFICACY OF THE DYNAMIC INTERSPINOUS ASSISTED MOTION SYSTEM IN CLINICAL TREATMENT OF DEGENERATIVE LUMBAR DISEASE	CHINESE MEDICAL JOURNAL	CHINESE ACAD MED SCI, PEKING UNION MED COLL HOSP, DEPT ORTHOPED SURG, BEIJING 100730, PEOPLES R CHINA	0366-6999	0.983	123	21

续 表

作者姓名	论文题目	期刊名称	发表单位	刊号	影响因子	卷	期
Yu,B;Zhang,JG;Qiu,GX;Lu,WC;Wang,YP;Shen,JX;Fei,Q;Li,QY;Weng,XS	SELECTIVE ANTERIOR THORACOLUMBAR/LUMBAR FUSION AND INSTRUMENTATION IN ADOLESCENT IDIOPATHIC SCOLIOSIS PATIENTS	CHINESE MEDICAL JOURNAL	CHINESE ACAD MED SCI,PEKING UNION MED COLL HOSP,DEPT ORTHOPED,BEIJING 100730,PEOPLES R CHINA	0366-6999	0.983	123	21
Cai,S;Liu,H;Li,WB;Ouyang,YS;Zhang,B;Li,P;Wang,XL;Zhang,XY;Li,JC;Jiang,YX	ULTRASONOGRAPHIC FEATURES OF MEDULLARY THYROID CARCINOMA AND THEIR DIAGNOSTIC VALUES	CHINESE MEDICAL JOURNAL	CHINESE ACAD MED SCI,PEKING UNION MED COLL HOSP,DEPT ULTRASOUND,BEIJING 100730,PEOPLES R CHINA	0366-6999	0.983	123	21
Li,HJ;Yu,N;Zhang,XY;Jin,W;Li,HZ	SPERMATOZOAL PROTEIN PROFILES IN MALE INFERTILITY WITH ASTHENOZOOSPERMIA	CHINESE MEDICAL JOURNAL	CHINESE ACAD MED SCI,PEKING UNION MED COLL HOSP,DEPT UROL,BEIJING 100730,PEOPLES R CHINA	0366-6999	0.983	123	20
Yuan,T;Zhao,WG;Sun,Q;Fu,Y;Dong,YY;Dong,YX;Yang,GH;Wang,H	ASSOCIATION BETWEEN FOUR ADIPOKINES AND INSULIN SENSITIVITY IN PATIENTS WITH OBESITY,TYPE 1 OR TYPE 2 DIABETES MELLITUS,AND IN THE GENERAL CHINESE POPULATION	CHINESE MEDICAL JOURNAL	CHINESE ACAD MED SCI,PEKING UNION MED COLL HOSP,MINIST HLTH,KEY LAB ENDOCRINOL,DEPT ENDOCRINOL,BEIJING 100730,PEOPLES R CHINA	0366-6999	0.983	123	15
Xia,WB;Jiang,Y;Li,M;Xing,XP;Wang,O;Hu,YY;Zhang,HB;Liu,HC;Meng,XW;Zhou,XY	LEVELS AND DYNAMIC CHANGES OF SERUM FIBROBLAST GROWTH FACTOR 23 IN HYPOPHOSPHATEMIC RICKETS/OSTEOMALACIA	CHINESE MEDICAL JOURNAL	CHINESE ACAD MED SCI,PEKING UNION MED COLL HOSP,MINIST HLTH,KEY LAB ENDOCRINOL,DEPT ENDOCRINOL,BEIJING 100730,PEOPLES R CHINA	0366-6999	0.983	123	9
Peng,P;Zhu,L;Lang,JH;Wang,WY;Shi,HH	UNILATERAL SACROSPINOUS LIGAMENT FIXATION FOR TREATMENT OF GENITAL PROLAPSE	CHINESE MEDICAL JOURNAL	CHINESE ACAD MED SCI,PEKING UNION MED COLL,PEKING UNION COLL HOSP,DEPT OBSTET & GYNECOL,BEIJING 100730,PEOPLES R CHINA	0366-6999	0.983	123	15

续 表

作者姓名	论文题目	期刊名称	发表单位	刊号	影响因子	卷	期
Yang,B;Lin,J;Jin,J;Weng,XS;Zhao,Q;Qiu,GX	A RARE GENETIC DISEASE - SPONDYLOEPIPHYSEAL DYSPLASIA	CHINESE MEDICAL JOURNAL	CHINESE ACAD MED SCI,PEKING UNION MED COLL,PEKING UNION MED COLL HOSP,DEPT ORTHOPAED,BEIJING 100730,PEOPLES R CHINA	0366-6999	0.983	123	19
Jin,QO;Shen,K;Li,H;Zhou,XR;Huang,HF;Leng,JH	AGE-SPECIFIC PREVALENCE OF HUMAN PAPILLOMAVIRUS BY GRADE OF CERVICAL CYTOLOGY IN TIBETAN WOMEN	CHINESE MEDICAL JOURNAL	PEKING UNION MED COLL,PEKING UNION MED COLL HOSP,DEPT OBSTET & GYNECOL,BEIJING 100730,PEOPLES R CHINA	0366-6999	0.983	123	15
Han,XY;Xiang,Y;Guo,LN;Shen,K;Wan,XR;Huang,HF;Pan,LY	CLINICOPATHOLOGICAL ANALYSIS OF MULLERIAN ADENOSARCOMA OF THE UTERUS	CHINESE MEDICAL JOURNAL	PEKING UNION MED COLL,PEKING UNION MED COLL HOSP,DEPT OBSTET & GYNECOL,BEIJING 100730,PEOPLES R CHINA	0366-6999	0.983	123	6
Li,Y;Lu,ZH;Lu,W;Chen,J	MELANOTIC ONCOCYTIC METAPLASIA OF NASOPHARYNX:A CASE REPORT WITH REVIEW	CHINESE MEDICAL JOURNAL	PEKING UNION MED COLL,PEKING UNION MED COLL HOSP,DEPT PATHOL,BEIJING 100730,PEOPLES R CHINA	0366-6999	0.983	123	9
Cui,W;Wu,W;Wang,X;Wang,G;Hao,YY;Chen,Y;Luo,D;Shou,WL;Zhang,S;Xiang,XF;Si,YZ;Ch	DEVELOPMENT OF THE PERSONALIZED CRITERIA FOR MICROSCOPIC REVIEW FOLLOWING FOUR DIFFERENT SERIES OF HEMATOLOGY ANALYZER IN A CHINESE LARGE SCALE HOSPITAL	CHINESE MEDICAL JOURNAL	BEIJING UNION MED COLL HOSP,DEPT CLIN LAB,BEIJING 100730,PEOPLES R CHINA	0366-6999	0.983	123	22
Zeng,Y;Ye,YC;Luo,L;Qiu,ZF;Han,Y;Li,XM;Fang,QA;Zhang,SY;Li,TS	PREMATURE ATHEROSCLEROSIS IN PATIENTS WITH ACQUIRED IMMUNODEFICIENCY SYNDROME	CHINESE MEDICAL JOURNAL	BEIJING UNION MED COLL HOSP,PEKING UNION MED COLL,DEPT INFECT DIS,BEIJING 100730,PEOPLES R CHINA	0366-6999	0.983	123	23

续 表

作者姓名	论文题目	期刊名称	发表单位	刊号	影响因子	卷	期
Zhu,Y;Li,NS;Lu,L;Chen,S;Xing,XP;Meng,XW;Guan,H;Tan,L;Ke,L;Meng,YX	HYPERCALCEMIC CRISIS DUE TO A MEDIASTINAL PARATHYROID CYST DIAGNOSED BY ULTRASOUND-GUIDED FINE NEEDLE ASPIRATION	CHINESE MEDICAL JOURNAL	BEIJING UNION MED COLL HOSP, PEKING UNION MED COLL,MINIST HLTH,DEPT ENDOCRINOL,KEY LAB ENDOCRINE & METAB DIS,BEIJING 100730,PEOPLES R CHINA	0366-6999	0.983	123	24
Bin,Z;Ma,LL;Ye,TH;Huang,YG	ANESTHESIA MANAGEMENT OF TRACHEAL RESECTION	CHINESE MEDICAL JOURNAL	CHINESE ACAD MED SCI,PEKING UNION MED COLL HOSP,DEPT ANESTHESIOL,BEIJING 100730,PEOPLES R CHINA	0366-6999	0.983	123	24
Zhu,YJ;Xia,Y;Ren,GJ;Wang,MZ;Zeng,XA;Zhang,L	EFFICACY AND CLINICAL/MOLECULAR PREDICTORS OF ERLOTINIB MONOTHERAPY FOR CHINESE ADVANCED NON-SMALL CELL LUNG CANCER	CHINESE MEDICAL JOURNAL	CHINESE ACAD MED SCI,PEKING UNION MED COLL,PEKING UNION MED COLL HOSP,DEPT RESPIRAT,BEIJING 100730,PEOPLES R CHINA	0366-6999	0.983	123	22
Hu,SS;Fan,HG;Zheng,Z;Feng,W;Wang,W;Song,YH;Wang,LQ;Yuan,X;Zhang,SJ	LEFT VENTRICULAR RECONSTRUCTION WITH NO-PATCH TECHNIQUE:EARLY AND LATE CLINICAL OUTCOMES	CHINESE MEDICAL JOURNAL	FU WAI HOSP,PEKING UNION MED COLL,RES CTR CARDIOVASC REGENERAT MED,DEPT CARDIOVASC SURG,BEIJING 100037,PEOPLES R CHINA	0366-6999	0.983	123	23
Lin,DF;Yan,SM;Zhao,Y;Zhang,W;Li,MT;Zeng,XF;Zhang,FC;Dong,Y	CLINICAL AND PROGNOSTIC CHARACTERISTICS OF 573 CASES OF PRIMARY SJOGREN'S SYNDROME	CHINESE MEDICAL JOURNAL	PEKING UNION MED COLL,PEKING UNION MED COLL HOSP,DEPT RHEUMATOL,BEIJING 100730,PEOPLES R CHINA	0366-6999	0.983	123	22
Ding,YQ;Jiao,L;Zhang,WY;Zhou,L;Zhang,XD;Zhang,LA	RESEARCH ON EPR MEASUREMENT METHODS OF SUCROSE USED IN RADIATION ACCIDENT DOSE RECONSTRUCTION	RADIATION PROTECTION DOSIMETRY	CHINESE ACAD MED SCI,INST RADIAT MED,TIANJIN 300192,PEOPLES R CHINA	0144-8420	0.966	138	4

续 表

作者姓名	论文题目	期刊名称	发表单位	刊号	影响因子	卷	期
Liao,XW;Dong,WF;Liu,W;Guan,BH;Liu,ZZ	TOTAL SYNTHESIS OF(-)-MY 336A FROM L-TYROSINE	JOURNAL OF HETEROCYCLIC CHEMISTRY	CHINESE ACAD MED SCI,INST MAT MED,MINIST EDUC,KEY LAB BIOACT SUBST & RESOURCES UTILIZAT CHINESE,BEIJING 100050,PEOPLES R CHINA	0022-152X	0.962	47	1
Yang,SA;Li,KT;Zhang,YX;Li,S;Shi,Y	IDENTIFICATION AND DETERMINATION OF THE MAJOR CONSTITUENTS IN AN ANTIANGIOGENESIS HERBAL FORMULA,QING-LUO-FANG,BY HPLCDADESI/MS	JOURNAL OF LIQUID CHROMATOGRAPHY & RELATED TECHNOLOGIES	CHINESE ACAD MED SCI,INST MED PLANT DEV,BEIJING 100193,PEOPLES R CHINA	1082-6076	0.953	33	20
Zhang,ML;Zhang,LA;Yuan,SY;Dai,GF	A STUDY OF EXPERIMENTAL MEASUREMENTS OF DOSIMETRIC PARAMETERS IN HDR IR-192 SOURCE	MEDICAL DOSIMETRY	CHINESE ACAD MED SCI,INST RADIAT MED,DEPT HLTH PHYS,TIANJIN 300192,PEOPLES R CHINA	0958-3947	0.941	35	4
Yang,Y;Yang,YQ;Li,XT;Cui,LA;Fu,MK;Rabie,AB;Zhang,D	FUNCTIONAL ANALYSIS OF CORE BINDING FACTOR A1 AND ITS RELATIONSHIP WITH RELATED GENES EXPRESSED BY HUMAN PERIODONTAL LIGAMENT CELLS EXPOSED TO MECHANICAL STRESS	EUROPEAN JOURNAL OF ORTHODONTICS	BEIJING UNION MED COLL HOSP,DEPT STOMATOL,BEIJING 100730,PEOPLES R CHINA	0141-5387	0.932	32	6
Pan,XB;Hu,SS;Li,SJ;Zheng,Z;Wang,Y;Zhang,YJ;Yuan,X;Li,Y	PREDICTORS FOR LATE INSUFFICIENCY OF THE NEO-AORTIC VALVE AFTER THE SWITCH PROCEDURE	JOURNAL OF HEART VALVE DISEASE	CHINESE ACAD MED SCI,DEPT CARDIOVASC SURG,FUWAI HOSP,PEKING UNION MED COLL,BEIJING 100037,PEOPLES R CHINA	0966-8519	0.927	19	6
Wang,YW;Han,ZB;Yan,SL;Mao,AB;Wang,B;Ren,H;Chi,Y;Han,ZC	EVALUATION OF SUITABLE REFERENCE GENE FOR REAL-TIME PCR IN HUMAN UMBILICAL CORD MESENCHYMAL STEM CELLS WITH LONG-TERM IN VITRO EXPANSION	IN VITRO CELLULAR & DEVELOPMENTAL BIOLOGY-ANIMAL	CHINESE ACAD MED SCI,INST HEMATOL,STATE KEY LAB EXPT HEMATOL,TIANJIN 300020,PEOPLES R CHINA	1071-2690	0.914	46	7

续 表

作者姓名	论文题目	期刊名称	发表单位	刊号	影响因子	卷	期
Long,Q;Chen,DH;Chu,RY	ILLUMINATION WITH MONOCHROMATIC LONG-WAVELENGTH LIGHT PROMOTES MYOPIC SHIFT AND OCULAR ELONGATION IN NEWBORN PIGMENTED GUINEA PIGS	CUTANEOUS AND OCULAR TOXICOLOGY	CHINESE ACAD MED SCI,DEPT OPHTHALMOL,PEKING UNION MED COLL,PEKING UNION MED COLL HOSP,BEIJING 100730,PEOPLES R CHINA	1556-9527	0.892	28	4
Diao,CM;Chen,S;Xiao,XH;Wang,T;Sun,XF;Wang,O;Song,HM;Zhang,Y;Yu,MA;Zhang,QA;Wang	TWO UNRELATED CHINESE PATIENTS WITH HYPERINSULINISM/HYPERAMMONEMIA(HI/HA) SYNDROME DUE TO MUTATIONS IN GLUTAMATE DEHYDROGENASE GENE	JOURNAL OF PEDIATRIC ENDOCRINOLOGY & METABOLISM	CHINESE ACAD MED SCI,KEY LAB ENDOCRINOL,MINIST HLTH,DEPT ENDOCRINOL,BEIJING 100037,PEOPLES R CHINA	0334-018X	0.887	23	7
Tu,WJ;Song,XT;Dai,F;Ho,JJ	APPLICATION OF LIQUID CHROMATOGRAPHY-TANDEM MASS SPECTROMETRY(LC-MS/MS)IN SCREENING OF HIGH RISK CHILDREN WITH INHERITED METABOLIC DISEASES IN NORTHERN CHINA	JOURNAL OF PEDIATRIC ENDOCRINOLOGY & METABOLISM	CHINESE ACAD MED SCI,CTR CLIN LAB DEV,BEIJING 100037,PEOPLES R CHINA	0334-018X	0.887	23	12
Sun,ZJ;Zhu,L;Lang,JH	A RARE EXTRAPELVIC ENDOMETRIOSIS INGUINAL ENDOMETRIOSIS	JOURNAL OF REPRODUCTIVE MEDICINE	BEIJING UNION MED COLL HOSP,DEPT OBSTET & GYNECOL,BEIJING 100730,PEOPLES R CHINA	0024-7758	0.883	55	1-2
Han,B;Xiang,Y;Sha,GH;Zhang,H;Liu,X	THYMIDYLATE SYNTHASE MRNA EXPRESSION DOES NOT PREDICT RESISTANCE TO FLOXURIDINE IN A CHORIOCARCINOMA CELL LINE	JOURNAL OF REPRODUCTIVE MEDICINE	BEIJING UNION MED COLL HOSP,DEPT OBSTET & GYNECOL,PEKING UNION MED COLL,BEIJING 100730,PEOPLES R CHINA	0024-7758	0.883	55	5-6
Li,L;Li,MH;Xu,LJ;Guo,N;Wu-Lan,TN;Shi,RB;Peng,Y;Xiao,PG	DISTRIBUTION OF SEVEN POLYPHENOLS IN SEVERAL MEDICINAL PLANTS OF BORAGINACEAE IN CHINA	JOURNAL OF MEDICINAL PLANTS RESEARCH	MINIST EDUC,PEKING UNION MED COLL,KEY LAB BIOACT SUBST & RESOURCES UTILIZAT CHINESE,INST MED PLANT DEV,CHINESE ACAD MED SCI,BEIJING 100193,PEOPLES R CHINA	1996-0875	0.879	4	12

续 表

作者姓名	论文题目	期刊名称	发表单位	刊号	影响因子	卷	期
Li,YH;Ruan,JL;Chen,SL;Song,JY;Luo,K;Lu,D;Yao,H	AUTHENTICATION OF TAXILLUS CHINENSIS USING DNA BARCODING TECHNIQUE	JOURNAL OF MEDICINAL PLANTS RESEARCH	CHINESE ACAD MED SCI,PEKING UNION MED COLL,INST MED PLANT DEV,BEIJING 100193,PEOPLES R CHINA	1996-0875	0.879	4	24
Wang,W;Cong,Z;Liu,XY;Tong,W;Qiao,HW;Jiang,H;Wei,QA;Qin,CA	FREQUENCY OF THE MAJOR HISTOCOMPATIBILITY COMPLEX MAMU-A*01 ALLELE IN EXPERIMENTAL RHESUS MACAQUES IN CHINA	JOURNAL OF MEDICAL PRIMATOLOGY	CHINESE ACAD MED SCI,INST LAB ANIM SCI,BEIJING 100021,PEOPLES R CHINA	0047-2565	0.862	39	6
Sui,C;Wei,JH;Chen,SL;Chen,HQ;Dong,LM;Yang,CM	CONSTRUCTION OF A FULL-LENGTH ENRICHED CDNA LIBRARY AND ANALYSIS OF 3111 ESTS FROM ROOTS OF BUPLEURUM CHINENSE DC	BOTANICAL STUDIES	CHINESE ACAD MED SCI,INST MED PLANT DEV IMPLAD,BEIJING 100193,PEOPLES R CHINA	1817-406X	0.842	51	1
Li,ZJ;Sun,P;Guo,Y;Wang,RZ	PRIMARY PITUITARY FIBROSARCOMA PRESENTING WITH MULTIPLE METASTASES:A CASE REPORT AND LITERATURE REVIEW	NEUROLOGY INDIA	CHINESE ACAD MED SCI,DEPT NEUROSURG,PEKING UNION MED COLL HOSP,BEIJING 100730,PEOPLES R CHINA	0028-3886	0.834	58	2
Zang,MQ;Chen,KN;Yu,PR	RECONSTRUCTION OF LARGE TRACHEAL DEFECTS IN A CANINE MODEL:LESSONS LEARNED	JOURNAL OF RECONSTRUCTIVE MICROSURGERY	PEKING UNION MED COLL,PLAST SURG HOSP,BEIJING 100021,PEOPLES R CHINA	0743-684X	0.83	26	6
Li,ZS;Shi,KJ;Guan,LY;Jiang,QA;Yang,Y;Xu,CM	DOWNREGULATION OF PROTEIN KINASE C ALPHA WAS INVOLVED IN SELENITE-INDUCED APOPTOSIS OF NB4 CELLS	ONCOLOGY RESEARCH	PEKING UNION MED COLL,INST BASIC MED SCI,NATL LAB MED MOL BIOL,BEIJING 100005,PEOPLES R CHINA	0965-0407	0.826	19	2
Li,Y;Ding,WL	GENETIC DIVERSITY ASSESSMENT OF TROLLIUS ACCESSIONS IN CHINA BY RAPD MARKERS	BIOCHEMICAL GENETICS	CHINESE ACAD MED SCI,INST MED PLANT DEV,BEIJING 100193,PEOPLES R CHINA	0006-2928	0.825	48	1-2

续 表

作者姓名	论文题目	期刊名称	发表单位	刊号	影响因子	卷	期
Xu,L	GENOMIC POLYMORPHISM OF THE 2009 PANDEMIC A(H1N1)INFLUENZA VIRUSES CORRELATES WITH VIRAL REPLICATION,VIRULENCE,AND PATHOGENICITY IN VITRO AND IN VIVO	JOURNAL OF THE AMERICAN ASSOCIATION FOR LABORATORY ANIMAL SCIENCE	CHINESE ACAD MED SCI,INST LAB ANIM SCI,BEIJING 100037,PEOPLES R CHINA	1559-6109	0.805	49	5
Chen,GQ;Liu,H;Zhang,HJ;Deng,YC;Li,ZL	PROTEOMIC CHARACTERIZATION OF HUMAN ERYTHROCYTE 20S PROTEASOME AND ANALYSIS OF SPECIES-DEPENDENT 20S PROTEASOME HETEROGENEITY	CHINESE JOURNAL OF ANALYTICAL CHEMISTRY	CAMS&PUMC,INST BASIC MED SCI,BEIJING 100005,PEOPLES R CHINA	0253-3820	0.798	37	12
Tong,YF;Zhang,P;Chen,F;Hao,LH;Ye,F;Tian,JY;Wu,S	SYNTHESIS AND BIOLOGICAL EVALUATION OF NOVEL N-(ALKOXYPHENYL)-AMINOCARBONYLBENZOIC ACID DERIVATIVES AS PTP1B INHIBITORS	CHINESE CHEMICAL LETTERS	PEKING UNION MED COLL,INST MAT MED,MINIST HLTH PRC,KEY LAB BIOSYNTH NAT PROD,DEPT NEW DRUG RES & DEV,BEIJING 100050,PEOPLES R CHINA	1001-8417	0.775	21	12
Wang,Y;Yao,QQ;Wang,MZ	HIGH PERFORMANCE LIQUID CHROMATOGRAPHIC SEPARATION OF CLAUSENAMIDE ENANTIOMERS WITH CHIRAL-AGP STATIONARY PHASE	CHINESE CHEMICAL LETTERS	CHINESE ACAD MED SCI,INST MAT MED,BEIJING 100050,PEOPLES R CHINA	1001-8417	0.775	21	7
Feng,ZQ;Yin,CL	THE STABLE PLANAR CONFORMATION OF THE GAMMA-BUTYROLACTONE RING IN SOLUTION	CHINESE CHEMICAL LETTERS	CHINESE ACAD MED SCI,INST MAT MED,BEIJING 100050,PEOPLES R CHINA	1001-8417	0.775	21	2
Liu,C;Zhao,F;Chen,RY	A NOVEL ALKALOID FROM THE FRUITING BODIES OF GANODERMA SINENSE ZHAO,XU ET ZHANG	CHINESE CHEMICAL LETTERS	CHINESE ACAD MED SCI,INST MAT MED,BEIJING 100050,PEOPLES R CHINA	1001-8417	0.775	21	2
Wang,L;Gong,T;Chen,RY	TWO NEW PRENYLFLAVONOIDS FROM MORUS NIGRA L	CHINESE CHEMICAL LETTERS	CHINESE ACAD MED SCI,INST MAT MED,BEIJING 100050,PEOPLES R CHINA	1001-8417	0.775	20	12

续 表

作者姓名	论文题目	期刊名称	发表单位	刊号	影响因子	卷	期
Xue,H;Ma,T;Wang,L;Liu,G	A NEW METHOD FOR THE SYNTHESIS OF N-SUBSTITUTED PYRROLES	CHINESE CHEMICAL LETTERS	CHINESE ACAD MED SCI,INST MAT MED,DEPT SYNTHET MED CHEM,BEIJING 100050,PEOPLES R CHINA	1001-8417	0.775	21	11
Xi,WL;Cai,QA;Tang,YB;Sun,H;Xiao,ZY	DESIGN AND SYNTHESIS OF NOVEL CYTOTOXIC PODOPHYLLOTOXIN DERIVATIVES	CHINESE CHEMICAL LETTERS	CHINESE ACAD MED SCI,KEY LAB BIOACT SUBST & RESOURCES UTILIZAT CHINESE,MINIST EDUC,BEIJING 100050,PEOPLES R CHINA	1001-8417	0.775	21	10
Guo,X;Li,YL;Liu,YF;Guo,HY;Wang,YC	SYNTHESIS AND IN VITRO ANTIBACTERIAL ACTIVITIES OF 7-(3-AMINOPYRROLO[3,4-C]PYRAZOL-5(2H,4H,6H)-YL)QUINOLONE DERIVATIVES	CHINESE CHEMICAL LETTERS	CHINESE ACAD MED SCI,INST MED BIOTECHNOL,BEIJING 100050,PEOPLES R CHINA	1001-8417	0.775	21	10
Wang,JX;Guo,Q;Chai,Y;Feng,LS;Guo,HY;Liu,ML	SYNTHESIS AND IN VITRO ANTIBACTERIAL ACTIVITIES OF 7-(4-ALKOXYIMINO-3-HYDROXYPIPERIDIN-1-YL)QUINOLONE DERIVATIVES	CHINESE CHEMICAL LETTERS	CHINESE ACAD MED SCI,INST MED BIOTECHNOL,BEIJING 100050,PEOPLES R CHINA	1001-8417	0.775	21	1
Yang,YJ;Yang,YN;Jiang,JS;Feng,ZM;Liu,HY;Pan,XD;Zhang,PC	SYNTHESIS AND CYTOTOXIC ACTIVITY OF HETEROCYCLE-SUBSTITUTED PHTHALIMIDE DERIVATIVES	CHINESE CHEMICAL LETTERS	PEKING UNION MED COLL,INST MAT MED,MINIST EDUC,KEY LAB BIOACT SUBST & RESOURCES UTILIZAT CHINESE,BEIJING 100050,PEOPLES R CHINA	1001-8417	0.775	21	8
Xu,G;Liu,ZZ	ENANTIOSELECTIVE ADDITION OF DIETHYLZINC TO ARYL ALDEHYDES CATALYZED BY 1,2,3,4-TETRAHYDROISOQUINOLINE BETA-AMINO ALCOHOL	CHINESE CHEMICAL LETTERS	PEKING UNION MED COLL,INST MAT MED,MINIST EDUC,KEY LAB BIOACT SUBST & RESOURCES UTILIZAT CHINESE,BEIJING 100050,PEOPLES R CHINA	1001-8417	0.775	21	3

续 表

作者姓名	论文题目	期刊名称	发表单位	刊号	影响因子	卷	期
Xu,G;Liu,ZZ	SYNTHESIS OF NEW CHIRAL 1,2,3,4-TERTRAHYDROISOQUINOLINE BETA-AMINO ALCOHOL FOR ASYMMETRIC DIETHYLZINC ADDITION TO ARYL ALDEHYDES(I)	CHINESE CHEMICAL LETTERS	PEKING UNION MED COLL,INST MAT MED,MINIST EDUC,KEY LAB BIOACT SUBST & RESOURCES UTILIZAT CHINESE,BEIJING 100050,PEOPLES R CHINA	1001-8417	0.775	20	12
Xu,N;Xu,XD;Ma,LY;Yuan,JQ;Miao,JH;Cheng,Y;Yang,JS	A NEW HOMOFLAVONOID FROM THE SEED OF CAESALPINIA MINAX HANCE	CHINESE CHEMICAL LETTERS	PEKING UNION MED COLL,INST MED PLANT DEV,BEIJING 100193,PEOPLES R CHINA	1001-8417	0.775	21	6
Liu,W;Niu,F;Zhang,ZY;Gui,L	RECONSTRUCTION OF OLD ORBITAL WALL FRACTURES WITH MANDIBULAR OUTER CORTEX	JOURNAL OF CRANIOFACIAL SURGERY	CHINESE ACAD MED SCI,DEPT CRANIOMAXILLOFACIAL SURG,PLAST SURG HOSP,PEKING UNION MED COLL,BEIJING 100144,PEOPLES R CHINA	1049-2275	0.772	21	4
Zhang,JG;He,LR;Zhuang,HX	EXPERIENCE OF CORRECTION OF PROMINENT EARS	JOURNAL OF CRANIOFACIAL SURGERY	CHINESE ACAD MED SCI,PEKING UNION MED COLL,AURICULAR RECONSTRUCT CTR PLAST SURG HOSP,BEIJING 100144,PEOPLES R CHINA	1049-2275	0.772	21	5
Zhang,JG;He,LR;Zhuang,HX	PREVENTION AND TREATMENT OF RUPTURE AND INFECTION IN EXPANDED FLAPS DURING AURICULAR RECONSTRUCTION	JOURNAL OF CRANIOFACIAL SURGERY	CHINESE ACAD MED SCI,PEKING UNION MED COLL,AURICULAR RECONSTRUCT CTR PLAST SURG HOSP,BEIJING 100144,PEOPLES R CHINA	1049-2275	0.772	21	5
Liu,XH;Pan,B;Jiang,HY;Huang,CY;Zhuang,HX	INDIVIDUAL EARMUFF DURING RECONSTRUCTION OF THE AURICLE	JOURNAL OF CRANIOFACIAL SURGERY	PEKING UNION MED COLL,PLAST SURG HOSP,BEIJING 100021,PEOPLES R CHINA	1049-2275	0.772	21	6

续 表

作者姓名	论文题目	期刊名称	发表单位	刊号	影响因子	卷	期
Xue,FS;Luo,MP;Liao,X;Zhang,YM	INTRAORAL FIXATION OF ENDOTRACHEAL TUBES USING A SUTURE IN EDENTULOUS PATIENTS UNDERGOING MAXILLOFACIAL SURGERY	CLEFT PALATE-CRANIOFACIAL JOURNAL	CHINESE ACAD MED SCI,PLAST SURG HOSP,DEPT ANESTHESIOL,BEIJING 100144,PEOPLES R CHINA	1055-6656	0.77	47	3
Zhao,X;Sun,LZ;Zheng,J;Chang,Q;Zhu,JM;Liu,YM;Yu,CT;Li,B	EARLY INFLUENCE OF VALVE-RELATED ANTICOAGULATION ON FALSE LUMEN THROMBOSIS IN AORTIC DISSECTION PATIENTS AFTER STENTED ELEPHANT TRUNK SURGERY	THORACIC AND CARDIOVASCULAR SURGEON	CHINESE ACAD MED SCI,DEPT CARDIOVASC SURG,CARDIOVASC INST,BEIJING 100037,PEOPLES R CHINA	0171-6425	0.753	58	5
Wang,R;Ma,WG;Tian,LX;Sun,LZ;Chang,Q	VALVE-SPARING OPERATION FOR AORTIC ROOT ANEURYSM IN PATIENTS WITH MARFAN SYNDROME	THORACIC AND CARDIOVASCULAR SURGEON	CHINESE ACAD MED SCI,FU WAI HOSP,DEPT CARDIOVASC SURG,BEIJING 100037,PEOPLES R CHINA	0171-6425	0.753	58	2
Chen,JA;Dong,HL;Meng,ZX;Guo,SX	CADOPHORA MALORUM AND CRYPTOSPORIOPSIS ERICAE ISOLATED FROM MEDICINAL PLANTS OF THE ORCHIDACEAE IN CHINA	MYCOTAXON	CHINESE ACAD MED SCI,INST MED PLANT DEV,BEIJING 100194,PEOPLES R CHINA	0093-4666	0.752	112	
Li,JJ;Ren,Y;Chen,KJ;Yeung,AC;Xu,B;Ruan,XM;Yang,YJ;Chen,JL;Gao,RL	IMPACT OF C-REACTIVE PROTEIN ON IN-STENT RESTENOSIS A META-ANALYSIS	TEXAS HEART INSTITUTE JOURNAL	CHINESE ACAD MED SCI,PEKING UNION MED COLL,FU WAI HOSP,DEPT CARDIOL,BEIJING 100037,PEOPLES R CHINA	0730-2347	0.745	37	1
Ru,YX;Mao,BY;Zhang,FK;Pang,TX;Zhao,SX;Liu,JH;Wickramasinghe,SN	INVASION OF ERYTHROBLASTS BY PASMODIUM VIVAX:A NEW MECHANISM CONTRIBUTING TO MALARIAL ANEMIA	ULTRASTRUCTURAL PATHOLOGY	PEKING UNION MED COLL,INST HEMATOL,DEPT ELECTRON MICROSCOPY,TIANJIN 300020,PEOPLES R CHINA	0191-3123	0.727	33	5
Xiao,Q;Wang,LP;Jiao,XZ;Liu,XY;Wu,QA;Xie,P	CONCISE TOTAL SYNTHESIS OF LARGAZOLE	JOURNAL OF ASIAN NATURAL PRODUCTS RESEARCH	PEKING UNION MED COLL,BEIJING 100050,PEOPLES R CHINA	1028-6020	0.706	12	11

续 表

作者姓名	论文题目	期刊名称	发表单位	刊号	影响因子	卷	期
Li,E;Hu,JP;Wang,BL;Li,Y	EFFECT OF BUAGAFURAN ON LIVER MICROSOMAL CYTOCHROME P450 IN RATS	JOURNAL OF ASIAN NATURAL PRODUCTS RESEARCH	PEKING UNION MED COLL,DEPT NEW DRUG DEV,INST MAT MED,BEIJING 100050,PEOPLES R CHINA	1028-6020	0.706	12	5
Gu,Y;Zhao,J;Yao,XM;Li,Y	EFFECTS OF BICYCLOL ON IMMUNOLOGICAL LIVER FIBROSIS IN RATS	JOURNAL OF ASIAN NATURAL PRODUCTS RESEARCH	PEKING UNION MED COLL,DEPT NEW DRUG DEV,INST MAT MED,BEIJING 100050,PEOPLES R CHINA	1028-6020	0.706	12	5
Tan,ZH;Yu,LH;Wei,HL;Liu,GT	SCUTELLARIN PROTECTS AGAINST LIPOPOLYSACCHARIDE-INDUCED ACUTE LUNG INJURY VIA INHIBITION OF NF-B ACTIVATION IN MICE	JOURNAL OF ASIAN NATURAL PRODUCTS RESEARCH	PEKING UNION MED COLL,DEPT PHARMACOL,INST MAT MED,BEIJING 100050,PEOPLES R CHINA	1028-6020	0.706	12	3
Zhang,YQ;Tang,Y;Wu,AL;Zhu,HB	SALVIANOLIC ACID A DISPLAYS CARDIOPROTECTIVE EFFECTS IN VITRO MODELS OF HEART HYPOXIA/REOXYGENATION INJURY	JOURNAL OF ASIAN NATURAL PRODUCTS RESEARCH	PEKING UNION MED COLL,INST MAT MED,KEY LAB BIOACT SUBST & RESOURCES UTILIZAT CHINESE,MINIST EDUC,BEIJING 100050,PEOPLES R CHINA	1028-6020	0.706	12	10
Lv,L;Tian,XY;Fang,WS	THREE NEW ANTIOXIDANT C-GLUCOSYLANTHRONES FROM ALOE NOBILIS	JOURNAL OF ASIAN NATURAL PRODUCTS RESEARCH	PEKING UNION MED COLL,MINIST EDUC,KEY LAB BIOACT SUBST & RESOURCES UTILIZAT CHINESE,BEIJING 100050,PEOPLES R CHINA	1028-6020	0.706	12	6
Yu,DQ	XIAO-TIAN LIANG(28 JULY 1923-29 SEPTEMBER 2009)PREFACE	JOURNAL OF ASIAN NATURAL PRODUCTS RESEARCH	CHINESE ACAD MED SCI,INST MAT MED,BEIJING 100050,PEOPLES R CHINA	1028-6020	0.706	12	6
Zi,JC;Lin,S;Zhu,CG;Yang,YC;Shi,JG	MINOR CONSTITUENTS FROM THE TUBERS OF GYMNADENIA CONOPSEA	JOURNAL OF ASIAN NATURAL PRODUCTS RESEARCH	CHINESE ACAD MED SCI,INST MAT MED,BEIJING 100050,PEOPLES R CHINA	1028-6020	0.706	12	6

续 表

作者姓名	论文题目	期刊名称	发表单位	刊号	影响因子	卷	期
Zhao,JY;Lu,N;Yan,Z;Wang,N	SAHA AND CURCUMIN COMBINATIONS CO-ENHANCE HISTONE ACETYLATION IN HUMAN CANCER CELLS BUT OPERATE ANTAGONISTICALLY IN EXERTING CYTOTOXIC EFFECTS	JOURNAL OF ASIAN NATURAL PRODUCTS RESEARCH	CHINESE ACAD MED SCI,INST MAT MED,BEIJING 100050,PEOPLES R CHINA	1028-6020	0. 706	12	5
Bao,XQ;Liu,GT	INVOLVEMENT OF HSP70 IN THE PROTECTION OF BICYCLOL ON APOPTOSIS OF HEPG2 CELLS INTOXICATED BY D-GALACTOSAMINE	JOURNAL OF ASIAN NATURAL PRODUCTS RESEARCH	CHINESE ACAD MED SCI,INST MAT MED,DEPT PHARMACOL,BEIJING 100050,PEOPLES R CHINA	1028-6020	0. 706	12	4
Zhang,PC;Zheng,CF;Wu,CS;Sheng,YX;Zhang,JL	MASS SPECTRAL FRAGMENTATION ANALYSIS OF TRITERPENE SAPONINS FROM ARDISIA CRENATA SIMS BY ELECTROSPRAY IONIZATION FOURIER TRANSFORM ION CYCLOTRON RESONANCE MASS SPECTROMETRY	JOURNAL OF ASIAN NATURAL PRODUCTS RESEARCH	CHINESE ACAD MED SCI,INST MAT MED,KEY LAB BIOACT SUBST & RESOURCES UTILIZAT CHINESE,BEIJING 100050,PEOPLES R CHINA	1028-6020	0. 706	12	1
Wang,K;Li,XY;Chen,XG;Liu,ZZ	SYNTHESIS AND ANTITUMOR ACTIVITY OF BISINDOLYLMALEIMIDE AND AMINO ACID ESTER CONJUGATES	JOURNAL OF ASIAN NATURAL PRODUCTS RESEARCH	CHINESE ACAD MED SCI,INST MAT MED,KEY LAB BIOACT SUBST & RESOURCES UTILIZAT CHINESE,MINIST EDUC,BEIJING 100050,PEOPLES R CHINA	1028-6020	0. 706	12	1
Hu,YC;Ma,SG;Yu,SS;Wu,XF;Li,Y	PHENOLIC GLYCOSIDES ISOLATED FROM THE BARK OF LYSIDICE BREVICALYX WEI	JOURNAL OF ASIAN NATURAL PRODUCTS RESEARCH	CHINESE ACAD MED SCI,INST MAT MED,MINIST EDUC,KEY LAB BIOACT SUBST & RESOURCES UTILIZAT CHINESE,BEIJING 100050,PEOPLES R CHINA	1028-6020	0. 706	12	6
Ni,G;Zhang,QJ;Wang,YH;Chen,RY;Zheng,ZF;Yu,DQ	CHEMICAL CONSTITUENTS OF THE STEM BARK OF MORUS CATHAYANA	JOURNAL OF ASIAN NATURAL PRODUCTS RESEARCH	CHINESE ACAD MED SCI,INST MAT MED,MINIST EDUC,PEKING UNION MED COLL,KEY LAB BIOACT SUBST & RESOURCES UTILIZAT CHINESE,BEIJING 100050,PEOPLES R CHINA	1028-6020	0. 706	12	6

续 表

作者姓名	论文题目	期刊名称	发表单位	刊号	影响因子	卷	期
Niu,CY;Wu,CS;Sheng,YX;Zhang,JL	IDENTIFICATION AND CHARACTERIZATION OF FLAVONOIDS FROM SEMEN ZIZYPHI SPINOSAE BY HIGH-PERFORMANCE LIQUID CHROMATOGRAPHY/LINEAR ION TRAP FTICR HYBRID MASS SPECTROMETRY	JOURNAL OF ASIAN NATURAL PRODUCTS RESEARCH	CHINESE ACAD MED SCI,KEY LAB BIOACT SUBST & RESOURCES UTILIZAT CHINESE,INST MAT MED,BEIJING 100050,PEOPLES R CHINA	1028-6020	0. 706	12	4
Feng,ZQ;Wang,YY;Guo,ZR;Chu,FM;Sun,PY	THE SYNTHESIS OF PUERARIN DERIVATIVES AND THEIR PROTECTIVE EFFECT ON THE MYOCARDIAL ISCHEMIA AND REPERFUSION INJURY	JOURNAL OF ASIAN NATURAL PRODUCTS RESEARCH	CHINESE ACAD MED SCI,KEY LAB BIOACT SUBST & RESOURCES UTILIZAT CHINESE,MINIST EDUC,BEIJING 100050,PEOPLES R CHINA	1028-6020	0. 706	12	10
Zhang,T;Xiao,W;Gong,T;Yang,Y;Chen,RY;Yu,DQ	TWO NEW EUDESMANOLIDES FROM INULA RACEMOSA	JOURNAL OF ASIAN NATURAL PRODUCTS RESEARCH	CHINESE ACAD MED SCI,KEY LAB BIOACT SUBST & RESOURCES UTILIZAT CHINESE,MINIST EDUC,BEIJING 100050,PEOPLES R CHINA	1028-6020	0. 706	12	9
Wang,L;Yang,Y;Liu,C;Chen,RY	THREE NEW COMPOUNDS FROM MORUS NIGRA L	JOURNAL OF ASIAN NATURAL PRODUCTS RESEARCH	CHINESE ACAD MED SCI,KEY LAB BIOACT SUBST & RESOURCES UTILIZAT CHINESE,MINIST EDUC,BEIJING 100050,PEOPLES R CHINA	1028-6020	0. 706	12	6
Yang,Y;Zhang,T;Xiao,L;Chen,RY	TWO NOVEL FLAVANES FROM THE LEAVES OF MORUS ALBA L	JOURNAL OF ASIAN NATURAL PRODUCTS RESEARCH	CHINESE ACAD MED SCI,KEY LAB BIOACT SUBST & RESOURCES UTILIZAT CHINESE,MINIST EDUC,BEIJING 100050,PEOPLES R CHINA	1028-6020	0. 706	12	3
Gong,T;Zhang,T;Wang,DX;Liu,P;Chen,RY;Yu,DQ	TWO NEW ISOFLAVONE GLYCOSIDES FROM MUCUNA BIRDWOODIANA	JOURNAL OF ASIAN NATURAL PRODUCTS RESEARCH	CHINESE ACAD MED SCI,KEY LAB BIOACT SUBST & RESOURCES UTILIZAT CHINESE,MINIST EDUC,BEIJING 100050,PEOPLES R CHINA	1028-6020	0. 706	12	3

续 表

作者姓名	论文题目	期刊名称	发表单位	刊号	影响因子	卷	期
Wu,XF;Li,Y;Lu,HN;Yu,SS;Ma,SG;Liu,J	PRENYLATED C-6-C-3 COMPOUNDS FROM THE FRUITS OF ILLICIUM SIMONSII	JOURNAL OF ASIAN NATURAL PRODUCTS RESEARCH	CHINESE ACAD MED SCI,KEY LAB BIOACT SUBST & RESOURCES UTILIZAT CHINESE,MINIST EDUC,BEIJING 100050,PEOPLES R CHINA	1028-6020	0.706	11	12
Xia,Y;Xiu-zhen,L;Chen,X	CHEMICAL CONSTITUENTS FROM VIOLA YEDOENSIS	CHEMISTRY OF NATURAL COMPOUNDS	CHINESE ACAD MED SCI,INST MED PLANT DEV,BEIJING 100193,PEOPLES R CHINA	0009-3130	0.693	46	5
Zhou,L;He,XD;Yu,JC;Zhou,RL;Xiong,FX;Qu,Q;Rui,JA	EXPRESSION OF LAPTM4B IN GALLBLADDER CARCINOMA CELLS: THE ROLE IN INVASIVE POTENTIAL	HEPATO-GASTROENTEROLOGY	CHINESE ACAD MED SCI,PEKING UNION MED COLL HOSP,PEKING UNION MED COLL,DEPT GEN SURG,BEIJING 100730,PEOPLES R CHINA	0172-6390	0.677	57	98
Miao,BL;Ma,GL;Song,CX	SYNTHESIS,CHARACTERIZATION AND PROTEIN DRUG RELEASE OF TEMPERATURE-SENSITIVE PCL-PEG-PCL HYDROGEL	CHEMICAL JOURNAL OF CHINESE UNIVERSITIES-CHINESE	CHINESE ACAD MED SCI,TIANJIN 300192,PEOPLES R CHINA	0251-0790	0.656	30	12
Xu,Y;Long,W;Liu,PX	MOLECULAR SIMULATION OF THE INTERACTION BETWEEN PUNGENT CHINESE MATERIA MEDICA AND OLFACTORY RECEPTORS	CHEMICAL JOURNAL OF CHINESE UNIVERSITIES-CHINESE	CHINESE ACAD MED SCI,TIANJIN KEY LAB MOL NUCL MED,INST RADIAT MED,TIANJIN 300192,PEOPLES R CHINA	0251-0790	0.656	31	11
Wang,HJ;Liu,K;Ji,ZG;Li,HZ	EFFECT OF ALPHA 1-ADRENERGIC ANTAGONISTS ON LOWER URETERAL STONES WITH EXTRACORPOREAL SHOCK WAVE LITHOTRIPSY	ASIAN JOURNAL OF SURGERY	PEKING UNION MED COLL,BEIJING 100021,PEOPLES R CHINA	1015-9584	0.652	33	1
Bi,XB;Yang,JX;Gao,WW	AUTOTOXICITY OF PHENOLIC COMPOUNDS FROM THE SOIL OF AMERICAN GINSENG(PANAX QUINQUEFOLIUM L)	ALLELOPATHY JOURNAL	CHINESE ACAD MED SCI,PEKING UNION MED COLL,INST MED PLANTS DEV,BEIJING 100193,PEOPLES R CHINA	0971-4693	0.635	25	1

续 表

作者姓名	论文题目	期刊名称	发表单位	刊号	影响因子	卷	期
Sui,C;Wei,JH;Chen,SL;Chen,HQ;Yang,CM	DEVELOPMENT OF GENOMIC SSR AND POTENTIAL EST-SSR MARKERS IN BUPLEURUM CHINENSE DC	AFRICAN JOURNAL OF BIOTECHNOLOGY	CHINESE ACAD MED SCI,INST MED PLANT DEV IMPLAD,BEIJING 100193,PEOPLES R CHINA	1684-5315	0.573	8	22
Liu,YL;Hu,SS;Shen,XD;Li,SJ;Wang,X;Yan,J;Wu,X;Huang,JB;Kong,B	SAFETY AND EFFICACY OF ARTERIAL SWITCH OPERATION IN PREVIOUSLY INOPERABLE PATIENTS	JOURNAL OF CARDIAC SURGERY	CHINESE ACAD MED SCI,CARDIOVASC INST,PEDIAT CARDIAC CTR,BEIJING 100037,PEOPLES R CHINA	0886-0440	0.557	25	4
Zhou,ZW;Shen,X;Tang,WS;Wu,XX;Gao,JF;Gong,WM	SYNTHESIS OF NOVEL ESTROGEN DERIVATIVES & BIOLOGICAL ACTIVITIES OF ANTI-RADIATION PROMOTION WHITE BLOOD CELLS	CHINESE JOURNAL OF ORGANIC CHEMISTRY	CHINESE ACAD MED SCI,INST RADIAT MED,TIANJIN 300192,PEOPLES R CHINA	0253-2786	0.555	30	9
Liao,XW;Dong,WF;Liu,W;Chen,SZ;Liu,ZZ	SYNTHETIC PROGRESS OF THE TETRAHYDROISOQUINOLINE ANTITUMOR ALKALOIDS	CHINESE JOURNAL OF ORGANIC CHEMISTRY	CHINESE ACAD MED SCI,INST MAT MED,BEIJING 100050,PEOPLES R CHINA	0253-2786	0.555	30	3
Yuan,JH;Yang,XX;Lin,H;Wang,DX	SYNTHESIS OF BENZODIAZEPINONIC ACID AND APPLICATION IN PEPTIDE MIMETICS	CHINESE JOURNAL OF ORGANIC CHEMISTRY	CHINESE ACAD MED SCI,INST MAT MED,PEKING UNION MED COLL,BEIJING 100050,PEOPLES R CHINA	0253-2786	0.555	30	7
Liu,J;Du,D;Si,YK;Lu,HN;Wu,XF;Li,Y;Liu,YY;Yu,SS	APPLICATION OF DIMOLYBDENUM REAGENT MO-2(OAC)(4)FOR DETERMINATION OF THE ABSOLUTE CONFIGURATIONS OF VIC-DIOLS	CHINESE JOURNAL OF ORGANIC CHEMISTRY	CHINESE ACAD MED SCI,KEY LAB BIOACT SUBST & RESOURCES UTILIZAT CHINESE,MINIST EDUC,BEIJING 100050,PEOPLES R CHINA	0253-2786	0.555	30	9
Li,YL;Ren,KH;Li,HM;Wang,JX;Zou,MX;He,HW;Shao,RG;Wang,YC	DESIGN,SYNTHESIS AND BIOLOGICAL ACTIVITY OF NOVEL CHEMICAL MODIFIED SIRNAS	CHINESE JOURNAL OF ORGANIC CHEMISTRY	CHINESE ACAD MED SCI,INST MED BIOTECHNOL,PEKING UNION MED COLL,BEIJING 100050,PEOPLES R CHINA	0253-2786	0.555	30	12
Lv,YL;Sun,LH;Zhang,FS;Zhao,Y;Guo,SX	THE EFFECT OF CULTIVATION CONDITIONS ON THE MYCELIAL GROWTH OF A DARK-SEPTATE ENDOPHYTIC ISOLATE	AFRICAN JOURNAL OF MICROBIOLOGY RESEARCH	CHINESE ACAD MED SCI,INST MED PLANT DEV,BEIJING 100193,PEOPLES R CHINA	1996-0808	0.528	4	8

续 表

作者姓名	论文题目	期刊名称	发表单位	刊号	影响因子	卷	期
Xu,R;Sun,SQ;Xin,SG;Zhu,WC;Shi,Y;Liu,TN;Chen,J	QUALITATIVE AND SEMIQUANTITATIVE ANALYSIS OF CISTANCHE DESERTICOLA BY MID-INFRARED SPECTROSCOPY	JOURNAL OF INFRARED AND MILLIMETER WAVES	CHINESE ACAD MED SCI,INST MED PLANT DEV,BEIJING 100193,PEOPLES R CHINA	1001-9014	0.452	29	5
Cheng,LJ;Huang,FH;Chang,Q;Zhu,JM;Yu,CT;Liu,YM;Zhang,HT;Zheng,J;Sun,LZ	REPAIR OF EXTENSIVE THORACOABDOMINAL AORTIC ANEURYSM WITH A TETRAFURCATE GRAFT: MIDTERM RESULTS OF 63 CASES	HEART SURGERY FORUM	CARDIOVASC INST,DEPT CARDIOVASC SURG,BEIJING 100037,PEOPLES R CHINA	1098-3511	0.435	13	1
Chen,X	PROTECTIVE EFFECTS OF QUERCETIN ON LIVER INJURY INDUCED BY ETHANOL	PHARMACOGNOSY MAGAZINE	CHINESE ACAD MED SCI,PEKING UNION MED COLL,INST MED PLANT DEV,BEIJING,PEOPLES R CHINA	0973-1296	0.432	6	22
Zhang,F;Zhong,JL;Han,B;Yin,DL;Huang,HH	(2R,3S)-2-BENZYL-3-(2,3,4,6-TETRA-O-ACETYL-BETA-D-GLUCOPYRANOSYLOXY)BUTANOLIDE	ACTA CRYSTALLOGRAPHICA SECTION E-STRUCTURE REPORTS ONLINE	CHINESE ACAD MED SCI,INST MAT MED,BEIJING 100050,PEOPLES R CHINA	1600-5368	0.413	66	
Guo,X;Bai,XG;Li,YL;Wang,YC	TERT-BUTYL 3-AMINO-2-METHYL-6,7-DIHYDRO-2H-PYRAZOLO[4,3-C]PYRIDINE-5(4H)-CARBOXYLATE	ACTA CRYSTALLOGRAPHICA SECTION E-STRUCTURE REPORTS ONLINE	CHINESE ACAD MED SCI,INST MED BIOTECHNOL,BEIJING 100050,PEOPLES R CHINA	1600-5368	0.413	66	
Huang,JB;Liu,YL;Lv,XD	PATHOGENIC MECHANISMS OF CONGENITAL HEART DISEASE	FETAL AND PEDIATRIC PATHOLOGY	PEKING UNION MED COLL,PEDIAT CARDIAC CTR,BEIJING 100037,PEOPLES R CHINA	1551-3815	0.404	29	5
Yang,H;Lu,XQ;Qian,JM;Xu,FJ;Hui,YQ;Yu,YH;Bast,RC;Li,JN	IMPRINTED TUMOR SUPPRESSOR GENE ARHI INDUCES APOPTOSIS CORRELATED WITH CHANGES IN DNA METHYLATION IN PANCREATIC CANCER CELLS	MOLECULAR MEDICINE REPORTS	BEIJING UNION MED COLL HOSP,CHINESE ACAD MED SCI,PEKING UNION MED COLL,DEPT GASTROENTEROL,BEIJING 100730,PEOPLES R CHINA	1791-2997	0.307	3	4
Xu,BH;Shen,ZZ;Jiang,ZF;Guan,ZZ;Zhang,XQ	A PHASE II STUDY OF GEMCITABINE PLUS PACLITAXEL IN PATIENTS WITH METASTATIC BREAST CANCER AND PRIOR ANTHRACYCLINE TREATMENT	ASIA-PACIFIC JOURNAL OF CLINICAL ONCOLOGY	CHINESE ACAD MED SCI,CANC INST & HOSP,DEPT MED ONCOL,BEIJING 100037,PEOPLES R CHINA	1743-7555	0.296	6	4

续 表

作者姓名	论文题目	期刊名称	发表单位	刊号	影响因子	卷	期
Liu,ZY;Li,ZR;Jiang,JD;Boykin,DW	SYNTHESIS OF NOVEL 4-(DIARYLMETHYLENE)PIPERIDINES	HETEROCYCLIC COMMUNICATIONS	CHINESE ACAD MED SCI,INST MED BIOTECHNOL,BEIJING 100050,PEOPLES R CHINA	0793-0283	0.268	15	6
Wang,JW;Liu,Y;Tian,HM;Zhang,W	EFFECT OF SURVIVIN-SIRNA ON DRUG SENSITIVITY OF OSTEOSARCOMA CELL LINE MG-63	CHINESE JOURNAL OF CANCER RESEARCH	CHINESE ACAD MED SCI,TUMOR MARKER RES CTR,CANC INST & HOSP,PEKING UNION MED COLL,BEIJING 100021,PEOPLES R CHINA	1000-9604	0.252	22	1
Li,XB;Shi,L;Zhang,SM	ANORECTAL MALIGNANT MELANOMA:DIAGNOSIS AND TREATMENT OF 42 CASES	CHINESE JOURNAL OF CANCER RESEARCH	CHINESE ACAD MED SCI,PEKING UNION MED COLL,PEKING UNION MED COLL HOSP,DEPT GEN SURG,BEIJING 100730,PEOPLES R CHINA	1000-9604	0.252	22	3
Sun,B;Han,DS	NEGATIVE REGULATION OF TOLL-LIKE RECEPTORS SIGNALING PATHWAYS	PROGRESS IN BIOCHEMISTRY AND BIOPHYSICS	CHINESE ACAD MED SCI,DEPT CELL BIOL,INST BASIC MED SCI,BEIJING 100005,PEOPLES R CHINA	1000-3282	0.236	36	12
Zhai,K;Wu,ZY;Yu,DK	CHROMOSOME CONFORMATION CAPTURE(3C)AND 3C-BASED METHODS	PROGRESS IN BIOCHEMISTRY AND BIOPHYSICS	CHINESE ACAD MED SCI,DEPT ETIOL & CARCINOGENESIS,CANC INST & HOSP,BEIJING 100021,PEOPLES R CHINA	1000-3282	0.236	37	9
Xu,Y;Zhao,XH	RIP3:A POSSIBLE TRIGGER OF APOPTOSIS OR NECROSIS	PROGRESS IN BIOCHEMISTRY AND BIOPHYSICS	CHINESE ACAD MED SCI,STATE KEY LAB MOL ONCOL,CANC INST & HOSP,BEIJING 100021,PEOPLES R CHINA	1000-3282	0.236	37	10
Ma,P;Dai,JR;Cui,WJ	EVALUATION OF DOSIMETRY EFFECT OF LACK OF SIDE-SCATTER VOLUME ON LARGE FIELD MEASUREMENTS WITH A MAPCHECK DETECTOR ARRAY	NUCLEAR SCIENCE AND TECHNIQUES	CHINESE ACAD MED SCI,DEPT RADIAT ONCOL,INST CANC,BEIJING 100021,PEOPLES R CHINA	1001-8042	0.204	20	5
Xu,YJ;Dai,JR;Fu,GS;Zhang,YQ;Zhang,K;Cui,WJ;Zhang,DD;Jiang,B	DATA ANALYSIS OF DOSE MAP VERIFICATION FOR IMRT	NUCLEAR SCIENCE AND TECHNIQUES	CHINESE ACAD MED SCI,DEPT RADIAT ONCOL,INST CANC,BEIJING 100021,PEOPLES R CHINA	1001-8042	0.204	20	5

续 表

作者姓名	论文题目	期刊名称	发表单位	刊号	影响因子	卷	期
Song,DL;Zhong,Y	IDIOPATHIC INTRACRANIAL HYPERTENSION AND EYE COMPLICATIONS	INTERNATIONAL JOURNAL OF OPHTHALMOLOGY	CHINESE ACAD MED SCI,BEIJING 100730,PEOPLES R CHINA	1672-5123	0	2	2
Wu,LP	A SURVEY ON THE KNOWLEDGE, ATTITUDE,AND BEHAVIOR REGARDING CONTRACEPTION USE AMONG PREGNANT TEENAGERS IN BEIJING,CHINA	CLINICAL NURSING RESEARCH	PEKING UNION MED COLL,SCH NURSING,BEIJING 100730,PEOPLES R CHINA	1054-7738	0	19	4
Wang,W;Li,YF;Wang,Q;Liu,Y;Shen,JX;Chang,JB;Xie,JX	IR AND RAMAN SPECTROSCOPIC STUDIES ON THE DERIVATIVES OF BUTYLPHTHALIDE	SPECTROSCOPY AND SPECTRAL ANALYSIS	CHINESE ACAD MED SCI,INST MAT MEDICA,BEIJING 110050,PEOPLES R CHINA	1000-0593	0	30	1
Li,MH;Peng,Y;Xiao,PG	DISTRIBUTION OF TANSHINONES IN THE GENUS SALVIA(FAMILY LAMIACEAE)FROM CHINA AND ITS SYSTEMATIC SIGNIFICANCE	JOURNAL OF SYSTEMATICS AND EVOLUTION	CHINESE ACAD MED SCI,INST MED PLANT DEV,BEIJING 100094,PEOPLES R CHINA	0529-1526	0	48	2
Cao,HL;Wei,JH;He,CE;Yang,CM;Yu,J	COMPARISON OF THE CONTENTS OF MINERAL ELEMENTS IN THE ROOTS OF FOUR GERMPLASMS BUPLEURUM L. PLANTED IN DIFFERENT SOILS	SPECTROSCOPY AND SPECTRAL ANALYSIS	CHINESE ACAD MED SCI,INST MED PLANT DEV,BEIJING 100193,PEOPLES R CHINA	1000-0593	0	30	4
He,CE;Wei,JH;Chen,SL;Jin,Y	COMPARISON OF THE CONTENTS OF TRACE ELEMENTS IN THE ROOTS OF FOUR ORIGINAL DANSHEN(SALVIA MILTIORRHIZA BUNGE)	SPECTROSCOPY AND SPECTRAL ANALYSIS	CHINESE ACAD MED SCI,INST MED PLANT DEV,BEIJING 100193,PEOPLES R CHINA	1000-0593	0	30	3
Jiang,JM;Liu,BQ;Nasca,PC;Han,W;Zou,XN;Zeng,XJ;Tian,XB;Wu,YP;Zhao,P;Li,JY	COMPARATIVE STUDY OF CONTROL SELECTION IN A NATIONAL POPULATION -BASED CASE-CONTROL STUDY:ESTIMATING RISK OF SMOKING ON CANCER DEATHS IN CHINESE MEN	INTERNATIONAL JOURNAL OF MEDICAL SCIENCES	CHINESE ACAD MED SCI,DEPT EPIDEMIOL,NATL CANC INST,BEIJING 100021,PEOPLES R CHINA	1449-1907	0	6	6

续 表

作者姓名	论文题目	期刊名称	发表单位	刊号	影响因子	卷	期
Li,Y;Qi,HB;Shi,JZ;Teng,YC;Ding,HS	EVALUATION OF KINEMATIC CAPABILITY OF DIFFERENT GROUPS BY DETECTING OXYGEN SATURATION OF MUSCLE USING NEAR INFRARED SPECTROSCOPY	SPECTROSCOPY AND SPECTRAL ANALYSIS	BEIJING UNION MED COLL HOSP, BEIJING 100730,PEOPLES R CHINA	1000-0593	0	30	2
Hue,DM;Dong,FT;Yu,WH;Gao,F	DIFFERENTIATION OF MESENCHYMAL STEM CELL IN THE MICROENVIROMENT OF RETINITIS PIGMENTOSA	INTERNATIONAL JOURNAL OF OPHTHALMOLOGY	CHINESE ACAD MED SCI,DEPT OPHTHALMOL,PEKING UNION MED COLL HOSP,BEIJING 100730,PEOPLES R CHINA	1672-5123	0	3	3
Yang,HX;Zhang,W;Zhao,LD;Li,Y;Zhang,FC;Tang,FL;He,W;Zhang,X	ARE CD4(+)CD25(-)FOXP3(+)CELLS IN UNTREATED NEW-ONSET LUPUS PATIENTS REGULATORY T CELLS?	ARTHRITIS RESEARCH & THERAPY	CHINESE ACAD MED SCI,PEKING UNION MED COLL HOSP,DEPT RHEUMATOL,BEIJING 100032,PEOPLES R CHINA	1478-6362	0	11	5
Li,HX;Li,M;Li,CL;Ma,JH;Wang,MR;Rao,JY;Pan,QJ	IMMUNOCYT AND CYTOKERATIN 20 IMMUNOCYTOCHEMISTRY AS ADJUNCT MARKERS FOR URINE CYTOLOGIC DETECTION OF BLADDER CANCER:A PROSPECTIVE STUDY	ANALYTICAL AND QUANTITATIVE CYTOLOGY AND HISTOLOGY	CHINESE ACAD MED SCI,CANC HOSP, DEPT PATHOL,PEKING UNION MED COLL,BEIJING 100021,PEOPLES R CHINA	0884-6812	0	32	1
Li,SJ;Zhang,H;Sheng,XD;Yan,J;Deng,XC;Chen,WD;Hu,SS	INTRAOPERATIVE HYBRID CARDIAC SURGERY FOR NEONATES AND YOUNG CHILDREN WITH CONGENITAL HEART DISEASE:5 YEARS OF EXPERIENCE	ANNALS OF THORACIC AND CARDIOVASCULAR SURGERY	CHINESE ACAD MED SCI,PEKING UNION MED COLL,CARDIOVASC INST, DEPT CARDIAC SURG,CTR PEDIAT CARDIAC SURG,BEIJING 100037, PEOPLES R CHINA	1341-1098	0	16	6
Zhang,JL;Ju,ZY	TELOMERE,DNA DAMAGE,AND OXIDATIVE STRESS IN STEM CELL AGING	BIRTH DEFECTS RESEARCH PART C-EMBRYO TODAY-REVIEWS	CHINESE ACAD MED SCI,INST LAB ANIM SCI,BEIJING 100037,PEOPLES R CHINA	1542-975X	0	90	4

续表

作者姓名	论文题目	期刊名称	发表单位	刊号	影响因子	卷	期
Li,CG;Liu,HL;Sun,Y;Wang,HL;Guo,F;Rao,SA;Deng,JJ;Zhang,YL;Miao,YF;Guo,CY;Meng,J	PAMAM NANOPARTICLES PROMOTE ACUTE LUNG INJURY BY INDUCING AUTOPHAGIC CELL DEATH THROUGH THE AKT-TSC2-MTOR SIGNALING PATHWAY(VOL 1,PG 37,2009)	JOURNAL OF MOLECULAR CELL BIOLOGY	CHINESE ACAD MED SCI,DEPT BIOL SCI & MED ENGN,INST BASIC MED SCI,PEKING UNION MED COLL,BEIJING,PEOPLES R CHINA	1674-2788	0	2	2
Zhang,W;Jiao,L;Zhou,DB;Shen,T	RITUXIMAB PURGING AND MAINTENANCE THERAPY COMBINED WITH AUTOLOGOUS STEM CELL TRANSPLANTATION IN PATIENTS WITH DIFFUSE LARGE B-CELL LYMPHOMA	ONCOLOGY LETTERS	CHINESE ACAD MED SCI,PEKING UNION MED COLL,DEPT HEMATOL,BEIJING 100730,PEOPLES R CHINA	1792-1074	0	1	4
Tan,YX;Liu,C;Zhang,T;Chen,RY;Yu,DQ	BIOACTIVE CONSTITUENTS OF MORUS WITTIORUM	PHYTOCHEMISTRY LETTERS	CHINESE ACAD MED SCI,PEKING UNION MED COLL,INST MAT MED,KEY LAB BIOACT SUBST & RESOURCES UTILIZAT CHINESE,BEIJING 100050,PEOPLES R CHINA	1874-3900	0	3	2
Chen,SH;Zhao,J;Huang,YG;Luo,AL;Zuo,PP;Yang,N;Hao,WY	ENDOGENOUS ENKEPHALIN DOES NOT CONTRIBUTE TO THE CEREBRAL ANTI-HYPERALGESIC ACTION OF GABAPENTIN	SCIENCE CHINA-LIFE SCIENCES	CHINESE ACAD MED SCI,PEKING UNION MED COLL HOSP,DEPT ANESTHESIA,BEIJING 100730,PEOPLES R CHINA	1674-7305	0	53	12
Chen,WQ;Zhang,SW;Zou,XN	EVALUATION ON THE INCIDENCE,MORTALITY AND TENDENCY OF LUNG CANCER IN CHINA	THORACIC CANCER	NATL OFF CANC PREVENT & CONTROL,BEIJING 100021,PEOPLES R CHINA	1759-7706	0	1	1

2011年度院校获得授权及申请专利题录

单位	授权及申请专利名称	类别	专利号	申请时间	授权时间	发明人
中国医学科学院北京协和医院	葎草花粉主要致敏蛋白	发明专利	ZL 2007 1 0122176. 4		2011-5-18	尹 佳，李 宏，程 璇
中国医学科学院北京协和医院	葎草花粉主要致敏蛋白单克隆抗体	发明专利	ZL 2007 1 0122175. X		2011-11-30	尹 佳，孙劲旅，程 璇
中国医学科学院北京协和医院	葎草花粉主要致敏蛋白的分离纯化方法	发明专利	ZL 2007 1 0122177. 9		2011-12-7	尹 佳，程 璇
中国医学科学院阜外心血管病医院	具有特定单核苷酸多态性的CETP基因及其检测方法和用途	发明专利	ZL 2005 1 0080579. 8	2005-7-5	2011-3-30	顾东风，赵建功，王来元，宿少勇，范中杰，陈恕凤
中国医学科学院阜外心血管病医院	检测与原发性高血压相关的KLK1基因rs5517多态的方法	发明专利	ZL 2006 1 0056749. 3	2006-3-7	2011-4-6	顾东风，赵维艳，王来元，李宏帆，王亚平，陈恕凤
中国医学科学院阜外心血管病医院	S1P在制备抑制骨髓间充质干细胞凋亡药物上的应用	发明专利	ZL 2008 1 0222366. 8	2008-9-17	2011-9-14	陈 曦，刘学彬
中国医学科学院阜外心血管病医院	99Tc-His10-AnnexinV标记化合物的标记技术和作为显像剂在检测细胞凋亡方面的应用	发明专利	ZL 2007 1 0152014. 5	2007-9-27	2011-4-6	华子春，王 峰，方 纬，杨 翔，王自正，季顺东，郑玉民，武 婕，潘旭东
中国医学科学院肿瘤医院	联合定量检测血清中IL-b，TL-6，TL-10，TL-17，TL-23，和TNF-a在肝癌早期预警中的应用	发明专利	201110002839. 5	2011-1-7		曲春枫

续 表

单位	授权及申请专利名称	类别	专利号	申请时间	授权时间	发明人
中国医学科学院肿瘤医院	用于诊断或筛选卵巢癌的试剂	发明专利	201110092429. 4	2011-4-13		张 莹（程书钧）
中国医学科学院肿瘤医院	预测吉非替尼疗效的 FAS-670A/G 基因分型检测试剂盒	发明专利	201110165707. 4	2011-6-20		马 飞
中国医学科学院肿瘤医院	FAS-1377G/A 预测非小细胞肺癌患者吉非替尼疗效的试剂盒	发明专利	201110165707. 4	2011-6-20		徐兵河
中国医学科学院肿瘤医院	人源化巨噬细胞抑制因子 1 单克隆抗体及其应用	发明专利	201110230894. X	2011-8-12		张 伟
中国医学科学院肿瘤医院	一种 PCL-g-PDMAEMA/明胶复合材料及其制备方法	发明专利	201110065346. 6	2011-3-17		马 洁
中国医学科学院肿瘤医院	一种 PCL-g-PGMA/明胶复合材料及其制备方法	发明专利	201110064643. 9	2011-3-17		马 洁
中国医学科学院肿瘤医院	一种 NK 和/或 NKT 细胞的培养方法	发明专利	201110064615. 7	2011-3-17		马 洁
中国医学科学院肿瘤医院	microRNA 145 的新用途	发明专利	201110064620. 8	2011-3-17		马 洁
中国医学科学院肿瘤医院	一种化疗药物脉冲缓释植入剂及其制备方法	发明专利	201110225438. 6	2011-8-8		马 洁
中国医学科学院肿瘤医院	PCL-g-PGMA/明胶复合材料在细胞转染中的应用	发明专利	201110064551. 0	2011-3-17		马 洁
中国医学科学院整形外科医院	高弹管形网状绷带安放器	发明专利	200810117372. 7	2008-7-30	2011-3-16	李森恺

续 表

单位	授权及申请专利名称	类别	专利号	申请时间	授权时间	发明人
中国医学科学院整形外科医院	尿道导引杆	实用新型	201120026333. 3	2011-1-26	2011-8-10	李森恺
中国医学科学院整形外科医院	一种用于困难导尿的装置	实用新型	201120026312. 1	2011-1-26	2011-8-10	李森恺
中国医学科学院整形外科医院	会阴手术后包扎固定带	实用新型	201120026319. 3	2011-1-26	2011-8-10	李森恺
中国医学科学院整形外科医院	远距离深部组织缝合器械	实用新型	201020612137. X	2010-11-17	2011-6-22	李森恺
中国医学科学院整形外科医院	阴茎延长手术拉钩	实用新型	201020241787. 8	2011-3-16	2011-3-16	李森恺
中国医学科学院整形外科医院	带有指环的带孔拉钩	实用新型	201020160700. 4	2010-11-17	2011-3-30	李森恺
中国医学科学院整形外科医院	医学摄影的头面部精确角度固定仪	实用新型	201020699579. 2	2010-12-29	2011-8-24	邱　爽，归　来
中国医学科学院整形外科医院	下颌骨颊向延长器	实用新型	201020160700. 4	2010-12-29	2011-3-30	归　来，王　梦

续 表

单位	授权及申请专利名称	类别	专利号	申请时间	授权时间	发明人
中国医学科学院整形外科医院	微型内置式自动持续缝牵引成骨装置	实用新型	201020160678.3	2010-4-16	2011-3-16	赵振民
中国医学科学院整形外科医院	一次性耳郭再造塑料负压引流瓶	实用新型	201020670961.0	2010-12-10	2011-10-5	潘 博
中国医学科学院整形外科医院	阴茎包皮内板皮肤切除器	实用新型	201120026315.5	2011-1-26	2011-8-17	李森恺
中国医学科学院整形外科医院	一次性包皮切除阴茎保护器	实用新型	201120090541.X	2011-3-31	2011-11-9	李森恺
中国医学科学院整形外科医院	一种医用测量仪	实用新型	201120149859.0	2011/5/10	2011-11-1	唐晓军
中国医学科学院整形外科医院	一种数字化颌骨手术导板及其制作方法	发明专利	201110204463.6	2011-7-21		赵振民
中国医学科学院整形外科医院	数字化颌骨手术导板	实用新型	20112025826.4	2011-7-21		赵振民
中国医学科学院整形外科医院	一种可调式牵引器	实用新型	201120258806.2	2011-7-21		赵振民

续　表

单位	授权及申请专利名称	类别	专利号	申请时间	授权时间	发明人
中国医学科学院整形外科医院	一种齿槽牵引器	实用新型	201120258813. 2	2011-7-21		赵振民
中国医学科学院整形外科医院	一种乳头、乳晕定形定位环	发明专利	201110239082. 1	2011-8-23		栾　杰
中国医学科学院整形外科医院	一种乳头、乳晕定形定位圆环	实用新型	201120301951. 4	2011-8-23		栾　杰
中国医学科学院整形外科医院	内窥镜辅助假体隆乳术专用拉钩	发明专利	201110238065. 6	2011-8-23		栾　杰
中国医学科学院整形外科医院	内窥镜辅助假体隆乳术专用拉钩	实用新型	201120302399. 0	2011-8-23		栾　杰
中国医学科学院整形外科医院	带有切口保护套的拉钩	实用新型	201120301891. 6	2011-8-23		栾　杰
中国医学科学院整形外科医院	隆乳手术剥离器	实用新型	201120301949. 7	2011-8-23		栾　杰
中国医学科学院基础医学研究所	5-（4-羟基-3-甲氧基苯亚甲基）罗丹宁在制备治疗帕金森病药物中的用途	发明	201110060538. 8	2011-3-14		左萍萍，刘雁勇，杨　楠

续 表

单位	授权及申请专利名称	类别	专利号	申请时间	授权时间	发明人
中国医学科学院基础医学研究所	IL-17 抑制剂在制备治疗流感的药物中的用途	发明	201110045935. 8	2011-2-25		蒋澄宇，王希良，李承刚
中国医学科学院基础医学研究所	基因搜寻载体、随机基因突变调控方法及用途	发明	201110096293. 4	2011-4-18		李利民，常　德
中国医学科学院基础医学研究所	靶向清除 HIV/SIV 的复合药物	发明	201110123876. 1	2011-5-13		卢圣栋，卢　丽，陈伟京
中国医学科学院基础医学研究所	人胃癌组织来源肿瘤浸润性 γδT 淋巴细胞中 δ1 链互补决定域 3 的优势序列及其 TCR 受体转染细胞与应用	发明	201110126369. 3	2011-5-17		何　维，姜　燕，崔莲仙
中国医学科学院基础医学研究所	一种内源性短发夹 RNA 及其用途	发明	200880130845. 5	2011-2-23		赵春华
中国医学科学院基础医学研究所	结合 Grb7 蛋白 SH2 结构域的非磷酸化配体及其制药用途	发明	201110288731. 7	2011-9-26		高友鹤，张　丹，胡斯奇
中国医学科学院基础医学研究所	氯喹治疗和氯丙嗪预防肺感染和损伤的用途	发明	201110300697. 0	2011-9-29		蒋澄宇，金宁一，孙　阳
中国医学科学院基础医学研究所	一种低糖化突变体干扰素-λ1、其表达、纯化方法及其应用	发明	201110317558. 9	2011-10-19		陈　虹，黄秉仁，惠希武

续 表

单位	授权及申请专利名称	类别	专利号	申请时间	授权时间	发明人
中国医学科学院基础医学研究所	抗人 γδTCR 单克隆抗体的重组单链抗体 G5-4ScFv 及其编码基因与应用	发明	201110391501.3	2011-11-30		何　维，郑　静，郭　阳
中国医学科学院基础医学研究所	源自 RHBDD1 的蛋白及其在制备用于检测结直肠癌或乳腺癌的单克隆抗体中的用途	发明	201110310766.6	2011-10-14		宋　伟，王琳芳，缪时英
中国医学科学院基础医学研究所	蛋白质复合物及其在肿瘤治疗和（或）预后评估中的应用	发明	201110037632.1	2011-2-14		李智立，王彦英
中国医学科学院基础医学研究所	乙酰乙酸调节骨骼肌细胞增殖的新用途	发明	PCT/CN2011/076986	2011-7-8		李　莉，邹小停，张　勤，张　勇，朱大海
中国医学科学院基础医学研究所	抗人肿瘤坏死因子相关凋亡诱导配体受体 DR5 的人-鼠嵌合抗体及其制法与用途	发明	201110209502.1	2011-7-25		邱宇鹤，刘彦信，史　娟，郑德先
中国医学科学院基础医学研究所	间日疟原虫抗原的多肽、IgY 抗体及其在疟疾诊断上的应用	发明	201110169054.7	2011-6-22		王　恒，杨　晔，蔺亚辉
中国医学科学院基础医学研究所	抑制 SARS 冠状病毒 N 蛋白表达的小干扰 RNA 分子及其编码基因	发明	ZL200910142212.2	2005-3-25	2011-4-6	刘　力
中国医学科学院基础医学研究所	T 型非病毒载体及包含其的复合药物	发明	ZL200710176920.9	2007-11-7	2011-4-6	卢圣栋

续 表

单位	授权及申请专利名称	类别	专利号	申请时间	授权时间	发明人
中国医学科学院基础医学研究所	抗人肿瘤坏死因子相关凋亡诱导配体的受体 DR5 单克隆抗体（AD5-10）及其制法与用途	发明	11/596271（PCT/CN2005/000271）	2005-3-7	2011-2-22	郑德先
中国医学科学院基础医学研究所	抗人肿瘤坏死因子相关凋亡诱导配体的受体 DR5 单克隆抗体（AD5-10）及其制法与用途	发明	2005274579（PCT/CN2005/000271）	2005-3-7	2011-1-31	郑德先
中国医学科学院基础医学研究所	抑制 SARS 冠状病毒 M 蛋白基因表达的小干扰 RNA 及其编码基因与应用	发明	200610114168. 0	2006-10-31	2011-7-27	刘　力
中国医学科学院基础医学研究所	抑制 SARS 冠状病毒 N 蛋白表达的小干扰 RNA 分子及其编码基因	发明	200510057000. 6	2005-3-25	2011-6-15	刘　力
中国医学科学院基础医学研究所	木豆叶芪类提取物在制备治疗高脂血症药物中的应用	发明	200610169594. 4	2006-12-22	2011-6-15	孙　兰
中国医学科学院基础医学研究所	一个Ⅰ型细胞因子受体样分子及其编码基因与应用	发明	200610164890. 5	2006-12-7	2011-6-15	刘　力
中国医学科学院基础医学研究所	制备多表位嵌合基因疫苗的方法	发明	10/566，697（PCT/CN03/00620）	2006-5-10	2011-7-19	王　恒
中国医学科学院药物研究所	注射用丹参多酚酸	中药五类	国药证字 Z20110004		2011-4-2	黎莲娘，张均田
中国医学科学院药物研究所	艾瑞昔布	化药 1. 1 类	国药证字 H20110015		2011-5-20	郭宗儒

续 表

单位	授权及申请专利名称	类别	专利号	申请时间	授权时间	发明人
中国医学科学院药物研究所	艾瑞昔布片	化药 1.1 类	国药证字 H20110014		2011-5-20	郭宗儒
中国医学科学院医药生物技术研究所	一种 IL-4R 拮抗剂以及产生所述 IL-4R 拮抗剂的微生物	发明专利	ZL200710065389.8	2007-4-12		李　元，吴剑波，王　柯，郭连宏，张　洋
中国医学科学院医药生物技术研究所	微生物来源的炎症因子受体拮抗活性化合物	发明专利	ZL200510082974.X	2005		李　元，朱凤昌，吴剑波，陈　晶，张　洋，郭连宏，石莲英，姜　蓉
中国医学科学院医药生物技术研究所	一种化学半合成制备博宁霉素的方法	发明专利	ZL200810115363.4	2008-6-20		许鸿章，陈汝贤，鲁　敏，张　瑞
中国医学科学院医药生物技术研究所	一种抗肿瘤抗生素和其药学上可接受的盐及其制备方法和用途	发明专利	ZL200810116643.7	2008-7-14	2011-11-16	许鸿章，陈汝贤，陈彩霞，鲁　敏，石莲英，解云英
中国医学科学院医药生物技术研究所	7-（3-肟基-4-氨基-4-烷基-1-哌啶基）喹啉羧酸衍生物及其制备方法	发明专利	ZL200710178725.X	2007-12-4	2011-9-14	郭慧元，王菊仙，章怡彬，刘秉全，刘明亮，王玉成，李春波
中国医学科学院医药生物技术研究所	一种提高基因工程异戊酰螺旋霉素主组分含量的基因串联技术	发明专利	ZL200910148767.8	2009-7-3	2011-9-7	王以光，赫卫清，戴剑漉，李瑞芬，杨永红，范迎春，武临专
中国医学科学院医药生物技术研究所	微生物来源的炎症因子受体拮抗剂及其制备方法	发明专利	201010572237.9	2010-12-3		李　元，吴剑波，陈　晶，张　洋，姜　蓉，郭连宏，石莲英
中国医学科学院医药生物技术研究所	一种异羟肟酸类衍生物、其药物组合物、制备方法及用途	发明专利	201110218075.3	2011-7-25		洪　斌，陈晓芳，王　丽，杜　郁，贾晓健，杨　媛

续 表

单位	授权及申请专利名称	类别	专利号	申请时间	授权时间	发明人
中国医学科学院医药生物技术研究所	一种取代苯基-(二氮杂螺环-N)-甲酮类衍生物	发明专利	201110139303.8	2011-5-27		洪 斌，杜 郁，杨 媛，王 丽，司书毅，姜 威，王丽非
中国医学科学院医药生物技术研究所	含醇的他克莫司组合物及其制备方法	发明专利	201110001376.0	2011-1-6		李桂玲，李 眉，丁维明，夏桂民
中国医学科学院医药生物技术研究所	聚合物修饰的脂质材料及其用途	发明专利	201110009564.8	2011-1-18		夏桂民，安智娇，李 眉，李子臣，王 旸，王玉成，李桂玲，丁维明
中国医学科学院医药生物技术研究所	阿霉素的脂质药物组合物	发明专利	201110009562.9	2011-1-18		夏桂民，安智娇，李 眉，李子臣，王 旸，王玉成，李桂玲，丁维明
中国医学科学院医药生物技术研究所	新的尿苷肽类抗生素及其作为抗结核病药物的用途	发明专利	201110158697.1	2011-6-14		陈汝贤，宋丹青，李阳彪，解云英，许鸿章，俞 莹
中国医学科学院医药生物技术研究所	新型博来霉素类似物及其制备方法和用途	发明专利	201110302895.0	2011-10-9		陈汝贤，许鸿章，鲁 敏，任 浩，解云英
中国医学科学院医药生物技术研究所	一种抗心肌肥大药物筛选模型及其构建和应用	发明专利	201110007943.3	2011-5-1		王 真，王以光，陈金晶，孔维佳，蒋建东，司书毅，何琪杨
中国医学科学院医药生物技术研究所	9-甲基反式链霉戊二酰亚胺抗炎作用的新用途	发明专利	201110131557.5	2011-5-20		邓洪斌，李电东，蔡年生，王 真，赵春燕，徐 榕

续 表

单位	授权及申请专利名称	类别	专利号	申请时间	授权时间	发明人
中国医学科学院医药生物技术研究所	2,4-二芳基噻唑衍生物、其药物组合物、其制备方法及用途	发明专利	201110112996.1	2011-5-4		司书毅，王彦昶，牛玉强，李 妍，李永臻，姜 威，张 晶，韩小敏，刘 伟
中国医学科学院医药生物技术研究所	具有 HIV-1 蛋白酶抑制活性的微生物来源的化合物 4862F 及其制备方法和用途	发明专利	201110111866.60	2011-5-3		司书毅，陶佩珍，刘 晓，姜 威，董 飚，章 天，蒋建东，余利岩，魏玉珍，白硕可，樊秀勇
中国医学科学院医药生物技术研究所	人 ATP 结合盒转运体 A1 活性调节剂筛选及其应用	发明专利	201110074634.8	2011-3-28		司书毅，张忠兵，刘继开，许艳妮，谢子建，洪 斌，姜 威，李卓荣，王智敏，来芳芳，刘 伟，冯婷婷
中国医学科学院医药生物技术研究所	结核菌核糖体蛋白 L12 和 L10 相互作用阻断剂的筛选模型及应用	发明专利	201110079787.1	2011-4-1		司书毅，林 媛，李 妍，王彦昶，蒋建东，肖春玲，洪 斌，高娜娜
中国医学科学院医药生物技术研究所	抗肿瘤抗生素安可霉素及其衍生物	发明专利	201110124931.3	2011-5-16		张方博，甄永苏，许先栋，刘秀君，赵春燕
中国医学科学院医药生物技术研究所	一种筛选 PheRS 酶活测定体系以及 PheRS 抑制剂的筛选方法	发明专利	201110040524.X	2011-2-18		余利岩，孙 莹，张志明，岑 山，张玉琴，李秋萍，魏玉珍
中国医学科学院医药生物技术研究所	一种筛选 PknB 抑制剂的反应体系及其筛选方法	发明专利	201110138454.1	2011-5-25		余利岩，黄 彬，赵莉莉，苏 静，李秋萍，魏玉珍，张玉琴
中国医学科学院医药生物技术研究所	两株游动放线菌及其在抗细菌中的应用	发明专利	201110175099.5	2011-6-27		余利岩，张月琴，董国霞，李子强，孙 薇，张玉琴，李秋萍，魏玉珍

续 表

单位	授权及申请专利名称	类别	专利号	申请时间	授权时间	发明人
中国医学科学院医药生物技术研究所	一种苯并异噁唑基取代的噻唑类化合物、制备方法及用途	发明专利	201110108262. 6	2011-4-28		余利岩，黄　彬，王玉成，刘洪涛，游雪甫，刘红宇，张玉琴，司书毅
中国医学科学院医药生物技术研究所	一种4-羟基苯丙烯酸衍生物、其制备方法及其应用	发明专利	201110153640. 2	2011-6-9		余利岩，黄　彬，王玉成，许乐幸，游雪甫，刘红宇，张玉琴，司书毅
中国医学科学院药用植物研究所	在降香黄檀树上诱导生产降香类物质的方法	发明专利	200910192294. 1	2009-9-14	2011-5-18	魏建和，孟　慧，冯锦东，杨　云，张　争，何明军
中国医学科学院药用植物研究所	一种测试动物自主活动的装置	发明专利	200910177048. 9	2009-9-18	2011-5-18	刘新民，陈善广，王　琼，薛　丹，李翊华，李海清，朱铁范，彭　博，徐淑萍，买文丽，王立为，李澎涛
中国医学科学院药用植物研究所	柚皮苷在制备抗抑郁药物中的应用	发明专利	200910009139. 1	2009-2-20	2011-5-18	邹忠梅，苏志恒，李书启，张宏武
中国医学科学院药用植物研究所	应用真菌诱导龙血树产生血竭的方法	发明专利	200910000257. 6	2009-1-15	2011-8-31	郭顺星，龚利娟，陈晓梅，王春兰，孟志霞
中国医学科学院药用植物研究所	斑蝥素、斑蝥提取物的β环糊精包合物及其制备方法	发明专利	200810212169. 8	2008-9-9	2011-12-28	朱春燕，安琳娜
中国医学科学院药用植物研究所	一种铁皮石斛无菌苗的无激素培养及快速繁殖方法	发明专利	200810093956. 5	2008-4-24	2011-3-23	郭顺星，房慧勇，侯晓强，陈晓梅，邢晓科，李　燕

续 表

单位	授权及申请专利名称	类别	专利号	申请时间	授权时间	发明人
中国医学科学院药用植物研究所	白木香内生真菌产物螺光黑壳菌酮A的制备方法及应用	发明专利	200710097725. 7	2007-4-29	2011-1-26	郭顺星，陈晓梅，谭小明，施琦渊，王春兰，孟志霞
中国医学科学院药用植物研究所	一种含异红花素7-O-β-D-葡萄糖醛酸苷的活性提取物及其用途	发明专利	201110411127. 9	2011-12-12		何春年，肖培根，彭　勇，许利嘉，刘海波，肖　伟
中国医学科学院药用植物研究所	一种木耳营养饮料	发明专利	201110195081. 1	2011-7-13		兰　进，陈向东，姚自奇
中国医学科学院药用植物研究所	有柄树舌栽培方法	发明专利	201110195064. 8	2011-7-13		兰　进，陈向东，姚自奇，曾念开
中国医学科学院药用植物研究所	木耳营养饮料及其生产工艺	发明专利	201110195053. X	2011-7-13		兰　进，陈向东，姚自奇
中国医学科学院药用植物研究所	具有降血脂活性的益智有效部位提取物及其制备和应用	发明专利	201110189444. 0	2011-7-7		黄文华，余竞光，高南南，罗秀珍，郭宝林
中国医学科学院药用植物研究所	具有抗肿瘤活性的四个卡山烷型二萜类化合物	发明专利	201110187855. 6	Jul-11		许旭东，马国需，曹　丽，吴海峰，吴丽珍，郑庆霞，钟明亮，杨峻山
中国医学科学院药用植物研究所	杨梅苷在制备用于治疗心血管疾病药物中的应用	发明专利	201110187042. 7	2011-7-5		孙晓波，孙桂波，潘瑞乐，秦　蒙，李宗阳，李　明

续 表

单位	授权及申请专利名称	类别	专利号	申请时间	授权时间	发明人
中国医学科学院药用植物研究所	用于测试动物悬尾状态下活动的装置	发明专利	201110161377.1	2011-6-16		刘新民，李海清，李翊华，孙秀萍，殷泰晖，李腾飞，石　哲，付建国
中国医学科学院药用植物研究所	金荞麦组织培养快速育苗方法	发明专利	201110160213.7	2011-6-15		李艾莲，陈彩霞
中国医学科学院药用植物研究所	一种缓解紧张性头痛的沉香复方精油	发明专利	201110143890.8	2011-5-18		弓　宝，魏建和，冯锦东，黄立标，丁宗妙，沈日华
中国医学科学院药用植物研究所	一种能够改善睡眠的沉香复方精油	发明专利	201110143869.8	2011-5-18		弓　宝，冯锦东，魏建和，黄立标，丁宗妙，沈日华
中国医学科学院药用植物研究所	具有酪氨酸酶抑制活性的紫罗兰酮类衍生物及其制备方法和用途	发明专利	201110090552.2	2011-4-12		邹忠梅，喻玲玲，丁　刚，张宏武
中国医学科学院药用植物研究所	一种具有镇静安眠作用保健品及其制备方法	发明专利	201110089209.6	2011-4-11		斯建勇，林　耕，李　展，杨新全，何明军
中国医学科学院药用植物研究所	一种抗临床泌尿系统耐药菌的中药有效部位的制备方法及其应用	发明专利	201110073618.7	2011-3-25		许旭东，邵　旭，郑庆霞，许　娜
中国医学科学院药用植物研究所	苦丁茶提取物在制备降低肝脏甘油三酯含量的药物中的用途	发明专利	201110059781.8	2011-3-11		杨润梅，高南南，彭　勇，肖培根

续 表

单位	授权及申请专利名称	类别	专利号	申请时间	授权时间	发明人
中国医学科学院药用植物研究所	岩白菜素在制备治疗糖尿病药物中的用途	发明专利	201110059618. 1	2011-3-11		金　文，孙　虹
中国医学科学院药用植物研究所	白鲜皮提取物抗氧化作用的新用途	发明专利	201110046435. 6	2011-2-28		许　扬
中国医学科学院药用植物研究所	诱导白木香产生沉香的 3 株真菌	发明专利	201110044325. 6	2011-2-24		郭顺星，崔晋龙，陈晓梅，王春兰，孟志霞
中国医学科学院药用植物研究所	诱导龙血树产生血竭的 2 株真菌	发明专利	201110044300. 6	2011-2-24		郭顺星，崔晋龙，陈晓梅，王春兰，孟志霞
中国医学科学院药用植物研究所	一种丹皮酚固体纳米微粉及其制备方法	发明专利	201110044195. 6	2011-2-24		赵晓宏，朱春燕，李　雪
中国医学科学院药用植物研究所	远志碱水解产物组合物在制备抗老年性痴呆药物中的应用	发明专利	201110044192. 2	2011-2-24		潘瑞乐，刘新民，常　琪，徐淑萍，王　君，王力为
中国医学科学院药用植物研究所	中药猫爪草的原位凝胶缓释制剂及其制备方法	发明专利	201110026543. 7	2011-1-25		朱春燕，胡春晖，冯翰洲
中国医学科学院药用植物研究所	不同基质中药材及其制品中桔青霉素的检测方法	发明专利	201110000818. X	2011-1-5		杨美华，李　燕

续 表

单位	授权及申请专利名称	类别	专利号	申请时间	授权时间	发明人
中国医学科学院药用植物研究所	一种黄曲霉毒素 B1 的制备方法	发明专利	201110000817.5	2011-1-5		许旭东，吴海峰，高微微，杨美华
中国医学科学院药用植物研究所	免疫亲合柱净化高效液相色谱检测中药酒剂中赭曲霉毒素 A 的方法	发明专利	201110000805.2	2011-1-5		杨美华，匡　莹
中国医学科学院药用植物研究所	一种赭曲霉毒素 B 的制备方法	发明专利	201110000804.8	2011-1-5		许旭东，吴海峰，高微微，杨美华
中国医学科学院药用植物研究所	一种同时检测不同基质中药中伏马毒素 B1、B2 的方法	发明专利	201110000803.3	2011-1-5		杨美华，谢婷婷
中国医学科学院药用植物研究所	检测不同基质中药中玉米赤酶烯酮毒素及其代谢物 α-玉米赤霉烯醇毒素的方法	发明专利	201110000802.9	2011-1-5		杨美华，申红红
中国医学科学院药用植物研究所	检测中药材中代森锰锌农药残留量的方法	发明专利	201110000065.2	2011-1-2		薛　健，庞作正
中国医学科学院药用植物研究所	总皂苷与总黄酮在制备治疗心血管疾病药中的应用	发明专利	201110188718.4	2011-7-7		杨志宏
中国医学科学院药用植物研究所	一种治疗心血管疾病的药物组合物	发明专利	201110188717.X	2011-7-7		杨志宏

续 表

单位	授权及申请专利名称	类别	专利号	申请时间	授权时间	发明人
中国医学科学院信息研究所	传染病信息知识服务系统	实用新型专利	ZL 2011 2 0117110. 8	2011-4-20	2011-11-2	代　涛，池　慧，钱　庆，高东平，方　安，李　杨，孙晓北，欧阳昭连，胡世平，许培扬，安新颖，王　敏，钟　华
中国医学科学院医学实验动物研究所	石蒜碱在制备治疗人肠道病毒 71 型感染引发疾病的药物的应用	发明专利	201110066315. 2	2011-3-18		张连峰，杨亚军，刘江宁，秦　川，马春梅
中国医学科学院医学实验动物研究所	一种含 HIV-1 CRF 01-AE 亚型 RT 基因的杂交免疫缺陷质粒、病毒及应用	发明专利	201110002816. 4	2011-1-7		秦　川，魏　强，王　卫，丛　喆，蒋　虹，姚　南
中国医学科学院医学实验动物研究所	用于扩增 H5N1 流感病毒 NP 基因核苷酸片段的引物及检测方法	发明专利	201110026975. 8	2011-1-25		占玲俊，鲍琳琳，李枫棣，吕　琦，许黎黎，秦　川
中国医学科学院医学实验动物研究所	一种转座载体及其构建方法	发明专利	201110203354. 2	2011-7-20		张连峰，马元武，全雄志，王贵利
中国医学科学院病原生物学研究所	针对 2009 新甲型流感病毒多聚酶基因和核蛋白基因的 siRNA 序列及其应用	授权	授权号：ZL200910236831. 8	2011-10-26		吴志强，金　奇，杨耀武，王健伟
中国医学科学院病原生物学研究所	一种高精确度检测人类乳头状瘤病毒基因型的方法	申请	申请号：201110267075. 2	2011-9-9		彭俊平，郭军华，金　奇
中国医学科学院病原生物学研究所	一种结核杆菌蛋白抗原的表位肽及其应用	申请	申请号：201110099465. 3	2011-4-20		郗雪艳，赵振东，何　维

续 表

单位	授权及申请专利名称	类别	专利号	申请时间	授权时间	发明人
中国医学科学院病原生物学研究所	一种结核杆菌候选抗原及其应用	申请	申请号：201110100378.5	2011-4-20		郗雪艳，赵振东，何 维
中国医学科学院病原生物学研究所	一种制备 IL28B 的方法及专用重组菌	申请	申请号：201110106859.7	2011-4-27		杨 威，司有辉，程 敏，杨 洋
中国医学科学院病原生物学研究所	一种融合人白细胞介素 28B 及其制备方法	申请	申请号：201110106888.3	2011-4-27		杨 威，司有辉，杨 洋，程 敏
中国医学科学院病原生物学研究所	人源 HIV 抗体的 Fab 片段及其编码基因与应用	申请	申请号：20111078167.6	2011-3-30		何玉先，满 来，万 超，孙坚萍，张 超
中国医学科学院病原生物学研究所	一种人源 HIV 抗体的 Fab 片段及其编码基因与应用	申请	申请号：201110077970.8	2011-3-30		何玉先，满 来，万 超，孙坚萍，张 超
中国医学科学院病原生物学研究所	胆固醇修饰的抗 HIV 多肽药物及其用途	申请	申请号：201110112709.7	2011-5-3		何玉先，种辉辉，张 超
中国医学科学院病原生物学研究所	功能性结核分枝杆菌抗原多肽及其应用	申请	申请号：201110101651.6	2011-4-22		于 杨，张 艳，刘海鹰，金 奇
中国医学科学院病原生物学研究所	一种 H1 亚型特异性保守表位、抗体及其应用	申请	申请号：201110077459.8	2011-3-28		王健伟，赵荣茂，Guy Vernet，郭 丽

续 表

单位	授权及申请专利名称	类别	专利号	申请时间	授权时间	发明人
中国医学科学院病原生物学研究所	用于抑制流行性乙型脑炎病毒的 siRNA	申请	申请号：201110005104.8	2011-1-12		吴志强，金　奇
中国医学科学院血液病医院（血液学研究所）	一种培养间充质干细胞的低血清浓度完全培养基和利用该培养基培养间充质干细胞的方法	发明	zl200910068510.1	2009	2011	韩忠超等
中国医学科学院血液病医院（血液学研究所）	取代芳香基脲类化合物在作为抗肿瘤坏死因子抑制剂药物方面的作用	发明	zl200810154649.3	2008	2011	许元富等
中国医学科学院血液病医院（血液学研究所）	重组 IL3 与力达霉素的融合蛋白，制备方法及其用途	发明	201110139158.3	2011		熊冬生等
中国医学科学院血液病医院（血液学研究所）	一种培养胰腺干/祖细胞的方法	发明	201110344555.4	2011		马凤霞等
中国医学科学院放射医学研究所	E838 在制备治疗辐射诱导再生障碍贫血药物中的应用	发明	2011.1			王月英，孟爱民，张　恒，李德冠，吴红英，王小春，叶　翔，路　璐，杜利清，宋娜玲，王　彦，褚丽萍，常建辉，张俊伶，翟志斌

续 表

单位	授权及申请专利名称	类别	专利号	申请时间	授权时间	发明人
中国医学科学院放射医学研究所	基于 p38 抑制剂和细胞生长因子的新颖药物组合物	发明	2011. 1			李德冠，孟爱民，王月英，吴红英，路　璐，张　恒，王小春，张俊伶，常建辉，翟志斌，杜利清，王　彦，褚丽萍
中国医学科学院放射医学研究所	白藜芦醇在制备防治辐射诱导骨髓抑制药物中的应用	发明	2011. 0			张　恒，王月英，翟志斌，孟爱民，侯　琦，李德冠，张俊伶，常建辉，吴红英，王小春，路　璐
中国医学科学院放射医学研究所	施普睿达冻干粉针剂及其制备方法	发明	2011. 0			刘培勋，张军帅，赵　斌，禹　洁，李欣孺，龙　伟
中国医学科学院放射医学研究所	一种半合成喹喏里西啶类生物碱晶体及其制备方法	发明	2011. 0			刘培勋，赵　斌，禹　洁，王春露，李欣孺，龙　伟
中国医学科学院放射医学研究所	一种用于单细胞凝胶电泳装置中的载玻片	实用新型	2011. 1			刘　强，王　宏，杜利清，付　岳，陈凤华
中国医学科学院生物医学工程研究所 天津迈达医学科技有限公司	数字式自动声控耳声导抗检测系统	实用新型	201120321606. 7	2011-8-30		李跃杰，王立伟，李　川，王延群
中国医学科学院生物医学工程研究所天津迈达医学科技有限公司	数字式自动声控耳声导抗检测系统及其数字信号补偿方法	发明	201110253041. 8	2011-8-30		李跃杰，王立伟，李　川，王延群

续 表

单位	授权及申请专利名称	类别	专利号	申请时间	授权时间	发明人
中国医学科学院生物医学工程研究所	下肢缺血血运重建生物可降解性药物缓释置入物及制备	发明	201110147501. 9	2011-6-2		刘天军，包汉梅，吕　丰，武　莉
中国医学科学院生物医学工程研究所	一种白内障晶状体硬度超声测量系统	发明	201110129251. 6	2011-5-18		王延群，周　盛，王晓春，杨　军，计建军，王文芳
中国医学科学院生物医学工程研究所	固载抗菌药物疝补片及制备方法	发明	201110133190. 0	2011-5-23		刘天军等
中国医学科学院生物医学工程研究所	人血清清蛋白复合的疏水改性普兰多糖纳米粒子及制备方法	发明	201110080696. X	2011-3-31		张其清等
中国医学科学院生物医学工程研究所	水溶性糖酞菁荧光化合物及制备方法及用途	发明	201110091570. 2	2011-4-12		刘天军，李艳周，曹　波，陈靖京
中国医学科学院生物医学工程研究所	一种电阻抗断层成像测量方法	发明	201110041872. 9	2011-2-22		沙洪等
中国医学科学院生物医学工程研究所	一种视、听、体感跨感觉通道同时刺激和记录系统	发明	201110086107. 9	2011-4-7		王悟夷，胡　勇，谢小波
中国医学科学院生物医学工程研究所	一种三维电阻抗断层成像系统性能测试方法与装置	发明	201110074927. 6	2011-3-28		沙　洪，邓　娟，赵　舒，王　妍，王　磊，任超世

续 表

单位	授权及申请专利名称	类别	专利号	申请时间	授权时间	发明人
中国医学科学院生物医学工程研究所	一种肌电反馈控制的电刺激装置及其控制方法	发明	201110006654.1	2011-1-13		谢晓波等
中国医学科学院生物医学工程研究所	生物电评估观看3D影像不适的装置及方法	发明	201110030268.6	2011-1-27		殷　涛，靳靖娜，刘志朋等
中国医学科学院生物医学工程研究所	二乙撑三胺五乙酸或乙二胺四乙酸或胺三乙酸修饰卟啉的用途	发明	201110374480.4	2011-11-23		刘天军等
中国医学科学院生物医学工程研究所	水溶性原卟啉及制备方法及用途	发明	201110368775.0	2011-11-18		刘天军等
中国医学科学院生物医学工程研究所	提高药物/基因的靶向性和转染效率的多肽载体及用途	发明	201110435698.6	2011-12-22		冷希岗，刘兰霞，朱敦皖，董　霞，宋丽萍
中国医学科学院生物医学工程研究所	用于磁声成像的检测信号零点定标方法和装置	发明	201110444435.1	2011-12-28		刘志朋等
中国医学科学院生物医学工程研究所	一种叶酸靶向载疏水性药物聚合物囊泡及制备方法及用途	发明	201010299199.4	2010-9-30	2011-12-21	张琳华，宋存先
中国医学科学院生物医学工程研究所	一种两亲性嵌段聚合物胶束纳米载药系统及制备方法	发明	201010179014.6	2010-5-21	2011-11-9	张其清，陈　汉，张　彤，李学敏

续 表

单位	授权及申请专利名称	类别	专利号	申请时间	授权时间	发明人
中国医学科学院生物医学工程研究所	胆固醇基-羧甲基可德兰多糖纳米粒子及制备方法	发明	2009101228301.9	2009-11-18	2011-10-31	张其清，李　磊，白永刚，张　彤，唐洪波，刘玲蓉，李学敏，周志敏
中国医学科学院生物医学工程研究所	用于提高八字形磁刺激线圈聚焦性的装置	发明	zl20091007050.1	2009-9-18	2011-3-30	殷　涛，刘志朋，张顺起
中国医学科学院生物医学工程研究所	一种用于电阻抗断层成像研究的外形可变的模拟实验装置	实用新型	20102012357.0	2010-3-1	2011-1-26	赵　舒，沙　洪，王　妍，邓　娟，王　磊，任超世
中国医学科学院生物医学工程研究所	基于 FPGA 设计的串行自适应消噪模块	发明	200810052143.1	2008-1-22	2011-6-8	胡　勇，沈冲飞，崔红岩，谢小波
中国医学科学院生物医学工程研究所	一种药物缓慢控制释放体	实用新型	201020511786.0	2010-8-31	2011-4-20	张　超，孙洪范
中国医学科学院输血所	高纯度凝血酶原复合物制品冷冻干燥稳定剂			2011-12-6		曹海军
中国医学科学院输血所	高纯度凝血酶原复合物制品干热病毒灭活过程中的保护剂			2011-12-6		曹海军
中国医学科学院医学生物学研究所	一种复合疫苗佐剂	发明		2011-1-26		胡云章，胡凝珠，王海漩
中国医学科学院医学生物学研究所	红豆杉免疫佐剂及含有该佐剂的流感疫苗	发明		2011-1-6		李映波，陈芹芹，李　慧

续 表

单位	授权及申请专利名称	类别	专利号	申请时间	授权时间	发明人
中国医学科学院医学生物学研究所	螺旋藻多糖免疫佐剂及含有该佐剂的流感疫苗	发明		2011-1-6		李映波，陈芹芹，李　慧
中国医学科学院医学生物学研究所	红豆杉多糖免疫佐剂及含有该佐剂的流感疫苗	发明		2011-2-25		李映波，李　慧，刘洪卿
中国医学科学院医学生物学研究所	吸附无细胞百白破-Sabin 株脊髓灰质炎联合疫苗及其制备	发明		2011-5-17		孙明波，姜述德，杨净思，廖国阳，姜　莉，衡　燮，马　艳，高　娜，奚光跃，姬　光，宋　霞，陈洪波，梁疆莉，周　健
中国医学科学院医学生物学研究所	独立换气树鼩专用隔离笼具	实用	ZL201020242799. 2	2010-6-30	2011-1-12	代解杰，冯建洪，孙晓梅，许长兴，匡德宣，罕园园，黄璋琼，陆彩霞，江勤芳
中国医学科学院医学生物学研究所	一种轮状病毒灭活疫苗的制备方法	发明	ZL200710065708. 5	2007-3-13	2011-1-25	刘　馨，孙茂盛
中国医学科学院医学生物学研究所	雪貂饲育笼	实用新型	ZL201020206425. 5	2010-5-28	2011-2-16	和占龙，沈继武，赵　远，鲁帅尧，禹文海，王俊斌，陈丽雄
中国医学科学院医学生物学研究所	一种脑膜炎奈瑟菌培养基	发明	ZL200910094710. 4	2009-7-10	2011-4-6	李映波，戴宗祥，黄秋香，毕湖冰，张丽旌，姬秋彦，刘雅灵，李剑峰，徐维明
中国医学科学院医学生物学研究所	乙型流感病毒 Vero 细胞高产适应株及其制备和应用	发明	ZL200910094354. 6	2009-4-15	2011-5-26	廖国阳，刘　泽，孙明波，李卫东，高菁霞，马　磊，周　健，张新文，蔡　玮，姜述德

续 表

单位	授权及申请专利名称	类别	专利号	申请时间	授权时间	发明人
中国医学科学院医学生物学研究所	能激发机体抗结核杆菌的保护性免疫反应的抗原表位筛选方法及用途	发明	ZL200810058472.7	2008-5-30	2011-6-29	代解杰，罕园园，孙晓梅，高家红，唐东红，匡德宣
中国医学科学院医学生物学研究所	轮状病毒 P［2］G3 株和 P［8］G1 株在 KMB17 上适应培养方法和免疫原性	发明	ZL201010179190.X	2010-5-21	2011-9-28	孙茂盛，李鸿钧，易　山，马应霞，张光明，吴晋元
中国医学科学院医学生物学研究所	防止无血清微载体细胞聚集的培养物及其制备方法	发明	ZL200810189918.X	2008-12-31	2011-11-23	廖国阳，张英伟，孙明波，李卫东，高菁霞，马　磊，周　健，张新文，蔡　玮，姜述德
中国医学科学院医学生物学研究所	重组噬菌体 RBP/T7 的构建及用其制备 2 型糖尿病疫苗的方法	发明	ZL200810058641.7	2008-7-4	2011-12-14	胡云章，胡凝珠，兰　芸，王海漩，段金梅

2011年度院校新药/医疗器械证书题录

单　位	授权及申请专利名称	类别	专利号	申请时间	授权时间	发明人
中国医学科学院北京协和医院	葎草花粉主要致敏蛋白	发明	ZL 2007 1 0122176.4		2011.5.18	尹　佳，李　宏，程　璇
中国医学科学院北京协和医院	葎草花粉主要致敏蛋白单克隆抗体	发明	ZL 2007 1 0122175.X		2011.11.30	尹　佳，孙劲旅，程　璇
中国医学科学院北京协和医院	葎草花粉主要致敏蛋白的分离纯化方法	发明	ZL 2007 1 0122177.9		2011.12.7	尹　佳，程　璇
中国医学科学院药物研究所	注射用丹参多酚酸	中药五类	国药证字 Z20110004		2011.4.2	黎莲娘，张均田
中国医学科学院药物研究所	艾瑞昔布	化药 1.1 类	国药证字 H20110015		2011.5.20	郭宗儒
中国医学科学院药物研究所	艾瑞昔布片	化药 1.1 类	国药证字 H20110014		2011.5.20	郭宗儒
中国医学科学院输血研究所	口腔黏膜渗出液人类免疫缺陷病毒抗体检测试剂盒	医疗器械三类	国食药监械（准）字 2011 第 3400417 号		2011.4.1	郑忠伟

2011年度院校级以上在研科研课题分类表

单位：项

单位	课题总数	科技部项目														部委级科研项目											院校基金	地方研究中心、基地	地方项目	所级项目	国际合作（非科技部）	横向课题
		重大专项		973计划		重大科学计划		863计划		科技支撑计划		科技部基础条件平台		科技部其他计划(含国际科技合作计划)		国家自然科学基金项目		卫生部项目		国家发改委项目	国家教育部项目	国家人事部项目	国家计生委项目	国家药监局项目	国家中医局项目	其他项目						
		主持	参加	主持	参加	主持	参加	主持	参加	主持	参加	主持	参加	主持	参加	主持	参加	公益性卫生行业科技专项	其他													
中国医学科学院北京协和医院	153	3			1			2	2	10				1		79		3			31	17			2		2					
中国医学科学院阜外心血管病医院	277		1	1	9				3					4		67	4	6	1		21	1			1	1	76		41	2	3	35
中国医学科学院肿瘤医院	197	4		2	7			2	1	1				2		77		1	19		19						6		33		23	
中国医学科学院整形外科医院	98				1											15					7	1				23	6			44		1
中国医学科学院基础医学研究所	121	6		7		7				1		2				72					11					3	3		5		4	
中国医学科学院药物研究所	146	22	9		2			1	2	1	2		1	6		46	6	3			14	2		3			6		16		4	
中国医学科学院医药生物技术研究所	72		2		1						1		1	1	1	21	2		1		4						6		1		1	29
中国医学科学院药用植物研究所	289	8	8		1				1	1	4		2	7	4	65	1	2		7	20	7		2	7	16	12	7	19	20	3	65
中国医学科学院信息研究所	112	3								8						1			15		2		1			5	5		3		11	58

续 表

单位	课题总数	科技部项目														部委级科研项目											院校基金	地方研究中心、基地	地方项目	所级项目	国际合作（非科技部）	横向课题
		重大专项		973计划		重大科学计划		863计划		科技支撑计划		科技部基础条件平台		科技部其他计划(含国际科技合作计划)		国家自然科学基金项目		卫生部项目		国家发改委项目	国家教育部项目	国家人事部项目	国家计生委项目	国家药监局项目	国家中医局项目	其他项目						
		主持	参加	主持	参加	主持	参加	主持	参加	主持	参加	主持	参加	主持	参加	主持	参加	公益性卫生行业科技专项	其他													
中国医学科学院医学实验动物研究所	77	6	14	0	1				1		2					5	4	2			3				1		6		1	28	3	
中国医学科学院微循环研究所	13													1													5			3	2	2
中国医学科学院护理学院	22																		1								5		0	12	4	
中国医学科学院病原生物学研究所	107	7	18	4	6						1			1		18	1	3			7					2	4		1	28	6	
中国医学科学院血液病医院（血液学研究所）	107	1	3			1	7		1	1				1		30	6	2	2		7	2				4	6		27		1	5
中国医学科学院放射医学研究所	113	2			1											5		1			5	2				4	10		9	57		17
中国医学科学院生物医学工程研究所	24								1							4	2				4					1	2		8			2
中国医学科学院皮肤病研究所	44															5		1	1		3	1					10		5	7	5	6
中国医学科学院输血所	53								2							2		2				1				3	5		9	12	1	16
中国医学科学院医学生物学研究所	23	4			1						1					3											4	1	8			1
合计	2048	66	55	14	31	8	7	5	14	23	11	2	4	24	5	515	26	26	40	7	158	34	1	5	11	62	179	8	186	213	71	237

2011 年度院校级以上科技项目执行情况统计表

单位：项

序号	单位	项目执行情况									科技活动情况分类		
		结题课题数			在研课题数		新中标课题数		其他课题数				
		提前	按期	拖期	按计划	拖期	工作已开展	工作未开展	撤销	未进行	基础研究	应用研究	实验发展
1	中国医学科学院北京协和医院		55		153		12	81				301	
2	中国医学科学院阜外心血管病医院		90		277		69				112	165	
3	中国医学科学院肿瘤医院		42	2	94		59				128	69	
4	中国医学科学院整形外科医院		6		37		7	4			5	49	
5	中国医学科学院基础医学研究所		49	2	70			46			167		
6	中国医学科学院药物研究所		72		59		15	64	0	0	169	41	
7	中国医学科学院医药生物技术研究所		38		72		88	5			50	153	
8	中国医学科学院药用植物研究所		65		289		156				98	191	
9	中国医学科学院信息研究所		52		60		71					112	
10	中国医学科学院医学实验动物研究所		13		36	2	21	3	2		41	32	4
11	中国医学科学院微循环研究所				11		2				12	1	

续 表

序号	单位	项目执行情况									科技活动情况分类		
		结题课题数			在研课题数		新中标课题数		其他课题数				
		提前	按期	拖期	按计划	拖期	工作已开展	工作未开展	撤销	未进行	基础研究	应用研究	实验发展
12	中国医学科学院护理学院				22		7					22	
13	中国医学科学院病原生物学研究所		13		83	24	8	13			107		
14	中国医学科学院血液病医院（血液学研究所）		21		92		14	15			44	63	
15	中国医学科学院放射医学研究所		32		81		6	11			110		3
16	中国医学科学院生物医学工程研究所		30	1	24		35	8			66	21	11
17	中国医学科学院皮肤病研究所		6		20		44	26			26	18	
18	中国医学科学院输血所		12		40		19				21	32	
19	中国医学科学院医学生物学研究所		12		23		22				11	12	
	合计		608	5	1543	26	655	276	2		1167	1282	18

2011年度院校到位科研经费统计表

单位：万元

序号	单位	科技部项目							国家自然科学基金项目	部委级科研项目									其他						合计
										卫生部项目															
		重大专项	973计划	重大科学计划	863计划	科技支撑计划	科技部基础条件平台	科技部其他计划（含国际科技合作计划）		公益性卫生行业科技专项	其他	国家发改委项目	国家教育部项目	国家人事部项目	国家计生委项目	国家药监局项目	国家中医局项目	其他项目	院校基金	地方研究中心、基地	地方项目	所级项目	国际合作（非科技部）	横向课题	
1	中国医学科学院北京协和医院		96		813	285		360	1537.4	1098.32	40		75.8	35	7.5				164.25		683	383	217	3089	8884.27
2	中国医学科学院阜外心血管病医院		830.03		907.55	1930		120	940.5	106.8	140.8		41.4					57.08	18		1145.22		2641.01	2531.14	4728.08
3	中国医学科学院肿瘤医院		1021		1716	293		489.6	1065.2	424.98	600		29					256.25	50	50	272.8		343.92	74.6	6661.65
4	中国医学科学院整形外科医院		8.5						146.6				11.6					147.784	29					2	345.5
5	中国医学科学院基础医学研究所	47	1388	1575	71	50			1701				456.8	15				328.5	891		155		765	147	7590.3
6	中国医学科学院药物研究所	516.82	66.83			184.9		673	1141.5	420			361.7			41.33			49		331.35		393		4179.43
7	中国医学科学院医药生物技术研究所	324	49			20	100	84	673.9	370.25	28			3					43.5		38.7		111.47	1088	2933.32
8	中国医学科学院药用植物研究所	970.6	63		10	398	55	657	1051.5	60		560	18.6	3		50.4	277	75	174	45.5	266.6	397	63.4	1013	6208.6
9	中国医学科学院信息研究所	15				283.16			15		122.98				8			47	141.5		4	0	357.17	223.92	1217.74
10	中国医学科学院医学实验动物研究所	415.5	35			16.3			88.4	7			25						20		0	260	52.8		920

续 表

序号	单位	科技部项目							国家自然科学基金项目	部委级科研项目									其他						合计
		重大专项	973计划	重大科学计划	863计划	科技支撑计划	科技部基础条件平台	科技部其他计划（含国际科技合作计划）		卫生部项目 公益性卫生行业科技专项	卫生部项目 其他	国家发改委项目	国家教育部项目	国家人事部项目	国家计生委项目	国家药监局项目	国家中医局项目	其他项目	院校基金	地方研究中心、基地	地方项目	所级项目	国际合作（非科技部）	横向课题	
11	中国医学科学院微循环研究所																		9		0	29.52	40	5.8	84.32
12	中国医学科学院护理学院									1	10									4	37			5	47
13	中国医学科学院病原生物学研究所	628.399	399.9					349.5	110.8	25			44					6	58		1	870	481.41	1.28	2975.31
14	中国医学科学院血液病医院（血液学研究所）	310.64		602.5		146			931.6		118								143		153			2	2414.7
15	中国医学科学院放射医学研究所								101.5	216									33		75	354		110	892.5
16	中国医学科学院生物医学工程研究所								405.5	90			40	3		4		184.23	211.5		93.8			45	1077.03
17	中国医学科学院皮肤病研究所								149.7	638	80		3.6	3				6	69		40	24	22	60	1095.3
18	中国医学科学院输血所								38	303.96				30				12	225.75		376	122	319	192	1618.71
19	中国医学科学院医学生物学研究所		35		226.61	42.02		325	79.9				6						53	105	15			8	895.53
	合计	3227.959	3992.26	2177.5	3744.16	3648.38	155	3058.1	10178	3761.31	1139.78	560	1113.5	92	15.5	95.73	277	1119.844	2382.5	204.5	3687.47	2439.52	5807.18	8597.74	54769.29

2011 年度院校新获各渠道院校级以上基金项目及经费统计表

单位：万元

序号	单位	国家重大专项		科技支撑计划		重大科学计划		973 计划			863 计划			国家自然科学基金项目		科技部基础条件平台建设专项		教育部项目		卫生部项目		其他部委项目		地方项目		地方研究中心、基地		国际合作项目		其他基金		横向经费		合计	
		项	经费	项	经费	项	经费	主持	参加	经费	主持	参加	经费	项	经费	项	经费	项	经费	项	经费	项	经费	项	经费	项	经费	项	经费	项	经费	项	经费	项	经费
1	中国医学科学院北京协和医院										2	3	1140	53	2280			8	164			7	50	14	237			2	781	7	161			96	4813
2	中国医学科学院阜外心血管病医院													21	1113			6	47					3	45					23	124.8	16	252.15	69	1581.95
3	中国医学科学院肿瘤医院	2	3200					2		1220	1	1	1130	25	1208			5	118	4	63			9	362.72			23	343.92	3	21	14	74.6	89	7573.36
4	中国医学科学院整形外科医院								1	8.5				3	142			1	40			3	37							4	29	1	2	13	258.5
5	中国医学科学院基础医学研究所			3	2440	2	1330				3		1600	26	1241			6	122			1	10	2	22			3	122					46	6887
6	中国医学科学院药物研究所	18	10357						1	63.5				27	1124	2	320	14	472.7			2	41.33	8	366.5			3	750	4	49			79	13544.27
7	中国医学科学院医药生物技术研究所	4	2900						1	300				20	837	1	100	2	16			1	3	2	65					17	401.8	45	1088	93	5710.8
8	中国医学科学院药用植物研究所	6	4386.5	4	630							1	10	29	1250.3	1	60	5	36	1	71	19	1453.4	5	59.9	2	48.5	4	585	34	582.5	60	1013	171	10214.1
9	中国医学科学院信息研究所			5	1691									1	30			2	14	9	120.7	2	12	1	7			8	302.19	3	156.5	40	243.84	71	2577.2259
10	中国医学科学院医学实验动物研究所	4	2258	1	1480									2	72									2	22					3	19			12	3863
11	中国医学科学院微循环研究所																					1	29.52						40	1	8	1	5.8	3	83.32

续 表

序号	单位	国家重大专项		科技支撑计划		重大科学计划		973 计划			863 计划			国家自然科学基金项目		科技部基础条件平台建设专项		教育部项目		卫生部项目		其他部委项目		地方项目		地方研究中心、基地		国际合作项目		其他基金		横向经费		合计	
		项	经费	项	经费	项	经费	主持	参加	经费	主持	参加	经费	项	经费	项	经费	项	经费	项	经费	项	经费	项	经费	项	经费	项	经费	项	经费	项	经费	项	经费
12	中国医学科学院护理学院																			1	10									4	37			5	47
13	中国医学科学院病原生物学研究所	12	4264.7									1	60	2	80			1	6	1	40			1	11			3	310.22	2	28			23	4799.94
14	中国医学科学院血液病医院（血液学研究所）	1	500						3	2040		1	800	11	629			1	3.6			4	17	7	140					5	143	1	2	34	4275
15	中国医学科学院放射医学研究所													4	255			1	12					3	28					9	46			17	341
16	中国医学科学院生物医学工程研究所													11	638			2	16	1	176	4	241.23	8	150.5					11	221.5	6	45	43	1488.23
17	中国医学科学院皮肤病研究所													8	241			2	16			1	3	6	41			4	42	8	69	6	60	36	472
18	中国医学科学院输血所											2		1	30							4	42	4	230			1		6	225.8			18	527.75
19	中国医学科学院医学生物学研究所	2	640	1	444				1	200	1		1750	3	135			2	8					7	235	1	150	1	560	2	18	1	35	22	4175
	合计	49	28506	14	6685	2	1330	2	7	3832	7	9	6490	247	11305	4	480	58	1091.3	17	480.7	49	1939.5	82	2022.6	3	198.5	52	3836.3	146	2341	191	2821.39	940	73232.446

2011 年度院校鉴定成果（含登记成果）题录

单位	项目名称	第一完成单位	完成人	任务来源	组织鉴定（验收）单位	鉴定时间	鉴定形式	备注
北京协和医院	子宫内膜异位症发病新学说的临床实践和评价	北京协和医院	郎景和，等	国家自然科学基金、卫生部临床学科重点项目	医科院	2011-4-15	会审	
阜外心血管病医院	细胞移植治疗缺血性心肌病基础与临床研究	中国医学科学院阜外心血管病医院	胡盛寿，张　浩，郑　哲，侯剑锋，刘　盛，李立环，石　丽，赵世华，苏文军，张士举	国家科技攻关计划；国家自然科学基金	中国医学科学院	2011 年 8 月 15 日	中国医学科学院组织 9 位干细胞临床与基础研究领域专家，通过听取汇报、质疑及查看部分原始资料，经充分讨论进行鉴定	
肿瘤医院	大规模人群吸烟与死因关系的研究：一项创新流行病学方法及应用	中国医学科学院肿瘤医院	刘伯齐	自选	中国医学科学院	2011 年 4 月	会审	
基础所	哺乳动物雷帕霉素靶蛋白（mTOR）通过 STAT3/p63/Jagged/Notch 信号级联调节细胞分化	北京协和医学院基础学院	(张宏冰)，马建会，陈欣欣，彭海勇，孙　倩，查晓军，王　芳，王　莹，井艳玲，张　舒，陈蓉蓉，王连嵋	国家科技计划（基础研究计划)2009CB522203	教育部	2011. 8. 22	评审	
药物所	中药材相关化学成分 11 种标准物质研制	药物研究所	吕　杨	科技部	中国医学科学院	2011. 3. 29	会议	
药物所	中药材及其相关成分的化学纯度标准物质和成分分析标准物质的研制与定值分析方法研究	药物研究所	吕　杨	科技部	中国医学科学院	2011. 9. 26	会议	
信息所	传染病知识库系统 V1.0	中国医学科学院信息研究所	代　涛，池　慧，李　杨，孙晓北，方　安，安新颖，王　敏，洪　娜，钟　华		中华人民共和国国家版权局	2011. 2		

续 表

单位	项目名称	第一完成单位	完成人	任务来源	组织鉴定（验收）单位	鉴定时间	鉴定形式	备注
信息所	传染病互联网新闻定题采集系统［简称：新闻定题采集］V1.0	中国医学科学院信息研究所	代　涛，池　慧，李　杨，孙晓北，方　安，安新颖，王　敏，洪　娜，钟　华		中华人民共和国国家版权局	2011.2		
信息所	传染病知识网络构建系统 V1.0	中国医学科学院信息研究所	代　涛，池　慧，李　杨，孙晓北，方　安，安新颖，王　敏，洪　娜，钟　华		中华人民共和国国家版权局	2011.2		
信息所	医疗卫生知识采集系统 V1.0	中国医学科学院信息研究所	代　涛，池　慧，钱　庆，任慧玲，李军莲，方　安，李亚子，侯　丽，赵胜钢		中华人民共和国国家版权局	2011.2		
信息所	分诊系统 V1.0	中国医学科学院信息研究所	代　涛，池　慧，钱　庆，任慧玲，李军莲，李亚子，侯　丽，赵胜钢		中华人民共和国国家版权局	2011.2		
信息所	面向公众健康的知识加工系统［简称公众健康知识加工系统］V1.0	中国医学科学院信息研究所	代　涛，池　慧，钱　庆，任慧玲，李军莲，方　安，李亚子，侯　丽，赵胜钢		中华人民共和国国家版权局	2011.2		
信息所	基于本体的公众健康知识关联系统［简称：公众健康知识关联系统］V1.0	中国医学科学院信息研究所	代　涛，池　慧，钱　庆，任慧玲，李军莲，方　安，李亚子，侯　丽，赵胜钢		中华人民共和国国家版权局	2011.2		
信息所	面向公众健康的自动问答系统［简称自动问答系统］V1.0	中国医学科学院信息研究所	代　涛，池　慧，钱　庆，任慧玲，李军莲，方　安，李亚子，侯　丽，赵胜钢		中华人民共和国国家版权局	2011.2		
信息所	传染病知识协作平台系统 V1.0	中国医学科学院信息研究所	代　涛，池　慧，李　杨，孙晓北，方　安，安新颖，王　敏，洪　娜，钟　华		中华人民共和国国家版权局	2011.3		
信息所	乳腺诊断系统	中国医学科学院信息研究所	高东平，池　慧		中华人民共和国国家版权局	2011.6		

续 表

单位	项目名称	第一完成单位	完成人	任务来源	组织鉴定（验收）单位	鉴定时间	鉴定形式	备注
动研所	甲型流感病毒感染动物模型的建立及应用	中国医学科学院医学实验动物研究所	秦川，鲍琳琳，许黎黎，李梓，邓巍，占玲俊，吕琦，李枫棣，陈永坤，朱华，邹淑梅	国家计划	中国医学科学院	Apr-11	函审	
动研所	艾滋病灵长类动物模型研究体系的建立与应用	中国医学科学院医学实验动物研究所	秦川，魏强，王卫，朱华，丛喆，蒋虹，黄澜，佟巍，卢耀增，吴小闲，高虹，邓巍，鲍琳琳，徐艳峰	基础研究计划	中国医学科学院	Jun-11	函审	
血研所	免疫性血小板减少症发病机制及治疗策略研究	中国医学科学院血液病医院（血液学研究所）	杨仁池，等	国家自然科学基金	天津市科学技术委员会	2011-7-1	会议鉴定	
放射所	重组人 Hexastatin 蛋白的原核表达载体构建及活性研究	放射所	温镭	所基金	放射所所基金管理委员会	2011		登记
放射所	核和辐射突发事件中受照人员辐射剂量重建方法的研究	放射所	丁艳秋	所基金	放射所所基金管理委员会	2011		登记
放射所	脐带间充质干细胞在肠型急性放射病中的应用研究	放射所	曹嘉	所基金	放射所所基金管理委员会	2011		登记
放射所	正常人体内放射性核素的全身计数器研究	放射所	冯鑫	所基金	放射所所基金管理委员会	2011		登记
放射所	高效快速抗辐射创新药物及靶点发现、筛选和设计系统	放射所	洪阁	所基金	放射所所基金管理委员会	2011		登记
放射所	重组人肿瘤抑素及其放射受体显像的研究	放射所	宋娜玲	所基金	放射所所基金管理委员会	2011		登记
放射所	放射诱导小鼠造血干细胞衰老机制研究	放射所	李德冠	所基金	放射所所基金管理委员会	2011		登记

续 表

单位	项目名称	第一完成单位	完成人	任务来源	组织鉴定（验收）单位	鉴定时间	鉴定形式	备注
放射所	辐射对干细胞分化的破骨细胞作用和功能影响	放射所	杨　冰	所基金	放射所所基金管理委员会	2011		登记
放射所	MicroRNA 表达与肺癌放疗敏感性关系的研究	放射所	王小春	所基金	放射所所基金管理委员会	2011		登记
放射所	腺病毒介导的 IL-21 基因联合放射抑制肿瘤细胞的体外研究	放射所	赵欣然	所基金	放射所所基金管理委员会	2011		登记
放射所	调节性 T 细胞在辐射免疫损伤中的作用研究	放射所	吴红英	所基金	放射所所基金管理委员会	2011		登记
放射所	$^{-7.78C}$标记吲唑类乏氧组织显像剂的研究	放射所	周晓靓	所基金	放射所所基金管理委员会	2011		登记
放射所	ΔmtDNA4977 及 DNA 断裂分析法预测肿瘤辐射敏感性研究	放射所	刘　强	所基金	放射所所基金管理委员会	2011		登记
放射所	一类抗肿瘤新药施普睿达的研究	放射所	刘培勋	天津市科委	天津市科委	2011		登记
放射所	肿瘤放疗、化疗诱导造血干细胞损伤干预技术研究	放射所	孟爱民	国家基金委	国家基金委	2011		登记
放射所	高信噪比纳米肿瘤显像剂制备平台的建立	放射所	刘鉴峰	所基金	放射所所基金管理委员会	2011		登记
放射所	ESR 剂量重建方法的研究	放射所	焦　玲	所基金	放射所所基金管理委员会	2011		登记
放射所	辐射对免疫细胞功能影响的研究	放射所	孟爱民	所基金	放射所所基金管理委员会	2011		登记
放射所	辐射联合 Rb94 基因治疗恶性肿瘤的研究	放射所	李　进	国家基金委	国家基金委	2011		登记
放射所	放射性疾病诊治及计算机管理系统的建立	放射所	江　波	所基金	放射所所基金管理委员会	2011		登记

续 表

单位	项目名称	第一完成单位	完成人	任务来源	组织鉴定（验收）单位	鉴定时间	鉴定形式	备注
放射所	p16siRNA 对 MEF 细胞衰老抑制作用的研究	放射所	路 璐	所基金	放射所所基金管理委员会	2011		登记
放射所	IRM-2 小鼠移植性肿瘤模型生物学特性的研究	放射所	吴红英	所基金	放射所所基金管理委员会	2011		登记
放射所	新型放射增敏剂的研究	放射所	徐文清	所基金	放射所所基金管理委员会	2011		登记
放射所	放射性核素摄入量及内照射剂量估算规范	放射所	刘庆芬	卫生部	卫生部	2011		登记
放射所	高层次创新人才队伍建设发展研究	放射所	佘 义	天津科委	天津科委	2011		登记
放射所	以《四隔室模型》对中国成人男子元素吸入摄入量和尿便排出量研究	放射所	刘庆芬	国家基金委	国家基金委	2011		登记
放射所	重组人心肌肌钙蛋白 I 基因工程菌的构建	放射所	张春明	天津科委	天津科委	2011		登记
放射所	Rb94 基因联合放射治疗骨肉瘤的实验研究	放射所	陈凤华	所基金	放射所所基金管理委员会	2011		登记
放射所	p38 在体外照射诱导造血干细胞衰老当中的作用初探	放射所	翟志斌	所基金	放射所所基金管理委员会	2011		登记
放射所	心肌肌钙蛋白 I（cTnI）检测方法的建立及初步临床应用	放射所	郝建秀	所基金	放射所所基金管理委员会	2011		登记
放射所	脉冲电磁场对破骨细胞分化和功能的影响	放射所	赵 吉	所基金	放射所所基金管理委员会	2011		登记
放射所	抗肿瘤药物靶向载体的体内研究	放射所	冯丽娜	所基金	放射所所基金管理委员会	2011		登记
放射所	吡啶丙烯酸类放射增敏剂的研究	放射所	李 宁	所基金	放射所所基金管理委员会	2011		登记

续 表

单位	项目名称	第一完成单位	完成人	任务来源	组织鉴定（验收）单位	鉴定时间	鉴定形式	备注
工程所	眼科高频超声波数字化成像技术的研究与开发	生物医学工程研究所	王延群，杨 军，计建军，宋学东，李跃杰，李 穗，王立伟，王晓春，周 盛，段炳柱，张渝生，王洪义	天津市科技攻关计划项目	天津市科委	2011.4.29	会议验收	
工程所	基于 SOPC 技术实现生物组织超声回波信息处理的研究	生物医学工程研究所	王延群，王晓春，王立伟，周 盛，杨 军，计建军，宋学东，李 穗，王 剑，王晓玲	天津市自然基金重点项目	天津市科委	2011.8.30	会议验收	
工程所	电-机复合信息处理方法在阻抗胃动力检测系统中的应用	生物医学工程研究所	赵 舒，沙 洪，李章勇，王 妍，邓 娟，刘 鑫	天津市自然基金一般项目	天津市科委	2011.8.26	函审鉴定	
工程所	胰岛素腹腔给药对糖尿病口服葡萄糖代谢的影响	生物医学工程研究所	孙洪范，张 超，唐丽娜，曹常在，张东惠，孟永新，刘鉴峰，刘金剑	天津市自然基金重点项目	天津市科委	2011.8.29	会议验收	
工程所	心血管再狭窄靶向紫杉醇纳米胶束的制备及靶向性能研究	生物医学工程研究所	杨 菁，王彭延，俞 玫，庞丽云，李晓慧，朱 筠	天津市自然基金一般项目	天津市科委	2011.8.26	函审鉴定	
工程所	骨诱导型可降解吸收生物活性骨修复材料及产品	生物医学工程研究所	张其清，关 嫚，刘玲蓉，朱太文，李学敏，陈 汉，陈名懋，王建华，史佳巍，刘 研	天津市科技支撑计划项目	天津市科委	2011.8.30	会议验收	
生物所	轮状病毒全基因组及蛋白表达研究	中国医学科学院医学生物学研究所	陈元鼎，曹志亮，赵庆欢，等	自选	云南省卫生厅	2011	会审	

2011年度院校科研成果及获奖情况统计表

单位	成果鉴定（含登记）		国家级									省部级						高校科技奖励									中华医学			其他社会		
			自然科学类			科技进步奖			发明奖			自然科学类			科技进步奖			特等奖	发明奖	自然科学			科技进步								
	省部级	其他	一等	二等	三等	一等	二等	三等	一等	二等	三等	一等	二等	三等	一等	二等	三等			一等	二等	三等	一等	二等	三等	一等	二等	三等	一等	二等	三等
中国医学科学院北京协和医院	1						1									1	1						1							1	1
中国医学科学院阜外心血管病医院	1						1									1	1						1							1	1
中国医学科学院肿瘤医院																															
中国医学科学院整形外科医院																	1														
中国医学科学院基础医学研究所	1																														
中国医学科学院药物研究所		2										1																			1
中国医学科学院医药生物技术研究所																1															
中国医学科学院药用植物研究所																															1
中国医学科学院信息研究所		10																													1
中国医学科学院医学实验动物研究所	2																1														

续 表

单位	成果鉴定（含登记）		国家级									省部级						高校科技奖励								中华医学			其他社会		
			自然科学类			科技进步奖			发明奖			自然科学类			科技进步奖			特等奖	发明奖	自然科学			科技进步								
	省部级	其他	一等	二等	三等	一等	二等	三等	一等	二等	三等	一等	二等	三等	一等	二等	三等			一等	二等	三等	一等	二等	三等	一等	二等	三等	一等	二等	三等
中国医学科学院微循环研究所																															
中国医学科学院护理学院																														1	
中国医学科学院病原生物学研究所																															
中国医学科学院血液病医院（血液学研究所）	1														1																
中国医学科学院放射医学研究所	7	26														1															1
中国医学科学院生物医学工程研究所	6														1																
中国医学科学院皮肤病研究所																															
中国医学科学院输血所																															
中国医学科学院医学生物学研究所	1													1																	1
合计	20	38					2					1		1	2	4	4						2							3	7

2011年度院校国家级、省部级重点实验室建设名录

类　型	实验室/中心名称	单　位
国家级重点实验室	心血管疾病国家重点实验室	阜外心血管病医院
	分子肿瘤学国家重点实验室	肿瘤医院
	医学分子生物学国家重点实验室	基础医学研究所
	天然药物活性物质与功能国家重点实验室	药物研究所
	实验血液学国家重点实验室	血研所
卫生部重点实验室	卫生部内分泌重点实验室	北京协和医院
	卫生部心血管病再生医学重点实验室	阜外心血管病医院
	卫生部心血管药物临床研究重点实验室	阜外心血管病医院
	卫生部天然药物生物合成重点实验室	药物研究所
	卫生部抗生素基因工程重点实验室	医药生物技术研究所
	人类疾病比较医学重点实验室	实验动物研究所
	微循环卫生部重点实验室	微循环研究所
教育部重点实验室	风湿免疫病教育部重点实验室	北京协和医院
	中草药物质基础与资源利用教育部重点实验室	药用植物研究所
北京市重点实验室	心血管植入材料临床前研究评价北京市重点实验室	阜外心血管病医院
	癌发生及预防分子机理北京市重点实验室	肿瘤医院
	活性物质发现与适药化研究北京市重点实验室	药物研究所
	药物靶点研究与新药筛选北京市重点实验室	药物研究所
	药物传输技术及新型制剂北京市重点实验室	药物研究所
中医药管理局	中药资源可持续利用国家中医药管理局重点研究室	药用植物研究所
	国家中医药管理局中药资源保护三级实验室	药用植物研究所
	国家中医药管理局中药资源化学三级实验室	药用植物研究所
	人类疾病动物模型三级实验	实验动物研究所
云南省重点实验室	云南省重大传染病疫苗研发重点实验室	医学生物学研究所
	云南省重大传染病疫苗工程技术研究中心	医学生物学研究所
天津市重点实验室	天津市分子核医学重点实验室	放射医学研究所
	天津市生物医学材料重点实验室	生物医学工程研究所
四川省重点实验室	血浆蛋白质重点实验室	输血研究所

2011年度院校新成立的科研机构

2011年10月13日科学技术部文件（国科发基【2011】517）批准中国医学科学院阜外心血管病医院建设“心血管疾病国家重点实验室”。实验室主任：胡盛寿。实验室代码：2011DA131078。

教　学　工　作

2011年度院校教学工作概况

2011年是院校各项工作全面发展的一年，在各级领导的关怀和支持下，经过全校领导、教职员工的共同努力，我校在教育教学方面都取得了较大成绩。

一、稳定招生规模，提高招生质量

2011年在稳定学校招生规模的基础上，在学校各级领导的重视下，学校各层次、各专业的招生工作已顺利结束，录取情况如下：

录取类型	录取人数	备注
研究生（含硕、博）	1 103	博士研究生500名，硕士研究生603名
全日制本、专科生	219	临床医学专业79名，护理学本科60名，护理学专科80名
成人专升本	518	医学影像学74名，医学检验学63名，护理学381名

在全日制本、专科招生工作中，学校始终坚持以保证生源质量为中心，继续加大宣传力度，积极参加北京市举办的各类招生咨询会、网上招生咨询活动以及电视台、电台的招生咨询节目，向全国各地寄去北京协和医学院招生简章近千份，密切与地方招生办公室和学校的联系，使学校在2011年的招生工作中取得较好效果，各层次生源在同类学校仍居优势。

按照教育部、卫生部两部协议，2011年我校八年制临床医学专业招生计划仍纳入清华大学总招生计划，由两校共同完成招生录取工作。今年临床医学专业计划高考录取新生90名，其中有70个名额是经由高考招生录取（一招），分布于北京、上海、浙江、江苏等16个省市，其余20个名额系从清华大学录取的理工科新生中，通过面试选拔录取（二招）。一招实际录取新生70名，二招实际录取新生9名，合计79名。

2011年全日制护理学本、专科招生由我校负责，护理本科计划招生60名，在北京、浙江、江苏、河北和天津等5个省市招收，共录取学生60名。根据北京市招办的统一规定，护理专科按照统招的形式录取。科目为语文、数学、英语，会考要求物理、化学合格。为了突出以“人”为中心的整体护理理念，护理专科的招生增加面试环节，以多站式面试的方法，重点考查沟通交流能力、自我管理能力、关怀他人能力和基本文化素质。决定录取的总成绩为百分制，其中高考成绩（含加分）占60%，多站式面试成绩占40%。按照总成绩从高到低顺序进行录取。护理专科共招收了80名学生，其中理科生60名，文科生20名，全部计划顺利完成。

2011年从原卫生部部分部属医学院校七年制临床医学专业优秀学生中选拔、招收12人进入我校临床医学专业7年级继续攻读博士学位（其中含2人攻读医学和理学双博士学位）。护理专升本项目中，有4名护理学专业专科生顺利转入本科学习。

借助院校在教学和科研上的整体优势，学校所属各所院继续为兄弟医院培养进修医师和技术人才，继续发挥我校作为高层次医学人才培养基地和国家级继续医学教育基地的作用。

二、整合教学资源，提升实验教学水平，培育优秀人才

2011 年基础学院共组织申报主持或参加项目 170 多项，中标 69 项，中标经费 8 100万元；共发表第一完成单位的研究论文 125 篇，SCI 收录 82 篇；组织申报高等学校科学技术自然奖一项，该研究论文自发表一年多以来被引用 21 次，得到同行专家的认可，并已经申请国际专利。

2011 年临床学院获省部级科技奖 4 项。在国内核心期刊发表论文 1490 篇，SCI 收录 271 篇。国家自然科学基金项目中标 53 项。申报纵向课题 481 项，中标 101 项。药物临床研究数量及级别保持国内医院前列，加强Ⅰ、Ⅱ、Ⅲ期临床试验过程监管，提升临床试验质量，更新质量控制标准及操作流程。

2011 年护理学院获得外专局“引进外国文教专家”项目 7 项，经费总计 21 万元。由美国中华医学基金会资助的“北京协和医学院护理博士培养项目”，为我国培养出了高素质护理人才，也为我国护理学博士教育的发展做出了贡献。

三、教师队伍建设工作

组织增列院校第十八批博士生指导教师和硕士生指导教师资格的申报工作。申报第十九批硕士生指导教师资格 109 人，经学位办审核通过 109 人；申报博士生指导教师资格 93 人，经学位办审核，通过 86 人。经统计，现有在岗博士生指导教师 487 人，硕士生指导教师 713 人。

在教研室先期建设、学院推荐的基础上，经专家组初评、本专科教学工作委员会投票，药理学教学团队、生理学和病理生理学教学团队、外科学教学团队等 3 个团队被评为 2011 年度北京协和医学院校级优秀教学团队。

2011 年共评选校级教学名师 6 名：曾学军、刘大为、胡盛寿、程书钧、管远志、邵荣光；校级优秀教育工作者 12 名：邓姗、梁乃新、赵唯萍、范津燕、苏连芳、杜淑芳、金小慧、李艳梅、杨萍、刘欣红、田昊、岳颖；校级优秀教师 33 名：蔡胜、李拥军、张烜、王书杰、王建明、杨莹、张恒、邢小平、李一石、邓晓明、翟晓梅、王乃利、王欣、钱晓菁、陈虹、王晓良、吕扬、岑山、杨美华、任慧玲、高虹、绳宇、金奇、刘海鹰、郑国光、李进、孙洪范、孙建方、曾学思、肖小璞、王憬惺、褚嘉祐、谢忠平。

四、加强教育实体化建设，继续推进教育教学改革和教材建设

根据教育部和北京市教委的部署，我校陆续开展了“质量工程”项目评审推荐工作。2011 年获奖的校级质量工程项目有：

教育教学改革立项项目（27 项）：加强教育管理团队建设和教师培训提高研究生综合能力、肿瘤数字切片库的建立及其教学应用、开放式网络多媒体教学在头颈肿瘤外科的应用、医学影像存储及传输系统和放射科信息管理系统（PACS/RIS）在肿瘤影像诊断教学中的应用、探讨放射治疗科进修医生继续教育的规范化教学模式、医学教学单位进修生培养目标设置理论的建立和实践、发挥医院技术优势培养研究生显微外科技能的教学研究、骨髓细胞形态学教育、重点实验室研究生创新能力培养教育方式建设、干细胞治疗学应用的教学与实践、博士生血液学学术论坛、皮肤病理数字化教学的开展和应用、网络和现场相结合的麻风病教学研究、皮肤性病学临床教学与实践、皮肤性病学热点与机遇博士生学术论坛、放射医学专业教学方法改革研究、放射医学教学研究——研究生创新思维的培养、放射医学专业教师综合素质培训研究、《生物医学工程实验指导》教材编撰、大型精密仪器操作技能培训以助推我所创新平台建设、研究生导师及教师心理学培训、青年教师岗位素质培训、适合我国输血行业发展的输血医学本科教育模式研究、血型基因分型及其临床应用（教材）、医学类研究生青年教师人文素质提升、产学研结合教学模式培养研究生疫苗研发创新能力探索、学术型研究生科研素质培养方法的改进研究。

教育部普通高等教育精品教材（1项）：病理学（第2版）。

市级精品教材（3项）：病理学、医学影像学、北京协和医院消化科疑难病剖析111例。

校级精品教材（8项）包括：病理学（第2版）、医学影像学、多层螺旋CT影像诊断学、医学超声影像学、北京协和医院消化疑难病剖析111例、生长与发展、医学信息检索与利用、晶型药物。

五、合作与交流

2011年临床医学专业境外短期交流项目派出4名同学赴美国哈佛大学医学院交流学习2个月；4名同学赴美国加州大学旧金山分校（UCSF）交流学习2个月；5名同学赴香港中文大学医学院学习1个月。接待交换生11名，包括来自美国哈佛大学医学院3名同学，UCSF3名同学，香港中文大学医学院5名同学。

2011年基础学院组织召开第一届吴宪·吴瑞国际学术研讨会，邀请包括4位美国科学院院士在内的10余位国外专家参加，也汇集国内本领域专家，共计300余人参会。

2011年临床学院出国学习、考察、参加学术会议640人次。接待国外来宾13批145人次，聘请客座教授8人。成立北京协和医院国际合作智库，首期招募成员30人，组织外事相关培训4次。

2011年护理学院教师分别应邀参加了世界卫生组织西太区“卫生人力资源战略行动框架”会议，泰国孔敬大学护理学院举办的参加第三届国际护理学生论坛，香港大学护理学院护理国际学术会议，质性学术研讨会，第十届国际家族护理学术会议，亚太地区模拟医学教育研讨会，第三届中、日、韩国际护理学术会议等，并在大会上发言。

（院校教务处　潘廷芳　编
管远志　审）

2011年度北京协和医学院学位授权学科专业目录

一、博士学位授权一级学科（8个）

0701 生物学
0831 生物医学工程
1001 基础医学
1002 临床医学
1004 公共卫生与预防医学
1006 中西医结合
1007 药学
1011 护理学

二、博士学位授权学科、专业（53个）

071002 动物学
071003 生理学
071007 遗传学
071009 细胞生物学
071010 生物化学与分子生物学
071011 生物物理学
083100 生物医学工程
100101 人体解剖与组织胚胎学
100102 免疫学
100103 病原生物学
100104 病理学与病理生理学
100106 放射医学
100121 比较医学#
100201 内科学（心血管病）
100201 内科学（血液病）
100201 内科学（呼吸系病）
100201 内科学（消化系病）
100201 内科学（内分泌与代谢病）
100201 内科学（肾病）
100201 内科学（风湿病）
100201 内科学（传染病）
100202 儿科学
100204 神经病学
100206 皮肤病与性病学
100207 影像医学与核医学
100208 临床检验诊断学
100209 护理学
100210 外科学（普外）
100210 外科学（骨外）
100210 外科学（泌尿外）
100210 外科学（胸心外）
100210 外科学（神外）
100210 外科学（整形）
100211 妇产科学
100212 眼科学
100213 耳鼻咽喉科学
100214 肿瘤学
100215 康复医学与理疗学
100217 麻醉学
100218 急诊医学
100221 围术期医学#
100222 变态反应学#
100223 输血医学#
100224 心理医学#
100401 流行病与卫生统计学
100601 中西医结合基础
100602 中西医结合临床
100701 药物化学
100702 药剂学
100703 生药学
100704 药物分析学
100705 微生物与生化药学
100706 药理学

#为自主设置学科、专业

三、硕士学位授权一级学科（3个）

1003 口腔医学
1008 中药学
1205 图书馆、情报与档案学

四、硕士学位授权学科、专业（58个）

010108 科学技术哲学
071002 动物学
071003 生理学
071007 遗传学
071009 细胞生物学
071010 生物化学与分子生物学
071011 生物物理学
083100 生物医学工程
100101 人体解剖与组织胚胎学
100102 免疫学
100103 病原生物学
100104 病理学与病理生理学
100106 放射医学
100121 比较医学#
100201 内科学（心血管病）
100201 内科学（血液病）
100201 内科学（呼吸系病）
100201 内科学（消化系病）
100201 内科学（内分泌与代谢病）
100201 内科学（肾病）
100201 内科学（风湿病）
100201 内科学（传染病）
100202 儿科学
100204 神经病学
100206 皮肤病与性病学
100207 影像医学与核医学
100208 临床检验诊断学
100209 护理学
100210 外科学（普外）
100210 外科学（骨外）
100210 外科学（泌尿外）
100210 外科学（胸心外）
100210 外科学（神外）
100210 外科学（整形）
100211 妇产科学
100212 眼科学
100213 耳鼻咽喉科学
100214 肿瘤学
100215 康复医学与理疗学
100217 麻醉学
100218 急诊医学
100221 围术期医学#
100222 变态反应学#
100223 输血医学#
100224 心理医学#
100302 口腔临床医学
100401 流行病与卫生统计学
100601 中西医结合基础
100602 中西医结合临床
100701 药物化学
100702 药剂学
100703 生药学
100704 药物分析学
100705 微生物与生化药学
100706 药理学
100800 中药学
120402 社会医学与卫生事业管理
120502 情报学

#为自主设置学科、专业

2011年度北京协和医学院学位授予专业学位目录

一、博士专业学位（19个）

1051 临床医学博士
105101 内科学
105102 儿科学
105103 老年医学
105104 神经病学
105105 精神病与精神卫生学
105106 皮肤病与性病学
105107 影像医学与核医学
105108 临床检验诊断学
105109 外科学
105110 妇产科学
105111 眼科学
105112 耳鼻咽喉科学
105113 肿瘤学
105114 康复医学与理疗学
105115 运动医学
105116 麻醉学
105117 急诊医学
1054 护理

二、硕士专业学位（22个）

1051 临床医学硕士
105101 内科学
105102 儿科学
105103 老年医学
105104 神经病学
105105 精神病与精神卫生学
105106 皮肤病与性病学
105107 影像医学与核医学
105108 临床检验诊断学
105109 外科学
105110 妇产科学
105111 眼科学
105112 耳鼻咽喉科学
105113 肿瘤学
105114 康复医学与理疗学
105115 运动医学
105116 麻醉学
105117 急诊医学
1052 口腔医学硕士
1053 公共卫生硕士#
1054 护理
1055 药学

#公共卫生硕士为清华大学、北京协和医学院共建的专业学位授权点

2011年度院校第十九批博士生指导教师资格人员名单

协和医院	内科学（呼吸系病）	韩江娜（女）
	内科学（心血管病）	方 全 范中杰
	内科学（内分泌与代谢病）	赵维纲 伍学焱
	内科学（肾病）	李雪梅（女）
	皮肤病与性病学	马东来
	急诊医学	王 仲 杜 斌
	临床检验诊断学	徐英春

	肿瘤学	白春梅（女）
	外科学（普外）	毛一雷 李拥军
	妇产科学	金 力（女）谭先杰 杨佳欣（女）
	眼科学	张美芬（女）钟 勇
	神经病学	万新华（女）
	中西医结合临床	田国庆
	影像医学与核医学	冯 逢（女）
阜外医院	内科学（心血管病）	颜红兵 熊长明 王国干
	外科学（胸心外）	唐 跃 王 巍 杨秀滨 郑 哲 常 谦
肿瘤医院	影像医学与核医学	罗德红
	肿瘤学	张海增 罗京伟 曾益新
整形医院	外科学（整形）	穆兰花（女）尹宁北 张智勇 刘元波 李 强 杨庆华（女）
基础所	生物化学与分子生物学	许 琪（女）梅品超
	流行病与卫生统计学	许 群（女）
	病理学与病理生理学	杨先达
	生理学	王 林
	免疫学	曹雪涛
药物所	药理学	王 楠 刘艾林（女）
	药剂学	刘玉玲（女）
	生药学	朱 平
药植所	生药学	石 钺 彭 勇 许旭东 齐 云 胡克平
血研所	细胞生物学	周家喜 胡 晓（女） 袁卫平
工程所	生物医学工程	殷 涛 李迎新 孔德领
护理学院	护理学	绳 宇（女）
病原所	病原生物学	崔 胜
输血所	病原生物学	陈利民
	免疫学	马 峰
生物所	免疫学	刘龙丁 董少忠
	生物化学与分子生物学	马雁冰 孙强明
	遗传学	杨昭庆
北京医院	内科学（呼吸系病）	王 辰
	耳鼻咽喉科学	黄魏宁

	影像医学与核医学	杨正汉
	生物化学与分子生物学	齐若梅（女）
中日医院	外科学（骨外）	谭明生 郭万首
计生所	外科学	谷翊群
生命科学所	生物化学与分子生物学	张二荃 陈 涉 雷晓光 陈 良
	细胞生物学	何万中
	遗传学	魏丽萍（女）
孵化中心	细胞生物学	马钰波
	生物医学工程	刘日河
	临床检验诊断学	何 健
儿研所	儿科学	张 霆
协和医学院	公共卫生管理	巴德年 李立明

2011年度院校第十九批硕士生指导教师资格人员名单

协和医院	内科学（肾病）	叶文玲（女）
	内科学（内分泌与代谢病）	朱惠娟（女）
	内科学（血液病）	李 剑 王书杰
	内科学（消化系病）	吕 红（女）朱丽明（女）
	外科学（普外）	赵海涛 林国乐 周 立 陈 伟 卢 欣
	外科学（泌尿外）	张玉石
	外科学（骨外）	于 斌
	外科学（整形）	赵 茹（女）
	麻醉学	虞雪融（女）徐仲煌
	耳鼻咽喉科学	杨 华
	眼科学	龙 琴（女）马 瑾（女） 睢瑞芳（女）
	影像医学与核医学	夏 宇 薛华丹（女） 朱庆莉（女）霍 力（女）
	神经病学	朱以诚（女）李晓光
	妇产科学	刘海元 高劲松（女）
	肿瘤学	赵 林（女）
	急诊医学	李 毅

	心理医学	洪　霞（女）
阜外医院	内科学（心血管病）	高　展　袁建松　宋　雷 俞梦越　许海燕（女） 宋卫华（女）华　潞（女） 赵汉军
	外科学（胸心外）	凤　玮　王　欣　李巅远 潘世伟　闫　军　王　强 张　浩
	麻醉学	薛庆华（女）纪宏文 敖虎山　于　坤（女）
	遗传学	汪一波
	整形医院　外科学（整形）	何乐人（女）穆大力 谢洋春　靳小雷
	口腔临床医学	尹宁北　滕　利
肿瘤医院	肿瘤学	高禹舜　肖　汀（女） 宣立学
	影像医学与核医学	张红梅（女）陈　雁（女）
	细胞生物学	张　钰
	流行病与卫生统计学	陈　汶　范金虎
	病理学与病理生理学	冯晓莉（女）
基础所	细胞生物学	韩　钦（女）
	遗传学	赵秀丽（女）
	生物化学与分子生物学	余　佳
	科学技术哲学	睢素利（女）
药物所	药物化学	王素娟（女）
	药理学	张　丹（女）孙　华（女） 苑玉和（女）
	生药学	孔建强
	药剂学	夏学军（女）
药生所	微生物与生化药学	邓洪斌　张玉琴（女） 李聪然（女）韩燕星
	药理学	彭宗根
药植所	生药学	孙迪安　徐常青 毕明刚　孙　超　姚　辉
生物所	生物化学与分子生物学	刘　馨（女）董少忠
	病原生物学	马绍辉
	细胞生物学	谢忠平
	免疫学	刘建生

	动物学	和占龙
皮研所	皮肤病与性病学	徐秀莲（女）李诚让
		吴信峰
血研所	内科学（血液病）	杨 琳（女）刘 斌
放射所	放射医学	王小春
工程所	生物医学工程	徐圣普
病原所	微生物学	邓 涛（女）任丽丽（女）相子春（女）
	流行病与卫生统计学	周 枫（女）高 磊
孵化中心	微生物与生化药学	马宁宁
计生所	遗传学	王彬彬 夏红飞（女）
	生物化学与分子生物学	陆彩铃（女）
	药剂学	宁美英（女）

2011 年度北京协和医学院授予 2011 届临床医学专业毕业生博士学位名单

杜晓京	邱 波	王冬梅	牛婧雯	吴海婷	景 灏	朱 翀
杨页多	申 曦	金丽霞	吴 琛	陈 典	钱苏宁	娄文佳
张大明	胡蓉蓉	宛莹华	刘 俊	袁 田	张博为	曲木诗玮
陈 洋	支 楠	张 丹	杨 雪	杨洵哲	王 燕	柴晚星
宋 洁	严思益	俞怡平	惠尚懿	韦 瑶	王淳邻	刘佳文
林 路	陆艾丽	汪劭婷	张 蕊	韩若安	许 佳	

（以上均为“女性”）

彭 郁	谭冬寒	陈 兵	校 搏	郇钟兴	汤 浩	吴春虎
王 健	王 曦	吴司南	张 笑	李志田	冉 然	王 悦
陈佳琦	田震寰	敖京生	刘 浩	张业繁	张 扬	王 亮
林 俊	黄 振	白 炜	花苏榕	陈东文	童冲杰	邱 维
张熠丹	赵 晨	杨 明	蒋 愈	弓孟春	高国峰	范俊平
张 星	常 晖	王维达				

（以上均为“男性”）

2011年度北京协和医学院授予2011届临床医学专业毕业生硕士学位名单

胡慧颖

（以上均为“女性”）

万　鑫　　周文颖　　高亦博

（以上均为“男性”）

2011年度北京协和医学院授予博士研究生博士学位名单

王青青	刘　倩	严　君	韩春艳	谢　丹	刘莉莉	徐　岩
付春莉	许潇天	冯新红	刘　慧	李　莉	由　磊	尹　婕
骆黎静	胡六梅	郑　昕	赵　丽	关　键	高凌根	贾　镭
田　蕾	徐　辉	董秋婷	沙　晶	赵　青	梁小华	王蓉蓉
韩萍萍	郑　平	滕晓英	施桂兰	刘曙光	靳庆娥	田妍妍
董乔梅	刘雪锋	邹丽辉	杨　方	郝佳洁	许　杨	赵晓鸿
李红霞	吴　晨	张晓静	张　莹	郑　阳	熊　芳	余茜颖
颜　薇	张　圆	王　薇	李俊杰	吴　巍	胡尚英	薛　婧
李小燕	姜　燕	周建华	陈双玲	卢燕来	代玉梅	孙　倩
张　鹏	周　岚	谷婧丽	吕　靖	张　旸	卢超霞	杨　曼
冯雪莹	鞠　瑞	闫　曦	王世华	路春华	孔星星	熊霞辉
卢雅彬	吕付佳	陆　璐	刘　畅	范翠青	徐　淼	贾玉艳
吴　洁	项　洋	李　蒙	吉新彩	李香艳	金　晶	应　剑
林　珩	刘率男	赵　明	时丽丽	张恒艾	李晓秀	王晓星
冀呈雪	刘　茵	高丽辉	李彩娜	李万芳	侯艳艳	王晓雪
马　瑶	周晓力	彦　宇	郭　娜	陈肖卓	里艳茹	韩伟娟
李　菁	张　婷	杜　丹	高　宁	郭　欣	贾燕花	高丽梅
袁　敏	李艳萍	张方博	赵午莉	刘丽华	张丽春	赵　玥
谷　婧	孙　潇	王丽楠	付少彬	王　卉	邢咏梅	李　卿
刘京晶	杨艳艳	徐淑萍	付　伟	林小涵	喻玲玲	彭静波

赵小亮	吕　丹	宗园媛	刘嘉琳	王海林	张玲玲	梁春联
田　堃	张秀丽	张砚君	马翠花	金薇娜	蔺亚妮	于靓霞
陈靖京	邓　娟	何颖娜	陈名懋	张小芬	孙志娟	陈慧诚
刘舒媛	陈晓晨	管　莹	吴文娟	张　莹	涂红琴	袁柳凤
曹玉萍	郭爱敏	王　艳	王艳红	卢桂兰	刘新蕾	孟　姝
王雅英	王译萱	吴　慧	陈宝惠	张　燕	龚　蓉	梁亚军
胡跃华	程黎明	汪　维	贾　峥	耿彦生	郭　永	崔　熠
袁晓华	侯丽艳	邱红燕	王海云	张　静	房艳辉	张颖娟
樊晓红	王永慧	王　立	柴晶晶	李文娟	张国华	孔　芳
韩　潇	马东红	高碧霞	孙晓方	朱　燕	刘淑芬	李　凌
姚金朋	张　砡	史景丽	葛军娜	刘雯静	余　蓉	崔婷婷
牛燕燕	刁文雯	禹　虹	史精华	沈晓燕	刘小春	商　晓
耿　硕	范　融	王伟伟	张仁知	张　萍	赵玲娣	朱　慧
王　梦	张　波	宋宇鹏	黄　靖	刘　柳	曾慧敏	王　娜
李　艳	李小静	李若虹	刘沐桑	赵　华	祖　宁	宋璐璐
孙璐璐	李　静	朱月莲	王　岚	裘　佳	周　爽	武瑶珉
毛蓓蓓	田文敏	刁智娟	赵国伟	张艳君	晏　丽	曹　聪
王玲霞	龚巧玲	华　芮	王彦英	赵志云	陶佳颐	刘　蕊
黄　江	胡艳丽	李萍萍	鲁雯雯	龙　雁	赵　艳	刘　晓
林　媛	贾平平	赵　晔	孙永珍	李凤岚	关　璟	王忆杭
师锐赞	田　晨	李　婧	曹　嘉	王　静	赵丽娜	崔淑娟
秦　岚	王　伟	王　慧	姜永玮	谢兰桂	袁　晶	夏文丽
杨　筱	刘梦雨	高晓津	袁　烨	李艳梅		

（以上均为“女性”）

刘利锋	吴　鹏	温洪波	张　强	段圆慧	马四海	杨国兴
杨　琨	商　卓	李少华	陈文生	刘　俊	官洪山	徐延路
乔　青	李向东	王新国	吕纳强	曾伟杰	陈海波	张昌伟
郑　帅	凌　锋	王　栋	刘爱军	张春晓	王宏伟	段　欣
聂　宇	王　林	胡　泊	徐　涛	纪璟峰	程怀兵	罗　清
魏文强	钟　永	史志周	何　顺	杨　海	刘　飞	江　波
许　建	王　镇	丁大朋	樊宏斌	王　勇	谭骛远	刘　磊
于晓波	蔡　磊	刘瑾春	熊　军	张天鹏	贾露露	常　德
王　浩	刘　昉	彭海勇	郭　兴	朱宏文	王新立	张　智
商　涛	朱希山	刘　铮	沈国民	李　雷	朱丹明	张凤林
李　博	乔爱君	崔　健	梁俊波	万春华	滕　宇	赵忠亮
米　洋	于海川	赵海涌	张伟伦	韩永卿	吴　为	王维民
李广平	周玉长	楚世峰	马开利	李志鹏	刘振佳	陈柏年

杨 涛	吕晓希	张庆颢	连泽勤	孔祥臣	魏 宁	陈超杰
徐维盛	沈国庆	吴彩胜	王少戎	赵 楠	张东峰	郑 丹
刘 伟	熊 亮	田 冶	张 刚	赫 军	闫蕾蕾	蒋忠科
章怡彬	杨延辉	冯连顺	季兴跃	牛玉强	杜 郁	李国庆
黄 龙	崔晋龙	龙 伟	彭 冰	袁树民	张 伟	张 涛
袁 伟	王立洪	孙 军	李华文	王悟夷	苗博龙	李红亮
王 昕	孙晶星	洪小栩	郭 磊	王文举	刘 野	孙 浩
张 标	崔 伟	葛一平	李炳蔚	苑晓晨	吴成君	石大伟
刘 琰	许少华	秦 昶	徐 墨	刘 斌	牛召阳	孙士鹏
张立群	成毅明	韩仲吉	李云峰	丁 辉	牟利军	靳建军
陆志伟	陈秀凯	汤 义	李 俣	孙 健	曾跃平	王 涛
邓建华	韩世杰	曹 磊	包新杰	李 想	翟吉良	展翰翔
孙永亮	司 爽	孙 武	杜世伟	杜 潇	查 洋	王永学
陆敏杰	陆敏杰	蔡 强	鄢丹桂	张再兴	王纪文	王 征
吕讷男	王奇峰	王朝阳	刘清峰	马沛卿	马 静	周 虎
刘 欣	安 刚	易树华	张 磊	周 峻	郭龙辉	赵 龙
舒晓明	张永明	刘超武	高 春	杨雨润	孙海宁	宋 雷
连耀国	陈 东	田小兵	豆晓伟	孙 阳	李承刚	赵吉成
李晓波	张祝琴	周启兵	辛中帅	郎建社	许家林	陈 颂
陈 辉	于 洋	刘 波	赵 峰	郑重飞	薛建军	吕 琪
徐 扬	丁存宝	张 全	唐 其	兰金旭	王大鹏	王建华
刘珍宝	赵荣茂	杨桢霄	贾勇圣	李玉运	古应超	

（以上均为“男性”）

2011年度北京协和医学院授予硕士研究生硕士学位名单

冯小倩	焦珍珍	陈小兰	郝 冉	李金红	于静淼	茅李莉
刘海娟	王 琦	任冠军	王艳侠	戴佳原	余欣庭	王新宁
茹 颖	陈 倩	李 萍	刘文静	李 琳	都丽萍	王瑞清
唐 颖	孙丽君	朱夏琴	方仲蓉	陆 叶	刘 璇	唐晓芳
王 娱	栾晓军	韦 伟	张叶萍	陈盼盼	邹恒昀	李媛秋
陈 玮	付 超	盖 雪	马晓雯	李 艳	杜明娟	吴欢欢
张 洁	刘春晓	张志巍	黄付敏	白 伟	郭显蓉	龙 琳
刘聚源	郑 艳	徐薇薇	潘廷芳	李天洁	于琛琛	袁海芹

许轶靓	何婷婷	朱文楠	李心雅	张玲	王丽	金波
张超	陈玲	韩静	孙阳	姜微哲	许建	葛莹
曹秀萍	张瑛	陈正	王佳	梁玉华	朱建勤	肖曦
马锐	邹珊珊（药生所）		贾长虹	刘昕	韩慧	孙莹
安智娇	刘艺	刘燕	王寅	李蒙	张艺轩	王霞
韩荣	武佳	史俊青	王秋雯	陈怀琼	宋彩梅	高敏
谢赛萍	黄婧婧	邹珊珊（药植所）		李涛	玛依拉	杨青
胡永艳	张远远	陶真	贺晓玉	仉慧敏	胡晓燕	翟羽佳
马凌飞	贺晶	栗文靖	黄薇	朱晓丽	刘英	林士惠
张严予	陈芹芹	马艳	潘小霞	董莉娟	李婧潇	汤洋
徐婧雯	李薇	李晓晶	王若君	姚兴荣	卫佳	李铎
于祚维	程旭	高丽丽	王艳	闫慧芳	卢蕾	柴林燕
马虹霞	黄利琼	杨锐南	赵吉	郝建秀	冯丽娜	章俊
魏天静	谢月娜	陆松松	梁小芹	廖春丽	王慧萍	孟静
赵希平	李慧	李香凤	田欢欢	孙振民	张晓延	杜应莲
聂志扬	夏菲	王婧	蔡鹃	李万莎	孟玉翠	张雨寒
甘亢	宋歌	温巧莲	李练	张玉	石秀艳	景光婵
石希敏	刘倩	邓志娟	冯敏	王芳	魏鹏	孙萍
鞠潇	王鑫	裴苏	常春晓	孙剑笠	胡敏霞	林琳
李平	梁立艳	白雪莲	冯祥艳	邓卫萍	温志华	吴茜
于颖	王可	曹运莉	符晓倩	王文静	孙静	熊路
张鹏霄	靳蓉	秦筱茂	许发美	尹锡玲	李伟荣	曹芳芳
董亮	赵琳	刘慧鑫	许艳	柳昭羽	王琳	纪翠蓉
慈璞娲						

（以上均为“女性”）

李飞	杨威	赵春江	周开国	陈保国	崔希增	于新明
孙亮	蒋志新	李家俊	孙明利	朱锋	蒙延海	陈伟丹
武恒朝	许铭	常青云	张兴华	张昭	魏建军	翟旭
何懿	吴一杰	张磊	石兵兵	李杉	沈景	马瑞森
刘恩鹏	师敬飞	张朋飞	王椋	潘勇昭	李峰	赵祥宇
王崧	周剑锁	张桂根	牛栋	王鹏远	郭亮	李伟
高健	刘俊瑒	马轶鸣	王康	刘鑫	方成	袁建海
董世豪	王瑞杉	罗济生	肖磊	杨立新	梁武	吴炬
刘祺	赵壮	孟帅	白小刚	李新	黄彬	王海楼
覃仕扬	吴晓波	毕晓宝	郝俊江	张大为	胡春晖	戴灵超
王君	邵海涛	陈陟阳	金光	姚南	陈嘉	杨添安
杨立群	王洪国	王将军	栗成强	王新兴	米冬青	刘尚允

李　龙	彭世泽	李艳周	李瑞丰	黎　里	宋　光	李昌锋
赵　琛	王春露	李　宁	李瑞峰	翟志斌	王桂亮	常建辉
丁　枫	张顺利	周文宾	关　迪	郭佳翔	邱李恒	卢　勇
郭　旭	郑建彬	马　超	徐卫松	张剑锋	王　彬	张兴茂
布文博	武文斌	杨　华	刘杨清	何少宗	许　振	刘　光
董继雄	刘振龙	李春鑫	熊小椒	单士龙	何　侃	张　顺
胡大伟	郭　岩	王　晶	袁宝石	张　彪	谷鸿秋	费方荣
孙校金	张炜敏	苏　凯	律　方	赵　亮	王　鹏	魏金钊

（以上均为“男性”）

2011年度北京协和医学院授予以同等学力申请博士学位人员博士学位名单

黄　慧	曹冬焱	任　常	杨隽钧	王　平	李正红	于　坤
黄　洁	宋　艳	张　瑾	陈　宇	王佳玉	张　丽	杨文钰
杨　凌	梁　静	许宏涛	张　青	钟　巍	梁海燕	蔡晓频

（以上均为“女性”）

刘俊涛	谢　燚	钟定荣	林　强	李　军	李　伟	李　放
高禹舜	冯　强	荣维淇	靳小雷	房　龙	杜时雨	刘　强
程钢炜	余可谊	赵　静	谢洪智			

（以上均为“男性”）

2011年度北京协和医学院授予以同等学力申请硕士学位人员硕士学位名单

牛　娜	李　珍	叶秋月	崔雅忠	王小艺	田　佳	刘　薇
叶　欣	林徐颖	王蕾蕾	蒋　蕾	黄春梅	刘定华	韩建华
张洁莉	陈　喆	曹东芳	韩璐璐	崔传珏	孙立新	杜洪震
杨润梅	刘　伟	尹志改	吕茜茜	洪　缨	夏　玲	卞　铮
倪晓燕	陈　佳	赵　颖	杨　楠	常　艳	张　烨	单　莹
李宁宁	张一休	阮　敏				

（以上均为“女性”）

马冬捷	陆君阳	彭慧明	贺　峰	胡依民	彭文华	李　海

李　伟	许　楠	马　亮	杨建波	杨春勇	程世翔	李　颖
王　槊	韩业晨	李　源	吴　凡	杨　喆	王　欢	贾红兵

（以上均为“男性”）

2011年度北京协和医学院授予2011届临床医学专业毕业生学士学位名单

李　琢

2011年度北京协和医学院授予2010届专升本毕业生学士学位名单

姚　芳	王文雅	杨　静	钱利娟	辛　丽	高丽娟	张　丽
何　云	张少华	马小艳	李　旭	韩俊苓	周利平	杨　迪
翟　静	高林英	师子秋	李　连	李燕瑾	李　萌	张玉萍
贾　英	杨雪飞	张静彦	刘桂霞	李　艳	闫美欣	李　慧
刘丽飞	王　瑶	王　磊	郭　莹	师　伟	王　艳	王　蕊
朱振男	郭荣芬	杨雅威	程　芳	周润奭	刘　洋	张永卿
崔国凤	张　明	张　丽	张　蕊	管启云	马伯芳	朱　彤
杨　琦	岳广新	金　莎	陈　瑶	刘　畅	杨　晶	张　查
林春红	韩　雪	陈淑静	王丽梅	莫　婷	白丽娜	石　妍
王少琴	刘淑婷	杨明明	柯艳玲	王　威	王雪娇	孙爱军
王珍凤	高　爽	曾海清	卫晶晶	成艳辉	李晨雪	孟令欣
胡小珊	王玉春	安珊珊	李　静			

（以上均为“女性”）

杨文航

（以上为“男性”）

2011年度北京协和医学院授予2010届高等教育自考本科学士学位名单

方　莉	陈　静	王小舟	孙红艳	李维先	吴媛媛	李亚莉
杜红燕	雷　隽	米跃华	王献方	石松华	陶玲云	付　佳
乔雨晨	陈玉华					

（以上均为“女性”）

2011年度北京协和医学院授予2011届护理专业本科毕业生学士学位名单

李增辉	武　曌	杨雨佳	赵　越	李　杨	王琳琳	周　跃
曹　芳	孙　唯	王春怡	张　娇	崔　爽	崔　月	杨秋玲
孙　宇	何　颖	刘海燕	王艳娇	田　敬	马双双	孙鹏玉
朱　琳	邢佳辉	陈佳佳	杨海燕	吴晓珩	张佩蕾	程飞霞
金　晨	徐　辰	王　冲	徐艺菲	苏　倩	苏昊清	张　冉
杨金娜	陈　腾	高　歌	何　叶	耿建春	李水仙	朱春芳
王新鹏	王　英	崔亚楠	张　莹	李　靳	李　想	刘　蕾
马盟梦	苑立凯	牛　璐	王宁辰	余　馨	张胜男	孙欣娜
贾玉杰	王琳琳	李金园				

（以上均为“女性”）

陆　洋	宁　涛

（以上均为“男性”）

医疗卫生工作

2011年度院校医疗卫生工作概况

2011年是国家“十二五”规划的开局之年。以十七大精神为指引，在卫生部和院校领导的正确指挥下，院校围绕深化医药卫生体制改革工作，在提高医疗质量、保障医疗安全、以病人为中心、改善患者就医体验、减轻患者负担、积极探索公立医院改革、推动医院管理创新等方面积极发挥国家队的作用，不断促进医院的内涵建设和健康发展。

一、加强各医院交流，深化认识，明确任务，举办2011年院校医疗工作会

2011年年初，院校召开了以“深化改革，促进发展”为主题的2011年院校医疗工作会。会议以主题报告、经验交流以及互动讨论方式进行。年初召开院校医疗工作会议，促进了院校所属各家医院在公立医院改革攻坚和十二五规划开局的2011年，进一步加强交流，深化认识，明确任务，更好地落实国家公立医院改革中的各项规划。

二、2011年院校所属医院的主要医疗指标持续增长，再创新高。

全院校医务人员在院校领导的带领下，发扬努力拼搏，开拓进取，默默奉献的精神，按照2011年的工作计划圆满地完成了工作任务。2011年院校六家医院门急诊量达4 543 433人次，较2010年增长10.63%；开放床位5 140张，较2010年增长0.57%；年出院病人176 641人次，较2010年增长11.58%；年手术量为62 428人次，较2010年增长5.44%。

三、加强医疗质量、保证医疗安全，以人为本，方便群众看病就医。

2011年院校各医院积极贯彻落实深化医药卫生体制改革的各项工作，以科学发展观为指导，以实际行动方便群众看病就医。加强机制、体制建设，加强医疗安全、医疗质量控制，优化诊疗流程，取得较好成绩。

（一）通过现代化手段，拓展渠道、优化流程，多个途径方便患者就医

北京协和医院通过开通电话、网络、银医卡、诊间等多种预约挂号途径，全年实现预约102万余例。安装门诊护士工作站，实现医师授权加号、诊室动态管理。增设挂号、取药、收费窗口，部分楼层实现同层挂号收费，减少患者排队时间。咨询台、肝炎门诊增加条码打印。药房增加语音呼叫，取药高峰期等候时间缩短到半小时内。提供24小时建卡服务。常规检查预约时间普遍缩短，无需特殊准备的CT、核磁、超声心动、TCD检查实现零预约。骨科、基本外科、神经科、眼科等20个科室实行全天主治医师不限号，年内增开专病门诊11个。特需疑难病会诊中心筹备新增疑难垂体腺瘤和肥胖症会诊。此外，还向台基厂、外交部街、苏州社区服务站提供社区转诊预约服务。

阜外医院通过建立各项检查集中预约的功能分区、增设门诊便民设施、开展多种预约方式、建立疑难病会诊中心和胸痛中心、开设周六特需门诊等措施，进一步了优化流程，解决看病难的问题。

肿瘤医院实行专家不点名挂号制度，并作为首批30家三级医院之一被纳入北京市114统一预约挂号平台。启用自助预约挂号服务机、多媒体自助费用查询机。增加出诊专家、节假日门诊、住院收费窗口，多举措方便患者就医。

整形医院与门头沟妙峰山镇社区卫生服务中心达成对口支援协议，帮助其开展口腔科诊疗项目，并资助其1万元左右的医疗设备，每周派医护人员赴诊。

血液病医院通过加强医院信息化建设，开通了电话、网络、现场预约挂号服务。开设无假日门诊、完成就医“一卡通”、检验报告打印的前期准备工作，方便患者看病就医。

皮肤病医院采取了一系列措施，缓解门诊空间狭小拥堵的状况，将原特需门诊全部迁至科研楼一层大厅，为患者提供良好的高端服务。开设痤疮、银屑病、荨麻疹、白癜风、脱发专病门诊，开展特需门诊预约挂号，于11月份陆续开展专家门诊电话预约挂号服务。

（二）加强监管，严控院内感染，提高医疗质量，保障患者安全

1. 规范抗菌药物使用，举办抗菌药物合理使用与管理培训　细菌耐药性已经成为了全球严重的公共卫生问题，近几年，能够对几乎所有抗菌药物耐药的超级细菌的出现引起了医药卫生行业从业人员及广大民众的关注。作为医疗机构，加强抗菌药物临床应用管理，促进抗菌药物合理使用，有效控制细菌耐药，是保证医疗质量和医疗安全的重要环节。同时，合理使用抗菌药物也是公立医院改革的一项重点工作。

院校举办了抗菌药物合理使用与管理培训，院校所属京津地区5所医院的主管医疗工作院长，病区主管医生，药剂科、检验科、医务处、感染办工作人员近百人参加本次培训。通过本次培训，进一步加强院校所属医院的抗菌药物临床应用管理，提高抗菌药物临床合理应用水平，规范抗菌药物临床应用，促进抗菌药物临床合理应用能力和管理水平持续改进。同时也是院校继续深化公立医院改革，配合卫生部做好抗菌药物临床应用专项整治活动的重要工作之一。

2. 各医院通过修订、新制定各类规范、加强医疗质量控制与监管、加强院内感染控制等手段保障患者安全　北京协和医院扩大重点部位医院感染持续监测点，加强耐药菌监测力度，在病房设置《耐药菌患者登记本》，建立耐药菌处理的标准流程，及时干预，做好防护隔离。继续加强抗菌药物的使用与管理，继续关注手卫生。进一步完善《血源性职业暴露后处理流程》及《流感职业暴露后预防性用药申请流程》。制订《高风险诊疗项目开展前评估制度》《重大事件告诫谈话制度》和《高风险患者预警制度》，与《医疗安全事件评估会议制度》共同构成医疗风险防范体系，重在“关口前移”与“事后警示”。在医疗运行监管方面，新增质控专家、实施质控专家月例会，检查结果月反馈、月公示制度，督促科室开展运行病历自查。启用新版《住院病人满意度调查表》，并建立满意度的月反馈、月公示制度，对满意度调查结果进行分析，为临床改进提供参考。

阜外医院通过加强制度建设，深入开展抗菌与药物应用专项治理，制订了内科预防使用抗菌药物管理规范、外科抗菌药物临床应用指导原则、抗菌药物临床应用督查管理规定及抗菌药物分级管理规定及目录，并定期督查，公示整改，将抗菌药物各项数据指标纳入年度主任和病房年终考核与评先。通过以上措施，预防使用抗菌药物品种与剂量达标，杜绝了联合用药预防感染的情况，限制使用类抗菌药物使用量明显下降。加大《阜外心血管病医院外科系统节约用血操作规程》的执行力度，严把输血安全关，确保临床输血安全。成人心脏手术输血率、血浆输注率、平均每例心脏手术红细胞用量均大幅下降，血液管理达到国际领先水平。推进医院信息化制度建设，除电子病历外，还开发了感染监控系统、预防用药系统、抗生素药物统计系统、感染数据采集及统计系统，提高医疗质量和抗感染管理力度；开发实施基于电子医嘱的临床路径管理系统，规范医疗行为，保证医疗安全。同时，医院通过拓展诊疗新技术，相继开展了治疗危重心血管病的人工心脏辅助 FW Ⅱ型首个国产轴流泵植入人体等一系列新技术，解决一些重大疑难复杂心血管疾病，提升解决重大心血管疾病的治疗水平。

肿瘤医院召开的年度临床工作会上，由院领导、外请专家等 120 人组成评审团，结合 1 856 个基础指标，对临床科室进行绩效考评。召开年度医疗质量工作会，各科室正副主任等 200 余人参加，并邀请相关行业专家进行专题报告。新制定 17 项医疗核心制度。

整形医院积极参加卫生部医疗质量万里行、三好一满意、抗菌药物专项整治等专项活动，制定下发了开展“三好一满意”活动方案、抗菌药物临床应用专项整治活动方案、“优质医院创建”等活动方案。定期举行处方点评和病案质量点评，对重大手术实行院内和院际专家会诊制。制定《整形外科医院医德医风考评制度及考评细则》（试行），为所有医师、护士、医技人员建立电子档案，将奖励、违纪情况记录在案，并与晋升、任期等考核指标挂钩，在道德、制度层面为医疗质量、医疗安全保驾护航。同时，开展抗菌药物临床应用专项整治工作，研究制定规范制度，狠抓落实。成立了抗菌药物管理小组；组织抗菌药物合理使用、处方书写等有关培训和考核。出台了《整形外科医院抗菌药物专项点评标准》，利用医院信息系统（HIS）对我院医生使用抗生素实施监控和分级管理，开展以“选药、用法用量、疗程、联合用药”四个方面为主要内容的抗菌药物专项处方点评工作，并将点评情况、医师排名每月进行公示。编辑印制了《用药与患者安全——建立良好用药习惯》宣传手册和《整形外科医院药品用法用量卡片》，除了方便医护人员查询外，还对患者进行抗生素安全使用普及教育。

血液病医院健全医疗质量管理与控制体系，加强医疗技术和大型设备临床应用管理措施，进一步加强院内感染、抗生素应用管理工作，提高医院服务能力和水平，降低患者平均住院日，提高平均病床周转次数。编写完成《血液病医院血液病诊疗规范》。

皮肤病医院对门诊工作共进行了 21 次检查与抽查，发现问题，及时通报，及时解决，强化医疗服务意识，保证医疗服务质量。制定《专家门诊管理规定》《特需高级专家门诊管理规定》《特需高级专家门诊管理条例》等规章制度，完善门诊三级会诊和门诊。不定期抽查住院病历，发现问题及时联系相关医师，保证住院病历的质量，落实院内感染监测工作。

（三）加强院校临床学科建设，各医院获批多项国家临床重点专科建设项目

医院的临床学科能力是一个医院持续发展的核心动力。申报国家临床重点专科项目，以项目为基础，能够使各医院的重点专科建设成为具有国内领先水平的重点专科，在临床技术创新和应用方面起到国家队的作用。

2011 年院校各医院共有 10 个专科获得资助，加上 2010 年申报获批的，目前共有 20 项国家临床重点专科建设项目。获批项目如下：

2010 年度		
单位	项目数量	项目名称
协和医院	9	消化内科
		骨科
		妇科
		产科
		重症医学科
		麻醉科
		检验科
		病理科
		专科护理专业
阜外医院	1	卫生部心血管药物临床研究重点实验室
2011 年度		
单 位	项目数量	项目名称
协和医院	5	心血管内科
		血液内科
		内分泌科
		耳鼻咽喉科
		中医科
阜外医院	3	心血管内科
		心脏大血管外科
		临床护理专业
肿瘤医院	1	胸外科
血液病医院	1	血液内科

（四）落实医改工作，积极开展临床路径试点及“优质护理示范工程”试点

1．积极主动承担国家任务，开展临床路径管理试点工作 协和医院规范医务人员诊疗行为，继续推进临床路径管理，全年有27个科室成立临床路径管理工作小组，制订71个病种的临床路径文本与表单。截至2011年12月，全院共有19个专科52个病种1693个病例进入临床路径管理。

阜外医院本着“开发成熟一个路径，培训一个路径”原则，至2011年6月初全院各病房铺开，目前实行了11个病种的临床路径，共有30个病房参与路径管理，共入选病例1523例，完成率达到90%以上。同时，医院受卫生部、院校委托，对卫生部已颁布的临床路径进行释义，以指导全国各地医师准确开展临床路径工作。

肿瘤医院完成临床路径信息系统建设，累计病种例数869例，按照卫生局规定要求完成入组率和完成率。

整形医院成立专门领导小组，印制了《临床路径登记本》，通过宣传动员、文件起草，结合医院实际情况，已正式确定第一批进入路径的9个试点病种，并于2011年11月正式启动。

血液病医院继续深化临床路径管理工作，将儿童急性淋巴细胞白血病、儿童早幼粒细胞白血病、成人血小板减少性紫癜、成人早幼粒白血病四个病种纳入了临床路径管理。

皮肤病医院作为临床路径试点单位之一，承担着皮肤病专业临床路径管理试点任务，建立临床路径管理体系，将临床路径管理的任务落实到每名医师，全年共接受临床路径试点工作评估3次，先后完善了临床路径管理体系，将临床路径的病种数由4种提升至11种。

2．做好护理骨干培训，继续开展“优质护理示范工程”试点工作，提高患者满意度 优质护理服务工作是公立医院改革的一项重点工作，同时，全力推进优质护理服务工作，也是一项一把手工程。

院校所属医院在2010年开展优质护理服务工作所取得了一定成绩，为达到2011年“扩面”“达标”“持续”的要求，更好的推进“优质护理示范工程”的开展，院校举办了护理骨干培训。院校所属京津地区医院的护理部负责人和护理骨干代表共计130余人参加了培训。各医院代表分别介绍了在开展优质护理服务工作中的独到经验和深刻体会，与会的护理骨干受益匪浅。培训达到了凝聚护理队伍、互相学习、共同提高的目的。

协和医院在上一年基础上新增3个特需医疗病房为优质护理服务试点病房。与首都儿科研究所附属儿童医院、平谷区医院开展优质护理服务共建活动，完成第一阶段共建计划。接受上级优质护理服务示范医院复审、优质护理服务病房检查及卫生部三级医院优质护理服务工作检查，均获好评。

阜外医院被列入卫生部优质护理服务重点联系医院，优质护理服务工作分别获得卫生部和北京市优质护理服务考核优秀病房和优秀个人。

肿瘤医院获准成为卫生部“示范工程”重点联系医院，示范病房比例达55.56%，护理服务满意度达99.3%，基础护理服务满意度达100%，25项基础护理质量均合格。

血液病医院进一步开展优质护理服务示范工程：重新调整优质护理服务领导小组，2011年3月起按计划启动优质护理病房，优质护理病房数达到100%。

四、坚持、发扬传统，继续做好卫生援藏工作

援藏工作是院校长期以来一直坚持的一项政治任务，也已经成为院校医疗工作中的常规活动之一。自1951年以来，院校通过派出医疗队、举办讲座、接收进修生、专项资金支持等方式，已坚持援藏60年。

1. 2011年援藏工作情况　院校2011年援藏医疗队由来自协和医院、阜外医院、肿瘤医院的11人组成。根据第五次全国卫生援藏工作座谈会上院校与西藏自治区人民医院签订的“十二五”对口支援协议，西藏自治区人民医院提出了“院对科”“科对科”的对口支援模式，经过多次与院校沟通以及自治区人民医院领导两次来京听取意见、座谈，双方就这一对口支援模式达成了共识，并初步确定了“十二五”对口支援的重点科室。但是，如何建设这些重点科室、这些科室的自身条件如何、人员结构怎样、如何做好人才培养、“十二五”期间能够建设成什么样等一系列问题还有待解决。

作为“十二五”对口支援的第一支医疗队，如何为“十二五”开局之年起一个好头，医疗队的责任重大。医疗队在西藏自治区人民医院期间，除了开展常规医疗工作外，还需思考如何解决以上那些问题，并帮助自治区人民医院相关科室制定发展规划。医疗队员赴藏后，从所援助的科室现状、人员结构、制约科室发展的困难和问题进行了认真分析和梳理，并对所在专业的国内外发展趋势作了简要介绍，提出了“十二五”时期的具体援助发展规划和目标。队员们的规划得到了自治区人民医院的领导和所在科室主任的认可。

在为援助科室的发展规划出谋划策的同时，医疗队员们也没有放松常规的医疗工作。在西藏期间，因为要承担援助科室的“十二五”发展规划，自治区人民医院此次没有安排队员们出门诊，但是队员们依然在自治区人民医院开展了大量工作。

诊疗人次（含阅片、出检验报告等人次）	开展手术例数（以手术指导为主）	会诊及疑难病例讨论次数	学术讲座次数			业务培训人次	教学查房次数	义诊人次
			全院	科室	其他			
4 044	592	319	5	111	23	644	167	23

2. 接收西藏进修生情况　要想真正把重点建设专业办好，除了硬件条件外，人才是必不可少的软件，西藏自治区人民医院派出的进修生也围绕重点专业进行选派。2011年，院校所属协和医院、阜外医院、肿瘤医院共接收了来自西藏自治区人民医院的10名进修生（其中1人为3周的短期参观学习）。

2011年是“十二五”的开局之年。一年以来，院校所属医院围绕医改目标，在缓解“看病难、看病贵”、保障医疗安全等各方面积极转变服务模式，以完善管理体制、优化运行机制为重点，坚持在前进中调整创新，促使经济效益、社会效益全面提升。在深化医药卫生体制改革的大背景下，院校将积极实现改革目标，进一步提高各医院的管理水平，完善医疗服务措施，创新服务模式，为患者提供更加优质的医疗服务，使院校医疗工作再上新台阶。

2011 年度院校医疗工作统计表

2011 年	门诊人次	急诊人次	床位数	出院人次	手术人次	平均住院日	床位使用率%	住院患者死亡率%
协和医院	2 336 904	146 433	1 863	68 025	29 426	9. 50	95. 60	0. 9
阜外医院	470 403	25 024	967	41 518	10 107	8. 60	101. 50	0. 3
肿瘤医院	610 814	6 319	1 330	43 275	13 572	10. 56	95. 26	1. 27
整形医院	83 621	1 246	328	9 796	8 984	9. 73	83. 04	0
血液病医院	103 491	20 573	602	13 139	86	16. 40	95. 00	0. 4
皮肤病医院	738 605	0	50	888	253	18. 30	109. 05	0
院校合计	**4 343 838**	**199 595**	**5 140**	**176 641**	**62 428**			

说明：比较 2010 年主要医疗指标，院校各医院门急诊量、出院人次、手术人次分别上涨 10. 63%、11. 58%、5. 44%，床位使用率增加，出院患者平均住院日 6 所医院均有不同程度下降（床位数与上年基本持平说明临床工作效率高）。

（唐　尧　编　王海涛　审）

产 业 开 发 工 作

2011 年度院校产业开发工作概况

一、院校企业概况

截至 2011 年 12 月，院校及所属各单位投资设立和参股的企业共有 78 户，涉及制药、医药贸易、图书音像、科技开发、后勤服务等众多经营领域。其中非公司制的全资企业 18 户，有限责任公司 43 户，股份有限公司 6 户，中外合资企业 8 户，中外合作企业 1 户，股份合作制企业 2 户。78 户企业中，纳入院校国有资产基础管理范围的企业共有 54 户，其中以北京协和医学院（原中国协和医科大学）作为实际出资人的企业共有 4 户。

二、院校企业资产与经营状况

根据 2011 年度企业财务会计决算和企业国有资产报表统计分析，纳入院校国有资产基础管理范围的国有全资、国有控股和国有出资比例在 10% 以上的国有参股企业共 54 家，比 2010 年增加 1 户。其中全资和控股企业 38 家，参股企业 16 家。

54 户企业的资产总额为 289 459.43 万元，同比增长 20.54%；负债总额为 125 968.91万元，同比增长 29.81%；所有者权益总额为 163 490.52 万元，同比增长 14.25%。

2011 年度院校所属企业营业收入总额为 159 404.34 万元，比上年增长 13.6%，其中主营业务收入 155 188.06 万元，比上年增长 14.6%。营业收入在 1 000 万元以上有 18 户，占全部企业的 33.3%，其中亿元以上的企业 5 户，占全部企业的 9.3%；100 ~ 1000 万元的有 19 户，占全部企业的 35.2%；100 万元以下的企业 17 户，占全部企业的 31.5%，其中 10 万元以下的企业 2 户，2 户为零收入。2011 年度院校 16 户参股企业的营业收入总额为 60 286.43 万元，比上年增长 3.7%，其中主营业务收入总额 59 511.70 万元，比上年增长 3.2&。

2011 年度院校所属企业实现利润总额 37 850.46 万元，比上年增长 12.3%。净利润 31 103.32 万元，比上年增长 11%。2011 年院校企业职工人均利润 80 254 元/人。在 54 户国有全资、国有控股及国有参股企业中盈利企业 44 户，占全部企业的 81.5%，其中利润总额在亿元以上的企业 1 户，占全部企业的 1.8%；利润总额在 1 000 万元以上的企业 5 户，占全部企业的 9.3%；100 万元以上的企业 13 户，占全部企业的 24.1%；100 万元以下的企业 25 户，占全部企业的 46.3%，其中万元以下的企业 3 户。

2011 年度院校所属企业上缴国家税金共计 18 503 万元，人均实际上缴税金 55 663 元/人。其中国有全资及国有控股企业 13 678万元，占上缴款的 73.9%；国有参股企业 4825 万元，占上缴款的 26.1%。

2011 年末院校所属企业国有资产总额 127 586.83 万元，同比增长 20.01%。

2011 年全院国有资本保值增值率为 119.4%，比去年减少 3 个百分点，实现了国有资产保值增值。其中有 41 户企业实现了国有资产保值或增值，有 14 户企业为国有资产减值的，另外有 2 户企业为国有资产保值增值率为负数。

2011 年院校总资产报酬率为 14.11%，净资产收益率为 20.32%，其中有 3 户企业达到 100% 以上。

院校所属企业资产总额排名前六位　　单位：万元

排序	企业名称	所属所院名称	资产总额
1	协和干细胞基因工程有限公司	血研所	66 356
2	北京协和制药二厂	药物所	42 605
3	北京联馨药业有限公司	药物所	28 053
4	北京协和药厂	药物所	25 271
5	四川新生命细胞科技股份有限公司	输血所	17 249
6	昆明盛飞生物医药技术有限公司	生物所	12 889

院校所属企业营业收入总额排名前六位　　单位：万元

排序	企业名称	所属所院名称	营业收入
1	北京联馨药业有限公司	药物所	35 583
2	北京协和药厂	药物所	23 095
3	协和干细胞基因工程有限公司	血研所	20 286
4	北京协和制药二厂	药物所	16 241
5	北京康益民生医药经营有限公司	药生所	14 931
6	四川新生命细胞科技股份有限公司	输血所	6 867

院校所属企业利润总额排名前六位　　单位：万元

排序	企业名称	所属所院名称	利润总额
1	北京协和制药二厂	药物所	10 524
2	北京联馨药业有限公司	药物所	7 257
3	协和干细胞基因工程有限公司	血研所	6 995
4	北京协和药厂	药物所	5 696
5	四川新生命细胞科技股份有限公司	输血所	2 405
6	昆明盛飞生物医药技术有限公司	生物所	1 039

三、校办企业资产及经营状况

由中国协和医科大学直接出资设立和参股的企业共有 4 户，其中，2 户国有全资企业为新闻出版、图书零售型企业即中国协和医科大学出版社及其读者服务部，2 户参股企业为研发中心企业，即苏州协和方舟研发中心和杭州之江生物医药研发中心。

截止 2011 年底，学校企业资产总计为 6 869. 64万元，归属于学校方股东的所有者权益总计 3 303. 89 万元，利润总额 464. 28 万元，上交税金总计 275. 09 万元通，资产保值增值率 87. 86%，资产负债率 51. 91%，净资产收益率 9. 65%，主营业务利润率 22. 03%。

四、科技产业政策研究制定

1. 完成调研和起草《院校科技产业发

展“十二五”规划（讨论稿）》工作。2010年，根据院校部署，我们在广泛调研和征求意见的基础上，于2011年初形成《院校科技产业发展“十二五”规划（讨论稿）》，并作为2011年院校工作会的讨论文件之一，得到了各单位领导的广泛肯定和支持，并提出许多建设性意见。

2. 完成《院校关于促进科技产业创新与发展的指导意见》（征求意见稿）的研究和起草工作。这是结合院校各单位的具体需求和院校科技产业发展实际，根据《院校发展“十二五”规划》的精神，将院校科技产业发展“十二五”规划（讨论稿）的基本要点融入其中，经过多次反复研究讨论，并作为2011年院校科技产业工作会的主要内容之一，广泛听取意见，重点进行研讨。即将出台的《指导意见》，将成为新时期院校科技产业创新与发展的指导性和纲领性文件。

3. 完成卫生部委托的《关于加强部属（管）单位对外投资管理的规定》（草案）和有关对外投资申报审批程序（草稿）的起草工作。2006年以来，国家明确了财政部对于中央级事业单位国有资产管理的职能和地位，财政部等有关部门发布了一系列关于国有资产管理的规定，这期间，国家还公布了《企业国有资产法》。关于对外投资和企业国有资产的管理体系、管理制度和申报审批程序，变化都非常大，有必要对相关政策进行梳理和加以明确。卫生部将这项重要工作委托给院校，是对我们院校的重视和信任，对院校科技产业制度建设也起到很大的促进作用。

4. 牵头完成上报国家发改委《院校生物产业“十二五”规划思路建议》和《院校生物产业“十一五”工作总结》的组织、征集和文稿起草工作。根据院校领导指示，由科技产业处牵头，科技管理处配合，院校各单位共同努力，最后形成近两万字的文稿，上报了国家发改委。

5. 《院校内设研发中心管理细则》修订工作。2010年，院校与内设研发中心重新签订了《关于共同促进研发中心发展的协议书》，就双方合作和管理中的有关问题进行约定，重新明确了有关原则和管理制度，有必要对2005年出台的《关于内设研发中心管理细则》进行修订。目前已就有关修改内容，征求了院校机关相关职能部门的意见，还征求了研发中心考核专家委员会和研发中心的意见。

五、内设研发中心管理

1. 2011年，院校苏州方舟生物医药研发中心和细胞工程研发中心等运行良好，与院校在教学和科研等方面的合作日益紧密，并取得较好成绩。目前，研发中心已累计获得国家科研项目经费资助6 000多万元；入选中组部千人计划3人，全球100位首届华侨华人专业人士“杰出创业奖”1人；院校外聘教授12人；研究生导师9人，其中博导6人；在培硕士研究生9人；已招收2012年推免直博生4人；已毕业硕士生8人，全部就业；与院所联合招收博士后一名；累计接收复旦大学、中国药科大学等著名高校本科毕业实习生19人。这些学生在校学习的后两年在企业中培养，无论从掌握的知识水平和动手能力，还是在科研思维和社会活动能力等方面都进步很快，成绩比较优异。

2. 就协议撤销杭州之江生物医药研发中心有关事宜，完善相关法律文书。

六、产业规范化建设

1. 加强政策指导，严格程序管理　近年来，国家不断强化对外投资和企业国有资产的程序性管理，陆续发布了《事业单位国有资产管理办法》《中央级事业单位国有资产管理办法》《中央级事业单位国有资产使用管理办法》和《中央级事业单位国有资产处置管理办法》等一系列管理规定，其中特别强调对外投资和企业国有产权变动必须履行严格的审批程序。在产业管理中，院校严格规范各单位对外投资、国有股权转让、资产评估备案、产权登记以及企业改制等相关上报审批程序，要求各单位履行“三重一大”决策程序，对各单位产业工作及时给予政策指导，确保依法按程序办事。

2. 全院校企业改制概况　2011 年，院校积极稳妥推进全资企业改制工作。企业改制条件一旦成熟，院校即在政策及申报程序上给予支持和指导。截至 2011 年底，院校原 58 户全资企业中，已经完成注销的企业 30 户，完成公司制改造企业 12 户，正在改制过程中和尚未改制的 16 户。

3. 出版社改制情况　根据新闻出版署和教育部的要求，中国协和医科大学出版社和北京协和音像电子出版社改制方案已获卫生部批准，清产核资结果也获财政部批准，现已完成企业改制资产评估备案程序。

七、举办会议

1. 组织召开“2011 院校科技产业创新与发展研讨会”　2011 年 7 月 16 ~ 17 日，由院校主办、血液学研究所院承办的“院校 2011 科技产业创新与发展研讨会”在天津举行。院校领导刘德培、李立明、曹雪涛、徐德成、詹启敏以及卫生部、科技部、天津市等有关单位领导、院校和各所院主管科技产业工作的所院长、产业部门负责人以及院校产业工作委员会全体委员等 120 余人参加了会议。本次研讨会，是近年来科技产业方面层次最高、规模最大、范围最广、内容最丰富、研讨最深刻的会议，具有十分重要的意义。

2. 组织召开“2011 年院校科技产业工作会”　2011 年 11 月 23 至 24 日，由院校主办，皮肤病研究所院承办的“2011 年院校科技产业工作会”在南京举行。院校领导刘德培、曹雪涛、徐德成、詹启敏，各所院主管科技产业工作的所院长和职能部门负责人，院校产工委委员，院校机关有关部门负责人，以及皮肤病研究所院的领导和有关部门负责人以及有关方面特邀嘉宾等 100 余人参加了会议。会议公布《院校关于促进科技产业创新与发展的指导意见》（征求意见稿），曹雪涛副院校长做了题为“脚踏实地，大力推进院校科技产业的创新与发展”的主题报告，院校科技产业处和 17 个所院进行了工作汇报。会议围绕《指导意见》（征求意见稿）、会议主题报告和会议主题，就如何尽快实现院校科技产业工作的创新与跨越式发展，展开热烈讨论。大家进一步统一了认识，更新了理念，提出了许多具体的、可操作的、建设性的意见和建议。

3. 召开“院校对外投资管理和产业发展小型专题研讨会”　院校有关单位的科技产业管理部门负责人和重点企业负责人参加会议。会议主要议题是研讨对外投资管理政策、《院校关于促进科技产业创新与发展的指导意见》（征求意见稿）内容和院校科技产业管理下一步工作内容等等。

八、产业常规管理工作

1. 完成对外投资和国资监管上报审批事项 7 项的审核批复工作、完成资产评估备案审核上报项目 4 项、完成企业改制清产核资工作 1 项、完成国有资产产权登记工作 5 户、完成产权登记审核上报项目 5 项，其中 1 个项目已获批准，4 个项目正在审批中。

2. 组织、完成推荐 2011 年院校“产工委”委员工作。新组成的院校“产工委”委员包括院校从事科技成果转化工作的专家、科技产业及资产管理干部、重点企业高层管理人员以及关心和支持院校科技产业事业并为此做出贡献的特邀人员，共 49 人。

3. 协助卫生部完成对部属（管）企业 2010 度财务决算和国有资产统计报表的审核上报工作，审核单位 157 户企业。

4. 完成 2010 年度校办企业年报统计工作和向北京市校办产业管理中心定期上报我校校办产业信息工作。

5. 配合财务审计部门，协助落实院校直属国有全资企业“小金库”专项检查整改意见。

6. 完成院校权力运行监控机制建设中产业部门行政权力梳理和确定工作。

7. 完成卫生部、教育部和北京市教委以及院校领导布置的其他工作。

（备注：成都输血研究所和昆明医学生物学研究所目前按事业单位进行资产统计，故有关资产统计数据不包括在内。）

（曹师昆　编　贾淑英　审）

2011年度院校国际交流与合作工作概况

一、基本工作数据

接待国（境）外来访28批105人次。

派出：短期出国（境）257人次；长期出国5人次。

邀请270名外宾到下属所院访问。

接待哈佛等学校交换学生6人，派出交换学生13人，交换教师2人。

CMB项目：申请了4个CMB项目，1项获批，3项待批；推荐3名CMB杰出教授未获批。外国专家局项目重点项目41项，普通7项，共计423万。还申请了一个“111”引智基地。授予名誉教授7人，客座教授1人。

组织大型国际知名专家学术报告会4次。

二、重大来访和会议

1. 5月，接待了日本福冈大学医学院代表团来访。

2. 5月，与赛诺菲公司在北京举办了转化医学高层论坛。

3. 9月，接待了朝鲜医科院院长李铁一行来访，与曹雪涛副院长进行了会谈，并且参观了药物所和药植所。

4. 11月安排了药植所和整形医院接待了阿富汗代表团参观学习。

5. 7月和11月分别接待了瑞士罗氏药厂代表团，探讨开展深层次合作。

6. 11月，接待了美国UCSF大学代表团，举办了由北大清华和协和三校联合举办的转化医学专场讲座，安排了三方的专家座谈。

三、出访与参会

1. 3月，组团赴台大医学院参加论坛，顺访了台北医科大学、阳明大学和荣民总医院。

2. 10月，组织院校代表团前往德国柏林，参加M8联盟举办的“世界卫生峰会”。

3. 10月，组团前往法国参加“中法新发传染病研讨会”，拜访了法国医科院等单位。

4. 10月，组团前往英国参加中国慢性病前瞻性研究年度会议及大型人群生物库研究国际研讨会。

5. 11月，曹雪涛副院长前往澳大利亚参加全球慢病联盟理事会、澳大利亚医科院75周年庆和HIROs会议。

6. 安排了陈竺部长宴请UCSF Marc Shuman教授等外宾。

四、外国文教专家聘请工作

2011年，参加了在哈尔滨举办的中国高等教育学会引进智力工作分会2011年会。

2011年度，我校获得外国专家局给予重点项目41项，普通7项，共计423万元资助。此外还申请了一个“111”引智基地。

五、主要合作伙伴关系

（一）与CMB的合作

CMB将于2014年迎来成立百周年。国合处正在与CMB密切合作，启动百年庆祝活动的各项安排。

（二）NIH合作

2011年，国合处与NIH的Forgaty中心密切合作，基本确定了备忘录的各项条文。预计将于近期正式签署，启动双方高层次合作。先后接待了李竹青博士等NIH客人进行座谈和讲座，大大加深了双方的了解。

人才建设与培养

中国医学科学院　北京协和医学院及各所院党政领导干部名单

中国医学科学院　北京协和医学院

名誉院校长	吴阶平	教授	
院校长	刘德培	研究员	(2011.08 免)
院长	曹雪涛	教授	
校长	曾益新	研究员	
常务副院校长	李立明（兼）	教授	
副院校长	徐德成	研究员	
	詹启敏	教授	
	赵玉沛（兼）	主任医师	
党委书记	李立明	教授	
党委副书记	林长胜	研究员	
	李国勤	研究员	
顾问	顾方舟	教授	
	巴德年	教授	

北京协和医院（临床学院、临床医学研究所）

名誉院（所）长	方　圻	教授
院（所）长	赵玉沛	主任医师
副院（所）长	于晓初	研究员
	姜玉新	主任医师
	王以朋	主任医师
	柴建军	副研究员
	李冬晶	主任医师
	张抒扬	主任医师
总会计师	向炎珍	高级审计师
党委书记	姜玉新	主任医师
党委副书记	陈　杰	主任医师

阜外心血管病医院

院长	胡盛寿	主任医师	
副院长	杨跃进	主任医师	
	王希振	高级工程师	
	李惠君（兼）	主任医师	
	顾东风	研究员	
党委书记	曲永忠	副研究员	(2011.04 免)
	李惠君	主任医师	
党委副书记	丑承璋	政工师	(2011.12 免)

肿瘤医院

院长	赵　平	主任医师	(2011.07 免)
	赫　捷	主任医师	
副院长	石远凯	主任医师	
	王明荣	研究员	
党委书记	董碧莎	研究员	
党委副书记	付凤环	副研究员	

整形外科医院（整形外科研究所）

院（所）长	曹谊林	研究员
副院（所）长	赵振民	主任医师
	赵唯萍	副研究员
	吴　念	主任医师
党委书记	王建国	副主任医师

基础医学研究所（基础学院）

名誉所（院）长	佘铭鹏	研究员	
代理所长	王　恒	研究员	
院长	沈　岩	研究员	
副所（院）长	朱大海	教授	(2011.12 免)
	李利民	教授	

	刘 英	研究员	
党委书记	王 恒	研究员	
党委副书记	纪永平	护师	(2011.12 免)

药物研究所

所长	蒋建东	研究员	
副所长	杜冠华	研究员	(2011.09 免)
	吴 松	研究员	(2011.09 免)
	庾石山	研究员	
	陈晓光	研究员	
党委书记	刘 煜	研究员	

医药生物技术研究所

常务副所长	邵荣光	研究员	
副所长	赵立勋	研究员	
党委副书记	于 滨	研究员 *	

药用植物研究所

名誉所长	肖培根	研究员	
所长	陈士林	研究员	
副所长	孙晓波	研究员	
	魏建和	研究员	
党委书记	田 力	高级政工师 *	
党委副书记	高海泉	研究员	(2011.12 免)

(云南分所)

所长	李学兰	研究员	
副所长	段立胜	副研究员 *	
	里 二(兼)	副主任技师 *	
	高微微	研究员	(2011.02 免)
	陈 曦	副研究员 *	
	斯建勇	研究员	

党委副书记	里　二	副主任技师 *	

（海南分所）

所长	魏建和（兼）	研究员	
常务副所长	冯锦东（兼）	研究员 *	
副所长	甘炳春	研究员 *	
	杨美华	研究员	
党委书记	冯锦东	研究员 *	

医学信息研究所（图书馆）

名誉所（馆）长	陆如山	研究员	
所（馆）长	代　涛	研究员	
副所（馆）长	池　慧	研究员	
	朱金生	经济师	
党委书记	赵　熙	讲师	

医学实验动物研究所（实验动物学部）

所长（主任）	秦　川	研究员	
副所长（副主任）	张连峰	副研究员	
	刘云波	研究员	
党委副书记	万泽军	政工师	（2011.12 免）

微循环研究所

所长	修瑞娟	教授	

护理学院

院长	刘华平	教授	
副院长	陈京立（兼）	教授	
	吴欣娟（兼）	主任护师	
	李　峥	教授	
	刘　辉	助理研究员	

党委书记	陈京立	教授	

病原生物学研究所

所长	金　奇	研究员	
副所长	王健伟	研究员	
党委书记	张元禄	副研究员	(2011.02 免)
党委副书记	刘海鹰	副研究员	

血液病医院（血液学研究所）

常务副院（所）长	程　涛	教授	
副院（所）长	常子奎（兼）	研究员	
	王建祥	主任医师	
党委书记	常子奎	研究员	
党委副书记	赵津津	副研究员	(2011.07 免)
	姜艳玲	高级政工师	

放射医学研究所

名誉所长	王世真	教授	
所长	樊飞跃	研究员	
副所长	张剑虹（兼）	副研究员	
党委书记	张剑虹	副研究员	

生物医学工程研究所

副所长	李迎新	教授	
	孔德领	教授	
	徐圣普	研究员	
党委书记	陈小凡	高级政工师	

皮肤病医院（皮肤病研究所）

院（所）长	王宝玺	主任医师	
副院（所）长	孙建方	研究员	(2011.05 免)

	张国成	主任医师	(2011.05 免)
	顾　恒	主任医师	
	杨雪源	主任医师	
	高保平	助理研究员	
党委书记	张　烈	高级政工师	
党委副书记	陆明霞	护师	

输血研究所

名誉所长	肖星甫	研究员	
所长	郑忠伟	研究员	
副所长	刘嘉馨	研究员 *	
党委书记	肖小璞	主任技师	

医学生物学研究所

所长	李琦涵（兼）	研究员	
副所长	孙茂盛	研究员	(2011.02 免)
	杨净思	主任技师	
	董少忠	研究员	
	谢忠平	主任技师	
党委书记	李琦涵	研究员	
党委副书记	游　丹	副研究员	

北京市神经外科研究所

所长	王忠诚	教授
副所长	吴中学	教授
	张亚卓	教授

首都医科大学附属北京天坛医院

名誉院长	王忠诚	教授
院长	王　晨	主任医师
副院长	宋茂民（兼）	主任医师
	王拥军	主任医师

	张力伟	主任医师
	周建新	主任医师
	肖淑萍	政工师
党委书记	宋茂民	主任医师
党委副书记	王　晨（兼）	主任医师
	姚铁男	高级政工师

* 为任职资格

[院校人力资源处（组织部）　陈建辉　编　王晓芳　侯　健　审]

2011年度院校人才建设与培养工作概况

2011年，正值国家启动实施中长期人才发展规划，大力加快建设人才强国的重要时期，党和国家高度重视人才资源建设及开发工作。先后出台了《国家中长期科学和技术发展规划纲要》《国家中长期教育改革和发展规划纲要》《深化医药卫生体制改革的意见》等相关的政策、方针、措施，这些都为新时期人才工作提供了纲领性的依据。

全球性的人才竞争和日益增长的医疗卫生的社会需求，对卫生事业的发展和卫生人才队伍建设提出了更高的要求。面对国内外对卫生科技人才的激烈竞争、面对卫生科技人才培养周期长及投入高的特点、面对创新型及高层次人才的严重匮乏、面对卫生人才队伍建设投入不足以及相应保障机制的有待完善等，对我院校人力资源的建设与发展形成了巨大的挑战，并创造了前所未有的机遇。

为推动重点学科、交叉学科和新兴学科的发展，“十二五”期间，积极吸引、遴选和培养具有丰富临床经验、创新性构想和战略性思维，能带领重点学科在国内处于领先地位、赶超国际先进水平的学科带头人是院校首要任务。为此制定了中国医学科学院北京协和医学院“十二五”高层次人才发展规划。

为尽早实现院校的战略目标，当务之急是建设一流的人才队伍，形成一流的人力资源开发体系和人才成长的环境。中国医学科学院北京协和医学院作为国家人才基地，其人力资源战略目标应该是为建设创新型国家提供一流的创新人才，为医药卫生领域知识创新工程的顺利实施提供人才和智力保证。

一、国家人才基地与高层次人才队伍建设

院校作为国家人才基地，确立了人才优先、高端引领的发展战略；构建了定位明确、层次清晰、衔接紧密、促进优秀人才可持续发展的培养和支持体系。

1. 赵玉沛教授当选中国科学院院士，詹启敏、郎景和两位教授当选中国工程院院士。

2. 引进了曹雪涛和曾毅新两位院士为领军人才。

3. 积极实施“协和学者与创新团队发展计划”，2011年院校投入了3 060万元，聘任了13名协和学者特聘教授、1名协和学者讲座教授，资助了15位协和新星、7个协和创新团队和6个优秀教学团队。

（1）首次评审“造血干细胞移植治疗艾滋病的基础及临床前研究”等7个团队当选2011年协和创新团队（表1）。

（2）聘任廖泉等13位同志为协和学者特聘教授（表2）。

（3）聘任胡勇同志为协和学者讲座教授（表2）。

（4）李剑等15位同志当选协和新星（表3）。

（5）顾海勇等11位同志获得2011年度院校博士后科学基金资助。

表 1　协和创新团队一览表

序号	单位	创新团队带头人姓名	研究方向
1	协和医院	李太生	CCR5-/-造血干细胞移植治疗艾滋病的基础及临床前研究
2	阜外医院	李守军	复杂危重先天性心脏病综合诊治的临床及应用基础研究
3	基础所	蒋澄宇	呼吸系统传染病导致的急性肺损伤的转化医学研究
4	药物所	再帕尔·阿不力孜	新颖结构天然活性物质的发现及其新方法、新技术研究
5	药植所	陈士林	中药资源学
6	病原所	王健伟	微系统生物学及其应用研究
7	血研所	程　涛	造血干细胞生物学

表 2　协和学者特聘教授与讲座教授人选一览表

序号	应聘单位	姓 名	聘任岗位名称	类别
1	协和医院	廖　泉	基本外科学	特聘教授
2	协和医院	高金明	呼吸内科学	特聘教授
3	阜外医院	吕　滨	影像医学	特聘教授
4	阜外医院	杨秀滨	心血管外科学	特聘教授
5	肿瘤医院	冉宇靓	肿瘤学（基础）	特聘教授
6	基础所	马　超	解剖学	特聘教授
7	基础所	许　琪	生物化学与分子生物学	特聘教授
8	基础所	张　业	生物化学与分子生物学	特聘教授
9	药物所	朱海波	药理学	特聘教授
10	药生所	洪　斌	微生物与生化药学	特聘教授
11	病原所	王健伟	病原生物学	特聘教授
12	病原所	崔　胜	结构生物学	特聘教授
13	输血所	陈利民	分子遗传学	特聘教授
14	工程所	胡　勇	医学生物工程	讲座教授

表 3　协和新星一览表

序号	单位	姓名	从事专业
1	协和医院	李　剑	血液内科
2	协和医院	范　彧	骨外科
3	阜外医院	汪一波	遗传学
4	阜外医院	钱海燕	心血管内科学
5	肿瘤医院	肖　汀	肿瘤学（基础）
6	肿瘤医院	张玉倩	肿瘤免疫
7	整形医院	潘　博	整形外科
8	基础所	陈厚早	生物化学与分子生物学
9	基础所	刘晓军	生物化学与分子生物学
10	药物所	张　丹	药理学
11	药生所	彭宗根	药理学
12	药植所	陈　娟	生药学
13	病原所	杨　剑	生物信息学
14	工程所	马桂蕾	生物医学工程
15	生物所	寸　韡	病毒免疫

4. 完成2011年度“千人计划”重点学科平台人选推荐工作。血液病研究所（院）程涛教授当选中组部“千人计划”创新人才长期项目人选（天津市推荐）。

5. 完成2010年度中华预防医学会“公共卫生与预防医学发展贡献奖”候选人推荐工作。北京协和医院王爱霞、阜外心血管病医院刘力生、基础医学研究所乌正赉和放射医学研究所王继先等4位同志荣获2010年度“公共卫生与预防医学发展贡献奖”。

6. 完成人社部高层次留学人才回国工作资助人选推荐工作。输血所马峰博士当选。

7. 完成2011年度北京市优秀人才培养资助人选推荐工作。北京协和医院姚勇、阜外心血管病医院张洋、基础医学研究所刘健和药物研究所朱海波等4人当选。

二、博士后管理

博士后制度，在高层次人才的使用和培养中具有独特的不可替代的作用。我院校已有生物学、基础医学、临床医学、药学、生物医学工程、公共卫生与预防医学6个博士后流动站。院校充分利用博士后这一发现人才、培养人才的成熟机制，创造条件，扩大博士后人员的招收，加大流动人员，减少固定人员，选择优秀博士后人员作为学术技术带头人的后备军，并与企业联合招收博士后研究人员。

1. 积极实施院校“十二五”人力资源规划，开展协和博士后科学基金评审工作，顾海勇等11位博士后研究人员获得协和博士后科学基金。资助平台经费55万元。

2. 博士后人员进出站管理 积极宣传博士后政策，按照人事部《博士后研究人员管理工作暂行规定》，院校严格管理，审核中发现的问题及时给予所院指导。

2011年招收博士后54人，其中国家资助招收18人；出站23人；在站100余人。

3. 博士后基金的申报 院校积极动员博士后踊跃申报博士后基金，分别组织博士后申请第四批特别资助、第四十九和第五十批博士后基金面上资助，院校有30余人申报，10人获得博士后基金资助（2人获特别资助、2人获一等资助、6人获二等资助），医药生物技术研究所于传飞和皮肤病医院鲍炜等2位同志获得第四批特别资助，药物研究所许焕丽和药用植物研究所杨丹等2位同志获得一等资助；北京协和医院刘铁、基础医学研究所吴为、药用植物研究所罗焜、肖静，实验动物研究所许黎黎和血液学研究所郝莎等6位同志获得二等资助。

三、师资队伍建设与教师评优

1. 为表彰具有较高的学术造诣，长期从事一线基础课教学工作，治学严谨，学风端正，在教学实践中不断更新教育思想和观念，锐意创新，注重教学改革与实践，教学方法先进，教学经验丰富，教学水平高，教学效果好，为学校的教育事业发展做出杰出贡献的著名教师，学校决定授予临床学院曾学军、刘大为，阜外医院胡盛寿，肿瘤医院程书钧，基础学院管远志，医药生物技术研究所邵荣光等6位教授“北京协和医学院教学名师”荣誉称号。

2. 为表彰我校优秀教师和优秀教育工作者在全面落实科学发展观、深化教育改革、推进素质教育、实施教育创新等方面做出的显著成绩和贡献，弘扬他们的高尚师德，进一步激发广大教师和教育工作者的积极性、创造性，努力开创学校教育工作的新局面，学校决定：授予教学成绩突出的蔡胜等33名同志“2011年度北京协和医学院优秀教师”称号；授予邓姗等12名同志“2011年度北京协和医学院优秀教育工作者”称号。

北京协和医学院优秀教师名单（33人）

蔡　胜　李拥军　张　烜　王书杰
王建明　杨　莹　张　恒　邢小平
李一石　邓晓明　翟晓梅　王乃利
王　欣　钱晓菁　陈　虹　王晓良
吕　扬　岑　山　杨美华　任慧玲
高　虹　绳　宇　金　奇　刘海鹰
郑国光　李　进　孙洪范　孙建方
曾学思　肖小璞　王憬惺　褚嘉祐
谢忠平

北京协和医学院优秀教育工作者名单（12人）

邓　姗　梁乃新　赵唯萍　范津燕
苏连芳　杜淑芳　金小慧　李艳梅
杨　萍　刘欣红　田　旻　岳　颖

四、专业技术资格评审及专业技术职务聘任

2011年院校继续做好专业技术职务聘任工作，实施“按需设岗、竞争上岗、岗位聘任、合同管理、以岗定薪、优劳优酬”的

聘任制度，充分发挥现有专业技术人才的积极性和创造性。

1. 专业技术资格材料的审核上报 按照卫生部要求，为做好院校2011年度卫生部专业技术资格申报工作，严格按照文件要求，组织完成卫生部临床系列高级专业技术资格考试申报工作，申报237人，通过考试202人。组织完成卫生部专业技术资格评审申报工作，申报379人，院校共有314名同志取得了所申报的专业技术资格。首次组织院校内部各所院进行申报材料的交叉互审工作。

2. 专业技术职务的聘任 2011年是评聘工作分开，实施聘任工作的第九年。在总结前几年工作的基础上，院校制定了2011年聘任工作的总体实施方案。对所院人才队伍情况进行了摸底调查，根据所院自然减员情况、通过专业技术资格评审情况及外语考试通过情况、援疆人员和支援西部边远地区的实际情况制定了院校聘任指标方案。

经所院和院校高级专业技术职务聘任委员会评审，院校专业技术职务聘任工作领导小组审核，共聘任76位同志高级正职专业技术职务、159位同志高级副职专业技术职务。

五、支援西部工作

1. 根据中组部、人力资源和社会保障部《关于做好第七批援疆干部和人才选派工作有关问题的通知》(组通字【2011】35号) 要求，为做好2010年度援疆干部选派工作，院校按照文件中的人选条件及要求选派援疆干部。

2. 协和医院、阜外医院、肿瘤医院药物所、药植所等单位加强组织领导，深刻认识选派援疆干部的重要性，选派了10位优秀的专业技术人员赴新疆工作（表4)，援疆干部分别在乌鲁木齐、克拉玛依工作1年。

表4 中国医学科学院选派第七批援疆干部（2011年度）

选派单位	姓名	专业技术职	从事专业	派往单位
北京协和医院	丁西来	主治医师	妇产科	兵团医院
北京协和医院	赵宇	主任医师	骨科	兵团医院
北京协和医院	李伟	主治医师	内分泌科	新疆医科大学第一附属医院
阜外医院	杨伟宪	主任医师	心血管内科	兵团医院
肿瘤医院	杨昆	主治医师	胸外科	新疆维吾尔自治区肿瘤医院
肿瘤医院	王凯	主治医师	放射治疗科	新疆维吾尔自治区人民医院
药物所	靳洪涛	助理研究员	药理学	新疆维吾尔自治区药物研究所
药物所	张瑞萍	副研究员	药物分析	新疆维吾尔自治区药物研究所
药植所	李国强	副研究员	生药学	新疆维吾尔自治区维吾尔医药研究所
血研所	傅明伟	主治医师	血液内科	新疆维吾尔自治区克拉玛依市中心医院

3. 根据中组部和卫生部关于做好“西部之光”人才培养工作的要求，该计划将实施8年，院校自2003年起每年接收一批来自新疆、西藏、内蒙古、青海、宁夏等地区专业技术人员到院校学习和工作。院校高度重视实施西部大开发为西部培养人才的工作，2011年院校共接受了16位访问学者，该项任务分别由协和医院、阜外医院、肿瘤

医院、药植所、皮研所共5家单位共同承担，各单位请院所长、科室主任等专家亲自担任指导教师。访问学者通过在院校一年的学习和工作，系统地掌握了相关专业的理论知识，并通过临床实践、参与科研工作，业务水平有了显著的提高，进一步了解了本学科的发展动态，访问学者回到原单位将充分发挥他们的骨干带头作用。院校在西部人才的培养上起到了表率作用，得到了中组部和卫生部的肯定。

4. 完成了中组部第十一批“博士服务团”成员李明利同志赴青海省人民医院挂职锻炼一年的任务。

（院校人力资源处 王晓芳 编
侯 健 审）

已故专家介绍

余铭鹏研究员

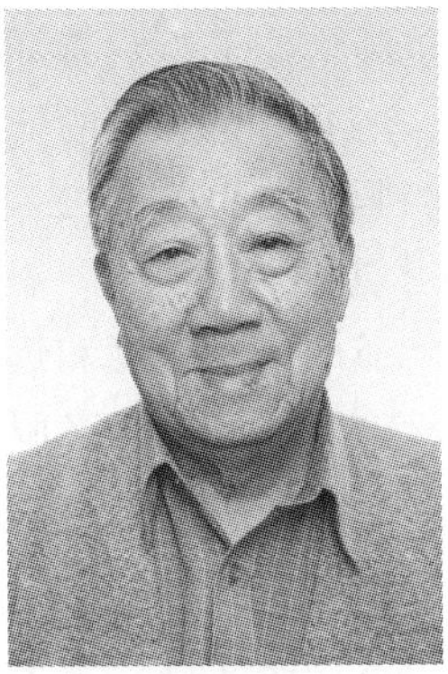

余铭鹏，男，生于1924年2月25日，广东省中山县人。余铭鹏研究员1949年6月毕业于成都华西大学医学院。1950年1月在四川华西大学医学院参加革命工作，任内科医师；1950年9月至1951年7月在北京协和医学院病理科进修；1951年7月至今先后任中国医学科学院实验医学研究所病理系，北京协和医院基础医学院病理室，中国医学科学院基础医学研究所病理学系助教、讲师、副研究员、研究员、副主任和主任；1981年1月至1985年1月任中国医学科学院基础医学研究所副所长，1985年2月任中国医学科学院基础医学研究所名誉所长。1956年9月加入中国共产党。于2011年1月29日在京逝世，享年86岁。

余铭鹏研究员曾担任中国医学科学院学术委员会委员、副主任委员、主任委员，中国协和医科大学基础医学部主任，卫生部科学委员会病理生理主题委员会副主任委员，中华医学会病理学分会主任委员，名誉主任委员，国际病理学会理事、中国区分会主席，《中华医学杂志》副总编，《中华病理学杂志》总编、名誉总编，《中华医学杂志英文版》《德国病理学杂志》《日本素志兰杂志》《中国医学科学杂志英文版》杂志编委等职。

余铭鹏研究员是我国病理学主要学科带头人之一，主要研究方向为动脉粥样硬化的发病机制和防治。在20世纪60年代中期，首先在恒河猴实验中发现脂质和单核细胞浸润及粥样斑块形成密切相关；通过灵长类动物树鼩证明了高密度脂蛋白及载脂蛋白AI抑制脂质沉积和粥样斑块形成；最先建立了转入apoAI基因小鼠模型，并提出了血清apoAI和HDL水平是目前预测高脂血症和冠心病转归的最可靠指标。对慢性支气管炎和肺心病的发病机制、“非典”肺炎病理研究做出了突出的成绩。余铭鹏研究员生前共发表论文160余篇。在“七五”“八五”攻关、“863”计划及攀登计划中均担任主要负责人。1986年和1996年两次荣获国家科技进步奖二等奖；1985年和1990年两次荣获卫生部科技进步奖一等奖；1990年荣获国家科委七五重大成果奖；1997年荣获光华科技二等奖；1990年荣获北京市“健康卫士杯”先进个人奖；1996年荣获中国科协先进工作者奖；1997年荣获中国科协全国优秀科技工作者奖；多次荣获院校和所院两级的先进个人和优秀共产党员荣誉称号。

李昆研究员

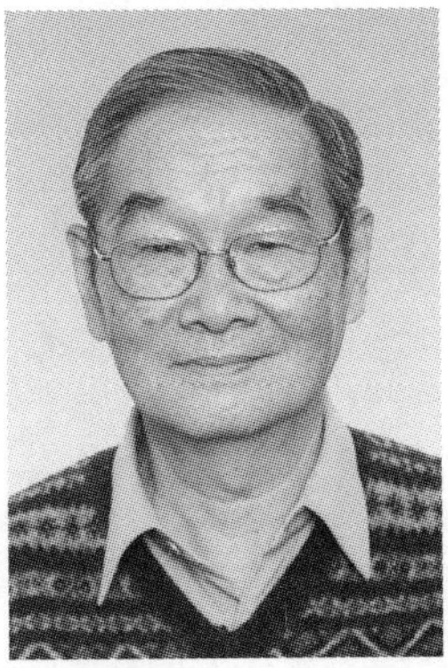

李昆研究员，男，汉族，陕西省蒲城县人，1929年10月15日出生。李昆研究员1948年9月~1956年9月在北京大学医学院读本科；1952年9月加入中国共产党。1956年9月~1960年5月在中国医学科学院实验医学研究所病理学系读研究生，从师于胡正祥教授；1960年5月至1995年1月在中国医学科学院基础医学研究所生物物理学系先后任实习研究员、助理研究员、副研究员、研究员，学系副主任、学系主任，博士生导师；享受政府特殊津贴；1995年1月退休。于2011年4月4日在京逝世，享年81岁。

李昆研究员1980年至1984年任中国生物物理学会常务理事兼副秘书长；1980～1993年任中国电子显微镜学会常务理事；1984～1993年任中国电子显微镜学会副理事长，1993～1996年任中国自然科学基金委员会的细胞生物学学科评审委员及高科技学科评审委员。

李昆研究员主持筹建了生物物理学系，并出任副主任、主任。他几十年如一日，勤勤恳恳，任劳任怨。1963年医科院引进了中国的第一台电子显微镜，他领导课题组日夜奋战，调试安装设备，成立了电子显微镜室。在他与同事们的精心维护下，电镜保持多年高效平稳运转，奠定了医科院在我国超微结构和功能研究的领先地位。1968年他主持参加的医科院分院“白血病协作组”完成的“治疗慢性粒细胞白血病新药靛玉红的超微结构研究”荣获“国家发明三等奖”。他主持参加的“血卟啉-激光诊治癌症的研究-光辐射治疗剂的研究”荣获“国家六五科技攻关奖（一级）”。多年来，他率领细胞超微结构研究组，致力于宫颈癌的研究，在全国采集了数千个临床样本，利用分子生物学技术，做病毒基因分析，首次确定了中国妇女感染乳头瘤病毒与宫颈癌之间的关系。他的课题组在此基础上又进一步研究病毒的型别与宫颈癌及性病的关系，对诱发癌变的主要病毒——单纯疱疹Ⅱ型病毒和人乳头瘤病毒的病变机理进行了系统的研究，因而荣获“卫生部科学技术进步二等奖”以及“国家科学技术进步二等奖”。李昆研究员以一个科学家严谨的治学态度和远见卓识，以将科研成果造福患者的战略眼光，带领课题组将研究进一步深入，退休后继续指导学生们研制适合中国妇女的病毒疫苗，为预防与治疗中国妇女宫颈癌做出了卓越贡献。另外，由于他本人对于中国电子显微镜学会的突出贡献，于1994年10月荣获国际电镜协会颁发的“桥本初次郎奖”。他曾于1958年被评为“全国青年社会主义建设积极分子”，受到了中央首长的接见。

李昆研究员在30多年的科研与教学生涯中顾全大局，不计名利，坚持在科研、教学一线工作。在有限的工作条件下，团结组里同事共同取得优异科研成绩，因而连续荣获国家五年科技攻关基金、自然科学基金、卫生部基金及医科院基金资助。在科研、教学中，李昆研究员还培养博士硕士研究生40余名。

国际交流与合作

（三）其他合作伙伴关系

通过接待来访和出访，加强了与法国医科院等单位的联系，在新发传染病领域的合作提升到了较高水平。组织了农业部、中科院、卫生部的跨部门代表团和初步形成了跨部门和地域的协作机制。

与澳大利亚莫纳什大学建立了合作关系，准备启动全科医师培训计划。

六、学生交换工作

协助我校5名八年制交换生赴香港中文大学医学院学习和8名学生赴UCSF和哈佛学习。协助香港大学医学院落实2012年“郑裕彤奖学金”资助学者面试工作。

七、外事工作管理和队伍建设

1. 调研 对院校下属所院外事工作进行调研，下发调查问卷18份，收回16份，经过分析研究，初步形成医科院外事工作调查报告。

2. 岗位调整 根据发展需要，对岗位和人员进行调整（尚未完成）。

3. 内部制度建设 ①考勤等作风整顿；②每周例会；③加强所院服务；④探索大型项目主备岗制，制作清晰的工作流程图、联络图和档案目录，让第二负责人可以在一天时间内熟悉主要情况和联系人，保持工作的延续性。

4. 与科研处等部门联动，完成国际合作任务。

5. 试点开展对所院外事工作人员的轮训和培训。

6. 在因公出国（境）方面，把机会向有关处室较少出国机会的领导和项目官员倾斜，开拓他们的国际视野。

7. 重新改版院校介绍幻灯和国合处网站，近期将可投入使用。

八、2012年工作重点

1. 对北美合作 将于近期按陈部长指示与美国NIH签署合作备忘录，正式建立合作框架。通过协助NIH筛选博士后培训人员开始，建立和提高合作水平。继续与NIH等机构合作，开展转化医学合作。将与加拿大CIHR保持联系，争取尽早签署备忘录。

2. 对欧洲合作 将参照与NIH的模式，陆续与法国INSERM和英国MRC签署合作协议。

3. 对朝鲜合作 接待培训2批朝鲜科学家。

4. 对台工作 继续加强与台大医学院的学生交换等联系，为创造两校间正式合作关系创造条件。

5. 加强因公出国管理，组织联合督查组深入所院调研和协助整改工作。

6. 组织“2012中美转化医学论坛”等大型国际会议。

（苏小游 编 孙集宽 审）

联系电话：（010）65105525

学 术 交 流

医疗结果评价研究与医疗卫生改革研讨会

主办单位：阜外心血管病医院

时　　间：2011 年 3 月 11 日

地　　点：北京

参加人员：国家人力资源和社会保障部、卫生部、科技部、国家外国专家局、财政部等领导，美国国家科学院院士、教授，国内心血管病学院士、教授等 100 余位专家学者。

纪　　要：目前，全球范围内约有 7 亿人口面临医疗改革问题，如何优化现有的医疗体系使之更好地保障公众健康是世界各国普遍面临的问题。而新兴学科“医疗结果评价研究”，就是对医疗体系中各种干预措施带给患者和服务对象的最终实际结果进行评价的应用型研究的统称，此类研究专门为解决如何改善医疗质量、降低成本、提高覆盖率和公平性等问题提供实践依据。本次研讨会旨在通过分享“医疗结果评价研究”在国际上已取得的成绩和经验，结合中国医疗卫生现状，以心血管领域为切入口，探讨如何跨越证据与实践的鸿沟，为优化医疗体系提供科学证据。

第一届中国肺癌个体化治疗大会

主办单位：中国癌症基金会、中国医师协会肿瘤医师分会、中国抗癌协会肿瘤临床化疗专业委员会、国家自然基金委员会、中国医学科学院肿瘤医院

时　　间：2011 年 3 月 25 ~ 27 日

地　　点：北京

参加人员：美国、日本和国内从事肿瘤个体化治疗和研究的权威专家。

纪　　要：本次会议是我国肺癌治疗和研究领域一次高水平的学术盛会，吸引了近 1000 名代表参会。与会专家分别就肿瘤转化医学研究、肿瘤个体化医学的发展趋势、肿瘤基因靶点的检测技术和方法以及非小细胞肺癌诊断治疗的个体化等各位关注的热点问题进行学术报告和专题研讨。会议致力于促进国内外该领域的交流、合作与共同提高，进一步推动肿瘤个体化治疗的专业化进程，最终造福于广大患者。会议为广大学员提供了一个好的学习和交流的平台，对推进我国肺癌个体化治疗和相关研究的发展将产生深远的影响。

第一届全国肿瘤外科高峰论坛

主办单位：中国肿瘤医院管理委员会、中国医学科学院肿瘤医院

时　　间：2011 年 4 月 1 ~ 3 日

地　　点：北京

参加人员：国家卫生部副部长黄洁夫以及在肿瘤学界具有崇高威望的孙燕院士、程书钧院士、黄志强院士、吴孟超院士、郝希山院士、冷希圣教授、钟守先教授、彭淑牖教授、邵永孚教授出任论坛名誉主席。美国 MD Anderson 医学中心的 Katzs 教授作为嘉宾出席会议。上海肿瘤医院、天津肿瘤医院、北京肿瘤医院、中山肿瘤医院等各省肿瘤医院的大型肿瘤防治中心由院领导带队参会。国内肿瘤外科领域的著名专家赵平教授、姜洪池教授、彭淑牖教授、秦新裕教授、王锡山教授、季加孚教授、顾晋教授、蔡三军教授、杨甲梅教授、陈孝平教授、蔡秀军教授、李强教授、Katzs 教授等分别就目前肿瘤外科治疗的难点和热点问题发表了专题演讲并与参会代表进行了热烈讨论。

纪　　要：近些年来，恶性肿瘤发病率逐年升高，已成为导致城乡居民死亡的第一

位死因。如何更好地预防和治疗癌症，是广大人民群众最关心的问题之一，也是国家医药卫生事业的一项战略性课题。作为多数恶性肿瘤的首选治疗手段，肿瘤外科在肿瘤综合治疗中起着举足轻重的作用。近些年来，我国肿瘤外科专业虽然取得了长足的进步，但仍存在许多问题，如治疗水平参差不齐、缺乏严格的专业医师培训准入、缺乏中国的肿瘤治疗高级别循证医学证据等。肿瘤外科的规范化和规模化发展显得极为重要和迫切。因此以“合作发展、携手抗癌、共创未来”为主旨的本次论坛，其目标是探讨肿瘤外科治疗策略、加强肿瘤医院间合作与交流、整合医疗资源、规范治疗方法、培养肿瘤外科专业人才。论坛的成功举行，标志着我国肿瘤外科事业进入了一个强强联合、快速发展的新阶段，也进一步确立了我院外科在全国肿瘤外科学界的地位。与会代表一致认为，在以此次论坛为契机的基础上，我国的肿瘤外科事业必将取得更多、更为辉煌的成果。

中芬生物制造与评价技术研讨会

主办单位：中国医学科学院生物医学工程研究所、芬兰赫尔辛基（Helsinki）大学、阿尔托（Aalto）大学

承办单位：清华大学、厦门大学、福州大学

时　　间：2011 年 4 月 13 ~ 19 日

地　　点：天津

参加人员：中国纳米科学首席科学家解思深院士出席了会议并讲话。科技部基础司副处长陈义祥、国家自然科学基金委员会黄海鸿、天津市科学技术委员会副主任陈养发、中国医学科学院科研处处长潘宣到会并讲话。来自芬兰、美国以及国内的专家 120 余人出席了研讨会。

纪　　要：会议围绕与组织器官再生相关的生物高分子发展趋势、纳米制造与快速成型技术、纳米制造与生物制造技术的融合、三维细胞/基质系统体外培养和体内植入技术与评价等主题进行了广泛与深入的交流。会议通过口头报告、墙报和论文的形式展现了芬兰和我国在生物制造与评价技术领域的最新研究成果。

第二届心血管病急重症暨心力衰竭高级研讨班

主办单位：中国医学科学院阜外心血管病医院急重症中心

时　　间：2011 年 5 月 20 ~ 21 日

地　　点：阜外心血管病医院学术报告厅

参加人员：全国心血管病专业医务人员及医学专业学生。

纪　　要：会议围绕急、慢性心力衰竭诊断和治疗的相关问题，主要介绍了心血管急重症暨心力衰竭诊疗方面的重点和热点问题：如 β 受体阻滞剂在心力衰竭治疗中的一线地位、心脏性猝死与 ICD、慢性心力衰竭与起搏器治疗、心力衰竭的人工心脏机械辅助治疗、心力衰竭的外科治疗（包括心脏移植）等等。会议还介绍了心脏病急重症和心力衰竭合并心律失常、急性肺栓塞及急性脑血管病的诊断和处理，以及高危重度主动脉狭窄患者的介入治疗等问题。

中国北方地区大肠癌高峰论坛暨第二届黑龙江省消化道肿瘤 MDT 论坛

主办单位：中华医学会、哈医大附属

三院

时　　间：哈尔滨

地　　点：2011年6月12~13日

参加人员：四川大学华西医院胸外科主任刘伦旭教授、复旦大学上海中山医院胸外科主任谭黎杰教授等多位国内著名胸外科专家出席了会议。

纪　　要：13日上午，附属肿瘤医院胸外科主任徐世东教授和其他两位专家在该院进行了胸腔镜肺叶切除和胸腔镜食管癌根治术的现场手术演示，与会人员通过投影观看了精彩流畅的手术操作，无不为专家们高超的技术所叹服。

本次会议执行主席、哈医大附属肿瘤医院胸外科主任徐世东教授介绍，胸腔镜是胸部微创外科的代表性手术，具有创伤小、痛苦轻、疗效好、恢复快、切口符合美容要求等优点。普通开胸手术切口非常长，胸廓损伤严重，甚至要撑断肋骨，或者电锯劈开胸骨；完全胸腔镜手术仅在胸壁上开1~3个小孔，不必撑开肋间。普通开胸手术的巨大创伤严重削弱了肌体免疫力，而肌体的免疫力对于患者、特别是癌症患者的恢复至关重要；完全胸腔镜手术创伤小，对肌体的影响小，术后当天患者即可下床活动。

整个会议为期2天，与会者纷纷表示，本次会议为众多同行构建了一个一流的学习交流平台，让大家能够共同切磋技艺，提高技术水平，促进我国微创胸外科事业的进一步发展。

药物临床试验质量管理规范（GCP）培训班

主办单位：卫生部心血管药物临床研究重点实验室、SFDA高级研修学院

时　　间：2011年6月17~18日

地　　点：北京

参加人员：400人。

纪　　要：医院第二次大规模进行GCP培训，邀请国内临床试验的专家，就GCP原则与临床实验的组织实施、临床试验文件的管理与质量控制、药物临床试验的伦理要求、心血管药物临床试验中实施GCP的要点、药物临床试验机构复审检查要求等进行了培训。

卫生政策与医药卫生体制改革国际研讨会

主办单位：哈尔滨医科大学、加拿大卡尔加里大学、澳大利亚拉筹伯大学、美国中华医学基金会及黑龙江省卫生厅

承办单位：哈医大卫生管理学院

时　　间：2011年6月25~26日

地　　点：哈医大科技会馆

参加人员：来自加拿大、澳大利亚、世界卫生组织、卫生部、黑龙江省卫生厅、复旦大学等众多高校与卫生部门的400多位代表出席了本次会议。

纪　　要：本次会议为期2天，会议内容涉及卫生体制与卫生筹资，医院服务质量、绩效与改革，卫生人力资源，社区卫生服务与初级卫生保健等领域。卫生部相关司局领导、澳大利亚拉筹伯大学、加拿大卡尔加里大学、哈尔滨医科大学、复旦大学、西安交通大学、湖南湘雅医院等国内外的政府官员、专家学者、医院管理者做了大会发言及分会报告。Tom Feasby教授，John Rosenberg教授，Sarah Barber，卡尔加里大学Clarence Guenter教授，卫生部统计信息中心孟群主任，吕军教授等做了关于卫生保健、卫生人力资源跨国教育及公立医院改革方面的精彩报告，吴群红教授做了题为“public hospital reform over last 3 decades in

China, its problems and challenges”的大会发言，我校樊立华教授、刘国祥教授做了分会报告。

与会专家就病人安全、医院管理、健康保障制度等诸多卫生政策及医药体制改革的经验及热点难点问题进行了深入的探讨和交流，并对未来的发展研究方向开展了热烈的讨论。本次国际会议的成功召开为政策研究者、政府决策者、卫生管理者架设了沟通的桥梁，为共同研讨解决卫生政策与医药卫生体制改革问题提供了深入交流的平台。此次会议是我校卫生管理学院在朝着创建国内一流、国际有影响学院的奋斗目标又迈出的坚实一步。

首届中德神经科学发展中心学术交流培训班

主办单位：哈医大脑科学研究所、德国 Klinikum Augsburg 医学中心

时　　间：2011 年 7 月 11 日 ~18 日

地　　点：哈尔滨

参加人员：我省神经外科专家和医生。

纪　　要：7 月 11 日，在一院学术报告厅二楼多功能厅举行了简短的开班仪式。来自德国 Klinikum Augsburg 医学中心的 Nikolai G Rainov 教授在仪式上讲话。随后，便开始了内容丰富的学术交流活动。一周时间内，来自德国 Klinikum Augsburg 医学中心的 Nikolai G Rainov 教授和 Volkmar Heidecke 教授分别为一院神经外科医生做了多场讲座，进行了 5 台疑难手术演示，一院神经外科医生通过视频观摩手术全过程，并进行了现场点评和交流。此次学术交流和培训收到了很好的效果。

2011 医学前沿论坛——心血管基础和临床转化医学国际研讨会

主办单位：中国工程院医药卫生学部、中国药理学会心血管药理专业委员会、黑龙江省药理学会、哈尔滨医科大学

承办单位：齐齐哈尔药学会、齐齐哈尔医学院

时　　间：2011 年 7 月 15 日

地　　点：齐齐哈尔

参加人员：中国工程院白玉良秘书长，中国工程院医药卫生学部主任杨胜利院士，中国工程院院士、中国药理学会副理事长、中国药理学会心血管药理专业委员会主任委员、哈尔滨医科大学杨宝峰校长，中国药理学会副理事长北京大学医学部李学军教授，黑龙江省药理学会副理事长-齐齐哈尔医学院刘吉成院长等出席开幕式并讲话，哈尔滨医科大学党委副书记赵炜明出席开幕式。开幕式由中国药理学会心血管药理专业委员会副主任委员、黑龙江省药理学会副理事长、哈尔滨医科大学药理教研室吕延杰教授主持。大会名誉主席由杨胜利院士担任，大会主席由杨宝峰院士担任，执行主席由吕延杰教授担任。国内外近百位从事心血管药物研究及相关学科的专家及学者出席了本次论坛。

纪　　要：本次大会围绕转化医学策略、心律失常新靶点及治疗药物研发、心肌缺血保护策略、心脏疾病天然药物研发等等论题进行了热烈的探讨，杨胜利院士、杨宝峰院士、李学军教授、美国印第安纳大学寿伟年教授、美国辛辛那提大学任晓平教授、复旦大学朱依谆教授、第三军医大学李晓辉教授、北京大学医学部杨宝学教授等多位国内外心血管领域的著名专家做了精彩的学术

报告。展示了国内外心血管疾病基础与临床研究的最新成果，为国内外学者交流、合作提供了平台，深受与会专家、学者的欢迎，为提高龙江乃至国内心血管转化医学水平做出贡献。

第一届吴宪·吴瑞国际学术研讨会

举办单位：医学分子生物学国家重点实验室和中国医学科学院基础医学研究所生物化学与分子生物学系共同主办，北京生物化学与分子生物学会、中国生物物理学会、美国华人生物 PI 学会（前吴瑞学会）等协办

时　　间：2011 年 7 月 28 ~ 30 日

地　　点：中国医学科学院北京协和医学院

参加人员：会议的特邀主题报告人有美国科学院院士、国际蛋白质学会前主席、《Protein Science》现任主编、俄勒冈大学 Brian Matthews 教授，美国科学院院士、普渡大学 Michael G Rossmann 教授，美国科学院院士、美国生物化学和分子生物学前主席、纽约州立大学石溪分校 William J Lennarz 教授，美国科学院院士、美国洛克菲勒大学 Seth Darst 教授，美国国立卫生研究院 James Hurley 教授，中国科学院院士、中国科技大学施蕴渝教授（中国蛋白质专业委员会副主任委员），中国科学院院士、协和医科大学刘德培教授，清华大学施一公教授等。

吴宪教授长媳、吴瑞教授夫人 Christina Wu 女士率领吴宪和吴瑞教授的家属一行 9 人应邀参加了本次会议。同行的有吴瑞教授长公子 Albert Wu 教授，吴宪教授的女儿 Christine Wu 教授等。

出席大会的还有特邀嘉宾中国科学院院士、中国科学院生物物理研究所王志珍研究员（中国蛋白质专业委员会前主任委员）、北京大学顾孝诚教授等国内外专家学者数十人。

出席并作特邀报告的嘉宾有北京大学昌增益教授（前 CUSBEA 项目学生、中国蛋白质专业委员会主任委员、亚太地区蛋白质学会主席、国际蛋白质学会执委），《自然遗传》杂志的创办人 Kevin Davies，美国宾夕法尼亚大学 Feng Gai 教授，美国杜克大学李川源教授，《细胞研究》常务副主编李党生研究员，北京生命科学所邵峰研究员，中国科学院生物物理所王磊博士，美国康奈尔大学吴浩教授，中国科学院上海分院吴家睿研究员，美国约翰霍普金斯大学于小方教授，美国科罗拉多大学张公义教授，美国芝加哥大学 Yingming Zhao 教授，美国密执安大学 Pan Zheng 教授，加拿大多伦多大学郑勇博士，及美国耶鲁大学钟伟民教授等。

北京协和医学院基础学院的常永生教授、蒋澄宇教授、何维教授、彭小忠教授、佟伟民教授、杨先达教授、余佳教授、张宏冰教授、张学教授、郑直教授、朱大海教授主持和（或）作学术报告。数十名协和教职员工，三百余名协和学子，数十名参加协和夏令营的未来协和学子和部分来自新疆、云南等老少边地区的研究生等皆与会，群贤毕至，少长咸集。

纪　　要：研讨会的召开是为了纪念吴宪吴瑞教授的卓越贡献。本次研讨会为第一届，会议的主题为蛋白质科学。Brian Mathews、Michael G. Rossmann、William J. Lennarz、Seth Darst、James Hurley、施蕴渝、刘德培、施一公等 8 位特邀嘉宾做了精彩的主题报告。另有国内外二十余位学者报告了他们研究的最新进展。吴宪吴瑞教授的专题纪念于研讨会的第二天上午在协和的东单三条礼堂举行，纪念活动由北京协和医学院生物化学系的现任系主任蒋澄宇教授主持。刘德培教授，吴宪教授女儿 Christine Wu 及吴瑞教授公子 Albert Wu 三人协作将吴宪教授

和吴瑞教授父子的学术成就、为人和家庭生活做了全方位的生动介绍，并举行了吴宪教授铜像揭幕仪式。研讨会历时3天，促进了学术交流合作，产生了良好的国际影响。“吴宪吴瑞国际学术研讨会”将继续举办，进行“蛋白质、基因与疾病”的学术交流，培养学生，促进国际合作。

第五届中国肿瘤内科大会

主办单位：中国癌症基金会、中国抗癌协会肿瘤临床化疗专业委员会、中国医师协会肿瘤医师分会、中国医学科学院肿瘤医院

时　　间：2011年8月4～7日

地　　点：北京

参加人员：国内及来自英、法、美、日的国际知名肿瘤学家，1500余位注册代表。

纪　　要：为促进我国靶向抗肿瘤药物临床研究的健康发展，探讨临床研究的设计、实施等关键技术问题，本届大会设立了“新药研发专场”得到了广大代表的积极响应。随着靶向治疗药物的广泛应用和经验的积累，以及我国在特定靶点检测方面的检测技术的逐步建立，本届大会中集中对靶向药物治疗进展以及分子标志物检测做了相关报告。“肿瘤护理专场”继承去年的成功经验，向护理人员介绍与她们工作相关的问题，并进行学术研讨。备受关注的国际会议综述专场继续得到发展和完善，不仅在第一时间为各位代表传达今年美国临床肿瘤学会（ASCO）年会的最新讯息，还总结了本年度其他相关专业会议的新进展，方便参会者便捷高效地汲取新知。本次会议收到了近200篇学术论文并遴选出28篇优秀论文进行大会报告，还汇编出版了《2011年中国肿瘤内科进展》。一年一度的CSMO业已成为中国肿瘤内科标志性的国家级学术盛会和中国肿瘤界具有重要影响的学术会议之一，成为我国肿瘤内科工作者展示研究成果、进行学术交流和推进我国肿瘤内科发展的重要平台。

国际心胸血管麻醉论坛暨第八届国际华人心胸血管麻醉论坛

主办单位：中华医学会、国家心血管病中心、阜外心血管病医院麻醉科

时　　间：2012年8月10～12日

地　　点：国家会议中心

参加人员：国内多省市及美国、加拿大、德国等麻醉界同仁800余人

纪　　要：本次论坛设立了多个专场，包括TEE专场、心血管微创手术麻醉处理专场、血液保护专场、心脏衰竭和心室辅助装置的管理专场、心脏手术中器官保护策略专场、围术期管理新观念专场、心血管麻醉监测与管理新概念专场及小儿心脏外科的术中麻醉管理专场等。其中心血管微创手术的麻醉处理是本次论坛的热点，有来自美国、德国和国内的专家对胸腔镜心脏手术、机器人辅助微创心脏手术、杂交心脏手术及经皮主动脉瓣置换术的麻醉处理进行了细致而全面的讲解。同时本次论坛还选取了3个特殊病例进行讨论，另外本次论坛还举办了青年麻醉医师论坛。

中国心脏大会

主办单位：中华医学会、国家心血管病中心

时　　间：2011年8月11～14日

地　　点：北京国家会议中心

参加人员：全国心血管病专家7000人。

纪　　要：大会的主题是“健康的心脏·更好的生活”。邀请国内外著名的心血管病专家莅临交流讲学，展示心血管病临床

防治和基础研究方面的新成就，介绍转化医学研究的新进展，促进心血管领域热点问题的交流与争鸣，探索未来的个体化诊疗、防治与科研发展趋势，从而进一步促进我国心血管病学的发展。本届中国心脏大会设立心血管病基础医学、预防与流行病学、社区人群防治、影像学与功能检测、心脏内科与介入治疗、心血管外科、护理学等近30个专题论坛，全面展现和交流心血管领域的新成果、新进展与新趋势，交流方式包括专家讲座、手术转播演示、热点辩论、专家访谈、论文交流、壁报和卫星会等。

全国心脏超声造影研讨会

举办单位：哈尔滨医科大学

时　　间：2011年8月20日

地　　点：哈尔滨

参加人员：武汉华中科技大学附属同济医院邓又斌教授、国内三级甲等医院心血管及超声界专家近百人出席了研讨会。

纪　　要：国内心脏超声领域的专家们在会上做了专题讲座，专家们重点探讨了超声造影技术在心血管病领域的应用，介绍了国内外心脏彩超技术的进展情况，展望了该领域的发展前景，讨论了心脏超声造影检查在临床实践中应用的有效性和安全性，对如何优化操作方案等问题进行了深入的探讨。会议期间，一院专家做的超声造影心动图病例检查对大会进行了实况转播，众位专家在会场进行观摩，并进行了交流讨论，针对具体病例发表了各自的观点和见解。

中华医学会心电生理和起搏分会第十次全国学术年会

主办单位：中华医学会心电生理和起搏分会

时　　间：2012年9月13～16日

地　　点：南京

参加人员：2500人。

纪　　要：心律失常的研究和诊疗技术的进展日新月异，无论是药物和非药物治疗都取得令人鼓舞的成果。本次学术年会以“规范治疗、精益求精”为主题，总结近年来国内在心律失常基础研究和临床应用领域所取得的瞩目成就，荟萃我国在心律失常诊治、心脏电生理及起搏领域的丰硕成果，同时介绍心电生理和起搏领域技术创新的最新进展。本次会议邀请国内外心律失常领域的知名专家和学者参会并作专题演讲，会议内容涵盖心电生理和起搏领域的各个方面，全面展示心律学领域的新技术、新进展和新成果，会议开设的课程有基础培训；心脏起搏器标准化随访培训；心电生理和植入器械基础培训；技术员和护理专业临床技能培训。在会议期间举办“中美心律失常高峰论坛”“中欧心律失常论坛”和“亚太心律失常论坛”，以此为各位与会代表呈现出一场异彩纷呈的国际学术盛宴。收录论文452篇。

东北转化医学发展战略论坛

举办单位：哈尔滨医科大学

时　　间：2011年10月8日

地　　点：哈尔滨

参加人员：黑龙江省副省长程幼东，中国工程院秘书长白玉良，中国工程院生物医药学部主任杨胜利及中国工程院院士刘德培、陈洪铎、唐希灿、刘昌孝、周宏灏，省卫生厅党组副书记、副厅长索天仁，省发改委副主任郑丽萍，哈尔滨市副市长张显友，市教育局局长朱振德，市卫生局局长慕莹，市发改委副主任郭平，市科学技术局副局长宋博岩，呼兰区委书记张万平，呼兰区委副书记、政府代区长朱辉，呼兰区人大党组书记高福仁，呼兰区政协党组书记孙绍文，市利民经济技术开发区党委书记郑永刚，中国工程院院士、哈医大校长杨宝峰，黑龙江省医科院名誉顾问金连弘，哈医大消化病院院长姜洪池，哈医大党委副书记曹景文、副校长曹德品、副书记赵炜明、副校长袁重胜及校区、学院领导出席奠基仪式，出席仪式的还有国内知名医药企业，医学院校负责人，省、市、区政府领导及相关部门负责人等共计150余名参会代表。

纪　　要：本次论坛杨胜利院士、杨宝峰院士作重要讲话。本次论坛围绕转化医学的发展模式展开讨论。目前，制约转化医学发展的瓶颈主要是基础医学与临床医学的脱节，解决这一问题最重要的是提升临床与转化的研究能力，以弥合基础研究和临床研究的鸿沟。利民生物医药院士工作站的建立，恰好能够为开展临床需求导向的靶向性转化研究，形成开放式网络结构的联合体，组建医、产、学、研、政、金、介相结合的创新团队，从而创造双向运行、螺旋上升运作模式的转化医学研究工作提供良好的研究平台。要充分发挥院校的智力集群优势，争取在企业新产品研发、高层次人才培养、基础科学研究以及发展转化医学等方面起到积极的促进作用。

抗感染药物与耐药菌防控专题研讨会

举办单位：中国药学会抗生素专业委员会、中国医学科学院医药生物技术研究所，中国医药生物技术杂志

时　　间：2011年10月31日～11月2日

地　　点：南宁

参加人员：国内从事抗感染药物研究与耐药菌防控科技工作者。

纪　　要：会议根据耐药菌感染日益严重、成为公众关注的热点的现实，以我国“重大新药创制”和“艾滋病和病毒性肝炎等重大传染病防治”两个科技重大专项实施为背景，围绕抗感染药物及临床诊治研究、病原微生物耐药性产生及其对策研究进行专题学术交流，150余位从事抗感染药物与耐药菌防控科技工作者参加了本次会议。

会议邀请了11位我国抗感染药物与耐药菌防控领域的专家作专题报告，内容涵盖了抗生素研发、生产、质量控制以及临床使用等方面，与会代表还就我国抗感染药物研发和临床使用的各个环节进行了广泛交流，大家献计献策，为我国抗生素的合理使用及耐药菌的有效防控提出了积极的建议。

中国医学科学院“国际微血管医学研究中心”成立暨首届“微血管医学”国际学术论坛

主办单位：中国医学科学院、中国国际文化交流中心

承办单位：微循环研究所

时　　间：2011年10月22日

地　　点：北京

参加人员：中国国际文化交流中心副理事长、全国人大华侨委员会副主任林丽韫及原中国科协党组书记、副主席高潮到会致贺词。国际微循环学会联合会主席、德国柏林大学医学院生理系主任Axel R Pries博士，美国微循环学会会长、美国德克萨州A&M大学系统健康科学中心主任David C Zawieja教授，新当选的国际微循环学会联合会主席、美国密苏里大学Dalton心血管研究中心主任Gerald A Meininger教授以及美国路易斯维尔大学副校长David L Wiegman教授，代表该中心18位国际顾问委员应邀参加了成立仪式，并热情致词。亚微联主席修瑞娟

教授，中国微循环学会理事长、詹启敏副院校长，301医院郭渝成副院长、协和医院钟守先教授等100余名国内外学者出席。

纪　　要：全国政协李蒙副主席为中心题词、该中心总顾问：美国三院院士、美国克林顿总统奖获得者冯元桢教授和中国医学科学院老院校长顾方舟教授，该中心顾问委员会名誉主席：美国三院院士、美国奥巴马总统奖获得者钱煦教授分别题词及来电庆贺中心的成立。院党委及院校领导对该中心的筹建给予了直接的关怀和支持。

作为一个国际学术交流和科研合作的平台，该中心的成立得到了众多的国际微循环领域知名专家的积极响应和大力支持，与会代表高度评价了该中心成立对推动国际微血管医学发展的重大意义。成立仪式之后首届微血管医学国际学术论坛顺利召开，中国微循环学会理事长、詹启敏副院校长与国内外专家教授分别做了7个学术报告，微循环所的科研团队在论坛上以展板形式发表了7篇科研报告。学术论坛讲演从微循环基础研究、临床应用，以及前沿动态等多方面、多领域充分展示了修瑞娟教授在开幕式讲演中所倡导的“微血管医学是转化医学重要学科”的主旨理念。

中德心血管病学研讨会：心血管病基因组学

主办单位：国家心血管病中心/心血管疾病国家重点实验室、中国医学科学院阜外心血管病医院、德国柏林 Charité-University 附属 MDC 分子医学中心

时　　间：2011年11月6~8日

地　　点：北京

参加人员：来自德国的15位科学家和来自中国大陆心血管研究领域的22位专家作全部应邀出席，参会代表100余人。

纪　　要：本次会议旨在加强中德两国心血管疾病基因组学研究同道之间的成果交流与项目合作研究，推进国内对心血管疾病遗传危险因素及基因组学对心血管疾病诊断和治疗影响的研究，提高我们在上述领域的基础研究水平。

特殊人群临床合理应用心血管药物治疗论坛

主办单位：重点实验室与中国毒理学会临床药理专业委员会、中国女医师学会心脏与血管专业会员会、北京药理学会临床药理专业委员会

时　　间：2011年11月25~26日

地　　点：北京

参加人员：300人。

纪　　要：本论坛对特殊人群的心血管药物治疗进行了研讨，针对女性高血压患者、妊娠妇女、更年期妇女、老年患者、小儿心脏病患者等特殊人群，就如何进行相应的药物治疗进行了详细阐述和讨论。

中国难治性高血压高峰论坛

主办单位：中国医学科学院阜外心血管病、江苏省徐州市第三人民医院

时　　间：2011年12月2~4日

地　　点：江苏省徐州市

参加人员：40多位知名专家、400余位参会代表。

纪　　要：论坛主要针对高血压的最新进展和最新诊疗进展、危险因素识别等热点问题进行了交流讨论，邀请到专业领域内的40多位知名专家在会上做了精彩报告。

第三届阜外主动脉病变治疗研讨会

主办单位：阜外心血管病医院

时 间：2011 年 12 月 3 ~4 日

地 点：北京国宾酒店

参加人员：血管外科专家 300 人

纪 要：会议探讨了升主动脉及主动脉根部疾病、主动脉弓部病变及杂交技术、主动脉 A 型夹层的外科治疗、主动脉 B 型夹层 TEVAR 治疗及术后并发症的外科治疗、胸腹主动脉瘤：复杂腹主动脉瘤开窗 EAVAR 手术。

第三届海峡两岸医药卫生交流协会心血管专业委员会年会

主办单位：海峡两岸医药卫生交流协会心血管专业委员会

时 间：2011 年 12 月

地 点：福建

参加人员：2000 人。

纪 要：第三届海峡两岸医药卫生交流协会心血管专业委员会年会在福州隆重召开，经过一年辛勤的工作，其组织的指南与实践：临床危重复杂病例研讨会（GAP-CCBC）2011 中国行活动已经成为两岸三地专家相互借鉴、取长补短、分享交流的平台。

第二届 2011 阜外土金月夫 CTO 逆向 PCI 研讨班

主办单位：阜外心血管病医院

时 间：2011 年 12 月

地 点：北京

参加人员：100 人。

纪 要：邀请日本 Toyohashi 心脏中心、世界 CTO 病变介入专家土金悦夫（Etsuo Tsuchikane）莅临手术演示和学术交流，介绍 CTO 病变逆向介入治疗的技术操作策略及新进展。同时，其中心医师木下顺久来中心交流 1 周，共完成难治 CTO 11 例，其中逆向 7 例，均成功，无一例并发症，寻找到技术合作的新模式。

如何科学构建生物样本资源库研讨会

主办单位：国家心血管病中心/心血管疾病国家重点实验室、心血管生物样本资源中心、973 计划心脑血管研究项目网络

时 间：2011 年 12 月 10 ~11 日

地 点：北京

参加人员：中华医学会及全国 50 余家医疗单位的样本资源库管理、流行病学研究、基因研究领域的国内外近 200 名嘉宾、专家和代表。

纪 要：本次会议紧紧围绕生物样本资源库的筹建及管理，提出了诸多宝贵的指导方针和参考意见。会议首先明确了建立大容量、高质量的心血管生物样本资源中心对中国对乃至世界心血管疾病防治的重要意义，并就国内外生物样本资源库的现状进行了深入分析，最后，从实验室建设、样本的科学采集和保存、质量控制系统、计算机系统及运营管理方式等方面分享了经验。会议将为整合国家优势临床医学资源，构建符合国际标准、统一的重大疾病临床信息数据库和生物标本数据库，最终建设我国重大疾病以及新药研发的大样本临床综合资源数据库打下坚实的基础。

中药新研发与中药资源可持续利用国际研讨会

主办单位：世界中医药学会联合会中药专业委员会

承办单位：中国医学科学院药用植物研究所

时　　间：2011 年 12 月 10～12 日

地　　点：北京

参加人员：世界中医药学会联合会主席、卫生部原副部长佘靖女士，世界中医药学会联合会中药专业委员会龙致贤会长，国家中医药管理局国际合作司王笑频司长，中国人民解放军总后卫生部科训局周先志局长，中国科学技术交流中心副主任邢继俊等领导出席了大会开幕式并致辞。加拿大天然药物集团有限公司马元春博士/总经理、哈佛大学医学院李豫伟教授、卢森堡 Andre 教授、新加坡达远公司林兴发董事长、全军中药研究所肖小河所长、湖南中医药大学廖端芳校长、中医科学院黄璐琦副院长、天津中医药大学高秀敏副校长、北京大学医学部蔡少青教授、医科院药植所陈士林所长、医科院药植所刘新民教授、中医科学院中药所叶祖光教授、广西药监局刘华钢教授、北京中医药大学王玉蓉教授等知名专家学者出席了此次大会。共有来自英国、美国、加拿大、卢森堡、肯尼亚、加纳、新加坡和中国等国家的 200 多名专家学者和代表出席了会议。

纪　　要：学术会上，来自英国食品研究所的 Paul Figlas 教授、中国工程院李连达院士、卢森堡国家健康研究所植物分子室 Andre 主任，以及来自国内外中医药研发单位的 29 位知名专家为大会作了精彩的主题报告，获得了与会国内外专家和代表的高度评价。整个大会安排紧凑、反响热烈，参会的领导、国内外专家和代表对本次国际会议的成功举办给予了高度赞扬。

各所、院工作概况

北京协和医院
（临床医学研究所、临床学院）

（北京市东城区王府井帅府园1号，100730）

一、基本情况

职工4 030人，其中专业技术人员3 545人，包括卫生专业技术人员3 357人、其他专业技术人员188人。有正高级职称237人、副高级职称345人、中级职称1 141人、初级职称1 822人。有院士6人，突出贡献专家20人（其中在职12人），享受政府特殊津贴专家143人（其中在职25人），“百千万”人才国家级人选5人。

二、获奖情况

在复旦大学医院管理研究所公布的2009年度、2010年度“中国最佳医院排名榜”中二度蝉联榜首。被评为全国文明单位、首都卫生系统文明单位标兵、北京市消防先进单位、卫生部2010年优质护理服务考核优秀医院，获全国医院人文创新奖。国际/保健医疗部获全国青年文明号称号，基本外科一病房等8个病房当选北京市优质护理服务示范病区，内蒙古对口支援医疗队被评为2010年度北京青年使者火炬行动优秀志愿服务集体、健康快车获优秀志愿项目、医务处获优秀组织奖，保卫处获市公安局集体三等功。赵玉沛、郎景和分别当选中国科学院和中国工程院院士，吴欣娟获第四十三届南丁格尔奖章，王爱霞获中华预防医学会公共卫生与预防医学发展贡献奖，吴东被评为2009～2010年度全国青年岗位能手。

三、改革与管理

将“三好一满意”落实到3项重点工作中，做到5个结合：与推进医院发展相结合，与优化服务流程、改善就医环境相结合，与医院和科室建设相结合，与协和工程建设、优化医疗布局相结合，与党风廉政、纠风、治贿工作相结合。医院提出“待病人如亲人，提高病人满意度；待同事如家人，提高员工幸福感”的新办院理念。加强文化建设，传播和传承协和文化，组织《心术》读书报告会，开展多项志愿者活动。新建院史陈列馆，整理文字100余万字、图片3000余张及文物书籍近500件，全年接待参观近万人次。出版院报18期，超过80万字。开通医院官方微博。

完善党风廉政建设长效机制，修订《惩治和预防腐败体系基本制度建设参考手册》、《党风廉政建设和纠风工作任务分工意见表》，党风廉政、纠风与中层干部聘期目标、绩效考核、职称评审、创先争优、干部考察任命、职工转正挂钩，与业务工作同部署、同落实、同检查、同考核。坚持院务公开，畅通信访渠道，在院长信箱、书记信箱稳态运行的基础上，又在院外网开通建议、投诉、咨询、表扬四大院务信箱，打造网络信访。坚持科主任管理例会制度，全年召开主题例会6次。

继续招聘管理实习生，在临床科室首次设置行政助理。改革临床医技类毕业生招聘流程，实行分委会两级面试。扩大博士后招聘，规范编外医辅人员社会招聘。制订专业技术职务聘任条例，简化技术职务聘任流程，副高级职称的聘任首次实行分委会通过后报高聘委审查。提高临床一线及年轻工作人员的待遇，细化全员年终考核指标。设立全员培训基金，启动培训项目的申报工作。完成“百人计划”第二批学员考试、遴选。开展独具协和特色的新员工入院教育系列活动，举办新员工宣誓、授牌、全家福合影等。完成“十二五”人才规划的调研。制订《编外人员管理办法》和《人才引进委员会工作条例》，修订《职工休假制度》和《综合绩效考核办法》。

加大预算执行力度，实行周汇报制度，预算执行进度99.76%。完成新会计制度信息系统的升级转换。开展资产清查，清查房屋建筑面积和设备使用年限，落实账实相符，并将实物核算到使用科室。完善物价管理相关制度，制订物价管理手册；完成兼职物价员考核及物价自查；及时跟进新项目的物价申报和物价库的梳理。

坚持“一帮二审三促进”的原则，继续做好院内在建和修缮工程的全过程跟踪审计及医疗设备购置审计监督。创新开展效益审计，对大型医疗设备PET/CT，从使用率、物价执行、收入、人员及设备与耗材成本进行综合绩效评价。对门诊收费处、住院收费处的现金进行监盘，完成2011年预算执行情况的自查。参与卫生部《卫生系统内部审计工作指南》的审编。完善防治“小金库”的长效机制，按计划对“小金库”专项治理工作进行复查。

建立设备采购前论证、调研和集体询价机制，院内自主采购参照公开招标采购流程执行。完善供应商评价机制，对多家耗材供应商资质及临床满意度重新进行审定和评价，建立设备和耗材的合格供应商名录。对新购设备强化性能、参数验收。继续加强设备预防性维护和巡检。

落实消防安全“四个能力”建设，继续加强院区综合治理。东院区试行分区管理，9个区域分设专人负责。将保卫工作模式由静态等候变为动态巡查、由被动接报变为积极寻找、由消极反应变为主动沟通、由事后处置变为事前干预，做到抓早、抓小、抓苗头。引进安防专业人才，加大宣传力度，实行警情提示周发布和高危事件预警制度。

通过了ISO9001质量管理系统年度复审。

四、医疗工作

门诊2 483 333人次，急诊146 433人次，急诊危重症抢救3 241人次，抢救成功率90.6%。床位1 863张。住院67 990人次，出院68 025人次，床位使用率95.6%，平均住院日9.5天，七日确诊率99.9%，出入院诊断符合率100.0%，治愈好转率88.2%，死亡率0.9%，甲级病案率98.2%。住院手术31 924例。国际医疗部门诊95 079人次。药品收入占业务收入的38.57%。组织院内危重病人多科会诊617次；受邀接受院外会诊425例，其中京内会诊71例、京外会诊354例。

开通电话、网络、银医卡、诊间等多种预约挂号途径，全年实现预约102万余例。向台基厂、外交部街、苏州社区服务站提供社区转诊预约服务。5月，门诊护士工作站上线，安装护士工作站28台，实现医师授权加号、诊室动态管理。增设挂号、取药、收费窗口9个，部分楼层实现同层挂号收费。咨询台、肝炎门诊增加条码打印。药房增加语音呼叫，取药高峰期等候时间缩短到半小时内。提供24小时建卡服务。常规检查预约时间普遍缩短，无需特殊准备的CT、核磁、超声心动、TCD检查实现零预约。骨科、基本外科、神经科、眼科等20个科室实行全天主治医师不限号，年内增开专病门诊11个。特需疑难病会诊中心筹备新增疑难垂体腺瘤和肥胖症会诊。

西院区实施预警管理，主动排查医疗安全隐患。收集医疗安全隐患及建议107项，逐项整改落实。重点解决东西院区间病人转运安全管理和会诊管理。新增病人转运专用车辆，完善救护车急救物品的配置。启动远程会诊系统。门诊标本集中转运。加强外包人员培训，提升服务意识和服务能力。

组织47个科室完成50.1万字562个医疗制度的制订。制订《加强运行病历质量控制的规定（试行）》，修订《病历内涵质量检查标准》和《住院患者满意度调查表》等。汇编2011年度《医疗工作手册》《护理工作手册》和《规章制度汇编》。

年内，申报卫生部临床重点专科，新增内分泌科、心内科、血液科、耳鼻喉科、中医科5个重点专科，全院国家临床重点专科达到14个。改革医院药事制度，药物遴选制度更加公开、公正、科学、便捷。新项目实行分类审批，缩短等待审批时间，简化审批流程，完成新技术、新项目初审63项，实际新增21项。启动修订再版《诊疗常规》系列丛书46套。办理医院执业许可增项2项，办理医师执业注册、变更84人，办理产前诊断技术资格19人、助产技术9人。257人接受麻醉药品处方权培训。举办第六届病历展，展出病历997份，分为协和人成才之路、协和医学发展、医疗制度建设、当代协和风采4个主题。全年接待参观6 650人次、团体150余个。继续开展合理用血的研究与宣传，举办“关爱生命，合理用血周”大型活动。

医疗运行监管。新增质控专家15人，达到22人。全年检查住院病历2977份，实施质控专家月例会，检查结果月反馈、月公示制度，督促科室开展运行病历自查。4月，启用体现“关心、爱心、细心”等服务理念的新版《住院病人满意度调查表》，全年回收调查表9257份，并建立满意度的月反馈、月公示制度，对满意度调查结果进行分析，为临床改进提供参考。规范医务人员诊疗行为，继续推进临床路径管理，全年有27个科室成立临床路径管理工作小组，制订71个病种的临床路径文本与表单；截至12月，全院共有19个专科52个病种1 693个病例进入临床路径管理。以绩效为导向，进一步缩短平均住院日、检查预约等待时间，平均住院日下降到9.5天。实行服务临床定点联络人制度。

医疗风险与病人安全管理。制订《高风险诊疗项目开展前评估制度》《重大事件告诫谈话制度》和《高风险患者预警制度》，与《医疗安全事件评估会议制度》共同构成医疗风险防范体系，重在“关口前移”与“事后警示”。继续构建院科两级病人安全管理体系和病人安全文化，收集和处理不良事件与病人安全隐患523例，其中系统改进33例、安全警示41例。处理新发医疗投诉131件，其中诉讼31件、调解29件。

医院感染管理。扩大重点部位医院感染持续监测点，每周对14个重点科室进行横断面监测。加强耐药菌监测力度，全年检出多重耐药菌943株，在病房设置《耐药菌患者登记本》，建立耐药菌处理的标准流程，及时干预，做好防护隔离。年底，在全院进行感染现患率横断面调查，达到国家规定医院感染现患率≤10%的标准。继续开展手术、导管相关性感染监测，共监测手术9 954例，CVC（中心静脉导管）及PICC（经外周植入中心静脉导管）3 652根，新增尿管相关性感染监测，在对监测数据进行分析的基础上，遴选部分危险因素在重点部门实施干预。继续加强抗菌药物的使用与管理，对抗菌药物目录进行清理，加强I类切口围手术期用药管理，将抗菌药物合理应用纳入医院质量控制体系，实施专家小组评估模式对特殊使用抗菌药物处方进行合理性评估，同步举办多层面、多模式培训。继续关注手卫生，全面梳理手卫生设施，每月检查刷手后效果，手卫生依从率53%，比上年提高3%。进一步完善《血源性职业暴露后处理流程》及《流感职业暴露后预防性用药申请流程》，全年接待锐器伤暴露咨询53

起。完成网络直报传染病 2 821 例，完成市卫生局医院感染质量改进中心数据录入上报 1 832 例。

医保工作。继续实施门诊医保费用拒付告知机制，自费比例、次均费用、单病种超支等重点数据的监测常态化。医保人员次均费用仍保持北京市较低水平。获北京市 2010 年度医疗保险管理一等奖。举办了第四届全国医疗保险政策研讨班。

医疗支援。派出专家 73 人次支援平谷区医院，接诊 244 人次；举办学术讲座及培训 52 次，培训 745 人次；教学查房 97 次；手术 7 例；指导、参加疑难病例讨论 62 次；免费接收进修 7 人次、医疗管理培训 6 人。支持社区医疗，为社区开通预约挂号。完成 10 个社区医疗人员的派遣，全年派出 123 名医师下社区，接诊 1 084 人次，开展健康教育讲座、专业讲座 9 次，咨询 249 人次，转诊 33 人次。5 名医护人员赴西藏自治区人民医院开展为期 3 个月的医疗工作，3 名医师赴青海省人民医院开展为期 1 年的医疗工作。13 名医护人员分赴托克托、和林格尔县医院，开展为期 10 个月的医疗工作，手术 485 例，举办学术讲座 169 次，教学查房 693 次，疑难病例讨论 273 次，开展新技术、新项目 135 项，建立特色专科 12 个。由本院医护人员组成的第三列健康快车，完成白内障复明手术 2 700 余例。受卫生部指派，36 名医护专家参加 6 省 18 个县、市医院巡诊；15 名专家参加矿难、甬温特别重大铁路交通事故等多项救治工作。配合民政部“明天计划”，完成孤残儿童手术 11 例，救助贫困病人 6 人次。

国际医疗部与 ICU、MICU、ECU 协作，全年救治外籍疑难危重患者 30 余例。新增一段七病房，制订国际医疗部手术准入管理规定、消化内镜检查流程，增加预约号源，尝试开设夜门诊，开通国际医疗部呼叫中心。

健康管理。年初，成为市卫生局第一批准予开展健康体检服务的医疗机构。5 月，获机动车驾驶员体检资格。全年发现早期无症状恶性肿瘤患者近 90 例。满足多元化、多层次医疗服务需求，体检人数显著增加。完成 2 000 余名本院职工的健康体检。完成健康体检部新址布局及流程方案的设计。与营养部、工会共同完成健康管理调查问卷的设计，首次调查样本量 3 500 份。

五、护理工作

新增 3 个特需医疗病房为优质护理服务试点病房。与首都儿科研究所附属儿童医院、平谷区医院开展优质护理服务共建活动，完成第一阶段共建计划。开展以“我身边感人的故事”为主题的优质护理服务征文活动。接受上级优质护理服务示范医院复审、优质护理服务病房检查及卫生部三级医院优质护理服务工作检查，均获好评。年内，承担卫生部岗位管理试点工作，制订试点实施方案，完善分层护士岗位工作职责、任职资格、培训及考核指导原则。探讨专科护师岗位设置。开展第三方满意度调查，每季度对住院病人及出院病人进行护理工作满意度调查，公示调查结果，分析护理服务薄弱环节和问题并督查落实。将满意度与科室质控成绩和绩效考核挂钩。与药剂科配合，扩大送药科室。对全院 270 余名护理员进行专业培训 4 次，合格率 100%。全年完成特级、一级护理 13 余万人次，输血输液 197.1 万人次，病危病重护理近 4.4 万人次，护理会诊 558 人次。基础护理及危重患者护理合格率 100%，急救药品、急救物品完好率 99.31%。

新增和修订护理制度 17 项。多措并举，对患者安全及护理安全进行有效管理。在月度质控中督查新建制度的落实，对毒麻药余量处理进行登记，输血核对后操作人与核对人签字确认。制订住院患者跌倒告知书，在入院护理评估单上增加跌倒教育内容，在病房醒目位置粘贴“住院患者跌倒预防”告示，跌倒发生率比上年下降23.1%。伤口及皮肤护理小组对全院护士长、教学老师和护理骨干进行皮肤压伤专科培训，压伤发生率比上年下降71.24%。加强手术室与临床科室的沟通、协作和追踪监测管理，压伤不良事件显著减少。提高用药安全，在患者床头卡粘贴药物过敏标志；统一全院抢救车规格，规范抢救车药品和物品的种类和摆放位置；细化交班内容，特别要进行用药情况交接；改进核对方式，将正确核对方式粘贴在治疗室或治疗车上；针对其他医院的“假药事件”进行警示教育。改进患者肢体约束器，强化护士安全意识，增加高危患者巡视，管路滑脱较上年下降51.47%。护理不良事件分析常态化，及时向临床发出护理安全预警，护理差错发生率比上年下降21.4%。

全年组织护理大查房4次、新护士培训20次、护士业务季度考试3次。举办第三届临床护理教学授课大赛及首届英文临床护理教学授课大赛。首次组织全院护士技术操作分层考核。全年发表论文247篇，均发表在核心期刊。编写《北京协和医院临床护理常规》，编辑《协和护理》季刊3期。筹备《协和护理杂志》创刊及对外发行工作。

接收护理实习生1741人次、进修护士及专科培训672人，接待外宾来访交流20人次，接待国内其他医院护理同行参观1152人。举办国家级、市级继续教育项目5项，全院护士继续教育讲座36次。选派64名护理骨干赴国内外进行学术交流。筹建临床护理技能培训中心，启动PICC护理培训项目。

六、科研工作

现有中华医学会、北京医学会及其他学会前任主委、现任主任、副主任委员及候任主任60人、中文核心杂志正副总编及名誉主编60余人。获省部级科技奖4项。在国内核心期刊发表论文1 490篇，SCI收录271篇。国家自然科学基金项目中标53项。申报纵向课题481项，中标101项。药物临床研究数量及级别保持国内医院前列，加强Ⅰ、Ⅱ、Ⅲ期临床试验过程监管，提升临床试验质量，更新质控标准操作流程。

确定协和转化医学中心短期、中期和长期目标。多次举办转化医学相关讲座，普及知识，传播理念，吸引部分临床科研人员参与到转化医学研究中。扩大合作，与基础医学研究所就转化医学研究合作达成共识。举办第四届协和转化医学研究国际论坛。筹建临床生物标本库项目。继续举办科教周活动。举办协和名家讲坛系列讲座7期。

七、医学教育

有在职博士生导师135人、硕士生导师221人，博士点14个、硕士点21个。有6个国家级继续医学教育基地、14个二级学科住院医师培养基地、14个三级学科专科医师培养基地。在院学习八年制医学生292人（共4个年级，含“七转八”学生），研究生430人。组织研究生毕业论文答辩145人次。制订并实施导师招生资格遴选标准，完成研究生考核数据库建设。

本科生教育。招收第二批标准化病人，进一步加强培训和管理。组织专家教授参加第二届全国医学生临床技能比赛裁判和督导工作。加强诊断学教学和督导工作。

住院医师教育。193名本院住院医师参加北京市3次阶段考核，平均通过率91.7%。招收深圳优秀住院医师33人。招收市卫生局派遣基地住院医师56人。承担急诊科专业54人、内科专业27人的北京市第一阶段临床技能考核和整形外科专业4人的北京市第二阶段临床技能考核。

举办国家级继续教育项目77项、区级项目161次、院级继续教育讲座49次、科室继续医学教育活动980项。招收进修医师844

人，接收基层医院及新疆、西藏受援医院特培生36人。临床模拟培训中心及高级技能培训中心完成模拟腔镜培训100次、眼科和支气管镜培训96次、血管外科培训4次。

八、国际交流与合作

出国学习、考察、参加学术会议640人次。接待国外来宾13批145人次，聘请客座教授8人。成立北京协和医院国际合作智库，首期招募成员30人，组织外事相关培训4次。

九、信息化建设

完成西院区网络和机房改造。建成总面积近1300平方米、达到国家信息机房建设A级标准的数据中心并投入运行。建立全院统一呼叫中心、监控系统和运维管理平台。年初，完成新HIS选型，启动客户化定制及开发工作；9月，完成门诊HIS开发和测试；年底，完成住院HIS定制开发，进入全面测试。9月1日，电子化办公系统（OA）正式上线。建立医疗信息集成显示平台（UIS）并推广使用，实现跨系统、跨平台的医疗信息共享。建成号源平台与北京市114电话预约系统对接实现电话预约挂号，实现基于银医卡的银行自助机挂号。完成急诊留观、住院、财务等系统的改造。启动远程医疗项目建设，完成系统需求分析和软硬件采购。新增保健科子系统、护士分诊子系统。进一步完善医院网站建设，病人通过互联网可查询检验检查结果。加强医疗信息化领域科学研究，获得"863"信息化课题基金。

十、基本建设

9月16日，学术报告厅、新院史馆投入使用。门急诊及手术科室楼工程（北区工程）正在进行中。完成教授餐厅改造、院区路面翻新、老楼公共楼道粉刷、老楼西门彩绘、东西两院区26间卫生间改造、直线加速器一期改造等工程。完成其他修缮工程98项。

十一、其他工作

建院90周年系列活动。制作《北京协和医院建院90周年纪念画册》《北京协和医院院介片》；新闻出版总署原副署长李东东为建院90周年创作《协和赋》。9月16日，学术会堂启用，新院史馆开馆，举办第六届病历展；组织学术论坛、高端管理论坛、座谈会、学术报告会等；与香港医院管理局签署战略合作协议，探索深度合作；举办院友联谊会。9月17日，全院170余名专家参加百名专家周末大型诊疗活动。

院区建设发展总体规划。3月，成立规划办公室。经过院内调研、征求意见、召开职代会等，医院总体规划方案支持率94.25%。确定北京市建筑设计研究院承担医院总体规划方案的编制。9月6日，《北京协和医院建设发展总体规划方案（2011～2020年）》上报市规划委。11月3日，市规划委通过总体规划规模地上约34.3万平方米、总建筑面积约53万平方米，并征求卫生部意见。12月22日，卫生部规划财务司提出完善总规文本建议。

（常　青　孙　玮　编　马　进　审）

联系电话：（010）69155810/69155811
E-mail：gofficepumch@126.com

阜外心血管病医院
（心血管病研究所）

（北京市西城区北礼士路167号，100037）

2011年，在卫生部、中国医学科学院的正确领导下，阜外心血管病医院深入贯彻落实科学发展观，严格按照“国家队”的标准要求自己，围绕“建设国家心血管病中心，创建人民满意的科研型医院”的发展主题，一手抓医疗质量与医疗安全、为患者提供优质安全便捷的医疗服务，一手抓预防科研工作、提高心血管病综合预防控制水平，注重细节和长效机制建设，狠抓内涵建设，医院整体发展规划取得新进展，医疗、科研、预防工作实现了重大突破，经济工作发展势头良好让职工共享了医院发展成果，促进了“阜外”可持续发展。

一、继续以“高起点、谋大局、想战略”的长远眼光，设计“十二五”发展规划

1．建设国家心血管病中心的蓝图得到进一步明晰　年初医院工作会上讨论和通过了“十二五”发展规划。尤其是陈竺部长11月专题调研国家心血管病中心创建情况，从国家慢病防控和学科战略规划的高度，对宽胸襟、树霸气、凝聚代表性团队实现“墙外”和强自身、增加凝聚力、号召力实现“强内”等工作提出了更深和更高的要求，为国家心血管病中心的建设和发展指明了方向。

2．国家心血管病中心基建项目进展顺利　医院与中国住总集团就临床医学部改扩建工程项目正式签约，临床医学部于2011年11月19日完成全部地下结构工程；研究预防部在2011年9月按计划完成了一期工程（国际项目合作中心和液氮库）结构封顶任务。

3．多次召开协调会重点关注两个新设学科的发展　经过门诊开诊、病房开业、成立新闻发布会以及开展健康教育活动等一系列工作，内分泌与心血管病诊治中心和血脂异常与心血管病诊治中心医疗和科研等各项工作已经步入正轨，初步形成“全方位诊治与预防心血管疾病一体化”的治疗模式。

4．加强国家心血管病预防研究平台建设取得重大突破——全国首个心血管领域的国家重点实验室落户阜外　10月25日，心血管疾病国家重点实验室动员大会召开，正式拉开了创建国际上具有重要影响力的心血管病研究基地工作序幕。

二、扎实开展卫生部“三好一满意”活动，确保医疗“规模与质量”双生长

1．以创建“国家级优质医院”为目标，抓好重点工作。

（1）两项“工程”——国家临床重点专科建设与优质护理服务示范工作取得优异成绩。心血管内科、心脏大血管外科、临床护理专业获卫生部批复，被确定为国家临床重点专科建设项目；医院被列入卫生部优质护理服务重点联系医院，优质护理服务工作分别获得卫生部和北京市优质护理服务考核优秀病房和优秀个人。

（2）一个“治理行动”，深入开展抗菌与药物应用专项治理，规范医院抗菌药物预防和治疗使用。加强制度建设，制订了内科预防使用抗菌药物管理规范、外科抗菌药物临床应用指导原则、抗菌药物临床应用督查管理规定及抗菌药物分级管理规定及目录，并定期督查，公示整改，将抗菌药物各项数据指标纳入年度主任和病房年终考核与评先，规范医院抗菌药物预防和治疗使用。通过以上措施，预防使用抗菌药物品种与剂量达标，杜绝了联合用药预防感染的情况，限制使用类抗菌药物使用量明显下降。

（3）巩固节约用血与安全用血成果，心血管手术患者血液管理达到国际领先水平。加大《阜外心血管病医院外科系统节约用血操作规程》的执行力度，严格执行工作制度和操作规程，严把输血安全关，有效提高医护人员合理输血观念和血液保护的技能，全力保障临床医疗用血，确保临床输血安全。成人心脏手术输血率由2008年70.5%降至2011年的33.1%，血浆输注率由2008年65.8%下降至2011年的21.1%，平均每例心脏手术红细胞用量从2008年3.4U降至1.6U，血液管理达到国际领先水平。

2. 抓医疗服务质量，确保安全医疗行医。

（1）改善医疗服务流程，扩展规模，为患者提供便捷服务：通过建立各项检查集中预约的功能分区、增设门诊便民设施、开展多种预约方式、建立疑难病会诊中心和胸痛中心、开设周六特需门诊等措施，进一步了优化流程，解决看病难的问题。

（2）稳步推进临床路径工作，保证医疗环节质量：本着“开发成熟一个路径，培训一个路径”原则，至2011年6月初全院各病房铺开，目前实行了11个病种的临床路径，共有30个病房参与路径管理，共入选病例1 523例，完成率达到90%以上，远远高于卫生部“三好一满意”活动指标中70%的要求。

（3）推进医院信息化制度建设，实现医疗工作高效化、规范化和科学化：开展病历电子化专项工作，规范电子病历填写，实现检查报告、知情同意书、介入手术记录、化验报告的电子化有效提高医疗质量；开发感染监控系统、预防用药系统、抗生素药物统计系统、感染数据采集及统计系统，提高医疗质量和抗感染管理力度；开发实施基于电子医嘱的临床路径管理系统，规范医疗行为，保证医疗安全。医院信息化制度建设工作受到市卫生局领导高度评价并建议在国内推广。

（4）创新医疗质量管理体系和制度，确保安全医疗行医：继续加大核心制度的督导与评估，强化终末质量监控，重点对死亡、严重并发症病例督导检查，并对抗生素使用、院内感染控制等进行严格管理；采用病房医疗质量月报等形式，强化医疗质量控制工作；建立病房与各级医师技术档案，年终各病房评比硬指标；坚持处方点评制度和医疗核心制度督查。形成了责任明确、分工合作、责权到人的医疗质量控制格局。

3. 拓展诊疗新技术，解决一些重大疑难复杂心血管疾病，提升解决重大心血管疾病的治疗水平　医院提倡创新意识，针对临床诊疗疑难重症进行不断的医疗技术创新，相继开展了治疗危重心血管病的人工心脏辅助FW Ⅱ型首个国产轴流泵植入人体、治疗复杂先心病心脏位置异常的复杂矫正型大动脉转位的半心室矫治术、自体肺动脉瓣二尖瓣位替换术（ROSS Ⅱ手术）、双向Glenn术、Hybrid新技术治疗小婴儿主动脉瓣狭窄、“无异体血输注”低体重/小婴儿/复杂先心病心内直视手术，治疗多支冠状动脉病变及复杂主动脉弓部病变的常温非体外循环全胸腹主动脉置换术、球扩支架治疗主动脉缩窄病变手术，以及成功植入全球首款“可接受核磁共振检查的起搏器”等内外科领域新技术，满足不同患者的治疗需求，减少手术创伤，挽救更多患者的生命。

2011年度，医院医疗工作取得历史性突破，各项医疗技术指标向世界一流心脏中心看齐，确保医疗“规模与质量”双生长，打造了“规模品质”全球第一的心脏病诊治中心。心血管外科手术量10107例和内科PCI手术量10649例，双双突破万例，创造标志性新高，成为世界仅有的手术量突破万例的特大心脏病中心。并且还以单纯性冠脉搭桥死亡率连续6年保持在1%以下、畸形程度超过法四的复杂先心病死亡率保持在2%左右、心脏移植生存率5年达87.6%、PCI手术指标始终保持国际领先水平等一系列技术质量继续名列全国心血管疾病治疗领域的首位。在2010年度北京地区18所三甲医院评比中，医院的急性心肌梗死、冠脉搭桥和急性心力衰竭三种疾病死亡率最低、一个月内再住院率最低，急性心肌梗死和冠状搭桥两种手术质量与费用之比最优，显示了高品质的医疗服务。在“2010年度中国最佳医院及最佳专科排行榜”中，医院获得最佳专科排行榜心血管病专科第一名和胸心外科专科第一名。

三、以国家心血管病中心和重点实验室为推手，促进科研型医院长远发展

首先，医院以国家心血管病中心和国家心血管疾病重点实验室为推手，系列推出专家特邀学术报告会以及心血管病基因组学研究进展论坛、脏器移植术后监测和数据网络高峰论坛等专题论坛活动，活跃了“学术氛围”。

其次，医院先后成立了临床研究统计中心、心血管生物资源库中心，搭建了国家心血管病研究平台。

医院还打造一个“国际品牌”会议交流平台，第二届心脏大会设35个论坛，888场讲座，18个卫星会，有140多名国际著名专家，900多名国内专家参加，成为规模宏大，阵容强大、学术顶尖的国际性大会。

2011年，医院科研到位经费12 634.93万元，共申报各类课题196项，中标课题54项，其中国家自然科学基金项目21项，科研经费1 113万元；高校博士点基金项目4项，科研经费40万元；首都临床特色应用研究专项3项，科研经费45万元；北京市自然科学基金项目1项，科研经费11万元；协和青年科研基金项目2项，科研经费18万元；中央级公益性科研院所基本科研业务费项目21项，科研经费106.80万元；教育部留学回国启动基金项目2项，科研经费7万元。获得成果奖6项，其中国家科技进步二等奖1项，教育部科技进步一等奖1项，北京市科学技术二等奖和三等奖各1项，中华护理学会科技奖1项，中国医院协会医院科技创新三等奖1项。获国家发明专利2项。全年主编学术著作12部，发表科技论文共334篇。其中发表被SCI收录论文126篇，最高影响因子是14.429，影响因子大于5的共有16篇，平均每篇文章的影响因子为2.89。发表在中国科技论文统计源期刊/中国科技核心期刊的论文197篇。

根据中国科学技术信息研究所2011年公布的数字，2010年国际论文被引用篇数中阜外医院在全国医疗机构中，排名第5位；2001～2010年国际论文累计被引用篇数中，排名第12位；2010年国际会议论文数量中，排名第8位。

四、提升我国心血管疾病防治水平，继续保持心血管疾病防治国家队的地位和影响

继续构建涵盖全国的高血压社区防治网络，形成了覆盖22个省、直辖市、自治区的40个县区级单位的2 500余家社区服务中心（占全国社区机构1/10）防控网络，直接管理患者57万，扩大管理患者300万，并培训了一支2.5万名基层医师防治队伍，促进高血压规范化治疗技术的推广和普及。

打造一个全国性的心血管疾病资讯平台——中国心血管病报告。推进和参与《中国高血压防治指南》（2010版）的修订工作，编辑《中国心血管病报告2011》，中国心血管病报告立足于国家代表性和权威性，已经形成广泛影响力。

同时，医院探索了我国社区疾病管理模式和理论体系，组织编写了我国第一部《社区疾病管理教程》，开展社区疾病管理模式培训，使大医院的“大医生”走进社区，培训、指导社区医生对心血管疾病的防治。

医院还主持了国家“十二五”心血管病支撑防治研究项目的启动，召开7～8次研讨会和协调会，组织申报30个项目。目前各个项目已经分别启动。

五、进一步加强现代化管理建设，为院所可持续发展奠定坚实的基础

一是落实“十二五人才发展规划”，加强人才队伍建设。一方面采取在Nature杂志、人民日报海外版等多种媒体上面向全球招聘国家心血管病中心心血管生物资源中心、心脏发育与细胞生物学研究室、心血管分子病理研究室、心血管流行病学研究室、高血压诊治中心、临床药理诊治中心等学科带头人。另一方面，创新人才管理机制，召开孙兴国、徐秀琴等引进人才评审会，同时通过表彰会、展板等形式，表彰和宣传优秀人才，营造人才脱颖而出的氛围。

二是医院增强品牌影响，开展心血管技术培训与交流，已与29家医院建立合作关系，涵盖21个省及直辖市。同时医院和长春、东营民营社会资本联手开发合作项目，拓展了阜外未来发展空间。

三是提升医疗经济运行效益，充分调动医护人员积极性。经济可持续发展势头良好，总收入22.9亿元，比去年增长19.8%；人均创收93.1万元，创收能力提升速度高达13.54%，奖金继续保持增长，比去年增长27.45%，让职工真正分享到了发展的成果。

2012年，是深化医药卫生体制改革的攻坚之年，更是医院改革与发展非常关键的一年。2012年里，以国家心血管病中心和心血管疾病国家重点实验室建设为抓手，创新研究预防机制、加强人才队伍建设以及搭建预防研究平台等一系列重点工作都将逐一开展。阜外医院面临着前所未有的机遇与挑战。在新的一年里，医院将在卫生部、医科院的领导下，深入贯彻落实科学发展观，脚踏实地，真抓实干，为实现“十二五”规划发展目标，努力创建国际化的心血管病医学研究中心而努力奋斗！

（万　雷　胡　洋　编　胡盛寿　审）

联系电话：（010） 88398866
E-mail:fuwai611@126.com

专家介绍

华 伟

华伟，男，1962年10月出生。主任医师、教授、博士生导师，政府特殊津贴专家，现任阜外心血管病医院心律失常中心副主任。

1985年毕业于上海医科大学医学系，获医学学士。同年至阜外心血管病医院心内科工作。先后在中国协和医科大学攻读医学硕士和博士学位。1994~1996年赴澳大利亚墨尔本皇家医院心内科深造，进行临床心脏起搏与电生理专科训练。此后，曾在美国Mayo Clinic心脏中心等参观学习。

目前，担任中华医学会心电生理与起搏分会副主任委员，兼起搏学组组长。卫生部心血管介入技术管理专家组成员，卫生部高级职称评审委员会委员，中国医疗装备协会评审专家组成员，北京市医疗器械评审专家组成员，中华医学会医疗事故鉴定专家委员会委员。美国心律学会资深会员（FHRS），欧洲心律学会（EHRS）及亚太心律学会（APHRS）会员并担任亚太心律学会APHRS会员部中国区负责人等。

作为课题负责人，承担国家十五攻关课题（ICD的应用和心脏性猝死预防研究），首次得出我国心脏性猝死的流行病调查资料，并发表在美国JACC杂志上（影响因子11.48分），此外，还承担国家十二五支撑课题一项，首都科技发展基金重点项目一项，国家973课题子课题一项，并承担国际合作研究项目多项。担任《中华心律失常杂志》副主编，《医学参考报》心律频道副主编，及《中国介入心脏病学杂志》《中国心脏起搏与电生理杂志》《老年心脏病学杂志（英文）》《美国介入电生理杂志（英文）》等8个杂志编委。以第一作者发表论文100余篇，包括美国JACC、PACE等杂志，主编或参编专著10余部。获国家科技进步二等奖一项，中华医学科技进步二等奖三项，卫生部科技进步三等奖一项，北京市科技进步二等奖一项，三等奖一项。

在阜外心血管病医院心内科临床工作20余年，熟练地掌握心内科的基本诊断与治疗技能。并以心律失常诊断和治疗为专业特长，在心律失常诊断和治疗方面积累了丰富的经验。熟练地掌握心脏起搏器安装技术，埋藏式心律转复除颤器（ICD）技术，经导管射频消融治疗快速心律失常技术等。

特别是掌握国际上先进的经静脉植入埋藏式除颤器技术，以及三腔双心室起搏治疗充血性心力衰竭等起搏尖端技术，成为国内少数掌握此项技术的专家之一。在多年的临床实践中，已为4000余例患者植入了心脏起搏器，500余例患者植入了埋藏式心律转复除颤器（ICD），以及300余例患者植入了三腔双心室起搏器，成为目前国内植入起搏器，ICD和三腔起搏器（CRT）最多的专家，并曾奔赴全国上百家大医院，帮助开展ICD和三腔起搏器技术，并作为主要撰稿人参与制定我国心脏起搏、ICD和三腔起搏器（CRT）指南的制定，为ICD和三腔起搏器（CRT）技术在我国的推广应用做出了突出的贡献。

吕 滨

吕滨，男，临床医学博士，现任中国医学科学院阜外心血管病医院影像管委会副主任，放射科副主任，主任医师，教授，博士研究生导师，中共党员。中华医学会和中国医师协会会员，中华医学会放射学分会中青年委员、心胸学组委员，北京生物医学工程学会理事，美国心血管 CT 协会国际会员（中国区筹备主席之一），亚洲心血管影像协会多中心研究委员会委员，中国医学科学院青年创新联盟副理事长。1998 年获得中国协和医科大学临床医学博士学位，1998～2001 年，在美国加州大学洛杉矶分校医学院（UCLA）和圣约翰心血管中心做访问学者。

吕滨同志 2003 年获得北京市科技新星称号；2005 年获得教育部“新世纪优秀人才支持计划”；2007 年获得由中央组织部、人事部和中国科协组织评选的第十届“中国青年科技奖”。2008 年评为人事部“百千万人才工程”国家级人选；2010 年经国务院审批通过享受“国务院政府特贴”专家；2011 年获得中国医学科学院/北京协和医学院“协和学者特聘教授”。中国第十届全国青联委员、海外留学人员联谊会理事、欧美同学会会员。

吕滨同志主要从事心血管病影像诊断和先天性心脏病介入诊疗的临床和科研工作，牵头并完成 5 项部级以上课题，4 项在研课题。2008 年主持 1 项国家十一五科技支撑项目，是国内最早的心血管病影像学多中心研究课题之一；获得 3 项国家自然科学基金。目前共发表学术论文 100 余篇，包括 SCI 论文 46 篇，总影响因子 154.89 分。主编专著 1 部，主译专著 1 部，参与编写专著 6 部。共获得 7 次学术和临床科研成就的奖励，包括中华医学科技奖、北京市科技进步奖、卫生部科技进步奖等部级以上成果奖 3 项。获得国家发明专利 1 项。目前培养 11 名研究生（8 名博士）。承担了 12 种杂志编委、通讯编委或审稿专家工作，其中 4 种杂志为国外专业期刊。

杨跃进

杨跃进，男，1958 年 3 月生（出生地江苏），1982 年 12 月大学毕业。1984 年 9 月至 1989 年 9 月在医科院协和医大研究生院，获得博士学位。1991～1993 年赴加拿大渥太华大学心脏病研究所心内科进修，获 Fellow 证书；1997 年 7～12 月赴美国 Stanford 大学医院冠心病介入中心进修。1993 年 5 月和 1996 年 5 月两次在中国医学科学院和中国协和医科大学破格晋升为副主任医师和主任医师；1998 年获得博导资格；2000 年享受国务院特殊津贴。1994 年 7 月起受聘于阜外医院心内科医疗副主任，2003～2009 年任心内科主任。2002 年 9 月起任中国医学科学院/中国协和医科大学阜外心血管病医院（心血管病研究所）副院所长，2009 年起兼任冠心病中心主任。

作为心内科专家，既有良好的医德医风，又有着丰富的临床经验。他精通心血管病临床诊治，尤其对各种疑难重症的诊治和急救，临床经验丰富。擅长对冠心病的诊治、急性心肌梗死（AMI）的救治和冠状动脉介入治疗，特别擅长并推广了经桡动脉途径微创介入技术，多次向国际介入大会，如美国 TCT、C3 和欧洲 PCR 现场直播经桡动脉复杂病变介入手术，得到了国际同行的高度赞扬和认可，确定了我国经桡动脉复杂病变介入治疗的国际领先地位。

针对心血管病领域里的前沿问题，积极开展临床相关的科研工作。针对 AMI 后心功能评价和心衰防治这一重大课题，先后在国内率先开展了 AMI 后心室重构防治、存活心肌识别、心肌无再流和再灌注损伤防治的系列研究；针对 AMI 冠脉介入开通后微血管无再灌注即“心肌无再流”核心机制不清的国际难题，探索性地将有内皮功能保护作用的中药通心络与最新西药对比治疗心肌梗死，取得了肯定疗效和突破性成果，为AMI心肌再灌注治疗提供了新策略，为应用现代循证医学方法开发中药提供了科学证据，也为中药防治心血管病明确了方向，为此获国家科技进步二等奖（排名第四）。近年来在骨髓干细胞移植治疗心肌梗死和心衰防治的系列研究方面也有重要突破，相关论文在欧洲《Eur Heart J》、美国《JACC Cardiovascular Interventions》《ATVB》和英国《Heart》等高影响因子的国际心血管病专业杂志上发表，达国际先进水平。

已主持国家973、863、自然科学基金、教育部和卫生部等基金项目二十多项，发表论文300余篇，其中SCI文章60余篇，主编和参编著作多部。荣获国家科技进步二等奖1项，省部级科技进步奖7项，中国医学科学院科技进步奖、医疗成就奖、全国优秀论文奖多项；曾获美国赛克勒基金青年医师年度奖。申请国家专利一项“一种中药组合物在制备促进骨髓间质干细胞在体存活和成心肌分化的药物中的应用”。并培养硕士、博士研究生30余名。

由于他的工作被国内外学术界所公认，目前兼任海峡两岸医药卫生交流协会副会长、海峡两岸医药卫生交流协会心血管病委员会主任委员、中华医学会心血管病分会副主任委员、中国医师协会心血管分会副会长、北京市心血管介入质控中心主任、中华心血管病杂志副总编、中华医学杂志等20多家杂志的编委。在国际上，于2007年当选为亚太介入心脏病学会委员（FAPSIC），2008年当选为美国心脏病学院委员（FACC）。2010年被授予“卫生部有突出贡献中青年专家”称号。

肿瘤医院
（肿瘤研究所）

（北京市朝阳区潘家园南里17号，100021）

一、基本情况

职工1 851人（含合同制），其中卫生技术人员1 295人，包括正高级职称97人、副高级职称109人、中级职称462人、初级职称627人。

医疗设备总价值58 771.79万元。本年度新购置医疗设备总值5 803.66万元，其中10万元及以上（小于100万元）设备60台，价值1 824.99万元；100万元及以上设备7台，价值3 247.83万元。

二、重大举措及事件

1. 6月8日，肿瘤医院进行院长竞争上岗面试，开始进行领导班子换届。8月17日，卫生部、中国医学科学院在肿瘤医院阶梯教室召开院所干部大会，宣布了中共卫生部党组关于肿瘤医院院长的任免决定，任命赫捷同志为院长。

2. 9月21日，我院胸外科以专业总评比第一名的成绩通过国家临床重点专科建设项目评审。

3. 11月14日，卫生部“医疗质量万里行”检查组来我院督导检查，对我院工作给予高度肯定。

4. 12月23日，卫生部部长陈竺与主要司局领导对国家癌症中心的筹建情况进行了调研，并提出了具体要求。

5. 分子肿瘤学国家重点实验室詹启敏研究员获选成为中国工程院院士，院士团队增至5人。

6. 获北京市卫生局批准增加400张床位、执业地点和规划总建筑面积。

7. 新建神外-骨科病房，含43张床位；新增6间VIP诊室。

8. 多举措方便患者就医。实行专家不点名挂号制度，并作为首批30家三级医院之一被纳入北京市114统一预约挂号平台。启用自助预约挂号服务机、多媒体自助费用查询机。增加出诊专家、节假日门诊、住院收费窗口。

9. 内部管理民主化。坚持定期行政查房制度，不定期由院领导及相关部门负责人现场办公，并开通院长信箱。重新修订《推行院务公开的实施意见》，更新院务公开领导小组。召开行政事务管理委员会4次，建立中层干部例会制度、指纹考勤制度等。

三、医疗工作

门诊610 814人次，突破60万；出诊专家14 671人次。住院43 337人次；出院43 275人次。手术13 572人次。平均住院日10.56天，床位使用率95.26%，床位周转次数32.54次。出入院诊断符合率99.90%，临床与病理诊断符合率99.91%，手术前后诊断符合率99.93%。其中，单日门诊3 098人次、单日住院382人次、单日手术92台次，均创单日指标新高。

医疗质量与安全。1月7～8日召开年度临床工作会，由院领导、外请专家等120人组成评审团，结合1 856个基础指标，对临床科室进行绩效考评。9月9～10日召开年度医疗质量工作会，各科室正副主任等200余人参加，并邀请相关行业专家进行专题报告。新制定17项医疗核心制度。完成临床路径信息系统建设，累计病种例数 869 例，入组率和完成率达到卫生局规定要求。共受理新技术、新业务准入申请 12 例。

医保病案管理。医保出院 14 119 人次，住院总费用 27 099.27 万元，人均费用 1.92 万元。基本完成向“以电子影像病案为主、纸质病案补充”的现代化、信息化病案管理模式的过渡。共有质控病案 38 681 份，其中甲级病案 37 937 份，甲级病案率 98.10%。

派出 5 名医师支援西藏、新疆等地医院，多名医师分批次对口帮扶徐州和青海肿瘤医院。完成西部之光访问学者的接待和考核工作。

四、护理工作

护理文件书写合格率 99.8%，基础护理合格率 98.5%，特级、一级护理合格率 99.9%，技术操作合格率 96.3%，急救物品完好率 99.7%，护士行为合格率 99.6%，药物管理合格率 98.4%，重症护理合格率 99.9%，消毒隔离合格率 98.7%。全年无护理事故发生。

护理继续教育合格率 99.8%；北京市级继续教育项目 2 项，2 181 人次参加；院级护理继续教育项目 110 个，共 5 834 人次参加。加强“三基三严”训练，2 800 余人次参加。护理在研项目 9 项，其中新立项课题 3 项。共有 12 篇护理论文在核心期刊上刊登，全国护理学术大会交流 7 篇，获朝阳区护理论文三等奖 1 篇。

贯彻“创建优质护理服务示范工程”活动，获准成为卫生部“示范工程”重点联系医院，示范病房比例达 55.56%，护理服务满意度达 99.3%，基础护理服务满意度达 100%，25 项基础护理质量均合格。2010 年全国卫生系统优质护理服务考核中，妇三病房获“优秀病房”荣誉，张淑香护士长获“优秀个人”荣誉。

五、科研工作

申报院外科研项目 176 项，中标 53 项；在研项目 170 项。基本科研业务费共获得资助 192 万元，全部用于青年基金课题的资助。签订科技开发协议 11 项。院内科研项目获资助立项 44 项。共发表论文 406 篇，SCI 论文 71 篇，影响因子 247.623；科学著作 25 部。申请专利 8 项，均为发明专利，2 项获授权。

林东昕研究员等人项目“一些免疫及炎性基因遗传变异对基因功能和肿瘤易感性的作用”获高等学校科学研究优秀成果奖自然科学奖一等奖、北京市科学技术奖二等奖。乔友林研究员等人项目“适合于发展中国家的宫颈癌快速筛查技术研究”获高等学校科学研究优秀成果奖自然科学奖二等奖、北京市科学技术奖二等奖。赫捷教授等人项目“microRNA 在食管鳞癌发生发展中的作用”获药明康德生命化学研究奖一等奖。戴建荣研究员等人项目“调强放疗技术的优化设计及简化应用”获中华医学科技奖二等奖、北京市科学技术奖二等奖。分子肿瘤学国家重点实验室通过科技部和国家自然科学基金组织的 5 年一次的评估。

拓展肿瘤防控工作。已在我国 31 个省级区域开展肿瘤登记随访工作，覆盖人口约 1.85 亿，肿瘤登记处数量增至 195 个。淮河流域癌症早诊早治项目区县数量增至 16 个，年筛查任务增加到 33 400 人，项目中筛查出的 327 名早期癌症贫困患者，获得北京希望马拉松“癌症早诊早治患者扶助专项基金”的资助。

六、教育工作

国家级继续教育项目获批 28 个，已完成 24 个，完成率达 85.7%。开设 56 场院级继续教育讲座，邀请专家 84 人，授课 156 小时，听课人数达 4 496 人次。

招收研究生 103 人，毕业 58 人，转博 24 人，全年共 84 人获得学位，在校生 233 人。接收进修生 214 人，208 人获得结业证书。全年医师外出进修 3 人次，短期学习

158 人次。成立肿瘤细胞生物学教研室（含遗传学）等 10 个教研室。

程书钧和冉宇靓分别获北京协和医学院“教学名师”“协和学者特聘教授”称号，肖汀和张玉倩获北京协和医学院“协和新星”称号。毕业班 12 人获北京市教育委员会“北京地区高等学校毕业生支援西部地区荣誉证书”；3 篇博士毕业论文被评为北京协和医学院优秀博士学位论文。

七、国内外交流与合作

共接待外宾 10 余批次，包括美国 NCI、世界卫生组织、国际抗癌联盟、霍普金斯大学、德意志银行等单位专家。组织中层干部访问考察韩国 NCC、临床业务人员赴 M D Anderson 进修。共有 15 项国际合作项目立项，申请外专局重点项目 9 项、普通项目 2 项。共办理出国 200 余人次，其中国际会议 133 人、访问考察 25 人、学习进修 12 人。

举办“首届全国肿瘤外科高峰论坛”“第一届中国肺癌个体化治疗大会”“第五届中国肿瘤内科大会”、“中国肿瘤影像诊断高峰论坛”等学术交流活动。

八、现代化、精细化管理

1. 人才建设　招聘正式职工 61 人、合同制职工 81 人，引进人才 1 人。加强干部队伍建设，组织与兄弟医院交流经验。20 人晋升正高、11 人晋升副高，选拔任用干部 8 人。

2. 信息化建设　完成自助挂号和自助检验单系统、核医学系统、病理主系统、临床路径系统、办公自动化系统的上线运行；完成北京市卫生局医联码项目、非实名制挂号和预约挂号项目、医保实时结算系统自动控制。

3. 后勤保障　完成综合楼工程、放疗改造工程Ⅱ期收尾工作。完成临床试验中心改造工程。完成连接廊工程二次施工设计及施工招投标。完成体检中心项目施工立项报批手续。物资系统、设备软件系统相继启用，方便领取物资。共承接处理报修 11 449 件，定期巡检保养 8 914 件，各部门服务满意度均达到 95% 以上。定期召开后勤安全生产会议，开展安全生产月活动，进行消防教育和培训。

九、精神文明及文化建设

1. 加强医德医风建设　制订《医德医风奖惩办法》等规章制度。收到表扬信、锦旗 694 件，2585 人次得到表扬。继续聘请行风社会监督员，住院患者满意度 98.73%。继续开展“增强服务观念　提升服务形象”主题教育活动，共培训 401 名医师，分 11 个批次；511 名护士，分 12 个批次；培训率分别为 98% 和 95%。

2. 举办公益活动　1 月 14 日，组织员工无偿献血。4 月 23 日，举办以“远离癌症，重在预防”为主题的“2011 年肿瘤防治宣传周”，约 3 000 人直接参与。6 月 14 日，宣传以“捐献更多血液，挽救更多生命”为主题的“2011 年世界献血者日”。9 月 24 日，举办以“为希望奔跑，为克癌募捐”为主题的“第十三届北京希望马拉松——为癌症患者及癌症防治研究募捐义跑”，约5 000余名社会爱心人士参与，共募集善款 400 余万元，将全部用于中国癌症防治研究事业。

3. 开展“志愿服务在医院”　截至 2011 年底共有 1 268 名志愿者注册，平均每年志愿服务万余小时，满意度达 100%，召开三周年总结大会。开展门诊志愿者服务、抗癌乐园康复交流咨询志愿者、新职工志愿者体验活动、“爱心进病房　志愿为患者”活动、走进农民工子弟学校活动等活动。

4. 开展科普讲座、专家访谈、专题报道等多种形式的科普推广活动，共完成媒体宣传报道 164 次。5 名专家获“北京市健康科普专家”称号。

5. 向无烟医院的目标迈进　定期召开控烟监督员会议，定期巡查并通报。制作宣传展板和海报，增设禁烟标识，适时更新公开内容。举办“中国护士远程戒烟课程试点项目（CRN-HSQ）”，首次在我国护士中开展控烟知识与技能的远程培训。

十、荣誉

1. 集体荣誉（市级及以上） 获“2010年度中国医院最佳专科声誉排行榜”肿瘤专科第一名；中华全国总工会“全国五一劳动奖状”；北京市人力资源和社会保障局“北京市医疗保险管理二等奖”；北京市教育工会“模范职工之家优秀建设单位”；北京市教育工会“工会工作先进单位”等多项荣誉。

2. 个人荣誉（市级及以上） 屠规益获“全国卫生系统职工职业道德建设标兵”；乔友林获“世界卫生组织国际癌症研究署（WHO/IARC）2011年荣誉奖章”；王艾获“全国医药卫生系统先进个人”；李春甲获“全国优秀老干部工作者”；唐平章获“中央保健工作先进个人”；蔡军获“卫生部人防工作先进工作者”；孙燕获北京市卫生局、首都卫生系统精神文明建设协调委员会第三届“首都健康卫士”；林东昕获“北京市先进工作者”；石远凯获北京市教育工会“教育先锋管理育人标兵”；李晔雄获“北京市师德标兵先进个人”；韩玥获北京市卫生局“首都市民学习之星”；夏京辉获北京市社会保障卡工程建设定点医疗机构“优秀个人奖”；赵方辉获选“首届北京高校青年教师优秀教学科研成果展”；关有彦获北京市教育工会“北京市第七届青年教师教学基本功比赛”高校组理工类三等奖等。

（杨　军　编　付凤环　审）

联系电话：（010）87788208
E-mail：yuanban303@126.com

整形外科医院
（整形外科研究所）

（北京市石景山区八大处路33号，100144）

2011年，我院紧紧围绕加快医院发展这个中心，在党的十七大精神指引下，坚持以人为本，把院所建成整形外科专业疑难杂症中心、科学研究中心和人才培养中心。积极深化医疗卫生改革，推进医疗卫生创新，努力提升医疗服务质量，全面完成各项经济指标和技术指标。

2011年度医院获得奖励情况：2010年度首都卫生系统精神文明单位；北京市药品监督管理局北京市卫生2010年度药械不良反应监测工作先进单位；2011年度北京市消防安全先进单位；2007～2008年度院校精神文明建设先进单位。北二病区被评为2011年度北京市优质护理服务示范病区。临床一支部被医科院评为2011年度院校先进基层党组织。

2011年医院财务总收入30 191万元，同期增长20%；医疗收入18 361万元，同期增长15%；总资产38 744万元，同期增长7%。

一、以病人为中心，注重提高医疗质量

2011年医疗指标与2010年同比情况：门急诊人次为84 867，增长13.65%；门诊手术台次为22 658，增长16.63%；住院手术台次为9 366，减少1.53%；入院人次为9 820，减少1.49%；出院人次为9 796，减少1.59%。

以创先争优活动为契机，积极参加卫生部医疗质量万里行、三好一满意、抗菌药物专项整治等专项活动，制定下发了开展“三好一满意”活动方案、抗菌药物临床应用专项整治活动方案、“优质医院创建”等活动方案。为控制医疗风险，完善治疗方案，保障医疗安全，医院还定期举行处方点评和病案质量点评，对重大手术实行院内和院际专家会诊制。根据卫生部《关于开展临床路径管理试点工作的通知》要求，成立专门领导小组，印制了《临床路径登记本》，通过宣传动员、文件起草，结合我院实际情况，已正式确定第一批进入路径的9个试点病种，并于11月正式启动。下发《整形外科医院医德医风考评制度及考评细则》（试行），由院纪委牵头为所有医师、护士、医技人员建立电子档案，将奖励、违纪情况记录在案，并与晋升、任期等考核指标挂钩，在道德、制度层面为医疗质量、医疗安全保驾护航。

开展抗菌药物临床应用专项整治工作，研究制定规范制度，狠抓落实。研究制订活动方案，调整药事管理委员会成员，成立了抗菌药物管理小组；组织抗菌药物合理使用、处方书写等有关培训和考核，将考试成绩结合临床工作实际情况，为临床医生重新核发抗菌药物使用处方权。出台了《整形外科医院抗菌药物专项点评标准》，利用医院信息系统（HIS）对我院医生使用抗生素实施监控和分级管理，开展以“选药、用法用量、疗程、联合用药”四个方面为主要内容的抗菌药物专项处方点评工作，并将点评情况、医师排名每月利用院周会和医院OA网进行公示。编辑印制了《用药与患者安全——建立良好用药习惯》宣传手册和《整形外科医院药品用法用量》卡片，除了方便医护人员查询外，还对患者进行抗生素安全使用普及教育。

与门头沟妙峰山镇社区卫生服务中心达成对口支援协议，帮助其开展口腔科诊疗项目，并资助其1万元左右的医疗设备，每周派医护人员赴诊。接受来自全国各地的56名医师来院进修。与中华少年救助基金会天使妈妈“爱耳义动”公益项目、中华少年儿童基金会“西部救助基金”、濮存昕基金会“让孩子笑起来”等慈善组织联合开展公益项目，收治唇腭裂、尿道下裂、两性畸形、鼻缺损等贫困家庭患儿31名，并为他们积极筹措救助基金。

监测出院病例9 817份，完成病历监测、各项微生物监测、抗生素使用监测等各项院感指标的统计及日常监测工作，病例抽检率为100%；

共接到医疗投诉45例；协议调解医患纠纷14例，2例形成医疗纠纷，赔偿金额为14万余元。

二、从基础抓起，全面提升科研能力

2011年我院所获得科研基金资助批准项目在质量方面取得进展，中标国家自然科学基金3项，北京市自然基金2项，北京协和青年基金4项，北京协和教育基金1项，北京市科委“首都医疗特色项目”1项，高校博士点基金1项，高等学校继续教育示范基地项目和医学相关专业毕业后培养及继续教育网络培训项目1项，外国文教专家经费5项，总计304万元。按要求完成了上年度各基金项目的中期考核及结题。完成北京市卫生局“卫生行业发展科研专项需求建议书”申报9项、卫生部专项行业建议申报1项，同时完成了科技体制改革和科研业务经费的申报工作，下拨的106.24万元经费已到位。院所创新基金招标11项，资助金额总计66万元；院所重大项目招标19项，资助金额285万元；院所一般项目14项，资助金额72万元。

在研究生教育方面，毕业24人（其中博士生11人、硕士生13人），全部被授予相应学位。年内获批院校博士生、硕士生导师各6名，并相应批准口腔临床医学硕士学位授予点1个，招收硕士、博士生40人。

在核心期刊发表论文115篇，发表SCI论文87篇，论著译著3部。年内申请国家、区县级继续医学教育44项，培训卫生技术人员2800人次。

研究中心规划和完善各项规章制度4项、操作流程1项、应急预案1项。从基础设施、人才培养方面大力推进院所科研平台建设。年内新购买设备8件。引进国外知名大学毕业的博士1名。研究中心所属5个实验室协助临床、研究生进行课题研究，为全院科研提供服务，培养原代细胞80株，冻存细胞287株，协助进行骨髓干细胞、脂肪干细胞、胚胎干细胞等多种细胞的体外培养和细胞的体外诱导等。组织开展医学读书报告会和课题报告会共计42次。

三、落实科学发展观，创新管理机制

一年来行政管理工作以学习实践“科学发展观”为指导，以创先争优活动为契机，以加快院所发展为目标，深化改革，大胆创新，坚持公立医院的公益性质，完成了大量管理工作。行政查房制度，把为临床一线服务的理念落到了实处。每周一次由院所领导亲自率领行政、后勤各职能部门深入临床科研一线，对他们提出的问题能现场解决的就地解决，不能现场解决的明确责任部门，做到件件有着落、事事有回复。在暑假高峰期，行政人员深入门诊一线疏导患者就医。围绕院所中心工作，院所党委在年初组织评选出13个文明服务先进集体，69名文明服务先进个人，通过院所报、展板等形式，扬正气、树典型、立标杆，推动医教研工作全面发展。

1. 庆祝建党90周年，深入开展创先争

优。按照卫生部和医科院的部署，我院党委完成了第三阶段的转段工作，并根据上级要求制定了《中国医学科学院整形外科医院关于深入开展“为民服务创先争优”活动的实施方案》。院党委选派班子成员和后备干部参加院校组织的“领导干部培训班”“卫生部党校 2011 年春季班”和统战部组织的“中青年干部培训班”学习活动。在北京市教工委及院校组织的“共产党员献爱心”捐款活动中，共有 205 名党员和入党积极分子参加捐款，总捐款额共计 1.6 万余元。院所党委组织职工进行了党史知识的答卷和参观市高校组织的党史图片展；组织“两优一先”的先进个人、支部书记以及工会干部赴井冈山革命根据地进行参观实践活动。从政治上尊重、生活上关心老干部，年内走访慰问离退休干部 61 人，向三位抗战前参加革命的老领导送去慰问金及慰问品。

2. 加强党风廉政建设，自觉接受群众监督。将全体党员的承诺书公布在 OA 上接受职工的监督，采用多种形式组织召开理论中心组学习和支部书记会议。纪委两次对住院患者（180 名）进行了问卷调查，综合满意度为 95.15%。

3. 宣传医院医疗特色，全面提升品牌形象。利用我院在整形外科的权威优势，积极与电视、网络、报纸、杂志、广播等媒体配合，宣传我院临床新技术和中青年专家。

4. 着眼医院未来发展，加大人才培养力度。继续实行“优秀青年医师人才培养计划”。出台了临床科主任短期出国进修学习计划。

5. 搭建学术交流平台，提升国际竞争力。成功举办第三届国际美容整形外科高级研讨会暨第一届中欧整形美容外科会议。来自中国、欧洲、亚洲等 40 余个国家和地区的近 400 位医师参加了会议，29 国家的 95 位特邀专家发表了演讲。举办了亚洲乳房美容整形学习班和乳腺癌术后乳房再造及上肢淋巴水肿治疗新进展高峰研讨会。接待台北世界贸易中心医疗服务访问团和阿富汗卫生官员培训团一行来院参观。聘请院校级名誉教授 1 名。

6. 推进民主监督管理，发挥桥梁纽带作用。年内组织职代会和工代会；关心职工身心健康，组织全院在职职工、离退休职工的体检和疗养。慰问困难职工、军烈属和共建部队，并为他们送去慰问金和礼品。组织“两优一先”人员赴井冈山革命根据地实地接受红色教育。31 名职工参加无偿献血活动。

7. 加强审计监督，认真履行审计职责。把好工程审计关，对工程项目进行审计监督，完成审签各项经济合同和提出审计意见和建议。

8. 帝思科商贸公司从管理要效益，建立健全一系列规章制度，积极开拓新的经济增长点。承担了护理学院学生食堂、保洁和后勤保障以及我院保洁、锅炉运行、研究生公寓和疗区停车场的管理和服务等工作。

四、提高服务意识，改善医疗环境

1. 为落实医院总体发展规划，根据国家发改委的要求完善、补充、修改并报送医院《改扩建工程可行性研究报告》。通过《医院雨污水管线及污水处理系统更新改造工程》的四方验收工作并正式投入运行。完成了《医院变配电改造工程》的竣工结算审计。查找、修补和更新病房楼、医技楼等屋面防水层 2 152m^2。

2. 完成了 2012 年卫生部“整形外科疑难杂症综合治疗综合平台建设”项目申报和 CT 配置证申请工作，并得到 1 400 万元资助。建立了手术室二级库，实现临床科室成本核算。

3. 保卫处贯彻“预防为主，安全第一”的方针定期进行安全宣传、教育、培训和演练，签订 2011 年度安全管理目标责任书；圆满完成6·23特大暴雨的抢险任务。

一年来，我院始终坚持“以病人为中心”的服务宗旨，努力建立有目标、有责任、有激励、有约束、有竞争、有活力的内部运营机制，为把整形外科医院尽快建设成为国家一流的整形外科人才培养基地、科研基地、疑难杂症治疗基地而不懈努力！

（郝亚利　编　王建国　审）

联系电话：（010）88772218
E-mail:hyl9871@ sohu. com

基础医学研究所
（基础学院）

（北京市东城区东单三条5号，100005）

一、科研、科技开发和国内外合作交流工作稳步发展，科技创新能力持续提升

（一）项目管理

2011年度共组织申报主持或参加项目170多项，中标69项，中标经费8100万元。作为“十二五”的开局之年，各类科技计划管理措施不断出现变化，所（院）及时做好动员和组织工作，对于一些重大科研项目的申报，充分组织全所优势学科和优秀科研队伍，取得了良好的结果。

申报国家自然科学基金65项，26项获得资助，中标率40%，中标经费1241万元。其中青年基金的中标项目数和中标率由40%提高到59%，远高于24%的全国平均水平。获得973计划和国家重大科学研究计划资助课题2项，经费总额1 300万元；863计划资助课题2项，经费总额800万元，获得科技支撑计划资助课题3项，经费总额2 440万元；在科技重大专项中，我所参与课题10项，经费总额710万元。在其他科技计划及人才基金申报中，张学教授获得教育部长江学者创新团队，黄粤教授获得教育部新世纪人才计划基金，余佳获得人事部留学人员科技活动专项，张宏冰教授获得CMB杰出教授基金；蒋澄宇教授获得院校协和学者和创新团队基金。

2011年度组织所院长基金进展汇报21项，结题汇报23项。截至2011年底利用院所长基金资助课题98人次，安排经费总计4167万元。

（二）科技经费管理

2011年基本账户到位纵向科研经费7 186万元；全年签订科研合同金额1 640万元，签订科技开发合同金额911万元，科研协作转入经费147万元，技术开发服务类到款总额87万元。综合纵向科研经费、科研协作转入经费和科技开发到款，全年基本账户共到位科研经费7 420万元。零余额账户到位经费1 431万元。

（三）发表论文和科研成果

2011年共发表第一完成单位的研究论文125篇，SCI收录82篇，IF≥10的3篇，10>IF≥5的21篇，5>IF≥3的25篇，IF<3的33篇。与外单位合作发表非第一完成单位论文30篇，SCI收录24篇，IF≥10的4篇，10>IF≥5的6篇，5>IF≥3的9篇，IF<3的5篇。

另外，组织申报高等学校科学技术自然奖一项，该研究论文自发表一年多以来被引用21次，得到同行专家的认可，并已经申请国际专利。

（四）科技支撑平台管理

为进一步加强科技平台建设，深化科技资源共享，推进科技平台运行服务，规范科技平台运行管理，经科技部、财政部组织专家评审，有23个国家科技基础条件平台通过认定，其中我所实验细胞资源平台通过认定成为国家实验细胞资源平台，得到国家持续稳定的支持。以中国医学科学院为依托单位的“人口与健康数据共享平台”此次也通过认证，所（院）基础医学数据中心是共享平台的重要组成部分。

（五）知识产权保护

全年申请专利15项，其中PCT国际新申请1项，另有2项PCT国际申请分别进入美国、日本、欧洲国家阶段。新获得专利授权9项，其中获得美国国家专利授权1项，澳大利亚国家专利授权1项。2011年全所有效专利（授权并仍在维持）47项。2011年获国家知识产权局专利资助32项，共获得资助经费9万元，对研究成果产业化前期的保护提供了有力的支持。

（六）学术交流与合作

2011年度组织多种类型的学术活动35次，包括生物医学前沿讲坛7次，内外宾学术报告19次，所内学术报告4次，月末科学沙龙5次。特别是请《Nature Immunology》和《Science Translational Medicine》两位副主编进行两场报告会，得到所院和兄弟院所师生的积极响应。

组织召开第一届吴宪·吴瑞国际学术研讨会，此次研讨会旨在建立“基因、蛋白质、疾病”为主题的学术交流，邀请包括4位美国院士的10余位国外专家参加，也汇集国内本领域专家，共计300余人参会。研讨会促进了学术交流合作，产生了良好的国际影响。

为加速转化医学的发展，提高转化医学研究的水平，我所与协和医院签订转化医学研究合作协议，为拓展研究范围，推动基础医学科研向临床诊疗应用转化，为患者提供更加有效的医疗服务进行新探索。

所（院）加强与企业的合作共同申报创新药物重大专项，并获得资助；仪器中心与赛默飞世尔科技（中国）有限公司共建临床蛋白质组学联合实验室一年来进行了实质性的合作，并共同举办了蛋白质组学研讨会；今年又与AB SCIEX公司共建蛋白质组学联合实验室，所（院）各技术资源平台更加开放、共享。

（七）加强伦理委员会建设，积极推进伦理审查规范化。

近年来，我所逐步推进研究中涉及人的伦理委员会伦理审查制度规范化，通过相关制度，要求在项目开始前或开始之初和基金申请前就需要相关的伦理考虑，2011年度审理了27项伦理项目。今年通过不断研究讨论，逐步规范研究中涉及动物的伦理审查，当前动物伦理审查制度的制定和实施还处于起步阶段，在以后的工作中将不断完善。

二、学科建设扎实推进，教学条件有效改善，教育教学核心竞争力得到提升

（一）学科建设

在院校“人才引进与学科建设专项经费”支持下，基础学院引进了协和八年制毕业生、耶鲁大学医学院麻醉系助理教授马超为人体解剖与组织胚胎学系主任和学科带头人，这将推动解剖学的学科建设、促进解剖学教学改革中基础与临床的结合与整合，提升解剖-组胚学系的整体水平，为完成“十二五”规划中将基础医学建设成为国家重点学科打下坚实基础。

基础学院积极申报院校的各项学科建设和教学改革项目，2011年共获得985项目、北京市共建项目等各项教学专项经费2 135万元，这些经费支持必将大大促进特色学科的建设，提升基础学院的核心竞争能力。

（二）教学质量工程建设

按照北京市工作部署，完成我院2005～2008年5个北京市级教育教学改革项目结题的组织工作；组胚教研室和寄生虫教研室分别成功申报“组织学虚拟切片”为2010年度校级教改项目、“人体寄生虫学”为校级精品课程。

继续采取积极措施，督促青年教师不断提高教学水平。围绕着注重提高中青年教师教学水平和教学方法的主题，组织教师沙龙，对于促进和提高年轻教师的教学积极性

具有很好的引导作用。举行了基础学院第四届教学基本功比赛，共有来自10个学系的24名教师参加，青年教师占绝对多数，相比往届比赛情况，本届参赛选手的教学水平有了非常明显的进步。我院仇文颖和王丽两位教师获得代表北京协和医学院参加北京市第七届青年教师教学基本功比赛的资格，并最终双双获得三等奖。

积极组织教师培训交流，3位教师参加了北京协和医学院赴美国密西根大学医学院进修学习；多位教育和管理干部参加不同内容的教学培训交流，对提高教师教学水平与科研能力，推动高校教学改革与创新起到促进作用。

（三）加强教学硬件设备建设，改善教学条件

在院校大力支持下，2011年为基础医学实验教学中心购置了约500万元的各种仪器设备，大大改善了实验教学中心的软硬件条件，为提高实验教学水平打下坚实的硬件基础。

形态实验室通风系统改建获得院校支持，在反复进行校内校外调研、广泛听取教师和技术人员意见的基础之上，于2011年9月新学年开学之际，完成了通风系统、照明系统和图像采集及放映系统改建工程，受到师生们的欢迎。

为各学系购置英文原版教学用参考书目110本。这些最新版本的图书将极大地更新教师的知识结构、提升教师的知识水平，为教学内容的更新提供大量素材，有助于提高各学系的教学质量。

（四）教育教学改革研究与探讨

与北京协和医院联合组织召开北京协和医学院基础学院-临床学院教师赴美国密西根大学医学院进修学习体会交流会，6位基础和临床教师先后介绍密西根大学医学院课程改革的总体情况、培养学生的终极目标、课程改革带来的教学模式和内容的变化等丰富、新颖的内容，希望吸收国内外名校教学经验，借鉴美国同行的教学理念、模式和方法，积极影响和促进我校正在开展的教学改革进程。

为了进一步提高教学质量，鼓励教学研究，我院除继续按照教育部、北京市和学校的布置申报各项教学质量工程项目外，还首次开始成规模的组织申报我院院级教育教学改革项目，受到了教师们的积极响应。已有19位教师提交24项课程改革、讲义编撰或修订和团队建设项目，申报金额达到120万元。

（五）研究生招生、培养和毕业派遣工作

为进一步传播学校影响力，切实提高研究生生源质量，加强招生宣传工作，所（院）共有21个课题组先后参加山东大学、南开大学和四川大学的招生宣讲会，并为考生提供“面对面”咨询。今年11个专业共录取统招硕士生45人，推免直博生30人，共计75人。8个专业共招收博士35人，转博38人；目前在所研究生433名。

2011年应届毕业生共116人，延期27人，实际毕业89人，就业率超过院校平均水平。

（六）校园文化建设

2011年8月，组织北京协和医学院博士生创新基金申报工作，共有29名博士生报名参加，经过评审，最终确定14名博士生获得创新基金资助。7名2010年受创新基金资助的同学顺利通过项目中期考核，各获得追加经费支持。

组织开展丰富多彩的文体活动，活跃学生的课余文化生活，提高身体素质。组织2011级新生进行集体拓展训练，交流学习和生活体会；所院各研究生班分别组织“阳光生活、趣味班会”；组织2011级研究生举办“感师恩，庆中秋”晚会等活动；11级硕士参加了“北京协和医学院第四届辩论赛”；参加了“北京协和医学院校运动会”，通过这些活动，加强新生之间的交流，增强同学们的合作意识和能力。

邀请专家为全体研究生做“与压力共舞——压力应对与情绪管理”讲座，为同学们舒缓学习和生活的压力；开设“杰出校友讲座”，邀请协和优秀毕业生代表与学生分享人生、科研经历，引导和激励同学们更好地走上科研之路。这些活动增进了同学们之间的相互了解，调节了研究生繁忙的学习生活，而且为同学们搭建了一个相互了解和沟通的平台，使他们精神得到很好的放松，增强集体凝聚力。

2011 年继续评选学业奖学金和专项助学金，最终评选出一等奖学金获得者 16 人，二等奖学金获得者 33 人，三等奖学金获得者 47 人，一、二等奖学金获得者同时被评为北京协和医学院优秀研究生。专项助学金获得者 403 人，助学金覆盖率达到 93% 以上。这些活动极大地激发了研究生从事学习和科学研究的积极性、主动性和创造性。

（七）评优

2011 年度北京协和医学院教学名师：管远志；2011 年度北京协和医学院优秀教师：翟晓梅、钱晓菁、王欣、陈虹；2011 年度北京协和医学院优秀教育工作者：范津燕；2011 年度北京协和医学院“协和之友”优秀教师：钱晓菁。

四、加强人才队伍建设，行政管理效率和后勤服务水平稳步提高

1. 所（院）克服空间、经费紧张的困难，积极引进人才。2011 年组织高层次人才引进评审 3 人；引进各类专业技术人员 14 名，其中留学回国人员 3 人，正高级人才 1 人，副高级人才 1 人，57% 的人员具有博士或博士后学习工作经历。另外还有多位科技人员和创新团队获得奖励和资助：曹雪涛院士、张学教授分获第四届“谈家桢生命科学奖”成就奖和创新奖；乌正赉教授获 2010 年度“公共卫生与预防医学发展贡献奖”；余佳副研究员被评为北京市科技新星；许琪研究员当选北京市优秀青年知识分子；马超、许琪和张业同志当选为协和学者特聘教授，陈厚早、刘晓军同志当选为协和新星。

2. 加强工作规范和规章制度建设。修改完善了《基础医学研究所（院）经费开支审批管理规定》《基础所（院）人才引进管理办法》《基础所（院）人员调配工作办法》和《基础所（院）突发事件应急救援预案》等四个预案；制定了《基础所院引进人才协和学者特聘教授住房管理规定》（试行）、《基础所配电工作制度》《基础所（院）招标工作监督实施办法》和《基础所（院）支撑平台（中心）收费暂行管理办法》。这些制度的修订和出台，保证了所（院）资金运行的安全可靠，优化了人才结构，规范了工程程序。

3. 高度重视预算执行管理工作，在所长的直接组织领导下，有关部门相互配合，明确财政拨款项目责任人，做到项目管理工作细致、责任明确、层层落实，年末 100% 完成财政拨款预算，达到了向卫生部承诺的指标。

4. 严格程序，加强仪器设备采购、供应、管理工作。在所院采购领导小组领导下，相关职能部门通力合作，组织 2011 年修缮购置专项经费 1 260 万元、“985”教育专项购置经费 1 095 万元共 31 台贵重精密仪器设备的专家论证。同时不断完善设备的招标采购工作，2011 年共进行 2 次公开招标，完成 2 355 万元财政批复经费的设备购置任务。

5. 基建修缮工作规范化、建设程序化、队伍完善化方面取得新进展。2011 年所院基建修缮管理工作中，对设计、审查、招标、施工、验收等环节严格把关，实行质量、进度、投资全程控制。根据国家现行建筑领域的法律、法规，以及所院规章政策，严格基本建设管理程序。坚持施工单位在中央政府采购网上进行招标，同时积极邀请纪检审计和党风廉政监督员现场监督检查工作，提高工作透明度，从源头上遏制违规事件发生，保证了基建各项工作健康有序开展，为工程建设提供了强大的组织纪律保障。

（马 威 编）

联系电话：（010）65256546
E-mail:mawei@ibms.pumc.edu.cn

药物研究所

（北京市西城区先农坛街1号，100050）

2011年是深入贯彻落实党的十七届五中全会精神、全面实施“十二五”规划的开局之年，是中国共产党成立90周年，药物所在院校的领导下，在新一届所领导班子的带领下，在全体职工的共同努力下，各项工作进展顺利，取得了可喜的成绩。

一、院校布置重点工作的落实及药物所全面行政管理工作

（一）落实成立“中国医学科学院药物研究院”工作

在院校的积极推动下，在药物所与兄弟院所的共同努力下，中国医学科学院药物研究院于2011年10月正式成立，并于12月隆重召开了成立仪式暨药学论坛。药物研究院的成立，将整合医科院相关药学研究的优势，组建“相互依托、优势互补、互为支撑、相辅相成”的科技资源体系，形成从药用资源、基础研究、新药研发、实验动物、临床试验为一体、交叉性及完整的重大新药创制体系。

（二）积极实现药物所空间发展新突破

在院校有关部门的支持帮助下，药物所所领导班子多方运筹，有关人员积极落实，使得药物所空间发展问题有了一定突破。借助药物研究院成立的契机，药物所与北京大兴园区政府达成共识，由大兴园区政府在“北京中关村大兴生物医药产业基地”提供245亩土地作为基础，规划建设药物研究院新址，同时解决药物所空间严重紧缺的问题。

（三）认真总结“十一五”新药创制重大专项工作，积极申请“十二五”技术平台等相关项目

按照院校要求，药物所认真总结了“十一五”综合大平台相关工作，完成了综合大平台的验收工作，综合大平台结题督导获得了好评。

医科院“创新药物研究开发技术平台”在“十二五”期间得以继续滚动，药物所承担了综合平台预算书编制的组织和汇总工作。课题实施起止期为2012年至2015年，总预算1.45亿元，其中中央财政资金1亿元，地方配套资金4 500万元。该平台下设34个任务，药物所有13项。

（四）实验室建设工作

2011年药物所获批成立了1个国家重点实验室：天然药物活性物质与功能国家重点实验室；以及3个北京市重点实验室：活性物质发现与适药化研究北京市重点实验室、药物靶点研究与新药筛选北京市重点实验室、药物传输技术及新型制剂北京市重点实验室。此外，为了实现我国晶型药物的全面提高，促进我国医药产业的发展，药物所还成立了“中国医学科学院药物研究所药物晶型研究中心”。

（五）“中央级科学事业单位修缮购置项目”执行与申报工作

2011年度“修购项目”1 835万元已执行完毕。2012年申请的“中央级科学事业单位修缮购置项目”获得批准2 120万元，其中设备购置费2 020万元，设备升级改造

费100万元。

二、党委主要工作

药物所党委围绕中央工作部署，全面落实科研单位基层党组织的权利和义务，以建党90周年纪念日为契机，继续完善党员教育工作长效机制，组织开展了赴延安、白乙化烈士纪念馆等爱国主义教育基地参观学习，举办了“高唱主旋律，颂歌献给党”歌咏比赛、党史知识竞答以及组织观看了爱国教育影片《建党伟业》等系列纪念活动，为研究所重大任务和重点工作的完成提供了有力支持和政治保证。根据上级统一部署，深入开展了创先争优活动第三阶段“为民服务创先争优”活动。坚持开展党性党风党纪教育活动，将廉政教育纳入干部培训内容，接受了院校纪委就《中国共产党党员领导干部廉洁从政若干准则》和党政领导干部选拔任用工作四项监督制度落实情况对我所的专项检查，积极推进研究所反腐倡廉建设，促进整体工作稳步发展。

三、科研相关工作

（一）科研基金项目管理

2011年度药物所共递交申请书235份，主要包括：“十二五”重大专项申请50项，“十一五”重大专项继续滚动项目4项，2011年度国家自然基金94项，2011年度北京市自然基金43项，教育部项目12项等。本年度批准课题76项，其中批准经费为7 979.63万元。

2011年全所院校级以上在研项目共142项，主要包括：科技重大专项31项、863计划项目3项，973项目子课题3项、科技部其他项目13项、国家自然基金项目49项，教育部项目14项、卫生部公益性行业科研专项3项、地方项目13项。

2011年全所科研经费到款3 786万元，主要包括：科技重大专项506万元，国家自然科学基金1 141万元，卫生部公益性行业科研专项420万元，973课题66万元，科技部其他计划719万元，教育部361万元。

在基本科研业务费专项科研项目管理方面，根据卫生部要求，2011年度药物所基本科研业务费专项（包括卫生部行业基金）项目经费实行签订“预算执行目标责任书”的管理程序，按要求在6月底前完成了拨付经费的50%以上，药物所在部属预算单位预算执行进度中排列前十名；12月15日前执行进度达到100%。

（二）科研成果情况

2011年药物所共发表论文290篇，其中SCI 154篇；第一完成单位246篇，第一完成单位SCI 125篇。2011年药物所共出版著作5部。2011年6月，由药物所主办的、与荷兰Elsevier公司合作出版的《Acta Pharmaceutica Sinica B》（《药学学报》英文版）正式出版。

2011年药物研究所获得“十一五”国家科技计划执行优秀团队奖；药物所科研基础部在“创新药物研究开发建设平台建设”项目管理工作中荣获优秀管理集体称号。此外，药物所获得“2011年中国药学会科学技术奖”三等奖1项（“稀有天然药物生物合成与合成生物学研究”程克棣、朱平、孔建强、王伟、涂珺、刘涛、袁玮、刘颖等）；获得2011年中华医学科技奖三等奖2项（“功能分子结构及药物复杂体系多组分的质谱分析新方法”再帕尔·阿不力孜、贺玖明、张瑞萍、石建功、乔晋萍、阿布拉江·克依木、项赟、庾石山、耿平、李斌、梁峰、代冬梅、郭娜、常雁、刘永臻；“天然产物活性成分的高通量筛选研究”杜冠华、刘艾林、张天泰、王月华、张莉、方莲花、陈若芸、秦海林、吴松、杨秀颖、高梅、何国荣、王守宝、刘睿、孙岚）；获得“2011年中国药学会-赛诺菲安万特青年生物药物奖”1项（张丹）；获得“第14届中国药学会-施维雅青年药物化学奖”1项（汪小涧）。

2011年药物所新申请专利153项（包括中国新申请53项，PCT新申请6项，PCT

申请进入国家94个）；获得授权的专利项目共26项（国内专利授权21项，国外专利授权5项）；继续缴费维持的授权专利数为89项。药物所目前管理的有效专利申请数共计600余项。

（三）科研经费投入及科研仪器设备购置等情况

药物所2011年从所财务支持国家重点实验室运转经费200万元，支持重点实验室等房租费用144万多元，所拨科研科室经费134万多元。2011年药物所共购置专用仪器设备519台，共计3786.57万元。2011年药物所期刊及数据库经费支出为129.11万元，比2010年增加约4.73万元。

（四）国际合作与交流工作

2011年药物所加强了与国际知名院校的合作交流，希望建立定期选派人员出国进修的长期合作关系，全年接待了40余人次的外宾来所访问，进行学术交流及探讨合作等。

2011年药物所继续保持与日本大正公司以及美国结核病药物研发联盟的合作，在日本召开了双方第44次定期工作会议；与全球结核病药物研发联盟的合作工作双方均感到满意。2011年到款国际合作经费60多万美元。

四、新药技术成果转化工作

“十二五”期间，是构建“企业为主体，市场为导向，产学研相结合”的技术创新体系的重要时期。2011年药物所进一步加强了与制药企业的联系沟通，积极参加政府搭建的技术成果转移平台，宣传推广药物所的新药开发项目、技术平台以及研究团队。

2011年药物所签订技术转让、技术开发、技术服务合同共计83项，合同总额为14 764.84万元。其中：技术转让合同4项，合同额12 045万元；技术开发合同13项，合同额1 612万元；技术服务合同66项，合同额1 107.84万元。一类新药百可利原料药及咀嚼片与江苏康缘药业股份有限公司签订了技术转让合同，合同额及提成共计1亿元人民币。2011年全所开发合同到款总数为3 020.62万元，包括：技术转让合同到款1 344.17万元，技术开发合同到款990.75万元，技术服务合同到款685.70万元。

2011年药物所有18个创新药在不同的申报阶段中，主要包括：获得新药证书3个：注射用丹参总酚酸、艾瑞昔布及艾瑞昔布片剂；获得临床批件2个：百可利咀嚼片、新尼群地平（新晶型）片剂；9个新药正在进行临床研究。

五、人力资源工作及研究生培养工作

（一）人力资源工作

2011年药物所接收“三生”17人，调入2人。针对管理岗位人员缺乏的情况，给有关部门招聘了新的管理人员。同时，加强博士后的管理工作，培养人才的同时，缓解课题组用人压力，目前在站管理的博士后共计5人。

2011年药物所以再帕尔·阿不力孜教授为首的新颖结构天然活性物质的发现及其新方法、新技术研究团队被推荐成为协和创新团队，朱海波教授被推荐成为协和特聘教授、张丹被推荐成为协和新星。

2011年药物所按照上级的部署，圆满完成了首次选派援疆干部的工作。药物所领导对此项工作高度重视，所内人员也积极报名参加，最终确定靳洪涛和张瑞萍为首批援疆工作人选。另外，我所还接受了两名新疆药物所的科研人员在我所药理室和毒理中心进行进修，进一步体现我所做好援疆工作的实际行动。

（二）研究生培养工作

2011年药物所开设研究生学位课程22门，实际在岗的研究生导师共64人，其中博士生导师31人，硕士生导师33人。上课老师96人（外聘上课老师12人）。2011年上半年在所研究生344人（含07级延期生8人），毕业研究生94人，新入所研究生99人（不含转博生28人），下半年在所研究生350人（含08级延期生3人）。

六、产业工作

（一）北京协和药厂、北京协和制药二厂

2011年两厂总体财务指标状况良好。全年两厂完成销售额4.5亿元、销售回款4.4亿元，实现利润总额1.6亿元、净利润1.35亿元，为国家上缴各项税款7 910万元。2011年，两厂总资产首次突破6亿元，达到6.8亿元。

2011年是北京协和药厂生产的双环醇片（百赛诺）上市十周年，该产品是药物所自主创制、我国第一个上市的具有国际自主知识产权的一类化学新药。经过十年的不懈努力，该产品已经走上了一个新台阶，十年来累计实现销售额9.4亿元。为提升企业和产品品牌，提升企业员工的凝聚力和自豪感，药厂在北京、上海、广州、杭州以及其他重点市场陆续召开了“中国创新药物发展论坛暨百赛诺上市十周年研讨会”，多位专家和相关领导莅临会场，共同探讨我国创新药物的发展问题，取得较大反响。

（二）北京联馨药业有限公司

根据董事会下达的2011年年度经营计划，公司合理安排，全年生产人工麝香10 410kg，销售人工麝香9 150kg，实现销售收入3.5亿元，实现利润总额7 257万元。

（三）北京科莱博医药开发有限责任公司（国家新药开发工程技术研究中心）

承担国家任务是国家新药开发工程技术研究中心的重要职责，在“十二五”开局之年，公司（中心）通过积极努力的争取，独立申请和合作申请了一系列国家科技项目，是公司成立以来申请到国家经费支持最多的一年。

2011年，公司通过了国家对高新技术企业的新一轮认定；通过了科技部对国家新药开发工程技术研究中心三年经营业绩的考核验收；通过了中国合格评定国家认可委员会（CNAS）对公司实验室的监督评审。全年共申请专利5项，获得专利授权2项；获得商标注册许可5项，新立项及启动新药19项；申报到SFDA新药5项，配合企业申请新药4项。

（四）北京协和建昊医药技术开发有限责任公司

公司2011年签署合同50余份，承接50余种新药安全评价项目，组织开展近200项安评试验。完成了“十一五”重大专项课题结题工作，申请国家“十二五”新药创制重大项目（军队特需药品安全评价技术平台建设）等获得立项。申请北京市政府股权投资“创新药物临床前安评基地建设”项目2 000万元。公司全年安全评价经营收入2 300余万元，全年利润300余万元。

2011年，公司亦庄GLP总部新动物房通过美国“AAALAC认证”现场检查，已通过北京市科委“高新技术企业”重新认证。通过北京市科委“医药研发机构”重新认证。获得北京市发改委“北京市药物安全性评价关键技术工程实验室”资格认证。通过英国NQA“ANAB和UKAS质量管理体系”重新认证，通过“GB/T19001～2008/ISO9001：2008质量管理体系”重新认证。获得了中关村科技园区管理委员会“中关村高新技术企业”认证。

（李冬梅　编　蒋建东　审）

联系电话：（010）63036794
E-mail：lidm@imm.ac.cn

医药生物技术研究所

（北京市崇文区天坛西里 1 号，100050）

2011 年是“十二五”的开局之年，我所在各种国家科研项目中标、成果与奖励、国际合作、研究生教育等方面取得了显著成绩，为研究所未来的发展打下了良好的基础。

一、国家自然科学基金中标创历史新高，重大专项 2 个单元平台获得滚动支持

2011 年共申请“十二五”重大新药创制科技重大专项、国家自然科学基金、国家 973 课题、协和创新团队等各类项目 91 项，中标 43 项，其中申请国家自然科学基金 45 项，中标 20 项，中标率达到 44.4%，超过基金委医学部平均中标率一倍以上。完成了包括综合大平台（参加）、单元平台、关键技术和新药品种等 12 个重大专项课题以及包括国家自然基金在内的其他课题的结题验收工作。司书毅、游雪甫研究员主持的“创新微生物药物高效筛选与发现技术平台研究”和“抗感染药物临床前药效学评价技术平台”等 5 项课题得到“十二五”重大新药创制科技重大专项的滚动支持。

二、荣获国家科技进步二等奖

研究所完成的“我国抗感染药物临床前药效评价平台关键技术的建立及应用”获得 2011 年度国家科技进步二等奖。获奖人：蒋建东、游雪甫、陈鸿珊、陈慧贞、陶佩珍、余兰香、李玉环、郭慧元、彭宗根、宋丹青等。这是我所老中青科学家为我国传染病防治做出的重要贡献，是我所几十年抗感染新药研发、新药靶点、药物作用机制等领域研究成果的全面、系统总结。

同时，研究所的中青年科研人员和教育工作者获得多项荣誉。其中彭宗根副研究员获得：北京市科技新星、协和新星称号和中国药学会-赛诺菲安万特青年生物药物奖。

三、具有自主知识产权新药的开发取得重大突破，SCI 论文和专利申请数逐年增加

抗感染一类新药可利霉素已经申请新药证书，并按新药评审要求提交了补充材料。可利霉素为世界上首个国际前沿的合成生物技术获得的基因工程菌产生的大环内酯类新型抗生素，所使用的生物工程技术属国际领先水平。

抗肿瘤一类新药力达霉素已完成ⅡA 临床试验，进入ⅡB 临床试验；抗感染一类新药昌欣沙星已完成Ⅰ期临床研究，并向国家局申请Ⅱ期临床研究。

2011 年我所共以第一作者或责任作者发表 SCI 论文 57 篇，平均影响因子为 3.28；2011 年共申请专利 32 项，获得授权专利 6 项。

全年签约各种技术服务、技术开发合同 74 项，到位经费 1 288 万元。

四、国际交流合作全面展开

研究所与澳大利亚 Agenix 公司签订新药研发方面的合作备忘录，在抗乙肝新药等研发等方面合作，北京市有关领导出席了签字仪式；与美国 Vertex 制药公司签订补充协议，继续开展结核药物研究；与加拿大 McGill 大学 Lady Davis 医学研究所开展合作，共同研究 HIV 宿主靶分子及其抗 HIV 药物；加拿大 McGill 大学艾滋病中心主任 Weinberg 教授来所访问，进行学术交流与合

作；美国 Florida State University 医学院生物医学系主任 Nowakowsk 教授等来所进行学术交流与新药研发合作等。

五、研究生教育按计划进行

洪斌教授被聘为“协和学者”特聘教授，新增硕士生导师5名。新招硕士研究生23名，博士研究生25名（其中8名转博学生）；授予博士学位24名，硕士学位20（同等学力硕士学位3名）；2011年毕业博士生20名，硕士生18名。

六、组建《中国医药生物技术》杂志编辑部，启动编写《中华医学百科全书·微生物药物学》卷

根据与中国医药生物技术协会签订的协议，研究所组建了《中国医药生物技术》杂志编辑部；以研究所专家为主体，组织国内外微生物药物研究领域专家学者编写《中华医学百科全书·微生物药物学》卷。

七、召开“抗感染药物与耐药菌防控专题研讨会”等学术会议

耐药菌感染的防控为国内外关注的热点。依托于研究所的中国药学会抗生素专业委员会组织、召开了“抗感染药物与耐药菌防控专题研讨会”，邀请了国内多位院士、专家参会并报告，并分别就细菌耐药问题及其对策，向有关部门提出了具体意见和建议。

为北京市生物技术和新医药促进中心组织北京市生命科学联合年会分会场——“病原微生物耐药性研讨会”，邀请国内知名专家就病原微生物耐药性的产生机制、监测和对策等进行了报告。

中国医药生物技术协会单克隆抗体委员会组织了“2011 医学科学前沿论坛暨第四届分子靶向药物研究与应用研讨会”，展示了肿瘤靶向治疗研究的国际前沿工作。

（盛丰年 编 邵荣光 审）

联系电话：（010）63165290
E-mail：shengfn@ sohu. com

获奖科研成果摘要

2011 年国家科技进步二等奖

（医药生物技术研究所，北京）

获奖题目：我国抗感染药物临床前药效评价平台关键技术的建立与应用

完成人：蒋建东，游雪甫，陈鸿珊，陈慧贞，陶佩珍，余兰香，李玉环，郭慧元，彭宗根，宋丹青

完成单位：中国医学科学院医药生物技术研究所

成果摘要：该平台围绕国内主要传染病防治的重大需求，针对抗感染药物发现与临床前药效评价的薄弱技术环节和技术难题，紧跟国际前沿，建立和完善了我国自主的评价技术与方法，并研究成功创新和实用的技术方法，率先在我国建立了抗感染药物药效测定和评价的技术体系，为我国各类抗感染药物的研发进入临床研究提供了重要的科学依据。基本解决了抗感染药物药效技术难题，包括：抗各类细菌、耐药细菌（普通耐药和超级耐药）药物评价技术，抗 HBV、HCV 药物、抗流感病毒、抗疱疹病毒、抗 HIV-1 药物等评价技术，成为我国抗感染药物评价的主要基地。

药用植物研究所

（北京市海淀区马连洼北路151号，100193）

2011年正值建党90周年，药植所以此为契机，开展了一系列宣传教育活动。围绕科研发展，融入科学发展观的思想，开展“创先争优”活动；认真学习胡锦涛总书记在庆祝建党90周年大会上的重要讲话，传承革命传统，加强药植所的党风廉政建设，抓好反腐倡廉各项工作的落实。

2011年也是“十二五”规划开局之年。这一年里，药植所在医科院党政领导的关怀和指导下，按“十二五”发展计划，向着建成学科配套，优势突出、科研成果丰硕、效益显著、可持续发展的研究机构的目标不断前进。

一、科研工作

1. 2011年共组织申报纵向科研课题175项，其中91项得到资助；获得国家自然科学基金立项资助28项，其中重点项目1项。批准经费9 201万元，到位经费7 196万元（含云南分所和海南分所的近2 000万元经费）。

2. 首次获教育部“长江学者和创新团队发展计划”创新团队；获医科院“协和创新团队”；2人获协和学者、2人获协和新星。

3. 2011年共发表科研论文330篇，其中SCI收录论文102篇，包括PNAS、Cladistics等国际著名期刊；主编专著3部，参加编著7部。

4. 获得省部级科技奖1项；肖培根院士主编的《当代药用植物典》荣获第二届“中国出版政府奖”。

5. 申请发明专利36项，授权发明专利9项，转让专利2项。

6. 组织学术交流和各类讲座40次，国际学者报告15场，举办了“中药、天然药物科学家论坛”系列讲座活动。

7. 主办中国野生植物保护协会药用植物保育委员会“第三届中国中药资源可持续利用学术研讨会”；承办世界中医药学会联合会中药专业委员会“中药新药研发与中药资源可持续利用国际研讨会”，来自英国、美国、加拿大、卢森堡、肯尼亚、加纳、新加坡的200多位专家到会。

8. 2011年新签订横向合同65项，到位经费1 013万元。

9. 获香港捐赠的包含《四库全书》和《续修四库全书》在内的一批珍贵图书，共计3200本，进一步丰富了药植所图书馆藏书内容。

二、人才战略建设

2011年新进专业技术人员19人，全部有博士学位；为了提高管理干部队伍的专业化水平，开展了职能部门管理人员的社会招聘，录用4人，三位博士学历，一位硕士学历，完成了部分管理部门管理队伍的人才储备。2011年新进站博士后17人，出站博士后6人，获得国家博士后基金课题8项。完成离退休人员规范津贴补贴，合计206人，230万元。

三、国际合作与交流

2011年国际合作不断扩大，执行延续合作项目11项，新承担或签订国际合作项目 3 项。加入第三世界科学院与联合国教科文组织的合作计划，开展人员互访交流。聘请 4 名国际学者担任客座教授。

2011 年全年接待外宾来访 150 余人次（近 30 批），其中高级代表团 2 批，28 人次，包括越南卫生部高级代表团以及朝鲜医科院代表团等。举办了大型学术交流活动 10 余场次。办理出访 10 余人次。

四、研究生教育

2011 年药植所招收博士生 17 人、硕士生 34 人、转博 10 人，共计 61 人，目前在校生达到 158 人。3 名在读博士生成功申请“协和研究生创新基金”。进一步加强导师队伍的建设，2011 年新增博导 5 名、硕导 5 名，获博士生导师基金项目资助 2 项。

五、经济基础建设

1. 贯彻落实国家的部门预算、政府采购、国库支付等制度，设立了超预算报警机制，加强科研经费的有效管理，保证资金的高效使用。

2. 2011 年经费收入总额 15 375. 63 万元，其中财政拨款 6 676. 63 万元，院校拨款 823. 15 万元。科研经费到位 11 267 万元。

3. 获得 2012 修购基金项目经费 2 032 万元，其中：通过部门预算专项获得云南科研楼修缮改造经费 420 万元；设备购置经费 1 612 万元。

4. 2011 年仪器设备购置项目资金 2 250 万元，全部完成。

六、基本建设改造工作

挖掘药植所内部潜力，利用国家项目及自有资金改造后，新增实验室面积近 5 500m^2，其中：化学实验室、中试车间和中药标准品库等 3 900m^2、组织培养实验室 700m^2、科研办公室 900m^2；改造栽培试验地和植物园地近 100 亩，新建温室、荫棚、网室近 10 000m^2。完成了“国家中药提取和制剂工程中心”电力增容，解决了影响科研用电的瓶颈问题。

完成了“濒危药材繁育国家工程实验室”“国家中药提取和制剂工程中心改造”“栽培育种试验基地改造”“植物园荫棚修缮改造”“药用植物化合物库”“中药资源与栽培实验室改造”项目建设并投入使用。

药用植物园荣获首批“北京中医药文化旅游示范基地”，同时植物园改造扩建工程完成了前期规划、设计招标、场地围挡搭建及垃圾杂树清理工作并通过了专家论证会。

完成了“网络机房改造”，优化了所内网络条件，完成科研楼网络的基础改造；科研楼新增网络节点 220 个，实现了科研楼的无线网络连接；完成邮件服务器的安装及调试；安装了科研楼机房的防雷击设置。进行了所内电话系统改造，方便所内通讯，降低了费用。

七、分所建设

（一）云南分所

2011 年共申报课题 27 项，开展在研项目 26 项；发表论文 34 篇。国家“云南省第四次中药资源普查”项目正式启动。完成了由国家财政部部门预算修缮购置专项资金支持的西双版纳民族药种质库项目。

（二）海南分所

2011 年在研课题 44 项，到位及落实经费 2000 多万元；发表论文 40 篇。获得“十一五”国家科技计划执行优秀团队奖。利用中央级科学事业单位修缮专项资金，完成南药园基础设施改造并验收。南药研发中心建设取得重大进展。

（贺秀霞　编　孙晓波　审）

联系电话：（010）57833028
E-mail：xxhe@ implad. ac. cn

医学信息研究所/图书馆

（信息所：北京市朝阳区雅宝路3号，100020）
（图书馆：北京市东城区东单北大街69号，100005）

2011年是“十二五”的开局之年，医学信息研究所/图书馆（以下简称“所馆”）把握机遇，求真务实，开拓创新，扎实工作，实现了为“十二五”开好局、起好步的目标。

一、研究编制所馆“十二五”发展规划

根据国家中长期科技发展规划、院校和国家科技图书文献中心（NSTL）“十二五”发展规划及新时期所馆在国家医疗卫生事业发展和医学科技创新中的地位与作用，经广泛征求专家和广大职工意见，充分研讨，完成所馆“十二五”发展规划的编制工作，进一步明确了所馆发展目标、发展重点、主要任务和保障措施等，为所馆今后一个时期的发展提供重要指导。

二、认真做好所馆修缮购置项目执行和申报工作

规范程序，强化管理，按照上级要求，认真组织制订实施方案和保障措施，顺利完成2011年所馆修缮购置项目“医药卫生信息整合与服务研究平台建设”的执行工作。做好调研，统筹规划，合理编制预算，完成2012年所馆修缮购置项目“图书馆智能管理服务设备购置和图书馆基础设施改造”项目的申报工作，获得批准预算资金2 085万元。完成2012年部门预算和教育部2012～2015年修购规划申报工作。

三、医学信息研究、卫生政策研究与决策咨询工作再创佳绩

（一）科研能力持续提升，科研产出日益增多，学术影响不断扩大

2011年所馆共获得卫生部、科技部、WHO等各级各类科研项目和课题76项、到账科研经费1 139.3万元。顺利完成2010年度所馆基本科研业务费课题结题和2011年度课题立题工作。首次获得国家社会科学基金、自然科学基金资助各1项，教育部人文社会科学基金资助2项，SCI收录期刊上发表论文3篇，均实现历史性突破。以第一作者发表论文127篇，主持或参与编写学术专著21部，形成咨询或研究报告76份。

（二）医学信息研究与情报调研取得新成绩

认真组织实施“十二五”科技支撑计划项目“面向外文科技文献信息的知识组织体系建设与示范应用”的相关研究工作，顺利完成“十一五”国家科技支撑计划课题“公众健康知识整合技术研究与应用”研究任务及公众健康知识服务平台建设、国家科技重大专项课题“艾滋病和病毒性肝炎等重大传染病研究信息化技术平台研究”等重点任务。坚持以国家需求为导向，积极参与国家重大咨询项目和医学科技“十二五”规划的研究制定。发挥医学情报调研优势，编写出版《中国医学科技发展报告2011》，完成多份医学情报调研咨询报告。

（三）围绕医改重点任务深入开展卫生政策研究和决策咨询

认真实施中澳项目“医药卫生体制改革评价研究”，完成《区域卫生规划指导意见》研制、社区卫生服务机构绩效考核办法研究、北京市卫生绩效评价研究、北京市卫生系统医改中期评估、中国妇女儿童发展纲要终期评估等工作。参与国务院医改办医改评估、卫生部新农合大病医疗保障试点和公立医院试点改革等多项督导调研工作，承担“健康中国2020”战略研究报告最终稿的编写工作，撰写医疗卫生服务体系建设、公立医院改革顶层设计、控制医药费用等多份咨询报告。

（四）正式启动国家新农合信息平台建设，推进卫生信息管理研究

受卫生部委托，承担医改卫生信息化建设重点任务，正式启动国家新型农村合作医疗信息平台建设，并已着手联通试点。认真组织实施中澳项目“卫生信息利用与决策支持研究”，为研发卫生决策支持系统奠定基础；维护和完善卫生政策知识服务平台，并进一步推广应用。积极参与“十二五”卫生信息化发展规划研究制定等相关咨询工作，开展相关研究。

四、信息资源保障能力和服务水平持续提升

（一）资源建设与保障工作稳步发展

完成2011年NSTL和所馆的各项印本资源采集续订和新增，各类资源采集经费累计4 364.6万元。订购外刊总量3 643种（新增156种）、中文期刊1 429种（新增16种），中西文图书1 219种，遴选并续订44个专业数据库，资源总量尤其是电子资源总量比上一年度显著增长。实施联合联机编目、联合数据加工系统，完善质量检查工作，提高信息著录的规范性和准确性。完成期刊编目238种、验登39 152册，中外文新书编目3 055种、验收2 617册。编辑出版《国外医学新书评价》15期。

（二）面向国家科技重大专项开展专业化信息服务

开展主动推送服务，为重大专项研究领域的科研人员和决策者提供重要的信息支撑服务。组织专门服务团队，面向“重大新药创制”与“艾滋病和病毒性肝炎等重大传染病防治”科技重大专项开展个性化、学科化信息服务，进行艾滋病领域科研基金项目分析。根据科研和用户医学信息素养教育需求，结合学科化服务实践工作，开展系列专题讲座。2011年完成科技查新咨询服务697项、论文收录与引用分析257项，共接待到馆读者34 530人次，完成全文提供服务34.6万篇，委托检索257题，定题服务4题，服务相关咨询5 265人次。

（三）数据加工和数据库建设取得好成绩

调整文摘数据和引文数据提交方式，启动本地文献数字化加工系统建设，提高数据加工的稳定性和可持续性。2011年完成文摘数据加工52.8万条，提交NSTL联合加工系统中心系统引文约698万条；共计为MEDLINE数据库标引文献13 996篇，比2010年增长近1 700篇。加强医学领域知识组织系统相关研究，在巩固现有数据库产品的同时建立临床医学、机构及基金知识库，全面优化提升中国生物医学文献服务系统（SinoMed）。稳步推进医学论文辅助写作平台、临床医学知识库及中国生物医学引文系统三个在建项目。

五、人才队伍建设、教育培训、国际合作、编辑出版工作成绩显著

（一）人才队伍建设持续加强

制定所馆人才“十二五”发展规划，加强人才引进、培养及考核管理工作，本着“专业急需、重点突出、统筹考虑”的原则，继续引进高层次、高学历人才，调入和接收博士后1人、博士8人和硕士9人。制定培训方案，对新职工进行职业素质、业务技能及专业知识等系统培训。组织开展优秀人才选拔工作。

（二）教育培训与学术交流工作取得新成绩

组织修订研究生培养方案，推进研究生教育改革和培养工作的规范化。2011年硕士研究生毕业12名，录取13名，在读研究生39名。积极参与公共卫生与预防医学一级学科博士点申报，独立进行情报学一级学科硕士点申报，并获批准。完成医大本科生和研究生《医学文献检索利用》、医大本科《社会医学》等课程的教学工作，《医学信息检索与利用》获校级精品教材称号。全年组织各种学术活动、座谈会、课题评审会23次，参加1300余人次。

（三）国际合作不断拓展

加强与WHO、西太区及驻华机构的业务联络，做好WHO卫生与生物医学合作中心日常工作，完成合作中心年度工作报告和续任确认申报工作。获得WHO 2012～2013双年度合作项目资助，开展国家级卫生信息平台与西部省级平台连通及相关政策研究。受WHO委托，开展WHO在华合作中心网站建设，承办WHO西太区医学索引数据库管理培训班等。加大与WHO、世界银行、亚洲开发银行、澳洲开发署、中华医学基金会（CMB）等国际组织和机构的交流与合作，开展相关项目研究。全年出国参加各种学术交流活动25人次，接待国（境）外来访27人次。

（四）编辑出版刊物学术质量持续提升

《医学信息学杂志》《医学研究杂志》《中国卫生政策研究》《中国医药导报》和《中国现代医生》等刊物全年共出版108期，约5 454万字，发行约22万册。5种学术期刊的影响因子等主要影响学术质量的指标排名都有所提升，已初步具备一定的学术竞争力。《中国卫生政策研究》收录为“中国科技论文统计源期刊，中国科技核心期刊”，召开“中国卫生政策研究论坛”首届学术研讨会，扩大期刊影响。《医学信息学杂志》入选“RCCSE中国核心学术期刊”。编辑出版《重大疾病防治动态》《艾滋病科研动态》《妇幼保健与社区卫生工作动态》《妇幼卫生科技进展》《计划生育科研动态》等内部刊物。

（邱五七　编　代　涛　审）

联系电话：（010）52328888
E-mail：qiu. wuqi@ imicams. ac. cn

医学实验动物研究所
（实验动物学部）

（北京市朝阳区潘家园南里5号，100021）

2011年是研究所持续发展的关键一年，因为本年是“十一五”的五年勤奋耕耘后收获的季节，也是“十二五”的开局之年。在研究工作方面研究所承担的传染病专项动物平台和新药专项动物平台等重点项目顺利完成并通过总结评估，在实验动物模型资源积累有了很大的提升，模型资源已经占有全国总资源的40%。通过修购项目对实验室、技术平台升级改造和通过研究项目实现的分析技术资源的积累，已经形成国内领先和国际一流水平的疾病模型分析技术平台，技术平台的共享能力成倍增长。

研究所对“十一五”的发展进行了深层次的总结，根据医科院发展规划、国家科技创新的战略需求，对科研、行政、基建工作进行了调整、规划了新的发展蓝图。加强了人才引进和培养的机制，确定了以多物种集成疾病动物模型资源研究、比较医学创新研究和动物模型分析共享等突破点。同时传染病专项动物平台和新药专项动物平台等重点项目也进入“十二五”的滚动计划，大鼠基因工程模型资源研究也得到了国家科技支撑计划的支持。

研究所在各级领导的悉心呵护下，经过“十一五”的五年勤奋耕耘，已经从窘境中恢复了元气，2011的工作将使研究所以更高昂的姿态进入“十二五”，我们已经具备了在为我国医药研究提供支撑的同时，积极参与国际竞争和建立国际一流研究所的基础和信心。

一、工作业绩情况

2011年是十一五科技重大专项总结验收和十二五重大专项布局的一年。研究所承担的14项国家科技重大专项，今年均顺利通过了总结评估，为将来的重大专项验收奠定了良好的基础。并于年底顺利完成了国家对我所主持的4个重大专项的延伸审计工作。

经过近年的发展建设，研究所的特色技术平台——“传染病技术平台”和“基因工程动物技术平台”取得了更多的研究成果，具备了传病病疾病模型45门类。开展了甲型 H_1N_1、H_5N_1、HIV、SARS、EV71、HBV、TB等传染病动物模型其中传染病技术平台承担了大量科研任务，构建、发病机理研究和药物、生物制品安全有效性评价工作。基因工程动物技术平台创建基因工程动物模型和收集基因工程小鼠品系已达570种，成为我国主要的基因工程小鼠的实验室。同时传染病专项动物平台和新药专项动物平台等重点项目也进入“十二五”的滚动计划，大鼠基因工程模型资源研究也得到了国家科技支撑计划的支持。这既是对我所科研人员科研工作的肯定，同时也成为研究所科研实力的具体体现。

（一）科研工作

1. 科研项目　2011年动物研究所共申报科研项目49项，中标32项，其中重大专项4项（合作2项）、科技部社发司/条财司3项（合作申请）、国家自然科学基金项目5项（合作3项）、中央级公益性科研院所基本科研业务费项目立项 12 项、协和青年基金 3 项、北京市自然科学基金 3 项（合作 1 项）。中央级公益性科研院所修缮购置专项项目 2011 年年度项目 3 项。

2. 科技成果　2011 年科技论文的发表总体数量比 2010 年明显增加，论文质量有了较大程度的提高。2011 年共发表论文 108 篇，其中国家核心期刊 70 篇，SCI 收录的论文 33 篇，比前两年有了成倍的增加。特别值得一提的是，今年研究所的年轻科研人员也分别在 SCI 期刊上发表了科研论文。

2011 年度组织专家完成本所“甲型流感病毒动物模型的建立及应用”以及“艾滋病灵长类动物模型研究体系的建立与应用”的成果鉴定。2011 年度申请了北京市科技奖、中华预防医学会科技奖、教育部科技成果奖以及华夏医疗保健国际交流促进科技奖。

3. 学术交流情况　2011 年组织了国内外科研人员到研究所进行学术报告、技术交流和培训，其中所外专家来访讲学共计 15 人次，所内教授、研究人员讲座交流共计 21 人次。

2011 年度研究所内科研、技术人员参加学术交流会、学术论坛、技术培训班 60 人次。包括日本实验动物科学会议、国际实验动物科学会议，中国实验动物学会主办的科学论坛、实验动物技术培训班等。除不定期的学术培训、会议之外，科研人员还定期组织论文阅读交流，并在 2011 年由科研处组织了文献报告比赛，这些学术活动活跃了研究所的学术氛围，拓宽科研人员研究思路和视野。

（二）外事工作

1. 国（境外）来访情况　2011 年度接待来自美国、日本、中国台湾、法国、澳大利亚、巴基斯坦等 6 个国家和地区的外宾约 24 人次，主要交流的领域包括结核、药学、糖尿病、艾滋病、实验动物学、神经退行性疾病和行为学、蛋白质组学等方面。

2. 人员出访情况　2011 年 5 月动研所六名科研人员赴日参加了第 58 届日本实验动物学会年会；6 月动研所教授参加了土耳其国际实验动物科学理事会（ICLAS）第 15 届全体委员会会议。

3. 国际合作　2011 年度国际合作项目顺利开展，并与国（境）外多所研究所与大学达成了合作协议与合作意向。这些合作项目进一步增强了研究所的科研实力，也促进了研究所科研、教学工作的发展以及人才素质的提高。

（三）实验室、动物设施及实验动物管理工作

1. 重点实验室　今年该实验室完成了国家中医药实验室（三级）中期的评估工作和“卫生部人类疾病比较医学重点实验室”建设验收与评估工作。

2. 检测实验室管理　检测实验室今年顺利完成了 CNAS/CMA“二合一”复评审后首次监督评审工作，全年接收检测样品 1 148份，出具检测报告 179 份。

3. ABSL-3 实验室管理　ABSL-3 实验室改造基本完工，组织实验室新购实验台及仪器设备的安装、验收及培训，参与实验室的规划，物品购买，标识设计，组织实验室改造施工方及实验室相关人员见面会，与专家及时有效的沟通，积极贯彻落实整改方案。聘请专家进行 ABSL-3 实验室的原位消毒，并组织各科室人员学习；组织参与了新版 ABSL-3 实验室体系文件的修订工作，并对实验室新进人员开展的培训、考核工作。

4. 实验动物管理　2011 年 7 月根据 AAALAC 要求对所内各实验动物使用单位进行了全面的检查并督促整改，并通过了 2011 年 AAALAC 年度检查，按 AAALAC 规范要求，研究所的实验动物设施管理和 ICCUC 对实验动物相关研究项目管理已经与国际接轨。

二、人才队伍建设和培养

为了解决人才不足的问题，根据研究所《关于人才孵育计划的实施方案》，针对研究所发展方向和亟需人才的研究领域，年内面向全国985、211等学科相关的重点大学和科研院所公开招聘博士后研究人员，作为研究所未来可持续发展的基石，以培育适合研究所发展方向的年轻人才，补充人才引进的不足。2011年接收各类毕业生13人。

为提高管理效率、加强行政和科研的管理力量，研究所在所内外对所长科研助理及所长行政助理进行了公开招聘，聘任了科研助理3名，行政助理1名。

为了更好地整合资源，挖掘潜力，2011年对行政管理部门重新进行了机构调整和职能划分的讨论，经多次讨论修改已完成行政框架体系，并明确了各部门新的职能。同时，后勤服务中心的社会化工作也在筹备中。

三、教育教学工作

2011年研究所研究生共计49人，其中博士20人，硕士29人。本年度毕业生：博士生取得学位4人；硕士生取得学位13人。毕业生就业率达100%，其中留京50%，外埠44%；科研机构及医院等事业单位工作的占56.25%，博士后及继续攻读博士学位的占18.75%，生物医药等公司25%。研究所现有硕士生、博士生导师共计7名。在各导师的悉心教导下，研究生学习能力、技术水平、个人素质均有较大提高。

四、产业工作

研究所的产业工作主要以比较医学创新研究带动实验动物资源研究和供应带动疾病动物模型分析技术共享为重点，待动物产业工作，形成了分类管理的产业化运营机制，目前主要分为三种模式：一是建立实验动物种群繁殖群，设有实验动物北方资源中心，主要负责实验动物种群的维护和繁殖，二是进行GLP实验的独资运营模式，成立了北京康蓝生物技术有限公司，主要业务为药物临床前评价；三是进行实验动物资源供应的合资运营模式，结合行业特点，成立了北京华阜康科技股份有限公司，主要业务为实验动物资源的供应

实验动物北方资源中心设有中心繁殖群、雪貂繁育中心、土拨鼠繁育中心和实验兔生产基地。北京康蓝生物技术有限公司为医药研究提供大小鼠100多万只。

五、文化建设

文化建设是近几年来研究所重点强调的一项工作，得到了研究所领导的重视和支持，今年在研究所党委的带领下，研究所的文化建设工作规划初现雏形，逐渐趋于规范化、系统化、日常化。研究所整体文化氛围有所改善。

加强党支部、工会小组间的联络，按期分别组织各党支部、工会小组长学习培训，及时通报工作的情况，加强各支部小组参与制度建设和民主管理，促进相互交流。

为丰富职工生活，活跃气氛，增进职工融洽关系，提高研究所整体凝聚力和向心力，研究所通过推进各项文化体育活动，调动职工活动积极性和主动参与意识。先后创建了羽毛球协会、乒乓球协会、篮球协会和鼓乐协会四个文体活动团队，并定期进行协会活动，大大丰富了职工业余文体生活。

六、学会工作

（一）学术交流

1. 中国工程院主办，中国实验动物学会具体承办了中国工程院第128场中国工程科技论坛“实验动物与生命科学研究”。多位中国工程院院士、科技部、卫生部领导和国内实验动物及相关学科领域的专家出席了此次会议，旨在让更多专家学者认识到实验动物学科的重要性，同时针对实验动物与生命科学研究中亟待解决的问题和战略需求，

探讨今后的研究策略和合作机制，推动实验动物科学与相关学科的交叉和融合，促进创新性研究的开展。

2. 学会协助或组织举办了第五届北京实验动物科学国际论坛、6月举办了中国实验动物学会中医药实验动物专业委员会、7月召开了中国实验动物学会灵长类学术研讨会、11月与多家单位联合举办了2011东莞第二届国际小型猪学术论坛暨大型实验动物生物医药研究应用研讨会等，促进了实验动物领域的学术交流。

（二）举办实验动物培训知识与技能培训

2011年09月中国实验动物学会举办了“实验动物福利与动物实验替代培训班”，来自全国各单位的70余名实验动物科技与管理工作者参加了培训。此外，根据国家实验动物许可管理制度要求，学会2011年间在京举办了4期实验动物从业人员上岗培训。为北京各单位的366人从业人员进行了上岗证书的培训，为96名在校学生办理了上岗证书。同时，为使中国实验动物学会的继续教育及专业技术培训工作常规化、规范化开展，中国实验动物学会开展了继续教育培训基地的申报工作，来自国内12家教学单位申请了继教基地，中国实验动物学会组织教育专业委员会专家对其进行了初评工作。

（三）积极开展国际交流与交往

随着我国对外交往的不断扩大，以学会为代表的民间科技交流，成为推进我国实验动物事业发展和与国际接轨的主力军。

5月组织参加第58届日本实验动物科学年会、6月参加了国际实验动物科学理事会第15届全体委员会会议，8月应韩国实验动物学会的邀请，参加2011年韩国实验动物学会国际研讨会，10月赴美参加第62届美国实验动物学会国际会议，这些交流活动加深了中国实验动物学会与各国实验动物学会的进一步了解，加强了与其他国家实验动物科技和管理工作者的联系，展示了中国实验动物科技新进展，同时也加强了学会对外的学术交流。

（四）学术期刊的出版

《中国实验动物学报》和《中国比较医学杂志》是研究所和学会主办的两份学术期刊。年内增加了专家论坛等新栏目，刊载论文的数量和质量有明显提高，影响因子逐步上升。2012年《中国比较医学杂志》被列入美国化学文摘社中国期刊收录名单。

（五）组织建设

根据学科发展需要，年内申请成立了“中国实验动物学会实验小型猪专业委员会”和“中国实验动物媒介实验动物专业委员会”。并于2011年11月召开了成立“中国实验动物学会实验小型猪专业委员会”大会。此外，于年内召开中国实验动物学会常务理事扩大会议，审议了学会“十二五”规划和科技奖增设青年奖等事宜，评选了中国实验动物学会科学技术奖。

（六）坚持做好科普工作

坚持定期开展科普宣传周活动，年内参与和组织进行科普宣传3次，5月份联合5家全国学会、24家市学会、12家区学会参与了2011东城科技周启动仪式。科技周期间，学会组织北京大学实验动物中心、阜外医院中心实验室、医科院医药生物技术研究所、首都医科大学实验动物学部的科技人员和实验室管理人员参观了北京昭衍新药研究中心、中国医学科学院医学实验动物所。

（七）标委会工作

2011年标委会主要制定了2003年立项的五项国家标准。分别是实验动物质量控制、饲料生产、饲养设备和用具生产、医学动物实验通用要求、从业人员要求。修订了

《实验动物——哺乳类实验动物的遗传质量控制》《实验动物——配合饲料营养成分》《实验动物——环境及设施》三个国标，并已由国家标准委发布。

年内申报了8项国家标准，已经批准5项，有3项待批。年内编写并出版了《实验动物标准汇编》，以方便各实验动物生产、使用和检测单位查阅、使用实验动物标准。

（马 媛 编 秦 川 审）

联系电话：（010）67779825
E-mail：brandy2800@yahoo.cn

微循环研究所

（北京市东城区东单北大街69号，100005）

2011年是微循环研究所落实“十二五”规划的开局之年，全所上下统一思想、励精图治、齐心协力，在平凡的工作中取得了不平凡的成绩。尤其在严格完善内部管理制度、创新成立“中国医学科学院国际微血管医学研究中心”等方面开启了新局面。

一、完善所内多项管理制度

为顺应时代的发展要求和推动在新的科研体制下的教学科研管理工作，经研究所核心组多次集中讨论，提出并完善了研究所内部多项管理制度：新的考勤管理规定体现出量化和有奖有惩的分级管理办法，责任落实到人，增强了制度的可执行性；科研管理的补充规定的实施有利于进一步调动科技人员投身科研的积极性，提高科研工作效能；信息与网络安全管理条例在借鉴国家及院校有关制度的基础上结合本所特点，加强科研信息的保密工作，保障本所的原创知识产权和经济利益，同时建设好本所的门户网站，扩大宣传力度，增强影响力，成为加强与国内外研究机构的合作和交流的有效平台。

二、成立中国医学科学院国际微血管医学研究中心

二十多名国际著名微循环专家的积极响应和加盟，经历十余年的充分酝酿和论证，在全国政协、中国国际文化交流中心和医科院领导的直接支持下“中国医学科学院国际微血管医学研究中心”隆重成立。该中心作为中国国际文化交流中心对外科技交流的窗口，依托于中国医学科学院微循环研究所，以国际微循环学会联合会和亚洲微循环联盟为桥梁，成为立足于中国的“微血管医学”国际学术交流与科研合作的平台。在“转化医学”备受瞩目的当今，“微血管”作为研究的靶点有利于更好的认识疾病，探寻其发病机制，继而提出防治策略。研究所的科研发展方向定位于重大心脑血管疾病发病机理及癌瘤微循环功能障碍机制的研究，按照研究所的“十二五”发展规划，积极参与院校“转化医学”平台的建设，全力以赴，力争成为院校“重大疾病”研究平台建设的重要组成部分。

三、召开首届“微血管医学”国际学术论坛

中心成立仪式之后首届“微血管医学国际学术论坛”顺利召开，中国微循环学会理事长、詹启敏副院校长与国内外专家教授共做了7个主旨报告，微循环所的科研团队在论坛上以展板形式发表了7篇科研论文。学术论坛讲演从微循环基础研究、临床应用，以及前沿动态等多领域充分展示了修瑞娟教授在开幕式讲演中所倡导的“微血管医学是转化医学重要学科”的主旨理念。

四、组织并参加第八届亚洲微循环大会

作为亚洲微循环联盟的总部所在地，研究所负责国内参会代表的联络组织工作。本所科研人员和学生共向10月泰国举办第八届亚洲微循环大会提交论文7篇，亚微联主席修瑞娟教授向大会提交了“微血管医学是转化医学的重要学科”的主旨报告。

五、承担课题和发表论文情况

共承担13项在研的科研基金项目，其

中承担国家级项目1项，协和基金项目5项，研究所自定项目3项，与瑞典和美国国际合作项目3项，与国内研究机构横向合作项目2项。

共发表论文18篇，其中在SCI收录杂志发表2篇（①Melatonin inhibits IL-1 β-induced monolayer permeability of human umbilical vein endothelial cells via Rac activation；②Hydrogen sulfide preconditioning or neutrophil depletion attenuates ischemia/reperfusion-induced mitochondrial dysfunction in rat small intestine），在国内科技期刊发表16篇，论文参加国际会议8篇，全国会议4篇，参编著书1部。

六、研究生培养

招收博士研究生2名，以优秀成绩毕业博士研究生2名，硕士研究生1名，就业率达100%。

七、"中瑞、中美"双边合作研究进展顺利

1. 中瑞科研合作 早在2002年中瑞科技混委会第14次会议批准了"动脉粥样硬化、心肌梗死患者血管内皮损伤机制研究"项目，当初该项研究被科技部列入中瑞政府间科技合作计划，在2010~2011年度作为该项目的延续，研究所开展"吸烟对人体微血管结构的损伤及其机制研究"，其中测定外周血循环内皮细胞的方法得到瑞典卡洛林斯卡（I Bjorkhem）教授的赞扬积极邀请我方前往交流，并先后派研究生两名来所学习。研究内容发表在《J Pineal Res》杂志，并完成培养博士3名。

2. 中美科研合作 原发性高血压大鼠主动脉与微血管内皮细胞凋亡与细胞增殖机制研究，继2010年相关研究成果在美国FASEB学术大会获生理学奖，文章已于近期被《Microcirculation》专业期刊接收。目前一名博士开题"自发性高血压大鼠主动脉内皮损伤机制"进行深入研究。前列腺癌干细胞促血管新生作用及其机制项目，相应的方法学已经建立，靶蛋白DLL4的研究获得初步结果。

本年度共有3名科研人员（6人次）到微循环所在美国UCSD的跨国实验室，按双方既定合作协议，参与了两项美国NIH项目的实验研究，修瑞娟所长应聘为UCSD兼职访问学者，承担科研合作项目规划及指导，在UCSD生物医学工程学系会上定期做学术交流和报告。

八、支部工作

今年是建党90周年的大庆之年，在院校及基础所党委的领导下以加强党的思想政治建设为重点，以提高支部党建水平、发挥核心和战斗堡垒作用为目标，支部工作有了新的面貌、取得新的进展。

先后集中统一学习了胡锦涛总书记在建党90周年上的讲话和党的十七届六中全会精神。学习内容都贴近时势，贴近研究所的中心工作，有针对性和教育性。通过学习，统一了思想，提高了对党的方针政策的理解和认识，加强了全体党员的党性修养。在组织建设中，开展了"双学双比双提高"学习优秀共产党员先进事迹活动，争先创优活动，在"七一"党日到来之际，微循环所党支部组织党员开展重温入党誓词党日活动，"庆'七一'共产党员献爱心"捐款活动，举办了纪念中国共产党成立90周年知识竞赛，加强革命传统教育，开展了多种丰富多彩、健康向上的文娱活动，进一步增强了支部的凝聚力，同心同德，求实、创新，敬业奋进。

（韩建群 编 修瑞娟 审）

联系电话：（010）65123243
E-mail:hanjianqun@ lmc. pumc. edu. cn

血液病医院
（血液学研究所）

（天津市和平区南京路288号，300020）

2011年是“十二五”规划开局之年，血液病医院（血液学研究所）取得了突出的经济效益和社会效益，医疗、科研、教学、产业得到了快速的发展。

一、重要事件和主要活动

1. 组织召开所院第四次党员大会，所院党委、纪委成功换届，常子奎同志当选血液病医院血液学研究所第四届党委书记。

2. 2011年度所院申请的科研项目涵盖了血液学领域“十二五”计划开局的主要国家重大项目，在论文、专利、科技成果、学术交流、重点室建设等方面也取得巨大进展。

3. 实验血液学国家重点实验室通过评估。由科技部委托、国家自然基金委组织的评估组专家对“实验血液学国家重点实验室”进行了评估检查，以良好类成绩通过此次评估。

4. 医院组织有关专家主持和参与了卫生部多种血液疾病临床路径的制定。

5. 所院继续加强医院信息化建设。为方便患者就医，开通了电话、网络、现场预约挂号服务。调研筹备电子病历工作，组织讲座培训。完成就医“一卡通”、检验报告打印的前期准备工作。

6. 进一步开展优质护理服务示范工程：重新调整优质护理服务领导小组，做到了“一把手”工程。2011年3月起按计划启动优质护理病房，优质护理病房数达到100%。

二、重大措施、成就、重要问题

1. 加强临床病理诊断建设，成立血液肿瘤病理诊断中心。临床检测中心、血液肿瘤病理诊断中心同时进行了ISO15189和CAP认证前的准备工作。

2. 开设无假日门诊，积极开展“三好一满意”活动，努力做到“服务好、质量好、医德好，群众满意”，推进优质医院创建工作，促进公共卫生服务逐步均等化工作。

3. 健全医疗质量管理与控制体系，加强医疗技术和大型设备临床应用管理措施，进一步加强院内感染、抗生素应用管理工作，提高医院服务能力和水平，降低患者平均住院日，提高平均病床周转次数。

4. 依托在所院的“国家干细胞工程技术研究中心”完成了运行评估的调查工作，通过了评估机构的验收和科技部组织的现场答辩。

5. 继续以灵活务实的方式加快人才建设，引进了杨逢春、戴卫、柳伯林、冯晓明4位科研人员。加大医生、护士、医技人员培养力度，派出国外进修学习6人，2人学成回国。

6. 继续加强干部培养培训，举办了2期干部培训班，选拔任用1名中层干部。

7. 加强医德医风建设，结合开展医疗质量万里行和“三好一满意”活动，通过落实医德医风考核、奖惩工作制度、患者满意度调查、优质护理服务、社会捐赠资助的管理等，落实医德医风工作责任制，促进医德医风建设。

8. 所院以党委书记常子奎同志主讲专题党课《井冈山精神我们永远的财富》拉开庆祝建党90周年系列活动的序幕，全体党员以缴纳特殊党费、参观革命老区、重温入党誓词、观看主题宣传片、举办文化艺术节等形式抒发了对党的真挚感情，党委召开庆“七一”表彰大会，授予50年以上党龄的老党员为“共产党员特别荣誉”称号，并表彰了所院先进党组织、优秀共产党员和党务工作者。

9. 连续第九年响应中组部、卫生部援疆工作及支援西部地区农村卫生工作的号召，完成选派第七批第一梯队援疆人员，选派医疗骨干赴重庆三峡中心医院完成支援西部农村卫生工作任务，对口资助西藏自治区人民医院10万元。

10. 继续加强与国际、国内同行的交流，接待国际知名学者来访，组织所院专家巡讲团到全国各地开展血液病诊断、防治、指导和培训工作；协助建设青岛市中心医院血液内科；承担河南省县（市）医院骨干医师的培养任务；对口帮扶涉农区县二级医院，完成对大港医院、宁河医院和武清医院医生的培训。

11. 组织首届大学生暑期社会实践活动，接受北京大学、华中科技大学、南开大学、内蒙古大学、福州大学等13所大学的27名优秀大学生参加本次活动，提高了学员对血液学的认识。

三、重要会议、制定的法规和规章制度

1. 继续深化临床路径管理工作，将儿童急性淋巴细胞白血病、儿童早幼粒细胞白血病、成人血小板减少性紫癜、成人早幼粒白血病四个病种纳入临床路径管理。

2. 代表中华医学会血液学分会制定了《血友病诊治专家共识》。

3. 参与修订了我国《2010年免疫性血小板减少症（ITP）诊治的专家共识》。

4. 编写完成《血液病医院血液病诊疗规范》。

5. 挂牌成立国内首家血友病综合治疗示范中心，对血友病患者提供治疗、护理、培训、宣教以及跨学科治疗。

6. 制定了《所院后备干部选拔实施方案》和《所院中层干部竞争上岗实施方案》，完善所院科以上干部考核实施方案。

四、主要成绩，重大发明和专利、主要科研成果及主要学科进展

1. 经国家临床重点专科建设项目管理委员会审定，血液病医院被确定为血液内科国家临床重点专科建设项目单位。

2. 被天津市卫生局确定为天津市儿童急性白血病唯一救治定点医院。

3. 2011年所院共发表国内外论文140多篇，其中SCI收录论文72篇，影响因子高于5.0的有8篇。

4. 杨仁池教授研究成果“免疫性血小板减少症发病机制及治疗策略研究”获得天津市科技进步一等奖。

5. 韩忠朝教授研究的“一种培养间充质干细胞的低血清浓度完全培养基和利用该培养基培养间充质干细胞的方法”（200910068510.1）获发明专利。

6. 许元富教授研究的“取代芳香基脲类化合物在作为抗肿瘤坏死因子抑制剂药物方面的作用”（200810154649.3）。

7. 继续提高药品管理水平，在2011年国家食品药品监督管理局和卫生部联合召开的三次全国药品不良反应监测工作会议上被评为“药品不良反应监测工作先进单位”。

五、重要的表彰、获奖、荣誉

1. 连续第二年（2009年度、2010年度）被复旦大学医院管理研究所评为中国医院最佳专科排行榜血液学第一名。

2. 程涛教授带领的“造血干细胞生物学”团队入选2011年度协和创新团队。

3. 程涛教授获中组部“千人计划”国

家特聘专家称号。

4. 王建祥教授当选中国抗癌协会血液肿瘤专业委员会主任委员。

5. 王建祥教授任《中华血液学杂志》第八届编委会总编辑。

6. 杨逢春教授获天津市“千人计划”专家称号。

7. 杨仁池教授获得2011年天津市“十佳医生”称号。

(阎嶂松　编　常子奎　审)

联系电话:(022) 23909047
E-mail:yanzhs@126.com

放射医学研究所

（天津市南开区白堤路238号，300192）

2011年是“十二五”规划实施的首年，在卫生部、医科院的正确的领导下，紧紧围绕国家和放射医学研究所（以下简称“放射所”）的科技发展“十二五”规划进行工作，认真完成上级的各项工作部署，开拓创新、锐意进取，全面完成了2011年我所制定的各项工作目标计划。

一、领导班子建设

2011年9月22日召开中共中国医学科学院放射医学研究所委员会第三届第一次会议，选举张剑虹同志为放射所党委书记。同日，召开了新一届纪律检查委员会第一次会议，选举刘方同志为放射所纪律检查委员会书记。刘方、刘庆芬、张剑虹、姜恩海、樊飞跃（以姓氏笔画为序）为党委委员。

二、科研项目管理工作

1．科研项目获得情况　2011年共获得批准项目26项，经费共计755.6万元。获得国家自然基金4项（其中海外合作项目1项，获得经费120万元）；博士点基金1项；天津基金4项；协和青年基金2项；北京协和医学院研究生教育项目3项；标准3项；外专局引智项目4项；卫生部核应急及开发项目3项；卫生部部属（管）医院临床学科重点项目（联合申报），人事部回国人员启动项目1项。

2．科研项目管理　本年度共有在研项目共计54项，总金额1 752.7万元。今年到位经费460.8万元。管理所基金项目57项，其中重点及人才项目20项，探索项目37项，截止到2011年所基金立项总金额为1 845.4万元。

本年度组织结题：天津市自然基金5项。所基金结题19项。完成国家自然科学基金在研项目进展报告3项，结题6项，博士点基金结题2项，天津基金中期检查和年度考核12项。

3．科研成果管理　高度重视科技成果的总结与评审工作，出台了科技成果奖励和高水平论文奖励的办法。2011年科技成果的总体数量保持了稳定的增长，成果登记数又创放射所新高（38项）。发表核心期刊论文65篇，其中SCI 16篇。获得省部级科技进步奖2项，其中樊飞跃所长主持完成的“基于应激反应基因建立辐射生物剂量快速估算方法及其应用”荣获天津市科技进步二等奖。申请发明专利5项，完成南开区专利试点单位考核。

三、外事与学术、培训活动

1．引智工作上水平　2011年我所获得外专局引智项目4项，共获经费9.5万元，由于引智工作取得长足的进步，2011年天津市外专局袁鹰局长来研究所进行考察，并对放射所的引智工作给予高度的肯定。今年与加拿大籍专家MarkucHecker联合申请国家自然科学基金国际（地区）合作与交流项目1项，并邀请来自美国、日本等国家的教授前来所内进行学术交流。

2．组织培训活动情况　组织召开中国医学科学院放射医学研究所“十二五”科技发展规划编制工作总结大会。

积极做好中华预防医学会放射卫生专业

委员会和放射性疾病诊断标准委员会工作。全年于湖北、广西、江苏、新疆等地共组织专题会议15次，共计200人次参会。

2011年12月4~7日在天津市举办了辐射损伤相关生物指标检测方法培训班。来自全国各省市疾控中心、放射性疾病诊断与防治单位等13名代表参加了培训。

2011年7月11日、2011年9月5日分两批在所内举办了实验技术培训班（基础班、提高班）。来自天津市各医院和本所职工、研究生共18人参加了培训。

3. 外出参加会议　本年度共有57人次参加国际、国内学术交流会议，标准预审会议及行业、岗位培训班。其中5人次参加国际学术交流会议、35人次参加国内学术交流会议；17人次参加标准预审会议及行业、岗位培训班。

四、研究生教育工作

2011年共招收研究生18人，其中药物化学专业3人，放射医学专业10人，流行病与统计学专业1人，生物医学工程专业2人，生化专业2人；今年18名研究生顺利毕业。

组织研究生导师申报工作，1名硕导通过审核。组织协和优秀教师申报，1名导师获得优秀教师殊荣。组织研究生社会实践活动，30多人参加。

五、核应急工作

日本福岛核电站发生核泄漏后，作为卫生部核事故医学应急中心第一临床部、国家核辐射救治基地，快速启动《卫生部核事故医学应急中心第一临床部核和辐射事故医学应急预案》，制定了《应对日本福岛核电站事故回国人员医学检查/救治预案》，安排24小时值班，随时接受卫生部核事故医学应急中心任务。中心6人参加了由卫生部核事故医学应急中心组织的赴日本医疗卫生救援队员培训，随时待命接受任务。同时，承担了卫生部对于在日本的中国回国人员进行放射性污染全身检测和去污处理任务，自2011年3月至5月每日将检测人数、结果及处理情况上报卫生部。放射所先后15人次在天津电视台针对民众希望了解福岛核泄漏事件辐射危害相关知识，进行核知识科普介绍，20人次通过电话进行技术性心理咨询，为稳定民心做出了积极贡献。为应对此次日本核泄漏的事件，放射所为卫生部核事故医学应急中心及各省市应急中心提供了核应急储备药箱和预赴日本中国核事故医疗卫生救援队物资准备。日本福岛核电站发生核泄漏也给我国敲响了警钟，促进国家核辐射救治基地和核事故医学应急中心第一临床部的发展已迫在眉睫。为此，研究所起草了《关于核事故应急救治能力建设的项目建议书》以及《加强核辐射救治基地建设的建议案》，希望得到有关部门的重视和支持。

六、科研开发工作

1. 科研开发管理工作　制定了《中国医学科学院放射医学研究所开发课题管理办法》和《中国医学科学院放射医学研究所开发项目设立与绩效考核方案》。

2. 科研开发创收情况　本年度利用放射性工作人员职业健康监护和建设项目职业病危害放射卫生技术两个服务资质共完成评价与检测项目20项，放射工作人员查体1 400例，共计收入118万元；利用药物合成、放射性核素标记技术和药代动力学技术，完成与科研院所和大学及药厂多项合作项目，收入20万元；为卫生部核事故医学应急中心提供洗消药箱100箱，收入55万元；其他技术服务收入12万元。合计全年开发收入总额为205万元。

七、科研支撑工作

2011年完成了2010年和2011年共计69台仪器设备购置工作，完成了2011年修缮项目2项，申请获得了2012年修购项目2项，资金共计1 905万元。申请获得教育修购专项2项，资金共计92万元。

八、获奖情况

（一）集体

1. 放射所获2011年天津市文明单位。

2. 放射所获2011年天津市科技成果管理先进单位。

3. 放射所党委获2010~2012年度天津市教育系统创先争优先进基层党组织。

4. 机关一支部获2010~2012年度医科院创先争优先进基层党组织。

5. 科教处获得2011年度天津市科技成果管理先进单位。

（二）个人

1. 2010~2012年度教育系统创先争优先进个人：张剑虹、刘强。

2. 2010~2012年度全国卫生系统创先争优指导工作先进个人：刘方。

3. 2010~2012年度医科院创先争优优秀共产党员：张剑虹、刘强、李德冠。

4. 2011年度放射所优秀共产党员：樊飞跃、刘强、王小春、刘鉴峰、姜恩海、杨惠、吕茜茜、佘义、陈东立、苗庆福。

5. 2011年度天津市科技成果管理先进个人：杨翊。

6. 2011年北京协和医学院优秀教师：李进。

7. 2010年南开区专利管理先进个人：李永明。

（佘　义　编　樊飞跃　审）

联系电话：（022）85683034
E-mail:yi_she2005@yahoo.com.cn

生物医学工程研究所

（天津市南开区白堤路236号，300192）

2011年是国家“十二五”发展规划开局年，更是国家科技发展的重要新起点。研究所在新一届党政领导班子的领导下，紧紧抓住这一大好时机，积极工作，通过一年的不懈努力，在课题申请、对外学术交流、科研基本设施建设等方面取得了重要进展。

一、课题申请

作为“十二五”开局年，各方面纵向课题招标、入库项目和项目建议征集频繁。所领导带领科研管理部门和各个研究室科研人员提前做好充分准备，密切关注各个任务信息渠道，及时获取任务信息，精心组织课题申请，在课题申请数量、中标数量、中标经费方面都取得突破性成绩。

2011年共组织21类111项国家和省部级基金资助项目的申请和项目建议的提交，实现项目中标10类26项，其中申请国家自然基金类项目29项（含合作申报4项），中标10项。获得3项国家自然基金重点项目，3项国家“十二五”科技支撑计划项目。与2006～2010年期间平均每年获批经费相比，2011年度获批经费增长幅度超过200%。

2011年度在研纵向科研课题共计45项，横向课题9项。

二、研究成果

2011年度发表期刊论文53篇，其中SCI收录论文22篇（合作发表10篇）。申请发明专利15项，实用新型专利1项。获得发明专利授权7项，实用新型专利2项。

本年度完成课题验收54项。中国医学科学院生物医学工程研究所与天津迈达医学科技有限公司共同完成的“眼科超声诊断设备关键技术的研究与开发”项目获得天津市2011年度科技进步一等奖。

三、研究生教学与管理

2011年我所共有24名硕、博士研究生圆满完成学业毕业，其中7人获博士学位，15人获硕士学位；新招收硕士研究生15人、博士研究生8人。2011年在读研究生共计63人。

四、承办学术会议

成功主办了中芬生物制造与评价技术国际学术研讨会，作为主承办单位组织了中国生物医学工程学会生物材料分会第13届学术年会，此外还主办了2011年中国医学科学院驻天津三所联合学术年会。

通过组织国际、国内学术会议，聚集国内外著名专家、政府部门官员、企业领导，使他们有机会更多地了解生物医学工程研究所，这对于提高我所在生物医学工程领域的影响力起到了积极作用。

五、国际学术交流

2011年度共接待17人次来自美国、英国、芬兰的科学家和企业家来所进行学术交流活动，共有4人次分别赴美国、英国参加国际学术会议。研究所资助1人赴美国进修半年、1人赴英国进修1年。这些交流活动促进了我所与美国约翰霍普金斯大学医学院、美国耶鲁大学医学院、英国卡迪夫大学医学院和美国明尼苏达大学生物医学工程系开展纳米医学材料、药物控释、神经工程方面的合作研究。

六、基本建设

顺利完成了2011年度中央级科学事业单位修缮购置项目。购置医用生物材料表征与测试设备14台套，研究所的分析测试中心设备条件得到大幅度提升。完成了一号科研楼外墙装修、报告厅装修，研究所的容貌得到进一步改善。

完成了动物实验室管理制度、标准操作规程的制定，获批实验动物使用许可证（屏障、普通环境），并与天津市实验动物中心合作建立了天津市动物实验公共技术服务平台。

（孙洪范 编 李迎新 审）

联系电话：（022）87890153
E-mail:hfsun@ eyou. com

皮肤病研究所
（皮肤病医院）

（江苏省南京市蒋王庙街12号，210042）

一、医疗工作

1. 医疗概况　2011 年业务总收入16 300万元，较去年同期增长 28. 91%，其中：医疗收入 5 591. 7 万元，增长 42. 35%；药品收入 9 830. 3 万元，增长 23. 15%；其他收入 878 万元，增长 8%。自制制剂收入4 073万元，较去年同期增长 43. 25%。门诊总数 738 605 人次，增长 11. 27%。

2. 医疗管理　制定《专家门诊管理规定》《特需高级专家门诊管理规定》《特需高级专家门诊管理条例》等规章制度，完善门诊三级会诊和门诊教学制度、《住院医师规范化培训管理办法》。建立临床路径管理体系，召开全院医师动员大会、业务学习会，详细讲解临床路径实施的意义以及具体的做法，并将临床路径管理的任务落实到每名医师，全年共接受临床路径试点工作评估3 次，先后完善了临床路径管理体系，将临床路径的病种数由 4 种提升至 11 种，其中门诊 6 种，住院 5 种。院所采取了一系列措施，缓解门诊空间狭小拥堵的状况，将原特需门诊全部迁至科研楼一层大厅，为患者提供良好的高端服务。开设痤疮、银屑病、荨麻疹、白癜风、脱发专病门诊，开展特需门诊预约挂号，于 11 月份陆续开展专家门诊电话预约挂号服务。各相关职能部门全年一起对门诊工作共进行了 21 次检查与抽查，发现问题，及时通报，及时解决，强化医疗服务意识，保证医疗服务质量。

3. 学科建设　为解决单一皮肤病专科发展的局限性，提升诊治疑难、危重皮肤病患者的能力，按照院所“十二五”规划中“大专科，小综合”医疗体系建设的进程，逐步建设皮肤病相关支撑学科，经过院所各相关部门长期酝酿和积极筹备，过敏与风湿免疫科于今年 10 月份正式开诊。

4. 医德医风　围绕“三好一满意”主题实践活动　制定《医德医风考评实施方案》，建立医德医风考评档案，广泛听取社会各界意见，调整了卫生行风监督员，向所属街区及媒体诚聘卫生行风监督员 16 名，定期听取他们的意见和建议，主动接受社会的监督，更好地为患者服务；在门诊大厅、住院部、特需门诊等设立医疗服务意见箱，公布监督电话，专人管理定期开箱，及时将群众投诉意见整理反馈，对 3 次被投诉的医务人员进行通报，诫勉谈话以及停止门诊或调离窗口科室等处罚；定期开展患者满意度调查，发现问题及时有针对性地进行整改。

5. 国家药品临床研究基地和化妆品检测中心工作　特殊化妆品行政检验机构获得国家食品药品监督管理局资格认定，非特殊用途化妆品行政检验机构获得省食品药品监督管理局资格认定。全年共签药物临床试验、化妆品检测等合同 36 份，召开伦理委员会 5 次，审批 54 个项目。通过国家药物临床试验机构复核和整改活动，全年共接受现场检查 9 次，核查 1 次，收到专家组好评，修订 15 项 SOP。

二、科研、教育工作

1. 科研项目管理　2011 年院所组织申报各级各类科研项目 90 余项，中标纵向基金24项，获纵向科研经费463万元，尤其在国家自然科学基金、部省级基金的申报中取得了突破性的成绩，其中国家自然科学基金包括青年基金资助8项、“十二五”新药创新重大专项子项目1项；江苏省自然科学基金资助5项、高校博士点基金及高校博士点新教师基金各1项、协和青年基金3项、协和学生创新基金1项、协和教改基金4项、协和继续教育基金1项。制定《院所科研计划项目管理办法》和修订《院所科研经费管理办法》，组织实施在研6项国家自然科学基金、6项省自然科学基金中期执行情况督导，上述项目均按有关基金管理要求完成；2项国家自然科学基金、3省自然科学基金和7项所基金顺利结题并通过验收。截至11月，在核心刊物发表科技论文175篇；SCI收录院所署名科技论文35篇，出版专著8本。

2. 研究生和进修生教育　2011年度，院所共招皮肤性病学专业方向学生15名，其中11名硕士，4名博士；毕业10人，其中9名博士，1名硕士，就业率达100%。今年新增硕士生导师3名，目前硕士生导师26人，博士生导师12人。完善进修生管理制度并调整了进修生进修学习经费，增加接受进修医生科室，共接受进修生150名；举办6期国家级继续医学教育培训班，同时作为江苏省美容主诊医师资格培训基地，与江苏省中医院共同举办了“江苏省美容主诊医师资格培训班”，协助北京协和医学院举办了首期“国家级继续医学教育管理工作研讨会”；为加强研究生培养，修订研究生临床教学计划并予以实施，组织教学活动26次，学术讲座8次；成功申请到2012年协和皮肤性病学博士生论坛项目。

3. 国际交流　接待美国北卡大学、日本国立传染病研究所等代表团及专家来所访问讲学，组织、邀请国内外专家进行学术报告10次，开拓了科研人员的学术视野，促进了研究水平的提高。

4. 信息建设和杂志编辑　“基于电子病历的医院信息化建设”项目通过卫生部评审并立项，将于2012年正式启动。网络中心开发并完善了全国麻风病防治管理信息系统、院所医德考评系统、卫生公益性行业科研专项经费项目“常见与危重皮肤病的诊治规范研究”项目网络系统。加强公文档案、药物临床研究数据资料等档案的收集和规范化管理；发挥图书馆的作用为院所职工提供数据资源查询和文献检索；继续办好《中华皮肤科杂志》《国际皮肤性病学杂志》两本杂志。

三、性病和麻风病控制中心工作

1. 性病控制中心　紧紧围绕卫生部下发的《中国预防与控制梅毒规划》抓落实，围绕“两个系统（监测、检测）、一个服务（规范化医疗服务）”开展工作。积极协助卫生部组织开发与《梅毒规划》相配套的技术文件，进一步健全性病监测点疫情报告网络，加强梅毒病例报告核查，开展性病艾滋病综合技术督导，加强性病艾滋病的综合干预；加强对省级师资培训及培训管理工作。重点实施并结题了“防治性病对预防艾滋病的作用研究”（国家科技重大专项），做到以科研项目促防治工作，全面推进我国性传播疾病学科领域的发展。

2. 麻风病控制中心　组织专家开展全国麻风“十一五”防治规划终期评估，协助卫生部编制全国消除麻风病危害规划（2011～2020年），最终由11个部委联合发文。根据卫生部疾病预防控制局麻风病防治项目委托协议书要求，完成全国性工作会议、防治培训、现场督导及技术指导、麻风健康教育及宣传、防治与疫情监测等常规工作，继续完善全国麻风病防治信息系统，巩固和提升国家层面的中心地位。

四、行政管理工作

1. 加强自身建设　9月份院所接受了

卫生部大型医院巡查工作组巡查，巡查工作组从公立医院公益性、医院建设与发展、医疗服务、医院安全、经济管理和行业作风建设六个方面开展了深入细致的检查。第一阶段巡查结束后，巡查组就在检查过程中发现的问题与院所交换了意见，院所高度重视巡查组提出的意见，分别召开了职能科室负责人、科室负责人专题会议和院长办公会，将巡查组提出的意见逐项落实到分管领导和责任科室。相关科室认真落实整改意见，进一步规范医疗服务，完善各项管理制度，提升院所综合管理水平以及医务服务水平。

2. 争取资源，落实部省共建　10月份陈竺部长在院所调研时提出：院所要在深化医药卫生体制改革的大好形势下，借助“十二五”发展的机遇期，以部省共建中国医学科学院皮肤病医院（研究所）为出发点和核心，克服困难，抓住机遇，在江苏省省委省政府和江苏人民的支持下，从国家卫生科技创新体系布局的高度考虑共建院所、国家级区域医疗中心和卫生科技创新体系，在省部合作中做排头兵、核心骨干。为了将部省共建工作落到实处，院所成立了部省共建工作小组，明确部省共建工作落实到具体人具体事情，整合资源，组织相关职能科室起草部省共建初步方案，自上而下步步推进。

3. 加快人才培养以及体制机制建设　积极组织开展中组部“千人计划”“青年千人计划”“青年拔尖人才”、卫生部突出贡献专家等项目的申报，1人获得“333”第三层次培养资助，有2人获第八批“六大人才高峰”人才资助。组织相关专家完成了博士后中期考核工作。充分发挥人才评价委员会的职能，坚持人才考核评价制度，全年招聘人员22名，其中在编人员3名，编外专业技术人员1名，专业技能人员17名，基建工作人员1名，较好地缓解相关科室用工紧张问题。顺利完成今年的专业技术职务聘任工的作，共聘任正高4人，副高级6人，中级5人，初级10人。完成了新一届职能处室负责人、护士长、性病中心调整后的业务科室主任的岗位竞聘工作。制定编制外专业技能人员待遇管理办法。根据中组部及医科院的安排，院所今年首次接收了一名“西部之光”访问学者的培养任务。

4. 健全财务管理制度，启动全成本核算　严格执行预算管理，按照院所《授权审批制度》的规定办理货币资金支付审批手续；按票据管理制度印制、领用、使用、核销会计票据，重新修订了《财务制度汇编》。引进全成本核算软件，成立全成本核算工作小组，制定全成本核算工作制度和实施细则及实施办法，总结以往成本管理经验，确保全成本核算试点工作顺利开展。

5. 设备和后勤保障　坚持公平、公正、公开的原则，顺利完成2011年修缮基金、行业基金、所院和其他课题项目等招标、谈价、采购工作。后勤服务中心转变思维方式，变被动为主动，完成维修、水、电、气等后勤保障服务。

6. 坚持平安医院建设　始终围绕南京市公安机关提出的“四无一创”以及创“平安医院”的目标，贯彻落实综合治安内保条例和消防法，落实安全工作院科两级责任制，对进驻院所施工的每家单位签订治安保卫和安全防火协议书，加强重点、易发案部位的监控保卫工作，做到安全生产人人有责。

7. 基建管理　围绕新门诊综合楼建设等工作，加强基建工作的规范性，修订了《基本建设管理流程》《建设项目招投标管理办法》，切实把纪检、审计、监察监督落实到基建工作的每项工作中。完成基建主要内容：①科研楼顶防水出新工程、研究生宿舍楼装修改造项目竣工决算；②供应室局部改造施工、化妆品基地改造施工、特需门诊异地改造施工建设；③新建门诊综合楼项目立项；④确定新建门诊综合楼设计方案，完成设计方案的规划审批要点、规划审定意见；⑤完成门诊综合楼环境影响评估报告及环保局的报告批复；⑥门诊综合楼项目勘探施工、项目施工红线内水电气等管网改造施工；⑦老门诊楼和病房楼拆除施工。召开基建委员会会议 9 次，零星谈价 17 次，签订零星施工协议 9 份，签订新建门诊综合楼项目项目可行性报告技术服务、项目建筑设计、勘探施工等 7 份合同。

8. 文化建设　以贯彻落实科学发展观为主线，通过举办七一红歌会、职工篮球赛、青年职工拓展训练等各种形式职工喜闻乐见的活动，弘扬讲正气、讲奉献、促和谐的院所文化。所院和各科室负责人签定《党风廉政建设责任书》，确保党风廉政建设工作组织到位、部署到位、落实到位、责任到位。倡导廉洁行医新风，收到上缴红包 11 人次，共计 12 800 元。拾金不昧 12 人次，上缴款额 800 元。收到患者锦旗 8 面。

（高保平　摘）

输血研究所

（四川省成都市东三环路二段华彩路 26 号，610052）

2011 年，是输血所实施“十二五”规划，重点突破，实现跨越发展的开局之年、关键之年。输血所按照院校的决策和部署，以提高科技、教育、信息服务、科技成果转化能力为核心，坚持服务国家与自我进步相结合，坚持科学发展与改善民生相结合，实现了良好开局。

一、调整布局，创新机制，开放合作，科技创新能力不断提高

2011 年，输血所科研工作的整体实力和学术水平显著增强。获批国家自然科学基金项目 1 项、国际合作项目 1 项、省部级项目 6 项，医科院项目 7 项目，地市级项目 1 项参与 863 项目 2 项，横向项目设立所级项目 13 项，发表 SCI 文章 8 篇，科研经费到账 2 035 万元。

建设科技项目库，创新机制，完善科技计划管理体系。围绕输血所“十二五”科技规划确定的重点任务建立了科技项目库，凝练出 4 个科技计划发展方向：采供血保障体系、临床输血安全体系、输血安全信息服务体系、输血医学科技成果转化体系。

开放合作，构建面向国内外的科技合作与交流格局。积极开展学术活动，组织召开了 2009 卫生行业专项工作会；组织 26 人次参加国际学术会议，24 人次参加国内会议，其中 14 人参加在中国台湾举办的第二十二届国际输血协会（ISBT）亚洲区域会议，6 人受邀作大会及分会报告。与生物医学工程研究所共建血液代用品联合实验室，与西藏自治区血液中心共建高原输血医学联合实验室，与南京红十字血液中心签署“科研教育战略合作框架协议”，与清华大学联合申报“十二五”国家科技计划社会发展领域预备项目“新一代血液代用品研究中重大关键科学技术研究”和“扩张床技术制备血液制品集成化工艺研究”。与美国 Johns Hopkins 大学合作完成 NIH 资助项目“献血者逆转录病毒流行病学研究-Ⅱ（REDS-Ⅱ）”，在国际专业杂志上发表论文 5 篇及国际会议摘要 10 余篇，培养硕士博士研究生 5 名。

积极争取，不断努力，科技基础条件进一步得到完善。在院校领导的关心和支持下，输血所获得 2011 年国家修缮购置专项资金支持 1 670 万元，获批 2012 年专项资金 970 万元。除修购项目之外，还获得财政部 2011 年改善科研支撑条件专项资金 1 918 万元和 2012 教育修缮购置专项支持 180 万元。

履行国家队职责，主动承担政府交办任务。卫生部核酸参比实验室正式启动工作。在完成了基础设施改造、制度体系建设及团队建设之后，现已逐步开展部分省市采供血机构核酸检测实验室的质量管理、监督检查、技术指导、人员培训、信息收集和数据分析工作。援藏工作进入实质性推进阶段并明确了合作重点。2011 年 5 ~ 9 月，输血所派出 12 人次进藏进行实地考察和工作指导，将总价值 20 万左右的仪器设备进行了交接，就科研项目合作、人才培养和信息交流等方面进行了深入而全面的沟通和交流，扩大了输血所的社会影响力。

二、完善卫生人才培养模式，教育工作呈现大力发展的态势

围绕学科发展，加强高层次输血医学人才队伍建设，积极争取教育专项。2011 年有 2 名同志获得博士生导师资格，录取博士研究生 1 人，硕士研究生 5 人；有 5 名硕士研究生完成毕业答辩。积极申报教育科研项目，立项 4 项，获得研究经费 285.5 万元。

综合资源优势，积极服务基层公共卫生人才培养。与成都医学院共建本科检验专业（输血方向），2011 年毕业 35 人，就业签约率 100%，满足了社会的需求；与泸州医学院共同开展医学成人学历教育进入第二期，已累计招生近 800 名，各项工作进展有序；组织实施“输血传染病的预防控制（艾滋病检测）”“浆站管理人员业务培训”等继续教育项目，培训学员 190 余名，促进了国家血液安全保障。

完善制度建设，加强学生思想道德建设。对《输血研究所教育工作管理办法》《输血研究所教育成果奖励办法及实施细则》等有关规章制度或章节进行了完善，制订了教育考核细则（分值）表。

三、前瞻思考，发挥输血医学科技思想库和信息库的作用

2011 年，输血所发挥跨学科集成研究优势，开展了一系列与国家血液安全相关的决策支持研究工作。先后向卫生部提交了《关于建立国家血液安全中心的背景报告》《我国血液安全信息管理与监控系统的构建》《我国血液应急预案体系构建》《我国无偿献血系统状态的评价指标体系构建》等近 20 份研究报告，以及关于建立缓解血液制品供应紧张长效机制、关于血液资源安全面临挑战及应对机制与方法等重要咨询和建议，发挥了国家输血医学科学思想库作用，促进了国家血液安全事业的发展，得到了卫生部有关领导的充分肯定。

完成了“卫生部采供血机构病毒核酸检测国家参比实验室信息管理系统”的研究项目，建立了核酸检测参比实验室网络信息平台体系结构及信息管理系统。启动“报废血监控体系构建与信息服务框架研究”项目和血液安全信息的数据仓库构建研究，为建立国家血液安全信息平台打下了基础。

《中国输血杂志》明确了“立足中国输血行业发展，促进输血学科建设”的定位。围绕此定位，杂志积极与学术团体、高等医学教育机构合作，参与或共同主导输血学术、教育活动；强化编辑部在杂志编辑出版过程中主导和“灵魂”作用，锻造编辑人员与时俱进的专业素质与业务能力。

四、清晰产业发展目标，坚定产业发展信心

2011 年，输血所产业定位更加明晰。2006 年“863”计划项目“HIV 唾液快速检测试剂研究”转化成产品并获得医疗器械注册证，预计 2012 年 4 月份实现上市销售。与所属参股公司成都协和共同申报项目“新型 HIV 无创快速检测试剂产业化”将获 2011 年成都市重大科技成果转化项目资助。“血液制品新兴产品开发”项目将获四川省新型战略产品重点培育项目资助。

继续推进公司结构治理，成都协和生物技术公司完成改制，参股公司“新生命干细胞公司”上市工作稳步推进，四川协和公司圆满完成各项年度目标，做好改制准备工作，欣茂公司逐步转型为资产管理公司启动，天海公司注销基本完成。

五、树立人才强所理念，人才队伍建设不断加强

以成就事业的体制广聚人才。一是面向所内外公开选拔高层次人才担任研究所副所长。经过专家初选、民主测评和面试答辩等遴选程序，日本东京大学马峰博士和安徽省血液中心副主任刘忠博士成为科研副所长候选人并通过公示，所内优秀人才陈勇军助理成为行政副所长候选人。二是“引智”与“引才”并举，创造所内人才培养良好条件。陈利民、马峰博士获得协和特聘教授称号和四川省“百人计划”人选，马峰博士入选“2011年度高层次留学人才回国资助人选”。同时，先后邀请了加拿大皇家学会院士张明瑞教授、国际输血协会副主席美国红十字会Roger Dodd教授等国内外知名专家学者5人来所讲学和访问，聘请了张明瑞教授等8人为客座教授和名誉教授，组织了3名海外高级人才参加国家“千人计划”评选。

2011年起改革所级科研项目设立办法，鼓励入所2年内的青年人才科学自由探索。支持13名青年人才赴美国和中国台湾参加国际学术会议，了解动态，加强合作；鼓励青年人才积极参与协和青年基金评选，有15名人员申报，其中9名获得支持。目前，有10名35岁以下青年人才通过公开竞聘的方式成为科研中心研究室主任以上管理人员，占科技管理人员的56%。

以先进的理念支撑服务人才。一是构建先进的技术体系支持人才。通过修购项目的实施，初步建立了系统配套的输血医学生物技术平台。整合原各研究中心自行采购试剂渠道，由后勤处统一招标。二是以一流的服务关爱人才。所领导和职能部门共同“紧盯”重点人才，热情联络，服务细致，解决子女入学、家属就业等问题。

统筹兼顾，推进科研、技术、管理人才工作均衡发展。2011年，招聘毕业生17人，其中博士3人、硕士11人、本科3人。到目前为止，共有博士14名、硕士50余名。举办“弘扬井冈山精神、坚定理想信念”“文化素养与职业形象”“成长感悟”等培训讲座，参加职工200余人次。中层干部分批次参加了院校组织的“加强党性修养、坚定理想信念、继承优良传统”培训班活动，干部学后收获很大。

六、夯实基础，共创和谐，协调有序推进各项工作

完成所基建工程收尾、工程后期审计、维护、资料归档等工作。进一步完善符合我所职能定位并与事业发展规律相应的资源保障机制，加强财务规划，增强资金筹措和运作能力。修订《员工手册》和《制度汇编》，启动《综合管理规定》的制订，加强制度执行与行政督察，提高行政管理效能。以建党90周年为契机，组织“红歌唱起来”、岗位技能竞赛、趣味运动会、职工旅游、员工户外拓展等文化活动，开展2011年世界献血者日无偿献血、“12·1”世界艾滋日科普调查等公益活动，建设进步、快乐、和谐、竞争的输血所文化，营造尊重和关爱职工的工作氛围。

为实现职工收入增长和单位经济发展同步，输血所提高职工绩效分值，启动全所绩效分配制度改革。积极帮助解决无房职工住房问题，切实做好离退休人员送温暖和困难职工慰问帮扶工作，为在岗职工购买互助医疗保险，为年轻职工举办集体婚礼，给金婚的离退休职工定制纪念礼品，体现输血所关注民生、关注人情的文化导向。

2012年，我们要以邓小平理论和“三个代表”重要思想为指导，深入贯彻落实科学发展观，落实院校与输血所的“十二五”发展规划，围绕科研、教育、成果转化、信息服务四项中心工作，构建输血医学理论创新、科技支撑、决策服务、人才培养四个体系，继续夯实人才建设、基础条件建设、管理建设和文化建设，保持和谐稳定的局面和良好的发展势头，以优异的成绩完成院校的部署，迎接党的十八大的召开。

（曾 洁 编 陈勇军 审）

联系电话：（028）68169103
E-mail：sxs268@126.com

医学生物学研究所

（云南省昆明市茭菱路935号，650118）

2011年是国家“十二五”规划的开局之年，在中国医学科学院的支持和指导下，所领导班子带领全所干部职工，群策群力，团结一致，深入实践科学发展观，认真学习贯彻党的十七届五中、六中全会精神，以围绕创新、服务创新、促进创新为宗旨，以开展创先争优活动为主线，着力加强和改进党的思想、组织、作风、制度建设和反腐倡廉建设，大力开展创新文化建设，积极发挥所党委的政治核心和监督保证作用，发挥基层党组织的战斗堡垒和党员的先锋模范作用，在科学研究和成果转化、学科建设、人才培养、疫苗生产和销售等方面都取得了一定的成绩，开创了我所工作的新局面，保证了研究所的改革创新与和谐奋进，促进了研究所各项事业快速发展。

一、高度重视、精心部署，确保工作任务顺利完成

在全面总结我所“十一五”期间发展成就的基础上，认真分析目前发展中存在的困难和问题，紧紧抓住新时期党和国家采取的一系列政策措施，坚持以科学发展观为统领，以可持续性发展为目标，科学编制医学生物学研究所“十二五”发展规划。

二、抓住机遇，重点落实，稳步推进科研及产品开发工作

（一）科研工作

2011年度共组织或协助申报国家地方各类科技计划或科研基金项目/课题121项次，包括国家重大专项、“973”计划、“863”计划、火炬计划、支撑计划、自然科学基金、重点新产品计划、国家国际合作专项、科技基础工作专项、博士点基金、协和基金，以及云南省各类科技计划项目和Bill & Melida Gates基金国际合作项目等。至2011年11月30日，初步已确定中标的项目/课题20项，预计可获科研经费资助约6 390万元。项目申请数中标率为16.53%；申请经费中标率为38.23%。

2011年度我所在研科研项目/课题共计73项，统计至2011年12月5日，实际到位的科研经费约为900余万元。在通过鉴定的科技成果中，1项科技成果获云南省自然科学三等奖，1项成果申报华夏科技奖，目前尚在评审中。2011年在国内外期刊上发表学术论文91篇，参编专著1部。申请国家科技专利5项，获得国家专利8项，其中发明专利6项。

组织参加了第五届生物产业大会、2011年泰国国家科技展、2011年首届泛亚技术创新和科技成果转化推荐会、第十三届中国国际高新技术成果交易会等；组织或参与组织了EV71灭活疫苗临床试验结果分析会和临床方案咨询会、Sabin株脊髓灰质炎灭活疫苗Ⅲ期临床研究方案研讨会等，会议均取得了很好的效果。

（二）新药注册申报及临床试验管理工作

目前，我所已获得11个临床试验批件，涉及7种新开发的疫苗制品的临床试验工作，其中5个疫苗正在进行临床试验，2个疫苗准备于2012年初启动临床试验。

其中，EV71 灭活疫苗（人二倍体细胞）于5月份完成Ⅰ期临床试验，研究结果证明，该疫苗具有很好的安全性和免疫原性。2012 年初可以启动Ⅲ期临床试验。Sabin 株脊髓灰质炎灭活疫苗Ⅱ期临床试验结束，2012 年初拟启动Ⅲ期临床试验。乙型脑炎纯化灭活疫苗临床试验已完成疫苗入组、采血和临床样品送检工作。脊髓灰质炎减毒活疫苗糖丸（二倍体细胞）和口服脊髓灰质炎减毒活疫苗（二倍体细胞）的Ⅰ期和Ⅲ期临床试验现场工作已基本完成入组、采血和临床样品的送检工作，将于近期关闭临床现场。冻干甲型肝炎减毒活疫苗/甲型肝炎灭活疫苗的Ⅳ期临床试验研究已基本完成。2012 年初将开展腮腺炎减毒活疫苗（人二倍体细胞）及流感病毒裂解疫苗的临床试验研究。

（三）国际合作与交流工作

组织或参与“科技外交官服务行动国际合作调研”“科技外交官云南行国际合作需求”“诺和诺德-协和糖尿病研究英才基金”“2012 年度科技部国际科技合作计划专项备选库”“与澳大利亚伯内特医学研究院开展合作”等建议。

加强与不同国家和地区，不同学术机构和公司的沟通和学术交流。2011 年接待了默克、诺华、PATH、GSK、盖茨基金会、马来西亚马来亚大学、休斯敦贝勒医学院等机构的官员或科学家到所来访。主要就 Sabin-IPV、EV71 灭活疫苗的研究，其他抗病毒疫苗的合作研究，多价联合疫苗的合作研究等开展了讨论，同时也就疫苗研发、生产、销售等方面开展合作的可能性进行了探讨。

（四）实验动物管理工作

在完成好实验动物饲养、繁育和生产检定和科研供应任务的同时，积极参与近 20 个科研课题的动物实验工作。开展了近 500 多只猕猴 MHC-Ⅰ类和Ⅱ类部分基因的筛查工作，开展了按 SPF 标准对我所猕猴的初步筛查，开展了我所 IPV-百白破四联苗、EV71、轮状病毒疫苗和帕金森病等模型建立和疫苗动物免疫原性试验等工作。

三、制度先行，多措并举，全力推进生产管理、质量管理及产品销售工作

（一）生产管理工作

全力推行计划生产及各项计划的管理，确定以销定产的战略方针，制定科学合理的生产计划，顺利完成 2011 年生产任务：脊髓灰质炎病毒疫苗生产病毒收获液 24 批（4 522 000ml），单价半成品 6 批（3 384 929 ml），三价和单价糖丸疫苗半成品 38 批（9 120 万剂）、液体疫苗三价半成品 8 批（2 271 万 ml），成品（糖丸）38 批（9 118.2 万剂）；成品（液体剂型）8 批（1 919.37 万剂）。糖丸出库 183 单，10 210.4万剂，液苗出库 46 单，2 117.16万剂。甲型肝炎灭活疫苗生产病毒收获液 10 批（940 472 ml）、半成品 14 批（154 200 ml）、包装灭甲 16 批，196.1227 万剂。冻干甲型肝炎减毒活疫苗生产：病毒收获液 12 批（1 036 177.6 ml）、半成品 84 批（4 466 400ml）、包装冻甲成品 90 批，共计 766.2795 万剂。

2011 年 8 月，我国新疆发生脊髓灰质炎野病毒输入疫情，作为我国脊灰疫苗的主要生产单位，我所遵照国家卫生部下达的紧急指令，各部门协同作战，有序应对，承担了约 1 340 万人份Ⅰ型脊灰疫苗的生产任务，严格按照冷链运输要求，按时集中运送到新疆、西藏、青海各地市，顺利完成此次应急供应任务，为国家局部实施强化脊灰免疫提供了坚实而有力的保障，又一次在疫情出现的紧急关头体现出作为国家级科研机构强烈的社会责任感和高效的保障能力。

（二）质量管理工作

全面推行 GMP 管理及重新构建我所质量管理体系文件，认真履行质量管理、质量检验、质量分析、质量反馈等工作职责。

以《药品生产质量管理规范》（2010 年版）和《中华人民共和国药典》（2010 年版）为指导原则，结合我所生产质量管理实际运行经验，完成了我所新的质量手册及生产质量管理文件体系（约 1750 个文件）的构建和运行，努力打造制度化管理的质量保证模式。依据生产工艺及操作 SOP 重新修订我所产品生产记录。完善质量监督体系，组建部门质量监督员，制定质量监督管理制度、质量监督月报表制度和质量监督信息交流会制度，及时调整质量工作方向，以满足生产要求。

本年度顺利通过国家对我所的菌毒种专项检查。及时组织缺陷分析及整改工作。完成我所批签发工作，全年抽样 22 次，已完成 1.152 亿人份脊髓灰质炎减毒活疫苗糖疫苗，1 357.96 万人份口服脊髓灰质炎减毒活疫苗及 9 批甲型肝炎灭活疫苗、86 批冻干甲型肝炎减毒活疫苗的批签发申报工作。全年组织所内各类相关培训 24 次。

对洁净厂房、原辅料、中间产品及成品进行质量检验，对我所各制品检测、原辅料、药品包装材料检测及验证检测；完成参考品及标准品的建立工作；参与 EV71 灭活疫苗、IPV 疫苗、腮腺炎疫苗等的临床试验样品、临床粪便样本和血样等相关检定和毒种申报工作。

（三）产品销售工作

2011 年，我所对营销部门的机构和人员进行了有效的调整，抓住市场机遇，顺利完成疫苗招投标工作，冻干甲型肝炎减毒活疫苗中标量 438.9785 万人份，灭活甲肝疫苗中标量 460 万人份，脊髓灰质炎减毒活疫苗糖丸中标量 4 973.5552 万人份，口服脊髓灰质炎减毒活疫苗中标量 550 万人份。

继续在专业期刊上对我所简况及产品进行平面媒体宣传；完成宣传资料和促销礼品的设计及制作；在昆明医学院公共卫生学院设立“医学生物”奖学金，并签订相关人才培养方案。积极参加国内外相关的生物医药产业、高新技术产业展览会，在国际贸易方面，目前正在进行中的有与泰国 BioNet 公司的合作项目、甲型肝炎灭活疫苗出口斯里兰卡项目及与国内公司合作出口项目等。积极推进“云南省著名商标”认定工作。

四、强化措施，真抓实干，不断深化财务、审计管理工作

（一）财务工作

认真贯彻执行国家财经法规制度，严格执行我所财经制度，按“科学、严格、规范、透明、效益”的原则，加强财务管理，优化资源配置，提高资金使用效益。

坚持年度所务公开制度，自觉接受全体职工的监督。牵头开展“小金库”专项治理的复查工作。及时按照税务部门要求，进行税务规划，合理上缴税收，2011 年纳税超过 3 000 万元。

（二）审计工作

严格按照内审计划开展审计工作，充分发挥内审的监督和服务职能，为我所发展及时提供决策依据。在促进廉政建设、加强财务管理、提高经济效益等方面，起到了一定的作用。

完成我所 2011 年科研修购经费 650 万元的招标采购、合同谈判、合同签订的审计工作。组织中介机构完成了 2008、2009、2010 年度的研究开发费用以及 2010 年度高新技术产品（服务）两项专项审计工作。配合有关部门完成卫生部对所长任期内经济责任审计工作。

五、以人为本，人才为先，扎实推进人才队伍建设

一是加强高层次人才队伍建设。重点推优，积极参加 2011 年云南省特殊津贴专家评选、院校协和学者“协和新星”、院校 2011 年度优秀教师和中组部第一批“青年拔尖人才支持计划”评选等活动。我所

"新型疫苗佐剂及应用研究"被列为云南省创新团队，1人入选云南省学术与技术带头人后备人才，1人入选云南省创新人才。二是加强职工培训。据不完全统计，全年派出人员培训共140余人次，包括执行力提升、质量管理、生产管理与安全生产管理等培训内容。三是鼓励与国外的合作与交流。争取国家留学基金委西部项目资助，鼓励、支持学科带头人、技术骨干赴国外进修。四是鼓励职工在职提升学历、学位。本年度，3人获硕士学位，1人本科夜大毕业。

本年度引进1名学科带头人、1名创新技术骨干，正在签约3名学科带头人。在签约的3名学科带头人中，1人推荐参加第七届"千人计划"重点学科平台创新人才长期项目人选评审，1人参加第二批"青年千人计划"人选评审。

结合人力资源规划，从招聘计划到签订聘用合同，加强招聘工作的规范性，本年度录用高校应届毕业生19名。

积极推行研究生培养机制实施方案并进行相应的制度建设，不断加强招生、培养、德育、学籍、就业指导、后勤保障、与高校合作等各项管理工作。本年度，在校研究生共104名，其中北京协和医学院硕士生64名，博士生24名；昆明医学院硕士生13名。今年共培养毕业研究生23名，其中北京协和医学院毕业博士生4名、硕士生19名；昆明医学院毕业硕士生3名。研究生就业率达100%。同时，大力开展与昆明医学院、云南大学、昆明理工大学等地方院校合作培养研究生的工作。

六、以创先争优引领党的建设和文化建设

高度重视，精心组织，深入开展创先争优活动。围绕"深入开展创先争优活动"主题，积极行动，统筹兼顾，以立足岗位作贡献，不断创新完善活动机制，以争当优秀共产党员为目标，将"创先争优"活动与全所各项工作实际紧密结合，充分调动全所党员和基层干部职工参与"创先争优"的积极性，取得了良好效果。

认真开展了建党90周年"十个一"活动，组织全体党员参观遵义会址、息烽集中营，开展了"七一"表彰活动，组织在职职工分批到韶山、重庆等地接受了革命传统教育。

抓好领导班子建设，坚持党委议事规则和领导班子周例会、所长办公会会议制度。进一步加强廉政建设。深入学习贯彻《廉洁准则》，完善了有关管理办法。坚持"三重一大"决策实施办法的贯彻执行，做好所务公开，从监督和惩处层面强化惩防体系建设。

积极推进精神文明建设。组织全所职工为盈江地震灾区捐款活动，捐款25 331元；积极参加卫生厅组织的送书下乡活动，捐赠各类书籍864本；为花红园小学捐赠电脑等教学用具；积极参加"关爱农民工"活动，捐款6 000元；响应卫生厅号召，参与"三下乡"活动，捐款5 000元；各支部分别组织党员为贫困山区儿童捐书、捐衣，与希望小学学生交流活动。

文体活动开展得有声有色。支持全民健身活动，成立羽毛球协会、游泳协会、篮球协会、小乐队。承办了全国疾控系统"春城杯"羽毛球邀请赛，与云南省疾控中心合办了"纪念建党九十周年文艺汇演"，促进团队建设和中心工作。

七、攻坚克难，积极作为，加快推进项目建设工作

（一）国家昆明高等级生物安全灵长类动物实验中心项目工作

目前项目建设进展顺利，项目南区累计完成预算资金12 679.79万元，累计完成南区概算投资的80.63%。自2009年5月我所正式启动申请调概工作，在卫生部、医科院等上级主管部门的关心和帮助下，国家发改委于调整投资概算，项目总投资由19 375万元调整为31 889万元，其中我所负责的项目南区调增9 305万元。继续开展工程建设领域突出问题专项治理自查自纠工作，坚持做到思想认识到位，措施落实到位，制度建设到位，整治效果到位。

（二）马金铺昆明疫苗产业基地项目工作及其他

鉴于我所现有茭菱路所区的空间较为局限，面临的生产任务又极为艰巨，既要保障现有产品的生产和新版GMP认证，同时要保证后续新产品的GMP认证和生产任务，在统筹考虑空间现状、产业需求和发展目标的基础上，我所制订了新的发展战略，原我所对外投资组建的昆明盛飞生物医药技术有限公司的在建工程“昆明疫苗产业基地”资产，由我所继续投入人力、物力和财力，将其建设成为我所重要的疫苗生产基地。

同时，加快国家发改委和云南省发改委共同认定的“病毒性传染病生物制品国家地方联合工程研究中心”的建设工作，目前已获得650万元的专项资金批复，该中心还获得省财政厅给予的100万元贷款贴息资助。

利用中国医药城（泰州医药高新技术产业园区）提供的有利投资条件，在江苏泰州投资成立康淮生物科技有限公司。目前，已与泰州医药高新技术产业园区管委会签订共建中国医药城生物医药研发平台的框架合作协议。

（仲志磊 编 游 丹 审）

联系电话：（0871）8335135
E-mail:wing198215@126.com

病原生物学研究所

（北京市东城区东单三条9号，100730）

2011年是国家“十二五”计划实施的开局之年，也是病原生物学研究所（以下简称“病原所”）成立5年来承担任务最多、工作量最大的一年。在各级领导的亲切关怀和指导下，在兄弟所院的大力支持下，病原所围绕院校中心工作和研究所发展规划，边建设、边发展、边积累，通过全所员工的努力，圆满完成了国家赋予的各项科研和支撑保障任务，在人才及干部队伍建设、实验空间租赁与新址建设、研究生教育及对外合作交流等方面都取得了较好的成绩，为病原所的进一步发展奠定了坚实基础。

一、坚持科技兴所，扎实推进科研工作

2011年病原所共组织申报了各类国家级科研项目34项，获批27项。牵头组织国家重大基础研究计划（“973计划”）项目1项，主持承担国家传染病科技重大专项3项、参与10项，国家自然科学基金项目2项、盖茨基金会、默沙东项目等国际合作项目3项等。

病原所在扎实有效地推进国家级项目申报的同时，稳步推进各类国际合作项目。中国医学科学院病原生物学研究中心、中国医学科学院艾滋病研究中心和中法联合克里斯托弗·梅里埃实验室等利用实验室平台承担了多项国家级科技项目，并分别与美国马里兰大学医学院、美国默沙东公司、国际艾滋病疫苗倡议组织（IAVI）等签署了合作协议。开启了病原所国际合作由寻找资源向吸引资源及由参与配合向牵头主持转变之门。

2011年6月，病原所在“十一五”期间承担的7项传染病重大专项课题顺利通过卫生部组织的课题总结评估。9月，病原所承担的中国-澳大利亚卫生合作项目“中国耐多药结核分枝杆菌的分子流行病学和遗传学研究”顺利结题。

2011年，病原所科技论文发表和专利申请呈现跨越式发展。病原所科研人员在SCI收录杂志上以第一单位共发表SCI论文46篇，较2010年增加了2.4倍，单篇论文平均影响因子达到4.0，居于国内同领域科研院所前列。其中，解析EV71 3C蛋白酶及其与药物分子复合物晶体结构的科研成果被国际权威医药情报机构选为关键科学论文。2011年病原所共申请专利11项，获得授权专利1项。

二、加强协调配合，圆满完成支撑任务

2011年4～6月，根据卫生部的部署和有关要求，病原所承担了特殊保健任务。病原所集全所一半以上的科研、技术和管理骨干组成的团队经过80多天夜以继日的奋战，通过系统整合前沿生命组学和传统技术，包括宏基因组学、RNA组学、生物信息学、形态学、分子生物学和免疫学等学科，解决了从样品制备到数据分析等多个技术难题，为临床救治提供了有效的科技支撑，圆满地完成了任务，得到国家、卫生部和院校等各级领导的肯定。9～11月份病原所再次承担了新疆脊髓灰质炎病毒疫情的防控工作，在卫生部主管部门的领导下，在有关单位的大力支持和配合下，病原所科技人员与相关支撑人员密切配合，克服了路途遥远、生活不

便等各种困难，调动移动实验车赶赴新疆，在帐篷里开展实验工作，配合中国疾病预防控制中心迅速及时地为上级领导提供了准确度高、可信性强的检测信息。这两次应急科技支撑任务的圆满完成，充分发挥了病原所在国家应急防控科技支撑工作中的一线骨干作用，再次体现了病原所的综合检测能力和科技支撑水平。

三、注重系统整合，抓重点实验室建设

尽管由病原所与中国疾病预防控制中心病毒病预防控制所共建的病毒基因工程国家重点实验室（2010 年 7 月新共建）发展势头良好，但是由于多种原因在评估后按上级要求改为由两个单位分别组建独立的卫生部重点实验室，在此基础上培育新的国家重点实验室。依托病原所组建卫生部病原系统生物学重点实验室的方案经过多次论证，已上报卫生部。

四、强化新建完善，促进技术平台建设

2011 年，病原所在中央级科学事业单位修缮购置专项“传染病相关前沿生命组学设备购置项目”等的支持下，本着“整体规划、前沿布局、需求牵引、交叉配套”的指导思想，总计购置仪器设备总价值 2 584 万元，其中万元以上设备 156 台件，50 万元以上的设备 12 台件。

通过专项的实施，一是进一步完善了病原体组合筛查技术平台。该平台将国际最先进的基因组学技术平台（深度测序技术，包括 solexa、454 技术平台、ION torrent 测序仪、激光显微切割系统）与多种前沿技术及传统技术（包括基因组学、蛋白质组学技术平台、MassARRAY 芯片技术平台、免疫学以及形态学技术平台等）相结合，利用传染病应急检测生物信息分析流程及组合算法，建立了成熟的、具有实战能力的高效、快速的病原体组合筛查检测体系，极大地提高了病原体的筛查能力，在病原所多次承担国家应急科技支撑任务中发挥了重要的作用。二是进一步完善了国内形态学和结构组学技术平台。购置场发射扫描电子显微镜临界点干燥仪、高分辨离子溅射仪、紫外低温包埋箱、微波制样系统等设备，结合前期购置的透射电子显微镜系统、超薄切片系统及病理组织切片系统等设备。对 Rigaku MicroMax-007 HF 生物大分子单晶 X 射线衍射仪的整体优化和软件升级以及相关技术人员进行强化培训。

此外，通过购置高效自动化分泌细胞筛选系统 ClonePix、高通量酶标洗板系统等设备，初步建立了国内领先的抗体组学技术平台。通过购置三重四级杆线性离子阱质谱系统、圆二色谱系统、高性能样本处理系统、蛋白酶解系统等设备，结合前期购置的飞行质谱系统、复合型线性离子阱轨道阱质谱系统、DIGE 系统等设备，从定性、微量、快速、定量及多样本等多方面构建了国内一流的蛋白质组学技术平台。

五、坚持引培结合，队伍建设成效显著

2011 年，病原所人事人才工作根据研究所发展规划部署以及研究所的定位与任务，以国家重大传染病研究专项为契机，积极引进海外留学人才和外部智力，大胆使用、提拔和培养青年人才。为加强高端引进，优化学科布局，先后从美国国立卫生研究院引进的从事细菌学研究及从哈佛大学医学院从事丙型肝炎病毒研究的人员。按照“才智并重”的原则，首次聘请了美国 New England Biolabs 的高级科学家仲少荣教授为病原所客座教授。为增强发展后备力量，创建了博士后青年人才实验室。在所里以往六大扶持政策的基础上，今年又实施了包括进一步提高博士后人员的待遇（全年收入不低于 8 万，上不封顶）等举措，在站博士后人员达到两位数，已成为病原所科研队伍一支重要的生力军。为加强技术支撑体系人才建设，探索吸收博士后人员进入技术系列的措施。2011 年，病原所首次聘任了 2 名出站博士后人员进入技术支撑队伍，显著提升了技术系列人才队伍的整体素质和水平。

六、拓展办公空间，稳步推进新址建设

遵循“以新建所址为目标，以租赁方式为过渡”的原则，解决办公空间问题。在研究所新址筹建期间，通过租赁近 10 000m^2现代化、标准化装饰的空间，为全所实验和办公提供场地保障。2011 年新租赁的 4 号科研楼（1 180m^2）开始启用，有效地解决了行政人员集中办公的问题，并为今后引进科研人才提供了实验空间。为推进新址建设进度，保证新址建设质量，病原所先后组织二十余次不同范围的论证和研讨会，逐字逐句地修改新址建设的《环境影响评价报告》，逐条逐项地论证新址建设的《可行性研究报告》，为下一步工作奠定了扎实基础。

七、动态调整内容，优化课程教学内容

病原所 2010 年按照研究生院的布置和要求，牵头组织来自基础所、生技所、昆明医学生物所等兄弟院所的教授，以及部分院校外从事医学病毒学研究的知名专家组成师资队伍，为院校的硕士、博士研究生、进修生以及从事与病毒相关研究的人员开设了《医学病毒学》课程。该课程自开课以来，受到了研究生院以及学生的好评。2011 年病原所根据研究生院的要求以及上一年度听课学生的反馈意见，在教学内容的设置上继续以医学病毒学的基础和应用基础内容为主线，将基础知识与研究进展内容的比例由 2010 年的 6：4 调整为 7：3，以更加适应研究生群体的认知现状，进一步巩固并加深学生对医学病毒学相关基础理论的学习和认识。而对于研究进展部分的授课更加注重凝练精华、结合基础的教授方式，促进研究生加深对于基础与前沿的理解。

八、加强交流合作，提升单位对外影响

2011 年，病原所继续坚持“请进来，走出去”的原则，共邀请了境外相关领域专家 43 人次来病原所进行学术交流，共 22 批 45 人次出国参加各种类型的国际性学术会议。不仅促使病原所科研人员及时吸纳和掌握了国际相关领域最新科研理念、信息与成果，开阔了病原所科研人员的视野，提升了科研素质，也进一步扩大了病原所的国际知名度和影响力。

克里斯托弗·梅里埃实验室（CML）是病原所与法国梅里埃基金会合作建立的实体性实验室，主要从事呼吸道新发病原体的病原学监测和分离鉴定工作。双方合作研究即将完成两次签约共七年的历程。为进一步深化合作，2011 年 9 月由我方组织在北京召开了 CML 2011 年度执行委员会和科学委员会会议，对 CML 的工作进展及该实验室在对发展中国家科研人员提供技术培训和在传染病科技支撑中发挥重要作用进行了总结，并对下一步有关成果转化应用提出了建议，就今后的发展方向进行了深入的讨论，为 2012 年第三期合作协议的起草、谈判和签署等事宜的顺利开展奠定了基础。

九、推进制度建设，探索机制体制创新

（一）研究系列入手，构建人才评价体系

构建科学合理的人才分类评价体系，推进全所专业技术人员的晋升制度和考核体系的建立是病原所机制体制改革的重点工作。2011 年病原所从完善研究系列正高级专业技术职务聘任条件入手，逐步推进全所各系列各层次的职称聘任制度建设。制定出《研究系列正高级专业技术职务聘任暂行规定》，并在全所职工大会上经过无记名投票表决通过。在此基础上，所里随后启动了技术系列副高级专业技术职务聘任制度建设前期调研工作，积极听取各群体技术系列员工对晋升副主任技师的想法和建议，并计划在 2012 年制定出《技术系列副高级专业技术职务聘任暂行规定》。通过建立各系列人员晋升标准体系和绩效评估制度科学定量评价研究系列人员、技术系列人员成果、项目、经费、论文、专列等业绩，激励职工早出成果，多出成果，为研究所长远发展奠定机制和制度保障。

（二）岗位津贴浮动，探索全新分配机制

为进一步推进收入分配机制改革，将病原所的整体效益目标，各项管理目标全方位与职工收入分配直接挂钩，病原所积极探索实施全员工资待遇浮动机制。继2010年实施了重大专项津贴、聘用人员岗位津贴、聘用人员月绩效工资每季度调整的制度后，从2011年起，病原所继续深化建立能上能下的收入分配机制，实行了在编职工岗位津贴浮动机制，职工岗位津贴基数根据所里财政和单位科研绩效等实际情况实施季度调整。全面实现了职工待遇“能上能下、定期调整”的全方位灵活浮动的收入分配机制。

十、利用宣传平台，凝聚人心展示新貌

一年来，病原所宣传工作坚持“立足病原所、宣传病原所、建设病原所”的指导思想，紧密联系病原所实际、紧紧抓住建所5周年等重要活动，以发挥宣传工作内聚人心、外塑形象、促进发展为工作目标，遵循“贴近工作、贴近实际、贴近职工”的原则积极开展工作，为研究所的加快发展提供了思想保证、精神动力和舆论支持。

（宋一平 编 金 奇 审）

联系电话：（010）67837130

护理学院

（北京市石景山区八大处路33号，100144）

一、学院重要活动记事

（一）深入开展争先创优活动，加强党建工作

护理学院现有教职工和学生587人，递交入党申请书328人。现共有5个党支部，党员76人（离退休支部13名党员），其中，教职工党员20名，占全体教职工的38%。护理学院党委工作以认真贯彻党的十七大会议精神，深入学习科学发展观，围绕院校中心工作，通过党委的组织建设、思想建设、作风建设、制度建设及深入的创新争优活动，创建护理学院和谐稳定、快速发展的局面。

1. 组织建设　学院党委积极发挥政治核心作用，坚持做好组织发展工作，加强干部队伍、党员队伍和人才队伍建设，使护理学院的党员真正发挥党员的先锋作用，成为教育教学工作中的重要力量。同时做好预备党员的培养工作和新党员的发展工作，尤其是中青年骨干教师、学科带头人和高级知识分子中的党员发展工作进一步加强。

学院党政领导班子严格执行院长办公会和党政联席会制度，按照三重一大的规定和程序要求，在干部选拔聘任、重大事项决策、大额支出等工作中坚持集体研究讨论，确保各项工作顺利开展。

2. 思想建设　护理学院党委始终把领导班子的思想政治建设放在突出位置，坚持社会主义大学的办学方向，使领导班子成员具有坚定的理想信念。学院党委积极组织领导班子学习有关文件精神，增强用科学理论指导实践的能力，确立正确的教育思想和发展理念，以理论学习促进教育工作，以工作实绩检验理论学习成效，使领导班子成员坚持遵纪守法、严格自律。

护理学院党委结合时事、协和历史的特征，不断创新党课教育活动的形式，突出政治性、针对性和时代性。通过组织党员、入党积极分子参加党课的学习，加深党员、入党积极分子对党史和党性的认识和理解。党委组织了“井冈精神”为主题的全体党员的党课学习和讨论、“南丁格尔奖章获得者事迹报告会”等多项活动，进一步增强了共产党员用科学理论指导实践的能力和党员的先锋模范意识。

3. 作风建设　为贯彻落实党中央、北京市和院校党委指示精神，深入开展护理学院创先争优活动，学院党委部署了护理学院“提高护理教育质量促发展、服务师生树形象”活动，以贯彻党的群众路线，坚持为人民服务的方向，引导各级党组织和广大党员围绕提高护理教育质量的核心任务，立足“教书育人、管理育人、服务育人”的本职岗位创先争优，进一步提升教育水平和服务能力，为国家护理教育事业的发展做出应有的贡献。

在建党90周年之际，学院党委通过广泛开展党史学习、党性的宣传教育，弘扬党的优良传统和优良作风。

学院党委先后组织了有教工党员和学生党员参加的“共产党员献爱心”活动、健

康咨询义诊活动、“红色1+1”活动、志愿者活动等社会服务的活动，提高了党员的公仆意识、责任意识和社会服务能力，增强了组织观念和团队精神，以实际行动为群众做了表率。

4. 制度建设　制度建设始终贯穿于党的组织建设、思想建设和作风建设之中，学院党委努力建立健全科学规范的工作制度，进一步实现党内生活的民主化、制度化。2011年，在学院党政领导班子的共同努力下，几易其稿，修订、印制了《护理学院管理规章制度汇编》，现已将试用版发放至中层干部。

（二）推动教育教学工作持续科学的发展

1. 以“卓越教师建设项目”为契机，探索教师队伍建设的新模式　学院在院校领导及各部门的大力支持下，申请了卓越教师建设项目，内容包括教育思想价值体系建设、教师队伍梯队建设、教师队伍能力建设三部分。学院根据建设内容特制定了《卓越教师队伍建设的培养和培训计划》。邀请了各专业领域专家，开展了8次专题讲座，针对双语教学、临床教学、情景教学等方面组织了6次研讨会。希望通过卓越教师队伍建设项目，教师们都能够忠诚于护理教育事业，树立崇高的职业理想和坚定的职业信念，把全部精力和满腔真情献给护理教育事业。

2. 教学条件支撑平台建设优化了教育教学硬件环境建设　近年来我院实验技能中心以北京市实验示范中心为契机，在软件建设如实验教学理念、实验教学体系、实验教学效果与成果、实验教学特色等方面均取得了较好的成绩。本年度在国家有关项目的大力支持下，院校进一步加强了护理学院基本护理技能实验训练设备、健康评估技能实验训练设备、专科护理技能试验训练设备的建设，确保我院教学水平适应现代护理学教育的要求，保持并提高协和护理教育的质量和影响力。

3. 开展教育学理论学习，加强教师教学能力提高　为了更好地发挥教学理论对教学实践的指导作用，学院制定了教师对教育理论学习的计划，包括建构主义教学理论、陶行知教学思想、目标理论和人本主义教学理论等。

4. 规范教务管理，推动信息化建设　本年度根据培养方案，全体教师修订了教学大纲。新制定的教学大纲，遵循了人才培养规律，满足了社会和学生需求，注重了学生创新精神的培养，加强了实践环节，将会提升学生的综合能力培养。同时为了提高学生的国际视野和外语应用能力，英语组大胆尝试开设了“护理专业英语”32学时选修课。同时，从春季开始，在近一年的教务管理平台基础信息建设的基础上，院校教务处在教学计划管理、排课管理、学籍管理、考试管理、成绩管理等方面，采用了网络信息化管理。

5. 质量工程一期建设成效显著　2007年教育部开始实施质量工程，学院获批了国家级人才培养模式创新实验区、国家级优秀教学团队、国家级高等学校特色专业建设点，北京市有实验教学示范中心、北京市优秀教学团队、北京市高等学校特色专业建设点、北京市精品教材1本、北京市教改立项2项，校级优秀教学团队、校级教改立项8项、校级精品课程4门、校级精品教材8本、校级精品教材立项4本，院级教改立项9项、院级精品教材3项、院级精品课程2项。

6. 组织精品课程及精品教材观摩活动，发挥教学示范作用　结合院校精品课程和教材建设规划，组织了10年获得校级精品课程的《护理学基础》《健康评估》课程负责人，从课程内容、教学组织与安排、实践教学、教学方法与手段等方面进行了汇报。校级精品教材《精神科护理学》《社区护理学》主编，从教材体例制定、编者队伍建设、保证教材质量向教师们进行了详细的介绍，发挥了示范的辐射作用，带动教师申报的积极性。

（三）深化护理专业教育改革，全面提高教育教学质量

1．学科建设 经过近三年的建设，护理学院在学术队伍建设、科学研究、人才培养建设、条件平台建设以及学术交流等方面均取得较大的进步，形成了护理管理、护理教育、临床护理、社区护理等较为稳定的研究方向，科研项目申报也有所突破，研究生招生和培养制度在不断完善和成熟，培养质量有所提高；实验室建设、图书馆藏等条件设施有很大改善，学术交流活动丰富有序。今年，我院成功获批了护理学一级学科博士点和硕士点。

根据国家教育部《国家中长期教育改革和发展规划纲要》，我院制定了2010～2020年护理学院学科建设与发展规划，将临床护理中的精神健康、儿童保健、妇女保健、急（危）重症护理、老年护理等几个当前的热点作为今后10年重点发展项目。该规划已经获得院校的审批和85万元的资助。另外申报了院校3年学科建设及发展规划156万元项目的申报工作。

2．完善本专科人才培养模式 按照学院提出的本专科人才培养模式的思路，学院多次召开了人才培养模式研讨会，如基础医学课程研讨、临床教学基地建设专题研讨、教学方法改革主要研究解决好培养什么人、如何培养的问题，以实现学院又快又好发展的重大战略问题。

3．建立教材新体系 在被国家新闻出版总署评为《“十二五”期间国家重点图书出版规划》项目的14本系列教材编写过程中，学院始终坚持“整体性、综合性、科学性、实用性、先进性”的原则，去年出版了《精神科护理学》《社区护理学》，今年出版了《内外科护理学》，已作为在校生的教材使用，《基础护理学》《健康评估》正在送审过程中。

4．坚持培养与引进相结合，提高教师的整体素质 2011年，我院在优化教师的知识结构、加强青年教师培养制度、加强教师教学技能培养、加强教师科研能力培养、拓宽多种渠道，完善继续教育制度、加强社会服务功能，提高协和影响力等方面取得了新的成绩。

5．加强临床教学基地建设，提高临床实践教学质量 为做好临床带教教师的优化建设，建立了临床——学校的教学联系会议制度，采取临床和学院双向沟通的方式，及时地解决和协调实践教学中出现的问题，并建立了临床带教教师评优制度。同时举办了临床教学研讨会，对学院的教学情况进行了全面的介绍，并邀请各家临床教学医院代表结合本院特点开展的教学工作与参会的带教老师们进行了临床带教经验分享，对于加强学院与各临床教学医院之间的沟通与互动进而提高临床教学质量将起到一定的促进作用。

6．优质教学资源建设，促进教学质量 本年度教技中心全体教师转变服务理念，提高服务水平和服务意识，使中心各项日常工作做到制度化、程序化、规范化，完成了09本和10本情景教学及微格教学等教学资料的拍摄和编辑工作。历经近4个月时间，完成了网站改版；参与学院与信息所共同开发的护理学院信息服务平台的工作，解决了教师和研究生的资料检索的难题。

二、常规教学工作

（一）基本情况

截至2011年12月，我院在岗专职教师27名。不同学历层次的在校学生508名，其中本科生235名，专科生231名，硕士生33名，博士生8名。

（二）本、专科教学工作

2011 年度护理学院共完成本专科 10 个班级、102 门课次，4 623 学时（本院2 831+外请 1 792）理论授课，1 003 学时实验课、1 144 学时临床实践。其中上学期完成理论授课 2 297 学时（本院 1 273+外请 1 024），实验课 516 学时，临床实践教学 704 学时；下学期完成理论授课 2 326 学时（本院 1 558+外请 768），实验课 487 学时，临床实践教学 440 学时。

（三）研究生教学工作

1. 硕士生的培养与教学　根据研究生院要求，我校研究生培养方案于 2011 年开始进行修订，并从 2011 级新生开始实施新的培养方案。新方案从课程设置、中期考核、论文进展汇报及答辩等方面都做了新的要求，并增加了学生的必修环节。

2. 在校博士生的培养与教学　今年学院学位分委会工作包括常规的评审申请学位人员的材料，同时对我院招生导师进行了遴选，并对一位教师申报博士生导师进行了审批，对一位博士生导师资格进行了复审，目前我院博士研究生导师数量达到了 3 人。

3. 同等学力申请硕士学位研究生管理　2008 年在职研究生课程班同学截至 2011 年年底，共有 17 人进行了开题和中期考核；10 年在职研究生课程班已完成课程学习。

（四）继续教育

我院在完成全日制学生教学工作的同时，还完成了医大成人教育学院专科《内科护理学》《外科护理学》等 9 门课程的 450 学时（上学期 330 学时、下学期 120 学时的理论教学）；完成了本科《护理科研》《护理管理》《社区护理》和《精神科护理》等 14 门课程 780 课时（上学期 420 学时、下学期 360 学时的理论教学）的课堂教学。参加并完成了北京市自学考试《外科护理学》《妇产科护理学》《儿科护理学》和《基础护理学》等命题工作；组织专业教师分别完成了《妇产科护理学》《儿科护理学》《急救护理学》和《康复护理学》等 11 门课程的 3 000 份试卷阅卷工作；部分教师还参加了专科学生毕业临床实习的答疑、查体及临床考核工作，共计 80 人次，开题及论文指导 18 人次，并完成了自考生大量咨询工作。

三、学生工作

（一）稳步扎实地做好日常管理工作

常规工作：招生工作、新生入学教育工作、新生的心理健康档案的建立；日常文档的订档工作；学生档案接收、整理、保管及转递工作；班主任管理工作；奖学金评比、发放、表彰工作（表彰优秀学生 130 人次）；优秀班集体评比、表彰工作；对学生违纪行为给予处理；管理学生会，定期召开学生会工作会，指导学生社团活动；组织学生工作协调会，与教务处、后勤老师对学生提出的学习和生活的问题给予现场的解答；完成研究生推免中德育考核部分的工作；团委完成了推优入党工作等。

助困工作：办理学生贷款 1 人，6 000 元；发放困难补助 146 人，金额 230 800 元；发放国家级奖学金、国家级励志奖学金、国家级助学金 71 人，金额 273 000 元；发放伙食补助：48 人，金额 14 400 元；发放洗澡电话费补助 171 人，金额 31 635 元；意外事件发生后给予学生补助，1 人，6 000 元。

就业工作：毕业生数据的录入工作、派遣工作、毕业教育工作；进行就业指导，组织供需见面会；完成了毕业生的签约工作，共有毕业生 143 人，实际就业 133 人；与其他科室共同组织毕业生授帽仪式。

（二）学生职业素养培育的工作

1. 组织了职业素养培育课题的开题工作。

2. 举行第二课堂讲座　包括：学生职业生涯发展；南丁格尔获奖者吴欣娟报告；如何克服考前焦虑；化妆讲座；同伴教育讲座；组织学生与乡村医生座谈；与广东、浙江、江苏、天津地区的医院主任或护士长等人座谈。

3. 组织社会实践活动　其中志愿者服务，3 月 5 日组织学生志愿者去门头沟蓝龙家园小区进行健康义诊，为近 150 名社区的居民量血压，发放 500 余张健康知识的宣传资料；组织定期前往老年院、星星雨孤独症治疗中心、临终关怀医院等机构；组织学生参加协和医院、肿瘤医院志愿者活动；组织急救讲师团前往其他高校进行宣讲活动；参加献血服务。组织暑期社会实践活动中 3 支团队，前往浙江象山、北京怀柔、天津蓟县进行社会实践，组织进行了社会实践汇报会。

4. 以纪念日、节日为契机组织活动　国际护士节庆祝大会、“五四”系列活动、“一二九”系列活动、元旦联欢会等大型活动。

5. 协助学生会组织各项文体活动　如：韵律操比赛、拔河比赛、趣味运动会、话剧比赛、演讲比赛、新生交流会、迎中秋灯谜活动、宿舍 PK 赛等。

（三）解决学生的突发事件

解决学生日常事件，如学生迟到和在学校不住宿的问题，因心理问题等引发的不上课要求退学的事宜，学生因病休学或继续上学之事等；解决学生因考试作弊需要处理的问题，并多次参与了 08 届毕业生张寅同学在东城法院起诉大学工伤赔偿的开庭出庭的工作。

（四）组织学生对外交流，接待来校交流学生

组织学生前往港澳进行学习交流活动；组织 16 名学生参加泰国孔敬大学的“第三届国际护理学生论坛会”；组织研究生和本科生参加“澳门护理高等教育国际论坛”；参与并落实了 1 名学生去丹麦交流的相关工作；参与并落实了 2 名学生参加华夏高等护理教育联盟组织的中医护理学基础暑期课程班；接待香港大学的学生来校参观学习两周。

（五）组织校园文化设计活动

为配合学院校园文化建设，组织学生参与，并献计献策。组织了校园文化建设的研讨工作；举办校园文化建设设计大赛；举办学院网络设计大赛。

（六）组织参加院校组织活动

组织参加院校“歌声献给党”合唱比赛，并获得二等奖；组织参加院校运动会；组织参加第三届院校男子篮球赛，并进入八强；组织两支队伍参加院校纪念“一二九”运动合唱比赛，其中一支队伍获得三等奖。

四、科研工作

（一）完成上级主管部门——科技管理处部署的相关工作

完成了 2010 年度科研情况统计，组织申报了协和青年科研基金等多项课题，筹备成立“护理研究中心”。

（二）其他科研相关工作

1. 护理学院科研管理　2011 年护理学院院级科研项目各项目开展顺利，根据实际情况，初步定每两年评审一次，并于中期进行汇报。

2. 参与了中华护理学会科技奖申报的整个过程。

3. 2011 年，护理学院在研项目情况。

序号	项目名称	项目级别	项目负责人	备 注
1	护士精神心理健康状况	世卫组织	李 峥	
2	卫生部护理专业学生临床实习规范	部级	刘华平	
2	以社区卫生服务体系为基础的健康老龄化实施途径与方式研究	部级	绳 宇	
3	Nursing Faculty Development	CMB	刘华平/李 峥	
4	慢性心力衰竭患者院外延续性护理模式研究及效果评价	CMB	梁 涛	CMB 护理青年教师科研基金（2011）
5	NICU 临终关怀护理模式的建立与实施效果的研究	CMB	张 欣	CMB 护理青年教师科研基金（2011）
6	基于聚类分析的慢性心衰患者自我管理项目实证研究	校级	康晓凤	2009 年协和青年科研基金
7	糖尿病专科护理模式对社区 2 型糖尿病患者生活质量的影响	校级	李 菁	2010 年协和青年科研基金
8	认知行为治疗对北京市新型毒品成瘾者应对毒品技能等的影响	校级	邹海欧	2010 年研究生创新研究基金
9	晚期早产儿母乳喂养现况及干预效果的研究	校级	张 欣	2011 年协和青年科研基金
10	生活方式干预对降低北京社区围绝经期妇女心血管疾病危险因素的效果评价	校级	吴丽萍	2011 年研究生创新研究基金

同时，2011 年度护理学院院级科研项目 12 项已进入结题阶段。

五、对外交流与合作

在卫生部、北京协和医学院各级领导的支持下，经过近 5 年的努力，我国第一个 WHO 合作中心被正式任命。

同时，我院与韩国梨花女子大学健康学院签订了合作备忘录：双方同意在科研和教学等学术领域加强交流与合作，鼓励双方教职员工和研究员在教学、科研、学生管理等方面加强交换与合作，并进一步探讨学生互访与交换。

（一）执行项目方面

1. CMB 项目　由美国中华医学基金会资助的“北京协和医学院护理博士培养项目”，为我国培养出了高素质护理人才，也为我国护理学博士教育的发展做出了贡献。护理师资培养项目，旨在为 CMB 护理工作网 8 所高校 45 周岁以下的青年教师提供科研资助，该项目持续三年时间，每年每高校可有一项科研项目获得 8000 美金的科研经费。

2. “聘请外国文教专家”项目　2011 年护理学院获得外专局“引进外国文教专家”项目 7 项，经费总计 21 万元。分别是：新国际环境下护理知识、研究和实践三者的有机结合、病人的疼痛管理及护理安全评价最新研究进展、提高教师情景教学及双语教学能力培训、循证护理实践能力以及论文写作能力的培训、对新生儿重症监护室（NICU）护士进行临终关怀护理的培训及相关伦理问题探讨、老年护理课程设置培训、质性研究在护理研究中的应用。学员人数将近 300 人。

3. 灾害护理培训项目　2011 年的培训班于 2011 年 6 月 15 ~ 17 日在中南大学护理

学员举行。100 名护士分别来自北京、湖南、四川、青海、新疆、浙江、陕西、辽宁、广东、天津、河北。授课内容包括：灾害护理的发展与现状、灾害中传染病的控制与预防、创伤处理、受灾人员的中长期护理、灾害救援中的社会心理支持、现场救援等。

4．“解决问题、促进健康研讨会”（problem solving for better health，PSBH）项目　2011 年 10 月 17～19 日，第 34 期解决问题、促进健康研讨班在北京协和医学院护理学院 09 本学生中举办，其中 09 本学生 60 人、进修教师 5 人。所有参加者均提出了健康问题，并制定出了比较详尽护理计划。

5．“结核病与耐多药结核病预防、护理和控制师资培训班”项目　2011 年 9 月 19～22 日我院承办了中华护理学会、国际护士会联合主办的“结核/耐多药结核护理”师资培训班，有 30 名学员参加了培训，分别来自 23 个省市自治区。

（二）国际性学术活动

2011 年，学院教师分别应邀参加了世界卫生组织西太区“卫生人力资源战略行动框架”会议、泰国孔敬大学护理学院参加第三届国际护理学生论坛、香港大学护理学院护理国际学术会议、“质性学术研讨会”、第十届国际家族护理学术会议、亚太地区模拟医学教育研讨会、“第三届中、日、韩国际护理学术会议”等，并在大会上进行了发言。

六、信息化建设

2011 年，学院完成了护理学知识服务平台第一期和护理学院网站的建设工作，加强了信息员队伍建设。

（一）护理学知识服务平台

通过该平台，学院在八大处校区内实现了护理学的知识共享和知识管理，并为教学工作提供基础性服务。平台于 2011 年底正式上线，成为教师和研究生开展科研工作的有力工具。

（二）护理学院新网站

在全体教职工共同努力下，护理学院在原网站基础上制作了新网站并于 2011 年 1 月建设完成并上线，成为对外宣传协和护理高等教育的网络窗口。新网址：http://www.pumc.edu.cn/nursing。

（三）信息员队伍建设

鉴于信息员队伍在信息传递、网站建设和宣传工作中的作用，学院加强了信息员队伍建设。学院于 2011 年 11 月组织了第一次信息员培训班，邀请专家讲解信息管理知识和宣传稿件写作方法，取得了较好的效果。学院将通过定期的培训和交流，不断提高信息员的工作技巧。

七、取得的成绩

1．护理学院荣获“2011 年北京市教育先锋号先进集体”。

2．《研究生教育创新与探索》荣获中华护理学会科技奖二等奖。

（赵　雁　编　刘　辉　审）

联系电话：（010）88771013
E-mail：zypumc@sohu.com

研究生院

（北京市东单三条9号，100730）

2011年是院校“十二五”规划的开局之年，研究生院在院校党委和行政的正确领导下，在相关部门和各研究生培养单位的积极支持和配合下，紧密围绕院校“十二五”发展规划，继续坚持“稳定规模、改革机制、提高质量、强化管理”的工作原则，积极推进研究生教育规划工作落实，研究生教育工作取得可喜成绩。

一、健全研究生院例会制度，定期沟通研讨

为加强研究生教育管理工作，研究生院进一步健全了研究生院例会制度。通常每周三下午召开例会，各部门汇报沟通信息，研讨研究生教育管理问题。自2011年9月以来，累计召开11次例会，根据会议情况形成例会纪要，及时报送院校领导和分送各研究生培养单位、院校机关各部门，并定期督促例会议定事项的落实工作。研究生院例会制度的强化，进一步提高了办公效率，加大了组织协调力度，增强了研究生院的整体凝聚力，并做到信息公开，决策透明。

二、研究生培养机制改革平稳推进

（一）优秀博士论文推荐及评选

为提高博士生教育质量、鼓励创新、促进高层次创造性人才脱颖而出，我校于2011年3月开展了院校优秀博士学位论文评选工作。经各所院推荐，院校邀请了各学科相关专家15人组成评委会，对29位申报者的申请材料（包括学位论文，推荐表、论文摘要、成果等）进行了电子评审，并依据评选标准，对参评论文进行投票并排序。根据投票结果将2011年度北京协和医学院优秀博士学位论文的作者姓名、论文题目、指导教师等信息在网上公示两周后确定我校11篇论文为校优秀博士论文。

根据校优秀博士论文排名次序，分别推荐6篇参加北京市优秀博士论文评比，共有1篇论文获北京市优秀博士论文。推荐8篇论文参加2011年度全国优秀博士论文评选，共有4篇论文获全国优秀博士论文提名。

（二）研究生创新基金项目

为鼓励博士生从事原创性学术、医疗及技术研究，2010年始学校设立研究生创新基金。根据《北京协和医学院研究生创新基金管理办法》（暂定）文件精神，研究生院于2011年9月组织开展了创新基金2011年项目申报及2010年项目中期检查评审工作。共有来自18个所院的85个项目申报2011年创新基金，经专家组评审，评选出72项为2011年创新基金项目。2010年创新基金项目共44项，经专家组评审，全部通过中期检查，并评选出两项优秀项目。

此外，教育部批准我校承办全国暑期学校——内分泌代谢学基础与临床进展学习班，获经费资助20万元。学校批准皮肤病医院、血液病医院承办皮肤病与性病学、血液学博士论坛，每个论坛获经费资助20万元。

（三）“协和讲堂”提升素养

为拓宽研究生视野，提高人文素养，每周聘请1名知名专家学者开展人文社会科学讲座。讲座内容丰富多彩，生动活泼，专家学者与研究生深入交流互动，深受广大研究生好评。“协和讲堂”的影响日益扩大，在逐步成为我校的品牌人文社会科学课程。2011年组织研究生人文课程-协和讲堂，共计5 000余人次听讲。

（四）奖/助学金评定

自2010年奖助学金制度建立成来，大大提高了研究生基本生活保障水平，有效改善了研究生待遇，并有效激励了研究生勤于钻研，勇于创新。近30%的研究生将获得不同级别奖励。2011年总奖助额达400万元。

三、再接再厉，推进研究生教育新发展

（一）招生工作

1. 在全国研招工作中率先建立起《研究生招生工作责任制和责任追究制度》，立足于维护社会正义、维护教育公平，对徇私舞弊行为实行严厉的责任追究，此举得到教育部和北京市的高度评价。

2. 根据教育部《国家中长期教育改革和发展规划纲要》确定的发展目标，按照教育部具体规定，几年来，我校硕士研究生招生计划的平均增幅为4%，与全国的增幅同步前进。

3. 招生改革平稳进行，改革成效逐步显现。更加注重考查学生的基本素质和能力，并且本着稳中求进、稳中求改、稳中求新的原则，加强了对学生实践能力和创新技能的考查。录取考生的素质得到了广泛的提高，心理健康、知识面广、全面发展的学生容易得高分，体现了对研究性学习的导向，从而使全面发展的学生能够胜出。

4. 强化科学技术的广泛应用 ①自主建设《北京协和医学院研招网》独立宣传页面，建立静态和动态两种信息宣传渠道，总访问量已突破10万次；②自主设计开发《研究生招生管理信息系统（含招生处专用、所院专用两部分）》，提高全校招生队伍的信息处理能力和数据报送的准确性；③引入条码扫描技术，使考务工作的体力工作上升为技术工作。

5. 研究生录取情况 ①2011年院校共招收硕士生603名，其中专业学位硕士生127名，港澳台学生3名。录取全国统考生占67%；录取单独考试生占0.5%。按新生来源统计，来自全国“211、985、设立研究生院、具有推免单考权”大学的学生占69.7%。按新生的录取类别统计，录取非定向生占94%；定向生占0.5%；计划外生占5.3%。录取的新生中，党、团员占录取总数的98.2%；男生占32%；25岁以下的占94%。②2011年院校共招收博士生500名，其中专业学位96名。按新生来源统计，来自全国“211、985、设立研究生院、具有推免单考权”大学的学生占79.4%。按新生的录取类别统计，录取非定向生占92%；定向生占7%；委托自筹经费生占0.6%。③报名人数连年递增，平均增幅为8%，高于全国同类院校；推免生比例再创历史新高，达到37%（全国为15%，北京为23%），位居全国第7，北京市第4；优秀生源比例高于全国平均值，与上医、北医持平。全校研究生招生工作执行政策情况良好。

（二）学位课程管理

1. 确定了2011级研究生选课表，安排2010级第二学期44门课程和2011级第一学期55门学位课程。

2. 组织2010级和2011级学生的选课，共完成2010级5 200人次和2011级6 660人次的选课、调课和成绩、经费管理。

3. 通过网络完成研究生选课、成绩管理等工作。

4. 进一步规范了研究生课程考试试卷的管理。

5. 完成三个学期共计146门研究生课程的教学进度安排及2010～2011年第二学

期共计86门课程（不同班次）经费拨款，催缴11个挂靠所院及自筹、委培在校生第二、三学年学费。

6. 录入、统计、整理2009级博士、硕士中期考核成绩。

7. 协助完成研究生课程考试考卷的印制。

8. 组织修订研究生课程教育大纲。

（三）培养考核工作

1. 组织2009级科研型研究生中期考核。应参加中期考核的硕士生388人，实际考核384人；应参加考核直博生87人，实际考核87人；应参加考核博士生223人，实际考核221人。有159名硕士生和直博生经考核后转入博士阶段学习。

2. 完成2009级临床型研究生阶段考核工作。

（1）组织编写临床能力考核大纲。

（2）统一组织聘请109名专家对全院校2009级临床研究生及拟于2012年申请学位的在职申请学位人员（294位临床研究生参加考核）进行了临床思维考核。

（3）临床技能考核床边部分改用SP病人考核，分别在协和医院、皮肤病医院完成。共有221位研究生参加床边问诊及查体考核。

（4）组织235位临床科室考生参加电脑多站考核。

3. 办理研究生提前、延期毕业、出国学习及转导师等培养管理各类批文180余份。

4. 根据教育部和国家留学基金管理委员会2010年国家建设高水平大学公派研究生项目选派工作会议的精神，通过清华大学建设高水平大学项目选派我校6位研究生与国外相关院校联合培养博士生，2位硕士应届毕业生到国外直接攻读博士。

5. 组织专家制订药学、公共卫生、口腔医学、护理学、临床病理学等学科专业硕士专业学位培养方案，重新修订研究生各学科专业培养方案。

6. 推荐我校9位博士生到中德科学基金研究交流中心参加“优秀博士生出席德国诺贝尔奖获得者大会”候选，经面试2人正式入选，并于2011年6月赴德国。

（四）同等学力申请学位工作

1. 组织同等学力申请博士人员108人及我校2009级硕士拟转博生242共250人参加卫生部外语考试，组织同等学力申请硕士学位人员共233人参加全国外语考试、综合水平考试。

2. 组织同等学力申请学位人员的报名和选课。共有58人申请硕士学位、49人申请博士学位。

3. 审核同等学力申请学位人员答辩材料53份，并整理其学位授予档案归档。

4. 配合教育部对同等学力申请学位人员管理新规定，启用同等学力申请硕士学位管理信息平台。

（五）学位管理及相关工作

1. 组织制订和修订学位授予规定

（1）为适应国家有关部门对毕业研究生就业的要求，进一步强化导师责任和改进研究生教育管理，结合我校研究生培养的实际情况，研究生院研究制订了我校《博士研究生答辩和学位申请的补充规定》，在保证培养质量的前提下，有效缓解了就业与学位挂钩间的矛盾，得到了广大毕业生同学的认可。

（2）经院校学位评定委员会学位授予专利审查委员会审议，院校学位评定委员会批准，对由于申请专利而不能公开发表论文人员（研究生及同等学力申请学位人员）申请学位，制定了《关于对因申请专利不能公开发表论文人员申请学位的规定》，进一步完善学位授予条例。

2. 圆满完成院校学位评定委员会的常规管理工作

（1）组织召开第九届院校学位评定委员会第5～7次会议。审查通过并授予研究生博士学位543人，以同等学力申请博士学位39人，医本科生（8年制）博士学位79人；审查通过并授予研究生硕士学位356人，以同等学力申请硕士学位59人，医本科生（8年制）硕士学位4人；审查通过并授予医本科生（8年制）学士学位1人，护理专业本科学士学位61人，专升本科学士学位82人，高等教育自考本科学士学位16人。

（2）组织院校学位授予专利审查委员会第二届第4～5次会议。共审查博士研究生申请专利30人；硕士研究生申请专利12人。其中8人未通过，其余34人通过专利审查。

我校荣获北京地区2010年度学位授予信息报送工作先进集体。

3．顺利完成研究生答辩和学位授予工作的过程管理工作

为把好授予学位质量关，认真审核博士研究生申请答辩材料。检查申请答辩时间、内容、论文与规定是否相符，合格后交研究生院院长审批。做到层层把关，严格管理。全面检查核实毕业研究生技术档案。自入学登记、中期考核、毕业论文等逐一检查。保证毕业研究生全部个人技术档案完整、系统、规范化。2011年整理授予学位研究生个人技术档案997案卷。研究生论文分送院校图书馆、北京图书馆、国家信息中心。打印、颁发学位证书1 080本。

（六）导师队伍建设

1．组织制订了研究生导师道德行为规范（试行） 为进一步加强我校研究生导师师德建设，树立良好的师德风范、净化学术环境，不断提高人才培养质量和科学研究水平，建设一支爱国守法、敬业爱生、教书育人、为人师表，严谨治学、服务社会的高素质教师队伍，促进我校精神文明和校园文化建设，研究生院在征求各研究生培养单位意见基础上，出台了《北京协和医学院研究生导师道德行为规范（试行），进一步完善了导师队伍建设的相关规定，为导师队伍树立和发扬良好的师德提供了制度保障。

2．组织增列院校第十九批博士生指导教师和硕士生指导教师资格的申报工作 经各所院学位评定委员会分委会讨论，上报院校学位办，申报第十九批硕士生指导教师资格109人，经学位办审核，上报院校学位评定委员会审批，109人获得院校第十九批硕士生指导教师资格。经各所院学位评定委员会分委会讨论，上报院校学位办，申报第十九批博士生指导教师资格共93人。经学位办审核通过86人。院校聘请由75名院校内、外专家共同组成的学科评议组对其进行答辩评议，77人通过学科评议组评审。另有7人为协和学者特聘教授；4人为确认博士生导师资格。经院校学位评定委员会审查批准，88人获得院校第十九批博士生指导教师资格。

3．开展导师复审 根据进一步加强对研究生导师管理的有关规定，院校以“北京协和医学院博士生指导教师条件”为复审标准，对2007年、2003年批准的博士生指导教师及2010年复审未通过的博士生指导教师资格进行复审。本年度应复审2007年第15批博士生指导教师资格32人；本年度应复审2003年第11批博士生指导教师资格27人，其中1人未参加复审，复审26人；2010年复审不合格后第二次复审3人，其中2人未参加复审，复审1人。本年度实际复审博士生指导教师资格59人。复审结果：59人合格。另1人未参加第一次复审，暂停招收博士生并继续参加明年复审。2人未参加第二次复审，暂停招收博士生并继续参加明年复审。

现有在岗博士生指导教师487人，硕士生指导教师713人。

（七）学科建设工作

1. 组织我校参加“北京市与中央高校共建项目”2011年度经费预算的申报。申报额度为450万，获批经费为430.1777万。其中北京市重点学科项目、研究生教育项目预算获得全额资助。并下拨专项经费给有关所院和部门。

2. 国家出台《学位授予和人才培养学科目录（2011年）》，为适应新形势下的学科发展，我校申报将护理学由二级学科博士点调整为一级学科博士点，并获得国务院学位委员会批准，成为首批具有护理学一级学科博士学位授予权的医学院校。

3. 根据全国医学专业学位研究生教育指导委员会指示，组织北京协和医院、阜外医院等临床单位，申报临床医学专业学位全科医学领域和临床病理学领域，扩大我校专业学位领域

4. 召开我校985平台建设会议，组织2011年度985建设任务书的申报、审核申报的学科建设材料，并完成学科建设经费的划拨。

5. 今年在院校的支持下，学校划拨600万元专款用于我校学科建设，经费投入到口腔医学、中西医结合等一级学科以及JCR数据库的建设。

（八）研究生日常管理工作

1. 研究生学籍和学历管理　运行教育部、北京市普通高等教育研究生学籍学历管理工作平台，完成了我校2011届研究生、2011级新生及2011学年在校生的电子注册工作。

（1）我校2011届毕业研究生790人的学历证书电子注册（春季43人，博士20人，硕士23人；夏季747人，博士422人，硕士325人），按时报送北京市教委学生处备案审核通过。

（2）完成毕业证书790份打印、发放工作。

（3）完成2011级研究生入学注册，共1087人，其中博士生487人、硕士生600人。

（4）组织完成2012届预计毕业研究生（850人左右）的电子图像采集工作。

（5）根据我校研究生学籍管理和违纪处理实施细则，办理因各种原因的休学、退学及研究生违纪处理的审核批复公文。截止到12月上旬，本年度办理研究生退学9人、休学14人、转学2人。

（6）及时修订《研究生手册（2011）》，并提供给全体新入学研究生，使其全面了解和熟悉学校在研究生教育管理方面的规章、制度等。

2. 研究生教育统计

（1）按时完成我校《2010/2011学年初高等教育基层统计报表》中研究生教育部分的统计工作，并做到统计数据准确无误。本学年初我校在校研究生共3 210人，博士研究生1 480人（其中专业学位博士生251人）；硕士研究生1 730人（其中专业学位硕士生347人）。

（2）按时向院校机关相关部门提供在校研究生统计数据，配合做好研究生教育经费下拨等工作，提供必要和有效的信息服务。

3. 京外研究生管理　承担了京外129名研究生的日常管理工作，协助安排住宿，办理就餐卡、交通卡，开展新生入学教育。组建班委会，不定期召开班委会，传达和布置相关工作。组织京外研究生参加学校运动会和辩论赛等，京外研究生队在本届辩论赛中获得一等奖。布置新年联欢活动，丰富学生课余文化生活。设置助管岗位，为京外研究生提供锻炼和增加收入的机会。

4. 其他　为在校生开具相关证明（600余份），协助所院为2011级新生办理就餐卡（831张）、公交优惠卡（850余张），发放购火车票优惠卡（近1000张），帮助各培养

单位研究生寒假订购火车票1200余张。

（九）研究生思想政治工作

1. 京外研究生党支部工作 在机关党委和学生党总支的领导下，京外研究生党支部各项组织工作有序开展：完成14名预备党员按期转正工作（2010级6人；2011级8人）；完成“群众心中好党员”推荐工作；定期组织全体党员、入党积极分子参加学生党总支组织党课学习及李大钊公墓扫墓仪式、重温入党誓词、参观军博物馆、宋庆龄故居等活动。

2. 研究生会指导与管理 指导第26届研究生会成立，并协调、组织研究生会开展了研究生辩论赛、学长火炬活动，配合团委开展“一二九”学生合唱比赛等，参与协调各所院建立和健全研究生分会，加强学校与所院两组研究生会的联系。组织研究生会参与主持“协和讲堂”，为研究生会成员提供锻炼机会。

积极争取资源，与中国移动北京分公司合作，赞助开展校园歌手风采大赛，得到学生们热烈响应，活跃了校园文化生活；与北京移动协调在校园开展WLAN，为师生提供方便信息服务。学校与北京移动签署框架合作协议，从而长期稳定地为我校学生提供资助和服务。

3. 研究生辅导员队伍建设 在校党委的领导及学生处的支持下，开展了研究生辅导员培训，选派5名辅导员参加北京市专业与业余培训，进一步加强了辅导员队伍建设。目前各所院研究生辅导员达34人。组织开展了研究生辅导员经验交流会，并在初步考核的基础上对研究生辅导员发放2010年度岗位津贴。

4. 研究生党建与思想政治工作调查分析 与学生处一道，共同组织了科研院所研究生党建与思想政治工作调研。在对研究生的1235份问卷进行了整理和座谈的基础上，撰写出调研报告。该报告参加了全国党建研究会科研院所分会的课题成果交流会，医科院课题组承担的“科研院所研究生党建与思政工作的探讨”获得了三等奖。

5. 学生突发事件及矛盾处理

（1）年初，在上级和院校领导的部署下，多次召开会议传达和研究校园安全稳定工作。经过各部门与各培养单位的密切配合，有效防控了“茉莉花”行动，保证了良好的教育教学秩序。

（2）2011级博士研究生梁旗9月份在协和医院宿舍非正常死亡，学校与协和医院均积极参与事件解决。后因协和医院方面要求诉诸法律途径，该事件尚未处理完毕。

（3）阜外医院研究生章保勇事件发生后，研究生院与阜外医院经与家属沟通、实地调查了解以及咨询法律部门，并经多次会议研究，已初步明确处理意见。

（4）因基础所研究生与导师矛盾纠纷问题，研究生院参与协调处理，研究生得到妥善安排。同时出台了《北京协和医学院研究生导师行为道德规范（试行）》，进一步加强了对研究生导师队伍的教育与管理。

6. 科学道德与学风建设宣讲教育活动开展 按照教育部、北京市等上级单位要求，我校积极行动起来在研究生当中开展科学道德与学风建设宣讲教育活动。组织部分在校研究生参加教育部、中国科协主办的全国首场科学道德与学风建设宣讲报告会；成立了院校科学道德与学风建设宣讲教育活动领导小组及办公室，负责宣讲教育活动的组织实施；制订了我校开展科学道德与学风建设宣讲教育活动的意见，部署各研究生培养单位制订具体实施方案；总结了前一时期学校在开展科学道德方面的工作，研究制订了本学年的宣讲教育活动计划；组建了院校科学道德与学风建设宣讲专家队伍，并向北京市推荐宣讲专家；将科学道德与宣讲教育活动纳入到“协和讲堂”，计入学分管理；在入学教育时反复强调科学道德在科研工作中的理念与体现。

（十）就业指导工作

1. 毕业生就业基本情况 2011年我校毕业研究生864人（含临床医学八年制83人），其中：博士毕业研究生523人，硕士毕业研究生341人。截至12月15日统计，研究生已落实就业806人。目前研究生就业率93.29%。

2. 开展多种形式的就业指导和校园就业活动

（1）面对毕业生开展就业宣传工作，将政策和规定传达到毕业生中。主管部门领导亲自到基层单位与就业困难毕业生座谈，现场指导他们的就业问题。开展就业宣传教育，引导毕业生积极、理性认清就业形势，正确对待就业过程中的相关问题，辩证处理好个人求职的内涵与技巧、专业与职业、地域与机会、事业与待遇、理想与现实之间的关系。

（2）组织2011届毕业研究生校园招聘会及分专业面试洽谈会25场，与会单位110余家，参与学生1200余人；校园网发布招聘信息500余份，浏览人次近15万，为毕业生联系用人单位、走向社会起到积极有效的作用。

（3）通过研究生职业发展会开展系列主题活动。

（4）就业指导座谈会议。邀请已毕业在医药行业的协和毕业生，回校与学生交流座谈，请他们介绍自己的工作经历及当年求职应聘经验包括如何选择合适的公司/职位，工作心得；如何调整就业心态；如何进行职业生涯规划，如何在优秀的医药公司获得理想的职位，怎样提高自身素质等等对即将毕业的同学们有很大的可借鉴性，对面临毕业的协和研究生，大有启示。帮助协和研究生开拓就业思路，合理规划职业生涯，锻炼增强就业竞争能力，使他们找到适合发展的理想工作岗位。

（5）组织全真模拟面试。邀请500强企业结合用人标准及医学生职业规划和职业生涯发展谈如何获得500强企业工作机会。通过了深入浅出的讲授，让同学们在轻松愉悦的气氛中有所收获。为毕业生营造真实的就业演练场景：即熟知面试的氛围，亦使同学们思考问题、处理问题的能力得到训练。面试流程大致分为自我介绍，无领导小组讨论，参与者的自评和互评三部分。整个面试过程中，同学们都很积极地投入其中。开阔的思维，缜密的语言，流畅的表达，激烈的讨论，高潮迭起。面试官有针对性的给予同学们指导并提出了相关的建议，通过参与，同学们深刻认识到了自己的优势和不足，获得了难得的切身体验和指点，受益匪浅。

3. 加强调查研究与就业特殊问题的解决 结合教委毕业生就业工作部署，及时分析、研究找出存在的重点难点问题，进行本校毕业生就业状况调研分析，制定《毕业研究生就（待）业状况表》、《困难学生台账》对各专业毕业生在求职与毕业过程中遇到的实际困难、存在的具体问题进行全面系统的梳理，详细了解、掌握他们的就业现状，对于他们就业中遇到的新情况新问题及时向主管部门反映，召开专题研究论证会，提出解决方案。

（1）解决未取得学位毕业生就业落户问题：由于自2010年9月份开始，人力资源和社会保障部为用人单位提供的毕业生接收系统中，要求必须提供毕业证、学位证和报到证编号等信息，信息不全时，将无法顺利提交落户名单，无法在本年度落户。据统计，按照我校学位授予标准，2010年博士毕业生当年取得学位的仅占57%，这直接影响到了用人单位对我校毕业生的接收，给毕业当年未取得学位的毕业研究生和用人单位都造成措手不及。为此，我校分别向教育部、卫生部、人力资源社会保障部以及北京市教委递交了《关于解决毕业研究生学位影响就业落户问题的请示》，呼吁对此问题能够妥善处理。同时，学校领导高度重视，各部门积极协调，努力处理好就业与学位授予要求的关系，提前组织召开学校学位评定委员会会议，使符合学位授予条件的毕业生不致受到落户时间要求的影响。此外，学校于2011年6月份出台了《关于博士研究生答辩和申请学位的补充规定》，较好地解决了学位对毕业生就业落户问题的影响，得到了导师和研究生们的广泛认可。

（2）协调解决毕业生入沪有关手续办理问题：近年来，每年都会有部分毕业生因入沪评分和材料审核等同样原因回到学校，请求出具相关证明材料或说明，以帮助其顺利落户上海。为此，我校积极与上海市学生事务中心沟通协商，以书面形式进一步说明了我校的隶属关系以及我校与清华大学的紧密合作办学关系，妥善解决了我校毕业生入沪评分和落户手续问题；同时，该中心将我校的实际情况传达至每一位办理毕业生入沪的工作人员，提高对我校毕业生审核的工作效率，方便了毕业生到沪就业。

（3）开展京外毕业生户档托管留校情况调查：截至目前，我校本部没有毕业生签订户档托管协议且毕业两年以上户档留存在我校本部的毕业生。我校所属研究生培养单位19个，挂靠招生培养单位10个，这些培养单位均为二级独立法人单位，具有独立的人事管理权限。研究生入学后，学生户档均由二级培养单位负责管理。此前，学校就业管理部门曾按照国办发2002（19）号文件精神及市教委相关规定，对户档问题向各二级培养单位有明确要求，但由于学校层面不直接负责毕业生户档管理工作，种种原因所致，仍有部分毕业两年以上毕业生户档留存二级培养单位，未按规定及时办理转迁。目前毕业两年以上户档仍在二级培养单位留存的人数近70余人，其中大部分为出国留学人员，少数毕业生自谋职业与培养单位失去联系、还有中途退学未及时办理退回原籍手续以及意外伤亡等情况。因户口迁移必须本人或委托人办理，而在与这些毕业生无法取得联系的情况下，学校也无法将其户口办理迁移。该情况已向北京市教委汇报，并提出相关建议。

（十一）其他

1. 研究生教育管理系统的研发。与信息中心合作，研发研究教育管理系统。经过反复沟通与磨合，目前该套系统正在试用。该系统正式应用，将大大提高研究生教育管理工作效率和水平。

2. 研究生教育支出测算。按照财政部通知要求，学校组织具有代表性的四家培养单位，对不同层次和不同类型的研究生培养支出水平进行了测算，并形成《北京协和医学院关于研究生教育状况的报告》报财政部和教育部。

3. 按照院校领导要求，起草了向教育部申请扩招研究生报告。

（胡志民　汇编　牛学胜　审）

联系电话：（010）65105820
E-mail：huzhimin@pumc.edu.cn

继续教育处（学院）

（北京市东单三条9号，100730）

2011年是“十二五”的开局之年，北京协和医学院继续教育学院在这一年中，发挥学校优势，不断提高成人高等学历教学办学质量，努力办好继续教育培训，加强继续教育科研工作，力求以研究促进继续教育教学管理工作的不断提高。本年度，继续教育处（学院）主要开展了以下四个方面的工作：

一、基本建设

1. 加强学院内部文化建设，增强凝聚力和沟通能力。

2. 与中国人民解放军总医院合作，进行护理专业专升本学生的培养，根据用人单位的需求进行教学，目前教学工作进展顺利。

3. 对现有工作成果进行科学的总结和分析，为下一步工作的提高打下了基础。

4. 开发继续教育管理系统，对院校继续医学教育工作进行系统化、规范化的管理。

5. 参与学校网络建设继续教育处（学院）的成人学历教育教学管理建设。

二、成人学历教育稳定规模，不断提高教学质量

北京协和医学院成人学历教育2011年顺利完成教学计划，本年度录取新生518名（表1）；共完成专科、专升本两个层次护理、医学影像、医学检验三个专业，12个教学班，112门课程的教学安排、教学组织、考试考核、学籍管理、学生管理等各项工作。组织774人次参加学位英语考试。组织安排两个层次三个专业共计535名学生的毕业实习计划与考核。共444人（专升本142人，专科302人）顺利毕业，其中82人获得学士学位（表2）。完成自学考试本、专科毕业学生的毕业生资格和学位授予资格的审核。办学规模基本保持稳定。

表1 2011年成人高等医学教育本科招生录取情况

专业	计划（人）	录取（人）	完成计划	最高分	最低分	控制分数线
护理学	360	381	106%	371	206	206
医学检验	70	63	90%	341	207	206
医学影像	70	74	106%	363	206	206
总计	500	518				

表2 2011年成人本科、专科分专业学生数

专业名称	年制	毕业生数	授予学位数	招生数	在校学生数	预计毕业生数
总计		444	82	518	1 418	513
其中：女		420	81	472	1 292	459
专科起点本科	3	302	82	518	1 172	402
其中：女		285	81	472	1 067	361
医学技术类	3	63	13	137	344	138
护理学	3	239	69	381	828	264
专科	4	142	0	0	246	111
其中：女		135	0	0	225	98
医学影像学	4	28	0	0	41	34
护理学	4	114	0	0	205	77

继续教育学院一贯注重教学质量的提高，今年以承担的北京成人高等教育研究会“护理专业成人高等教育与普通高等教育课程设置的关系研究”课题的研究工作为依托，对教师、学生意见进行了的调研，召开了护理专业教学研讨会，对培养目标、课程设置、教学方法、评价方法等内容进行研讨，提出了改进的意见和建议。

继续教育学院还注重成人学生教育与管理，非常重视入学教育、考前教育和考场作风的建设。形成以学院管理教师、班主任管理、学生自我管理的三级学生管理体系，严格要求学生，保证教学质量。

今年，北京协和医学院与中国人民解放军总医院合作，将课堂延伸到用人单位，进行护理专业成人专升本学生的培养，解决成人学生存在的工作与学习之间的矛盾，为今后学历教育的发展提供了一个新思路。

三、完成国家级继续医学教育项目申报，建立综合管理系统，推动信息化管理

我院国家级继续医学教育项目每年申报数量基本稳定，项目申报通过率总体呈逐年上升趋势，2011年度我院获批的国家级继续医学教育项目获批项目总数为333项；其中，Ⅰ类项目182项，涉及了全部16个学科（表3）；基地项目涉及9个学科151个项目（表4）。

表3 2011年度北京协和医学院获批的国家级Ⅰ类继续医学教育项目学科分布情况

学 科	全国获批数	我院获批数
基础形态	115	1
基础功能	98	4
临床内科学	1 805	47
临床外科学	1 548	54
妇产科学	302	4
儿科学	308	9
眼、耳鼻喉学科	345	10
口腔医学学科	194	1
影像医学学科	456	3
急诊学	158	4
医学检验	163	5
公共卫生与预防医学	441	5
药学	155	1
护理学	596	12
医学教育与卫生管理	362	18
全科医学	238	4
合计	7 284	182

表4 2011年度北京协和医学院国家级继续医学教育基地项目学科分配情况

学科	全国获批数	我院获批数
基础形态	8	1
基础功能	8	5
临床内科学	107	48
临床外科学	109	75
妇产科学	8	8
儿科学	29	0
眼、耳鼻喉学科	38	0
口腔医学学科	18	0
影像医学学科	24	9
急诊学	0	0
医学检验	1	1
公共卫生与预防医学	15	3
药学	2	0
护理学	11	0
医学教育与卫生管理	1	1
全科医学	0	0
合计	379	151

为更好地在项目申报与反馈环节实现良好的信息化管理，我院结合多年继续教育项目管理经验，针对“项目获批后管理”，委托相关软件开发公司开发了“北京协和医学院继续教育项目综合管理系统”。该系统很好地实现了项目执行和项目总结环节信息化、规范化管理，是对“国家级CME项目网上申报及反馈系统”的有效补充，现正在推广适用阶段。

组织本系统单位申报了2012年国家级Ⅰ类继续医学教育项目，为保证申报项目质量，聘请专家对申报项目进行审核，基本上杜绝了申报过程中漏填、错填等现象的出现。经审核修改后，共上报全国继续医学教育委员会145个项目。

四、发挥学校优势，高质量办好继续教育培训

继续教育学院受北京市卫生局委托，承担“北京市住院医师规范化培训公共必修课”设计3门必修课，6门选修课，课程设计宗旨以人文类课程为主，撰写教学大纲7门课程；理论授课14次，共42学时；共培训3 500人次（表5）。

表5 2011年度住院医师公共必修课统计表

课程名称	课程要求	学时	学分	拟招学员数	已招学员数	获得学分人数
医患沟通	必修课	3	1	250 * 2	500	443
卫生法律法规	必修课	3	1	250 * 2	500	476
全科医学	必修课	3	1	250 * 2	500	452
循证医学在临床中的作用	选修课	3	1	250 * 2	500	446
文献检索	选修课	3	1	250	250	237
医学伦理	选修课	3	1	250 * 2	500	414
科研设计	选修课	3	1	250	250	243
医生的职业素养	选修课	3	1	250	250	192
做人文医师	选修课	3	1	250	250	199

在教学管理过程中，我们对每门课程进行了教学效果、培训需求及课程评价，及时汇总分析并把相关数据反馈到北京市卫生局科教司，为北京市住院医师规范化培训提供优质理论课程，得到了卫生局领导和学员的好评。

在承担“北京市住院医师规范化培训公共必修课”的同时对院校各附属医院的住院医师进行了培训，共培训 83 人次。并对符合住院医师资格要求的 71 名医师进行了临床技能和专业外语审核。

继续教育学院还与中国红十字基金会合作举办了 3 期乡村医师培训班，每期培训 15 天，共培训来自新疆各地区各民族、山东革命老区等地的乡村医师 272 名。学院选派了活跃在临床和教学一线的骨干教师参与教学培训工作，课程内容覆盖医学基础知识和基本技能，乡村医生常见疾病诊断及处理，同时兼顾社区预防、健康教育与健康促进等卫生基本服务内容。教学方式以面授为主，辅以课堂讨论，临床参观，以及实地操作。

培训得到参加培训学员和中国红十字基金会的一致好评，取得了非常好的社会效益。

五、继续加强学院内部建设，进行规范化管理

2011 年 10 月，北京协和医学院获批了教育部“高等医学院校毕业后教育及继续医学教育示范基地建设”项目，目前已进行了项目启动工作，继续教育学院组织了各院所进行子课题的申报和评审工作。

继续教育学院承担的校级教改课题“医学影像技术专业课程设置与实践研究”进行了结题总结，并向学校专家委员会进行了汇报，获得了好评，目前正在进一步推进该专业的进行。

这些教学研究工作的开展，极大地促进了学院的教学工作和教学管理工作，通过在实践中总结经验，教学质量和教育管理水平在研究中得到了提高。

本年度，继续教育学院开发了继续教育管理系统，对院校继续医学教育工作进行系统化、规范化的管理。今年继续教育学院还参与了学校网络建设中继续教育学院的成人学历教育教学管理模块的建设。

学院还注重加强内部文化建设，增强凝聚力和沟通能力。在主管校领导的建议下，原有的月会制度改为了周会制度，进一步加强了工作中的沟通与联系，增强了学院的凝聚力。学院还鼓励教职工在日常管理工作中对现有工作进行科学的总结和分析，为教学管理工作的提高打下科学、扎实的基础。

今后，学院还将进一步严格管理办学，注重办学质量。成人学历教育办学规模保持稳定，稳步提高办学质量；继续医学教育管理工作应加强制度建设和教学等方面的评估分析管理；继续医学教育培训工作注重社会效益。学院还将进一步加大继续教育研究工作的力度，更好地促进北京协和医学院继续医学教育工作的开展。

（张淑华 编 何 仲 审）

联系电话：（010）65105832
E-mail:zhangshuhau1201@yahoo.com.cn

中国协和医科大学出版社
北京协和医学音像电子出版社

（北京市东单三条 9 号，100730）

2011 年是协和出版社稳步发展的一年，《中华医学百科全书》（以下简称《百科全书》）进入攻坚阶段、图书出版步入重要转折；科普中心快速起步。在中国医学科学院领导的关心指导下，通过全社职工的艰苦努力完成了预定目标。

2011 年出版社完成了新闻总署部署的“十二五”出版规划工作；按计划推进《百科全书》工作，《百科全书》项目在国家出版基金资助项目年检考核评为优秀，在国家委托的重大出版项目中名列第一。我社图书《当代药理学》荣获我国新闻出版领域的最高奖项——中国出版政府奖。健康科普中心启动多项政府科普科研项目。根据国家新闻出版总署认可，协和出版社已顺利完成转制工作。

一、稳步高质量推进《百科全书》工作

2011 年 6 月国家出版基金规划管理办公室对 2009、2010 年国家出版基金资助的 170 个项目进行年检考评，主要从项目进度、项目质量、经费管理等方面，对项目的总体情况进行计分考评，我社《百科全书》项目列为优秀得分 90 分，在国家委托的重大出版项目中分数最高，名列第一。

（一）《百科全书》编写工作

根据《<中华医学百科全书>学科卷工作进程及考核标准》，《百科全书》工作分三个阶段：

1. 第一阶段　自第一次编委会召开起至该卷条目框架及样条确定止，在 9 个月之内完成。目前：已有 105 个学科卷提交了条目框架；76 个学科卷除条目框架外还提交了样条。

2. 第二阶段　自上一阶段完成起至该卷二审完成止，在 21 个月之内完成。已有 50 个学科卷条目框架及样条通过编审组审定，进入了释文撰写阶段。目前外科类、内科类共 20 卷采用网上编辑系统，作者随时交稿，编辑随时审稿的形式。故此，共有 20 卷的部分条目进入编辑加工阶段。

3. 第三阶段　自上一阶段完成起至该卷印刷出版后 3 个月，在 12 个月之内完成。

（二）质量保证措施

1. 建立先导卷　将内科类《心血管病学》卷、外科类《普通外科学》卷，设为整套《百科全书》的先导卷。这两卷先期推进，在推进过程中解决问题、总结经验。通过先导卷的摸索，工作委员会拟定并修改完善了《百科全书》的管理规范和质量标准。

2. 质量控制要求

针对《百科全书》的质量要求，工作委员会拟定了相关的文件并多次进行补充完善，这些文件包括：《百科全书》编纂工程介绍；《百科全书》编写体例；《百科全书》条目目录遴选办法；《百科全书》条目释文撰写要求；《百科全书》条目目录及释文审核流程；《百科全书》定义撰写办法等。

（三）做好百科全书宣传工作

1. 在报纸及相关网站上登载了广告，公开有奖征集《百科全书》封面设计方案。

2. 与新闻出版报达成共识，对《百科全书》的工作进展、工作方法、工作经验进行深度报道。

（四）做好知识产权保护

工作委员会经与律师多次协商，拟订了《<中华医学百科全书>原创性声明》。工作委员要求每位参加的编委都要签署此声明，以更好的提示编委知识产权问题。

（五）做好专业培训和学术研讨

1. 2011 年 4 月，第一次特约编辑培训，有 57 位特约文字编辑参加了培训。2011 年 6 月组织了第二次特约文字编辑培训。

2. 根据各学术委员、主编等的建议，组织了学术论坛“中华医学百科全书学术论坛”“中华医学百科全书中医药类学术论坛”“中华医学百科全书心血管卷学术论坛”等。

3. 组织主编、编委、编审、编辑进行关于百科全书定义撰写的学术研讨，并据此拟订了《<中华医学百科全书>定义撰写办法》。并组织关于如何解决交叉重复问题的学术研讨。目前交叉重复问题已基本解决。

二、健康科普中心科研科普项目

1. 健康新时空　临床医生科普项目：该项目通过在试点医院通过网络平台建立科普工作室促进临床医生开展科普工作。截至今年年底，临床医生科普宣传工作的平台——百科名医网已逐步建成，正日趋完善。在网上已建立 100 多个科普专家工作室，约有 500 篇近百万字的科普文章经编辑加工后公开发表。

2. 协和健康科普大讲堂　2011 年举办 12 次，听众累计 3 000 余人次。内容涉及骨科疾病防治、慢性病防治、职业女性心理健康等。

3. 卫生领域科研行为规范与健康制度研究　该项目为卫生部科教司委托项目。通过文献综述、特尔菲法形成加强我国卫生领域科研行为规范建设和科研诚信监督制度建设的建议报告。今年 10 月，项目已顺利通过卫生部科教司验收，研究成果以论著的形式发表。

三、图书编辑出版工作

（一）选题策划和组稿情况

1. 医学考试类图书　今年执业医师考试书共出版 62 种，与以往相比是考试系列出版品种最多最齐全的一年，临床、口腔、公卫、中医、中西医结合 5 大科目的基本品种（指导、习题集、实践技能、模拟试卷）全部出齐，且针对性地在基本品种基础上出版了模拟考场、易考易错题精析与避错、采分点必背等品种。

为了吸引读者，考试书编辑室对考试图书的内容和形式都进行了全面修订：所有的《应试指导》均与大纲比对，缺少的内容全部补齐，真正做到完全覆盖每一个考点。每一本指导按照大纲划重点，临床与中医的 4 本指导请审定专家画出高频考点所对应的知识点。

在严峻的市场竞争形势下，图书的宣传工作尤为重要，我社对 2011 版执业医师考试书进行了全方位、多角度的宣传工作：选择医药报纸中发行量最广、影响力最大的《健康报》来对我社的执考书进行宣传；制作了针对 2011 版执考书的宣传单页和海报，全面地宣传了我社 2011 版考试书主要的特点和对考生的优惠增值服务内容；并在当当网、医学论坛报网、丁香园网、民营书店网站通过不同的形式宣传，完成了年初预定目标——止住执业医师考试书销售量大幅下滑的势头。

2. 专著、教材管理类图书　今年重点推出《临床路径释义》（第一卷）、《全国三级综合医院病历案例评析》《热病》（第 41 版）、《合理用药培训指导手册》《心脏疑难病解析》《细胞病理学》等市场反应较好、具有较高学术水平的学术专著，坚持我社的学术出版特色。

3. 本年度出版图书 344 种，包括学术专著、大专院校教材、执业医师考试书、科普和工具书；总字数约 75 340 千字，全年出版新书 155 种，重印 189 种，印刷总册数 182.41 万册，总码洋 7 322.3 万元。

4. 承担卫生部科研项目和国家项目

①阶段性完成卫生部临床路径释义项目《临床路径释义（第一卷）》；②完成卫生部医学出版伦理项目《医学出版伦理准则（草案）》；③参与完成卫生部全国爱委办慢病二处项目 2 个；④完成卫生部医政司《全国三级医院病例评审精选》；⑤卫生部心血管药临床研究重点实验室论文集《现代心血管临床药物研究》（三卷本）。

（二）出版基金项目及获奖情况

1. 中国出版政府奖是我国新闻出版领域的最高奖项，每三年评选一次，旨在表彰和奖励国内新闻出版业优秀出版物、出版单位和个人。该奖项是 2005 年出台《全国性文艺新闻出版评奖管理办法》后开始施行。我社《当代药理学》在第二届中国出版政府奖评选中荣获优秀图书奖。

2. 《皮肤分枝杆菌病学》获国家科学技术学术著作出版基金资助。

（三）完成“十二五”出版规划工作

《中国公共卫生》《中国人生理常数与健康状况调查报告——数据集》《神经递质与神经疾患》《国际疾病分类（ICD-10）应用指导手册》《大众科学用药丛书》被列入“十二五”时期国家重点图书出版规划。

四、图书发行

截至 11 月底，共发货 134 万册，发货码洋 4 254 万元，截至 11 月 30 日回款实洋 1 732 万元，与去年同期回款实洋相比增长 3.2%。

近两年农家书屋是各个出版社竞争最激烈的战场，我社在 2011 年农家书屋工程上做了很大的工作，也取得了较好的成果。2011 年我社入选农家书屋总署目录 20 个品种，在各省农家书屋招标中，我社农家书在 12 个省份中标，合计发货码洋达到 570 万，折合实洋约为 220 万元。

五、期刊中心灵活经营

期刊中心各刊综合利用学术刊物作为平台，灵活开展了包括国际学术会议和专门技术继续教育学习班在内的各项活动，在宣传了自身杂志品牌的同时，也最大程度地发挥了专业刊物的学术平台效应。本年度共主办、协办了“第八届北京协和医院骨与关节外科技术发展论坛”“第二届帅府园论坛”等学术会议，在赢得业界口碑和专家赞许的同时，创造了可观的经济效益。

1. 《癌症进展》杂志本年度也召开了一次编委会，对编委会成员进行了调整，一批年富力强、热心期刊事业的临床专家进入了编委会的行列，增强了编委会的实力，为未来的发展打下了基础。《癌症进展》杂志 2011 年 1 ~6 期共发表文章 144 篇，其中基金项目文章 32 篇。2011 年 1 月 1 日 ~11 月 30 日共接收投稿 208 篇，退稿和作者撤稿 41 篇。

2. 《麻醉与镇痛》杂志 2011 年全年共刊发文章 77 篇，翻译文章挑选至英文版 2011 年 7 月期。编辑部经过与北京协和医院麻醉科、上海瑞金医院麻醉科和西安西京医院麻醉科的良好合作，确保了杂志的按时、优质出版，为及时传播麻醉学领域的国际最新信息做出了贡献。

3. 《中国骨与关节外科》杂志经过 2 年多的努力，近期也跨入了核心期刊的行列，并于今年 5 月份成功召开了第二届编委会，并增补了编委，通过了编委会章程等一系列文件。《中国骨与关节外科》截至 2011 年 11 月共收到来稿 179 篇，已发文 85 章篇，基金文章 16 篇，退稿 32 篇。

4. 《中国生物医学工程学报》在该学科双核心类期刊中一直处于学术领先地位，

今年以0.440的影响因子位列该学科期刊影响因子首位。全年刊文151篇，所有论文的刊出周期控制在一年之内。本年投稿论文的退稿率超过40%。

六、承办的会议与培训项目

1. 2011年4月，成功举办了“第六届北京协和呼吸病学峰会”。作为“协和医院建院90周年”系列活动之一，本次呼吸病学会议受到了卫生部和院校领导的高度重视，参会学员达到900人之多。

2. 2011年4月，受卫生部科教司委托，成功举办“卫生部医药卫生知识产权管理培训班”。培训介绍了知识产权管理的有关内容，对科研活动中的产权意识、科研诚信进行了研讨，并提出了逐步建立完善的科研管理制度的建议。

3. 2011年7月，成功举办了“第八届医学双语教学骨干教师高级研修班”。本次研修班教学内容丰富，实用性和可操作性强。研修班聘请北京协和医学院在基础、临床及护理专业英（双）语教学方面具有丰富经验的专家、教授进行示范性讲课并主持研讨，受到了学员的高度评价与欢迎。

七、音像电子社积极创新

（一）根据出版计划完成了考试光盘的修订工作

音像电子社今年工作重点是20余本执业医师考试用书配光盘工作。在认真咨询发行人员和图书编辑意见、并对几个主要出版社光盘的观摩调研后，对2011版的考试光盘进行认真细致的修订完善。与河北医科大学口腔医院合作，完成了《口腔医师（含助理）实践技能应试指导（2011）》的重新拍摄制作。新光盘几乎涵盖了口腔医师实践技能考试大纲的全部内容，可以说是同类光盘内容最全面的光盘。同时，针对销售量较大的《临床医师应试习题集（2012）》《临床助理医师应试习题集（2012）》，也进行了全面的更新工作。

（二）完成“十二五”出版规划工作

按照出版署的要求，音像电子社完成了“十二五”出版规划工作。在全国100项重点电子出版物中，我社的《中国肿瘤病理集成——名家导读》和《医学考试——协和快佳系列》获得了批准。

中国协和医科大学出版社2011年出版图书

	新书	重印书	合计
书种	155	189	344
专著	42	37	79
教材	100	53	153
科普	6	96	102
其他	7	3	10
总印数（万册）	80.56	101.85	182.41
用纸（令）	19 938.985	15 233	35 171.985
总金额（万元）	4 727.46	2 594.92	7 322.38

（王　玲　编　袁　钟　审）

联系电话：（010）65260378
E-mail：pumcpoffice@163.com

中国医学科学院分院和共建单位

北京天坛医院

（北京市东城区天坛西里6号，100050）

工作概况

一、基本情况

职工2 096人（含北京市神经外科研究所），其中专业技术人员1 893人，包括正高级职称137人、副高级职称278人、中级职称599人、初级师740人、初级士97人、其他专业人员42人；行政人员49人，包括副高级职称1人、中级职称7人、初级职称16人、其他人员25人；工勤人员154人。

医疗设备总值50 249万元。有万元以上设备2 248台（件）、100万元以上设备76台（件），其中本年度购置万元以上设备328台（件）、100万元以上设备21台（件）。

二、获奖情况

天坛医院党委被评为第八届全国省级医院思想政治工作先进集体；北京市建设学习型党组织工作协同小组授予天坛医院“青年创新工厂”建设学习型党组织工作品牌活动首都文明单位标兵。患者服务中心收到表扬信210封。

三、改革与管理

积极推进党务公开和惩治、预防腐败体系建设。充分发挥科技手段的监控作用，做到审计先行、四分设计、突出技防，聘请社会监督员，将医德考评纳入年终考核，加强招标采购监督，做好责任追究工作。深化党建工作创新，增强医院发展后劲。

本年度是深化医疗卫生体制改革和医疗卫生工作“保增长、保民生、保稳定”的一年。围绕医改的中心工作，我院重点开展预约挂号、电子病历、临床路径、DRGs单病种付费、缩短平均住院日、抗菌药物专项治理、医保病人门急诊实时结算、优质护理服务等方面的工作。

继续深化人事制度改革，通过公开招聘学科带头人和学科骨干工作，共确定18名学科带头人候选人。年内有20人入选“215”高层次卫生技术人才建设培养计划，其中领军人才1名，学科带头人2名，学科骨干17名，3人获得北京市“十百千”卫生人才经费资助。

四、医疗工作

门诊1 111 630人次，急诊99 263人次，日均门诊4 394人次，急诊危重症抢救5 236人次，抢救成功率90.68%。编制床位950张，其中神经外科床位402张。入院29 845人次，出院29 817人次，床位使用率93.87%，床位周转26.62次，平均住院日13.05天，出入院诊断符合率100%，七日确诊率98.92%，治愈率49.71%，好转率45.23%，死亡率1.38%。手术26 786例。

神经外科专门成立医改工作小组，对门诊预约层级挂号、临床路径DRGs、合理应用抗生素和缩短平均住院日等工作进行重点部署，稳步推进门诊预约挂号，全面铺开电子病历系统。2011年手术总量为9 843例，手术的类型发生重大转变，复杂性、巨大肿瘤病例明显增多，达到40%以上。我院神经外科获批卫生部国家临床重点专科建设项目。神经内科在医改工作中率先试行预约挂号、各专业组建立各亚专科电子病历模板、建立临床路径、严格合理使用抗生素、为适应 DRGs 的需要建立病例会商制度，进一步整合绿色通道。每月门诊量超过 2 万人，实现医疗质量环节控制，使疾病统计和监测实时、便捷，利于医疗质量评估和绩效考核。天坛脑血管病中心在医疗工作中为患者提供标准化、多学科、高级技术含量的诊疗服务。放射科、检验科、病理科、超声科等医技科室努力提高专业技术水平和服务质量，积极开展新项目，为临床工作提供了有力的保障。

作为 DRGs 工作的试点医院，成立工作小组，在规范疾病诊断、完善病案首页、主诊断字典更新、信息补充、ICD-10 疾病编码的查询与应用、规范医疗行为等方面做了大量细致工作。12 月 2 日，院内实现全部流程的试启动，12 月 12 日我院 DRGs 付费系统进入试运行。

新技术、新疗法有：神经外科腓肠神经切取移植面神经舌下神经吻合治疗周围性面瘫。

病案管理。制定病案科的各项工作制度、岗位责任制、工作流程，以及监督检查制度。针对病案复印窗口移至门诊服务大厅，制定工作流程和工作制度。开展病案邮递工作，制定邮递工作制度和工作流程。开展对病案实行条形码管理。甲级病历率 92%。

医院感染管理。积极开展目标性监测，推动 CRBCI（中心静脉导管相关血流感染）的监测。开展加强重点科室院感的管理，加强感染控制培训，编辑出版《天坛感染控制手册（临床版）》《天坛医院感染通讯》。参加全国或市级培训 10 人次，不断提高业务水平。完成首发基金课题《北京市医院感染监控管理系统开发与应用效果研究》，继续开展院青年基金《围手术期预防使用抗菌药物的管理》的研究。按时完成北京市医院感染管理质量控制和改进中心的信息上报工作，全年完成信息上报 1 404 例，医院感染率 3.15%。

医保工作。全年医保出院 9 648 人次，占总出院的 32.36%；公费医疗出院 829 人次，占总出院的 2.78%。医保住院总费用 16 591 万元，次均费用 17 196.83 元。

五、医疗支援

继续做好对口支援昌平区长陵镇卫生院、十三陵镇卫生院的工作。全年派出普外科、骨科、泌尿外科、心内科、呼吸内科、消化内科、妇产科、病理科科、耳鼻喉科等 16 名临床科室医生进驻卫生院。医疗队员多次下到偏远山区开展巡回医疗，举办健康大课堂，普及健康知识。开展健康体检、老年病体检、妇女病的普查工作共 12 次，受检群众 9 000 余人；义诊咨询 10 次，咨询群众 600 余人次。举办健康大课堂 26 次，受益群众 600 余人次。继续支援东城区、丰台区社区医疗工作，共派出 926 人次到五个社区卫生服务中心出诊，其中：主治医师 551 人次；副主任医师 374 人次；主任医师 1 人次。永外社区卫生服务中心 99 人次；体育馆路社区卫生服务中心 287 人次；天坛社区卫生服务中心 104 人次；蒲黄榆社区卫生服务中心 196 人次；方庄社区卫生服务中心 240 人次。年内医院与方庄社区服务中心、天坛社区服务中心、蒲黄榆社区服务中心、永外社区服务中心、体育馆路社区服务中心等五个社区签订了转诊预约协议。本年 4 月 25 日下午，中共中央政治局常委李克强副总理在中共中央政治局委员北京市委书记刘淇、卫生部部长陈竺、卫生部党组书记副部长张茅、市委副书记市长郭金龙、北京市常务副市长吉林、北京市副市长丁向阳、北京市卫生局方来英局长等领导陪同下，莅临方庄社区卫生服务中心视察预防接种和社区卫生服务工作，总理对天坛医院与方庄社区的双向转诊机制给予了肯定及鼓励。继续开展对口支援新疆、内蒙古地区工作。派出第七批援疆干部 1 名。援蒙全年共派出神经外科、神经内科、外科、内科、妇产科等专家 12 名，接收对方进修人员 3 名。我院第 22 批赴几内亚医疗队继续在该国为受援国人民及驻外人员提供诊治服务。

六、护理工作

深化“优质护理服务示范工程”活动，制定优质护理服务工作方案，目前全院 34 个病房全部开展了优质护理服务工作。重新修订重点科室护理工作规章制度。进一步落实责任制整体护理工作，落实护理安全防范措施，完善服务评价体系。护理文件书写合格率 100%，分级护理合格率 100%，简易呼吸操作平均 95.3 分，急救物品完好率 100%。全年带教学生 107 人，其中首医第五临床医学院护理高职班 40 人、首医燕京医学院护理高职班 31 人、北京护校 36 人。带教老师 114 人。外院进修护士 88 人。接咨询电话 116276 人次，参加护理本、专科学习 239 人。发表护理论文 40 篇。

年内我院护理被列为国家临床重点护理专科。神经外科五病房被评为卫生局优质护理病房；神经外科五病房、神经外科七病房、外三病房、神经内科一病房被评为北京市卫生局优质护理创优病房。

七、预防保健

传染病管理工作无漏报、缓报。在历次市、区检查中都做到管理率、访视及时率、合格率、疫源地消毒、宣教率均为 100%。一类疫苗接种 6 159 人次，二类疫苗接种 1 269 人次。其中民工接种 761 人次。全年计划免疫做到无漏管、漏种。完成服用脊髓灰质炎糖丸查漏补种 345 人次，流动散居儿童查漏 125 人次，以及甲肝 94 人次的查漏工作。免费为老人接种流感疫苗 2 024 人次，为学生接种 960 人次。开展了“承担共同责任、促进精神健康”主题宣传活动和心理健康大课堂的健康教育活动，发放宣传材料 200 余份。为街道社区进行精神卫生相关知识培训 4 次，参加人员 100 余人。外来人口管理方面，对 900 余人的流动人口进行查漏补种，为其中的 761 人分别接种了流脑、麻疹疫苗，接种率达 84.93%。学生计划免疫：接种各种疫苗 1 310 人，无接种不良反应发生。查漏补种（脊灰、流脑、乙脑、水痘、乙肝、麻风腮）90 人次。

八、科研工作

年内获得各类科研项目 113 项：其中主持国家级项目 16 项、省部级项目 14 项。对 48 项科研项目进行了中期或结题检查。“国人颅内动脉狭窄现状与支架成形术的关键技术和临床应用”获得中华医学科技奖二等奖，“出血性脑卒中规范化外科技术推广及其血肿扩大（HE）机制和临床预测研究”获得中华医学科技奖三等奖；“颅内动脉瘤的介入治疗”获得高校科技进步奖（推广类）二等奖。全年发表论文 468 篇，其中 SCI 收录论文 83 篇，核心期刊论文 385 篇。

神经外科举办“神经外科指南和规范推广学习班”“第十届全国神经外科大会”，来自国内外的近 2 500 位专家参会。神经内科举办“天坛国际脑血管病会议”“赛诺菲安万特-天坛卒中教育项目”“中国卒中中心建设项目”“全国言语障碍、吞咽困难培训班”“中国卒中中心建设项目培训班”“全国神经危重症管理培训班”等一系列学术会议，近 2 600 人参加了会议。麻醉科承办了“天坛国际神经外科麻醉论坛”“天坛神经外科麻醉高级培训班”和“头面部疼痛组织化医疗进展学习班”；妇产科举办了“天坛妇科内镜手把手学习班”。检验科举办了“体外诊断学进展与教学改革发展论坛”“首都医科大学第六期临床检验诊断实习带教教师培训班”；呼吸内科举办了“全国呼吸内镜介入技术学习班”；药剂科举办了“第六届临床药学实践与提高培训班”“北京中青年药师沙龙2011年度学术活动”；康复疼痛科举办了“第六届全国微创疼痛治疗进展研讨会”，这些学术会议进一步提高我院在国内外的影响力。

九、教学工作

本年正式获批急诊、全科医学和妇产科三个住院医师培训基地、并实现招生。在本科生教学上，获得华北地区临床技能比赛一等奖和第二届全国高等医学院校大学生临床技能比赛三等奖。在研究生教学上获2011年首医就业“先进集体”称号。在师资和教学发展上，王拥军同志获“北京市教学名师”称号；医学检验教研室被获批为首都医科大学校级优秀教学团队。本院有博士学位授权专业9个，博士生导师达30人；硕士学位授权专业17个，硕士生导师88人，在读博士生70人、硕士生159人。本科生115人，（其中五年制大学生71人、七年制44人）。组织、协办2011年度国家级继续医学教育项目学习班18个，市级继续医学教育项目学习班4个，区县级继续医学教育项目学习班8个。组织申报2012年国家级继续医学教育项目14个，市级继续医学教育项目5个，区县级继续医学教育项目17个。国家级继续医学教育备案项目10个、北京市级继续医学教育备案项目3个。全年接受全国各地来院进修人员267人（其中正高级职称8人、副高级职称53人，中级职称98人、初级职称94人、其他14人）。

十、信息化建设

所有病区完成了电子病历的上线，完成CA数字认证和签名前期准备工作。开通了22个病种的临床路径，包括临床路径系统与东软医嘱开立系统对接和临床路径模板维护。对门诊预约挂号系统进行了改造，实现了专家不点名挂号预约和各科专业组挂号预约；改造电话预约接口，与全市统一的114预约挂号平台对接；建设新的电脑分诊叫号系统，实现预约后立即预挂号，预约看诊当天无需取号直接等候电脑叫号就诊；实现了门诊医生工作站、住院医生工作站、预约窗口、电话预约等多种途径的预约挂号方式；住院预约采用了医生开立出院医嘱时自动强制预约。根据抗生素检查的7项主要指标，完成抗生素使用情况自动查询和统计报表，为科室分别设定考核指标，落实动态监测。启动护理电子病历，包括PC端及PDA端体征单、一般护理记录单、出入量表单、医嘱执行以及条码扫描、输液贴打印和危重护理记录单。

十一、学术交流

全年派出18批23人次分赴美国、加拿大、德国、法国、意大利、英国、日本等十多个国家和中国香港地区进行学术交流、培训考察。接待27位外国专家来院交流访问。举办了6次大型国际会议。引进国际合作项目8项。

十二、后勤保卫工作

年内完成3.0核磁装修、伽马刀室改造、放射楼改造等基建项目33项。开展院容院貌专项整治活动，清理违章建筑，针对重点部位进行重点排查，及时整改并确立长效机制。顺利完成住房补贴审核上报工作。自2007年12月提出增容改造申请，历时3年多的时间，2011年5月顺利启动电力增容一期改造工程，提高了我院用电安全的可靠性。

成立以保卫处、警务工作室民警、保安骨干为成员的清理整顿工作小组，将门、急诊地区列为重点治安防范区域，坚持对“三类人员”进行日常清理与集中清理。定期开展消防安全教育和消防演练活动，全年进行消防检查768次，共查出消防隐患146处，限期整改57处。

十三、新院筹建

年内完成环境影响评价、交通影响评价、可行性研究、节能专篇以及工艺流程设计的招投标工作，并完成环评、交评报告的撰写和审批。完成大市政方案综合工作；委托市政工程设计研究院完成道路工程方案设计工作；完成新院长期用电的方案报审和施工临时用电方案的审查工作。完成勘察的招投标工作，确定中标单位。2011 年 4 月取得《建设用地规划许可证》，并完成我院迁建工程项目规划及建筑设计方案的招投标工作，在中标方案的基础上经过认真研讨和反复论证，最终确定设计方案并取得北京市规划委员会的批复。目前已完成地上建筑物拆迁工作，进入渣土清运、树木及电线杆伐移、场地平整阶段。

（章兰云　编　宋茂民　审）

联系电话：（010）67098297
E-mail:ttyydas@ sohu. com

医院领导名单

院　长	王　晨	**党委书记**	宋茂民
副院长	宋茂民	**副 书 记**	姚铁男
	王拥军		
	张力伟		
	肖淑萍		
	周建新		

获奖科研成果（题录）

2011 年度获得中华医学科技奖二等奖

国人颅内动脉狭窄现状与支架成形术的关键技术和临床应用

2011 年度获得高校科技进步奖（推广类）二等奖

颅内动脉瘤的介入治疗

获奖科研成果（摘要）

国人颅内动脉狭窄现状与支架成形术的关键技术和临床应用

姜卫剑　黄家星　杜　彬　戴建平
高　峰　王浩中　梁惠康　董可辉
金　旻　徐晓彤　马　宁

脑卒中是我国首位死亡和致残原因，其中 80% 为缺血性脑卒中（ischemic stroke，IS）。脑供血动脉粥样硬化是 IS 的一个重要原因。本研究开始前，国外资料提示，脑供血动脉狭窄的分布存在着种族差异：欧美白种人以颅外颈动脉狭窄多见，而亚洲人、黑种人以颅内动脉狭窄（intracranial artery stenosis，ICAS）多见。然而，国人 ICAS 的真实情况并不清楚。揭示 ICAS 卒中现状和致病机制、探索有效的 ICAS 干预手段，对减低我国脑卒中发生率具有重大意义。

"国人颅内动脉狭窄现状与支架成形术的关键技术和临床应用"项目由首都医科大学附属北京天坛医院和香港中文大学威尔斯亲王医院联合完成，对国人 ICAS 及其卒中进行了深度系列研究。研究内容包括：①国人 ICAS 流行病学、致病机制和药物干预；②探索有效的 ICAS 干预手段-症状性 ICAS 支架成形术；③ICAS 专用支架研发。研究结果首次揭示了国人颅内动脉狭窄的现状：ICAS 是国人常见病，40 岁以上者的患病率为 6.9%，ICAS 是国人 IS 最主要原因，占 33%，是一个被严重低估的卒中原因；伴有微栓子清除能力受损的动脉-动脉栓塞是国人 ICAS 卒中的主要致病机制；尽管采取了控制危险因素和抗栓治疗措施，症状性

ICAS患者的预后仍然不佳，第1年卒中率为17.1%，死亡率为11.1%。基于这些严峻现实，为探索新的干预和治疗方法，我们又进行了“颅内动脉狭窄支架成形术研究”，该研究是“十五”国家科技攻关计划经费资助项目，2006年底经过专家组评审通过了卫生部验收。该研究应用创新性的关键技术、发明和重要发现，攻克了颅内动脉狭窄支架术的技术难题，使这项难度大和风险高的手术成为安全和可行的手术。我们的支架放置成功率为92.3%，围术期卒中和死亡率为4.5%（死亡率为0.9%），手术改善了症状性ICAS患者的预后，第1年卒中率下降到7.2%，明显低于单纯接受药物治疗者的17.1%；本研究研发了国际上第一个ICAS专用支架系统——Apollo支架系统，获得国家实用新型专利，于2004年底通过国家食品药品管理监督局批准上市；并在国际上创造性进行了ICAS造影分型（LMA分型），以指导个体化ICAS支架成形术，该分型已得到国际公认。

本项目有54篇论文发表在国际期刊上，累计影响因子247.7分，被国际期刊引用733次。3项研究成果被美国卒中协会（ASA）列为年度（2004、2006和2007年度）世界神经介入进展之一。《Lancet Neurology》对我们解密ICAS是亚洲人卒中的主要原因给予了高度评价。项目成果通过多种会议、培训课程等途径进行了推广。目前，全国已有近100家的3级甲等医院能够开展ICAS支架成形术。

本研究首次揭示国人颅内动脉狭窄的患病率、分布特征、发病机制及治疗现状，为我国脑血管防治工作提供了可靠依据；研究成果显示颅内支架成形术治疗改善了症状性颅内动脉狭窄患者的预后，第1年卒中率下降到7.2%，明显低于单纯接受药物治疗者的17.1%，减轻了家庭与社会的巨大负担，带来了直接的经济和社会效益；国产颅内专用支架系统的研发使我国摆脱了长期以来神经介入治疗器材依赖进口的尴尬局面，对降低医疗费用，节约医疗卫生资源，增强我国脑血管防治工作者的信心具有重要意义。

本项目获中华医学科技奖二等奖。

颅内动脉瘤的介入治疗

李佑祥　杨新健　江裕华　姜除寒
张静波　吴中学　吕　明　贺红卫
姜　鹏　刘爱华　穆士卿　吕宪利
刘　杰　白　晋

颅内动脉瘤是指脑动脉血管壁的异常膨出部分，是引起自发性蛛网膜下腔出血的最常见原因。其病因尚不甚清楚，但以先天性动脉瘤占大部分，任何年龄均可发病，多发于40～60岁。未破裂的颅内动脉瘤是人体内的不定时炸弹，即使没有破裂出血，其占位效应也可能引起严重的后果。颅内动脉瘤的介入治疗属于微创治疗，该研究属于医疗卫生领域的研究。

本研究项目的主要技术内容包括：

1. 颅内动脉瘤蛛网膜下腔出血后的早期干预　颅内动脉瘤破裂出血后可能在短期内再次破裂出血导致患者残疾或死亡，出血还有可能加重脑血管痉挛，导致缺血症状。介入治疗创伤小，无明确的时间限制，不受动脉瘤大小、位置、患者年龄、术前状况等制约开颅手术因素的影响，可以早期施行介入治疗，这样不仅可以有效防止破裂动脉瘤再次破裂出血，而且能够缓解脑血管痉挛所致的迟发性脑缺血症。

2. 临床应用推广颅内动脉瘤介入治疗新技术　可脱球囊载瘤动脉闭塞术、再塑型技术栓塞颅内动脉瘤、双微导管技术、覆膜支架技术、支架辅助弹簧圈介入栓塞颅内动脉瘤等新技术的临床推广应用提高了颅内动脉瘤介入治疗的疗效，同时扩大了颅内动脉瘤治疗的适应证。

3. 未破裂颅内动脉瘤介入治疗策略的实施　结合国际大宗病例研究结果与我们进行的未破裂颅内动脉瘤的随访研究资料，我们发现：动脉瘤的体积、位置以及形状是否规则、有无家族史、是否为多发、近期生长速度等都是颅内动脉瘤是否会破裂出血的影响因素，此外，高龄、高血压、吸烟、女性患者也是动脉瘤易破裂的影响因素，具有这些危险因素的动脉瘤患者需要优先干预！而对于没有这些危险因素的未破裂颅内动脉瘤患者则进行个体化分析，权衡“危险-效益比”来选择最佳的治疗策略。

颅内动脉瘤介入治疗研究解决的主要技术问题包括使动脉瘤的外科治疗从巨创转为微创；扩大了颅内动脉瘤治疗的适应证；使临床上对动脉瘤蛛网膜下腔出血的早期干预成为可能。颅内动脉瘤介入治疗新技术的应用、出血性动脉瘤早期诊疗流程的建立等技术创新对围手术期颅内动脉瘤的综合治疗、规范化流程的建立、颅内动脉瘤介入治疗技术的推广和促进颅内动脉瘤治疗技术的发展具有重要意义，具有明显的社会效益和经济效益。

本项目获高校科技进步奖（推广类）二等奖。

神经科学研究所

（北京市东城区天坛西里6号，100050）

工作概况

一、科研工作

2011年获得各类科研项目26项，包括国家科技支撑计划项目1项（获资助2 000万元）、国家自然科学基金7项、北京市自然基金5项、市科技新星计划1项、市卫生系统高层次人才学科骨干3项、首都重大疾病推广专项1项、市科委“双十”项目1项、市委组织部优秀人才3项。

目前在研项目60项，其中国家级项目14项，国际合作2项，部市级项目32项，局级及横向合作课题12项。共有11项科研项目进行了结题。

全年发表学术论文64篇，其中国外期刊27篇，SCI收录24篇。出版著作2部；参编著作5部。

获得国家级专利3项。

“颅内动脉瘤的介入治疗”获得教育部高等学校科学技术进步奖二等奖。

二、教学工作

1. 研究生工作　目前共有研究生导师21人，其中博导10人，硕导11人。新招收博士生9人，硕士生14人；在读研究生共60人，其中博士生24人，硕士生36人；另有同等学力博士6人。毕业博士生8人，硕士生12人（其中1人为同等学力）。

2. 博士后工作　在站博士后工作人员1人。出站1人。

3. 继续教育工作　共举办了Ⅰ类继续教育项目10项，其中国家级项目6项，北京市级项目4项，培训学员总人数超过2 500人；举办Ⅱ类区县级项目2项，Ⅱ类继续教育讲座共计21次。申报2012年度国家级项目5项，备案2011年度国家级项目1项；申报2012年度北京市级项目1项，备案2011年度北京市级项目4项；申报2012年度区县级项目3项。我所共有142名专业技术人员参加继续医学教育，均已达标，达标率100%。

4. 北京神经外科学院　毕业2006级五年制6人和2010级一年制学员18人。招收了第八批学员，其中五年制学员6名、一年制学员21名。为纪念中国共产党成立90周年，学院党支部举办了丰富多彩的活动。

三、医疗及实验室工作

一年来，临床科室坚决贯彻落实“以患者为中心”的精神，努力提高医疗和服务质量。截止到11月底，神经影像室、伽玛刀治疗室，电生理室、神经介入室共检查治疗病人14.84万余人次。神经影像中心全年检查人次13.22万。伽玛刀治疗中心治疗病人993例，通过复诊3 000余例病人，安装了医科达新一代伽玛刀Perfexion，对病人更安全、准确，工作人员操作起来更加人性化。于2011年11月9日在研究所举行了启动仪式。神经电生理完成各类病人检查11 153人次。神经介入室收治人数1 100，完成手术938例。神经病理室、超微病理室全年共发出病理诊断报告近7 990例，免疫组织化学染色 20 865 余片，制作半薄及超薄切片 4 100张，冷冻快速诊断报告近 1 500 例，分子病理报告 150 余例，对外会诊 350 余例。本年度研究所花费 1 300 余万元购置科研设备，包括激光共聚焦显微镜、基因组扫描系统、高内涵系统平台、荧光差异显示双向电泳专用图像获取设备、实时荧光定量 PCR 仪、飞行质谱等一批先进的仪器设备。购置了小动物核磁，现正在安装调试中，为科研工作提供了很好的硬件基础。神经药物研究室完成局灶性脑缺血模型和闭合性脑损伤动物模型 345 只。颅脑创伤室成功建立大型动物（狗）的硬膜外球囊压迫模型 10 只、大鼠的液压打击损伤模型 120 只，还设计制作了基于磁共振图像的脑脊液循环动力学的计算机模型，可用于分析脑积水的发病机制。脑肿瘤研究室完成手术 150 余例。动物实验室对外开放，资源共享，全年共使用实验动物 2047 只。损伤修复室做实验用大鼠 342 只；电镜标本 103 块。病理生理研究室开展的实验，一部分为应用细胞系（BT325 胶质瘤细胞，MMQ 垂体瘤细胞）及培养星形胶质细胞（用新生大鼠 50 只），另一部分为临床手术标本（颞叶癫痫、胶质瘤、垂体瘤）。细胞生物研究室制备垂体瘤标本 155 例，培养细胞 200 瓶，动物实验 42 只；内镜手术 480 余例。神经干细胞室进行动物实验 200 余次，做实验动物 300 余只；进行细胞实验 150 余次，培养细胞 100 余瓶。功能神经室手术 344 例，开展了国产脑深部电刺激 PINS 系统临床实验，完成 39 例帕金森患者植入，效果良好。与清华大学合作开展双侧可充电式国产脑起搏器研发，目前基础实验已经结束，效果良好，无严重并发症，准备进入临床试验。

四、学术交流

举办国际会议 1 次；全国性学术研讨会 7 次；各类专业技术培训班 7 次；新知识、新设备专业技术讲座 8 次，神经内镜基地培训班 4 期。累计参加人员 11 000 人次。

参加国际会议并做大会发言 14 人次；参加国内学术会议 150 人次；邀请外宾来华讲课 6 人。

脑血管病防治工作方面，全国脑防办与流行病室合作，2011 年获得批准国家“十二五”支撑计划项目“全国脑血管病流行病学专项调查、示范社区高危人群早期筛查干预技术及临床研究公共平台建立研究”课题，研究涵盖全国 80 万人群脑卒中的流行病学调查；社区高危人群有效筛查技术和干预技术的评估应用；临床公共平台的建立三大部分，研究意义重大。定期举办各类培训班、学术交流及时掌握了解国内外脑血管病防治研究现状及最新动向，指导和推动我国的脑血管病防治研究事业快速向前发展。另外，为了增强国民对脑卒中的早防、早诊、早治意识，全国脑防办在全国范围内大力开展各种脑卒中科普宣传教育活动。承办的 2011 年“世界卒中日”主题宣传教育日活动，编印了脑血管病防治知识科普手册《打开脑卒中防治知识之门》40 000 册，以邮寄方式提供给全国 30 个省 69 家医院。活动当日在北京活动现场发放 1 500 余册。

《中华神经外科杂志》按时出版 12 期，刊登文章 400 多篇，发行 8 万余册，各项学术指标连续 3 年递增，在 10 余种神经外科专业杂志中排名第一，在百余种中华系列杂志中排名第十二位。

五、其他工作

1. 研究所在市科委汇报“2011 年公益院所改革与发展”情况评比中取得一类（优秀）院所成绩。

2. 承担了中国科协“老科学家学术成长资料采集工程项目”，以所长王忠诚院士的学术成长经历为中心和主线，进行立体的、全方位的资料采集，包括实物资料收集、音频视频整理和访谈、资料编目、撰写项目报告等工作。

3. 研究所开展了多项庆祝建党 90 周年纪念活动，带领全体党员赴延安革命纪念馆参观学习。

4. 财务室以科学发展观为指导思想，严格落实各项财务制度，为科研工作提供高效、周到的财务服务，为研究所的可持续发展提供了强有力的财务支持。

（王灵枢　编　张亚卓　程小燕　审）

联系电话：(010) 67096783
E-mail: wls_jj@163.com

研究所领导名单

所　长　　王忠诚　　院士

副所长　　吴中学　　教授　　张亚卓　　教授

获奖科研成果（题录）

教育部高等学校科学技术进步奖二等奖

颅内动脉瘤的介入治疗

黑龙江分院（哈尔滨医科大学）

（黑龙江省哈尔滨市南岗区保健路157号，150081）

工作概况

一、科研工作

2011年，在学校党政班子的正确领导和关怀下，全校科研工作在广大科研工作者和科研管理人员的共同努力下，我校的科研工作取得了突飞猛进的发展。本年度我校在国家自然科学基金工作方面取得了“三个突破”，获资助项目达157项首次突破百项；首次获得创新研究群体项目、重大研究计划（培养项目），获资助重点项目3项药理学科获国家科研创新团队，外科学获教育部科技创新团队；获资助金额突破7 000万，在国家自然科学基金委资助排名进入了前50名。2011年，我校共发表论文2 256篇，其中，SCI 645篇，科技论著139部。

（一）科研课题

全年共获得各级科研课题1 122项，共获批准经费13 958.43万元。其中，国家自然科学基金项目157项；科技部项目17项；卫生部项目8项；教育部项35项；其他部委科技项目2项；中国博士后科学基金项目37项；省级课题231项；省杰青2项；省自然基金114项；省博士后资助基金项目115项；省教育厅项目213项；省卫生厅项目221项；哈尔滨市级科学研究基金项目项48项；国际合作科技项目4项。

（二）科研成果

获得教育部高等学校科学技术奖进步奖二等奖1项。获得中华医学会科技奖三等奖1项。获得黑龙江省科学技术奖33项，其中一等奖2项、二等奖24项、三等奖7项。获得省卫生科技进步奖35项，一等奖18项，二等奖12项，三等奖5项。获得省高校科技奖17项，一等奖8项，二等奖5项，三等奖4项。

（三）其他工作

2011年我校加强了博士后出入站的管理制度和中期考核，博士后进站106人，出站77人。共获博士后基金152项，其中：中国博士后基金特别资助8项，一等1项，二等28项以及省级资助115项。

2011年10月1日起，我校由省教育厅下拨和学校配套的重点实验室经费由学校统一管理，共接收经费总额为3 133.3422万元。

2011年我校相继获批与成立的机构：“心血管药物研究教育部重点实验室”正式在我校挂牌成立，实验室主任杨宝峰院士；“寒地心脑血管疾病药物研发国家地方联合工程实验室”获批建设；“人体自身免疫病防控工程研究中心”“口腔用生物医学材料工程研究中心”获得省发改委批准建设。

8月12日，在省科技厅的积极倡导推动下，黑龙江省医学科学院、哈尔滨医科大学入驻哈尔滨利民生物医药产业园区在利民开发区CBD大厦正式签约。并共同筹建哈尔滨利民生物医药科技研发中心，研发中心以孵化中小研发项目创业企业为主，具有生命医药领域创新服务、科技成果转化、企业孵化、创新人才培养四大功能。研发中心占地面积 7 万平方米，建筑面积 5.7 万平方米，预计投资 3.5 亿人民币。

10 月 8 日，东北转化医学发展战略论坛暨生物医药院士工作站奠基仪式在哈尔滨利民经济技术开发区生物医药产业园隆重举行。这标志着以中国工程院、哈尔滨医科大学为依托、哈尔滨利民经济开发区医药企业为经济主体的“产学研”联合的助推经济模式正式启动。

全年共组织学术活动百余场（次），邀请国内外知名专家学者近 500 人次作学术报告，全校 3 万余师生参与。

中国地方病控制中心协助卫生部圆满完成国家“十一五”地方病防治规划任务，并协助国家制定了国家“十二五”地方病防治规划。孙殿军教授当选为《中国地方病学杂志》总编，申红梅教授当选为中华医学地方病学分会青年委员会主任委员。

二、教学工作

2011 年我校圆满地完成了学科建设、本科教学管理、学籍管理、专业建设、教学改革、招生、电化教学及教学保障等工作。我校 35 个省重点学科（群）通过“十一五”省评估验收，获“十二五”省重点学科群 1 个、省一级重点学科 10 个。获国家临床重点专科建设项目 9 个，药学、生物医学工程、公共管理、护理学 4 个学科增列为博士学位授权一级学科点。申报“535”工程学科 6 个，资助梯队 2 个，新建梯队 2 个。获得国家教学名师 1 人，省教学名师 2 人，省教学新秀 1 人，校教学新秀 11 人。举办了 2011 年学校教师岗前培训班。组织 531 名培训教师的报名、培训管理和校内培训等工作。举办我校双语教学竞赛，大赛一等奖 1 名，二等奖 2 名，三等奖 3 名，优秀奖 8 名，最佳组织单位奖 5 名。举办了 2 期教师英语口语提高班和 1 期多媒体技术培训班。利用“211 工程”师资培训专项经费，选派 15 名骨干教师赴国内外学习进修。组织申报了国内访问学者项目。向国内一流大学和学科选派了 2 名教师进行学习交流，接收了国内高校 2 名教师访学。

2011 年普通教育计划招生 1 590 人，其中重点本科批次计划招生 1 320 人，中外合作办学批次计划招生 270 人；省内计划招生 840 人，省外计划招生 750 人。2011 年录取统招硕士研究生 1 295 名，统招博士研究生 227 名，在职申请临床医学博士专业学位研究生 55 名。推荐 105 名优秀应届本科生免试攻读 2011 年硕士学位研究生。推荐 37 名 2007 级基础医学专业 13 名、临床医学专业 24 名免试攻读博士研究生。

2011 年 7 月经我校学位委员会表决，授予 133 名博士生博士学位，24 名八年制本硕博连读博士生学士学位和博士学位，988 名硕士生学位，64 名七年制本硕连读硕士生学士学位和硕士学位，1 468 名五年制本科生学士学位，380 名成人教育本科生学位。

2011 年，我校新聘龙江学者特聘教授 5 名。获批“千人计划”配套工程一项并落实完成；获批留学回国人员科技活动择优资助项目国家级 2 项、省级 4 项。23 人荣获黑龙江省卫生系统有突出贡献中青年专家。2011 年引进周春水等留学归国人员 10 名。

2011 年获得卫生部规划教材主编 5 部，副主编 8 部。杨宝峰教授获第六届国家教学名师奖，中共黑龙江省委授予于维汉同志“全省优秀共产党员”称号，作出“在全省开展向于维汉同志学习活动的决定”。我校第三次被授予全国文明单位称号。

三、医疗工作

2011 年全校获得“黑龙江省医疗新技术应用奖”共 198 项，其中一等奖 72 项、二等奖 95 项、三等奖 31 项。

2011 年我校附属一院心血管内科、血液内科、神经外科、心脏大血管外科、神经病科、中西医结合肿瘤科，附属二院的心血管内科、心脏大血管外科、地方病科等9个列为国家临床重点专科建设项目。

张亭栋教授荣获葛兰素史克（GSK）中国研发中心生命科学杰出成就奖，傅世英教授获中国心律学会终身成就奖，王迺谦教授获中国杰出口腔医师奖，徐秀玉教授荣获全国妇联巾帼文明示范岗标兵称号。

四、国际交流工作

全年招收来自11个国家共计65名留学生，其中本科学位生26名，硕士研究生3名，博士研究生2名，短期留学生34名。我校第一名外籍硕士研究生完成学业，顺利通过毕业答辩获得毕业证书和学位证书。

与韩国首尔大学医学院和墨尔本大学医学院、口腔学院等世界著名大学建立友好合作关系，相关附属单位已开展项目合作；与日本富山大学签订了友好合作协议，为双方人才培养与教师进修搭建了平台；3～6月研究生院分别完成了日本冈山大学2名硕士研究生选拔和加拿大卡尔加里大学的联合培养博士研究生的选拔工作。

派出523团组、540人次前往美国、加拿大等33个国家进行讲学、培训、研修、访问，接待来自美国、加拿大等11个国家和香港地区国家的106团组、241人次来我校讲学、访问、参加学术会议。

聘请美国UMKC大学应用语言学院教授来校举办为期1个月的“第三期英文口语和写作高级培训班”。我校11名青年教师和研究生获得教育部国家留学基金出国留学的资助资格。聘任来自日本东京大学、美国田纳西大学等世界名校的29名学者为我校的名誉教授（2名）、顾问教授（2名）、客座教授（17名）和海外博士生导师（8名）。

（宋文婷　编　杨宝峰　审）

联系电话：(0451) 86664142
E-mail:swt960@126.com

分院各所、室领导名单

行政领导名单

院长	杨宝峰	教授	副院长	申宝忠	教授
				张文武	研究员
			办公室主任	史文彦	研究员

黑龙江省基础医学研究所

副所长	高　旭	教授			
	王　玲	教授			

黑龙江省克山病研究所

所长	王　铜	研究员	副所长	傅松波	研究员
				孙树秋	研究员

黑龙江省大骨节病研究所

名誉所长	杨建白	研究员	副所长	刘运起	研究员
				于钧副	研究员
				刘　辉	助理研究员

黑龙江省地氟病研究所

名誉所长	孙殿军	研究员	副所长、书记	王丽华	研究员
所长	高彦辉	研究员	副所长	于光前	研究员
办公室主任	石玉霞	副研究员			

黑龙江省碘缺乏病研究所

所长	刘守军	研究员	副所长	苏晓辉	研究员

黑龙江省肿瘤防治研究所

所长	庞　达	研究员	副所长	徐向英	主任医师
				张艳桥	主任医师

黑龙江省视光学中心

主任	胡　琦	主任医师

黑龙江省肝脾外科中心

主任	姜洪池	教授

黑龙江省遗传医学中心

主任	傅松滨	教授

黑龙江省医学情报研究所（黑龙江省医学文献信息中心）

所长 曲章义 教授

心血管疾病研究所

名誉所长 付世英 教授
所长 李为民 教授

临床药学与药物研究所

所长 朱大岭 教授 副所长 张志仁 教授
杜智敏 教授
吴琳华 教授

干细胞与生殖医学研究所

所长 周　晋 教授

神经外科研究所

所长 赵世光 教授

心血管外科研究所

所长 李仁科 教授

精神卫生研究所

所长 胡　建 教授

口腔医学研究所

所长 王廼谦 教授

眼科研究所

所长 崔　浩 教授

医学影像研究所

所长 申宝忠 教授

大肠癌研究所

所长 王锡山 教授

生物制药研究所

所长 朱大岭 教授

医学伦理学研究所

所长 尹　梅 教授

肾脏疾病研究所

所长 焦军东 教授

组织工程与发育生物学研究室

主任 金连弘 教授

仪器中心实验室

主任	金晓明	教授

党政领导名录

党委书记	田文媛
校长、党委副书记	杨宝峰
地方病控制中心主任	孙殿军
党委副书记	曹景文
副校长	曹德品
副校长	傅松滨
副校长	刘文川
工会主席	李兰芝
党委副书记	赵炜明
纪委书记	马宏坤
副校长	袁重胜

中国疾病预防控制中心地方病控制中心领导名单

党委书记	杨宝峰
主任、党委副书记	孙殿军
副主任	徐秀玉
副主任	周　晋

获奖科研成果（题录）

教育部科技进步奖二等奖

超声对乳腺肿瘤良恶性鉴别——CAD 系统的创建与应用
胶质瘤化疗、放疗及其增敏研究

省自然科学一等奖

生命早期营养对成年肥胖的影响及分子机制研究

省自然科学二等奖

重症肌无力发病机制及治疗的实验研究
中国东北地区人群起源迁移及遗传多样性研究
恶性脑胶质瘤细胞 PDGFR/EGFR 信号转导通路上抗肿瘤靶点的作用及相互作用
大鼠心肌多胺代谢规律和双刃剑作用机制的研究
茯苓酸诱导鼠心脏移植后免疫耐受及其机制研究
MMPs 基因家族沉默抑制喉癌侵袭的研究
锂盐及丙戊酸治疗 hSOD1 转基因鼠肌萎缩侧索硬化的实验研究
沙门菌：致病性演化的遗传学基础
高同型半胱氨酸诱发心血管疾病的新机制-离子通道失衡

省自然科学三等奖

槲寄生黄酮苷心肌保护作用及其机制研究

省科学技术进步一等奖

亚砷酸抗白血病靶点的新发现与给药方法创新

省科技进步奖二等奖

视网膜色素变性基因定位检测及病前诊断研究
超声对乳腺肿瘤良恶性鉴别——CAD 系统的创建与应用
哮喘中 IL-13 基因突变位点及突变后信号转导途径的研究
超声微泡破裂介导自体细胞联合移植治疗冠心病心力衰竭

Ⅱ型肝素诱导的血小板减少症的临床与基础研究
血小板衍生生长因子调节人肝星状细胞基因的研究
大动脉型脑缺血的手术及介入治疗
蛛网膜下腔出血性脑血管痉挛治疗策略和预后相关因素分析
TIMP-3 基因增强细胞移植对终末期心脏病治疗作用的研究
分娩方式对新生儿部分免疫功能的影响
Smad4 基因介导的 TGF-β 信号与口腔鳞癌关系的研究
非小细胞肺癌 18F-FDG、18F-FLT PET/CT 分子显像及其与病理、分子生物学表达的相关性研究
胃癌演进过程中分子生物学变化规律及临床意义
超声微泡爆破技术增强 pDNA 在 CNS 的转染及可控因素研究

省科技进步奖三等奖

挥发性有机标志物与围手术期肝功能相关关系
不对称二甲基精氨酸在心房颤动发病机制中作用的研究
正常体重代谢性肥胖者血浆肥胖抑素水平及与胰岛素抵抗的关系
选择性出入肝血流阻断术（区域性）在巨大肝脏手术中的应用研究
大鼠脑损伤后神经保护作用研究
抑癌基因 ING4 调控肺腺癌细胞增殖及凋亡的研究

获奖科研成果（摘要）

锂盐及丙戊酸治疗 hSOD1 转基因鼠肌萎缩侧索硬化的实验研究

丰宏林　任　明　张　隽　马传花　孙爱国

肌萎缩侧索硬化（ALS）是一种选择性侵犯上下运动神经元的进行性致死性神经系统恶性疾病，目前无有效治疗方法。我们前期研究发现，锂盐和丙戊酸对神经元具有保护作用，锂盐和丙戊酸能拮抗兴奋性氨基酸毒性、下调促凋亡基因 p53 及 Bax 的表达、上调拮抗凋亡的 Bcl-2 基因表达以及上调脑源性神经营养因子和热休克蛋白 70 的表达，该研究 2004 年发表在 J Neurochem（SCI 收录，影响因子 4.4），已被引用 100 余次。基于上述机制我们研究发现锂盐能够推迟 hSOD1G93A 转基因 ALS 小鼠的发病时间，减轻动物运动障碍的程度，主要作用位点在 GSK-3β。丙戊酸能够延长 ALS 小鼠的生存时间，且明显改善小鼠肌无力的症状，其作用位点与抑制 HDAC 酶活性有关。其中锂盐加丙戊酸联合应用效果更佳。由于本项目在国际上首次提出联合应用锂盐及丙戊酸治疗 ALS 作用更佳的新观点，2008 年被美国 NEUROSCIENCE（SCI 收录，影响因子 3.5）以快速报告的形式发表在当期杂志的第一篇论著，且不到两年时间就被欧美学者引用 30 余次，本项目提出了锂盐及丙戊酸药物应用范围扩展为治疗 ALS 疾病的新观点，发现了 ALS 的治疗新途径。

正常体重代谢性肥胖者血浆肥胖抑素水平及与胰岛素抵抗的关系

匡洪宇　高昕媛　刘晓民　邹　伟　江　红

本研究为国内首创，通过测定 MONW 个体血糖、血清胰岛素、血压、血脂谱，探讨 MONW 正常糖耐量个体血浆 obestatin 水平及胃黏膜 obestatin 表达量与 BMI 和腰围的关系及与胰岛素抵抗的联系，为解决肥胖——内分泌代谢学科难题提供了新思路、新手段，对 obestatin 的深入研究，将有利于对腹型肥胖人群采取可能的早期干预，避免代谢综合征等疾病的发生，延长人类寿命。

本研究通过检测 MONW 个体血糖、血清胰岛素、血压、血脂谱，研究 MONW 正常糖耐量个体空腹血浆 obestatin 水平、与 BMI 和 VFA 的关系及与胰岛素抵抗的联系，分析其在 MONW 代谢紊乱中的作用。

本项目研究结果、结论：

1. 在国内外首次针对 MONW 个体血浆 obestatin 水平进行研究，血浆 obestatin 水平与腰围呈负相关，提示 obestatin 与脂肪分布及腹型肥胖的发生有关。

2. 在国内外首次针对人体胃黏膜 obestatin 表达进行研究，MONW 组的胃黏膜表达量明显降低，与腰围呈负相关，提示胃黏膜 obestatin 表达量与脂肪分布及腹型肥胖的发生有关。且胃体黏膜 obestatin 表达的改变可影响血清 obestatin 水平。

3. 我们的研究提示其可能参与 MONW 个体胰岛素抵抗的发生。这些结论国内外均未见报道。MONW 组的 HOMA-IR 高于对照组，血浆及胃黏膜 obestatin 水平与 HOMA-IR 成负相关，提示 obestatin 可能参与了 MONW 个体能量平衡、体脂分布的调节及胰岛素抵抗的发生。

挥发性有机标志物与围手术期肝功能相关关系

李恩有　许国旺　石景辉　李　鹏　王常松

本项目通过检测代谢产物的另一重要途

径——呼吸气的成分分析来了解其与器官功能的相关性，为疾病的诊断开辟了一条新途径。将分析化学的最新技术用于呼吸气复杂体系分离分析。为这些分离分析技术开辟了新的应用领域，同时也为解决呼吸气成分及其变化这样的临床化学难题提供了新的技术平台。在国内，首次利用固相微萃取气相色谱质谱技术建立了适合围术期麻醉过程中呼出气的采集及分析的方法。确立了在肝缺血-再灌注损伤中，呼出气戊烷可以早期、连续的反映肝脏脂质过氧化损伤；同时也观察到丙泊酚对肝缺血-再灌注损伤具有保护作用。确定了接受静脉麻醉药物丙泊酚及镇痛药物芬太尼的患者呼出气中可以检测到丙泊酚及芬太尼，且呼出气中的浓度与血中浓度具有相关性。

茯苓酸抗鼠心脏移植后急性期排斥反应及其机制研究

刘宏宇 张学峰 张 帆 刘宗泓 张国伟

同种异体器官移植现已取得实质性进展，但完全实现移植免疫耐受仍是一个难题。器官移植患者仍需长期使用抗排斥反应药物，如 CsA、甲强龙、硫唑嘌呤等，这些药物有较强的副作用，且价格不菲。因此寻找一种副作用小、价格低廉的抗排斥反应药物对于器官移植工作的开展有着重要的意义。

本实验第一次用中药茯苓单一活性成分——茯苓酸作为核心药物抑制免疫排斥反应，诱导移植免疫耐受，并研究了其作用机制。实验内容主要包括以下 4 个方面：①从中药茯苓中提取茯苓粗提取物，进一步提取茯苓酸；②建立大鼠同种异体异位心脏移植模型；③给建立好的模型用不同剂量茯苓酸予以灌胃；④检测茯苓酸的药理学作用。

本研究发现了一种生物活性成分新的药理学作用，其作用机制与传统的 CsA 和 FK506 等药物的作用机制完全不同。后者作用于 CD4+T 细胞相关的靶点，本活性成分则以 CD8+T 细胞为靶点，对 CD4+T 细胞无明显作用。本研究第一次使用从中草药茯苓中提取的化合物茯苓酸进行抗器官移植后急性期排斥反应的药理学研究。开辟了茯苓酸一个新的药理学研究方向。

目前国内外对茯苓酸的药理学研究主要集中于抗肿瘤，调节血糖、血脂方面。而茯苓酸同时具有抗器官移植后急性期排斥反应的药理学作用。10mg/(kg · d) 茯苓酸抗排斥反应疗效略低于 5mg/(kg · d) 的 CsA。茯苓酸特异降低了外周血 CD8+淋巴细胞数量百分比。对外周血 CD4+淋巴细胞未见药理学作用。茯苓酸稳定线粒体跨膜电位，保护细胞的能量代谢，降低凋亡百分比。

本研究从中药中开发新型免疫调节剂，可以充分发挥我国中药资源丰富的优势，缩短我国在此领域与国际间的差距。为寻找一种价格低廉、副作用较小的抗排斥反应新药作了重要的基础工作，具有重要的理论和实际意义。

不对称二甲基精氨酸在心房颤动发病机制中作用的研究

曲秀芬 宋 颖 郭 晖 于彦伟 冯 薇

心房颤动（房颤）是临床最常见的心律失常之一。房颤的发病机制尚未明确，许多证据表明房颤的发生过程中存在炎症和氧化应激，提示炎症和氧化应激可能在心房颤动的发生和维持中起着一定作用。

ADMA 是一种内源性的 NOS 抑制剂，可与 L-精氨酸竞争性结合 NOS 的活性部位从而减少，因而，ADMA 被认为是新的心血管系统疾病的危险因子。

本课题首次在动物模型基础上进行

ADMA 与房颤关系的研究，首次探讨房颤中ADMA 水平变化的机制。发现房颤犬中ADMA 水平与炎症及氧化应激反应正相关，提示 ADMA 可能是通过炎症或氧化应激途径在房颤的发病机制中发挥作用；同时，该研究证实，蛋白质精氨酸甲基化转移酶（PRMT）表达增加及二甲基精氨酸二甲基氨基水解酶（DDAH）活性下降是房颤犬中ADMA 水平升高的主要机制。

本研究通过探讨房颤中 ADMA 升高的机制及 ADMA 参与房颤发生的途径，可以为房颤发病机制的研究提供新的研究方向，并为临床房颤患者的防治提供潜在的新的药物作用靶点，且有助于推动新型抗心律失常药物的研发，以期防止或减缓房颤的发生和发展，提高人们的生活质量，节约医疗资源，具有重大的社会效益。

本课题已经发表相关论文 12 篇，其中 SCI 收录 6 篇，国家级核心期刊 6 篇。

其中 SCI 收录的文章有 3 篇共被引用 6 次。

超声微泡爆破技术增强 pDNA 在 CNS 的转染及可控因素研究

吴长君　王俊峰　郑　森　刘春波　初银珠

脑胶质瘤作为神经系统最常见的肿瘤，一直是神经外科领域所面临的重大治疗难题。目前，治疗胶质瘤的方法包括传统的手术、放疗、化疗和新近发展起来的免疫、基因等疗法对脑胶质瘤均有一定疗效，但又存在各种不足。超声联合微泡介导基因转染作为一种新型的非病毒基因递送方法，成为近年来的研究热点。声致孔效应可在超声辐照导致微泡击破的情况下被增强。在超声辐照下，磷脂外膜包裹的微泡破裂，使细胞表面产生一过性的小孔，增加了细胞膜的通透性。在适当的条件下，大分子物质可经由这些小孔进入细胞，而不导致细胞损伤。本研究应用超声联合声诺维微泡的方法，对绿色荧光蛋白在鼠胶质瘤细胞 C6 中的转染效率和安全性进行评估，旨在位临床提供安全、有效的非病毒基因转染方法。以不同辐照时间及不同声强辐照 C6 细胞，分析转染效率及细胞活率进行参数优化；声诺维微泡制备后与质粒 DNA 混合，接受不同条件的超声辐照，流式细胞仪、激光共聚焦显微镜分析转染效率，胎盘蓝染色法测定细胞活率。研究发现，当声强固定时，转染效率随辐照时间增加而增高，细胞活率随之减低，而当辐照时间固定时，转染效率随声强增加而增加，细胞活率随之减低；在无超声辐照时，pEGFP-N1 在 C6 细胞中无明显表达，超声辐照后，表达量增多，超声联合微泡辐照后，EGFP 表达显著增多（$P<0.01$）。各组间细胞活性无明显差异（$P>0.05$）。

蛛网膜下腔出血性脑血管痉挛治疗策略和预后相关因素分析

赵世光　戚秋藤　郑秉杰　张　健　高　成

动脉瘤性蛛网膜下腔（SAH）出血是目前临床脑血管疾病中死亡率最高的疾病之一，尤其在我国东北地区，更是疾病的高发区，病人首次出血死亡率高达 25%～30%，二次出血后病人死亡率更是达到 50% 以上。虽然历经数十年的研究，病人的临床预后并没有得到明显的改善。

本课题建立了不同种属多种形式的 SAH 动物模型、阐述 SAH 后复杂的血管痉挛的机制等基础研究，在此基础上，我们应用多种药物，包括中药等我国特有的祖国医学资源，对实验性 SAH 性血管痉挛进行治疗，为临床开发治疗血管痉挛的新药提供坚实的理论依据，同时通过基因筛选的方法发现了动脉瘤形成过程中起关键作用的基因，从而为临床根本防止动脉瘤的发生提供了理论依据。进一步将基础研究向临床转化，本课题总结了大宗临床病例首次发现在高级别的SAH病人中，低钠血症是引起脑梗死的重要因素，为临床治疗此类疾病提出了新的理论依据，从而改善临床患者的预后。

国内及省内多家医疗单位受该项目研究成果启发和指导，对其SAH患者进行针对性治疗，并为病人制定了合理的治疗方案，降低疾病的致死率和致残率，提高了患者的生活质量，具有很好的社会效益。

本研究共发表SCI论文9篇，最高影响因子杂志Stroke，IF 7.041，合计影响因子IF 33.023。

胶质瘤化疗、放疗及其增敏研究

赵世光 刘耀华 邹慧超 李呼伦 张 健

胶质瘤是中枢神经系统中最常见的一种肿瘤，它具有恶性级别进行性升高、高度浸润性的特点，其近20年来胶质瘤患者的预后并无明显改善。Ⅲ级胶质瘤患者平均生存期仅有2～5年，胶质母细胞瘤平均生存仅为8～12月，因此如何开发对胶质瘤新的化疗、放疗及其增敏方法是目前全世界医生的难题。

本课题组通过系统地对胶质瘤化疗的新药开发、化疗增敏和放射增敏三方面的研究，得到以下成果。第一，首次将传统中药应用于胶质瘤治疗，发现砷剂可以诱导胶质瘤细胞周期停获，并在动物模型上改善给药途径，获得了良好的效果；第二，通过抑制热休克蛋白、Rev3L基因、XBP1基因，提高了胶质瘤细胞对化疗药物的敏感性；第三，发现组蛋白去乙酰化酶抑制剂可以显著增强胶质瘤细胞对放射治疗的敏感性，并明确其可能机制与DNA损伤、BH-3only蛋白表达、H_2AX磷酸化等有关。课题组从分子生物学角度来揭示肿瘤的生物学行为，通过对胶质瘤化疗新药开发、化疗增敏方式、放疗增敏研究，为胶质瘤患者提供最佳治疗方案，提高患者生存期，为社会和病人家庭减轻家庭经济负担，具有良好的社会效益，并对中药现代化做出贡献。

本研究共发表SCI论文15篇，最高影响因子为8.19，其中4分以上文章7篇；获得国家发明专利2项（已受理），国家实用新型专利2项（已授权）。

亚砷酸抗白血病靶点的新发现与给药方法创新

周 晋 孟 然 李丽敏 李晓霞 王 巍

亚砷酸治疗急性早幼粒细胞性白血病效果已经受到国内外的认可。但其机制尚未完全阐明，且治疗中容易发生高白细胞血症和长QT间期综合征，并可导致部分患者死亡。本项目主要针对以上问题进行了研究，探索有效的解决方法。

1. 创立了亚砷酸持续缓慢静脉输注法 通过细胞内砷浓度的测定和体外砷变化浓度干预体系的建立，对白血病细胞的凋亡和分化比率与细胞内砷浓度的关系原创性研究，在此基础上创立了亚砷酸持续缓慢静脉输注法，对患者进行临床观察和随访。解决了砷剂治疗急性早幼粒细胞性白血病中的高白细胞血症和长QT间期综合征这些临床医学中的疑难问题。

2. 亚砷酸抗白血病靶点的新发现 系统地研究了亚砷酸治疗白血病机制。发现了亚砷酸作用的细胞膜靶点（HERG钾通道、L-型钙通道和PKC激酶）和效应机制及对细胞核外基因（线粒体基因）的作用。

3. 建立了中枢系统白血病无创防治策略 利用经颅多普勒超声技术监测颅内压，

在及时严密掌握颅内压变化的同时降低了CNSL的医源性促发风险。创立了“甘露醇暂时开放血脑屏障后亚砷酸输注法”，建立了CNSL的无创防治策略。

分娩方式对新生儿部分免疫功能的影响

蔡 雁 王晓燕 韩世愈 董铁军 宋 敬

新生儿免疫功能可以受到多种因素的影响，分娩是其中的重要因素之一。在分娩过程中胎儿处于独特的境地，主要表现在临床子宫收缩所带来的氧供应问题。临产时，由于子宫收缩可使胎盘床的血流量下降，造成暂时性的氧供应减少。相对乏氧的分娩状态和没有经过宫缩的剖宫产状态对胎儿免疫状况产生的影响有相应的关联性。

在国内关于分娩方式对新生儿脐血免疫功能的影响研究较少，而且多是单一免疫因素的研究，未见到分娩方式对新生儿脐血红细胞免疫功能影响的报道。

本项目综合研究测定阴道分娩和剖宫产的新生儿脐血的非特异性细胞免疫、特异性细胞免疫T淋巴细胞亚群（CD3、CD4、CD8）、体液免疫（IgG、IgA、IgM）、红细胞功能，同时比较新生儿脐血与成人外周血红细胞免疫功能即红细胞受体花环试验（RBC—C_3BRR）及红细胞免疫复合物花环试验（RBC—ICR），重点探讨分娩方式对红细胞免疫功能的影响。结论为新生儿脐血的白细胞免疫、体液免疫IgG与分娩方式有关；新生儿脐血的特异性细胞免疫和红细胞与分娩方式无关；新生儿脐血红细胞免疫功能高于成年健康未妊娠妇女外周血的红细胞免疫功能。部分支持以往单一项目的研究结果，并获得了不同分娩方式新生儿红细胞免疫的研究结果。

哮喘中IL-13基因突变位点及突变后信号转导途径的研究

姜晓峰 梁红艳 吕福祯 王金辉 薛 丽

以往研究表明，IL-13是哮喘发生的中心环节，特别是变异型IL-13更易引起哮喘的发生。而变异型IL-13引起哮喘的发生机制尚不清楚。本课题组通过八年的研究，发现哮喘患者有45%存在IL-13变异，24%患者存在IL-4Ra突变，24%患者存在CRTH2突变，仅有10%患者未存在以上任何突变。以上的突变均能引起血清中IL-13表达的少量增加，而我们的研究结果显示，血清中IL-13少量增加并不足以引起哮喘的发生。我们进一步研究显示，SUMF2能够与IL-13相互作用，并抑制IL-13的分泌。SUMF2主要表达于呼吸道上皮细胞和支气管平滑肌细胞，在正常人能够通过抑制IL-13分泌而抑制哮喘的发生，所有影响IL-13与SUMF2相互作用及影响SUMF2表达的因素均能引起IL-13分泌增加，从而促进气道高反应等哮喘症状的发生。

IL-13变异后不能与SUMF2相互作用，从而导致变异型IL-13的分泌增加，变异型IL-13信号转导途径发生改变，导致STAT6磷酸化增加，引发气道高反应和炎性因子分泌增加，这些都证明了变异型IL-13更易导致哮喘的发生。

以上研究显示，呼吸道局部IL-13分泌的增加是哮喘发生的主要因素，而SUMF2是诱导局部IL-13分泌增加的关键因素。

超声微泡破裂介导自体细胞移植治疗冠心病心力衰竭

李学奇 宋 湘 吕延杰 乔振奎 金丽娟

近十年的研究表明，细胞移植是目前研

究的热点，有望为心力衰竭患者开创新的治疗途径。以往的研究已经表明：移植细胞的数量与最终的临床结果密切相关，并且移植细胞向心肌细胞转化的效果与移植细胞的数量呈剂量相关性，但随着冠脉灌注细胞数量的增加可引起小冠脉栓塞是主要问题，因此限制了植入细胞量。超声微泡破裂技术是利用不同条件的超声波作用于血管内含有气体的微泡造影剂，当含有气体的微泡造影剂在超声波的作用下不断地压缩和膨胀。当声能达到一定强度时，可导致微泡膨胀破裂，使细胞膜通透性增加、微血管破裂、细胞外渗于组织间隙。本项目借助超声微泡破裂技术与自体骨髓间充质干细胞移植相结合，促进更多干细胞的心肌靶向移植，使植入的细胞数量增多，却不引起小冠脉栓塞等副作用，从而提高移植效果。采用心脏超声的 2D、M 型、QTVI（定量组织多普勒）以及实时心肌声学造影等技术检测移植动物的心脏功能明显提高，应用免疫组织化学染色分析及 RT-PCR 等分子生物学方法分析结果发现应用超声微泡破裂技术可明显提高移植细胞的数量，VEGF 蛋白的表达明显增加、BrdU 标记阳性细胞明显增多及新生毛细血管密度明显增加。此技术为临床心力衰竭探索全新的治疗途径。

大动脉型脑缺血的手术及介入治疗

王 智 张伟光 刘晓谦 岳 武 徐延斌

动脉粥样硬化引起的血管狭窄是引起脑缺血发作和卒中的重要原因。国外报道缺血性脑血管病的 25% 与颈动脉粥样硬化性狭窄有关，有症状的颈动脉狭窄（狭窄≥70%）患者 2 年的同侧脑卒中累积发生率可达 26%；无症状的颈动脉狭窄（狭窄≥60%）患者 5 年的同侧脑卒中累积发生率也可达 11.0%。颈内动脉粥样硬化性狭窄引起缺血性脑卒中发生在美国占 10%～20%，在中国，根据 2004 年中国脑血管病指南的推测，占缺血性卒中的 30%～70%，年新发作的中风患者将近美国的 10 倍。椎-基底动脉粥样硬化性狭窄亦可引起脑卒中，椎动脉狭窄患者的年卒中发生率为 3.85%；基底动脉狭窄患者的年卒中率也可达 24.2%。颈动脉、颈内动脉、椎-基底动脉是缺血性脑卒中的好发部位。其造成的脑卒中根据 1993 年美国 Adams 等在类肝素药物（Org10172）治疗急性缺血性脑卒中的临床试验中制订的 TOAST 分型被归入大动脉型脑卒中。我们研究的主要内容是针对大动脉型脑缺血的手术及介入治疗。大动脉型脑缺血血管狭窄超过 70% 或狭窄不足 70% 但有明显临床症状，根据病变部位、患者情况以及家属意愿等多方面综合评估后采取个体化的治疗。颈动脉、颈内动脉颅外段狭窄选择颈动脉内膜剥脱术或介入血管内治疗，椎-基底动脉、颈内动脉颅内段狭窄考虑介入血管内或颅内外血管搭桥术治疗。

血小板衍生生长因子调节人肝星状细胞基因的研究

朱丽影 钟丽华 邵凤娟 卢宝玲 汪 云

肝纤维化是病毒性肝炎等各种慢性肝病向肝硬化乃至肝癌发展的必经途径，而肝星状细胞（HSC）的激活是肝纤维化形成的中心环节。在此过程中多种细胞因子通过 HSC 膜上特异性受体激活位于质膜或胞质内的相应信号分子，转导信号入核，促进相关靶基因的转录和表达，从而活化 HSC，使其增殖，转化为肌成纤维细胞，分泌细胞外基质（ECM），启动并维持肝纤维化的发生、发展。血小板衍生生长因子（PDGF）是肝星状细胞最重要的促有丝分裂原，可以促进 HSC 增殖活化、表达细胞外基质，加速肝纤维化的发生发展，是激活 HSC 并促进其表达 ECM，形成肝纤维化的关键因子。本研究应用抑制性消减杂交技术和基因芯片两项分子生物学技术筛选 PDGF 刺激人 HSC 前后表达水平有变化的基因，包括一些与细胞内信号转导、细胞生长调节、蛋白质翻译合成、物质代谢、细胞凋亡、免疫调节、肿瘤发生及肝纤维化密切相关的蛋白编码基因，其中比较重要的上调基因有电压依赖性阴离子通道、层黏连蛋白 B1，下调基因有蛋白激酶 MEKK，我们对以上重要基因进行实验验证，并进一步对其在肝纤维化的形成中可能产生的作用生物信息学分析，从基因水平深入探讨肝纤维化形成的分子生物学机制，为临床肝纤维化的预防和治疗提供了新的思路，为抗肝纤维化药物新的治疗靶点的确立提供理论依据。

MMPs 基因家族沉默抑制喉癌侵袭的研究

刘　鸣　孙亚男　田霖丽　焦　慧　周　妍

目前普遍认为，导致喉癌侵袭转移的重要环节主要是基底膜（BM）和细胞外基质（ECM）的降解。而在这个降解过程中，基质金属蛋白酶（matrix-metaloproteinases，MMPs）是最重要的蛋白水解酶类。因此，抑制 MMPs 活性来治疗肿瘤已成为近年来的研究热点。

本研究中发现 MMPs 在喉癌的侵袭转移过程中，扮演了非常重要的角色，我们运用了 RNA 干扰的方法，以明胶酶为作用靶点，携带 MMP 的 siRNA（small interfering RNA）治疗喉癌移植瘤模型，结果显示喉癌的侵袭生长受到明显的抑制。针对喉癌进行的靶向基因治疗，将喉癌侵袭所必须的明胶酶沉默，治疗喉癌，抑制喉癌细胞的侵袭转移潜能。并且本研究一方面抑制喉癌细胞的侵袭转移潜能，另一方面激活自身免疫杀伤系统，将基因治疗同免疫治疗结合，为寻找抗肿瘤的靶点提供新的思路，在喉癌生物治疗领域开辟了新途径、新思路。本项目的成功研究对喉癌，尤其是晚期喉癌的治疗提供补充，对于提高喉癌患者生存率，提高生存质量，延长患者生命等具有重要意义。为早期判断喉癌的侵袭转移，实现降低喉癌细胞侵袭能力及如何提高机体免疫杀伤作用提供理论基础，将对喉癌的早期实施治疗具有重要意义。本研究培养硕士研究生 5 名，博士研究生 1 名。在国内核心期刊上发表文章十余篇，SCI6 篇。

超声对乳腺肿瘤良恶性鉴别—CAD 系统的创建与应用

田家玮　苏雁欣　杜国庆　张英涛　黄剑华

乳腺癌是严重威胁女性生命的恶性肿瘤之一，已成为女性首要死因。早期诊断和早期治疗能明显提高患者的生存质量，临床意义重大。

首先建立一个超声图像样本库，汇集了超声、钼靶、病理齐全的乳腺肿块 546 个病例，共 2 460 幅图片。其次，以二维乳腺超声图像为研究对象，将综合模糊逻辑、均匀域分析等图像处理和模式识别等主要理论应用于我们新算法的研究，设计一个肿块自动分类器，系统自动对乳腺肿块良恶性进行分类，判定其属性。经超声医生反复验证，得出本 CAD 可较明显地提高超声对早期乳腺癌的诊断率和准确率，可为临床早期干预治疗提供可靠的诊断依据。本研究结果目前在国内外尚未见报道。

1. 率先在国际上建立第一个规范的、大样本的乳腺超声图片库，为国内外学者比较和验证不同的计算机辅助算法提供了完整的、国际资源共享的操作平台。填补了这一领域的空白。

2. 本项目研究出几种新算法和新改进，诸如增强、去噪、分割、分类算法等，实现提高图像分辨率、乳腺肿块的识别，对肿块进行准确有效的自动分类。

3. 本项目属跨学科、跨领域的医工合作，自主研发出一套 CAD 系统，将计算机模式识别和人工智能与超声图像相结合，使诊断更为准确、客观、科学。

发表论文 22 篇，杂志论文 13 篇，SCI 收录 9 篇，核心期刊 4 篇，会议论文 9 篇，ISTP 收录 6 篇。主办全国、全省会议 4 次；参加国际、全国会议 5 次，均为专题讲座或大会发言。培养博士 5 名、硕士 2 名。举办全省超声学习班 4 期，应邀去外地讲学 6 次。此系统适用于各种类型仪器的图片，尤其适用于基层医院，目前已在 27 家医院推广应用，收到良好社会效益和经济效益。

选择性出入肝血流阻断术（区域性）在巨大肝脏手术中的应用研究

秦华东　石铁锋　李传乐　石臣磊　刘　冰

肝脏手术尤其是复杂巨大的肝切除术需要在某种血管阻断的方法下进行可以减少术中出血及术后并发症和死亡率的发生已经成为外科的共识。本课题研究结果表明，在肝脏手术病人中，采用出入肝血流阻断联合参附注射液及依达拉奉能够减轻病人的肝功能损伤，减少术后病人肝衰的发生，降低术中、术后并发症和死亡率，最终增加肝脏病人的对手术的耐受性和提高肝脏病人的手术切除率。在巨大肝脏手术中应用选择性出入肝血流阻断术（区域性）可以既能有效的控制术中出血，又能保护健侧肝脏，减少手术和失血对肝功能的损害，提高病人对手术的耐受性，增加肝脏肿瘤尤其处于肝功能失代偿边缘的肿瘤的手术切除率。围手术期辅以依达拉奉和参附注射液可以发挥保护肝功能的协同作用。病人术后转氨酶，胆红素，凝血酶原时间及 IL-6 和 IL-8 水平均有显著改善。

特点：选择性出入肝血流阻断术较单纯第一肝门阻断术在肝脏切除术中能够缓解因血管阻断对肝脏造成的缺血再灌注损伤，维护残余肝脏的功能，提高病人对手术的耐受性。联合应用参附注射液和依达拉奉能够对半肝血流阻断术的肝功能的保护起到协同作用。

应用推广情况：目前，我们已经完成整个实验研究，课题组成员共参加国际会议 1 次，国内会议 5 次；发表论文 5 篇，其中 SCI 一篇。同时我们通过学术交流等形式促进研究成果的普及，到目前为止已在 6 家医院进行了推广应用，收到了良好的社会效益和经济效益。

Ⅱ型肝素诱导的血小板减少症的临床与基础研究

王京华　王春颖　谢　蕊　辛　延　贾瑞春

Ⅱ型肝素诱导的血小板减少症（Heparin-induced thrombocytepenia HIT）：是在应用肝素的过程中出现的血小板减少。若继续应用肝素，临床表现不是出血，而是广泛的动静脉血栓称为肝素诱导的血小板减少伴血栓形成（HITTS），造成患者致残或致死。美国等发达国家从 2000 年开始对 HIT 进行早期诊断、及时治疗，减少了血栓形成，建立了完整的 HIT 诊断体系。我国尚属空白。我课题组从 2006 年开始研究 HIT，包括：①FcγR 基因多态性与肝素诱导的血小板减少症（HIT）相关性的研究；②HIT 抗体的检测对 HIT 诊断的临床研究；③肝素诱导的血小板聚集试验（HIPA）确诊 HIT 的研究；④统计出 HIT/HITTS 的发病率

(国内首次)。

1. 发现 FcγRⅢB 与 HIT 的发病有关，这属于国内外首次发现。国外的结果是 FcγRⅡA、FcγRⅢA 与 HIT 的易感性有关系，可能因为种族不同所致。建立 HIT 的诊断体系并应用于临床。获得 HIT/HITTS 的发病率为 15.6%/3.13%。

2. 发明 基因多态性分析（FcγR 基因多态性与 HIT 相关性）确定 HIT 的发生与基因易感性关系。首次发现，FcγRⅢB 与 HIT 的发病有关。通过血小板的计数、HIT 抗体的检测、HIPA 功能试验等三步建立适合国人的诊断体系。及时诊断 HIT 并预防 HITTS 的发生（国内首次报道）。

本研究关于 HIT 的诊断方法应用于临床，可早期诊断 HIT，及时治疗，防止进一步发展为血栓，具有较大的社会效益。已在我医院及省医院进行推广开展。随着技术的普及，将更广泛的应用于临床，为更多的患者获益。目前已发表本课题相关血液学文章 5 篇。

Smad4 基因介导的 TGF-β 信号与口腔鳞癌关系的研究

王秀梅 傅松滨 鲍 莉 冀国华 葛亚娜

1. 研究内容 ①抑癌基因 Smad4 与舌鳞状细胞癌发生及转移关系的研究；②Smad 介导的 TGF-β 信号对肿瘤细胞生长及转移能力的影响；③Smad 介导的 TGF-β 信号对 TGF-β/Smads 信号转导及信号通路相关基因表达的影响。

2. 主要发现及创新点

(1) 本研究通过稳定转染技术，建立 Smad4 高低表达细胞系，通过检测外源性 TGF-β1 对内源性靶基因表达的调节作用，发现 Smad4 的表达水平决定不同的 TGF-β1 应答途径，为口腔鳞癌发生及转移机制的研究提供了一个新的研究方向。

(2) 本研究发现，Smad4 低表达是高转移 Ts 细胞逃避 TGF-β1 调节的生长抑制的根本原因；TGF-β1 通过诱导 Ts 细胞 TβRII 和 MMP2 基因表达，促进肿瘤细胞的转移的，为肿瘤的基因治疗和药物治疗提供新的靶向目标。

3. 应用推广情况 本研究在细胞学水平和组织学水平上分析了 Smad4 基因表达与口腔鳞癌发生及发展的关系，同时系统分析了 Smad4 介导的 TGF-β 信号在口腔鳞癌发生和转移中的作用及其可能的机制，为口腔肿瘤癌变机制的进一步探讨以及肿瘤临床治疗靶点的选择提供了理论基础，具有重要的社会效益和经济效益。目前本研究中所制定的研究方法与研究方案已在我院、佳木斯大学附属口腔医院、黑龙江省口腔病防治院等院校的教学、科研工作中得到推广和普及。该项研究培养博士研究生 1 人，硕士研究生 1 人。

视网膜色素变性基因定位检测及病前诊断研究

孙大卫 谢 芳 张中宇 刘淑杰 李 鹍

1. 主要内容 视网膜色素变性（RP）是一种严重的单基因遗传性致盲眼病，以视网膜光感受器和色素上皮细胞功能进行性受损为主要特征。本项目选取中国东北地区较大的视网膜色素变性家系作为研究对象，应用了两步法对家系的致病基因进行筛查。利用 Real-Time PCR 技术对该基因进行完整的筛查，结果检测出在 PRPF31 基因中存在异常突变，是所研究家系的致病因素。

2. 发现、发明、创新点

(1) 对 RP 致病基因筛查中应用两步法简单、快速地将相关基因定位在较小的范围内，并在目的基因范围内找到突变位点。

（2）我们在世界范围内率先建立了高度敏感性和高度特异性的分子影像探针，探索性地应用于视网膜色素变性的早期诊断中。依据分子探针、黏附因子与VEC之间的相互作用程度，对此类视网膜疾病进行发病前的诊断。

（3）此项技术是对活体进行早期诊断、而非离体，并且诊断是基于分子水平的异常表达，远远早于任何病理结构上的损害，使预防和尽早干预治疗成为可能。

3. 推广情况　视网膜色素变性基因定位检测已经成功推广应用，采用高度特异的分子影像探针对RP早期诊断进行了探索性研究并取得了理想的结果。

本项目相关研究结果发表SCI收录论文8篇（影响因子合计37分）、另外在美国眼科年会大会发言3篇。

TIMP-3基因增强细胞移植对终末期心脏病治疗作用的研究

田　海　蒋树林　刘开宇　孙　露　贾智博

虽然对于缺血性心脏病的治疗方法已经有了明确的进展，但仍有大量缺血性心脏病患者进展为心力衰竭。缺血性心衰是一种以心肌重构为特征的终末期疾病，包括心肌细胞及细胞外间质的改变。本研究从造成心肌重构的两方面因素同时入手，为缺血性心脏病患者找到一种新的、有效的治疗方法。

1. 寻找在缺血性心衰发展过程中具有良性调节作用的细胞因子　基质金属蛋白酶（MMPs）通过对细胞外间质的降解，造成组织结构破坏。而基质金属蛋白酶组织抑制因子（TIMPs）则通过抑制MMPs对组织起到保护作用。TIMP-3是与心脏密切相关的TIMPs家族成员，本研究抓住国际前沿，应用TIMP-3基因缺陷小鼠在国际上率先证实：发生心肌梗死后（AMI）TIMP-3的表达缺陷会导致其对MMPs以及肿瘤坏死因子（TNF-α）的抑制作用缺乏，加速心衰的发展。TIMP-3是缺血性心衰发展过程中的良性调节因子，应用TIMP-3基因进行治疗可能是缺血性心衰治疗的新途径。

2. TIMP-3基因和细胞移植联合治疗缺血性心衰的研究　我们的前期研究也证实：在缺血心肌内移植平滑肌细胞（VSMCs），能够改善心室的几何结构，但不能分泌良性因子以维持细胞外间质的稳定。所以我们将TIMP-3基因治疗和细胞移植治疗相结合，同时针对影响心肌重构的两方面因素寻找新的治疗方法。通过实验证实应用TIMP-3基因和细胞移植联合治疗缺血性心力衰竭是可行的。

本研究已发表论文36篇，其中国外杂志发表论文3篇（SCI收录），国家核心期刊6篇，省级期刊2篇；国际会议发表文章16篇，全国学术会议发表文章9篇。培养博士研究生2人，硕士研究生2人。

沙门菌：致病性演化的遗传学基础

刘树林　刘桂荣　陈　芳　冯　晔　金　焰

沙门菌是重要病原菌，可引起人伤寒病和胃肠炎。其中，伤寒沙门菌每年使1 600万人罹患伤寒病，其中60多万人死亡。有1 400多种沙门氏菌是广泛宿主病原菌，可感染包括人在内的很多温血动物，在人类主要引起胃肠炎。然而，有少数几种沙门菌只能感染人类，所造成的疾病不是胃肠炎，而是全身感染、且常常引起死亡的伤寒样疾病。各种沙门菌亲缘关系密切，遗传背景相似，然而致病性和宿主范围却有很大不同。本项目通过基因组物理图和高通量测序技术深入研究了沙门菌致病性和宿主范围演化的遗传学基础。

在国际上首创了沙门菌基因组物理图构

建方法，分析了重要沙门菌致病性和宿主范围的演化。并首次报道了 S typhimurium 等多个沙门菌精细物理图及 S. paratyphi C 全基因组序列，经比较分析发现了导致人类伤寒病的沙门菌的进化方式属“趋同进化”，解决了“趋同进化”抑或“趋异进化”这一长达一个世纪的学术争论。

提出沙门菌基因组中存在的 mutL 与 6bpΔmutL 的切换机制及其对细菌基因组结构多样化的影响说明了 mutL 作为“遗传开关”，在响应环境压力、促进细菌的适应和进化中的重要作用。这一研究也为细菌进化和新病原菌的产生机制提供新的理论依据。

首次发现并报道了沙门氏菌基因组复制起始位点和终止位点之间经常保持 180 度平衡的趋势，为了恢复这种平衡并获得竞争优势，细菌将进行适应性的基因组重排。该现象与沙门菌致病的性进化有着密切的关联。

重症肌无力发病机制及治疗的实验研究

李呼伦　王广友　孔庆飞　穆莉莉　王菁华

重症肌无力（myasthenia gravis，MG）是神经肌肉接头处传递障碍为主的自身免疫性疾病，其明确的发病机制及特异性的治疗手段，目前尚不清晰。因此，借助于 MG 的动物模型——实验性自身免疫性重症肌无力（experimental autoimmune myasthenia gravis，EAMG）为研究平台，我们系统地展开了对 EAMG 发病机制和寻求有效治疗手段的研究，包括了：①分别从细胞水平、蛋白水平和基因水平相继证实了 NK 细胞、巨噬细胞及 Th17 细胞在 EAMG 中的作用及机制；②首次阐述了鼻黏膜诱导 EAMG 免疫耐受机制；③国际上率先提出了 EAMG 疾病过程中的“Th1、Th2、Th17、Treg 细胞亚群失衡”理论；④骨髓基质干细胞通过分泌免疫抑制因子调节 Th 四种细胞亚群失衡进而治疗 EAMG。我们的研究，从发病机制、到免疫耐受及寻求治疗方案逐步延伸拓展，并分别取得了突破性的进展，为 MG 发病机制寻找到新的突破点，为重症肌无力临床靶向性治疗提供科学依据和理论指导。为包括 EAMG 在内的自身免疫性疾病发病机制的研究增添新理论。这无疑将会有广阔的市场应用前景，会带来巨大的社会效益和经济效益。

恶性脑胶质瘤细胞 PDGFR/EGFR 信号转导通路上抗肿瘤靶点的作用及相互作用

任　欢　董裕翠　贾秀志　裴春颖　徐建凯

WHO Ⅳ级星形细胞瘤，即多形性胶质母细胞瘤（GBM）是最常见的成人恶性脑肿瘤，诊断后 GBM 患者平均生存期少于一年。根据病人基因/蛋白谱表达特征作出诊断，实施分子靶向治疗及进行个体化治疗方案是现代医学的发展方向。该系列研究通过应用高通量的基因芯片检测技术和多项生物学检测技术，从细胞、基因和蛋白三个水平有点有面的研究其相互关联，单独和联合应用蛋白激酶靶向抑制剂的抗肿瘤活性及相关机制。研究发现靶向抑制恶性胶质瘤癌蛋白产生抵抗的分子机制以及蛋白激酶抑制剂和 siRNA 干扰对肿瘤细胞表达基因的不同的阻断作用；探索了对控制肿瘤细胞生长的多个作用靶点，提出最佳多靶点联合治疗方案。本研究成果为临床治疗提供了详实的药效数据和可能的最佳临床治疗方案，同时也为监测恶性胶质瘤的复发及治疗方向的调整提供了参照指标。

大鼠心肌多胺代谢规律和双刃剑作用机制的研究

徐长庆 赵雅君 林 岩 韩丽萍 李宏霞

心肌缺血-再灌注损伤（CIRI）是急性心肌梗死重要原因，作为机体代偿方式的心肌肥大可导致心力衰竭，因此揭示两者的发生机制和新靶点成为了关注热点。

本课题“大鼠心肌多胺代谢规律和‘双刃剑’作用机制的研究”是国家自然科学基金资助项目。我们采用高效液相色谱、激光共聚焦、分子生物学、流式细胞仪、膜片钳和电镜等手段，以大鼠在体心脏、离体心脏、心肌细胞为研究对象，成功复制了大鼠CIRI、缺血预适应和心肌肥大模型，首次发现或揭示了：

（1）精胺是心肌钙敏感受体（CaSR）的激动剂，可通过CaSR-G蛋白-PLC-IP3途径引起心肌细胞内钙超载和细胞凋亡。

（2）急性心肌缺血可诱发心肌多胺应激反应；心肌再灌注则出现多胺代谢紊乱（腐胺增加，精脒和精胺减少），该紊乱与L-arg/NO通路上调有关，可能是心肌缺血/再灌注损伤的发生机制。

（3）大鼠心肌组织多胺含量增加和ODC、SSAT表达增强可参与ISO所致心肌肥厚。下调多胺代谢可抑制心肌肥厚，其机制与［Ca^{2+}］i和NO/PKG-I通路密切相关。

（4）外源性精胺呈浓度依赖性引起人脐静脉内皮细胞和培养乳鼠原代心肌细胞损伤，其机制与细胞内钙超载、自由基增加、能量障碍、炎症介质释放有关。

（5）低浓度外源性精胺对心肌缺血-再灌注损伤有保护作用，其机制与抗氧化、清除自由基、抑制L-钙通道及Fas死亡受体途径有关。

（6）缺血预适应可上调成年大鼠心肌多胺代谢（多胺代谢限速酶ODC表达增加，总多胺池增加）；内源性ODC/多胺系统参与IPC介导的心肌保护作用与PKC、Erk1/2及PI3K/Akt信号转导通路的激活、清除自由基、降低细胞内钙、抑制线粒体膜电位下降和通透转运孔（mPTP）开放有关。

（7）外源性精胺在一定的浓度范围内呈浓度依赖性收缩血管平滑肌，其作用机制与外钙内流诱发内钙释放有关。

综上，细胞内多胺具有“双刃剑”作用，其稳态对于维持细胞生理功能至关重要。

本研究发表SCI收录论文7篇，影响因子（IF）累计18.5，被SCI收录论文引用84次；PubMed收录6篇；国内核心期刊11篇，累计影响因子5.23。

研究成果具有重要理论意义和应用前景，在相关领域居国际先进水平。

中国东北地区人群起源迁移及遗传多样性研究

傅松滨 孙冬琳 徐丽丹 孙海明 张学龙

本研究受二项国家自然科学基金重大项目《中华民族基因组中若干位点基因结构的研究——中国不同民族基因组的保存》及《中国人类基因组计划：中国不同民族基因组的保存与多样性分析》资助。在建立遗传资源库的基础上，进一步开展了东北地区少数民族遗传特征、遗传学关系以及复杂疾病的关联研究，对中国人群Y-SNPs、Y-STRs和疾病相关基因LCT、ADH、MTHFR、PTPN22和XRCC1等多态性位点的分布特征进行了系统的研究；同时进行了MIF基因多态性与银屑病；MIF基因多态性与哮喘；XRCC3基因多态性与肺癌和膀胱癌；RAD51基因多态性与乳腺癌；AURKA基因多态性与乳腺癌；TNF-α 基因多态性与乳腺癌；CCR5、SDF1 和 CCR2 基因多态性与 AIDS 相关关系的研究。

1. 特点

（1）通过对 Y-SNPs、Y-STRs 多态性分布特征的研究及自然选择和进化关系的探讨，进一步证实了中国人群遗传结构的复杂性，所积累的遗传数据对于构建现代人类基因库以及精确追溯中国人群的历史迁移足迹具有重要意义。

（2）对疾病相关基因 LCT、ADH、MTHFR、PTPN22 和 XRCC1 等多态性位点的分布特征进行研究，系统地阐述了中国北方人群的遗传结构特征及其在现代人类进化中的地位。

（3）证实了 RAD51、AURKA、XRCC3、MIF、CCR5、SDF1、CCR2、TNF-α 基因多态性与相关疾病发生的关联。

2. 应用推广情况

（1）本项目在遗传学权威期刊《American Journal of Human Genetics》《Genetics》《Breast Cancer Research and Treatment》上发表多篇研究论文，目前共计 35 篇，在国际英文期刊发表论文 28 篇，在国家核心期刊发表论文 7 篇，其中 SCI 收录 25 篇。

（2）所发表的论文先后被引用 118 次。

生命早期营养对成年肥胖的影响及分子机制研究

孙长颢 李 颖 宁 华 李松涛 那立欣

肥胖是全球普遍关注和急待解决的重要公共卫生问题。肥胖一旦形成就难以纠正，治疗的最佳策略是早期预防，近年来学者开始关注从生命早期营养来预防和控制肥胖。

1. 研究主要内容　本项目率先在国内外通过动物实验和人群流行病学调查系统地研究在生命早期的几个不同阶段、不同的营养素、不同的营养状态、母乳喂养与人工喂养对成年后肥胖的发生产生的不同影响。

2. 新发现、创新性成果

（1）在研究方法上，根据表遗传学的理论和方法，首次提出通过检查哺乳期、断乳后、普通膳食及高脂膳食后各阶段基因表达的动态变化，根据基因表达不受膳食因素影响，而持续高表达或低表达的特征，可判定为“程序化”。

（2）首次在国内外报道，孕期母体高中链脂肪酸膳食、断乳后高不饱和脂肪酸膳食可程序化地减少成年后肥胖的发生；低钙膳食可促进成年后肥胖的发生。明确可能的作用机制。

3. 应用推广情况　该研究领域研究成果，发表科研论文共 50 篇，其中 SCI 收录论文 22 篇，累计影响因子 60，论文发表在国际营养和肥胖领域的权威杂志。相关研究内容被编入我国第一本阐述《分子营养学》的专著及全国高等医药院校规划教材《营养与食品卫生学》第六版中。研究成果获得国际肥胖领域的权威杂志《International Journl of obesity》的编者评论。

非小细胞肺癌 18F-FDG、18F-FLT PET/CT 分子显像及其病理、分子生物学表达的相关性研究

于丽娟 韩 波 梁秀艳 王 欣 沈剑辉

本项目共分为三部分，第一部分针对 18F-FDG 显像阳性，但定性诊断困难的肺内孤立结节样病变，进行了 18F-FLT PET/CT 显像，探讨 18F-FDG 和 18F-FLT PET/CT 联合显像在非小细胞肺癌诊断、鉴别诊断上的临床应用价值。第二部分对经病理证实的非小细胞肺癌 18F-FDG PET/CT 表现及其定量指标－标准化摄取值（standardized uptake value，SUV）进行了详细的分析，探讨最大SUV（SUVmax）与病理类型、分化程度、大小及其临床分期的相关性。第三部分是进一步对手术切除的NSCLC组织学标本进行了免疫组化方法分析，检测了Glut1、ki-67、MVD、Survivin等生物学指标在NSCLC上的表达，并与18F-FDG PET/CT SUV进行了相关性研究。结论是两种显像剂的PET/CT显像可以准确的诊断NSCLC，并通过PET的定量指标-SUV和CT形态学特点估计病理类型和分化程度，并借助于此，分析NSCLC生物学特点，评估预后，为临床实现NSCLC个体化精确治疗提供分子影像学和分子生物学的客观依据。

胃癌演进过程中分子生物学变化规律及临床意义

薛英威 王 宽 李岩峰 李春风 马 岩

在我国胃癌的发病率、死亡率仍然占消化道肿瘤的第一位。目前以根治性手术为主的综合治疗已得到世界范围的认可和普及，但对癌患生存期的改善并不明显，多年来总体5年生存率徘徊在20%左右。与其他国家相比，我国胃癌早期发现比率仅10%，人群经济条件和健康普查意识的改善是个漫长的社会发展过程，此外疗效得不到提高、导致胃癌死亡的主要原因是演进期胃癌的复发和转移分子生物学特性。

本研究总结了演进期胃癌临床资料：生存期差别的关键因素、分析淋巴结转移规律与相关危险因素、含黏质细胞多的胃癌临床病理因素分析、邻近脏器受侵犯的胃癌的临床病理特点、易于局部复发而淋巴结转移能力差的印戒细胞癌分子病理特点、腹腔种植胃癌的分子病理特点及其发生危险因素。分析导致病患死亡最终原因，总结细胞脱落种植、淋巴结转移等与胃癌细胞发生侵袭和转移有关的规律。为实验室提供了研究方向与重点。基因芯片筛选与细胞脱落种植相关的基因，对照术中腹腔冲洗液脱落细胞阳性、阴性胃癌组织、癌旁正常黏膜组织、正常人群胃组织中免疫化学和RT-PCR方法筛选，建立Wistar大鼠胃癌模型，确定与胃癌进展过程中有关的蛋白分子。验证其表达与胃癌细胞体外移行、黏附和侵袭等相关性，胃癌细胞系中进行干预试验。通过对HGC-27、BGC-823、MGC-803和SGC-7901四种胃腺癌细胞系中Twist蛋白水平的筛选，选择Twist表达高低不同和转移能力不同的细胞系为研究对象：①应用RNA干扰技术稳定抑制高表达细胞系中Twist的表达。②应用过表达技术，诱导低表达细胞系过表达外源的Twist。分别检测抑制和过表达Twist前后上皮细胞和间质细胞标志分子、侵袭转移相关分子表达水平的变化，并观察细胞形态、侵袭迁移能力、抗药物诱导的凋亡能力以及细胞周期的变化。③采用cDNA芯片检测Twist被抑制前后肿瘤侵袭和转移相关基因表达水平的改变，选择差异明显的基因进行验证。

本研究的特点是总结胃癌临床复发和转移的规律，从微观角度探索其可能的机制，从临床发现规律-实验室探索机制-指导并应用于临床，为胃癌治疗的未来奠定基础。本研究中关于大鼠胃癌模型建立技术、胃癌腹腔脱落细胞盥洗技术得到哈医大兄弟院校、黑龙江省医院等机构的认可并应用。

抑癌基因ING4调控肺腺癌细胞增殖及凋亡的研究

李晓梅 陈 辉 蔡丽敏 耿敬姝 石清涛

本研究课题是根据临床工作需要的自选项目，应用于临床肿瘤学领域。本实验通过质粒构建及细胞转染将抑癌基因ING4转染于肺腺癌细胞A549中，通过体内、外实验，应用免疫组织化学、免疫细胞化学、免疫荧光、半定量RT-PCR、流式细胞术、蛋白印迹、MTT和TUNEL等多种实验技术来研究抑癌基因ING4对肺腺癌细胞的生长、凋亡的多方面调控作用，探讨其在肺腺癌发生过程、对放化疗耐受中的作用及在肺腺癌恶性转化及疾病进展中所扮演的角色。

本研究通过观察ING4在正常肺及各级别肺腺癌组织中的表达情况，发现随着肿瘤组织分化程度的降低、级别的增高，ING4含量明显减少，我们推测ING4可能参与了肺腺癌的发生与发展。为进一步研究将抑癌基因ING4转染于肺腺癌细胞A549中，通过体、外实验的多方面研究证实抑癌基因ING4的功能，验证了ING4确切的作用机制，为深入地认识肺癌的发生、发展机制及诊断、治疗和预后评价提供了线索，同时也为ING4治疗肺癌提供理论依据。基因治疗技术弥补了恶性肿瘤组织中抑癌基因突变及缺失导致其功能难以实现的巨大作用，治疗的针对性强，副作用小；具有高稳定性，不需要修饰。ING4能够抑制肺癌细胞的生长，促进其凋亡，达到基因治疗的目的，并为肺癌的基因治疗开辟一条新的途径。对于以上这些指标的综合应用在国内外鲜见报道。

槲寄生黄酮苷心肌保护作用及其机制

初文峰　潘振伟　乔国芬　白云龙　杨宝峰

缺血性心脏病严重危害了人类的健康，现虽有多种药物对缺血性心脏病进行预防和治疗，但治疗的效果并不理想，缺血性心脏病的发病率和死亡率仍很高。这说明，对缺血性心脏病的某些危险因子还没有完全认识，需要找到这些危险因子，并针对这些危险因子设计相应的药物来进行针对性的治疗。血小板激活因子（PAF）在心肌缺血时PAF水平显著增高，并对子宫内膜细胞，骨骼肌细胞，肾小球系膜细胞等细胞具有明显的诱导凋亡作用，但对心肌细胞的作用还无人报道。另外，槲寄生黄酮苷已经报到具有心肌保护作用但是具体的机制尚不清楚。本课题组围绕PAF对心肌细胞的损伤机制，以及槲寄生黄酮苷（VCF）对其拮抗作用进行了深入而细致的研究，首次证明了PAF可直接诱导心肌细胞产生凋亡，其机制是导致心肌细胞内钙超载，并证明了IP3信号传导通路参与了钙超载的过程；VCF具有明显抗心律失常作用，这与其抑制L型钙通道有关；另外VCF可对缺血心脏具有明显保护作用，这与VCF具有抑制PAF诱导的心肌细胞内钙增加的作用，这与VCF阻断PAF与其心肌细胞膜受体结合有关，VCF是一种新型的PAF受体拮抗剂，为PAF拮抗剂以及槲寄生黄酮苷在缺血性心脏病中的应用奠定理论基础，为PAF拮抗剂的应用开辟新的领域。

高浓度同型半胱氨酸诱发心血管疾病的新机制—离子通道失衡

蔡本志　龚冬梅　刘　禹　潘振伟　许超千

高浓度同型半胱氨酸（Hcy）是心血管疾病的新的、重要的、独立的危险因素，有着不可忽视的心血管毒性作用，但是同型半胱氨酸引起心血管疾病的机制尚不完全清楚。我们的研究发现主要包括：①首次发现同型半胱氨酸明显抑制人心房肌细胞钠电流，除极化膜电位，进而增加心房肌细胞的兴奋性，这是高同型半胱氨酸血症患者易感房颤、心肌梗死等心脏疾病的可能机制之一；②首次揭示同型半胱氨酸可以抑制人和大鼠血管平滑肌细胞大电导钙激活钾通道电流（BKCa电流），长期孵育可进一步损伤BKCa电流，引起该通道表达下调，细胞膜除极化障碍，血管舒张异常，诱发血管疾病的发生，其机制与同型半胱氨酸增加血管平滑肌细胞内氧化应激损伤有关；③在国际上首先报道人心房肌细胞瞬时外向钾通道电流和超快延迟整流钾电流可被同型半胱氨酸抑制，而内向整流钾通道电流被增强，钾通道电流异常引起离子通道平衡失调，诱发或者加重高同型半胱氨酸血症患者心律失常、心力衰竭的发生。同型半胱氨酸引起人心血管离子通道失衡是高同型半胱氨酸血症患者易感心血管疾病的新机制，以失衡的离子通道为靶点，对于预防和治疗高同型半胱氨酸血症引发的心血管病都有极大的临床价值。

浙江分院（浙江大学医学院）

（浙江省杭州市余杭塘路388号，310058）

工作概况

2011年是“十二五”规划开局之年，也是浙江分院发展中谋新篇、开新局、非常关键的一年。在上级党委和行政的正确领导下，在浙江分院广大师生员工共同努力下，分院在学科建设和科学研究水平、教育教学、医疗服务、地方合作、国际交流与合作等方面都取得了较好的成绩，为下一步发展打下了坚实的基础。

一、学科建设和科学研究

（一）科研项目和经费

2011年浙江分院获批国家自然科学基金项目230项，批准总经费1.3565亿元，获批项目和经费数继续保持浙江大学第一。其中，面上项目118项；青年科学基金项目95项；创新研究群体科学基金项目1项；重点项目4项；杰出青年科学基金项目2项；重大国际合作项目2项；国家基础科学人才培养基金1项；海外及港澳合作基金1项；重大项目1项；重大研究计划4项；主任基金1项。

全年组织完成“十一五”国家863、支撑计划和重大专项27项，黄荷凤作为首席科学家荣获国家科技部重大科学研究计划项目“辅助生殖诱发胚胎源性疾病的风险评估和机制研究”（批准经费3 000万元）。此外，还获批国家传染病重大专项项目5项，新药创制专项2项；获批“十二五”863项目2项，支撑计划12项；卫生部行业专项1项。

2011年到位经费3.459亿元（截止到12月6日），其中纵向经费2.3944亿元，横向经费1.0646亿元。

（二）科研奖励、论文发表和专利申报

2011年主持获国家科技进步二等奖两项和浙江省科技进步一等奖四项。发表SCI收录论文860篇，其中：曹雪涛、李晓明、李兰娟和黄河教授分别在《JOURNAL OF EXPERIMENTAL MEDICINE》《NATURE NEUROSCIENCE》《HEPATOLOGY》和《BLOOD》等影响因子10.0以上的国际著名期刊上发表论文。全年获授权发明专利约129项，实用新型专利约20项。

（三）重点实验室、重点学科建设

2011年新获批建设省部级重点实验室三个，分别为：浙江省重要致盲眼病防治技术研究重点实验室、浙江省组织科学与组织工程技术重点实验室和浙江省肾脏疾病防治技术研究重点实验室。新增人体解剖与组织胚胎学、影像医学与核医学、麻醉学3个浙江省重点学科；在浙江省新一轮省医学重点学科评选中，浙江分院的感染微生态学等16个学科被评为浙江省医学支撑学科，再生医学等24个学科被评为浙江省医学创新学科。

（四）公共技术服务支撑体系（公共平台）建设与研究基地规划

2011年浙江分院重点开展了公共平台的软硬件和技术队伍的建设工作。利用985经费优先购置了一批急需的大型仪器设备；试运行自行研制和开发的“平台预约收费系统”和“平台网站”，加强对平台资源的管理；制定和完善了各项规章制度，加强技术人员的培训，收到了良好的效果。同时。制定了华家池校区转化医学研究院规划，将其建设成为国内一流的国家医学科学研究基地。目前，规划方案获得了学校的原则认可。

（五）实验室、仪器设备管理与学术活动

加强对实验室、科研用房的管理，尤其是实验室的安全卫生检查和督促整改工作。完成学校仪器设备资产管理系统的推广工作，督促浙江分院各仪器设备资产账户设备认领工作等。为促进学术交流与合作，浙江分院专门设立了杏林论坛系列学术活动。截止到11月底，杏林论坛系列学术活动共组织了8场，邀请到9位国内医学相关领域有较高影响力的专家学者来访开展学术交流。另外还组织了其他26场学术报告（含百年浙医系列16场），邀请36位国内外专家学者来访开展学术交流。

二、人才培养和教学改革

（一）招生和就业

按照教育部关于"八年制"批文要求，做好恢复临床医学专业五年制招生工作，2011年浙江分院分三个大类（八年医学实验班、七年医学试验班类——口腔医学、四至五年的医学试验班类——医药专业）招生，容量总共为440人。共录取研究生501名，其中博士研究生176名，硕士研究生325名。目前在校研究生人数2 260名（其中硕士996名、博士725名，临床医学七年制384名，临床医学八年制155名）。本年度授予学位人数943名。本科生初次就业率为94.74%，研究生初次就业率为99.41%。

（二）本科教学和改革

完成2011级临床医学、口腔医学、基础医学、预防医学四个专业的培养方案修订工作，其中对五年制临床医学专业培养方案做了较大幅度的调整以应对临床医学专业"停七招五"。深化临床教学改革，采取教学管理新举措，组建临床学科教学委员会，规范临床教学。参照美国医学院临床教学模式并结合我国和我校的实际，设计出了全新的临床医学专业八年制临床教学方案，打造适合中国国情、接轨世界先进水平、国内一流的八年制临床教学模式。

课程建设和教材建设取得新的突破。郑树森院士负责的《外科学》获教育部首批视频公开课。周韧教授的《病理学》课程入围浙江大学首届海外教师全英文课程建设项目，已进入公示阶段。

（三）研究生教学和改革

做好优质生源工程，组织各学科的专家教授分多路到全国各地约二十余所国家重点院校的生命科学、医学、公共卫生、药学等专业进行招生咨询和宣传，取得了丰硕的成果，共收到全国各重点院校优秀本科毕业生的免试研究生申请材料183份，为浙江分院接收优质研究生提供了充足的生源保证。

积极开展调研和探索，开展专业学位研究生教育综合改革，调整了学科学位点负责人、专业学位研究生培养方案和考核制度。完成研究生指导教师招生资格遴选工作，共439人获2012年研究生招生资格，新增列了26名博士研究生指导教师和15名硕士研究生指导教师。同时，在一、二年级科学学位博士生中开展中期综合考核，63人获得一、二等奖励津贴。

2011年有2篇论文获得全国优秀博士学位论文提名奖，有3篇论文被推荐参加2012年全国优秀博士学位论文评选。

（四）其他类型的教育教学

继续推进留学生医学教育。招收本科留学生92人，目前在校留学生已达474人，来自20多个国家。其中首批招收的留学生于今年2月正式进入实习阶段，将于2012年3月毕业。逐步开展留学研究生培养工作，2011年新招留学研究生13人。开办研究生课程进修班13个，并将办班区域扩大到了安徽芜湖；结业研究生课程进修班 19 个。接受同等学力申请博士学位 52 人，同等学力申请硕士学位 273 人。积极贯彻落实国家关于建立住院医师规范化培训制度的相关精神，成立了以姒健敏副校长为主任委员，省卫生厅、医学部及附属医院相关领导及专家组成的校毕业后医学教育委员会。附属医院住院医师培训人员超过 1300 余名，其中本院住院医师 879 名（含 2011 年新进人员 257 名），社会化培训学员 61 名，外单位委托代培 377 名。

三、人才队伍建设

认真组织和完成教师职务评聘工作，晋升正高级职务 3 名，主任医师兼评教授 3 名，晋升副高级职务 10 名。顺利完成附属医院卫生技术高级职务评审工作，共晋升正高级职务 35 名，晋升副高级职务 94 名（含兼评）。有 17 名引进人才参加学校的绿色通道的职务评审，目前有 4 名通过正高职务的评审，有 3 名通过副高职务的评审。

进一步规范人才引进机制和考核制度，共引进新教师 20 人，人数比去年翻了一倍，其中基础医学系引进 14 人，公共卫生系引进 4 人，浙医二院引进 2 人。修改了《高层次人才引进工作流程（讨论稿）》，出台了《关于做好引进人才中期评估和期满考核的相关规定（讨论稿）》，并在 6 月份对 20 位引进教授/研究员进行了中期评估和期满考评。完成各类高层次人才的申报、审核、遴选及推荐工作，其中来茂德教授当选为德国科学院院士；王建安、来茂德当选第三批浙江省特级专家；周煜东、金洪传、余红、杨晓明四位申请人即将进入 2011 年“浙江省海外高层次人才引进计划”长期项目的公示阶段；屠大启、刘鹏渊、周煜东经初审和通信评审进入第二批“青年千人计划”最后的面试阶段；推荐 4 位候选人申报国家首批“青年拔尖人才支持计划”。根据学校聘岗的指导思想和原则，完成了学部 2012 年的新一轮聘岗工作。

四、医疗事业及地方服务

附属医院保持良好的发展势头，为全省及周边地区人民提供优质卫生服务。据不完全统计，截止 11 月 30 日附属医院 2011 年的业务收入达到 77.01 亿元，门急诊人数 1 000 多万（10 392 184）人次，住院人数逾 30.5621 万人次。今年 6 家附属医院全部参加等级医院评审，3 家复评为“三甲综合医院”、3 家为“三甲专科医院”。各附属医院共有 11 个专科成功入选国家临床重点专科。此外，郑树森院士领衔的肝胆胰移植团队走向国际，两次远赴印度尼西亚成功开展移植手术；王建安院长荣获“2010～2011 年度最具领导力的中国医院院长”殊荣；黄荷凤院长荣获“卫生部有突出贡献中青年专家”称号，都为学部和学校赢得了荣誉。

积极开展地方服务，不断推进市校医学合作。附属义乌医院一期工程于 2011 年 11 月 9 日顺利结顶；滨江医院、下沙医院已有计划地开展医疗设备、物资采购以及人员培训工作。医学部及附属医院与浙江大学绍兴医院在神经病学、肝病和肝胆胰、病理、分子生物学、呼吸等 10 个学科签署了合作协议，建立了二个院士工作站和八个专家工作站；与湖州市、衢州市卫生局签订了新一轮的医疗卫生合作协议；在安徽省芜湖市第一医疗集团签约成立了“浙江大学医学部合作培训基地”；六家附属医院积极响应省厅和学校的号召，分别与浙江大学第二故乡贵州遵义市进行了医疗帮困对接，捐助医疗仪器设备，委派专家支援等等。接收了丽水地区 19 名医生、杭州“五县市”17 名医生到附属医院进修。此外，附属医院专家积极参与救治杭州坠楼女孩妞妞和“7·23”甬温线特大铁路交通事故中的受伤者。

继续做好援疆援藏援外工作。今年先后接收了阿克苏地区 10 名少数民族医疗技术骨干来我校各附属医院进修学习，同时，选派呼吸科、心内科、肿瘤科、妇产科、儿科等领域的10名专家支援新疆阿克苏地区第二人民医院、阿克苏地区妇幼保健医院、新疆职业病医院以及新疆石河子大学医学院。附属二院眼科中心赴藏医疗队在姚克教授的带领下，在短短两三天时间内成功完成了107例白内障复明手术，为藏族同胞送去光明。积极担当援非重任，配合学校从各附属医院选派6名医务人员组建医疗队，赴马里支援非洲的医疗卫生事业。

五、国际交流与文化合作

继续实施高层次海外合作伙伴计划。2011年，浙江分院代表团分别访问了美国南卡罗莱纳医科大学和加州大学洛杉矶分校，进一步巩固了合作关系。此外，还与美国康奈尔大学、美国凯斯西储大学、德国鲁尔大学、德国弗里茨·李普曼老年病研究所、加拿大阿尔伯塔大学签订了合作交流协议，合作内容涵盖了青年医生专科培训、学生交流、研究生联合培养和全科医生规范化培训等多个领域。

创新模式，为师生创造更多学习交流的机会。2011年度师生出国出境交流人次共计482人次，接待国外访问团组63批163人次，聘请客座教授5人，名誉教授1人，竺可桢讲座学者1人，聘请长期外国专家3人，短期外国专家35人，举办高水平国际会议7项。

六、其他工作

（一）试点学院改革

根据《国务院办公厅关于开展国家教育体制改革的通知》精神，经过推荐、遴选和专家评审，基础医学系入选国家教育体制改革试点学院项目，将开展创新人才培养试验。作为17个国家试点学院之一，也是唯一的医学类试点学院，基础医学系党政班子在学校、学部及各职能行政部门的支持下，认真研究、群策群力，统一思想，九易其稿，已初步拟定试点学院改革工作方案，对试点学院现阶段改革目标、指导原则、实施内容和具体举措形成了较清晰的描述，并提出了改革工作的时间框架，将重点围绕人才选拔、培养（含生物医学专业人才培养、卓越医师教育培养、研究生招录与培养）、卓越师资队伍建设、国际合作伙伴建设、管理体系改革等四方面进行设计和规划。

（二）百年浙医庆典筹备工作、发展联络、校园文化建设等

2012年6月，浙江分院将迎来百年华诞。为更好地做好庆典工作，学部制定了《百年浙医庆典筹备工作方案》，明确了庆典指导思想与主要活动、庆典大会时间与地点、庆典组织机构和职责、庆典工作阶段步骤、院系和附属医院工作以及工作要求等事项。目前，各项庆典筹备工作正在有条不紊地进行中。

贯彻落实中央十七届六中全会文件精神，加强校园文化建设。以百年浙医庆典活动为契机，扩建院史陈列室，添置了休息桌椅，并规划计划建设雕像、宣誓墙、遗体捐献纪念碑等，进一步美化院区环境、彰显人文关怀。

加强校友联络，成立了浙江大学校友会金华、台州医学分会，架起校友与母校沟通联系的桥梁，为学部与社会各界更好地交流合作搭建有效平台，也为明年浙江大学医学校友总会的成立奠定了良好的基础。学部运用各种渠道和资源筹措资金，在学校今年召开的发展联络年度工作会议上公布的各单位接受捐赠情况显示，浙江分院2010年度接受捐赠额为浙江大学第一。今年浙江分院进一步加大筹措经费的力度，目前李摩西医学教育基金、罗建明医学科研奖励基金等各种基金项目已到账1 400余万元。

（易　平　编）

联系电话：（0571）88208032
E-mail：yiping@cmm.zju.edu.cn

分院及各所、室领导名单

主　　　　任	段树民	教授	中国科学院院士
名　誉　院　长	巴德年	教授	中国工程院院士
常　务　副　主　任	罗建红	教授	
党委书记、副主任	陈　智	教授	
	许正平	教授	
	黄　河	教授	
	沈华浩	教授	
	郑树森	教授	中国工程院院士
	王建安	教授	
	何　超	教授	
	陈　忠	教授	

浙江大学传染病研究所

所长　李兰娟　教　授　　**副所长**　陈　智　教　授
马伟杭　主任医师

浙江大学外科研究所

所长　郑树森　教　授　　**副所长**　吴育连　教　授
于吉人　主任医师

浙江大学环境医学研究所

所长　陈　坤　教　授　　**副所长**　孙文均　研究员

浙江大学肿瘤研究所

所长　张苏展　教　授　　**副所长**　胡　汛　教　授
陈丽荣　研究员

浙江大学免疫研究所

所长　曹雪涛　教授（兼）**副所长**　王青青　研究员

浙江大学血液病研究所

所长　金　洁　教　授　　**副所长**　赵小英　教　授
黄　河　教　授

浙江大学儿科研究所

所长　赵正言　教　授　　**副所长**　杜立中　教　授

俞惠民 教 授

浙江大学心血管病研究所

所长 胡申江 教 授 副所长 王建安 教 授

付国胜 教 授

浙江大学脑医学研究所

所长 刘伟国 教 授 副所长 李惠春 主任医师

胡兴越 主任医师

浙江大学急救医学研究所

所长 徐少文 主任医师 副所长 蒋国平 主任医师

崔 巍 副主任医师

浙江大学骨科研究所

所长 严世贵 主任医师 副所长 陈其昕 主任医师

范顺武 教 授

浙江大学妇产科计划生育研究所

所长 黄荷凤 教 授 副所长 金 帆 教 授

吕卫国 教 授

浙江大学邵逸夫临床医学研究所

所长 姒健敏 教 授 副所长 何 超 教 授

浙江大学眼科研究所

所长 姚 克 教 授 副所长 李毓敏 主任医师

姚玉峰 教 授

浙江大学细胞生物学研究所

所长 李继承 教 授 副所长 周天华 教 授

张咸宁 教 授

欧阳宏伟 教 授

浙江大学病理学与法医学研究所

所长 周 韧 教 授

浙江大学社会医学与全科医学研究所

所长 李 鲁 教 授 副所长 杨廷忠 教 授

杜亚平　副教授

浙江大学营养与食品安全研究所

所长　朱心强　教　授　　**副所长**　冯　磊　副教授

浙江大学呼吸疾病研究所

所长　沈华浩　教　授　　**副所长**　周建英　教　授
应可净　教　授

浙江大学神经科学研究所

所长　罗建红　教　授　　**副所长**　陈　忠　教　授

浙江大学微创外科研究所

所长　蔡秀军　教　授　　**副所长**　高　力　主任医师
牟一平　主任医师
何　闻　主任医师

浙江大学核医学与分子影像研究所

所长　张　宏　教　授　　**副所长**　楼　岑　主任医师
李林法　主任医师

浙江大学药物研究所

所长　蒋惠娣　教　授　　**副所长**　戚建华　教　授

浙江大学药物制剂研究所

所长　邱利焱　教　授　　**副所长**　袁　弘　教　授

浙江大学药物信息学研究所

所长　程翼宇　教　授　　**副所长**　瞿海斌　教　授

浙江大学现代中药研究所

所长　吴永江　教　授　　**副所长**　刘雪松　教　授

浙江大学药理毒理与生化药学研究所

所长　何俏军　教　授　　**副所长**　韩　峰　教　授

传染病诊治国家重点实验室

主任　李兰娟　教　授

卫生部传染病重点实验室

主任 李兰娟 教 授 **副主任** 陈 智 教 授
陈亚岗 教 授
沃健儿 研究员

卫生部医学神经生物学重点实验室

主任 罗建红 教 授

卫生部多器官联合移植重点实验室

主任 郑树森 教 授

恶性肿瘤预警与干预教育部重点实验室

主任 胡 汛 教 授

生殖遗传教育部重点实验室

主任 黄荷凤 教 授

浙江省生物电磁学重点实验室

主任 许正平 教 授

浙江省医学分子生物学重点实验室

主任 胡 汛 教 授

浙江省器官移植重点实验室

主任 郑树森 教 授

浙江省女性生殖健康重点实验室

主任 谢 幸 教 授

浙江省生物治疗重点实验室

主任 何 超 教 授

浙江省医学分子影像学重点实验室

主任 张 宏 教 授

浙江省新生儿疾病（诊治）重点实验室

主任 赵正言 教 授

浙江省血液肿瘤（诊治）重点实验室

主任 金 洁 教 授

浙江省心血管病诊治高新技术重点实验室

主任 王建安 教 授

浙江省疾病蛋白质组学研究重点实验室

主任 来茂德 教 授

浙江省腔镜外科重点实验室

主任 蔡秀军 教 授

浙江省医学神经生物学重点实验室

主任 罗建红 教 授

浙江省重要致盲眼病防治技术研究重点实验室

主任 姚 克 教 授

浙江省组织科学与组织工程技术重点实验室

主任 欧阳宏伟 教 授

浙江省肾脏疾病防治技术研究重点实验室

主任 陈江华 教 授

国家药品监督管理局药品评价中心浙江呼吸药物研究重点实验室

主任 卞如濂 教 授

获奖科研成果（题录）

国家科技进步二等奖

急性髓细胞白血病生物学特征研究及化疗新方案的创建和推广应用
卵巢癌进展机制及其阻遏策略研究与应用
严重烧、创伤脓毒症免疫功能障碍机制及临床诊断、防治新策略（合作2）
不孕症病因及治疗方法的研究与临床应用（合作2）

浙江省科学技术重大贡献奖

郑树教授

浙江省科技进步一等奖

大肠癌诊断和预后相关标志物的鉴定及应用
肝衰竭人工器官替代治疗研究
间充质干细胞与组织工程产品的研发与应用
进展期胃癌的围手术期分期及其临床意义

浙江省科技进步二等奖

人乳头瘤病毒感染的免疫学致病机制及干预策略研究
头颈部内镜手术建腔用外科机械臂
脑缺血再灌注损伤的机制及干预研究
非霍奇金淋巴瘤临床与基础研究
高原低氧脑-内分泌-免疫网络损伤机制
靶向拓扑异构酶的新型抗肿瘤药物的发现与开发
常见人疱疹病毒诊治技术的系列开发研究及临床应用

浙江省科技进步三等奖

“四片联检”新模式在血液形态学诊断中的应用研究
不同程度唇缺损的个性化修复-计算机辅助的方案设计及临床应用
雌激素受体介导乳腺癌化疗耐药的研究
改良式膀胱全切、尿流改道技术在浸润性膀胱癌中的应用
口腔鳞癌早期诊断及预后蛋白质标志物模型的建立和应用
颅脑损伤后脑水肿形成机制及信号转导的基础与临床研究
帕金森病的基因诊断和生活质量研究
树突状细胞与动脉粥样硬化发生发展关系研究
小肠疾病诊断技术的临床研究
液体复苏对创伤性休克后细胞免疫功能影响的研究
早期糖尿病肾病尿液标志性蛋白分析、鉴定及诊断模型的建立
重型颅脑损伤合并症及后遗症的诊断和治疗
基于靶点的抗早老性痴呆创新药物的设计与开发

中华医学科技科普奖

中小学生正确用药科普知识教育与青少年药物滥用预防

中华医学科技三等奖

进展期胃癌的围手术期分期及其临床意义

获奖科研成果（摘要）

急性髓细胞白血病生物学特征研究及化疗新方案的创建和推广应用

金　洁　钱文斌　徐荣臻　（吴德沛）　孟海涛　等

项目针对急性髓细胞白血病（AML）诊治所面临的难题，在国内最早系统地创建了AML诊断、危险度分层和预后监测技术体系。应用该技术，发现了AML一些新的细胞遗传学改变、基因突变与患者预后和复发的关系；系统研究了AML细胞遗传学特点，揭示了影响我国AML预后的细胞遗传学和分子生物学特点，从而指导临床进行分层治疗，显著提高了长期生存率；对AML患者缓解后进行残留白血病的监测，降低了复发率，避免了过度治疗或治疗不足的弊端。应用现代医学新技术建立了完整的抗白血病药物筛选、抗白血病作用及机制研究的技术平台，在白血病新疗法研究方面获得了一系列创新性成果。在国际上首先创立了由国产高三尖杉酯碱联合阿克拉霉素和阿糖胞苷组成的新化疗方案（HAA方案）。该方案价格低廉、治疗相关死亡率低、疗效好。实施了根据患者预后因素制定的分层个体化治疗，显著提高了患者的长期生存率。从多方位研究了AML的生物学特征，首先从AML细胞中分离和克隆出一种新的人源性反转录病毒基因，揭示该逆转录病毒与白血病的发生有关；研究了AML的miRNA表达谱，发现与AML预后相关的独立因素；在国际上首先发现蛋白酪氨酸磷酸酶Shp2过度活化和异常分布参与成人急性髓细胞白血病细胞恶性增殖病理过程，Shp2是一种新的白血病相关的细胞原癌基因；在国际上。首先通过基因重组方法使5型溶瘤腺病毒携带TRAIL和IL-24，增强了杀伤白血病的作用，为病毒联合基因治疗白血病提供了实验依据。构建的AML研究技术平台服务于浙江、江苏数十家医院，技术辐射周边省市。每年接受检测标本11000例次。HAA方案是我国在国际上首创的AML化疗方案，被国内专家推荐为一线治疗方案之一。在国内19个省市的68家医院推广应用。受到国内同行专家和国际顶级刊物的关注和好评。负责主持和参与制定行业标准1项，参与起草专科医生培训规范1项。获得国家发明专利3项、软件著作权1项。省科技一等奖1项、二等奖2项。主编和参编著作7部，发表论文121篇，其中SCI源刊物46篇。

本项目获2011年国家科技进步二等奖。

卵巢癌进展机制及其阻遏策略研究与应用

谢　幸　（马　丁）　（崔　恒）　吕卫国　（王世宣）　等

项目以提高卵巢癌生存率为最终目标，创新性地开展了卵巢癌进展机制与阻遏策略研究及应用，系统揭示卵巢癌进展的关键机制，并探寻了新的有效阻遏策略和治疗手段；建立并应用卵巢癌分子分型和分层综合治疗策略。

本项目自主建立了能逼真模拟人类自发卵巢癌生物学特征的动物与细胞模型，明确卵巢癌细胞诱导肿瘤局部细胞因子失衡和机体各种免疫细胞增殖、凋亡、分化及功能异常是卵巢癌免疫逃逸的关键机制，并率先建立了多种针对不同靶点和机制的有效阻遏方法；自主构建基因工程抗体6B11GM和6B11mini，确定了其治疗卵巢癌的有效性和最佳临床使用方法；并创建了以 6B11mini 为基础诱导的自体杀伤细胞回输新技术；发现卵巢癌肿瘤干细胞的表型为 CD44 +/CD24-，并证实其对紫杉醇和卡铂耐药，首次报道纺锤体检查点蛋白 BubR1、纤维黏附素 FN 等多个调控卵巢癌化疗敏感性的关键分子，自主构建了抗癌重组腺病毒载体、高效 shRNA 真核表达载体、纳米给药系统等多种逆转卵巢癌耐药的新方法；首次报道分化相关分子 GMFB 和 HES 与卵巢癌预后相关，并用于卵巢癌的分子分型，改进了现有卵巢癌分层综合治疗策略，经临床应用，本课题组卵巢癌患者 5 年总生存率达 48.6%、晚期患者 36.1%。项目共发表论文 296 篇，其中 SCI 收录论文 91 篇，总影响因子达 356.004，他人正面引用 1218 次，其中 SCI 收录论文他人正面引用 443 次。共获得国家发明专利 2 项。有关研究结果被纳入国家规划教材和全国妇科肿瘤诊治指南，先后获得教育部科技进步（2005 年）和技术发明（2007 年）一等奖及中华医学科技（2010 年）一等奖。项目有关成果分别被国内外 20 余家单位应用，推动了卵巢癌的基础与临床研究，产生了良好的社会效益。

本项目获 2011 年国家科技进步二等奖。

严重烧、创伤脓毒症免疫功能障碍机制及临床诊断、防治新策略（合作 2）

方向明（2） 舒 强（6） 程宝莉（10）

项目针对严重烧、创伤主要并发症脓毒症和多器官功能障碍综合征这一世界性难题，从发病机制、早期诊断、干预措施三个方面入手，率先从全新的角度认识 HMGB1 在脓毒症和 MODS 中的重要地位与调节机制；首次报道 IL-1ra 基因多态性与脓毒症易感性相关，发现 CD14-159TT 是烧伤后免疫应答异常的高危遗传标志；通过前瞻性、多中心临床流行病学研究，阐明我国严重脓毒症的流行病学特征，发现侵袭性真菌感染可显著增加脓毒症患者病死率；揭示机体天然免疫系统中阳离子抗菌多肽—b-防御素 2 在感染后免疫和炎症反应过程中的重要作用及免疫保护效应；发现环状哑铃形 NF-kB 圈套寡聚脱氧核苷酸能有效干预创伤性炎症反应，获得具有自主知识产权 NF-kB 拮抗多肽；建立抗炎多肽体外靶向诱导 DC 功能、体内回输修饰 DC 以纠正免疫功能紊乱的新方法；在国际上率先同时应用广谱炎症抑制剂乌司他丁和免疫增强剂 α1 胸腺肽的免疫调理策略对脓毒症进行干预，临床多中心、随机、对照试验结果显示患者 28、90 天生存率显著提高。项目发表 SCI 论文 42 篇，主编及参编专著 12 部，获得国家发明专利授权 4 项，研究成果已在国内 57 家医院和科研单位推广应用。

本项目获 2011 年国家科技进步二等奖。

不孕症病因及治疗方法的研究与临床应用（合作 2）

黄荷凤（2） 曲 凡（5） 徐 键（8）

近年来不孕症发病率呈上升趋势，课题组结合临床实际需要，对不孕症常见病因及治疗方法进行了系统的研究，发现影响配子胚胎、内膜容受性和机体环境的多种标志物和不孕相关疾病的关系；应用药物治疗、经阴道注水腹腔镜等不孕症治疗新方法；目前国内很多生殖中心的骨干人员在课题组单位接受过培训，研究成果带动了行业技术水平的提高，为推动和规范不孕症治疗做出贡献，也使我国在此领域的研究水平达到国际先进。

本项目获 2011 年国家科技进步二等奖。

大肠癌诊断和预后相关标志物的鉴定及应用

来茂德 吕炳建 徐恩萍 阮文静 徐芳英 等

本项目把基因组学、蛋白质组学、生物信息学等先进技术成功应用于大肠癌研究，获得了一批有重要理论意义和应用价值的创新性研究成果：①开发系列有自主知识产权的生物信息学软件，可快速、准确地从海量数据找到肿瘤标志物，筛选效率优于目前国际同类软件；②发现一批大肠癌标志物，涵盖大肠癌的早期诊断、转移预测、临床治疗、预后评估等多个方面，有很好的应用前景。发现促泌素（secretagogin）是神经内分泌肿瘤的新型标志物，对大肠神经内分泌肿瘤的诊断与鉴别诊断有重要价值。首次明确再生基因Ⅳ（RegⅣ）是腺瘤癌变的预警指标。首次发现三叶草肽Ⅲ（TFF3）和生长分化因子15（GDF15）可预测大肠癌转移；③解决了大肠癌分期相同但预后不同的评估问题。首次提出具有微乳头结构的大肠癌是一种独立组织学类型，其预后差。项目累计发表SCI论文36篇，累计他引223次。美国McGraw-Hill公司2007年出版的本科生教材采用了我们的一幅二维电泳图片图片，介绍蛋白质组学技术。部分研究成果由项目组负责人来茂德教授整理，体现在出版的四本专著中，其中《Intraepithelial Neoplasia》是国际上该领域第一本英文专著。已获国家发明专利1项，软件登记3项，3项国家发明专利公开，申报二类体外诊断试剂注册证1项。自行开发的EDGES软件共被下载294次。促泌素抗体已经在国内10余家知名医院推广应用。

本项目获2011年浙江省科技进步一等奖。

肝衰竭人工器官替代治疗研究

李兰娟 李 君 黄建荣 章益民 曹红翠 等

本项目主要研究内容和结果包括：①创建肝衰竭蛋白组学和代谢组学研究技术平台，建立了早期诊断肝衰竭和人工肝治疗预后判断的模型；②构建了永生化人肝细胞；建立了微囊化技术和细胞转瓶培养的永生化肝细胞体外高密度、高活性的培养系统；设计并构建漏斗型反应器和多层膜片结构灌流型生物反应器，以及高分子材料支架型生物反应器；完成了微囊悬浮性漏斗形流化床式生物反应器的体外生物转化功能的评价；③构建新型生物人工肝。进行了新型人工肝治疗仪的研发，最终设计并创制了一种新型人工肝治疗仪。系统设计的思路为模块化治疗设备，具备了进行六种非生物人工肝治疗模式和一种生物人工肝治疗模式。成果制定了“肝衰竭诊疗指南”和“非生物型人工肝支持系统治疗肝衰竭指南”，国内300余家医院应用治疗14824例肝衰竭患者。主持召开5届国际暨全国肝衰竭与人工肝会议。进行多次国际会议大会报告。李兰娟院士应邀在国际血液净化协会会刊“Therapeutic Apheresis and Dialysis”上作中国人工肝研究进展的综述。本研究已发表学术论文共36篇，其中SCI收录论文13篇，被引用77次，国际会议摘要7篇，申请专利15项，其中已授权发明专利5项，授权实用新型专利4项。正在公开发明专利6项。本研究培养博士研究生5名，硕士研究生5名。研究期间主办国际国内会议2次，人工肝全国学习班5次，极大的推广了人工肝治疗方法。

本项目获2011年浙江省科技进步一等奖。

间充质干细胞与组织工程产品的研发与应用

黄 河 王金福 马 列 高长有 来晓瑜 等

本项目针对干细胞治疗及组织工程应用中的瓶颈问题，开展自主创新研究，在间充质干细胞（MSC）与组织工程产品的技术领域取得创新性突破：①优化并制定了人骨髓MSC培养及冷冻保存的操作规范，建立了人骨髓间充质干细胞库；②首次研究揭示了HIF-1α在缺氧诱导MSC动员中起核心作用，通过分选富集以避免体外扩增培养中的潜在风险；③针对目前MSC缺乏特异性标志物的局限，应用自主研制的人骨髓MSC单克隆抗体ZUB1，制备了ZUB1免疫组织化学试剂、流式细胞检测试剂、免疫分选试剂，创建了一种快速、高效地富集人骨髓MSC的方法；④通过技术优化，成功生产制备了人间充质干细胞免疫组化试剂盒，该试剂盒具有良好的特异性、敏感性和稳定性，并通过了《人间充质干细胞免疫组化试剂盒》的复核鉴定；⑤基于细胞外基质结构仿生化和临床应用特点，研制了纳米化PLGA和HA复合可吸收纤维支架；⑥研究突破了目前国内外干细胞三维立体培养研究在静态培养和分化技术方面的局限，创造发明了基于骨髓MSC的骨组织分阶段灌流培养方法和生物反应器，创新性地研发了符合骨骼组织生理结构和功能的组织工程化成骨组织-支架复合物制品。完成了《人骨髓间充质干细胞和PLGA支架复合物制造与检定规程》的报告，为进一步实现细胞支架复合物的临床应用奠定了坚实的基础。本项目取得了一系列创新性成果，发表论文46篇，其中SCI论文30篇，合计影响因子54.7分，论文被广泛引用，在欧洲骨髓移植会议、亚太国际骨髓移植会议等国际会议作大会报告；申请国家发明专利10项，其中获授权6项；培养了一支从事干细胞与组织工程研究的优秀创新团队。

本项目获2011年浙江省科技进步一等奖。

进展期胃癌的围手术期分期及其临床意义

吴育连 陈 力 陈 健 郑毅雄 吴峥嵘 等

本研究以进展期胃癌围手术准确分期和正确判定肿瘤的生物学特征为目标，旨在对进展期胃癌进行更为规范、合理的“个体化”治疗，以求进一步改善患者的预后，选题具有重要的临床意义，主要研究成果为：①对大样本的进展期胃癌患者，术前应用胃镜，并结合内镜超声、X线造影，多层螺旋CT和PET等先进的诊断技术，对胃癌进行术前综合评估，建立了较为准确的术前分期的评判系统，并具有推广应用价值；②术中开展了胃癌前哨淋巴结的检测技术，有助于了解淋巴结转移的范围，以指导合理的清扫范围；③术后通过对胃癌患者血清及原发灶相关肿瘤标志物进行检测分析，能较好地预测肿瘤复发及转移的倾向，并有助于进一步全面地了解肿瘤的生物学特性，为进行术后合理的综合治疗提供了科学的依据。该项目在综合了上述的研究成果后，还建立了一套系统、规划、优化的外科综合治疗方案，用于指导病人的个体化治疗，该方案将复杂的临床病理参数转变成简单可信的分值，制定了一个以临床病理参数为基础、简单有效的术前判定胃癌N分期的评分系统。该系列研究解决了当前胃癌外科治疗中合理化和规范化问题的争论，能有效地用于指导胃癌的“个体化治疗”，进一步提高了手术切除率和术后生存率，实现转化医学的最终目标。研究成果属国际先进，并在国内多家医疗单位应用和推广，并成功举办了三届“胃癌国际论坛”，进一步推动我国胃癌临床诊治的发展。本项目成果系统性和科学性强。有助于推进我国当前胃癌外科治疗的规范化问题，国内处于领先地位。研究成果已发表论文 19 篇，累计影响因子 25.419，被他引 200 余次，其中 SCI 源期刊论文引用 100 次以上。

本项目获 2011 年浙江省科技进步一等奖。

人乳头瘤病毒感染的免疫学致病机制及干预策略研究

程 浩 朱可建 陈贤祯 周 强 叶 俊 等

本项目主要内容有：①构建人乳头瘤病毒 HPV16 E7 于牛乳头瘤病毒主要结构蛋白 L1 基因；②完成 HPV6b、11 型早期基因 E6、E7 的克隆表达及高效价特异抗体制备、成功建立了荷瘤动物模型；③首次完成 HPV11E7 CTL 表位肽筛选及细胞免疫学鉴定；④首次完成了钙调蛋白 CRT 与 HPV6 重组的 DNA 疫苗的构建和体内外细胞免疫学效应研究；⑤首次研究特异性 siRNA 对 HPV6b、Ⅱ型病毒蛋白 E6、E7 的表达抑制；⑥首次对 HPV6/11 感染细胞信号转导如 EGFR 通路、MAPK 通路、细胞周期蛋白、细胞凋亡的系列研究。本项目进一步丰富和完善了对 HPV 致病机制的认识，促进了对 HPV 传播控制的策略研究。发表 SCI 论文十多篇，中文核心期刊论文 23 篇。其中 SCI 论文总影响因子 22，被引用 75 次，他引 68 次。获国家发明专利两项。

本项目获 2011 年浙江省科技进步二等奖。

头颈部内镜手术建腔用外科机械臂

高 力 宋春轶 肖贵洲 王建彪 陈高翔 等

本项目进行了建腔器成腔过程的力学变化特征和所成腔室的空间形态特征研究，并在此基础上研制出了半自动力反馈式建腔用外科操作臂样机。新建腔操作臂由垂直驱动-调节模块和水平-矢状向调节件两部分组成。与全机械式的 I 代机相比，此臂既可预设和微调与最大化成腔对应的力值，又能和缓地自动提升腔室高度。结果，较好地解决了成腔过程中上提力的控制问题，达到了无创性的最大化成腔目的。本建腔用外科操作臂可广泛应用于头颈部等机体无自然体腔、腔窦部位内镜手术建腔。鉴于 I 代建腔器已商品化，并在 7 家医院应用，预计经过最后细节完善，此操作臂亦会顺利通过临床验证和审批，并很快进入市场。其临床应用有助于小切口内镜或内镜辅助操作模式的普及推广，同时产生一定的综合性经济效益。

本项目获 2011 年浙江省科技进步二等奖。

脑缺血再灌注损伤的机制及干预研究

罗本燕 夏 强 汪敬业 李 霞 袁 圆 等

本项目以鼠脑缺血再灌注模型为研究对象开展脑缺血再灌注损伤的机制研究和干预研究，旨在明确脑缺血再灌注损伤基因水平和细胞水平具体机制，并探索有效的干预措施。研究结果共发表了 13 篇论文，其中有代表性的 8 篇论文 SCI 影响因子合计 13.377，被广泛引用（3 篇论文共被引用 47 次，他引 44 次），经专家鉴定达到了同领域国际领先水平。

本项目获 2011 年浙江省科技进步二

等奖。

非霍奇金淋巴瘤临床与基础研究

佟红艳 金 洁 娄引军 麦文渊
肖 峰 杜华平

本项目主要研究内容及结果：①系统研究了侵袭性T细胞淋巴瘤特点；②研究了硼替佐米联合化疗可有效治疗复发难治的淋巴瘤，并阐明诱导淋巴瘤细胞凋亡是其重要的机制；③提出早期血浆置换序贯化疗的治疗方法可有效降低患者的早期死亡率；④报道了一些罕见的特殊类型淋巴瘤，如眼结膜黏膜相关的淋巴组织淋巴瘤、肝移植后的原发中枢系统淋巴瘤；⑤探讨了乙肝病毒感染与NHL的关系，提出两者之间有相关性；⑥发现了HHT、BBD9能对多种淋巴瘤细胞株有生长抑制作用，并研究了其诱导细胞凋亡的机制。研究成果共发表论文32篇，其中SCI收录论文7篇，累计影响因子11.763分。IM收录的论文8篇，国内一级杂志发表论文11篇，总被引用19次。淋巴瘤的诊治经验探索和应用在浙江省13家省、市、县级医院开展了推广及临床与基础合作研究，获得良好效果。

本项目获2011年浙江省科技进步二等奖。

高原低氧脑-内分泌-免疫网络损伤机制

杜继曾 陈学群 张家兴 王同映 范俊明 等

本项目揭露了低氧损伤的网络整合原理和分子机理。阐明了低氧对下丘脑垂体肾上腺皮质（HPA）轴激活机制及对脑与行为、内分泌相关的生长、生殖、代谢与免疫损伤原理。提出低氧损害脑内分泌免疫网络学说和CRF/CRFR1（促肾上腺皮质激素释放激素及1型受体）为核心主导调控机制理论，获得系列重要理论上的原创性成果。主办国际会议2次，应邀国际报告10余次，出任国际神经发育和比较生理生化杂志编委、国际低氧研讨会顾问，多篇论文发表在国际权威学术期刊如《Endocrinology》《American Journal of Physiology》《Neuroscience》。研究发表论文125篇，48篇SCI论文，共被引712次。其中SCI论文他引312次，中文论文他引243次。培养23名博士和15名硕士。为973高原低氧等环境因素损伤适应机制与干预措施重大研究进展之一，被选参加国家科技部十年重大成就展。

本项目获2011年浙江省科技进步二等奖。

靶向拓扑异构酶的新型抗肿瘤药物的发现与开发

高建青 何俏军 胡永洲 翁勤洁 应美丹 等

本项目通过对喜树碱的9位、10位进行结构修饰，合成了全新的喜树碱衍生物MONCPT；进行了全面的体内外药效学及安全性评价，结果显示新型化合物具有显著的体内外抑瘤效果并具有很好的安全性，通过深入研究明晰了新型化合物的抗肿瘤作用机制；进一步研制了MONCPT注射用纳米乳剂，研究表明此新型制剂能有效提高药物溶解度600余倍，防止药物开环提高其体内稳定性，同时产生缓释。在体内研究中新型制剂显示了优良的体内靶向性和显著的肿瘤治疗作用。推广应用后潜在的社会经济效益：抗肿瘤药物研究一直是医药领域内的研究重点和热点，并具有显著的社会效益和经济效益。本项目围绕新型喜树碱类药物的合成及其纳米制剂的研发，开展了广泛深入的研究，显示了良好的成药性，有望成为具有自主知识产权的全新创新药物。因此对今后进一步研制成药，以及相关新型制剂领域的研发，具有重要价值。

本项目获 2011 年浙江省科技进步二等奖。

常见人疱疹病毒诊治技术的系列开发研究及临床应用

尚世强 陶 然 吴亦栋 杜立中 沈 征 等

本项目主要研究成果包括：①建立常见疱疹病毒的高通量诊断新技术；②明确疱疹病毒的一些新发病机制；③研发疱疹病毒低毒、高效的治疗新技术。共发表论文 45 篇（SCI 收录论文 9 篇，中华系列杂志 15 篇），总 IF 13.334，合计他引 67 次；获国家发明专利授权 2 项和申请号 4 项，实用新型专利授权 2 项；疱疹病毒高通量诊断芯片在省内外 12 家医疗机构推广应用，取得较好的经济和社会效益；项目第一完成人参与了由中华医学会儿科学分会感染学组和全国临床病毒感染协作组牵头的 2008 年《儿童巨细胞病毒性疾病诊断和防治指南》的制定。

本项目获 2011 年浙江省科技进步二等奖。

“四片联检”新模式在血液形态学诊断中的应用研究

卢兴国 徐根波 龚旭波 朱 蕾 郭云武 等

当前我国血液形态学诊断主要依靠骨髓涂片，多在检验科进行。血片常被忽视。骨髓印片几乎不开展。骨髓切片大多在病理科，几乎不与骨髓涂片和（或）血片同步诊断。单项目有限检验忽视了方法间内在联系，阻碍了诊断的提升。国外，国际血液学标准化委员会报告虽提到一些方法的综合和骨髓印片的应用，但现状与我国近似。本课题从 1997 年起探索同层次形态学指标的互补，于 2003 年正式提出“四片联检”血液形态学诊断，即血片、骨髓涂片、骨髓印片及切片的优化模式。研究内容和结果：①研究了 3781 例，系统阐述了四片联检中每片的长处和问题。运用循证医学原理，首次在国内外提出了原创性“四片联检”互补模式及诊断链理论；②强调了血片与骨髓涂片互补规范的必要性。如通过对血片肿瘤成熟淋巴细胞的形态研究、其他疾病不典型淋巴细胞的对比、贫血异常红细胞形态的观察等，证明血片明显优于骨髓涂片；分析 2720 例初诊白细胞增多，发现了血片为主的血象检验在某些白血病、骨髓增殖性肿瘤等病鉴别诊断中的价值，甚至是决定性的，如外周血白血病、浆细胞白血病；③研究发现骨髓印片与涂片互补的必要性。通过研究 3781 例骨髓细胞量，证明印片评估细胞量价值大于涂片，发现印片诊断的灵敏度、特异度、阳性似然比及 Youden 指数显著高于骨髓涂片。互补提高了以细胞量为主要诊断依据的脾亢和骨髓增生疾病诊断率（提高 22%），降低了骨髓涂片假性细胞减少造成的假阳性诊断（降低 37.1%），还避免了因涂片评估不足而再次穿刺。证明了印片可观察涂片不能观察的组织构象，有利于疾病的早期发现和快速诊断，尤其是成熟淋巴细胞肿瘤；研究印片有类似切片的造血细胞区，还发现骨髓纤维化印片背景和细胞分布特点；证明了印片检出转移性瘤细胞阳性率（97%）高于涂片的 61%（$P<0.01$）；④研究发现骨髓印片与切片互补的必要性。研究和实践证明切片检查的不足（如不易观察间质性浸润原始细胞、小型瘤细胞和单核巨噬细胞，不能观察胞质内成分），恰好通过骨髓印片和涂片的观察予以弥补，使诊断可靠性进一步提高；⑤研究发现“四片联检”诊断优越性。如研究 182 例骨髓增殖性肿

瘤，诊断符合率由单一骨髓涂片的 54.9% 提高到 100%；63 例骨髓转移肿瘤由涂片的 62% 提高到 100%；521 例白血病与骨髓瘤，四片联检比单一涂片提高了 1/3，具有诊断优势。发表相关论文 31 篇（SCI 4 篇，一级杂志 8 篇），出版著作 10 部（一级 8 部），文献被引 90 次；在全国检验和血液会议多次交流，13 家应用效益显著。

本项目获 2011 年浙江省科技进步三等奖。

不同程度唇缺损的个性化修复–计算机辅助的方案设计及临床应用

刘建华　王慧明　李志勇　朱慧勇　黄　旭　等

口腔颌面部唇组织的缺损在临床上很常见。唇缺损术后的继发畸形会直接影响患者的面容、进食、语言功能，给患者生理和心理都造成巨大伤害。因此，在保证肿瘤根治的前提下，减轻患者术后的面部畸形，同期修复使患者唇部形态和功能尽量接近正常就显得十分重要。一般而言，唇缺损的修复首选的是利用残存的唇组织和邻近组织进行整复，只有当无法利用局部或邻近组织时，才考虑远位皮瓣修复。当唇缺损小于 1/3 时，可利用残余唇组织良好的伸展性直接拉拢缝合。当唇缺损大于 1/2 时，直接拉拢就会导致张力过大，小口畸形。临床通常选用唇交叉组织瓣、唇颊组织旋转瓣、唇颊组织滑行瓣等，甚至远位皮瓣转移。前两种手术常需二期手术以改善小口畸形或断蒂，而滑行瓣则受缺损大小的限制，远位皮瓣组织不相近，且易坏死。到目前为止，找不出某种术式能在唇肿瘤切除并造成较大缺损的同时，立即使唇外形恢复正常。该技术针对不同的唇缺损的病例，从众多修复技术中针对病例的自身特点，选择临床效益最高的手术方法完成个性化修复。前期通过基础研究了解唇组织解剖与生物力学特性，通过量化优化分析法选择最佳切口设计，并通过自行研发的唇缺损修复预测平面演示系统完善术前设计。在传统术式上进行改良，设计出下唇带血管复合组织瓣、双面动脉蒂鼻唇沟岛状皮瓣修复及改良 Bernard 术式（包括 4 种滑行组织瓣）六种组织瓣手术方法。①在 Bernard 的下唇矩形切除的手术上进行了改良，形成了一种新的滑行组织瓣，应用于上唇半侧缺损；②在唇交叉组织瓣术式上进行改良后的下唇带血管复合组织瓣修复半侧波及口角的上唇缺损；③在鼻唇沟皮瓣上进行改良后的双面动脉蒂鼻唇沟岛状皮瓣修复单侧上唇缺损术后皮瓣成活率高；④下唇唇颊组织瓣转移修复上唇不规则缺损，利用舌瓣修复下唇全唇缺损等均获满意的修复效果。目前该技术已完成临床 120 例（2000 年 1 月～2010 年 12 月），结果显示改良后的修复术式术后患者唇功能和形态均获得理想的修复效果。通过招收下级医院进修医生进行相关培训、专家亲临下级医院指导相关手术等方式成功将此技术推广于省内 10 余家医院，均获得很好的疗效。本技术可推广于省内外口腔颌面外科发展较为成熟并已掌握传统术式修复唇缺损的各级医院，具有广阔的推广应用前景。

本项目获 2011 年浙江省科技进步三等奖。

激素受体介导乳腺癌化疗耐药的研究

王林波　隋梅花　姜支农　范伟民　蒋东海　等

乳腺癌是女性最常见的一种恶性肿瘤，化疗是乳腺癌的主要治疗方法之一。目前每年有 50 万人死于乳腺癌，肿瘤耐药性是造成化疗失败、患者病情恶化甚至死亡的主要原因之一。雌激素受体（estrogen receptor，ER）是乳腺癌的重要生物学指标，与乳腺癌的发生、发展有密切关系。ER是乳腺癌内分泌治疗的主要靶点，ER阳性乳腺癌经内分泌治疗后患者预后较好。近年的一些研究结果提示ER阳性乳腺癌对化疗反应差，ER与乳腺癌化疗敏感性之间的联系因此引起极大的重视。然而，目前ER与乳腺癌化疗敏感性间的关系尚未得到明确：一些研究结果提示ER阳性乳腺癌对化疗反应差，但有一些研究认为ER与乳腺癌化疗耐药无关，甚至有一些相反的报道。关于ER与乳腺癌化疗耐药相关性的临床和基础研究尚不够深入，而如何改善ER阳性乳腺癌化疗疗效等重要问题更亟待深入研究以寻找答案。鉴于高达65%的乳腺癌表达ER，明确ER与化疗敏感性间的关系在预测患者的化疗反应、优化化疗方案等方面具有重要的价值。研究内容和结果：本项目组在前期关于类固醇激素（糖皮质激素）介导肿瘤化疗耐药的研究基础之上，以“揭示ER与化疗敏感性之间的关系及机制”、“寻找提高ER阳性乳腺癌患者化疗疗效”这两个关键目标为出发点，密切结合临床和实验室研究，设计并开展了体外、体内两个层次的研究工作。课题组通过大量临床乳腺癌标本分析，在国内外首次发现在多种耐药相关指标中ER是最重要的乳腺癌化疗反应影响因素，ER表达情况与患者对多种化疗方案的敏感性密切相关；我们首次利用雌激素受体基因转染技术建立了同源性ER+/ER-乳腺癌细胞系，发现并证实ER能介导乳腺癌细胞对多种化疗药物耐药；更重要的是，我们在国内外率先证实雌激素受体拮抗剂氟维斯群具有逆转ER介导的化疗耐药性、提高乳腺癌细胞对化疗药物敏感性的功能，有望成为提高ER阳性乳腺癌患者化疗疗效的有效途径。论文成果及意义：本项目着眼于肿瘤治疗领域的前沿重大科学问题，有效结合国内外的研究资源，密切联系临床和基础/转化型研究，相关研究成果已发表在《Cancer Research》《Breast Cancer Research and Treatment》《BMC Cancer》《Curr Med Chem》和《Int J Cancer》等著名期刊上（附录文章已被他引39次），具有重要的创新性。考虑到乳腺癌中ER高表达的情况，项目研究成果在预测化疗方案的疗效、明确其内在分子机制、提高ER阳性乳腺癌患者化疗疗效、改善其预后等方面具有重要科学、临床和社会价值。

本项目获2011年浙江省科技进步三等奖。

改良式膀胱全切、尿流改道技术在浸润性膀胱癌中的应用

金百冶　蔡松良　陈戈明　夏　丹　金晓东　等

膀胱癌是泌尿外科最常见的恶性肿瘤之一，研究资料表明2002年世界膀胱癌年龄标准化发病率男性为10.1/10万，女性为2.5/10万，年龄标准化死亡率男性为4/10万，女性为1.1/10万。在我国，男性膀胱癌发病率虽然低于西方国家，但在泌尿系统肿瘤发病率中却高居第一位，在全身肿瘤的发病率中位居第八位，在女性则排在第十二位。近年来，我国部分城市肿瘤发病率报告显示膀胱癌发病率有增高趋势。而其中约10%的患者最终发展为肌层浸润性膀胱癌或转移性膀胱癌。膀胱全切和尿流改道手术难度大，手术时间长，并发症多，术后对生活质量影响很大。以往该手术多在三级医院才能开展进行，如何规范和简化手术操作，缩短手术时间，减少相应并发症的发生率，并将其在二级医院推广应用，最大程度地解决病人看病难看病贵这一问题一直是我们追求的目标。本课题组正是在这样的背景下，在对男性膀胱全切术方法及对包括原位回肠代膀胱手术、输尿管皮层移植术在内的尿流改道关键技术步骤进行革新，并取得重大的技术突破。具体表现在：①基于对盆腔精细解

剖结构的研究和近年来腹腔镜下解剖性耻骨后前列腺癌根治术式的研究进展，提出了在顺行切除膀胱的基础上对前列腺、精囊、膀胱颈部采用逆行法分离切除；②手助拔针进行新膀胱缝制。采用上述两点改进后，手术时间大为缩短，将传统手术需2小时以上的膀胱全切时间缩短到约0.5小时，将传统需6～7小时的“膀胱癌膀胱全切+回肠代膀胱术”的手术时间缩短到2.5～3小时；③输尿管乳头体表皮缘内卷缝合法，明显减少术后输尿管乳头狭窄发生率；④双侧输尿管单侧皮肤造口不增加手术及术后并发症发生，但减低术后病人造口护理及材料费用。该手术创新内容经鉴定委员会鉴定后认为具有独创性、实用性，达到国内领先水平，特别在缩短手术时间，减低术后并发症，改善病人生活质量方面具有独特的优势，部分手术技巧达到国际先进水平，具有推广应用价值。以上四项技术改进后，已成熟开展应用。至今本课题组医生已在本院完成膀胱全切手术670余例，多次在全国、省市泌尿外科学术会议中研讨，并向省内外80余家医院推广应用，在外院手术演示近800例。相关学术成果在核心期刊中发表20余篇，SCI文章2篇（Asian Journal of Andrology，IF：2.059）。其中200余例患者进行随访，对术后排尿症状、影像学检查、相关生化指标、尿动力学等方面进行评估，效果良好。在基层医院广泛开展，避免转院，产生直接经济效益和社会效益。

本项目获2011年浙江省科技进步三等奖。

口腔鳞癌早期诊断及预后蛋白质标志物模型的建立和应用

平飞云 孙 钢 何 虹 余捷凯 刘雁鸣 等

口腔恶性肿瘤是人类第六大恶性肿瘤，其中口腔鳞状上皮细胞癌最为常见，约占80%以上，近几十年虽然医疗水平有了很大进步，治疗手段更加合理、标准，但口腔鳞癌的五年生存率仍维持在40%～50%，术后复发率高，预后不佳，究其原因主要是患者明确诊断时间较晚，调查显示90%的早期患者采用单一手术治疗即可治愈。口腔肿瘤大都通过淋巴循环转移，30%以上淋巴结阴性的患者发生了转移，为了减少复发和转移，提高生存率，70%以上的患者作了不必要的根治性治疗，术后常伴有严重的面部畸形、吞咽、言语甚至颈肩功能障碍。因此提高口腔鳞癌的早期诊断率，实行个体化治疗是改善疗效和预后的关键。课题采用SELDI结合支持向量机技术，对血清、唾液、组织三种不同来源的样本进行预处理，蛋白质结合CM10芯片，SELDI质谱仪中进行检测。数据处理采用ZUCI-ProteinChip Data Analyze System软件包分析。各个样本中的峰强度做均一化处理。采用支持向量机法建立判别模型，用留一法交叉验证来评估模型判别效果。同时对健康者、癌前病变、癌变患者进行垂直向序列分析，通过蛋白指纹图谱的生物信息学分析，寻找肿瘤标志物，构建口腔鳞癌诊断模型及预测预后鉴定模型。结果：分别从120余例次血清、唾液、组织中筛选出若干候选肿瘤标志物，建立血清、唾液、组织的蛋白质指纹图谱诊断模型。构建出肿瘤和转移的鉴别模型，有助于预测预后。课题研究培养博士研究生1名，硕士研究生2名，发表SCI论文4篇，中华级杂志3篇，核心期刊3篇。课题建立的口腔鳞癌早期诊断及预测预后模型，可以早期发现肿瘤，判定易感人群，评价不同患者的病程、预后情况，为临床对口腔鳞癌患者实行个体化治疗提供客观依据，有望对减少过度医疗，降低社会医疗费用支出，提高肿瘤患者生存率做出贡献。论文被国内期刊引用4次，课题培养了高水平人才，多次参加国际会议，进行课题方面演讲，获得广泛关注。并举办了蛋白组学技术国家继续教育培训班，为在各级医院全面推广打下了基础。课题创新点：①采用 SELDI-TOF-MS 技术与 LCM 技术相结合，在口腔鳞癌、转移及正常组织中进行的蛋白组学研究；②针对血清、唾液和组织三种机体来源的样本同时进行的系统性肿瘤蛋白标志物的研究；③根据癌前病变、癌变、复发转移序列蛋白鉴别研究，提出了全新的判定患者预后的思路、方法。

本项目获 2011 年浙江省科技进步三等奖。

颅脑损伤后脑水肿形成机制及信号转导的基础与临床研究

黄卫东 杨云梅 陆远强 潘 建 祝建勇 等

脑水肿是继发性颅脑损伤的最常见原因。颅脑损伤后血浆中及脑脊液中精氨酸加压素（AVP）、血管紧张素Ⅱ（AT-Ⅱ）与急性颅脑损伤后原发性脑损害和继发性脑水肿密切相关，是参与颅脑损伤病理生理机制的因素之一。血浆 AVP、AT-Ⅱ含量的动态变化与患者的预后密切相关，且 AVP 水平越高，脑水肿程度越重，脑水肿高峰持续时间越长，患者预后越差。此外，血浆 AVP 水平与急性颅脑损伤患者的血钠浓度及血渗透压呈负相关。本研究通过脑星形胶质细胞水通透性变化的实验模型，建立和完善 GFP 标识的 AQP4 示踪系统和 GFP 标识的 AQP4 突变体示踪系统，并明确了 AVP-V1 受体信号转导途径对 AQP4 活性的具体调节机制，为寻求有效的脑水肿药物治疗靶点提供理论依据。研究发现：①血浆与脑脊液中 AVP 及 AT-Ⅱ与急性颅脑损伤后原发性脑损害和继发性脑损害密切相关，是参与颅脑损伤病理生理机制的因素之一；②血浆 AVP 及 AT-Ⅱ含量的动态变化与患者的预后密切相关，且 AVP 及 AT-Ⅱ水平越高，脑水肿程度越重，脑水肿高峰持续时间越长，患者预后越差；③血浆 AVP 及 AT-Ⅱ水平与急性颅脑损伤患者的血钠浓度及血渗透压呈负相关；④AVP可能通过特定的信号转导途径使 AQP4 开放而导致脑水肿。这些结果都表明了 AVP 及 AT-Ⅱ参与了创伤性脑水肿的发生发展过程，在对颅脑外伤患者进行相关指标的监测在临床上具有一定的意义，分析不同患者血浆 AVP 及 AT-Ⅱ水平并结合患者的临床表现可以为临床医师对患者脑水肿严重程度及疾病的预后提供帮助，为寻求有效的脑水肿药物治疗靶点提供有用的理论依据，故该项目的临床推广具有较强的应用前景。该项目中对于颅脑外伤患者血浆 AVP 水平的检测应用于临床，对脑外伤患者脑水肿严重程度及病情预后的判断提供参考，在临床工作中有一定的实际意义。共发表学术论文 12 篇，其中 SCI 2 篇，IM 3 篇。

本项目获 2011 年浙江省科技进步三等奖。

帕金森病的基因诊断和生活质量研究

罗 巍 张宝荣 王 波 欧阳志远 丁美萍 等

到目前，帕金森病（PD）的确切病因仍未阐明，但是，越来越多的基因被认为对 PD 起致病作用，α-synuclein，UCH-L1 和 LRRK2 的突变被认为参与了家族性常染色体显性遗传性 PD 的发病，而 parkin，PINK1，DJ-1 和 ATP13A2 被认为是早发型常染色体隐性遗传 PD（AREP）的致病基因。专门评估帕金森病患者的 PDQ-39 自评量表由 Peto 等人在 1995 年制定，已有多种语言版本被验证，并在西方很多国家被广泛用来评估帕金森病患者健康相关的生活质量。最近，PDQ-39 量表已经通过标准的翻译程序被翻译成中文，并且在中国香港、台湾，及新加坡被验证具有较好的信度和效度。但是中国大陆依然缺乏 PDQ-39 量表的信度和效度验证工作。

1. 主要研究内容及结果 ①建立了 PD4 个疾病基因的突变检测方法如：酚/氯仿法抽提外周血 DNA；聚合酶链式反应技术；荧光定量聚合酶链式反应技术；变性高效液相色谱分析技术；琼脂糖胶电泳技术；变性聚苯烯酰胺胶凝胶电泳技术及 DNA 测序分析等；②我们发现 19 例 PD 患者具有 parkin 基因不同外显子的重排突变。其中一例患者的 parkin 基因上发现一新的呈杂合状态的单一碱基变异位点 c.2T>C (p. M1T)，另一例患者发现已报道的点突变 c.850 G>C (G284R)。PINK1 基因上发现多个 SNPs，但没有发现致病突变。LRRK2 基因的突变检测，在一例患者中发现同义突变 Y2018Y (C6054T)。另对 90 例 PD 患者中进行 DJ-1 的突变检测，发现 2 种多态性。上述结果结合基因突变检测方法的成熟及 PD 基因库的建立均为以后在本院开展遗传咨询和研究 PD 的发病机制打下坚实的基础；③首次在中国大陆进行了帕金森病 PDQ-39 量表信度与效度的验证，发现 PDQ-39 量表中文版在中国大陆的应用具有较好的信度和效度；④总结出影响 PD 患者健康相关生活质量的主要因素，抑郁状态在 PD 患者中有较高的发生率，生活质量和抑郁状态互为影响因素。为以后探索提高 PD 患者生活质量的干预措施提供帮助。

2. 应用推广 我们通过发表论文、学术交流、学术报告等形式进行研究的交流和推广；PDQ-39 量表已在国内十余家三甲医院 2000 余名 PD 患者中推广应用。先后撰写论文 12 篇，相关论文中被 SCI 收录 3 篇；多次在国内外会议进行会议论文交流。其中 SCI 论文已被国外专业杂志引用。

本项目获 2011 年浙江省科技进步三等奖。

树突状细胞与动脉粥样硬化发生发展关系研究

朱建华 严 卉 李 闪 张 力 聂文成 等

同型半胱氨酸是动脉粥样硬化（AS）独立的危险因子之一，但目前高同型半胱氨酸血症致动脉粥样硬化的机制尚不明确。同型半胱氨酸作为刺激因子，是否会促进 DC 与被其活化的内皮细胞黏附，并迁移穿越血管内皮细胞，激活 T 淋巴细胞。DC-SIGN 是否也介导了同型半胱氨酸参与的炎症免疫反应，目前国内外均无研究。近年来大量实验与临床研究证实肾素-血管紧张素系统在 AS 的发生发展中也起着重要作用，最新研究发现人单核细胞起源的树突状细胞也存在着血管紧张素系统，DC 表达血管紧张素原、肾素结合蛋白、血管紧张素转换酶、血管紧张素Ⅱ受体。但血管紧张素Ⅱ对树突状细胞最重要的免疫抗原提呈功能的影响尚不清楚，其具体的分子机制尚未完全阐明，须待进一步研究探索。主要研究内容：该项目围绕动脉粥样硬化的免疫学机制，以树突状细胞为靶点，从细胞学及高血管紧张素动脉粥样硬化模型基础上，针对同型半胱氨酸、DC-SIGN、血管紧张素Ⅱ、缝隙连接等展开系列研究。发现：①DC-SIGN 适体抑制树突状细胞-同型半胱氨酸激活的内皮细胞黏附、迁移；②DC-SIGN 适体抑制同型半胱氨酸刺激树突状细胞激活 T 淋巴细胞；③RNAi 沉默 connexin43 基因的 DC 具有抗动脉粥样硬化作用，而动脉血管中 connexin43 表达降低可能也参与抗动脉粥样硬化作用。经文献查新证实，该项目报道的 Hcy 对 DC 表面 DC-SIGN 表达及对内皮细胞黏附迁移影响的研究，血管紧张素Ⅱ促 DC 表达 Cx43 和血管紧张素（1-7）增强血管紧张素Ⅱ诱导的 DCERK1/2 的磷酸化的研究以及 RNAi/

connexin43-DC细胞抑制DC细胞成熟的研究均为本项目研究组首次报道。该研究结果为动脉粥样硬化发生发展机制研究提供新的思路，为免疫治疗动脉粥样硬化提供新的理论基础。应用推广：本课题组积极撰写论文，推广研究成果，已发表SCI收录论文7篇，国内核心刊物1篇。培养博士研究生4名。近期的SCI引用证明显示发表的论文共被引用9次，其中被他人引用7次。

本项目获2011年浙江省科技进步三等奖。

小肠疾病诊断技术的临床研究

张冰凌　陈春晓　钟百书　厉有名　陈李华　等

长期以来，由于受到传统的检查技术的限制，小肠一直是内镜的盲区，临床上对小肠疾病的诊断率一直较低，精确性也比较差，大量小肠疾病患者因不能诊断病因而无法获得相应合理的治疗，同时对小肠疾病的临床和基础研究亦相对较少。胶囊内镜和双气囊小肠镜的出现填补了小肠内镜的空白，由于这两项小肠检查方法国内引进时间短，因此相关报道较少，特别是两者的联合研究更为少见。本研究项目通过对2000余例疑诊小肠疾病的患者进行检查，分析胶囊内镜和双气囊小肠镜在不明原因消化道出血、疑诊小肠克罗恩病、慢性腹痛和慢性腹泻的检查成功率、病变检出率和诊断阳性率，分析病变的类型。认为胶囊内镜用于小肠疾病检查安全而基本无副作用，对临床疑诊克罗恩病及不明原因消化道出血的诊断价值高。双气囊小肠镜以其独有的优势又可以作为胶囊内镜检查有力的补充，两者联合极大地提高了小肠疾病的诊治能力。同时研究发现对于不明原因消化道出血的患者进行胶囊内镜联合多排螺旋CT也可以提高诊断能力，特别是在疑诊小肠肿瘤时，联合多排螺旋CT能同时观察肠内肠外情况，较单独用胶囊内镜或多排螺旋CT具有明显优势。此外，胶囊内镜和双气囊小肠镜在应用于慢性腹泻、腹痛等症状的患者也具有较高的价值。胶囊内镜对无症状人群小肠疾病筛选中也具有一定价值。并总结了一套胶囊内镜检查前较好的准备方案。本项目目前已在国内外期刊发表相关论文22篇，其中SCI收录文章8篇，中华系列9篇；论文共被引用50次。参加国内外学术会议10余次，参与会议交流论文19篇（其中国际会议论文交流2篇），参编著作两本。在省内外18家医院介绍及推广该技术，积极推动了胶囊内镜和双气囊小肠镜在小肠疾病中的临床应用和研究。本项目运用最新型的小肠疾病诊断技术胶囊内镜和双气囊小肠镜开展了小肠检查，对临床上大量既往无法诊断的小肠疾病的诊断有了突破性的进展，解决了大量小肠疾病患者长期因诊断难而治疗困难的问题。并进一步推动了对小肠疾病的临床和基础研究。

本项目获2011年浙江省科技进步三等奖。

液体复苏对创伤性休克后细胞免疫功能影响的研究

陈作兵　张　匀　梁忠炎　吴　炜　张绍阳　等

创伤失血性休克（trauma-hemorrhagic shock，TH/S）在临床上具有很高的发病率和死亡率，而创伤所致的免疫功能障碍则被认为是主要的危险因素，TH/S可引起免疫功能的改变，诸如T淋巴细胞的增殖、分化及分泌相关细胞因子的情况。研究发现，TH/S引起炎症反应及免疫失调，从而导致免疫抑制、多器官功能不全甚至死亡。对于TH/S的液体复苏固然重要，但是目前关于不同种类复苏液体及其不同使用方法对于免疫功能产生影响的机制的认识还相当不足。本研究的目的在于探究6%羟乙基淀粉(HES)、乳酸林格液(RS)及白蛋白(Alb)等不同复苏液体对于TH/S后机体CD4+T淋巴细胞的活化，凋亡，向TH1/TH2细胞分化的改变，明确它们对机体细胞免疫的调节影响，同时分析淋巴细胞内NF-κB的活化程度与此过程的关系，通过分子生物学技术评价不同液体复苏对T淋巴细胞增殖分化的影响，从而为临床液体复苏进行合理的推荐。本研究通过制作并改良以“断股骨+动脉放血+静脉输液”为内容的SD大鼠创伤性休克模型，评价模型的稳定性及可靠性，并选用RS、ALB及HES等复苏液体分组对创伤休克大鼠进行复苏，检测血流动力学等临床指标，同时检测外周血CD4+、CD8+淋巴细胞数量，CD4+T细胞凋亡以及其向Th1/Th2分化能力，明确创伤休克打击及不同液体复苏对T淋巴细胞增殖分化的影响，另外，进一步研究TH/S及复苏对T淋巴细胞的NF-κB p65信号通路激活的影响，指出TH/S复苏后介导T细胞分化增殖的可能信号通路。结果发现三种不同液体复苏均能纠正血流动力学至稳定状态. 同时，TH/S复苏后12及24小时，各复苏组的CD4+ T细胞比例下降，凋亡增加，但与RS和ALB组不同，在48小时后，HES复苏组的CD4+ T细胞量出现明显的恢复，降低了TH/S引起的CD4+T细胞凋亡，另外，经RS或ALB复苏后存在高产IL-4和低IFN-γ/IL-4比例的CD3highCD8-T细胞，且NF-κB P65活性增加，而HES组则恰恰相反，说明HES复苏可恢复创伤性休克后CD4+ T细胞向TH1/TH2分化的失衡状态，从而增强创伤后机体的免疫抗感染能力，减低临床TH/S患者的死亡率，同时可能探明CD4+ T细胞分化及增殖失衡扭转的信号通路。应用推广及取得的经济效益：本研究建立了创伤性休克模型，用不同液体对休克模型的复苏，分析不同液体复苏对T淋巴细胞增殖分化的影响及对T淋巴细胞的NF-κB p65信号通路激活的影响，为救治创伤性休克临床复苏液体的选择提供了重要的依据，同时根据相关研究内容发表了数篇论文，其中多篇被SCI收录及引用，受到国内外同行的关注及引用。

本项目获2011年浙江省科技进步三等奖。

早期糖尿病肾病尿液标志性蛋白分析、鉴定及诊断模型的建立

谷 卫 陈益定 吴 菁 邹丽霞 单鹏飞

本研究来源于2008年浙江省卫生厅面上项目支撑研究，糖尿病肾病（DN）是糖尿病（DM）最常见、最重要的并发症，也是DM患者死亡的主要原因之一。当前微量白蛋白尿是公认的早期诊断DN指标，但已有文献对其诊断的敏感性及特异性提出异议[1]。而事实上在出现微量清蛋白尿之前，肾脏已出现病理改变，与此相应也出现了尿蛋白异常，这些多为一些低浓度的小分子蛋白，用传统的检测方法很难检测到。主要技术：本研究首次利用SELDI蛋白质芯片技术，筛选早期糖尿病肾病患者和正常人群的差异性尿蛋白，通过与正常体检人群的正常尿液中筛选出糖尿病肾病的特异性蛋白，并结合生物信息学方法建立早期糖尿病肾病的蛋白质质谱诊断模型。研究内容及结果：共收集到106例糖尿病者的尿液标及50例正常对照的尿液标本，根据尿白蛋白（Alb）分为四个组，A组：健康对照组50例；B组：Alb<30mg/g. cr，45例；C组：30<Alb<300mg/g. cr，35例；D组：Alb>300mg/g. cr，26例。结果显示：在芯片上捕获到1000余种蛋白质，质谱仪筛选出糖尿病患者与正常对照组相比的200种左右差异蛋白，进一步按Alb分组比较得到一组有明显

表达差异的蛋白，其中 8 种 M/Z 均值随着 Alb 的升高而升高，16 种随着 Alb 的升高而降低。B 组与 C 组比较发现 5 种比 Alb 更有差异性的小分子蛋白。本研究有以下几个重要的发现：①糖尿病肾病与正常人的蛋白质质谱的差异。并为今后确定蛋白种类奠定了基础；②建立早期糖尿病肾病的蛋白质质谱诊断模型，为有效预测和极早期诊断糖尿病肾病提供新的方法；③早期糖尿病肾病标志性蛋白和尿蛋白质质谱诊断模型还可以作为糖尿病肾病转归、药物疗效观测的新指标，可能成为治疗糖尿病肾病药物筛选的新平台，提高药物的疗效。已发表了三篇论文，其中 SCI 论文 2 篇，一篇共被引用 4 次，其中被他人引用 2 次，另一篇共被引用 2 次，其中被他人引用 1 次；2010 年在全国内分泌年会上作壁报交流：2 型糖尿病尿液蛋白质质谱分析。

本项目获 2011 年浙江省科技进步三等奖。

重型颅脑损伤合并症及后遗症的诊断和治疗

詹仁雅 杨小锋 温 良 李 谷 刘伟国 等

颅脑损伤是严重威胁我国人民生命健康与社会生产力的常见疾病，颅脑损伤的合并症和后遗症，如颅骨缺损、脑积水、创伤性颈内动脉海绵窦瘘、脑脊液鼻漏等，是导致重型颅脑损伤患者死亡和神经功能缺损的重要原因，对其及时的诊断和恰当的治疗是颅脑损伤处理的关键环节。目前临床上尚缺乏对颅脑损伤合并症及后遗症的系统研究，存在处理上的不及时、不恰当等情况，从而造成了不良的临床预后。本项目的研究及推广将提高临床对重型颅脑损伤合并症及后遗症的诊治水平，改善这部分患者的预后，产生良好的社会与经济效益。项目组对重型颅脑损伤合并症及后遗症的诊断和治疗进行了系统的研究，并通过前瞻性和回顾性的科研方法完成了一系列关键技术的研究。主要技术内容有：①颅脑损伤去骨瓣减压术后并发症的处理技术研究，包括去骨瓣减压术后各时期并发症发生率、时间窗、预防方法研究，去骨瓣减压术后早期颅骨修补术可行性研究和巨大颅骨缺损合并脑积水处理技术研究，这些技术的应用成功解决了去骨瓣减压术后并发症的预防及处理，有效地提高了这部分患者的预后，其中巨大颅骨缺损合并脑积水处理技术是在国际上首次提出；②研究了创伤性颈内动脉海绵窦瘘（TCCF）在不同类型颅底骨折中的发病率，并提出了对高危人群进行筛查以早期诊断 TCCF 的观点，应用于临床后对 TCCF 的早期诊治有重要的意义，经查新该成果为国际上首次报道；③采用 MR 脑池造影结合 CT 冠状位薄层扫描定位脑脊液鼻漏，该成果能够对脑脊液鼻漏漏口准确定位且简单易行，使手术修补鼻漏的成功率大幅提高；④系统地分析了颅脑穿通伤的临床特点并提出了相应的治疗方案，使得这部分患者的临床救治成功率有所提高。

以上成果已通过举办国家级及省级继续教育学习班和参加全国或省神经外科学术年会等形式推广，得到了省内外同行的肯定，迄今项目成果在主持单位和其他各单位应用 682 例，临床应用证明该成果能够有效地提高重型颅脑损伤合并症及后遗症的诊治水平，显著改善患者的预后，社会效益突出。项目成果迄今已在各级期刊发表论文共 16 篇，其中 SCI 收录 6 篇，中华系列杂志 6 篇。所发表的论文累计已被引用 52 次。经过评审委员会鉴定认为该课题选题贴近临床，具有重要的现实意义，课题完成情况出色，有较多的创新性成果，整体水平达到国际先进水平，部分成果为国际领先。

本项目获 2011 年浙江省科技进步三等奖。

中小学生正确用药科普知识教育与青少年药物滥用预防

徐 翔 许东航 楼洪刚 洪娇英 翁源红 等

进入21世纪后，层出不穷的“药害事件”成为我国政府和医务工作者亟待解决的难题；同时，青少年吸烟、饮酒和使用毒品等精神活性物质的情况也急需采取有效措施预防和控制。科普教育是一种提高民众安全用药意识的有效措施。课题组以科普教育为手段，通过调查、宣传、教育等干预方法，提高中小学生正确用药意识和预防药物滥用。项目完成了浙江省12 000名中小学生的精神活性物质使用情况调查；开展了2次社区和农村的合理用药宣传咨询；编写了10套合理用药宣传册，印刷并免费发放20 000余份；已发表论文5篇；开发《电子药物处方集》和《手机药物处方集》软件2套，获得国家版权局的计算机软件著作权登记2件；申请发明专利1项，完成成果转让并成功上市：全国25家医院、单位安装使用网络版电子药物处方集，手机版电子药物处方集销售也已超过1 000套，销售额近100万元。通过开发合理用药的软件，为医院的合理用药管理提供工具，产生了良好的社会效益。编辑的《儿童安全用药科普故事集》由浙江科学技术出版社出版发行（ISBN 978-7-5341-3290-2），销售近6 000册。通过各种形式的科普宣传，使15 000多人接受了合理用药的科普教育。

本项目获2011年中华医学科技奖科普奖。

华西分院
(四川大学华西医学中心)

(四川省成都市人民南路三段17号，610041)

工作概况

一、科研工作

2011年，华西医学中心各学院、医院全年到校科研经费总数约51 873.61万元。其中，华西医院（含生物治疗国家重点实验室，简称生物治疗国重室）到校科研经费31 532.46万元；华西第二医院到校科研经费6 254.15万元；华西口腔医学院（含口腔国家重点实验室）到校科研经费7 735.89万元；华西药学院到校科研经费2 565.65万元；华西公共卫生学院到校科研经费2 703.28万元；华西基础与法医学院到校科研经费1 082.18万元。华西口腔医学院（含口腔国重室）、华西公卫学院2011年到校科技经费与2010年相比，增长幅度超过50%。

医学中心各学院、医院承担纵向及横向科研项目共1 437项。其中973计划前期研究专项1项、973计划牵头项目1项、973计划子课题1项，国家科技部国际科技合作计划（子课题）1项，国家“十二五”科技支撑计划1项，863计划重点项目1项，国家国际合作计划项目9项，卫生部卫生行业科研专项1项，卫生部临床学科重点项目2项，通过卫生部2012年信息项目的申报工作1项。获教育部高等学校博士点优先发展领域科研基金2项，重点实验室开放基金1项。华西医院获批国家自然科学基金项目共计106项，21名博士获得四川大学博士研究生国际学术交流基金资助，占全校的21.4%，位列全校第一。华西第二医院全年获准科研项目总126项，其中国家自然科学基金项目共计24项；《四川大学华西第二医院西部妇幼医疗保健区域协同核心平台建设》项目通过卫生部2012年信息项目的申报工作，首次获得2项教育部高等学校博士点优先发展领域科研基金。华西口腔医院及重点实验室获准科研项目共计96项，包括973计划前期研究专项1项、国家“十二五”科技支撑计划1项、863计划重点项目1项、国家国际合作计划项目1项、国家自然科学基金面上项目16项，国家自然科学基金青年基金10项，及教育部留学回国人员科研启动基金、博士点基金、博士点新教师基金、教育部新世纪人才计划等重大科研项目。华西口腔医院口腔疾病研究国家重点实验室于2011年3月1~2日顺利通过了科技部组织的评估验收，标志着该实验室正式成为代表中国口腔医学科学研究最高水平的国家级科研机构。华西药学院2011年获准国家自然科学基金重点项目2项、杰出青年科学基金1项、面上项目5项、青年科学基金3项；重大新药创制子课题3项；教育部新世纪优秀人才支持计划1项、博士点基金1项、优先资助领域项目1项；四川省科技厅支撑计划2项；四川大学优秀青年学者科研基金2项、青年启动基金1项。华西公共卫生学院获准国家自然科学基金6项（包括青年科学基金项目5项，面上项目1项）；获准教育部基金1项；获准四川省科技厅项目5项；获准都市科技局项目4项；获准四川大学青年教师科学研究启动基金5项。华西基础医学与法医学院今年获准国家自然科学基金和其他相关项目基金共计18项。

2011年华西医学中心入选教育部“新世纪优秀人才支持计划”5人。华西医院（含生物治疗国重室）共获得各级各类奖励共计10项，其中国家级奖励2项。华西医院功能与分子影像实验室，华西公共卫生学院食品安全监测与风险评估实验室获准建设为四川省重点实验室；华西口腔医院口腔再生医学实验室获批为四川省工程实验室。

华西医学中心各学院、医院全年在有影响刊物发表论文1 061篇，其中SCI收录978篇，EI收录83篇。2011年全国优秀博士学位论文1篇。华西医院（含生物治疗国重室）发表SCI论文达到615篇，华西口腔医学院（含口腔国重室）SCI论文超过100篇。华西医院（含生物治疗国重室）发表“表现不俗”论文达到100篇。2010年医疗机构（医院）SCI论文排名四川大学华西医院排名第二，华西口腔医院进入全国医疗机构排名前20位。华西医院国际论文被引用篇数排名第一，2001～2010年国际论文累计被引用篇数排名第一，2010年华西医院、华西口腔医院“表现不俗”的论文在全国医疗机构中分别排名第1位、第16位。2011年华西医院申请专利43项，其中发明专利23项，授权专利共26项，其中授权发明专利7项，转让专利6项，获中华医学奖4项，其中二等奖1项，三等奖3项。

二、教学工作

我校对2008级以后的八年制招生方案进行改革，八年制医学100名招生计划中划出20个指标分给首批参加招生改革试点的学院。2011年，已从试点学院2009级学生中择优选拔了20名有学医志向的优秀学生转专业进入八年制培养模式。选拔人数如下：生命科学学院7人、化学学院4人、高分子科学与工程学院3人、轻纺与食品学院2人、计算机学院2人、物理科学与技术学院2人。

2011年，学校继续实施了“教学名师奖励与培育计划”，表彰了长期从事医学基础课教学、注重教学改革与实践、教学方法先进、教学经验丰富、教学效果好的教授，在华西医学中心各学院、医院中进一步形成了关注教学、关注名师的良好氛围。华西口腔医学院陈谦明教授被评选为第六届国家级教学名师，石冰教授被评选为第五届省级教学名师，于海洋教授被评选为2011年度“四川大学教学名师”，华西药学院郭丽教授、华西第二医院邢爱耘教授被评选为2011年度“四川大学教学名师培养对象”。

2011年，根据《教育部/财政部关于“十二五”期间实施“高等学校本科教学质量与教学改革工程”的意见》(教高〔2011〕6号)，学校全面开展了“十二五”期间“高等学校本科教学质量与教学改革工程”申报建设工作。华西医院获教育部校外实践教育基地建设立项——“临床技能综合培训中心”；临床技能中心完成华西-奥林巴斯内窥镜实验室、华西-唐氏基金虚拟现实临床技能实验教学中心建设，总投入达4 000万元人民币；成为亚洲第一家通过美国外科医师协会认证的教育培训机构，获选成都市首批科普教育基地。法医学、基础医学、临床医学、护理学、医学检验、口腔医学、药学7个专业获四川省专业综合改革试点建设项目。

2011年，借助“985工程”三期建设平台，学校有步骤地推进了“323+X”创新人才培养计划。经过学院答辩、专家评审、学校与学院的多次交流审核，华西基础医学与法医学院、华西临床医学院、华西口腔医学院、华西公共卫生学院4个学院与学校签订了“323+X”整体推进目标责任书。华西第二医院影像科、医学检验科、临床病理科、急诊科四个四川省普通专科医师培训基地增设第二阶段培训，实行“3+2”培训模式。华西药学院开展了探究式、小班化课堂教学改革计划、本科生创新探索型实验课程计划及精品实验项目单项项目建设。

为积极落实个性化教育阶段三大类课程体系（学术研究型、创新探索型、实践应用型）建设，学校支持面向全校学生开设的“创新探索型、实践应用型”课程建设，特别鼓励学科交叉合作开设新课。2011年医学各学院申报成功10门“创新探索型、实践应用型”课程。

华西医院普外科、泌尿外科通过英国爱丁堡皇家外科学院-香港外科医学院联合专家组对培训基地的联合认证。华西医院眼视光学专业获教育部批准设置，成为华西医院第6个本科专业。华西医院护理学院通过国务院学位办组织的专家评审，成为我国首批护理学一级学科博士学位授权点。华西医院获评2011年普通高等教育精品教材4部，大学生创新实验计划国家重点项目2个，全国首届医学人文翻译与写作竞赛中，获一等奖1人，二等奖1人，三等4人，优秀奖1人，华西医院获优秀组织奖。

三、医疗工作

2011年度我校4所附属医院门、急诊数量达5 644 440人次，出院226 312人次，手术120 493台次。

（一）华西医院

2011年华西医院创建一站式“入院客服中心”，创新入院病人准备、教育和统一排程的新模式，细化完善入院服务中心工作流程管理和操作要求，完成了入院服务中心的整体布局和功能设计方案，该中心在2011年12月20日正式运行。

扎实推进银医合作、医企合作，简化结算流程，持续推进预约诊疗服务，2011年全年门诊挂号量3 360 677人次，较去年增加13.34%，预约挂号比例近60%。

大力开展日间手术、日间治疗、日间病房等资源节约型服务，全年完成日间手术11 996台次，较去年同期增加94.68%，其中住院手术8 572台次，较去年同期增加147.53%。完成各种伤口治疗24 446人次，较去年同期增加60.00%；完成各种穿刺54 557人次，较去年同期增加49.00%。

华西医院2011年完成心内科等10个专科的临床重点专科申报并成功获批9个，总数达到16个。

华西医院持续增加资源投入，围绕学科建设与医疗服务模式创新，建设服务西部的远程医学和区域协同医疗服务网络，深入进行政策研究、模式探索、方法创新、后效评价，探索实践可推广的区域协同城乡一体化医疗卫生服务新模式。

以医院换届为契机，2011年，华西医院改选了各类医疗工作委员会，完善各种委员会的工作制度。加强新进人员职业素养、质量安全文化，严格执行医师定期执业考核制度与岗位授权制度，新增医疗组长授权45人（其中试用1人），修订了《手术等级和手术医师授权管理办法》。通过多类员工参与协同，完善院感防控体系，深入推进ICU院感防控重点项目，持续开展多重耐药菌目标监测，对每个病例以及集中出现的情况进行反馈，在科室采取强化措施，杜绝病例传播。综合ICU调整后的千日医院感染例次率和呼吸机相关肺炎、中心静脉置管相关血流感染、导尿管相关泌尿道感染等三管的感染率分别下降到2.75‰、6.81‰、4.80‰、0.87‰。

（二）华西第二医院

坚持公立医院公益性，切实落实医改任务，积极探索医院科学管理长效机制，建立“满意服务”体系。在人力、空间资源紧缺的情况下，医院在四川省率先开展妇科专家夜门诊。加强医院信息化建设，全面推行预约挂号，优化流程，加强人员配置，缩短了病人急诊等候就医的时间，一定程度缓解了挂号难、看病难的情况；加强医疗质量管理，认真落实医疗质量和安全的核心制度，大力开展“抗菌药物临床应用专项整治工程”和“优质护理服务示范工程”，持续改进医疗质量。

妇科、产科及儿科新生儿专业相继被确定为国家临床重点专科建设项目，标志着华西第二医院产科、妇科专业及新生儿专业临床综合实力已步入国家一流水平，获得了卫生部、财政部下发的1500万元项目建设资金，进一步加快临床重点专科建设步伐。《四川大学华西第二医院儿科重症监护病房建设项目》获得卫生部700万元专项拨款经费资助，儿科重症监护室（PICU）正式启动建设，结束三甲妇女儿童专科医院无独立PICU的历史，进一步提高对儿科危重症的医疗救治水平。

（三）华西口腔医院

充分利用综合大学的多学科优势，以重点学科和重点实验室为依托，立足自主创新，集成优势发展医学学科，积极开展基础医学与临床医学紧密结合的科学研究和新科技开发，推进与国际同步的医药卫生新技术的转化和临床应用，持续提高医疗卫生技术水平，突出疑难重症诊治工作的技术优势，确保其医疗技术水平的领先地位。2011年，通过了卫生部立项“加强口腔门诊医疗安全与应急救治能力建设”与“加强医院感染控制能力建设”；牙体牙髓科、牙周科获得了首批“卫生部国家临床重点专科”建设项目，引进高新技术设备，加强门诊急救仪器、设备，改善医疗用水等，提高了医疗水平及应急、救治能力。

（四）华西第四医院

坚持“以人为本，以病人为中心”的服务理念，持续改进医疗质量，促进医疗质量全面提高。紧紧围绕以病人为中心、以医疗质量、医疗安全为核心的管理理念，以创建三级甲等医院为契机，进一步加强医院管理，狠抓制度落实，取得了一定成效。

四、国际交流

华西医学中心2011年接待来自40多个国家和地区的国（境）外来宾200余批，共计827人次；出国（境）667人次；引进包括CMB项目、欧盟（EU）项目、NIH项目等，共计15个项目，获资助金额500多万人民币；国际合作项目共资助国内、外培养80余人次；大型的活动包括美国副总统Joeph Biden的接待；CMB主席、美国国家科学院及美国艺术与科学学院两院院士Lincoln Chen的接待，举办“四川大学——华盛顿大学2011华西医学合作论坛”等。

（李　夏　编　杨志刚　审）

联系电话：(028) 85501029
E-mail:scedulixia@yahoo.cn

分院及各所、室领导名单

四川大学华西医学中心

主　任　　李　虹　　教授

生物治疗国家重点实验室

主　任　　魏于全　　教授

口腔疾病研究国家重点实验室

主　任　　周学东　　教授

教育部人类疾病生物治疗重点实验室

主　任　　魏于全　　教授

教育部妇儿疾病与出生缺陷实验室

主　任　　毛　萌　　教授

卫生部移植工程与移植免疫重点实验室

主　任　　李幼平　　教授

卫生部口腔生物医学工程重点实验室

主　任　　宫　萍　　教授

国家（成都）中药安全性评价中心/GLP 中心

主　任　　王　莉　　教授

卫生部时间生物学重点实验室

主　任　　王正荣　　教授

教育部靶向药物与新型给药系统重点实验室

主　任　　张志荣　　教授

教育部循证医学网上合作研究中心

主 任　　李幼平　　教授

四川省核医学重点实验室

主 任　　李 林　　教授

四川省发育与妇儿疾病实验室

主 任　　毛 萌　　教授

四川省出生缺陷研究实验室

主 任　　王 和　　教授

四川省感染性疾病分子生物学重点实验室

主 任　　唐 红　　教授

四川省移植工程与移植免疫重点实验室

主 任　　李幼平　　教授

四川省人类疾病生物治疗重点实验室

主 任　　魏于全　　教授

四川省肿瘤学重点实验室

主 任　　毕 锋　　教授

四川省生物精神病学重点实验室

主 任　　李 涛　　教授

四川省康复医学重点实验室

主 任　　何成奇　　教授

四川省疾病基因组学与法医学重点实验室

主 任　　张思仲　　教授
　　　　侯一平　　教授

次在国际重要会议上进行交流，包括美国心脏学会年会、*Arterioscler Thromb Vas Biol*（ATVB）年会、美国人类遗传学会年会等。发表论文46篇，SCI收录论文23篇，累计影响因子74；累计引用342次。培养了数十名博士和硕士研究生及进修医生，推动了该领域基础研究和临床应用的进展。

本研究获四川省科学技术进步奖二等奖。

细胞永生化的基础研究和临床应用

母得志　屈　艺　李熙鸿　毛　萌　张　林　等

母得志教授带领的研究团队从分子、细胞和个体水平三个层面上研究细胞永生化的生物学行为及相关技术的在儿童肿瘤临床中的应用，旨在提高儿童肿瘤疗效。

细胞永生化是发生恶性肿瘤的根本原因，端粒酶维持了端粒的长度，使细胞获得永生。目前儿童恶性肿瘤的治疗缺乏靶向和指导个体化治疗的监测指标。

本研究的主要科技内容和技术特点如下：①率先在国内外建立RT-PCR和实时定量RT-PCR检测hTERT法，该法简便、快速、经济、安全，适用于临床推广应用。该项技术已经在国内外应用于恶性肿瘤诊断、监测和指导个体化治疗，提高了儿童肿瘤的诊疗水平；②首次在国内外研究体内造血干细胞hTERT的生物学行为，证明hTERT与促红细胞生成素的关系；系统研究恶性肿瘤细胞hTERT的生物学行为，探讨了肿瘤细胞中Aurora A与hTERT及端粒酶表达的相关性；提出hTERT与细胞因子网络紊乱相互作用促进肿瘤发生和发展的新观点，为恶性肿瘤在分子水平上的监测和以hTERT为靶点的生物工程治疗提供了依据；③在国内外首次阐明端粒酶重建对皮肤成纤维细胞迁移能力和生物节律的调控，把端粒酶、hTERT生物学行为和生物节律与肿瘤择时治疗有机结合，为肿瘤治疗提供了一条新路径，该项理论经临床应用，提高了肿瘤化疗的疗效。

本研究从1998年起，相关技术先后在国内外10余家医院中应用于恶性肿瘤临床监测和指导个体化治疗，明显提高了肿瘤的诊疗水平，减少了化疗的毒副作用；在恶性肿瘤及组织工程的基础研究方面也产生了极大影响，推广应用后，必将带来较大的社会和经济效益。研究成果已获国家专利1项，发表相关论文50余篇，其中SCI收录论文7篇，EI论文4篇，国内外期刊他引100余次，充分证明了本研究的学术价值，促进了端粒酶及其hTERT为靶点的生物工程及肿瘤诊断和治疗学的发展。经鉴定，研究项目已经达到国内外领先水平。

本研究获2011年四川省医学科技一等奖。

循证医学在妇产科学的推广和应用

许良智　胡丽娜　方　芳　陈　进　康德英　等

许良智教授带领的研究团队率先对国内妇产科领域的热点及有争议疾病诊疗问题进行了系统、全面的研究，率先在国内妇产科领域系统地普及循证医学理论，并培训临床证据提供者和应用者，以循证医学为基础促进妇产科学的发展。

研究通过收集大量资料，对已酮可可碱治疗子宫内膜异位症合并不孕的疗效，以及抗肿瘤坏死因子-抗体治疗子宫内膜异位症合并盆腔疼痛的疗效做出了系统评价，为子宫内膜异位症的治疗提供了新的方向。通过对不同期别的子宫内膜癌的术后放疗方案进行了科学的评价分析，结论表明：目前早期

四川省医学分子生物学开放重点实验室

主　任　　覃　扬　　教授

四川省围产与生殖医学重点实验室

主　任　　毛　萌　　教授

四川省生物分子毒理学重点实验室

主　任　　张立实　　教授

四川省病理研究重点实验室

主　任　　周　桥　　教授

四川省口腔医学技术重点实验室

主　任　　石　冰　　教授

四川省天然药物学重点实验室

主　任　　王锋鹏　　教授

四川省干细胞应用研究中心

主　任　　羊惠君　　教授

四川省功能与分子影像重点实验室

主　任　　龚启勇　　教授

四川大学华西医院国家药品临床研究基地

负责人　　梁茂植　　教授

四川大学华西第二医院（原华西医科大学第二附属医院）国家药品临床研究基地

负责人　　郄明蓉　　教授

四川大学华西口腔医院（原华西医科大学口腔医院）国家口腔药物临床研究基地

负责人　　王晓毅　　副教授

中国出生缺陷监测中心/全国妇幼卫生监测办公室

主　任　　朱　军　　教授

中国循证医学中心

主　任　　李幼平　　教授

四川大学华西公共卫生学院分析测试中心

主　任　　马　骁　　教授

四川大学华西法医学鉴定中心

主　任　　侯一平　　教授

四川省食品安全监测与风险评估重点实验室

负责人　　裴晓方　　教授
主　任　　张立实　　教授

职业卫生应急省重点实验室

负责人　　王永伟
主　任　　杨跃林

获奖科研成果（题录）

四川省科技进步奖一等奖

单向式胸腔镜肺叶切除术的创立及其在肺癌诊治中的应用研究

中华医学科学技术进步奖二等奖

脑功能性疾病的磁共振影像学方法的建立与应用

四川省科学技术进步奖二等奖

冠心病危重症的预警和个体化治疗研究

四川省科学技术进步奖二等奖

冠状动脉硬化和肥胖症脂代谢的遗传基础与临床研究

四川省医学科技奖一等奖

细胞永生化的基础研究与临床应用

四川省科技进步奖三等奖

循证医学在妇产科学的推广和应用

成都市科技进步二等奖

子痫前期分子水平发病机理及其临床防治的研究

华夏医疗保健国际交流促进科技奖二等奖

疑难牙髓根尖周疾病诊治高新技术的基础和临床研究

中华医学科技奖三等奖

疑难牙髓根尖周疾病诊治的基础和临床研究

四川省科技进步二等奖

牙髓根尖周疾病修复治疗新方法及其机制研究

四川省科技进步三等奖

涎腺肿瘤生物学行为的分子基础及治疗研究

北京市科学技术奖三等奖

医疗救助与新农合衔接问题研究

天津市科技进步二等奖

几种重要微量营养素和膳食纤维的健康效应

四川省医学科技奖三等奖

四川省居民健康状况评价及医疗卫生供需研究

四川省科技进步一等奖

针对多种器官组织或细胞的靶向释药系统的构建、表征及靶向特性研究

西藏自治区科学技术成果奖二等奖

复方雪莲烧伤膏

国家专利授权

复合股骨头部分表面假体

肾上腺髓质素（27-52）的固相合成法
一种硫酸钙复合骨修复材料及其制备方法和用途
一种关节骨软骨缺损制造工具
颈动脉血流体外智能阻断仪
双极剥离子
单极剥离子
一种改善放化疗所致骨髓抑制的中药组合物及其制备方法
药液保留灌肠器
特异性阻断乙肝病毒组装和复制的膜穿透性多肽
缓释镇痛医用敷料及其制备方法
三角叶薯蓣皂苷脂质体及其制备方法和用途
一种抗病毒蛋白及其制备方法和应用
安全闭式冲管器
灌肠通便器
气管切开金属内导管清洗器
气管切开导管固定带
管喂装置
用于危重病人的衣服（2011 年转让）
一种防咬闭的气管插管
一种防咬闭的气管插管
胸腹穿刺引流装置
结合透视用于手术切口定位的工具
量筒式腹膜透析装置
小儿无创鼻塞装置
一种行为观察型动物笼具
猴延迟取食实验训练装置
一种猴用磁共振扫描固定器
一种动物负压助勃器
顺铂诱导建立的宫颈癌多药耐药细胞株
依托泊苷诱导建立的宫颈癌多药耐药细胞株
依托泊苷诱导建立的卵巢癌多药耐药细胞株
腺病毒选择性互补复制的方法
靶向丝-苏氨酸蛋白激酶极光激酶 A 的锁核酸核酶与应用
婴儿孵箱温度和湿度检测及报警系统
原位杂交一步式封片胶带
一种阴道给药器
具有安全保护功能的智能定位腹腔镜穿刺器
一种内窥镜专用测量尺
一种抗微动损伤的骨内牙种植体

一种具有抵抗微动损伤能力的牙科用粘接剂及其制备方法
一种全瓷口腔修复材料及其制备方法
正畸压膜保持器刷
口腔正畸微种植体支抗植入定位装置
口腔正畸微种植体植入器
正畸结扎丝成型器
一种细胞静磁场加载装置
正畸微种植钉植入定位装置及其使用方法
一种组织工程支架材料接种细胞的简便方法
一种防龋抗敏漱口
一种预防和（或）治疗龋齿的药物组合物及其制备方法
多单元细胞拉伸与压缩装置
口腔手术持骨钳
一种口腔手术钳
灯盏花甲醇提取物在制备皮肤美白祛斑制品中的应用
可表达和分泌β-半乳糖苷酶的大肠杆菌-乳酸菌穿梭质粒及其构建方法与应用

获奖科研成果（摘要）

单向式胸腔镜肺叶切除术的创立及其在肺癌诊治中的应用研究

刘伦旭　李为民　杨志刚　车国卫　等

课题组首创以“单向式”胸腔镜肺叶切除术为核心的整套胸腔镜肺癌手术方法，包括创新性胸腔镜切口设计、“单向式”胸腔镜肺癌切除新方法、吸引器-电凝钩无血化游离方法及胸腔镜吸引器侧压止血法。通过改进切口在胸壁的分布，改善手术操作角度。“单向式”的手术方法则改变了沿袭于开胸手术的胸腔镜肺叶切除方法，避开肺裂，在肺根部沿一个方向推进，不在肺实质内操作，简化操作流程，减少术后漏气。吸引器-电凝钩无血化游离方法采用吸引器与电凝钩相互配合进行组织游离，避免钝性分离所致的广泛渗血，减少手术出血并保持术野清晰。针对胸腔镜下大出血难以控制的世界性难题，创立胸腔镜吸引器侧压止血法，通过该方法直接处理胸腔镜手术中的大出血，减少出血及由此所致的中转开胸。

在肺癌早诊早治方面，创新性在应用胸腔镜监视下特殊空心针穿刺取材的方法，提高肺癌诊断准确性，术中冰冻明确诊断后可立即依据病理诊断施行相应手术治疗，诊治同期，实现早期肺癌的一体化诊治。

本项目共发表论文66篇，其中SCI收录21篇，Medline收录10篇，论文总引195次，单篇他引最高32次。“单向式”胸腔镜肺癌手术方法已编入“十一五”规划全国高等学校规划教材《外科学》（第二版，2010）。

本研究获四川省科技进步奖一等奖。

脑功能性疾病的磁共振影像学方法的建立与应用

龚启勇　陈楚侨　罗跃嘉　陈华富　等

过去10年本项目组在863计划、国家自然科学基金重点项目、杰出青年基金项目以及面上项目等得资助下，围绕“脑功能性疾病的磁共振影像学方法的建立与应用”开展了一系列基于磁共振技术的多模态影像学研究。建立精神疾患高危人群的影像学评估体系；应用多模磁共振技术研究脑功能性疾病，整合结构与功能磁共振技术，揭示了精神分裂症临床症状相关脑区的灰质容量改变以及相应的脑功能连接变化；结合脑电与磁共振技术，发现了癫痫引起的脑功能活动和网络连接异常的改变模式。

以上研究成果共发表SCI论文73篇（影响因子4.0以上28篇，影响因子5.0以上12篇，10.0以上2篇），总影响因子为260。部分研究成果获教育部“自然科学奖一等奖”1项，教育部“科技进步奖二等奖”1项。发明国内专利6项，出版专著3部。

本研究获中华医学科学技术进步奖二等奖。

冠心病危重症的预警和个体化治疗研究

陈　茂　黄德嘉　陈晓平　刘小菁　等

急性冠脉综合征、心脏骤停/心脏猝死和心力衰竭是冠心病的危重症，目前仍是导致冠心病患者死亡的主要原因，因此，研究冠心病危重症的预警和个体化治疗意义重大。本项目针对该重要问题，取得了如下的成果和创新：①首次发现中国人细胞色素P450的CYP2C19基因多态性与冠心病预后存在显著相关性，且具有独特的遗传学和临床学特点；②参与冠心病危重症相关的全国性指南的制定，促进了冠心病的规范化诊治；制定临床路径，提高了急性冠脉综合征抢救的成功率；③首次建制经主动脉根部向心脏移植干细胞的新方法；在体外细胞培养条件下首次发现基质细胞衍生因子可以诱导骨髓来源干细胞向心肌细胞转化；首次发现移植到动物受损心脏后，骨髓间充质细胞和骨骼肌成肌细胞可以引起宿主心脏电生理学特性的变化；④首次发现血管紧张素Ⅱ能诱导血管内皮细胞和血管平滑肌细胞表达胎盘生长因子；同型半胱氨酸能诱导血管平滑肌细胞表达结缔组织生长因子；⑤国内外首次报道常规浓度（20μg/ml）阿司匹林不能有效拮抗雷帕霉素激活血小板的作用。

相关成果发表文章103篇，其中SCI论文22篇，主编教材/专著3本，副主编1本，参编10本。培养出博士/博士后15名，硕士60名，进修生数百名。部分成果已推广到数十家医院，促进了该学科的发展，产生了明显的社会效益。

本研究获四川省科学技术进步奖二等奖。

冠状动脉硬化和肥胖症脂代谢的遗传基础与临床研究

苏智广　张思仲　饶　莉　郑克勤　等

苏智广课题组通过全基因组定位研究，发现了一些调节血脂、冠状动脉硬化及肥胖等的遗传基础，阐明了其发生发展的分子遗传机制，为探索、研发新的药物和治疗手段提供科学依据。在此基础上，课题组在冠心病和肥胖患者中，确认出可以预告血脂异常和疾病发生风险的基因或其变异，为拟定相应的个体化治疗方针提供依据。所得成果6

子宫内膜癌的放疗还存在一定争议；而对晚期子宫内膜癌的治疗，大量的争论存在于辅助性治疗的合理性方面。研究结论为改善子宫内膜癌患者的生活质量，获取最优的社会效益提供了的理论基础。通过大量证据观察托泊替康治疗复发性卵巢癌的效果，评价托泊替康与其他化疗方案对复发性卵巢癌治疗疗效的优劣，研究结论推荐托泊替康可用于耐药性、难治性的卵巢癌，宜选用治疗效果足够，毒性可以耐受的5天静脉滴注的标准治疗方案。通过荟萃分析多个随机对照试验结果，开展s-腺苷蛋氨酸（SAMe）对妊娠期肝内胆汁淤积症（ICP）患者治疗后的妊娠结局的循证医学研究，得出s-腺苷蛋氨酸用于治疗妊娠期肝内胆汁淤积症可以改善某些妊娠结局，为ICP的治疗及预后奠定了理论基础。系统评价了达因-35，去氧孕烯炔雌醇，来曲唑及腹腔镜下卵巢热疗等治疗手段对多囊卵巢综合征（PCOS）的疗效及安全性，以及各治疗手段对PCOS患者胰岛素抵抗和糖脂代谢的影响，并比较了各治疗方案的适用人群及优缺点，为合理制定该病的临床治疗策略、改善预后提供了科学依据和明确指导。系统分析并评价了目前常用中药汤剂及中成药对子痫前期，异位妊娠，子宫内膜异位症和不孕症治疗的有效性和安全性，对于不同给药途径、药物组成与现代医学治疗手段各自的优劣进行了比较，并对药物的相关副作用及治疗的个体化选择进行了比较分析。为中药在妇产科领域的应用提供了科学依据。收集大量灾后妇女健康现状，分析相关因素了资料为国家公共卫生政策的制定、实施和评估，以及相关临床实践，提出重要的启示。

本项目迄今已公开发表学术论文102篇，经权威机构检索发现，SCI收录12篇，研究成果被国内外同行引用201次，参与编写专著6部。成功申报循证医学相关课题5项，进行系统的妇产科循证医学研究，培养既掌握妇产科专业知识又具备循证医学素养的研究生28名，为妇产科学及妇幼领域的长远发展培养储备人才。开办国家级《妇产科循证医学实践》继续教育学习班和循证医学讲座共5次，在全国范围内培训妇产科临床医师的循证实践技能，使其在临床工作中有意识地、主动地运用循证医学的原理，选用最佳的诊断、治疗和预防方法为患者服务，提高服务质量，减少资源浪费和医患纠纷。项目组成员受邀参加国内外会议和学术讲座共17次，向与会者宣传介绍妇产科和妇幼领域循证医学的实践情况，促进循证医学在妇产科和妇幼领域临床实践中的推广应用。

本研究获2011年四川省科学技术进步奖三等奖。

疑难牙髓根尖周疾病诊治高新技术的基础和临床研究

周学东　施文元　薛　晶　邹　玲　王人可　等

本项目采用微生物学、解剖学、影像学的研究手段和方法，系统分析了菌斑生物膜在难治性根尖周炎中的作用，研究了影响牙髓根尖周病治疗预后的相关因素，并以我国成人为研究对象，建立了符合中国人群特征的根管解剖数据库，建立了符合中国人人群特征的根管治疗难度评估体系，制定出现代根管治疗技术的操作规范和疗效评价系统，项目针对各种疑难根管病例，研究了镍钛根管预备系统、激光消毒技术、热牙胶充填技术、嵌体修复髓腔穿孔等新技术、新材料在临床治疗中的应用效果，促进了现代根管治疗技术在我国的推广应用，显著提高了我国牙髓根尖周疾病的综合诊治水平。其可行性和有效性在长期临床应用中得到证明。

项目组通过多次举办全国性学习班，在全国范围内普及推广根管治疗难度评估标准和现代根管治疗技术，提高了口腔医师的整体诊治水平，相关研究成果已被编入全国高校统编教材，极大地促进了我国根管治疗术和口腔医学的发展，具有明显的社会效益和经济效益。该成果多次在国内外学术会议上交流，目前发表论文 87 篇，14 篇被 SCI 收录。SCI 他引次数达 78 次，单篇他引最高为 22 次。通过本项目研究的开展，为国家培养了一批专业技术人才，包括博士研究生 29 人，硕士研究生 131 人，举办学习班 5 次，培训进修生 77 人。

本研究获华夏医疗保健国际交流促进科技奖二等奖。

疑难牙髓根尖周疾病诊治的基础和临床研究

黄定明　周学东　叶　玲　李继遥　尹仕海　等

本项目从微生物学、解剖学、影像学等方面入手，系统研究了影响牙髓根尖周病治疗预后的相关因素，分析了细菌生物膜在难治性根尖周炎中的作用，并以我国成人为研究对象，建立了符合中国人群特征的根管解剖数据库，建立了符合中国人群特征的根管治疗难度评估体系，制定出现代根管治疗技术的操作规范和疗效评价系统，其可行性和有效性在长期临床应用中得到证明，为牙髓根尖周病临床治疗提供规范化、科学化和操作性强的统一行业诊治标准。

本课题组通过多次举办全国性学习班，在全国范围内普及推广根管治疗难度评估标准和现代根管治疗技术，提高了口腔医师的整体诊治水平，相关研究成果已被编入全国高校统编教材，在多所高校的教学、科研和临床工作中进行普及和推广，极大地促进了我国根管治疗术和口腔医学的发展，具有明显的社会效益和经济效益。该成果多次在国内外学术会议上交流，目前发表论文 85 篇，12 篇被 SCI 收录。SCI 他引次数达 57 次，单篇他引最高为 20 次。通过本项目研究的开展，为国家培养了一批专业技术人才，包括博士研究生 29 人，硕士研究生 131 人，举办学习班 5 次，培训进修生 77 人。

本研究获中华医学科技奖三等奖。

牙髓根尖周疾病修复治疗新方法及其机制研究

胡　涛　周学东　尹仕海　程　然　李一松　等

本项目结合最新技术和发展研究了口腔科最常见疾病牙髓根尖周病修复治疗的新方法及其机制。项目组应用有限元技术分析提出根管现有治疗技术的改进方案，简化统一根管弯曲度临床评价体系，探索锥形束 CT（cone-beam computer tomography，CBCT）新技术提高根管诊疗水平的新方法，比较有根管系统穿孔的疑难病案封闭解决方案的效果，并在分子水平上探索牙髓根尖周病修复治疗新方法。本研究对于提高牙髓根尖周病的整体治疗水平具有重要的临床意义和科学价值。

该项目研究病例数量大，是多年的工作总结，可信度强，具有很高的应用参考价值。所提出的方法实用性强、安全性高、易掌握、易推广，对临床牙髓根尖周病治疗水平的提高有重要指导价值。

本研究获四川省科技进步二等奖。

涎腺肿瘤生物学行为的分子基础及治疗研究

李龙江　温玉明　王晓毅　唐休发　王昌美　等

本项目对涎腺肿瘤生长、演进的不同阶段，重点以细胞的遗传物质、分子蛋白为研究对象，从分子水平和细胞水平，结合细胞体外实验及临床病例，多角度、多层面地对疾病的发生、细胞生物学行为特点、恶性细胞侵袭转移过程中遗传物质基础和分子变化规律等相关的分子机制进行了全面、深入、系统和细致地研究。从组织工程修复角度探索腺体缺损及其严重并发症的修复重建。以腮腺区解剖结构为重点研究内容，结合其病理特点和生物学行为，改进和创新适应不同病人治疗需要的手术方式，最大限度地降低术后并发症，提高了治疗效果。对于腮腺肿瘤的非手术治疗，本研究选用药葫芦素 BE 来治疗黏液表皮样癌和腺样囊性癌；采用平阳霉素联合相关药物局部注射治疗腮腺血管瘤及血管畸形；应用铱-192 近距离高剂量组织内放射治疗涎腺恶性肿瘤，控制局部复发，提高治疗效果。

项目内容先后 30 余次参加国内、外学术交流，得到同行专家高度评价，国内约 80 余家单位推广、应用。举办了 3 次国家级继续教育和 4 次四川省项目培训班，培养了博士后 5 人，研究生 28 人，12 名进修人员。发表论文 67 篇（SCI 15 篇，IF 累计 31.2 分），总共被他人引用 208 次。参编论著 4 部，临床治疗内容写入我国涎腺肿瘤治疗规范。

本研究获四川省科技进步三等奖。

针对多种器官组织或细胞的靶向释药系统的构建、表征及靶向特性研究

张志荣 黄 园 孙 逊 何 勤 龚 涛 等

许多疾病是人体特定器官、组织或细胞发生病变，普通剂型由于在体内无特异性，往往在病变部位难以达到有效浓度，而在非病变部位则会引起不必要的乃至严重的毒副作用。因此，利用特殊设计的靶向释药系统，使药物靶向分布于病变器官、组织或细胞，对提高药物疗效，降低其毒副作用具有重要意义。

针对目前靶向释药系统构建和发展存在的一些关键科学和技术问题，四川大学华西药学院张志荣教授领导的课题组率先在国内开展了“针对多种器官组织或细胞的靶向释药系统的构建、表征及靶向特性研究”。通过对主动靶向前体药物、纳米靶向释药系统、口服定时定位释药系统、治疗基因靶向传递系统以及可静脉注射新型载体材料进行研究，以解决靶向释药系统存在的一些问题如导向分子、纳米粒制剂产业化、药物的选择性释药等问题以及高分子载体材料血管内给药问题。

本课题的研究取得了一些有价值的成果，编著出版了 1 部填补国内空白的专著；申请发明专利 10 项，获得授权 5 项；发表 SCI 收录论文 60 篇，他引 396 次，单篇最高引用 45 次，影响因子 5 以上 7 篇，最高影响因子为 7.365。多次在国际会议做邀请报告，研究成果在国内外具有较高的影响力。培养了一批高层次释药技术研发人才。其中，毕业硕士 80 余名，博士 20 余名，博士后出站 6 名，已成为各单位的科研骨干力量。获得全国百篇优秀博士论文奖及提名奖各 1 项。开展 10 余项靶向释药系统与制剂研发，其中 1 项已申报临床，1 项已完成临床前研究。与医药企业签订多项靶向释药系统与新制剂技术服务合同，共建国家、省、市级平台，并通过欧盟项目等形成释药系统国际合作平台。建立了国内唯一的“靶向药物与释药系统教育部重点实验室”，获得国家重大科技专项“重大新药创制”唯一的“靶向释药系统与新制剂技术平台”，并向国家药审中心提交释药系统研究技术指导原则（草案）4 项。该领域权威专家中国工程院院士刘昌孝教授认为：“研究成果具有国际先进性和国内领先性水平，对推动我国新型靶向释药系统的研究具有重要

作用。”

本研究获四川省科技进步一等奖。

复方雪莲烧伤膏

杨政华 贺英菊

中医理论认为烧伤是火毒所致，火毒则疮，疮则热血入里，疮则腐内脓血，而感染化脓。根据发病理论产生了烧伤的中医治疗学，即以活血化瘀治本，清热解毒、去腐生肌治疮。复方雪莲烧伤膏是根据现代烧伤治疗学的理论，结合中、藏药的特点而设计的一种新型局部烧、烫伤治疗药。产品特点：快速减轻疼痛，快速控制炎症反映，形成创面保护膜，抗菌防感染，液化引流，阻止创面深度扩张，显著减轻烧烫伤创面肿胀，显著促进2度烧烫伤创面愈合，使愈合时间提前。可显著减少愈合疤痕增生，安全使用，无毒副作用。

通过研究复方雪莲烧伤膏的抗菌活性及对大鼠Ⅲ度烫伤创面接种金黄色葡萄球菌ATCC-25923的实验治疗模型创面菌落计数的影响，证实复方雪莲烧伤膏在体外能抑制多种细菌生长，而金黄色葡萄球菌尤为敏感；同时，大鼠感染性Ⅲ度烫伤创面抑菌实验发现，24、48h大鼠烫伤创面菌落计数也明显低于阴性对照组，具有统计学意义（$P<0.05$）。

采用大鼠深度感染性烫伤模型、小鼠深度烧伤模型及二甲苯致小鼠耳部炎性肿胀模型，评价了复方雪莲烧伤膏对大鼠深度感染性烫伤创面、小鼠深度烧伤创面的促愈合及抗炎作用。结果显示：不同浓度的复方雪莲烧伤膏均能明显促进创面愈合（$P<0.001$），同时还能明显减轻二甲苯所致小鼠耳部肿胀，具有较强的抗炎作用（$P<0.001$）。

本课题的研究取得了一些有价值的成果，获得产品新药证书；获得发明专利授权1项；在核心期刊发表论文2篇，他引10次，单篇最高引用8次。培养硕士研究生3名。

本研究获西藏自治区科学技术成果奖二等奖。

西安分院（西安交通大学医学中心）

（陕西省西安市雁塔区雁塔西路 76 号 165 信箱，710061）

工 作 概 况

2011 年，是西安交通大学医学学科发展重要的一年。在学校党政的正确领导和大力支持下，积极探索医学学科管理体制及运行机制改革，强化教育教学模式改革，大力引进高端医学人才，凝聚医学各方的力量，以光华基金捐助、“985 工程”三期建设为契机，坚持以育人为中心，以队伍建设和科学研究工作为重点，积极进取，努力拼搏，2011 年工作取得了显著成绩。

一、科研工作

分院的科研工作坚持进一步凝练了学科方向，确定了三大研究方向，一是心脑系统重要生理功能与相关疾病研究、二是基因组多态性研究、三是前列腺肿瘤的基础与临床研究。同时，组建了心脑功能研究平台、基因组学研究平台、肿瘤生物学研究平台和支撑大平台。2011 年学校下拨经费 3000 万元，用于支持基因组学研究平台及千人计划学者和杰出青年配套经费、卓越人才引进配套经费、医学院引进人才配套经费、研究生和本科生教学及平台建设。

分院坚定实施人才强院战略，建设一流师资队伍。以“人才强院战略”为工作重心，以教师队伍补充和引进人才为工作基础，加强团队建设，组建了以千人计划学者史允中教授、百人计划汪南平教授为核心的心血管研究团队、以张心湜院士、贺大林教授为核心的泌尿外科团队、以李宗芳教授为核心的长江学者创新团队。培养与引进一批具有扎实科研功底、良好发展潜力的青年学者。重视青年教师进入团队培养。引进“千人计划”学者 1 名，陕西省“百人计划”2 名。他们的工作均取得较好成绩，获得国家自然科学基金项目，发表了多篇较高水平的研究论文。

2011 年分院新增临床医学与公共卫生两个一级学科博士点，新增口腔医学一级学科硕士学位授权点。完成学科点对应调整（护理学一级学科）、二级学科点备案、自主设置二级学科点（药事管理学、天然药物化学）的申报工作。获得国家自然科学基金项目 141 项，项目数占全校 1/3 多，总经费达 6309 万元。其中，重点项目 1 项、科学仪器基础研究专款项目 1 项、重大国际合作 1 项、中加合作 1 项。比上年增加 47%，经费同比增长 1.5 倍。获国家教育部高校博士点专项基金 6 项。新世纪人才共 5 人，首次获教育部创新团队 1 个。973 课题 2 项；科技支撑及子课题 2 个；863 课题 2 个；十二五重大新药课题 6 个；省科技统筹（院部）项目 3 个、自然基金 4 个、科技新星项目 1 个、软科学项目 1 个、攻关项目 7 个。

发表 SCI 论文 332 篇，比去年增加了 12.4%，论文引用次数和篇均影响因子大大提高。IM 326 篇，EI 9 篇。获陕西省科学技术奖 7 项。出版科技专著 3 部。高起点的朱鹏基因组学研究进展顺利，有望获得重大突破。

二、教学工作

为加快与国际医学教育接轨，2011 年分院的教学工作，着重继续创新医学人才培养体系，强化课程体系和教学方法改革，加强人文通识教育，促进学生自主学习能力和综合素质的提高。分院从培养模式和课程体系改革入手推动医学创新人才培养。分院与阳明大学合作，将现行的按照学科设置课程体系重组为以“器官系统”为核心的课程模块，建立生物医学与临床医学两个单元的“回旋式”新的课程体系。教学法全面引入。2008、2009 级“侯宗濂医学实验班”全部采用了以上培养模式和教学方法。

全面启动了医学专业认证的准备工作，并部署了认证专业的先后和步骤，口腔医学专业、护理学专业为第一批认证的专业。12 月 15 ~ 18 日教育部口腔医学教学指导委员会对我校口腔医学专业进行了认证并顺利通过。

2011 年学院各专业共招收本科新生 449 名，硕士生 723 名，博士生 243 名。本年度本科毕业 499 名（含 122 名留学生），获得硕士学位 524 名，获得博士学位 97 人。招生宣传工作和就业工作受到学校表彰。

分院认真组织实施陕西省基层医疗机构“万名医生”培训项目，截至 2011 年为陕西省培训基层医疗机构医生近 300 名。

三、医疗工作

2011 年，第一附属医院、第二附属医院、附属口腔医院在学校和各级卫生医疗行政部门的领导和支持下，积极进取，开拓奋进，充分利用目前良好的不断增长的医疗市场，以医院管理机制改革为切入点，不断加大管理力度，狠抓医疗安全，不断提升医疗服务质量，大力促进附属医院发展进步。三个附属医院的医疗总收入显著提高。二附院开展临床路径总数为全省第一，成立了儿童、耳鼻喉、肿瘤三个医院，与西咸新区签订了建立分院的框架协议。口腔医院综合教学楼封顶，被定为县级机构骨干人才培训基地。

第一附属医院医疗设施完善，设备先进，医疗技术和服务水平在西北地区居领先地位，是我国医疗卫生行业中广大患者信任的一所品牌医院。医院注重专科发展，医疗服务特色突出，院内广泛开展先进诊疗技术、疑难复杂病例和创新技术。例如，国内首例腹腔妊娠的婴儿、西北首例试管婴儿诞生；西北首例间充质干细胞与造血干细胞非血缘联合移植手术、人工颈椎间盘置换手术、高龄大面积肺栓塞患者肺动脉血栓消融术；西北地区率先开展胆囊超声造影术检查项目；国内外首创“经尿道端射绿激光前列腺剜除术”治疗前列腺增生症；国内首例“下马式”肝脏离体切除术；国内首创“狭窄胆道磁压榨疏通技术”和国内领先的先心病心脏封堵技术等集中展现了医院的创新能力和技术水平。2011 年被卫生部评为陕西唯一的“全国城乡医院对口支援”先进集体。

第二附属医院坚持以病人为中心的服务理念，坚持管理目标化，服务精细化，为病人提供高水平、高质量的全程优质医疗服务。开展的股骨头坏死治疗、脊柱侧弯矫正、颈椎病治疗、门脉高压内外科综合治疗、经尿道前列腺电切术、各种疑难皮肤病诊治、脲素注射治疗小儿血管瘤等病症的治疗处于全国过西北地区领先地位。二附院开展临床路径总数为全省第一，成立了儿童、耳鼻喉、肿瘤三个医院，与西咸新区签订了建立分院的框架协议。

口腔医院加强硬件建设，建立口腔医学研究中心，从事口腔基础医学研究和口腔临床医学应用研究的工作，中心建立了设施完备的口腔“细胞与分子生物学”研究平台。医院还不断开展进技术新业务，全面提高服务质量和医疗护理质量，各方面有很大的进步。综合教学楼封顶，被定为县级机构骨干人才培训基地。

四、交流与合作

西安分院与中国台湾光华教育基金会、中国台湾阳明大学开展了广泛的交流与合作。当年新增美国中华医学基金会（CMB）资助项目 2 项，共获经费 81 万美元。2011 年邀请国内外著名、知名教授，完成了多次学术系列讲座。举办了国内外著名学者做的学术报告，举办国外著名学者所做的学术报告。与美国内布拉斯加大学医学中心共同举办了全科医学论坛暨培训研讨会。设立了人才培养基金，选派骨干教师前往国外学习及学术交流，为分院可持续发展奠定了基础。

（王运东　编）

分院及各所、室领导名单

院长	闫剑群	教授	副院长	朱宏亮	教授
办公室主任	马兆明	研究员			

天然药物研究与工程中心

主任	贺浪冲	教授	副主任	杨广德	教授
				李西玲	技师

神经科学研究中心

主任	朱宏亮	教授	副主任	刘勇	教授
				胡海涛	教授
				韩太真	教授

分子病毒研究所

所长	楚雍烈	教授			

生殖医学研究中心

主任	邱曙东	教授	副主任	曹瓒孙	教授
				陈小燕	主任医师

临床药理研究所

所长	袁秉祥	教授	副所长	刘俊田	教授
				臧伟进	教授
				王美娜	教授

地方病研究所

所长	王治伦	研究员	副所长	郭雄	教授
				曹峻岭	研究员

医学教育研究所

所长	闫剑群	教授	副所长	王海江	研究员

预防医学研究中心

所长	颜虹	教授	副所长	王学良	教授

法医学研究中心

主任	李生斌	教授			

医学电子工程研究所

所长	孙卫新	副教授			

心血管研究所

所长	刘治全	教 授	副所长	马爱群	教 授
				牛小麟	教 授

内分泌代谢疾病研究所

所长	朱本章	教 授	副所长	施秉银	教 授
				戴信刚	教 授

肝炎研究所

所长	张树林	教 授	副所长	赵英仁	教 授
				邓 红	主任医师

临床分子医学研究中心

主任	李旭	教 授	副主任	叶国岭	主任医师
				陈 葳	主任技师

血液学研究中心

所长	刘陕西	教 授	副所长	马 西	教 授
				张 梅	教 授
				张王刚	教 授

中西医结合研究所

所长	邱根全	主任医师	副所长	李 玺	研究员

医学影像研究所

所长	鱼博浪	教 授	副所长	齐乃新	主任医师

泌尿外科研究所

所长	贺大林	教 授	副所长	王子明	教 授

器官移植研究所

所长	薛武军	主任医师	副所长	吕 毅	教 授
				黎一鸣	教 授

皮肤性病研究所

所长	彭振辉	教 授	副所长	肖生祥	研究员
				刘彤	主任医师

眼病研究所

所长	孙乃学	教　授	副所长	秦　莉	主任医师

耳病研究所

所长	张全安	主任医师	副所长	许　珉	教　授
				李随勤	教　授

胃肠动力疾病研究所

所长	董　蕾	教　授	副所长	张　军	教　授
				苌新明	主任医师

肝胆研究所

所长	纪宗正	教　授	副所长	李宗芳	教　授
				马清涌	教　授

骨病研究所

所长	陈君长	教　授	副所长	刘　淼	教　授

医学超声研究所

所长	段学蕴	主任医师	副所长	艾　红	主任医师

儿童行为与发育研究室

所长	黄绍平	主任医师

口腔内科研究室

所长	苟建重	主任医师	副所长	郭青玉	主任医师

颌面外科研究室

所长	张引成	教　授	副所长	文抑西	主任医师

肿瘤研究中心

主任	张学斌	教　授	副主任	王一理	教　授
				王子明	教　授
				董德全	教　授

获奖科研成果（题录）

陕西省科学技术成果一等奖

高灵敏度特异性药物分析新方法的建立研究

陕西省科学技术成果二等奖

血液胸腔积液和肺泡灌洗液及癌组织多种肿瘤标志物对肺癌的诊断价值及临床研究

陕西省科学技术成果三等奖

数字化钛网修复颅骨缺损技术

器官移植免疫相关的基础与临床试验研究

西安市科学技术成果奖二等奖

肾综合征出血热B相关发病机制和疾病严重程度临床评价研究

获奖科研成果（摘要）

高灵敏度特异性药物分析新方法的建立研究

傅　强　唐玉海　曾爱国　冯变玲
常　春　姚　宏　等

本研究属于药学领域。建立特异性强、灵敏度高、简便快速的药物分析新方法是本研究的基本出发点。本研究以药品质量控制理论为指导，整合了分子印迹聚合物专属性强、化学发光技术检测灵敏度高的特点，结合高效液相色谱法，为背景复杂、成分含量低的样品的分析提供了新的思路和方法，为药品质量控制提供了有效的分析手段。研究中以生物碱、β-受体阻滞剂、二氢吡啶钙离子拮抗剂为主要研究对象，将高特异性的分子印迹技术和高分离效率的高效液相色谱技术相结合，制备了系列新型高效液相色谱特异性固定相，并用于复杂体系中药物的分离与分析。研究中以H_2-受体拮抗剂等药物为研究对象，建立了灵敏度高、简便快速、线性范围宽的化学发光分析新方法。

本项目获2011年度陕西省科学技术成果一等奖。

血液胸腔积液和肺泡灌洗液及癌组织多种肿瘤标志物对肺癌的诊断价值及临床研究

董西林　王雅娟　杨德昌　何积银
杨拴盈　等

肺癌的发病率和死亡率已跃居各种肿瘤之首。肿瘤标志物具有简便快捷、痛苦小、易复查等特点。交大二院呼吸科课题组人员从九十年代初开始，经过20年的临床研究，观察肺癌患者1100余例次，从血液胸腔积液和肺泡灌洗液及癌组织较为全面地、系统地观察20余种肿瘤标志物的变化规律及表达情况，提出了血液胸腔积液和肺泡灌洗液联合检测肿瘤标志物CEA+NSE+CYFRA21-1对肺癌诊断是较佳组合，对肺癌临床分期、病理分型、疗效判断及预后评估有重要的临床意义。同时研究了COX-2与EGFR，Fas/FasL表达异常，肺癌K-ras基因第12位密码子点突变，DNA错配修复基因mRNA与肺癌发生发展及转移的关系。研究结果共形成论文36篇，其中4篇发表在中华系列杂志，在中国引文数据库（CNKI）中查到有代表性文章被引用13篇，累计被引用174次。本课题紧密联系临床实际，研究病例数和指标多，观察周期长，能够推动本学科领域的发展，具有较高的临床应用价值，达到国内先进水平。

本项目获2011年度陕西省科学技术成果二等奖。

数字化钛网修复颅骨缺损技术

王茂德 陈 伟 王 伟 李 奇 王 拓 等

本技术针对每个患者不同的颅骨缺损情况采用自行开发的图像转化设计和无模成形压制技术，利用现有的技术设备，以较短的时间及较小的花费设计并制造出个体化的颅骨修补材料，克服了现有的依靠术前人工测量，术中剪裁、手工敲打、弯曲来进行颅骨修补方法的缺点。缩短了手术时间，减少了术后并发症的发生，增加了术后的美观性，并减少因剪裁肽网造成的贵重金属的浪费。此技术在国内是首创，目前国外只有美国美敦力公司在中国推出间接制造即有模成型修复体技术，而且病人花费较高，设计加工周期长。而且目前研究的此项技术无论病人现在国内外何处，只需把当地医院CT图像数据以光盘或电子邮件形式，交付我院后，整个过程只需2小时可制成产品，交付病人所在地医院直接手术。有广阔的应用前景及广泛的社会经济价值。

本项目获陕西省科学技术成果三等奖。

器官移植免疫相关的基础与临床试验研究

王 博 张晓刚 吕 毅 于 良 刘 昌 等

器官移植作为终末期器官功能衰竭的有效治疗手段已日臻成熟，但术后的排斥反应一直是器官移植面临的主要问题之一。尽管新型免疫抑制剂的临床应用大大降低了一直排斥反应的发生率，但是移植术后长期服用抑制剂而造成的严重并发症，严重影响了患者的生存质量，甚至威胁到患者的生命安全。因此，规范器官抑制免疫的基础与临床研究，最大程度地减少免疫抑制治疗所带来的负面影响，必将推动临床器官抑制的迅速稳步发展，为广大的患者带来新生，并具有潜在的巨大的社会效应与经济效益。

本项目获陕西省科学技术成果三等奖。

大　　事　　记

一月

1 月 14 日，2010 年度国家科学技术奖励大会在北京人民大会堂举行。阜外医院胡盛寿教授领衔完成的“危重症冠心病外科评估体系与关键技术临床应用”项目荣获国家科技进步二等奖。

1 月 18 日，第一届国家癌症中心学术年会于在京召开，来自 10 个单位的 300 位专家学者参加了会议。

1 月 20～21 日，2011 年院校工作会议在京召开。院校党政班子成员，各所院党政主要领导、办公室主任和院校机关副处以上管理干部等出席大会。

1 月 21 日，院校 2011 年党风廉政建设工作会在京召开。院校党政领导、各所院党政主要负责人、纪委书记、纪委副书记，京内所院监察部门负责人、审计部门负责人，院校机关副处长以上干部参加了会议。

1 月 22 日，2011 年院校党建工作会在京召开。院校领导，各所院党委书记、副书记、纪委书记、党办主任以及院校机关党群部门负责人参加了会议。

1 月 23 日，“十二五”抗肿瘤药物临床研究发展战略研讨会在京召开。会议由肿瘤医院抗肿瘤新药临床评价研究技术平台建设课题组主办。

二月

2 月 18 日，卫生部刘谦副部长等一行 8 人来到院校听取工作汇报并指导工作。院校党政领导班子成员及机关主要职能部门负责同志参加了此次汇报。

2 月 18 日，2011 年全国科技工作会议在京召开。院校药用植物研究所海南分所、医学生物学研究所、阜外心血管病医院、药物研究所、医学分子生物学国家重点实验室、国家人口健康科学数据共享平台等 6 家集体荣获“‘十一五’国家科技计划执行优秀团队”奖。院校詹启敏副院校长和病原生物所金奇所长荣获“‘十一五’国家科技计划执行突出贡献”奖。

2 月 18 日，院校第一届健康管理工作会在京召开。会议旨在启动院校健康管理研究，提高院校健康管理水平和教育能力。

2 月 25 日，院校 2011 年教育工作会议在京召开。院校领导班子成员，学校专家委员会成员，各所院党政主要负责人和分管教育工作的领导，院校机关各处室负责人及院所两级教学部门全体人员共 170 余人出席了会议。

三月

3 月 2 日，院校第八届三次工代会暨第四届三次教职代会在京举行。院校领导班子成员、各所院党政领导、两院院士、民主党派人士、离退休老领导及工会会员代表、教职工代表等 300 余人出席了大会。

3 月 9 日，中国医学科学院与海南省科技厅科技合作框架协议签字仪式在京举行。

3 月 11 日，由国家心血管病中心阜外心血管病医院主办的“医疗结果评价研究与医疗卫生改革研讨会”在京召开。来自国内外的政府官员和专家学者100余人出席了本次大会。

3月27日，院校2011年医疗工作会在京举行。卫生部领导、院校领导、院校所属6家医院的院领导、相关部门负责人出席了会议。

3月25日上午，“与协和同行——深切缅怀吴阶平同志报告会”在东单三条礼堂召开。院校领导、京内各所院领导班子、九三学社、教职员工、离退休干部和学生代表300余人参加了会议。

3月21日，卫生部党组张茅书记一行到协和医院调研。张茅书记先后观摩了病房早交班，参观了帅府1号、门诊和手术室，并全程参加了医院下午的各项重要会议。

四月

4月1~3日，第一届全国肿瘤外科高峰论坛在京举行。卫生部黄洁夫副部长就我国恶性肿瘤的防控形势及策略作了重要讲话。国内肿瘤外科领域的著名专家学者分别就目前肿瘤外科治疗的难点和热点问题发表了专题演讲并与参会代表进行讨论。

4月2日，阜外医院“心血管转化医学国家重点实验室”和药物所“天然活性物质与功能国家重点实验室”获得科技部批准筹建。

4月14日，院校第六届青年教师教学基本功比赛暨第五届英语教学基本功比赛成功举办。此次比赛共有来自院校所属7家单位的40名青年教师参赛。

4月18日，全国政协提案委员会驻会副主任王国卿、农工党中央秘书长陈建国、农工党中央参政议政部部长隋路等领导一行30人，到药用植物研究所参观调研。

4月19日，院校2011年领导干部“加强党性修养、坚定理想信念、继承优良传统”专题培训班第一期在井冈山大学举行开班仪式。专题培训分四期进行，每期培训时间为7天。

4月19日，法国卫生国务秘书诺拉贝拉女士到北京协和医院参观访问。

4月28日，在中华全国总工会庆祝“五一”国际劳动大会上中国医学科学院肿瘤医院获得2011年“全国五一劳动奖状”。

4月29日，国家南药资源利用保护与开发探讨会在药植所召开。

五月

5月5日，“5·12”国际护士节纪念大会暨优秀护理论文报告会在京召开。院校所属6家医院约280名护理人员及护理学院学生、院校及各医院工会负责人参加了会议。

5月6日，北京协和医院举办“2011年国际护士节庆祝大会暨北京协和医院建院90周年护理系列活动启动仪式”。卫生部马晓伟副部长、医政司王羽司长、郭燕红副司长以及各学会、协会、护理中心等领导出席大会。

5月11日，卫生部人事司司长徐科、院校党委书记常务副院校长李立明等领导来到阜外医院宣布李惠君同志任阜外医院党委书记。

5月19~20日，北京协和医院第四届转化医学研究国际论坛在京召开。8位著名专家分别针对癌症的基础与临床研究、基因治疗、转化医学在癌症防治中的应用与前景做了精彩的专题报告。

5 月 20 日，欧洲经皮心血管介入治疗大会 2011（EuroPCR2011）全体大会上，阜外心血管病医院教授高润霖院士获得年度“Ethica Award”奖杯。

5 月 24 日，心血管转化医学国家重点实验室授牌阜外心血管病医院。该实验室是我国心血管病领域内的第一个国家重点实验室。

5 月 27 日，北京市临床营养质量控制和改进中心挂牌仪式在协和医院业务楼多功能小厅举行。

5 月 27～29 日，阜外医院胡盛寿教授在泰国普吉召开的第 19 届亚洲胸心血管外科医师学会和第 21 届亚洲胸心血管外科医师协会（ASCVTS-ATCSA 2011）联合大会上荣获亚洲胸心血管外科医师协会（ATCSA）“Award of Distinction”杰出贡献奖。

5 月 28 日，院校友好支援井冈山大学框架协议签字仪式在井冈山举行。院校长刘德培与井冈山大学校长张泰城，分别代表双方在协议书上签字。

六月

6 月 21 日，卫生部党组书记张茅同志为院校师生作形势报告。院校领导班子成员、京内所院领导班子代表、教师代表和学生代表共计 300 余人参加了报告会。

6 月 21 日，院校第九届院校学位评定委员会第五次会议在京召开。院校学位评定委员会成员、各所院研究生管理人员及研究生院有关人员出席会议。

6 月 28 日，院校举行纪念中国共产党成立 90 周年暨“七·一”表彰大会。北京市教工委联络员毕孔彰，卫生部机关党委副书记窦熙照，院校领导出席会议。

七月

7 月 28 日，肿瘤医院预约挂号平台正式开通，肿瘤医院是首批被纳入北京市统一预约挂号平台的 30 家医院。

八月

8 月 11～14 日，从“治疗疾病”过渡到“防治并举，以防为主”中国心脏大会（CHC2011）在国家会议中心成功举办。中华医学会吴明江副会长在大会开幕式致辞。本届大会共设 35 个论坛，888 场讲座，18 个卫星会。

8 月 25 日，院校派出第七批援藏干部。自 2002 年起院校每年都派出副主任医师以上的医务人员到新疆工作，10 年来分别派出了心内科、心外科、内分泌科、血液科、呼吸内科、眼科、骨科、妇产科、泌尿外科、肿瘤内科、胸外科和腹部外科等 20 余个当地急需的医疗专业的专家 78 人。

九月

9 月 1 日，科技部“重大新药创制”科技重大专项监督评估组一行 18 人对我院“十一五”期间承担的“重大新药创制”科技重大专项课题进行监督评估。

9 月 8 日，院校举行庆祝 2011 年教师节暨表彰大会，院校领导，院校专家委员会、教学督导委员会、本专科教学工作委员会、研究生教学工作委员会、继续教育工作委员会、学生工作委员会部分专家以及院校教学主体单位、教学管理部门的领导、各所院分管教育工作的领导等 300 余人出席了大会。

9 月 15 日，在全国老干部工作先进集体和先进工作者表彰大会上，肿瘤医院老干部处处长李春甲作为卫生系统的代表，荣获“全国优秀老干部工作者”称号。

9 月 15 日，庆祝中国医学科学院生物医学工程研究所建所 50 周年暨生物医学工程创新与发展专题报告会在津召开，国家自然基金委、卫生部科教司、中国生物医学工程学会、天津市科委、天津市委教育工委、天津医药集团等有关单位代表应邀出席此次大会。

9 月 16 日，庆祝北京协和医院建院 90 周年座谈会举行。卫生部陈竺部长、张茅书记、陈啸宏副部长、刘谦副部长、尹力副部长和香港医管局胡定旭主席等出席大会。

9 月 21 ~22 日在全国卫生系统“号、手”创建活动表彰暨经验交流会上阜外医院急诊室护理组荣获“2009 ~2010 年度全国青年文明号”称号。

十月

10 月 14 日，卫生部陈竺部长到中国医学科学院皮肤病医院（研究所）调研。

10 月 17 日，CMB 主席 Lincoln Chen 来院校访问并召开新世纪医学人才培养研讨会。老专家、本专科教学工作委员会委员以及 CMB 驻华办公室工作人员等 20 余人出席了本次研讨会。

10 月 18 日，“为民服务创先争优”工作部署会召开。院校党委副书记林长胜同志和李国勤同志出席会议，京内各所院党委书记、党办主任、院校创先争优活动领导小组办公室全体成员参加会议。

10 月 24 日下午，中国工程院院士、中国工程院副院长，中国人民解放军第四军医大学校长樊代明院士来阜外医院作特邀学术报告。

10 月 25 日，加拿大皇家医学院院士，加拿大皇家学会院士，中国科学院、工程院荣誉院士，1970 年、2005 年两届诺贝尔医学奖候选科学家、“国际人工细胞之父”加拿大 McGill 大学张明瑞教授一行来中国医学科学院输血研究所参观讲学。张明瑞教授为大家做了题为“人工细胞与血液代用品研究的过去、现在和未来”的学术报告。

10 月 25 日，心血管疾病国家重点实验室启动会在京隆重举行。科技部基础司张先恩司长、卫生部科教司刘登峰副司长、医科院刘德培院校长、医院胡盛寿院长为心血管疾病国家重点实验室揭牌。

十一月

11 月 3 日，卫生部陈竺部长带领卫生部主要司局长一行 10 人，到阜外医院调研并指导工作。中国医学科学院北京协和医学院党委书记、常务副院校长李立明、阜外心血管病医院院长胡盛寿等陪同调研。

11 月 4 日，卫生部与新疆维吾尔自治区人民政府在京签订合作协议，共同建设新疆医科大学，进一步深化卫生援疆工作。刘德培院校长代表院校与新疆医科大学签署了《中国医学科学院　北京协和医学院　新疆医科大学　对口支援框架协议书》。

11 月 14 日，“中国医学科学院糖尿病研究中心”成立大会暨“诺和诺德-协和糖尿病研究英才基金”项目发布会在京举行。

11 月 23 ~ 24 日，院校 2011 年科技产业工作会在南京举行。院校领导以及各所院主管科技产业工作相关负责同志 100 余人参加了会议。

2013年国家执业医师资格考试

中医助理医师

……能应试指导（含助理医师）（配光盘）

……导

……题集（配光盘）

……卷

◎ 中医助理医师应试指导

◎ 中医助理医师应试习题集（配光盘）

◎ 中医助理医师模拟试卷

中国协和医科大学出版社

ISBN 978-7-81136-807-9

定价：90.00元

2013 国家执业医师资格考试指定用书

中医助理医师应试指导

中国协和医科大学出版社